プラムとポスナーの
昏迷と昏睡
Plum and Posner's diagnosis of stupor and coma
fourth edition

Jerome B. Posner, MD
George C. Cotzias Chair of Neuro-oncology
Evelyn Frew American Cancer Society Clinical Research Professor
Memorial Sloan-Kettering Cancer Center
New York, NY

Clifford B. Saper, MD, PhD
James Jackson Putnam Professor of Neurology and Neuroscience,
Harvard Medical School
Chairman, Department of Neurology
Beth Israel Deaconess Medical Center
Boston, MA

Nicholas D. Schiff, MD
Associate Professor of Neurology and Neuroscience
Department of Neurology and Neuroscience
Weill Cornell Medical College
New York, NY

Fred Plum, MD
University Professor Emeritus
Department of Neurology and Neuroscience
Weill Cornell Medical College
New York, NY

監訳
太田富雄
財団法人 大阪脳神経外科病院 名誉院長・脳ドックセンター長
大阪医科大学 名誉教授

メディカル・サイエンス・インターナショナル

Authorized translation of the original English edition,
"Plum and Posner's Diagnosis of Stupor and Coma", fourth edition
By Jerome B. Posner, Clifford B. Saper, Nicholas D. Schiff, Fred Plum

Copyright © Oxford University Press 2007
All rights reserved.

本書は2007年に英文出版された
Plum and Posner's Diagnosis of Stupor and Coma, Fourth Editionの翻訳であり，
オックスフォード大学出版との契約により出版されたものである．

Plum and Posner's Diagnosis of Stupor and Coma, Fourth Edition
was originally published in English in 2007.
This translation is published by arrangement with Oxford University Press.

© First Japanese Edition 2010 by Medical Sciences International, Ltd., Tokyo

Printed and Bound in Japan

献辞

Jerome Posner，Clifford Saper，Nicholas Schiffは，本書をわれわれの良き師，Fred Plum博士に捧げる。意識障害とその病態生理学に関する彼の先駆的研究により，本書の初版は発刊され，その結果はまた，今回の改訂も含めた，以降の改版すべてに貢献している。Plum博士が掲げる卓越性の水準は，多くは到達が困難なものであったが，われわれの医師人生を鼓舞し，その指針となっている。

　われわれはまた，本書を妻らに捧げる。彼女らの励ましや支えが，作業を可能ならしめたのみならず，また快適なものにした。

第4版序文

1952年，Washington大学に神経内科部門を立ち上げるため，Fred Plum博士が1人で着任された。当時大学に附属病院はなかったが，現在Harborview病院と呼ばれる郡立病院(King County Hospital)が使われていた。この病院には，郡で唯一の救急処置室(ER)があったため，地域の意識障害患者はすべてここに運ばれてきた。しかし，この病院で唯一利用可能な非侵襲的画像は，初期の超音波検査によるものであり，松果体が正中位にあるかわかることもある，という程度であった。そのため，博士とレジデントら(August Swanson, Jerome Posner, Donald McNealy)は，内科的治療が必要な患者と，脳神経外科的治療が必要な患者を鑑別する臨床的方法を模索した。その結果が"The Diagnosis of Stupor and Coma"の第1版である。

時は移り，CTやMRIが意識障害患者の診断に革命をもたらした。意識障害患者を診察する場合，脳画像を撮像し，画像上占拠性病変や破壊病巣を認めなければ，代謝性疾患探索のため，注意深く精査するのが通例となった。臨床検査法も変化した。1950年代には，われわれの病院にあるのはpHメータのみで，現在日常的に使われている多くの代謝検査は，時間を要し，実用的でなかった。従って，"The Diagnosis of Stupor and Coma"で述べられている臨床診断法は，どの病院でも，意識障害患者に対する診療の拠り所になっていたとはいえ，現代にマッチした改版が必要であることは明らかとなっていた。

今回，"Plum and Posner's Diagnosis of Stupor and Coma"として第4版が出版されるまで，第3版の出版から25年以上かかったことについては，説明を要しよう。これほど遅れたのには理由がある。第1に，第3版出版のほとんど直後に，MRIの急速な進歩がみられたことである。これは，新版発刊に向け，われわれを大きく刺激したものの，その後10年間，新たなMRI法による新しい情報が急速に蓄積され，この分野は劇的に変化しており，新版をまとめるのは困難であった。それと同時に，意識の神経学的基礎に関する諸説に相当な進歩があり，筆頭著者であるPlum博士は，新版には新しいものを可能な限り取り入れることを望んだのである。第2の理由は，筆頭著者が，退職と同時に言語表現にいささか困難をきたしたことであった。彼は，改版にあたり，これまでのような，よどみない文章に仕上げられない事態に陥ったのである。最終的に，著者2人は，自分たちの教え子であるClifford B. SaperとNicholas D. Schiffの2人に，改版への協力を要請した。今版で，Plum博士は初期の原稿には加わったが，最後の作業過程では十分な関与はできなかった。とはいえ，この版に誤りや間違った考えがあったとすれば，責任はPlum博士ではなく，われわれに帰するものである。われわれは，Plum博士の指導を受けた者として，氏の名著を改版できることを大変光栄に思っている。

われわれの最も重要な目標の1つは，この改版で，明快かつ信頼性のある，筆頭著者の論を保つことにあった。今版では，内容は大幅に改訂したとはいえ，文章の構成と概念は，第3版に拠った。これは，旧版に従うことにより，いまなお傑出している，意識障害患者の検査法に関するPlum博士の古典的記述を，できる限り残すためである。現在まで，診察法はほとんど変わっていないので，これまでの版の，数例の症例報告と多くの図を用いることができた。Plum博士は重要な編集会議にはすべて出席し，本書の全体の構成，および科学的，臨床的内容の向上に貢献していただいた。

最も貴重であったのは，長年指導教官として教えてきた他の著者に，自身の発想と見解を植え付けてくれたことである。執筆は，最初の4章はCBS，5〜7章はJBP，8〜9章はNDSが主に行った。しかし，各章は共著者による修正と編集を経ているため，第4版の内容に関する責任は全著者にある。

最も重要なのは，意識障害患者の評価技術は，過去の版の出版時には想像もできなかったほど変化したが，評価や処置の基本原則は変わっていないことである。つまり，意識障害患者の臨床診断の基礎は身体診察であり，どの画像検査より迅速かつ正確で，さらなる評価に何が必要か，検査の緊急性が分かるか，そして最も重要なことは，緊急で治療介入を必要とする，危機的な状態にある患者が同定されることである。急性期意識障害では，数分以内に治療を開始するかどうかが，患者の生死を境する，神経学上の古典的問題である。その意味で，"Plum and Posner's Diagnosis of Stupor and Coma"第4版が，これら危篤状態患者の診断および処置に関し，直接的なアプローチ法を提供する点は，これまでの版と変わりない。

われわれは，今版の準備に手を貸してくれた多くの友人に深く感謝する。Joe Fins博士は，第9章の倫理の項に，惜しみない力を注いでくれた。また，各章はさまざまな時点で，George Richerson, Michael Ronthal, Jonathan Edlow, Richard Wolfe, Josef Parvizi, Matt Fink, Richard Lappin, Steven Laureys, Marcus Yountz, Veronique van der Horst, Amy Amick, Nicholas Silvestri, Andrew Goldfine, John Whyte各博士により見直され，無数の誤りが修正された。ただし，本書に間違いが残っていたとしても，その責任はわれわれに帰する。Jonathan KleefieldとLinda Heier博士は放射線画像を，Jeffrey Joseph博士は病理学的画像を提供してくれた。彼らの鮮明な図は，われわれに役立ったのはもちろん，本書に多くの光彩を与えた。また，本書全体に目を通し，誤字，スペルミス，ぎこちない文章を修正してくれたJudy Lampron氏，そして著者らと一緒に，忍耐強く作業にあたってくれたOxford University Press編集部の皆さんに感謝する。編集部のFiona Stevens氏はこの企画の再始動に，Craig Panner氏は最終原稿の編集に取り組んでくれた。また，このシリーズの編集者Sid Gilman氏は，絶えず支援と激励をしてくれた。

最後に，著者らはこの本の準備のため，知的空想に耽ったり，不在がちだったりという状態に耐えてくれた家族に感謝の意を表したい。本書の発刊には，われわれの誰もが思ったより長い時間を要したが，すべては楽しみの時であった。

Fred Plum, MD
Jerome B. Posner, MD
Clifford B. Saper, MD, PhD
Nicholas D. Schiff, MD

監訳者序文

"Plum and Posner's Diagnosis of Stupor and Coma"改訂4版は，第3版3刷（1982）以降，25年の歳月を費やして2007年に出版された．ある図書の改訂にこれほどの歳月を要することは異例のことだろう．絶版となったと考えても不思議ではない．しかし，このような不死鳥的改版は，本書の名著ぶりを如実に物語る一大快挙である．少なくとも，本書の初版が出版された1966年には未だCTはなく，第2版が出版された1972年でも，CTは臨床現場に普及していなかった．第3版が出版された1980年には，すでにCTは臨床現場に普及し始め，以来，毎年のように新しい画像診断機器が導入され，脳神経外科臨床は革命的変化が起こり始めた．このように，今回の第4版改訂は，意識障害の臨床に画像診断が導入されて後も，われわれ訳者をも含め，本書の読者をして名著改版を熱望する声が世界中にこだました結果だと推察される．今回の訳者の中にも，欧米で臨床に従事された先生方は，本書を繰り返し，繰り返し読み込んだと，感慨深く述べておられる．

　確かに，CTやMRI画像診断技術の導入前と後では，日常臨床で遭遇する意識障害患者の診断，従ってその治療法と治療成績はずいぶんと変わった．病巣の局在診断など，どれほど神経学的知識を駆使して診断してみても，1枚のCTあるいはMRIが描出する病変部位の正確さ，その性質，さらには，病巣周辺への影響など，あたかも病理標本を見るが如くで，比較にならない．このような時代に，神経学的知識を駆使した病巣診断の臨床的意義は那辺にあるのかと豪語し，画像診断後に神経学的診察を簡単に行うものもあると聞くが，このような考え方には賛成できない．本書の最大の特徴は，単に意識障害を診断するというものでなく，意識障害の発生から増悪過程を入念に観察し，いかに対応すべきかを，神経学的，動的に把握しようというものである．われわれ臨床医は，基本的には手を動かす医師でなければならないのは当然だが，同時に頭を使う医師でなければ明日はない．

　本書は，単に意識障害患者に対する緊急的対応にとどまらず，意識障害をきたす諸疾患につき，幅広く論じられている点は，特に代謝性疾患に関してみれば，深く納得させられる．読者となられる諸先生方の，専門分野，臨床経験はさまざまだろうが，それぞれの分野，経験レベルで，ああそうだったのかというような新知見が得られるだろうし，改めて意識障害患者の病態生理を勉強することで，今後臨床を続けていく過程で新しい知見を得る基となるだろう記載が諸所に見られる．

　なお，翻訳に際して大きな障壁となったのは，予想範囲内であったが意識障害用語の使用限界とその混乱ぶりである．書名の"Stupor and Coma"は「昏迷と昏睡」と訳したが，現代では「意識障害」とした方が分かり易いのかもしれない．しかし，本書の古典としてのpriorityを尊重し，最近の臨床では，あまり聞かれなくなった意識障害用語を原著どおりに訳出した．もちろん，脳神経外科医にとってcomaは，急性期重症意識障害（覚醒障害が前景をなす）の代表的用語として使用されてきた．しかし，coma vigil（覚醒昏睡）や，Glasgow Coma Scaleに代表される各種coma scaleでは，comaは意識障害と同義語として使われている．同一用語で異なる概念を表現することは不適切である．

　それ以外にも，例えば，"confusion"は，脳神経外科学用語集（改訂第2版，2007）その他ほとんどの医学事典では「錯乱」であるが，神経学用語集（改訂第3版，2008）では「意識不鮮明」とし，付

記として「錯乱という用語の使用を避けるように」とコメントが付されている．神経学用語集改訂第2版出版に際し，当時の神経学会理事長の萬年徹先生は，「用語は生き物と考えることができる」と述べられているが，そのとおりである．いずれにしても，東西の聖人，ソクラテス，孔子が異口同音に主張しているように，1つの概念に1つの用語という定義の原則は守られねばならないだろう．

今回，翻訳に加わって頂いた先生方は，「日本脳神経外科塾」のアカデミシャンである．先生方のお力なしでは本書の出版は不可能であっただろう．深く御礼申し上げる．私の監修不足から，先生方の名誉を傷つけることのないことを切に祈るばかりである．

なお，幸いにも本書を手にして頂ける先生方にお願いしておきたい．われわれも一生懸命努力して翻訳したが，力不足で誤訳をしているところもあろう．そのようなところを発見されましたなら，どうかご指摘ください．増刷の機会が与えられれば，改訂させて頂きます．

また，メディカル・サイエンス・インターナショナルの倉橋和之氏には，出版に際しいろいろご苦労をおかけした．1987年，A. Earl Walkerの『Cerebral Death 脳死―医学と社会の接点』の出版でもお世話になった．重ね重ね有り難うございます．さらに，水野資子氏には，翻訳面でも信じられないぐらい貢献してもらった．彼女の若いエネルギーなしには，まだまだ翻訳半ばというところであっただろう．有り難う．

最後に，時の流れに棹差すこともできず，また，定年後には世界一周などにお付き合いするなどと，現職中に乱発してきた空手形に対する後ろめたさもあり，日本の習慣ではないが，そして気障に聞こえるが，この場をお借りして，思い切ってアメリカ式に，われわれが愛妻に謝辞を述べておこう．

2010年9月　なお記録的猛暑の続く浪速にて

(財)大阪脳神経外科病院名誉院長
太田　富雄

訳者一覧 (五十音順, カッコ内は担当章)

浅野　孝雄　小川赤十字病院 院長, 埼玉医科大学 名誉教授(第1章, 第5章)
生塩　之敬　大手前病院 顧問(第3章)
太田　富雄　財団法人大阪脳神経外科病院 名誉院長・脳ドックセンター長,
　　　　　　大阪医科大学 名誉教授(第5章, 第9章)
大本　堯史　岡山大学 名誉教授(第2章)
児玉南海雄　福島県立医科大学 名誉教授(第5章)
小林　茂昭　相澤病院 脳卒中・脳神経センター長(第7章)
齋藤　　勇　富士脳障害研究所附属病院 理事長(第4章)
田村　　晃　富士脳障害研究所附属病院 病院長(第4章)
貫井　英明　山梨大学 名誉教授(第8章)
端　　和夫　太平洋脳神経外科コンサルティング 代表(第5章, 第6章)
山本　勇夫　横浜市立脳血管医療センター センター長(第5章)
山本　紘子　藤田保健衛生大学 名誉教授, 並木病院 院長(第5章)

目次

第1章　昏睡症候の病態生理学―――1
意識状態の変化―――1
定義―――3
意識／急性に変化する意識状態／亜急性または慢性に変化する意識状態
昏睡患者に対する診断的アプローチ―――8
意識と昏睡の生理学と病態生理学―――9
上行性覚醒系／行動状態のスイッチング／昏睡と睡眠の関係／大脳半球と意識的行動／臨床で意識変化を起こす器質性損傷／上部脳幹損傷

第2章　意識障害患者の検査―――39
概要―――39
病歴―――39
全身診察―――40
意識レベル―――40
気道，呼吸，循環―――41
循環／呼吸
瞳孔反応―――55
瞳孔と瞳孔反応の検査／瞳孔反応の病態生理学：末梢性瞳孔運動系の解剖学／末梢性瞳孔運動系の薬理学／昏睡患者の異常瞳孔反応の病巣局在診断／異常瞳孔反応を起こす代謝性・薬理学性原因
眼球運動反応―――62
末梢性眼球運動系の機能的解剖／中枢性眼球運動系の機能的解剖／眼球運動検査／異常眼球運動の解釈
運動反応―――73
運動緊張／運動反射／運動反応
代謝性意識障害患者の偽性局所徴候―――77
呼吸反応／瞳孔反応／眼球運動反応／運動反応
主要な補助的臨床検査―――79
血液および尿検査／CTとCT血管造影／MRIとMR血管撮影／磁気共鳴スペクトロスコピー／神経超音波検査法／腰椎穿刺／脳波および誘発電位

第3章　意識障害の器質的原因―――91
昏睡の原因となる圧迫性病変―――92

覚醒系を直接歪める圧迫性病変————————92
中枢神経系の圧迫による症候の発生部位別の特徴／昏睡における頭蓋内圧亢進の役割／占拠性病変における血管性因子と脳浮腫の役割

ヘルニア症候群：昏睡の病態としての頭蓋内偏位————————98
頭蓋内区画の解剖／昏睡の原因となる脳偏位の様式／鉤ヘルニア症候群の臨床像／中心性ヘルニア症候群の臨床像／中脳背側症候群の臨床像／昏睡患者における腰椎穿刺の安全性／器質性昏睡の診断における偽性局所徴候

昏睡の原因としての破壊性病変————————117

びまん性の両側性皮質破壊————————117

間脳の破壊性病変————————118

脳幹の破壊性病変————————119

第4章　器質的昏睡の特異的原因————————123

序論————————123

テント上圧迫性病変————————124

硬膜外，硬膜内，硬膜下腫瘤————————124
硬膜外血腫／硬膜下血腫／硬膜外膿瘍（蓄膿）／硬膜および硬膜下腫瘍

くも膜下病変————————133
くも膜下出血／くも膜下腫瘍／くも膜下感染

脳内腫瘤————————138
脳内出血／脳内腫瘍／脳膿瘍および肉芽腫

テント下圧迫性病変————————146

硬膜外および硬膜腫瘤————————146
硬膜外血腫／硬膜外膿瘍／硬膜および硬膜外腫瘍

後頭蓋窩硬膜下圧迫性病変————————148
硬膜下蓄膿／硬膜下腫瘍

後頭蓋窩くも膜下病変————————148

後頭蓋窩実質内占拠性病変————————149
小脳出血／小脳梗塞／小脳膿瘍／小脳腫瘍／橋出血

テント上の破壊性病変による昏睡————————154

血管性のテント上破壊性病変 ————————154
頸動脈虚血性病変／脳底動脈遠位部閉塞／静脈洞血栓症／血管炎

感染および炎症性のテント上破壊性病変 ————————159
ウイルス性脳炎／急性散在性脳脊髄炎

脳振盪とその他の外傷性脳損傷 ————————162
閉鎖性頭部外傷における脳損傷機序／脳振盪による意識消失の機序／頭部外傷後の遅発性脳症

テント下の破壊性病変 ————————165

脳幹の血管性破壊性病変 ————————166
脳幹出血／脳底型片頭痛／可逆性後白質脳症症候群

テント下の炎症性疾患 ————————172

テント下腫瘍 ————————173

橋中心髄鞘崩壊症 ————————173

第5章　せん妄，昏迷，昏睡を起こす，多巣性，びまん性，代謝性脳疾患 ————————183

代謝性脳症の臨床徴候 ————————185

意識：臨床的側面 ————————186
メンタルテスト／精神的変化の病因

呼吸 ————————189
代謝性脳症に伴う神経学的呼吸変化／代謝性脳症における過換気に伴う酸塩基変化／代謝性脳症における低換気に伴う酸塩基変化

瞳孔 ————————195

眼球運動性 ————————195

運動活性 ————————197
「非特異的」運動異常／代謝性昏睡に特徴的な運動異常

鑑別診断 ————————200
代謝性無反応と心因性無反応の違い／代謝性原因と器質原因での昏睡の違い

昏睡に関係する脳代謝 ————————201

脳血流 ————————202

糖代謝 ——— 206
高血糖／低血糖

麻酔 ——— 209

不可逆的無酸素性虚血性脳損傷の機序 ——— 210
全脳虚血／局所的虚血／低酸素症

代謝性昏睡における神経伝達物質 ——— 213
アセチルコリン／ドパミン／γ-アミノ酪酸／セロトニン／ヒスタミン／グルタミン酸／ノルアドレナリン

代謝性昏睡の特殊な原因 ——— 215

虚血と低酸素症 ——— 215
急性，びまん性（全般性）低酸素症または脳虚血／間欠性または持続性低酸素症／低酸素症の後遺症

糖または補因子の利用障害 ——— 226
低血糖／高血糖／補因子の欠乏

脳以外の臓器疾患による脳障害 ——— 230
肝疾患／腎疾患／肺疾患／膵性脳症／糖尿病／副腎疾患／甲状腺疾患／下垂体疾患／癌

外因性毒物 ——— 247
鎮静薬と向精神薬／他の一般薬による中毒／エタノール中毒／薬物乱用による中毒／代謝性アシドーシスを起こす薬物中毒

中枢神経系のイオンと酸塩基環境の異常 ——— 259
低浸透圧状態／高浸透圧状態／カルシウム／その他の電解質／全身の酸塩基平衡異常

体温調節障害 ——— 267
低体温症／高体温症

中枢神経系感染性疾患：細菌性 ——— 270
急性細菌性軟膜炎／慢性細菌性髄膜炎

中枢神経系感染性疾患：ウイルス性 ——— 274
ウイルス性脳炎概論／急性ウイルス性脳炎／ウイルス性脳炎時の急性中毒性脳症／傍感染性脳炎（急性播種性脳脊髄炎）／脳炎診断のための脳生検

脳血管炎およびその他の血管症 ——— 282
肉芽腫性中枢神経系血管炎／全身性エリテマトーデス／亜急性間脳血管性脳炎／水痘帯状疱疹血管炎／Behçet症候群／CADASIL

その他のニューロンおよびグリア細胞疾患 ——— 286
プリオン病／副腎白質ジストロフィ（Schilder病）／Marchiafava-Bignami病／大脳神経膠腫症／進行性多巣性白質脳症／てんかん／混合型代謝性脳症

急性せん妄状態 ─────────────── 292
薬物離脱性せん妄／術後せん妄／集中治療室せん妄／薬物によるせん妄

第6章　心因性無反応 ─────────────── 309
転換反応 ─────────────── 311
緊張病 ─────────────── 314
心因性痙攣 ─────────────── 316
小脳性認知情動症候群 ─────────────── 317
「アミタール面接」 ─────────────── 318

第7章　意識消失患者の管理 ─────────────── 321
臨床上の診断と管理 ─────────────── 321
救急管理の原則 ─────────────── 323
酸素供給，気道，換気の確保／循環の維持／血糖値の維持／頭蓋内圧の調整／発作のコントロール／感染の治療／酸塩基平衡の回復／体温の調整／解毒薬の投与／不穏のコントロール／目の保護

患者の診察 ─────────────── 330
言語反応／呼吸パターン／開眼／瞳孔反射／自発的眼球運動／頭位変換眼球反射／温度眼振試験／角膜反射／運動反応／腱反射／骨格筋緊張

疾患群別管理指針 ─────────────── 333
テント上占拠性病変／テント下占拠性病変／代謝性脳症／心因性無反応

終わりに ─────────────── 340

第8章　脳死 ─────────────── 345
脳死判定 ─────────────── 345
脳死の臨床的徴候 ─────────────── 348
脳幹機能／確認目的の臨床検査および診断／深麻酔または原因不明の昏睡における脳死診断／脳死診断のピットフォール

第9章　昏睡とその他意識障害の予後，転帰に内在する機序，および倫理的考察──357

はじめに──357

昏睡の予後──359

疾患別の予後──361

外傷性脳損傷／非外傷性昏睡／血管性障害／中枢神経系感染／急性散在性脳脊髄炎／肝性昏睡／抗鬱薬中毒

植物状態──374

植物状態の予後に関する臨床，画像，電気的診断の相関

最小限の意識状態──377

最小限の意識状態からの遅い回復

施錠状態──380

重篤脳損傷の転帰の機序：神経画像と概念──381

遷延性植物状態の機能画像──382

遷延性植物状態における非典型的な行動特性／遷延性植物状態患者における単一的皮質反応の神経画像

重篤障害患者の遺残機能に関与する潜在機序──389

重篤障害に内在する構造的基質／認知機能回復における代謝的「基準値」の役割／脳機能に広範に影響する局所的損傷の潜在的役割

意思決定の倫理学と，代理人との意思疎通（J. J. Fins）──394

代理人の意思決定，見識，および必要性／職業的義務と診断的洞察力／時間経過での予測と変化する脳状態：話し合いの構成／家族動態と哲学的考察

索引──405

◎注 意

本書に記載した情報に関しては，正確を期し，一般臨床で広く受け入れられている方法を記載するよう注意を払った．しかしながら，監訳者ならびに出版社は，本書の情報を用いた結果生じたいかなる不都合に対しても責任を負うものではない．本書の内容の特定な状況への適用に関しての責任は，医師各自のうちにある．

監訳者，訳者ならびに出版社は，本書に記載した薬物の選択，用量については，出版時の最新の推奨，および臨床状況に基づいていることを確認するよう努力を払っている．しかし，医学は日進月歩で進んでおり，政府の規制は変わり，薬物療法や薬物反応に関する情報は常に変化している．読者は，薬物の使用にあたっては個々の薬物の添付文書を参照し，適応，用量，付加された注意・警告に関する変化を常に確認することを怠ってはならない．これは，推奨された薬物が新しいものであったり，汎用されるものではない場合に，特に重要である．

・薬物の表記は，本邦で発売されているものは一般名・商品名ともカタカナで，発売されていないものは英語で記すよう努めた
・訳者らによる注は「注1，注2」とし，脚注として示した

1 昏睡症候の病態生理学

意識状態の変化

脳以外のどこからも喜怒哀楽は起こってこない。脳の特別な働きにより，智慧が発達し，見聞きし，事の正邪，善悪を判断できるのである。

　　　　　　　　　——ヒポクラテス著作集

意識障害は，最も難しくドラマチックな臨床的問題の1つである。古代ギリシア人は，正常な意識は正常な脳に依存し，意識障害が脳の異常を意味することを知っていた。脳が耐えうる物理的あるいは代謝性損傷の程度は限られているので，意識障害は多くの場合，回復不可能な脳損傷が進行していることを示すサイン（徴候）である。昏迷および昏睡という語で示される意識障害は，脳機能不全の進行を意味するが，それは例えば尿毒症が腎不全を意味することと全く同じである。脳機能不全が長く続けば続くほど，回復の余地はなくなり，永続的神経損傷が発生しやすくなる。対処時間が限られていることや原因の多様性から，脳機能不全は医師の能力を試す難問であり，医師のみならず家族をも不安に陥れる。心配事から解放されているのは，当の患者だけである。

昏睡には数多くの原因がある。一般病院の救急部で医師が遭遇する意識消失の原因のうち，一般的かつ往々にして診断に戸惑うものを表1-1に示す。本書の目的は，意識低下，昏迷，昏睡を示す患者の診断を，解剖学的・生理学的原則に従って，いかに体系的に進めるかを示すことにある。このことから本書では，まず意識低下の原因を，器質性か代謝性かの2つのカテゴリーに大別した。第1章では，意識障害に伴う徴候と症状の背景にある病態生理学について述べる。この知識に立脚して，第2章では，意識低下が器質性原因（それゆえに緊急の画像診断と，おそらく外科的療法を必要とする）と代謝性原因（この場合，診断の手順はより広範で，長期にわたるものとなる）のいずれによるかを決定するに必要な，簡潔だが有益な神

経学的検査の意義を明確にする。第3章と第4章では，意識障害を惹起する器質性脳損傷の病態生理学と特定の原因について考察する。第5章では，意識消失にかかわる広範囲な代謝性原因と，それぞれに対する特異的な治療について検討する。第6章では，昏迷と昏睡の器質性原因と鑑別を要する精神病学的原因について概観する。第7章では，器質性，代謝性原因にかかわらず，昏睡状態の患者全般に対する治療について体系的な考察を行う。第8章では，機能的回復と長期にわたる意識障害の予後を含めて，さまざまな原因による昏睡の転帰について論じる。第9章では，意識消失患者の

表1-1　初診時に「原因不明の昏睡」*と診断された500例の昏迷あるいは昏睡の原因

	小計		小計
I．テント上病変	101	6. 脳底動脈瘤	0
A．嗅脳と皮質下の破壊的病変	2	B．破壊的あるいは虚血性病変	53
1. 視床梗塞	2	1. 橋出血	11
B．テント上占拠性病変	99	2. 脳幹梗塞	40
1. 出血	76	3. 脳底片頭痛	1
a. 脳内	44	4. 脳幹脱髄疾患	1
(1) 高血圧性	36		
(2) 血管奇形	5	III．広範性または代謝性脳機能不全	326
(3) その他	3	A．広範な内因性脳疾患	38
b. 硬膜外	4	1. 脳炎または脳脊髄炎	14
c. 硬膜下	26	2. くも膜下出血	13
d. 脳下垂体卒中	2	3. 脳振盪，非痙攣性てんかん発作，	
2. 梗塞	9	痙攣発作後の状態	9
a. 動脈閉塞	7	4. 原発性神経疾患	2
(1) 血栓	5	B．外因性および代謝性疾患	288
(2) 塞栓	2	1. 無酸素症または脳虚血	10
b. 静脈閉塞	2	2. 低血糖	16
3. 腫瘍	7	3. 栄養障害	1
a. 原発性	2	4. 肝性脳症	17
b. 転移性	5	5. 尿毒症と透析	8
4. 脳膿瘍	6	6. 肺疾患	3
a. 脳内	5	7. 内分泌疾患（糖尿病を含む）	12
b. 硬膜下	1	8. 癌の遠隔作用	0
5. 閉鎖性頭部外傷	1	9. 薬物毒性	149
		10. 電解質と酸塩基平衡障害	12
II．テント下病変	65	11. 体温調節	9
A．圧迫性病変	12	12. 混合性あるいは非特異性代謝性昏睡	1
1. 小脳出血	5		
2. 後頭蓋窩硬膜下あるいは硬膜外血腫	1	IV．精神疾患性昏睡	8
3. 小脳梗塞	2	A．転換反応	4
4. 小脳腫瘍	3	B．鬱病	2
5. 小脳膿瘍	1	C．緊張病性昏迷	2

＊：入院当初の診断が不確実であったために神経内科医の診断を受け，確定診断が下された患者のみを含む。従って，原因が明らかな薬物中毒，髄膜炎，閉鎖性頭部外傷，個別の病因診断が確定されなかった患者の数は，実際より少なく算定されている。

治療に際して生じる倫理的問題を検討する。

定義

意識

意識consciousnessとは，自己および自己と周囲との関係が，十分に分かっている状態full awarenessである。臨床的に患者の意識レベルは，ベッドサイドでの検査に対する応答の仕方によって定義される。この定義に従うと，患者は意識はあるが，検査に対して応答しないことがありうる。例えば，患者が感覚入力を失っていたり，体が麻痺していたり(p6，**施錠症候群**を参照)，あるいは心因的原因から応答しないと決めている場合である。このような理由から，意識状態の診断は高度な技術を必要とする。以下に述べる定義では，感覚または運動障害，あるいは精神疾患のため反応しない患者は想定外としている。

意識は，内容contentと覚醒arousalという2つの大きな要素からなる。**意識内容**とは，大脳皮質レベルにおいて営まれる機能の総体を意味し，そこには認知的および情動的な反応も含まれる。これらの機能は，大脳皮質ニューロンにおける，独自な働きを有する複数のネットワークが，補完しあいながら営まれている。従って，そのネットワークに生じた損傷は限局的であっても，**意識の部分的消失 fractional loss of consciousness**[1]が生じる場合がある。このような患者は，ほとんどの刺激に気付いている状態awarenessだが，重要な役割(言語シンボルの意味，色，顔，空間の識別など)を果たすニューロン集団が損傷されているために，この種の刺激に限定した場合，文字通りの意識消失(意識内容消失)が生じる。このような意識の脱落症状を有する患者は，ある刺激に対して期待通りの反応を示さないため，経験の浅い医師は，患者が「錯乱状態」にあると考える場合がある。しかし経験を積んだ医師ならば，認知機能に部分的障害があること，またその意識変化がある種の刺激に限定的であることに気付くだろう。右頭頂側頭葉の損傷患者では，精神活動の全体的な錯乱とみえるほど周囲への注意力が低下していることがあるが，実のところ，彼らは眠気でぼーっとしているのではなく，内心では激しく動揺しているのである[2]。

前述したように，大脳皮質ネットワークの損傷が全体的あるいは広範囲に及ばない限り，意識レベルは低下しない。例えば，進行したAlzheimer病患者は，記憶に加えて他の認知機能を失っている場合でも，脳損傷が広範かつ重篤となり，刺激に対する反応は低下する(p7，**植物状態**を参照)までは，目覚めており，周囲の状況が分かっているawake and alert。この場合の**意識レベル level of consciousness**の低下は，認知機能の部分的障害ではなく，行動として表出される反応性の全体的な低下に起因するといえる。大脳皮質の広範な損傷のみならず，皮質活動の水準を全体的に調節する脳幹・間脳の神経経路が複合的に損傷された場合にも，意識レベルの低下が生じる(図1-1)。この覚醒系の正常な活動は，目覚めという現象に関連する。認知作用は十分な覚醒なしには不可能なことは明らかである。

睡眠は，反復的で生理的な，病的でない意識低下の一形態である。睡眠の際には，認知機能を担う脳システムの反応性が全体的に低下しているために，脳は周囲からの刺激に容易に応答できない。覚醒と睡眠を担うシステムに病的な変化が生じることによって，意識障害が発生する場合がある。正常な睡眠と覚醒に関与するシステムについては後に本章で概説する。睡眠と昏睡との間の最も明瞭な相違点は可逆性である。眠っている人は，十分な刺激を与えると，正常な目覚めた状態に復帰する。対照的に，病的な意識状態にある患者は，刺激によって目を覚ましたとしても，刺激を止めると眠ったような状態に急速に戻ってしまう。

眠っているように見えても，どのような外的刺

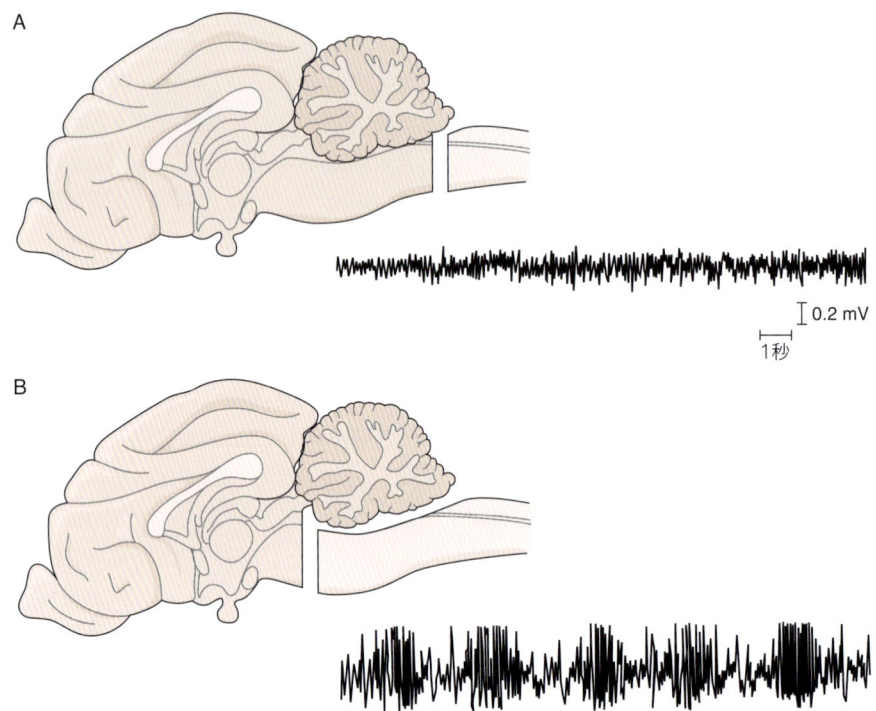

図1-1 Frederic Bremerによるネコの脳幹損傷実験。(A)延髄・脊髄移行部を切断した場合，脳波は覚醒時にみられる正常の脱同期化した活性を示す。(B)上丘/下丘間で切断した場合，脳波は睡眠もしくは昏睡時に特徴的な高振幅徐波パターンを示す。

Saper C. Brain stem modulation of sensation, movement, and consciousness. Chapter 45 in: Kandel, ER, Schwartz, JH, Jessel, TM. Principles of Neural Science. 4th ed. McGraw-Hill, New York, 2000, pp.871-909. McGraw-Hillより許可を得て転載。

激にも反応的行動を示さない患者は，どのように定義しても「意識消失状態」とされる。脳の器質性損傷が持続的な睡眠に似た昏睡を惹起することもあるが，それが2〜4週間以上続くことはほとんどない。

急性に変化する意識状態

意識混濁clouding of consciousnessとは，覚醒状態または気付きが最小限まで低下している状態を意味し，過剰興奮や過敏性が傾眠と交互に出現する場合がある。このような患者においては，認知機能の部分的脱落に基因する錯乱状態(すなわち，周囲に対して適切に反応できない)と，認知機能の全体的な障害とを明確に区別することが重要である。意識混濁を呈する患者では，大抵は時間，場合によっては場所の見当識が障害されている。このような患者は注意力に乏しく，数の逆唱(正常範囲は少なくとも4〜5桁)や，物語の細部とその意味についての記憶力が低下している。傾眠は日中に顕著であり，興奮は夜間に生じる傾向がある。

意識混濁患者における脳機能についての病態生理学的研究は乏しいが，PosnerとPlum[3]は，肝性脳症で嗜眠や全般的錯乱状態にある患者の大脳の酸素消費量は，正常より約20%低下していることを見いだした。Shimojyoら[4]は，Wernicke脳症による嗜眠や全般的な錯乱状態にある患者に

おいても，同様の脳酸素消費量低下を報告している。Trzepaczらは，無症候性肝性脳症患者における両側前頭側頭皮質と右基底核の脳血流量低下を報告している[5]。コバラミン欠乏症に対する治療に伴う脳血流量の増加は，臨床症状の改善と相関した[6]。ほかにも，意識障害患者におけるコリン性神経機能の低下，ドパミン，ノルアドレナリン，グルタミン酸の過剰放出，セロトニンおよびγ-アミノ酪酸（GABA）活性の減少または増加[7]などが報告されている。意識混濁とせん妄の病因については第5章でより詳しく解説する。

せん妄deliriumという語は，「畝から飛び出す」ことを意味するラテン語に由来する。せん妄は感覚刺激の誤認を特徴とする顕著な精神状態の異常であり，生々しい幻覚を伴うことが多い。『**精神疾患の診断・統計マニュアル第4版（DSM-IV）**』[8]では，せん妄は次のように定義されている。「A．注意を集中し，維持し，他に転じる能力の低下を伴う意識障害（すなわち，環境認識における清明度の低下）。B．認知機能の変化（記憶障害，失見当識，言語障害など），または以前から存在し，すでに確立された，あるいは進行中の認知障害[注1]では，うまく説明されない知覚障害の発現。C．その障害は短期間のうちに出現し（通常，数時間～数日），1日のうちで変動する傾向がある」。

せん妄患者は，周囲環境についての見当識を，時間，場所，人の順で失う。自分自身が誰か分からなくなることはまれであるが，既婚女性が旧姓を名乗ることがある。患者は怯えているか，興奮しており，医師や看護師の正常な行動に対して過剰に反応したり，誤解したりすることが多い。患者は，妄想あるいは幻覚のために，周囲や検者と

表1-2 意識障害を記載するために用いられる用語

急性	亜急性または慢性
意識混濁	認知障害
せん妄	過剰睡眠
鈍麻	無気力
昏迷	無動性無言
昏睡	最小限の意識
施錠（昏睡とは異なる，本文参照）	脳死

の接触が不可能となってしまうことがある。せん妄状態は急速に最高度に達するが，これが4～7日間以上続くことはまれである。しかし，特にアルコール中毒患者や膠原病性血管疾患患者では，断片的な誤認が数週間にわたって続くことがある。

興奮を伴うせん妄は，時に右頭頂・後頭・側頭皮質の局所的損傷の結果として生じるが[2,9]，一般的にはアトロピン中毒，アルコールや鎮静薬（ベンゾジアゼピンなど）からの離脱，急性ポルフィリン症，肝・腎不全など，中毒や代謝異常に伴う大脳皮質機能の両側性障害によることが多い。感染症や脳炎においても，サイトカインやエイコサノイド誘導体などの免疫メデイエーターが，精神機能を低下させることがある。

鈍麻（あるいは知覚鈍麻）obtundationという語は，「ダメとわかっていることを試みる」，または「鈍い」を意味するラテン語に由来し，字義通りには，精神的な鈍麻あるいは遅鈍（無気力）を意味する。医療現場において，これらの患者では注意や警戒心が軽度～中等度減弱しており，周囲への関心が低下している。刺激に対する心理的反応も

注1：2004年に厚生労働省の用語検討会により，「痴呆」は「認知症」に置き換えられ，現在では法律用語としても，一般に広く用いられている。一方，社団法人日本心理学会，日本基礎心理学会，日本認知科学会，日本認知心理学会が「認知失調症」を代案として提案している。また，植物症＝植物状態や失外套症＝失外套状態のように，「症」は一般に「状態」を意味するので「認知状態」，またはしばしば「症」が省略されるので「認知」と言い換えてもよいことになる。しかし，これでは症状名にならない。その意味からも，「認知失調症（状態）」ないし「認知不全症（状態）」などが適切だろう。ただし，本書では「認知障害」とする。

遅延している。睡眠時間が増加し，睡眠と睡眠の間でも傾眠傾向を示す。

昏迷 stuporは，「茫然自失」を指すラテン語からきており，深い眠り，あるいは強く持続的な刺激でようやく目を覚ますような，行動的に無反応な状態である。最も目覚めている時でも，認知機能レベルが低下している。緊張病catatoniaや重度の鬱病のような精神病患者は，強い刺激によって目覚め，簡単な刺激に反応するので，昏迷患者から鑑別することができる。

昏睡 comaの語源は「深い眠り，恍惚状態」を意味するギリシア語であり，患者は眼を閉じたままで，強く刺激しても目覚めず，適切な反応を示さない。痛み刺激に対して顔をしかめたり，手足を引っ込めるステレオタイプな反射を示すことはあっても，刺激部位を局在できず，明確な防御的動作を示すことはない。昏睡が進行するに従って患者の反応性は低下し，痛み刺激に対しても反応しなくなる。しかし，運動反応の欠如は，必ずしも昏睡の深さを表すものではない。というのは，運動反応と意識はそれぞれ異なった脳構造によって制御されており，特定の脳疾患では別々に損傷されることがありうるからである。

施錠症候群（閉じ込め症候群）locked-in syndromeとは，患者の外界に対する遠心路遮断de-efferentationによって，四肢と下位脳神経が麻痺している状態である。この状態は，遅くとも19世紀には認識されていたが，それが昏睡診断に対してもつ意義や，特別な治療と看護の必要性を示す明確な名称が与えられたのは，本書の第1版（1966年発行）においてである。施錠症候群患者では，意識は清明であるが，ほとんどの刺激に対して応答不能である。施錠症候群と昏睡を鑑別するためには，まず検者がその可能性を強く疑うことが必要である。最も多い原因は，運動を制御する皮質下行路を遮断するような橋中部の底部と被蓋の損傷である。このような患者では，通常，垂直方向の眼球運動と眼瞼の開閉運動が保持されているので，それらを用いて応答を確かめることができる。瞬きを信号として用いるなど，応答の仕方を患者に教えることができる。まれにGuillain-Barré症候群のような亜急性運動性ニューロパチーにおいても，完全な遠心路遮断が生じることがあるが，それは亜急性の運動麻痺に引き続いて起こることによって鑑別できる。いずれの疾患においても，脳波検査で後頭部優位の反応性α波[10]が見いだされる（p84，脳波の項を参照）。

施錠症候群を正しく診断することは，患者が適切な治療と看護を受ける上で不可欠である。ベッドサイドでの会話は，意識喪失患者の傍で，医師同士が話すようにではなく，医師-患者間の会話として行われなければならない。橋中部の広範な損傷を有する患者は，ほぼ1日中目覚めていることが，生理学的検査記録における睡眠パターンの顕著な減少[11]から推定される。このような患者を，医療者が無意識患者として扱うことは，患者をひどく傷つけることになる。

上に述べた定義で示される諸々の意識状態は，それぞれの行動的反応性がかなり広範囲にわたり，部分的に重なりあうところがある。従って，患者の状態を記録する際は，いかなる刺激がいかなる反応を引き起こし，あるいは引き起こさなかったかということについて，不正確な術語を避けながら，実際に観察された反応の種類を具体的に記載するよう心掛ける必要がある。

亜急性または慢性に変化する意識状態

認知障害 dementiaは，器質性障害に起因する精神活動の持続的かつ進行性の増悪であり，通常は覚醒低下を伴わない。この語は一般に，言語など単一の心因性機能の損傷より，むしろ広範あるいは散在性の認知機能低下を意味する。認知障害はDSM-IVにおいて次のように定義されている：「A. 多彩な認知欠損の発現で，次の条件を共に満たす：(1)記憶障害（新しい情報を学ぶ能力，または以前に学んだ情報を想起する能力の障害），

(2)次の認知障害のうちの1つ，またはそれ以上の障害：失語（言語障害），失行（運動機能は正常であるが，運動行動を遂行する能力が障害されている），失認（感覚機能は正常であるが，対象を認知あるいは同定することができない），実行機能障害（計画，組織化，順序づけ，抽象化など）」．

上の定義には，やや説明が不足している点があろう．認知障害という語は一般的に，変性状態，外傷，新生物などによる，大脳半球の一次的損傷が及ぼす影響を示している．認知障害は，甲状腺機能低下，ビタミンB_{12}欠乏症，可逆性の交通性水頭症などに起因する場合，少なくとも部分的には可逆的なことがあるが，この語は改善の見込みが乏しい慢性状態に対して用いられることが多い．

認知障害患者は通常目覚めており，周囲の状況が分かっているが，認知障害の進行につれて反応性が低下し，次第に植物状態（後述）に移行する．また，身体あるいは脳疾患を併発した場合，せん妄に移行する危険性が高い．

過眠症hypersomniaとは，一見正常ではあるが，眠りが過剰に生じる状態であり，患者は刺激によって直ちに目を覚ますが，またすぐに眠ってしまう．急性または慢性の意識変化を呈する患者の睡眠も，過剰となることが多い．しかし，これらの患者は，目を覚ましている時点でも，明らかな意識混濁を示す．真の過眠症患者においては，眠りは正常であり，覚醒時の認知機能も正常である．過眠症は，本章で後に示すように，視床下部機能の損傷に起因する[12]．

無気力症abulia（ギリシア語で「意思の欠如」を意味する）とは，患者が言語刺激に全く，あるいは緩慢にしか反応せず，自発的に会話や活動をしようとしない，何事にも無関心な状態である．十分な刺激を与えた場合，患者の認知機能が正常であることが判明する場合がある．過眠症とは異なり，通常この患者は完全に覚醒している．無気力症は多くの場合，両側前頭葉の損傷に起因し，それが重篤な場合には，無動性無言症へと移行することがある．

無動性無言症akinetic mutismの患者は，無言かつ無動であるが，一見，認識があるかのような印象を与える．この症状はある種の亜急性もしくは慢性の意識変化であり，睡眠・覚醒サイクルは保持されているが，精神活動を示すような行動や自発的な運動が全く観察されない．このような患者は一般的に，視床下部とその周辺の前脳基底部を含む脳損傷を有している．

最小限の意識状態minimally conscious stateとは，神経内科医，脳神経外科医，神経心理学者，リハビリテーション専門家などが集まって作ったアスペン・ワークグループによって，最近提唱された概念である[13]．最小限の意識状態とは，重篤な意識障害で，自己（もちろん，言葉を通じてのみ評価される），あるいは周囲に対する気付きを示す行動が，最小限ではあるが確かに認められる状態を意味する．植物状態と同様に，最小限の意識状態は昏睡からの回復時，もしくは進行性神経疾患の増悪時に発生することが多い．その一方で，一部の患者では，ほとんど永続的な症状となることもある．最小限の意識状態の診断における臨床的鑑別については，第9章を参照されたい．

植物状態vegetative stateは，無反応の患者において，「開眼」期の出現に伴って，睡眠・覚醒サイクルがおおよそ回復した状態を指す．重度の前脳損傷を有しながら生存している患者が，10～30日間以上も閉眼したままでいることは極めてまれである．大概の患者では，時間がたつにつれて，昏睡が植物状態へと移行する．植物状態患者は昏睡患者と同様に，自己あるいは周囲に対する気付きを示す何ものもみられない．大脳半球，脳幹の両方の機能が大部分失われている脳死とは異なり，植物状態患者では，脳幹による心肺機能の制御と内臓の自律的調節機能を保持している．従来用いられていた「**遷延性植物状態**persistent vegetative state」という語では，症状の持続時間が決められていなかったが，現在では少なくとも30日間以上続く植物状態に限って用いられる．米国神経学会は，遷延性植物状態という語を，植

物状態が1ヵ月続いた患者に対してのみ用いることを推奨している。遷延性植物状態から回復する患者も時に存在する（第9章参照）。植物状態に該当する用語として，**覚醒昏睡**coma vigil，あるいは**失外套状態**apallic stateも用いられてきた。

脳死brain deathは，全脳機能の不可逆的な喪失と定義され[14]，そのために身体は呼吸や心血管のホメオスタシス（恒常性）を維持することができない。特に若く健康な患者では，精力的な保存的治療によって身体機能をしばらくの間維持することはできるが，脳機能の喪失によって数日，あるいはまれではあるが数週間の内に，体循環不全が進行する。心拍動が停止するしばらく前に脳が死んでいることは，このような症例の剖検において見いだされる，脳の自家融解（人工呼吸器脳respirator brain）[15]によって証明される。大脳半球の機能は脳幹に依存しており（以下の「上行性覚醒系」の項を参照），また脳幹機能が停止した場合には，大脳半球機能の検査が極めて困難であることから，英国の医師らは「呼吸機能および意識の不可逆的喪失」として定義される「**脳幹死**brainstem death」という概念[16]を提唱している。脳死と脳幹死の診断基準は，ほとんど同じである。これらについては第8章で詳しく述べる。

急性の意識変化については第2～第5章で，亜急性および慢性の意識変化については第9章で考察する。

昏睡患者に対する診断的アプローチ

意識レベルの急速な低下の原因を決定することは，臨床的に大変難しい。その原因が器質性か代謝性か，また患者の命を救うためにどのような治療を開始すべきかを，医師は早急に決定しなければならない。1980年に本書の前版が発刊されて以来，脳画像診断における革命的変化が生じている。救急部に運びこまれた急性病変を有する患者の評価に，コンピュータ断層撮影（CT）と磁気共鳴画像法（MRI）を用いることが可能となった。適切な診療環境においては，初診時に器質性脳損傷が疑われた場合，上記方法による脳の画像診断を施行すれば，意識変化の原因が直ちに明らかとなり，治療方針を決定できる。しかし，画像診断によっても明らかな原因が見いだせない場合，簡単な解決策はなく，どのような検査やスクリーニングを行っても，重要な診断カテゴリーに効果的にふるい分けることはできない。最も有効な方法は，注意深い臨床評価である。

昏睡の原因が器質性であるということは，一般的に，脳を正常な覚醒状態に保つ神経経路のどこかに，局在損傷が発生していることを意味する。**従って，器質性昏睡の診断においては，覚醒系に関与する脳構造の損傷を示唆する徴候を見いだすことが重要である。**覚醒系の機能を障害する器質性プロセスは，次の2つのカテゴリーに分けられる。（1）深部間脳の諸構造を圧迫し，両側大脳半球の機能をも障害するテント上占拠性病変，（2）上部脳幹に発する覚醒系を直接的に損傷するテント下占拠性もしくは破壊性病変。これ以降の本章では，主要な覚醒系と，意識の生理学および病態生理学について体系的に考察する。第2章では，意識障害患者の検査，特に覚醒系の機能と，それに関連する主要な感覚，運動，自律神経系の評価に重点をおいて解説する。検査を終了した時点において，検者は，意識障害の原因が器質性損傷（第3章と第4章）であるのか，あるいは広範な，従っておそらくは代謝性プロセス（第5章）であるのかを決定できなければならない。

家族，付き添い，もしくは救急部に患者を運び込んだ救急隊員から，詳細な情報を聞き出すことはもちろん重要であるが，昏睡患者の病歴に関する情報は，多くの場合，乏しいかあるいは全く不明である。しかし幸いなことに，意識障害患者の神経学的診察は簡潔である。というのは，患者は感覚刺激を感じることも，運動反応を呈することもないからである。熟練した医師ならば，数分で

完了できるこの検査の核心は(1)患者の意識レベル，(2)呼吸パターン，(3)瞳孔の大きさと反応性，(4)眼球運動と前庭眼反射，(5)骨格筋の反応である。これらの情報にもとづいて，検者は損傷様式を想定し，救命処置を早急に開始しなければならない。しかし，昏睡診断の各要素について精査する前に，覚醒し意識のある行動を維持する脳の基本的経路について理解しておくことが必要である。全体的な展望をもつことなしに，昏睡の検査における各要素が，意識の維持に関与する複雑な神経経路の評価に対し，どのような意義を有するかを理解することはできない。

意識と昏睡の生理学と病態生理学

上行性覚醒系

19世紀末，イギリスの神経内科医John Hughlings-Jackson[17]は，意識とはヒト大脳半球活動の総和であるという考えを提唱した。それに従うならば，両側の大脳半球が同時に損傷された場合でなければ意識障害は生じ得ないことになる。しかし，この考えに対して否定的な臨床知見がいくつか報告された。早くも1890年に，Mauthner[18]は，Wernicke脳症患者における昏迷が，中脳水道と第三脳室尾側周辺における灰白質の損傷を伴うことを報告した。脳外科学の揺籃期においても，上部脳幹もしくは間脳尾部に限局した損傷と意識消失との関係を示唆する症例がいくつか報告された。最も決定的な証拠は，ウィーンの神経内科医であるvon Economo男爵[19]が，第一次世界大戦前後に流行した，嗜眠性脳炎という特殊な疾患について残した観察記録によってもたらされた(Box1-1参照)。嗜眠性脳炎患者のほとんどは，強い眠気を感じ，1日に20時間あるいはそれ以上眠っており，目を覚ますのは食事の際のわずかな時間のみである。起こされると，彼らは検者に対して比較的正常に応答するが，刺激を続けていないとすぐに眠ってしまう。患者の多くは眼球運動異常を呈し，死亡例の病理解剖では，中脳と間脳の接合部に存在する傍正中網様体に損傷が見いだされた。同時期，同疾患に罹患した患者のうちには，1日の睡眠時間がせいぜい2～3時間という長時間覚醒を示したものもいた。多くの場合，運動機能障害がそれに伴った。von Economoは，この症状の原因が，第三脳室前部から外側に基底核まで伸展している，視床下部における損傷にあると考えた。

von Economoは，前脳を目覚めさせる，あるいは覚醒させる，特異的脳幹回路が存在し，この

Box 1-1

Constantin von Economoと脳における内因性覚醒・睡眠システムの発見

Baron Constantin von Economo von San Serffは1876年に，ギリシャ人両親のもとに生まれた。彼はトリエステ(当時オーストリア領)で育ち，ウィーンで医学を学び，1906年にJulius von Wagner-Jauregg教授の精神科クリニックに職を得た。1916年，第一次世界大戦中に，彼はこれまでに報告されていない新奇な脳炎患者の存在に気付き，1917年にこの疾患について最初の報告をした。その後，ヨーロッパ

に発生し，やがて第一次世界大戦中に世界中に広まったインフルエンザの流行によって，疾患の評価に混乱が生じたが，von Economoはこの嗜眠性脳炎 encephalitis lethargica が呼吸器系の症状を伴わないこと，またその出現は上記インフルエンザの流行に先行していたことを確信していた。von Economoは，1931年に心臓病によって夭逝するまでの全生涯を通じ，この経験についての執筆と講演を続けた。

臨床所見にもとづいて，von Economo は睡眠と覚醒に2つの調節センターが存在し，覚醒に影響する部位は，脳幹上部から中脳水道と第三脳室後部までの灰白質で，睡眠を引き起こす領域は，視床下部吻側にあることを提唱した。これらの観察は，後にRanson(1939)[20]，Nauta(1946)[21]，SwettとHobson(1968)[22]などによって行われた脳損傷研究の基礎となった。これらの研究によって，サル，ラット，ネコにおける視床下部後外側部の損傷が，von Economoが観察した通りの持続的睡眠を引き起こすことが示された。視床下部吻側の睡眠促進領域の存在は，ラットではNauta(1946)[21]によって，ネコではSterman and Clemente(1960)[23]によってそれぞれ確認された。

また，von Economoは，急性脳炎の数ヵ月後に，視床下部後部に損傷を有しながら回復しつつある患者の一部に，第3の臨床症候群が発現することを見いだした。患者らは，なにがどうあろうと眠ってしまう睡眠発作に間欠的に襲われた。加えて，感情的な興奮に伴い，すべての筋肉の緊張が無くなる脱力発作 cataplexy を生じた。この症状が，Gelinaux がナルコレプシー narcolepsy として報告した，まれな状態に似ていることを，von Economo は正確に記載している。1928年，S. A. Kinnier Wilsonは，ロンドンに同様の症状を呈する患者群が存在することを報告した[24]。この報告で，患者らは視床下部後部の損傷を伴う嗜眠性脳炎から回復した後に，ナルコレ

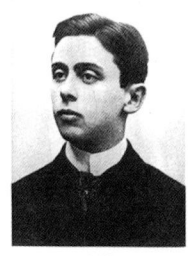

図B1-1A　睡眠・覚醒促進システムの局在に関する講演のタイトル頁に掲載されたConstantin von Economoの肖像。

von Economo C. Sleep as a problem of localization. J Nerv Ment Dis 71, 249-259, 1930[19] より許可を得て転載。

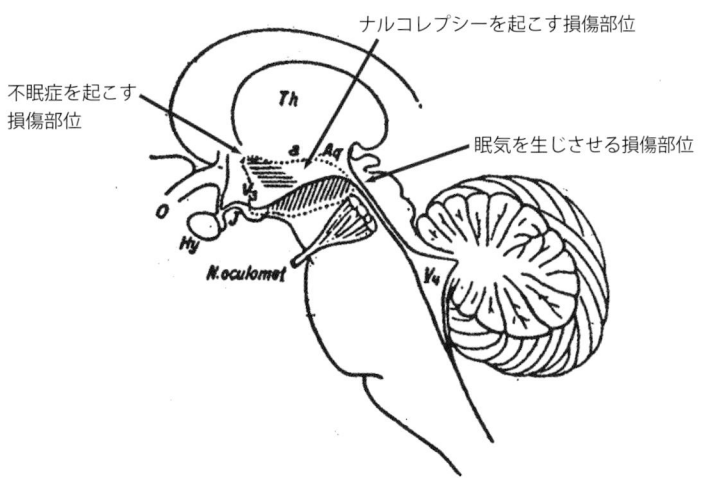

脳幹正中断の模式図。点線は睡眠中枢が存在する領域の境界を示す。

図B1-1B von Economoによる，過剰な眠気および不眠を生じた病変の局在を示した原画。

von Economo C. Sleep as a problem of localization. J Nerv Ment Dis 71, 249-259, 1930[19]より許可を得て転載。

プシーの症状を発現すると述べている。また，McDonald Critchleyという若い研修医とともに診察した際，患者は発作間に腱反射と伸展性足底反射が消失する弛緩性麻痺を生じたことも記載している。

von Economoの学説は，この時期に大きな影響を及ぼした。その後に得られた睡眠と覚醒を調節する脳システムの構成に関する知見の大部分は，von Economoによる脳構造の慎重な臨床病理学的観察と，想像力に富んだ深い洞察にその起源を負っている。

システムを抑制することによって睡眠を引き起こす回路が視床下部に存在すると推定した。しかし，患者で自然に生じた同部の損傷，あるいは動物実験で作成された脳幹損傷においては，重要な運動感覚経路が同時に損傷されてしまうことから，結果の解釈が困難となり，この検証はなされなかった。さらに，大脳半球活動を評価する方法が臨床検査以外に存在しないこともあり，この問題は未解決のまま残された。

1929年，スイスの精神科医Hans Bergerが，脳波検査という革新的技術を発明し，それを用いて，さまざまな様式の反応性機能異常を示す精神疾患患者での皮質機能の評価を進めた。その結果，患者の頭皮から記録された脳波は，通常は正弦波形を示し，波の振幅と周波数が，患者の意識レベルと密接な相関を示すことが示された。

その後まもなく（1935年），ベルギーの神経生理学者Frederic Bremer[28,29]は，脳幹に損傷を加えたネコの脳波波形を調べた。彼は，延髄を脊髄から切り離した脳を，**下位離断脳** encephale isoleまたは分離脳isolated brainと名付けた。この処置を受けたネコは，脳波の脱同期化（覚醒

を示す低振幅速波)を示し，完全に目覚めているようであった。しかし，脳幹を上丘と下丘の間で切り離した場合，脳波は深睡眠時と一致する同期化(高振幅徐波)を示し，行動的反応性が失われた。彼はその標本を**上位離断脳**cerveau isoléまたは分離大脳isolated cerebrumと呼んだ。この結果からBremerは，体性感覚と聴覚の欠如によって前脳が眠りに陥ったと結論した。しかし，このネコが脳波の非同期化，あるいは施錠症候群患者のような垂直方向の眼球運動を示す場合においても，視覚入力に対する反応を示さない理由については言及しなかった。

第二次世界大戦後，MoruzziとMagoun[30]がこの問題を取り上げた。彼らは，より選択的な損傷をネコの中脳被蓋外側に加えることによって，中脳の傍正中網様体の中心部を温存しながら，上行性体性感覚と外側毛帯の神経路を遮断した。この処置によって聴覚と体性感覚が失われたが，脳波の脱同期化と，視覚刺激に対する身体的反応が存在することは，このネコが完全に目覚めていることを示していた。逆に，中脳の傍正中網様体を損傷した場合，ネコは体性感覚と聴覚刺激に対する皮質誘発電位を示したが，脳波の基礎律動は同期化し，行動的反応を示さなかった。後の研究により，中脳網様体中心部の電気刺激によって，前脳における脳波の脱同期化が生じることが示された[31]。これらの結果は，中脳網様体中心部が大脳皮質に対する覚醒作用の重要な中継路であることを示している。このことから上行性網様体賦活系ascending reticular activating system(ARAS)という概念が誕生したが，この経路の起点がどこにあるのかは，この初期研究においては不明であった。

その後，ネコを対象として行われたさまざまなレベルでの脳幹切断実験では，橋中部レベルより尾側(下部)で脳幹を切断した場合，覚醒状態が長時間維持された[32]。この結果から，脳波の同期化，もしくは睡眠促進は，脳幹のより尾側の役割であると考えられる[33]。橋のより吻側(上部)における切断では，脳波の徐派化と，行動的無反応が生じた。このネコを数日間生かしておくと，前脳の覚醒が回復した。しかし，少なくとも切断後の急性期においては，橋吻側から中脳尾部(橋中部被蓋mesopontine tegmentum)までの厚みをもった組織の内部に，前脳の覚醒に不可欠な役割を果たす神経構造が存在することは明らかである。

当時は，橋中部被蓋から前脳への上行経路の起始部についてはほとんど何も知られていなかったため，覚醒作用は網様体内部のニューロンの働きに起因すると推定されていた。しかし，より最近の研究から，橋中部被蓋から前脳に投射するニューロン集団が明らかとなった。視床全域に投射する，橋中部における求心路の主たる起点は，コリン作動性ニューロン集団に含まれる脚橋被蓋核pedunculopontine tegmental nucleusと背外側被蓋核laterodorsal tegmental nucleusの2つである[34]。これらのニューロンは，中脳の傍正中網様体を通って，視床中継核(皮質の特異的領域を支配)，正中核および髄板内核(皮質全体に広範に投射)，網様核に投射する。Box1-2に示すように，網様核は，$GABA_B$受容体の賦活を介して，視床中継核ニューロンの高度の過分極を引き起こすことにより，視床皮質間の情報伝達の制御において中心的な役割を果たす[35]。一方，コリン作動性入力は，網様核ニューロンの過分極を引き起こす。脚橋被蓋核と背外側被蓋核のコリン作動性ニューロンは，視床下部外側に線維を送り，そこから皮質に広範に投射するニューロン集団(後述)に連絡している可能性がある。脚橋被蓋核と背外側被蓋核のニューロンは，低振幅速波(脳波の脱同期化)によって特徴づけられる，急速眼球運動rapid eye movement(REM)睡眠時(Box1-3参照)および覚醒時に，最大頻度の発射を示す[36]。また，高振幅徐波によって特徴づけられる，非急速眼球運動non-rapid eye movement(non-REM)睡眠時には減少する(図B1-3A)。

さらに，橋中部レベルの脳幹には，少なくとも3つの異なるモノアミン作動性ニューロンが存在

し，それらの軸索は，視床下部を通じ大脳皮質に投射している（図1-2）[42]。青斑核ニューロンはノルアドレナリン作動性であり，中脳の傍正中網様体と視床下部外側部を通って，全大脳皮質に広範に投射している[43]。縫線核背側および内側に存在するセロトニン作動性ニューロンも同様の投射を有している[44]。少数のドパミン作動性ニューロンがセロトニン作動性ニューロンに混じって存在するが，それらは腹側被蓋野から中脳正中に沿って存在する，ドパミン作動性ニューロン群の中脳水道下部への延長である[45]。これらのドパミン作動性ニューロンも，中脳の傍正中網様体を通って投

Box 1-2

視床および前脳基底部と脳波の発生

1980年代まで，正弦波形を呈する脳波がどのように生じるのかは謎に包まれていた。脳波の電位が，皮質ニューロンの樹状突起における興奮性後シナプス電位の総和を表すことは理解されていたが，樹状突起電位の波が同期する理由は不明であった。現在では，大脳皮質における後シナプス電位の波は，視床，前脳基底部，皮質自体に存在するニューロンの内因性群発放電に起因し，それが皮質ニューロンにおける後シナプス電位の波を生み出すことが明らかとなっている。

　バースト発射するニューロンの膜電位が発射閾値に近くなると，それらは感覚その他の情報を伝える単一の活動電位を生じる。しかし，それらニューロンの膜電位が，ナトリウム依存性活動電位を発生させる閾値をはるかに下回るところまで過分極されると，低い閾値を有するカルシウム依存性チャネルが不活化する。このカルシウムチャネルが刺激により開口すると，細胞内に流入したカルシウムにより膜電位が上昇し，ナトリウム依存性活動電位を上まわるレベルのプラトーを形成する。この結果，ナトリウムスパイクが連続して生じるのだが，それは流入したカルシウムがカルシウム依存性カリウム電流を引き起こすまでの間に限られる。カリウム電流が発生することにより，細胞は過分極状態に戻り，活動電位の群発放電が終了する。静止膜電位がより深く過分極されるほど，群発放電の頻度はより少なく，その持続はより長くなる。

　視床中継核ニューロンの群発放電は，皮質への入力の主要な起源であることから，皮質脳波発生の主たる原因であると考えられている。脳波の同期は，視床を帳のように覆う，GABA作動性ニューロンの薄い膜である，視床網様核の働きに起因するとされている。視床と皮質の間を行き来する軸索は，視床網様核を通る際に側枝を出す。網状核ニューロンは，視床中継核にGABA作動性の入力を与えるため，それらのニューロンが過分極され，群発放電モードに移るのである。

　しかし，大脳皮質全体にわたる脳波リズムの同期の大部分が，皮質–皮質間の線維連絡によることを示す強力なエビデンスが存在する。脳から摘出された皮質の一片でさえ，律動的な徐波電位を発生する[26]。最近の研究では，皮質の律動的活動を持続させる上で，前脳基底部が必須の役割を果たすことが示唆されている。前脳基底核ニューロンは，皮質の律動的活動と時間的に一致した群発放電を示す。さらに，前脳基底部の細胞特異的な損傷によって，覚醒時やREM睡眠時にみられる早い皮質律動は停止

するが，視床の大細胞に限局した損傷が脳波におよぼす影響は驚くほど少ない[27]。

以上より，皮質脳波の波形は，上行性覚醒系から相当な入力を受ける視床，皮質，前脳基底部に存在する群発放電ニューロン間の，複雑な相互作用に起因すると考えられる。

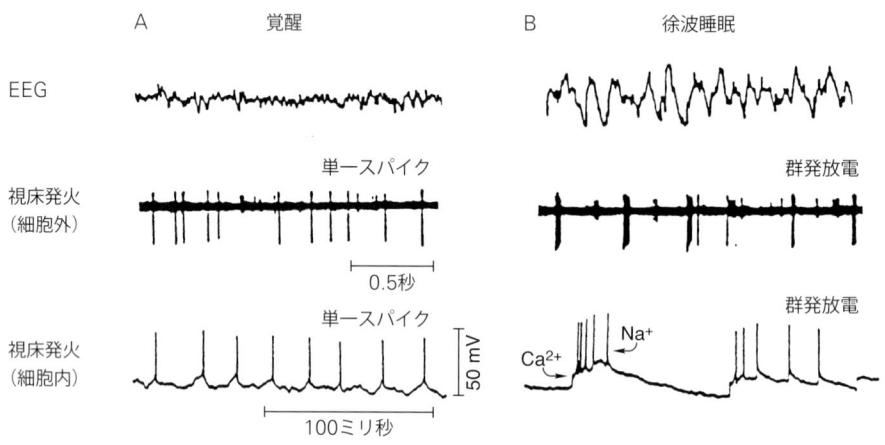

図B1-2　視床中継核ニューロンの発射は，伝達と群発放電の2つのモードに分けられる。(A)伝達モードは覚醒時に優勢であり，個々の視床ニューロンが発射する単一スパイクのパターンは，求心性入力を反映する。これは，脳波の脱同期化パターンに該当する。(B)群発放電モードにおいて，視床ニューロンはGABA作動性求心性入力によって過分極され，長いプラトーを形成する低閾値のカルシウム電流を発生する。これにより，群発放電でみられる，閾値以上の電位によるナトリウム電流が発生する。これは，過分極を起こし静止膜電位を生じる，カルシウム依存性カリウム電流が発生するまで継続する。脳波の高振幅徐波に一致して，律動的に繰り返されるこれらの群発放電は，同期した興奮性入力の大きくまとまった発射（斉射volley）が，皮質伝導枝に伝達されたことを反映する。

Saper C. Brain stem modulation of sensation, movement, and consciousness. Chapter 45 in: Kandel, ER, Schwartz, JH, Jessel, TM. Principles of Neural Science. 4th ed. McGraw-Hill, New York, 2000, 871-909. McGraw-Hillより許可を得て転載。

射する。その一部は，視床正中核および髄板内核に投射するか，ほかは視床下部外側を通って前脳基底部および前頭葉前部に到達する。覚醒し行動している動物で単一ニューロンの発射を記録する研究から，これらのモノアミン作動性ニューロンの神経核におけるニューロンの発射頻度は，覚醒時に最も高く，徐波睡眠時には減少し，REM睡眠期にはほぼ完全にみられなくなることが示されている[46〜49]。

モノアミン性神経伝達物質の投与により生じる皮質ニューロンの反応は複雑である[35,50〜52]。多くの場合，抑制効果が生じ，背景活動が減少するが，そのニューロンが最も敏感かつ特異的に反応する刺激に対する発射が，背景活動のレベル以下に抑制されることはない。このような発射頻度の変化は，覚醒しているヒトにおいて信号雑音比signal-to-noise ratioを増大させ，皮質での情報処理をより鋭敏にすることによって，せん妄時に生じるような，刺激の誤認知を防止するという重要な意義を有している。

伝統的に，橋中部被蓋のコリン作動性およびモノアミン作動性ニューロンは，睡眠・覚醒状態の

Box 1-3

睡眠-覚醒状態

脳波記録の黎明期には，睡眠は昏睡と同じように，脳活動が停止した状態を表すと考えられていた。従って，睡眠時の脳波が昏睡時にみられる高振幅徐波と似ていることは，なんら驚きではなかった。しかし，1953年に，AserinskyとKleitman[37]は，脳波，筋電図（EMG），電気眼球図（EOG）の終夜記録の結果，被験者は眼を閉じ，外的刺激にほとんど反応しない睡眠状態にあるにもかかわらず，眼球が動き，覚醒状態に似た脳波パターンを示すという，奇妙な状態が生じることを報告した[37,38]。

このREM睡眠は，その脳波パターンから脱同期化睡眠，あるいは逆説睡眠と呼ばれる。より徹底した脳波の終夜記録の解析から，REM期およびnon-REM期は，夜間を通して周期的に交代することがわかった[39～41]。

活動的な覚醒時において，脳波は小振幅の脱同期化パターンを，筋電図は覚醒した行動に伴う活発な筋肉活動を示す。安静覚醒時には，多くの場合，脳波は同期し始め，8～12 Hzのα波が，特に大脳半球後部において優勢となる。筋緊張も同時に減弱する。睡眠が始まると，脳波リズムは4～7 Hzのθ帯域に落ち込み，筋緊張はさらに減弱し，緩徐で方向の定まらない眼球運動が始まる（stage I NREM）。睡眠紡錘 sleep spindle（周期的に大きくなったり小さくなったりするα帯域の波）と1～3 Hzのδ帯域の大きな波の出現はKコンプレックスと呼ばれ，stage II NREMの始まりを示す。その後，non-REM睡眠の深いステージに入っていくに伴い，次第にδ波が優勢となり（stage III），最終的にはそれが主体となる（stage IV）。このことから，徐波睡眠とも呼ばれる。この状態では，眼球運動はほとんどなく，筋緊張は極めて低いレベルにまで低下する。通常45～60分続いた後，最初の徐波睡眠から再びstage Iへと徐々に戻る。

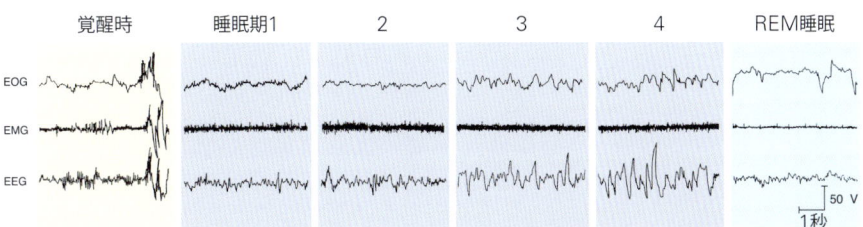

図B1-3A 眼球運動（EOG），筋緊張（EMG），脳波（EEG）を含む睡眠ポリグラフが示す，覚醒時および異なる睡眠ステージの特徴的なパターン。覚醒時では，脳波は脱同期化し，筋電図は活発で，自発的な眼球運動がみられる。急速ではない眼球運動が生じるnon-REM睡眠において，脳波は進行的に徐派化し，筋電図の活発さは減弱し，眼球運動は緩徐で定まらない動きとなる。REM睡眠期においては，脳波の脱同期化と，不規則で急速な眼球の動きが突然生じるが，筋電図は最小限度に達し，無緊張症を呈する。

Rechitshaffen, A, and Siegel, J. Sleep and dreaming. Chapter 47 in: Kandel, ER, Schwartz, JH, Jessel, TM. Principles of Neural Science. 4th ed. McGraw-Hill, New York, 2000, 936-947. McGraw-Hillより許可を得て転載。

この際，入眠後最初のREM睡眠が生じる。脳波は，突如，脱同期化した低振幅パターンへと移行し，急速で活発な眼球運動が生じるが，呼吸筋以外の筋緊張がほぼ完全に失われる。この最初のREM睡眠は，典型的には5〜10分ほど続いた後，stage I Non-REM期へと移行し，再びnon-REM睡眠のより深いステージへと徐々に移行する。

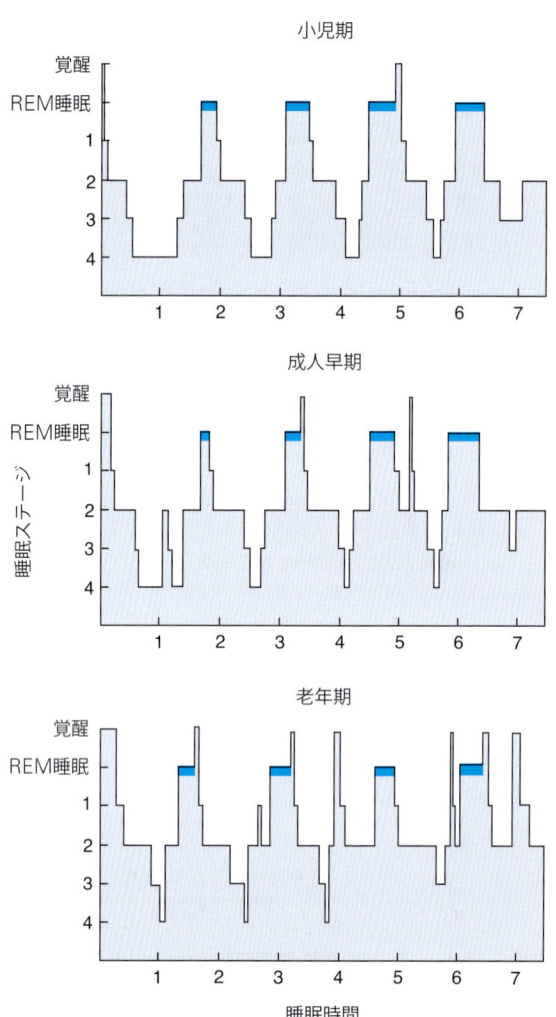

図B1-3B　小児，若年成人，老人における夜間の睡眠ステージ。通常は，覚醒状態が，non-REM睡眠の眼球運動非急速相を経て，より深いステージへと規則的に移行した後，浅いnon-REM睡眠へと逆戻りし，その夜における最初のREM睡眠に至る。このサイクルが繰り返されるにつれ，深いnon-REM睡眠の量は減少し，REM睡眠の量が増加する。加齢とともに，深いnon-REM睡眠量の減少と，より頻繁に覚醒が生じる睡眠の断片化がみられる。

Rechitshaffen, A, and Siegel, J. Sleep and dreaming. Chapter 47 in: Kandel, ER, Schwartz, JH, Jessel, TM. Principles of Neural Science. 4th ed. McGraw-Hill, New York, 2000, 936-947. McGraw-Hillより許可を得て転載。

> 夜が更けるにつれ，深いnon-REM睡眠に陥る時間はだんだんと少なくなり，かわりにREM睡眠の時間が長くなる。そのため，一晩のREM睡眠のほとんどは，睡眠時間の最後の方に出現する。夜間の自発的な覚醒は，non-REM睡眠の浅いステージにおいて生じるのが典型的である。生き生きとした活動的な夢は，主にREM睡眠時に起こる。non-REM睡眠においては，ぼやーっとした受け身の夢passive dreamや，何らかの観念の想起ideationの生じることが，多くの被験者から報告されている。
> 　前述した睡眠パターンは，若年成人に典型的に見られるものであり，これは一生を通じて劇的に変化する。幼児の睡眠時間はより多く，また，深いnon-REM睡眠の時間は成人よりはるかに長い。stage IIIとstage IVのnon-REM睡眠の量は，子供が思春期に入るにつれ減少し，老人では一部にしか見られなくなる。よって，夜恐症，夜尿症，夢遊症などは，主に小児における徐波睡眠に伴って生じるものであり，成長に伴い，この睡眠ステージの割合が減るにつれ消失する。多くの鎮静薬はGABA$_A$受容体作動薬であり，浅いnon-REM睡眠の量を急激に増加させるが，stage IIIもしくはstage IVのnon-REM睡眠，あるいはREM睡眠はほとんど生じない。これらの薬物は，ニューロン発火を抑制することにより，覚醒システムに直接的に働くと考えられる。GABA$_A$受容体のうち，δサブユニットをもつ特殊なクラスに作用するgabox-adolのような新薬は，脳の内因性睡眠システムを活性化し，より多くの徐波睡眠とREM睡眠を含む睡眠パターンを生じる。

Box

調節に大きな役割を果たすと考えられてきたが，これらの細胞集団を破壊しても，睡眠・覚醒状態もしくは皮質脳波にはほとんど影響が生じない[53]。近年，LuとSaperにより，覚醒状態の維持に不可欠な役割を果たしている前脳基底部に出力する，橋中部被蓋部のニューロンに焦点を当てた研究がなされている（未発表データ）。青斑核前部pre-locus coeruleus areaおよび内側傍小脳脚核medial parabrachial nucleusのニューロン集団は，前脳基底部に強い入力を与えている。これらのニューロンを細胞特異的に損傷した場合に深昏睡が生じることから，それらが上行性覚醒系において中心的な役割を果たしていると推測される。

さらに，吻側中脳網様体を通る上行性のコリン作動性およびモノアミン作動性ニューロンの軸索路に沿って，視床の中継核，正中核，髄板内核に投射するニューロンが多数存在する[34]。これらのニューロンはグルタミン酸作動性であると推測されており，橋中部被蓋に発する覚醒シグナルを増幅している可能性がある。一方，これらのニューロンは，橋中部ニューロンからの入力が急激に失われた場合は，覚醒状態を維持することができないようである。

上行性覚醒系が視床下部を通る際に，その前脳基底部および大脳皮質への投射を増強する細胞群がある。これらは，隆起乳頭体核（または結節乳頭核）tuberomammilary nucleusのヒスタミン作動性ニューロン，および視床下部外側部に存在する細胞群であり，大脳皮質に広範に投射するとともに，視床の髄板内核と正中核にも線維を送っている[54]。ヒスタミン作動性ニューロンが，覚醒状態を維持する上で特に重要であることを示す確かな証拠が得られている。ヒスタミンH$_1$受容体阻害薬は，動物とヒトのいずれにおいても覚醒を障害する[55]。H$_1$受容体を欠損するトランスジェニック（遺伝形質転換性）マウスでは，オレキシンの脳室内投与による覚醒反応が消失する[56]。ヒスタミン合成の鍵となるヒスチジンデカルボキシ

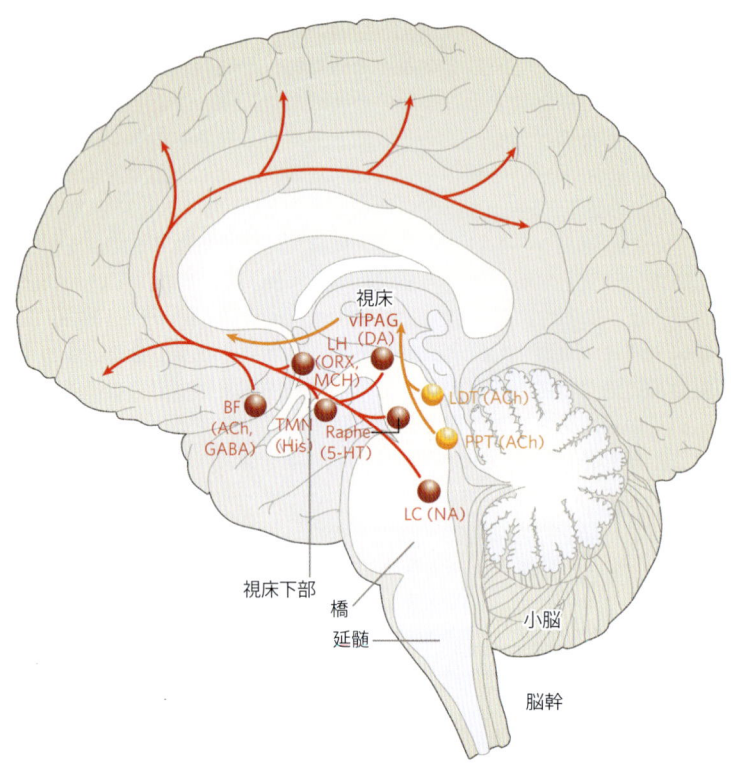

図1-2 上行性覚醒系の概略図。黄色で示したコリン作動性システムは，上部脳幹から視床の中継核および網状核に主に入力する。この経路は網状核を抑制し，視床中継核を賦活することにより，感覚情報を大脳皮質へと中継する伝達モードへと切り替える。それと同時に，皮質は赤色で示される一連の直接的入力によって賦活される。この経路には，上部脳幹と視床下部後部のモノアミン作動性入力が関与する。それには青斑核からのノルアドレナリン作動性入力，背部および正中部の縫線核からのセロトニン作動性入力，腹外側中脳水道周囲灰白質(vlPAG)からのドパミン作動性入力，隆起乳頭体核(または結節乳頭核)からのヒスタミン作動性入力が含まれる。さらに，視床下部からは，視床下部外側部からのオレキシンおよびメラニン濃縮ホルモンによるペプチド作動性入力があり，前脳基底部からはコリン作動性およびGABA作動性入力がある。REM睡眠期には，赤色で示した経路の活性化を伴わない黄色の脳幹経路の賦活が生じ，皮質は夢を見ている状態となる。

PPT：脚橋被蓋核，LDT：背外側被蓋核，LC：青斑核，NA：ノルアドレナリン，Raphe：縫線核，5-HT：5-hydroxytryptamine(セロトニン)，DA：ドパミン，TMN：隆起乳頭体核，His：ヒスタミン，LH：視床下部外側部，ORX：オレキシン，MCH：メラニン濃縮ホルモン，BF：前脳基底部，Ach：アセチルコリン，GABA：γ-アミノ酪酸

Saper CB, Scammell TE, Lu J. Hypothalamic regulation of sleep and circadian rhythms. Nature 437: 1257-1263, 2005. Nature Publishing Groupより許可を得て転載。

ラーゼを欠如するトランスジェニックマウスでは，環境の変化による覚醒状態が障害され，この酵素の機能に対する阻害薬の投与は，意識レベルの低下を引き起こす[57]。

視床下部外側部に存在するニューロンには，覚醒と関係を有するペプチドであるオレキシン[58]，またはメラニン濃縮ホルモン[59,60]，GABA[61]を含有するものがある。オレキシンを含有するものを含めて，この領域のニューロンの発射頻度は覚醒時に最大となり，徐波もしくはREM睡眠期には低下する[62,63]。逆に，メラニン濃縮ホルモンを含むと考えられる視床下部外側部のニューロン群の発射頻度は，REM睡眠期に上昇する[38,64,65]。

さらに，モノアミン作動性で視床下部を通る上

行性の神経路は，前脳基底部を通過してから大脳皮質に至るまでの間に，基底核大細胞部に存在するコリン作動性および非コリン作動性ニューロンの集団と接触し，増強される[76]。これら大型のコリン作動性ニューロンは，ほとんどすべての視床下部および脳幹モノアミンニューロンからの求心性の入力を受け，共に大脳皮質に広く投射する[77,78]。しかしながら，コリン作動性ニューロンが投射する皮質部位は，モノアミン作動性ニューロンのそれよりも限局的である。個々のモノアミン作動性ニューロンの軸索は，大脳皮質において広く枝分かれしているのに対して，前脳基底部のコリン作動性ニューロンの軸索は，直径わずか数ミリの皮質に限局して分枝し，支配している[42,54]。ラットの前脳基底部ニューロンは，睡眠・覚醒サイクルにおいて，幅広い発射様式を示す。その多くは，覚醒時，あるいは徐波睡眠時において，脳波パターンと相関する最大発射を示す[79]。行動中のサルでは，前脳基底部ニューロンの発射が，複雑な行動において報酬を受ける局面と最もよく相関することは，興味深い結果である。これらのニューロンは，全般的なレベルの皮質活動よりも，報酬が得られる作業に注意を集中するという，覚醒の中でも高度に特異的な一面に，より大きく関与しているのかもしれない[80,81]。

以上より，上行性覚醒系は，橋中部被蓋に発する複数の上行性経路から構成されるが，前脳基底部，視床，大脳皮質に到達するまでの間，各レベルにおける追加的な入力により増強される。これらの異なる経路は，広く異なる条件下において各々が独立して発射することによって，行動における皮質ニューロンの働きを，広い範囲にわたって制御していると考えられる。

Box 1-4

オレキシンとナルコレプシー

1880年のGelineauによる最初の報告以来[66]，ナルコレプシーは臨床家と科学者を戸惑わせてきた。Gelineauによるナルコレプシーの定義には，昼間の過剰な眠気を伴う広い範囲の異常が含まれていたが，後にGowersによって，短時間の睡眠が正常な覚醒状態を中断させる症例のみを示す語となった。また，Kinner Wilsonは，「意識を失うことなしに，膝が折れて地面に転がる」ような脱力発作cataplexyを伴うことを確実に同定した[24]。ナルコレプシーは，Wilsonが医師となって最初の20年間には数例しか遭遇しないような，極めてまれな疾患であったが，1920年代中頃からその数は急激に増加し，1927年だけで6例の患者を診察したと報告した。また，Spillerは1926年に3例の患者を診ていた。Wilsonは，この数年におけるナルコレプシーの流行は，1918年から1925年まで世界中で流行した脳炎が原因であると考えた。しかし，ナルコレプシーの発生頻度はその後も比較的高いまま推移しており，現在では人口2,000人に1人が発症し，20～30代にピークを有するとされている[38]。

年を経るにつれて，ナルコレプシーの他の特徴が明らかとなった。患者の半数は，睡眠から覚醒へ，あるいは覚醒から睡眠へと移行する際に，手足を動かせなくなる「睡眠麻痺sleep paralysis」という奇妙な状態を訴える[38]。ただし，これは健常者の20％

近くにもみられる。患者の20%程度にしか生じないが，ナルコレプシーのより特徴的な症状は，入眠幻覚 hypnagogic hallucination である。患者は，覚醒していながら，運動と動作を伴う生き生きとしたマンガのような幻覚を見る。同時に，この幻覚が現実ではないことは理解している。ナルコレプシー患者の睡眠時および覚醒時の脳波と筋電図を記録すると，日中に頻回に眠りに落ちるが，夜間は頻回に覚醒するので，睡眠の量は健常者とあまり変わらない。しかし，患者は入眠直後にREM睡眠に入り〔short-onset REM periods（SOREMPs）〕，脱力発作の間，意識にREM睡眠様の状態を割り込ませたような筋無緊張症を呈する。被験者を1日5回，2時間おきに静かな部屋に寝かせる多重睡眠潜時テスト multiple sleep latency test（MSLT）における特徴的な所見として，ナルコレプシー患者は健常者よりはるかに速く（多くは就寝後5分以内）入眠し，健常者には極めてまれにしか起きないSOREMPsを示す。

　ナルコレプシーには明確な遺伝的素因が存在し，第一度近親者に同疾患を有する患者がいる場合の症状発現率は40倍も高くなる[38]。その一方で，一卵性双生児においてさえ，発症には環境因子も関与する。双生児の1人が，ある年齢でナルコレプシーを発症したとしても，もう1人がそれまでに発症する確率は，ほぼ25%にとどまる。ま

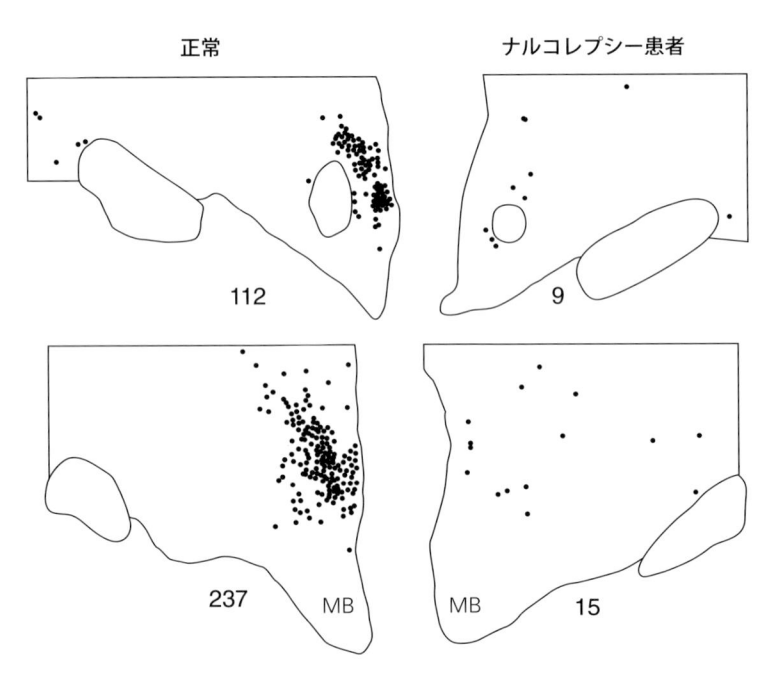

図B1-4A ナルコレプシーは，ヒト脳の後部および外側視床下部におけるオレキシンニューロンの消失により起こる。図中の点は，健常者（左）とナルコレプシー患者（右）それぞれ2例の後部視床下部におけるオレキシンニューロンを，切片直下の数字はその数を示している。カタレプシーを伴うナルコレプシーの典型例では，オレキシンニューロンは約90%消失している。

MB：乳頭体

Thannickal, TC, Moore, RY, Nienhuis R et al. Reduced number of hypocretin neurons in human narcolepsy. Neuron 27: 469-474, 2000 Elsevier B. V. より許可を得て転載。

た，HLA対立遺伝子DQB1*0602は，脱力発作を伴うナルコレプシー患者の88〜98%に存在するが，米国の一般人口においては，白人では12%，黒人では38%に存在するに過ぎない。

　科学者たちは，この神秘的な疾患の病態生理学を解明すべく，何十年も努力を続けてきたが，1999年に報告された2つの劇的かつ類似の発見によって，疾患を理解する上での問題が突如明確になった。発見の前年，University of Texas Southwestern Medical SchoolのMasashi Yanagisawaと，Scripps InstituteのGreg Sutcliffeをそれぞれ中心とする2つの研究グループが，外側視床下部のニューロンが産生する，新しいペプチド性神経伝達物質を同時に同定した。それをYanagisawaは摂食に関与するという仮定の下「オレキシンorexin」と呼び[67]，一方Sutcliffeはセクレチンに似たアミノ酸配列を有する視床下部ペプチドであることから「ヒポクレチンhypocretin」と呼んだ[68]。さらにYanagisawaは，オレキシン1型受容体は，オレキシンAに対して，10倍の選択的感受性を有するのに対し，オレキシン2型受容体は，オレキシンAとBの両方によって同程度に高度に賦活されることを明らかにした[69]。視床下部外側部のオレキシンニューロンは，脳幹モノアミンニューロンと同様に，大脳皮質から脊髄までを含む広い領域に投射していることが見出された[58,70]。

　Yanagisawaらのグループは，オレキシン遺伝子欠損マウスを作製し，このマウスは日中は正常な睡眠活動を示すことをまず発見した[70]。そして，夜間の行動を赤外線ビデオカメラでモニターしたところ，このマウスは，片側に突然倒れ，しばらくピクピクと痙攣し，1〜2分間静かに横たわった後，突然起き上がって正常な活動に戻るという，行動停止の間欠的発作を起こすことが判明した。脳波と筋電図記録では，この発作は脱力発作と同じパターン（筋緊張が突然消失し，脳波は覚醒，あるいはげっ歯類のREM睡眠に特徴的な，圧倒的にθ波が優位の脳波パターン）を示した。また，このマウスはナルコレプシーのもう1つの特徴であるSOREMPsを睡眠時に示した。

　上の研究と並行して，Emmanuel Mignotは，Stanford大学でイヌにおける遺伝的ナルコレプシーの原因を10年近く研究していた。最終的に，彼はこのイヌがオレキシン2型受容体を欠損していることを突き止めた[71]。ほぼ同時に発表されたこれら2つの結果から，動物のナルコレプシーは，オレキシンによるシグナル伝達の障害によって引き起こされることが確立された。

　その後，若年発症または重篤なナルコレプシーを除いて[72]，ほとんどの患者には，オレキシンあるいはその受容体の遺伝子に欠損はないことが明らかとなった。一方，剖検により，脱力発作を伴うナルコレプシー患者では，オレキシンニューロンの数が90%も減少しており，オレキシンの髄液レベルも非常に低下しているが[72〜74]，周辺のメラニン濃縮ホルモン産生ニューロンには何ら異常がないことが示された。このような損傷の選択性から，オレキシン細胞の喪失は自己免疫疾患あるいは退行性病変に起因すると推定される。

　オレキシン2型受容体がヒスタミン作動性ニューロンに，1型受容体が青斑核に，両方の型の受容体が橋網様体のセロトニン作動性および他のニューロンに存在することから，これらの部位の1つ以上が，ナルコレプシー患者で障害されている，REM睡眠への移行調節に，中心的な役割を果たしていると考えられる。

Box

行動状態のスイッチング

上行性覚醒系においては，その1つの構成要素である細胞集団は，他の構成要素と豊富な線維連絡を有し，その相互連絡によって，システム全体としての働きが規定される点が重要である．もう1つの重要な特性として，これらの構成要素のほとんどすべてが，腹外側視索前核ventrolateral preoptic nucleusから入力を受けている点がある[82~84]．腹外側視索前核ニューロンは，抑制性伝達物質であるGABAとガラニンgalaninを含有し，睡眠時に最も高頻度に発火する[40,83,85]．また，動物で視索前核を損傷すると高度の不眠状態が生じる[86,87]．従って，それがvon Economo[19]が記述した不眠症の原因であることは明白である（Box1-1参照）．

腹外側視索前核ニューロンもまた，上行性覚醒系の多くの要素から，広範な抑制性の入力を受けている（図1-3）．日中の覚醒から睡眠への自然な切り換え，夜間のREM睡眠から徐波睡眠への切り換えにおいて，腹外側視索前核と上行性覚醒系の相互的抑制が果たしている役割は，下に述べるように極めて興味深いものである．2つの対立的要素が相互に抑制しあう回路を，電気技術者は「フリップ・フロップflip-flop」回路と呼んでいる[84]．この回路のニューロンは，その発射が，自己を抑制する相手側のニューロンの発射を抑制するため，自らの活動により自己が脱抑制されるという自己増強型である．つまり，いずれの側の発射も自己永続的で，回路が作動している間は，常にどちらかが優勢となる傾向にあり，中間的な状態はほとんど生じない．動物が正常に行動するためには，覚醒と睡眠が前述の回路のようにはっきりと分かれることが不可欠である．例えば，動物が半分眠ったまま歩き回ったり，正常な睡眠サイクルの大部分を半ば覚醒して過ごすことは，環境に対する不適応以外の何ものでもない．

REM睡眠期において，脳はnon-REM睡眠を特徴づける高振幅徐波とは全く異なる活動パターンを示す．Box1-3に示したように，REM睡眠期においては，前脳は覚醒時に似た低振幅速波を示し，上行性コリン作動性ニューロンの活動は，覚醒時よりも活発である．一方，上行性モノアミン作動性ニューロンの発射は，ほぼ完全に停止している[46~49]．従って，REM睡眠期においては，上行性モノアミン作動性ニューロンによる，覚醒状態を維持するための準備刺激がない大脳皮質に，視床からの情報が押し寄せることとなる．その結果，外的刺激への反応はほとんど欠如しているにもかかわらず，皮質脳波は覚醒パターンを示すという現象が生じるのである．そのため，REM睡眠は逆説睡眠paradoxical sleepとも呼ばれる．

近年，non-REM睡眠からREM睡眠（そしてまた逆）へと切り換えるための，第2のフリップ・フロップ回路が，橋吻側に存在することが報告された（図1-4）．腹外側視索前核周辺extended ventrolateral preoptic（eVLPO）に存在するGABA作動性ニューロンの多くは，REM睡眠期に特異的に活動する．これは，GABA作動性ニューロンが，REM睡眠を中止させるREM-offニューロン集団に抑制的に働くことを示唆する[88]．また，オレキシンニューロン欠損のためにナルコレプシーを有するヒトあるいは動物のREM睡眠への移行は，例外的と言ってよいほど急速である[70,89]．よって，視床下部外側部の興奮性オレキシンニューロンの活動はREM睡眠を抑制し，REM-offニューロンを賦活していると考えられる．上の2つの回路の交差によって生じる影響についての研究から，腹外側中脳水道周囲灰白質ventrolateral periaqueductal grayと橋被蓋外側lateral pontine tegmentumの縫線核背部に近接するレベルの橋吻側に存在する，一群のニューロンが浮かび上がってきた（図1-5）．この領域には多数のGABA作動性ニューロンが存在し，この領域の損傷によってREM睡眠が増加することから，それらはREM睡眠を遮断する働き（REM-off）を有することが証明された[53]．このREM-off領域のGABA作動性ニューロンは，近

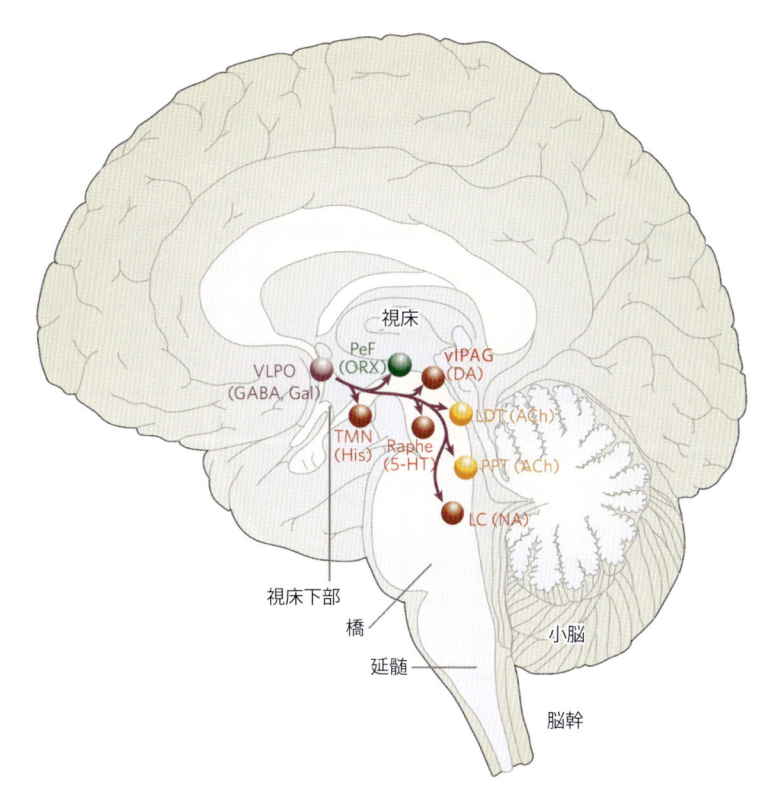

図1-3 紫色で示した腹外側視索前核は，睡眠時に上行性覚醒系を抑制する．腹外側視索前核ニューロンはGABAと抑制性ペプチドであるガラニンgalaninをともに含有しており，上行性覚醒系を構成する大半の細胞に軸索を送る．これにより，腹外側視索前核は睡眠時に覚醒系を効果的に遮断する．腹外側視索前核ニューロンの喪失は，重度の不眠症を引き起こす．

PPT：脚橋被蓋核，LDT：背外側被蓋核，Ach：アセチルコリン，LC：青斑核，NA：ノルアドレナリン，Raphe：縫線核，5-HT：5-hydroxytryptamine（セロトニン），vlPAG：腹外側中脳水道周囲灰白質，DA：ドパミン，TMN：隆起乳頭体核，His：ヒスタミン，PeF：傍脳弓，ORX：オレキシン，MCH：メラニン濃縮ホルモン，VLPO：腹外側視索前核，GABA：γ-アミノ酪酸，Gal：ガラニン

Saper CB, Scammell TE, Lu J. Hypothalamic regulation of sleep and circadian rhythms. Nature 437: 1257-1263, 2005. Nature Publishing Groupより許可を得て転載．

傍の下背外側核sublaterodorsal nucleusと前青斑領域pre-coeruleus regionに存在するREM賦活ニューロンに線維を送っている．このREM-on領域には，2つのタイプのニューロンが存在する．その1つである下背外側核のGABA作動性ニューロンは，REM-off領域に投射しかえしている．REM睡眠への出入が比較的急速であることは，このようなフリップ-フロップ回路の存在から説明できる．2つ目のニューロン集団は，グルタミン酸作動性のものである．下背外側核に存在するグルタミン酸作動性のREM-onニューロンは脳幹と脊髄に投射し，無緊張atoniaや急速眼球運動などの，REM睡眠期に特徴的な運動機能の変化を引き起こすと考えられる．また，青斑核領域におけるグルタミン酸作動性のREM-onニューロンは前脳基底部に投射し，REM睡眠に伴う脳波活動を発現させる上で不可欠な役割を果たしていると考えられる．

コリン作動性およびモノアミン作動性ニューロンは，上のフリップ-フロップ回路に作用するこ

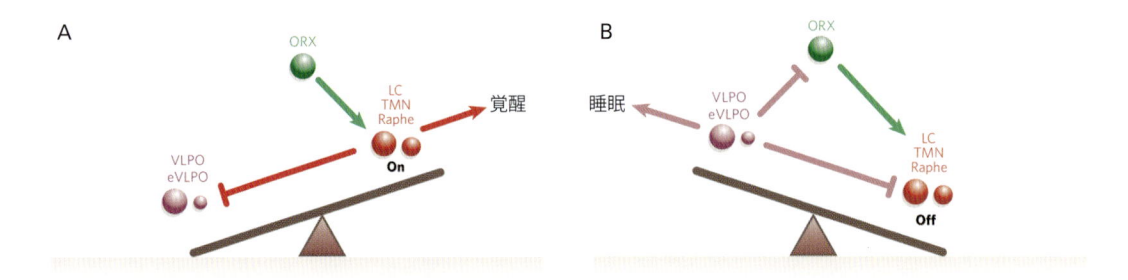

図1-4 睡眠を促進する腹外側視索前核と，青斑核，隆起乳頭体核（または結節乳頭核），および縫線核を含む覚醒系モノアミン作動性ニューロンとの間のフリップ-フロップを示した図。この相互抑制によって，覚醒と睡眠との交代が急速かつ完全に行われる。(A)覚醒時にはオレキシンニューロンは活動しており，モノアミン作動性神経核を刺激しているので，両者は覚醒を引き起こし，睡眠を妨げるように腹外側視索前核を抑制する。(B)睡眠時には，腹外側視索前核とその周辺領域はモノアミン作動性ニューロン群とオレキシンニューロンをともに抑制するので，覚醒が妨げられる。

VLPO：腹外側視索前核，LC：青斑核，TMN：隆起乳様体核，ORX：オレキシンニューロン，eVLPO：腹外側視索前核の周辺領域

Saper, CB, Scammel, TE, Lu J. Hypothalamic regulation of sleep and circadian rhythms. Nature 437: 1257-1263, 2005. Nature Publishing Groupより許可を得て転載。

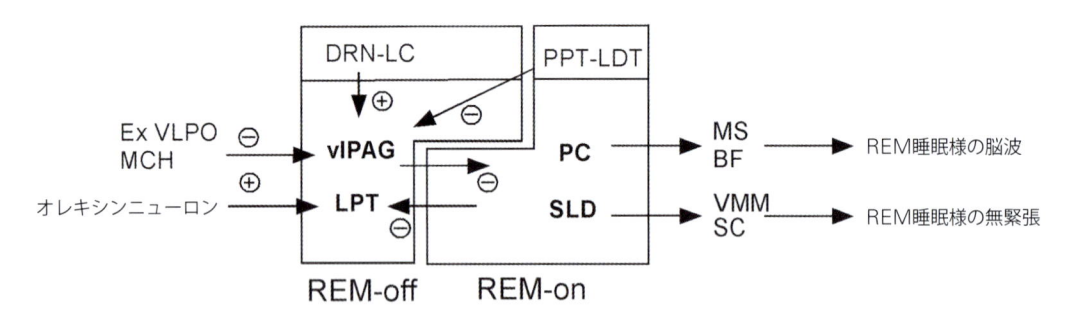

図1-5 REM睡眠を制御するフリップ-フロップ回路。腹外側中脳水道周囲灰白質および外側橋被蓋部のGABA作動性REM-offニューロンは，下外側および青斑核前部のREM-onニューロンを抑制するが，一方SLDのGABA作動性ニューロンはvl-PAGとLPTを抑制する。この相互抑制機構が，REM睡眠への出入りが通常急速で完全となるように制御する，第2のフリップ-フロップ回路（スイッチ）を構成する。腹外側視索前核の周辺領域や，視床下部のメラニン濃縮ホルモンニューロンおよびオレキシンニューロンは，このスイッチへの入力によってREM睡眠を制御する。同様にモノアミン作動性の背側縫線核および青斑核は，REM-offニューロンの賦活によってREM睡眠を抑制する。また，脚橋被蓋核および背外側被蓋核のコリン作動性ニューロンは，REM-off領域のニューロンを抑制することによってREM睡眠を賦活する。背外側下神経核ニューロンは，α運動ニューロンを抑制する腹内側延髄および脊髄の介在ニューロンに興奮性の入力を与えることによって，REM睡眠中の無緊張atoniaを引き起こす。青斑核前部ニューロンは中隔および前脳基底部に連絡し，REM睡眠に伴う脳波現象を引き起こす。

vlPAG：腹外側中脳水道周囲灰白質，LPT：外側橋被蓋部，SLD：背外側下神経核，PC：青斑核前部，ExVLPO：腹外側視索前核の周辺領域，MCH：メラニン濃縮ホルモンニューロン，DRN：背側縫線核，LC：青斑核，PPT：脚橋被蓋核，LDT：背外側被蓋核，VMN：腹内側延髄，SC：脊髄，MS：中隔，BF：前脳基底部

Lu J, Sherman D, Devor M, et al. A putative flip-flop switch for control of REM sleep. Nature 441, 589-594, 2006.[53] より許可を得て改変。

とによって，REM睡眠を修飾していると考えられる．これらのシステムを損傷しても，REM睡眠に大きな影響は生じないが，過剰に活性化した場合には，劇的な効果がみられる．例えば，動物に対し，REM睡眠の切り換えに関連する領域にコリン様作用薬を局所投与すると，REM睡眠様の状態が長時間みられる[90]．これがREM-onニューロンの賦活によるのか，あるいはREM-offニューロンの抑制によるのか（もしくはその両方か）は不明である．一方，セロトニンやノルアドレナリン（または両者）の再取り込み阻害薬である抗鬱薬を服用している患者では，REM睡眠がほとんど生じない．これは，モノアミンの過剰が，REM-offニューロンの賦活，あるいはREM-onニューロンの抑制（またはその両方）を引き起こし，REM睡眠への切り換えが阻止されるためと考えられる[70,89]．

昏睡と睡眠の関係

脳は毎日の睡眠のたびに休止状態に陥るので，昏睡とは睡眠が病的に持続する状態であると考えることは，決して不自然ではない．実際，意識障害とnon-REM睡眠における脳波活動は，共に高振幅徐波増加を特徴とする脳波パターンによって特徴づけられる．突き詰めると，いずれの状態も上行性覚醒系の活動停止に起因する．しかし，睡眠における覚醒系の活動停止は，内因的制御による抑制であるのに対して，昏睡においては，覚醒系自体の損傷，もしくはそれが投射している間脳や前脳の広範な機能不全に起因する．

睡眠は調節機序の働きによって生じるものであり，昏睡と区別する特徴を有している．睡眠の主な特徴は，睡眠から覚醒状態へと目覚めさせられることである．意識レベルが鈍麻した患者は，短時間は目覚めさせられるが，維持するためには刺激を与え続けなければならない．一方，昏睡患者は，全く目覚めさせられない．さらに，睡眠中には，あくび，伸び，寝返りなどさまざまな姿勢の変化

を示すが，意識レベルが病的に障害された患者では見られない．

最も重要な違いは，昏睡患者ではnon-REM睡眠とREM睡眠との交代周期が生じないことにある．睡眠は，夜間を通じて，non-REM睡眠が深くなったり浅くなったりする特徴的なパターンを示し，その周期は，non-REM睡眠期が最も浅くなった時点において，通常始まるREM睡眠により区切られる．昏睡患者の脳波では単調な高振幅徐波が持続するという事実は，昏睡が上行性覚醒系の活動減弱という点において，non-REM睡眠との共通点を有してはいるものの，それとは根本的に異なる病的な状態であることを示している．

大脳半球と意識的行動

正常な意識状態において，感覚経験を，抽象化された多くの要素に分解し，それらを独立的かつ並行的に分析するという点において，大脳皮質は巨大な並列プロセッサに似ている[42]．このシステムになぞらえて大脳皮質を捉えることにより，意識が有する多くの性質，および皮質における多くの並行的な情報の流れが，1つの意識状態へと統合されていく機序について推定することが可能となる．

げっ歯類からヒトに至るまで，哺乳類の大脳新皮質におけるニューロンは，6層に分かれている（図1-6）．視床中継核からの入力は，小顆粒細胞からなる第Ⅳ層に到達する．他の皮質領域からの入力は，第Ⅱ，Ⅲ，Ⅴ層に至る．第Ⅱ層および第Ⅲ層は小～中型の錐体細胞から成り，それらの先端樹状突起は皮質表面に向かって配列している．第Ⅴ層の錐体細胞は，それよりもはるかに大型であり，上と同様の配列を示す．第Ⅱ，Ⅲ，Ⅴ層における錐体細胞の先端樹状突起には，第Ⅰ層を皮質表面に並行して走る，視床および皮質ニューロンからの求心性線維が到達する．第Ⅵ層はさまざまな形態と大きさのニューロンで構成される（多形細胞層）．第Ⅲ層は主に他の皮質領域に投射す

るが，第Ⅴ層は長距離にわたって脳幹および脊髄へと投射している．第Ⅴ層深部のニューロンは線条体へ投射する．第Ⅵ層は，皮質から視床へと相互出力する．

1960年代以降，皮質表面に対し垂直な線に沿って存在する皮質各層のニューロンは，感覚・運動の同一プロセスに関与する傾向を有することが明らかとなった[92,93]．これらニューロンは直径が0.3～0.5 mmの円柱を形成し，入力された信号は，垂直方向のニューロン間の情報伝達によって統合される．例えば，特定の視野に対する光刺激によって，視覚領域における特異的な部位の皮質円柱の各層に存在するニューロンの全てで反応がみられる．ニューロンが構成する円柱は，主に第Ⅲ層（より少ない程度で第Ⅴ層）に存在する投射細胞を介して，相互に，またより高位の連合領域へと連絡している[94]．このようにして，皮質円柱はより複雑で抽象的な情報を，感覚入力から徐々に抽出するのである．例えば，一次視覚野のニューロンは，主に単純な直線，境界，角などを特異的に検出するが，高位の視覚連合野に存在するニューロンは，それらが受け取る情報を総合することによって，手やブラシなど，より複雑な形に対してのみ反応する．

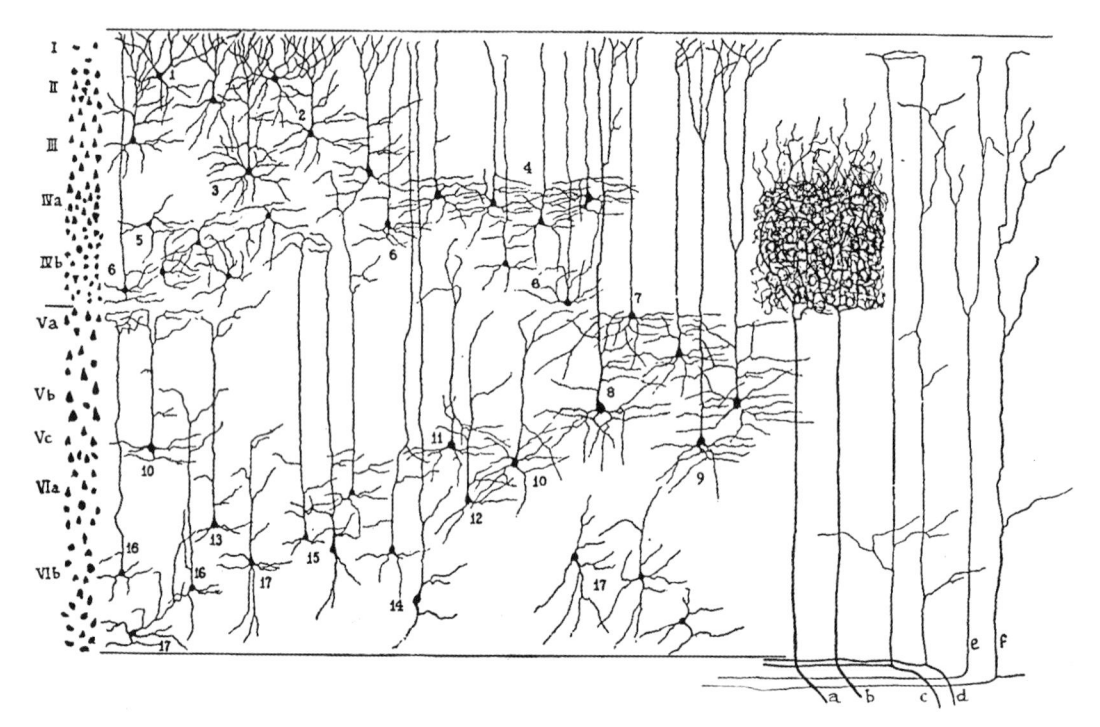

図1-6 ニューロンと大脳皮質への入力の階層的構成を示した図．大脳皮質ニューロンの各層において，Nissl染色で染色されたものを左端に，Golgi染色で染色されたものを中央に示す．第Ⅰ層は，ほとんどニューロンを有さない．第Ⅱおよび Ⅲ層は小型の錐体細胞，第Ⅴ層は大型の錐体細胞から構成される．第Ⅳ層は非常に小さな顆粒細胞を含み，多形細胞層である第Ⅵ層は複数のタイプの細胞を含む．視床中継核からの軸索(a, b)は，主に第Ⅳ層で広く枝分かれする．上行性覚醒系を含む「非特殊系nonspecific system」からの入力は，主に第Ⅱ，Ⅲ，Ⅴ層でより広範に枝分かれする(c, d)．他の皮質領域からの軸索は主として第Ⅱ，Ⅲ，Ⅴ層で枝分かれする(e, f)．

Lorente de NO R. Cerebral cortex: architecture, intracortical connections, motor projections. In Fulton JF. Physiology of the Nervous System. Oxford University Press, New York, 1938, 291-340. Oxford University Pressより許可を得て転載．

哺乳類における皮質円柱の基本構造は，げっ歯類の最も単純な皮質から，より大きくかつ複雑に発達した霊長類の皮質に至るまで，ほとんど変わらない。例えば，霊長類の脳における円柱の深さや幅は，ラット脳のそれよりもわずかに大きいだけである。進化において最も著しく変化したのは，円柱の数である。ヒト脳の円柱が形成する巨大なシートは，ピアノ・ソナタを演奏し，微分方程式を解き，他の惑星にロケットを送ることができるほどの，膨大な並列処理能力を有している。

皮質構造における重要な原則は，大脳皮質の異なる領域のニューロンは，それぞれ特定の機能に特化しているということである。就学前の若年者の脳においては，ある皮質領域が損傷された場合に，皮質機能が再組織化を遂げる能力が驚くほど高い。しかし，皮質における情報処理の組織化は，脳が成熟していく中で，可塑性と引き替えに，より効率的な情報処理能力を獲得するという，何段階かの発達過程を経て達成される[95,96]。成人においては，ある認知プロセスを遂行する能力は，代替は不可能に近いほどに，特定の皮質領域に限局してしまっている。よって，ある領域が損傷されると，その作業を行う能力のみならず，その種の情報が存在するという観念さえもが失われる。例えば，右頭頂葉に大きな梗塞を生じた患者は，左側の半側空間からの刺激を認識できないのみならず，その空間が存在するという観念そのものをも失ってしまう。右頭頂葉に巨大な腫瘍を有するある女性患者は，皿の右半分にあるものしか食べなかった。食事を終えると，彼女は立ちあがって，残った食べ物が右側に見えるところまで右回りに移動した。これは，彼女が皿だけでなく空間そのものに，左側が存在することを全く認識していないことによる。同様に，優位側側頭葉のWernicke野の損傷による失語症患者は，言葉における言語的シンボルの内容が認識できないことに加えて，言語シンボルが言葉を成り立たせる重要な要素であるということさえも理解できない。このような患者は，意味のない言葉を喋り続け，他人が自身の言葉を理解できないことに驚く。これは，言葉が言語シンボルから構成されるという観念自体を，患者が失っているからである。

意識の部分的喪失という概念は，皮質の局所的損傷で生じる錯乱状態を理解する上で極めて重要である。また，大脳皮質の複数の領域がいくつかの病変によって損傷された場合，総合的な機能が次第に失われ，ついには意識消失ともみえるような重篤な認知障害に至ることが臨床的に観察される。Wada testは，皮質に対する手術を行う前に，言語機能が左右いずれの側にあるか判定することを目的として，患者の頸動脈に短時間作用型のバルビツレートを注入し，その側の大脳半球を麻酔する方法である。この検査によって，左大脳半球が急速に麻酔された場合，患者は戸惑った表情を示すものの，通常は静穏な状態を保っている。しかし，言語能力は欠如しており，言葉による検査は施行できない。典型的には，麻酔から回復しても，言葉に頼る記憶に限って，麻酔中の出来事を思い出せない。右大脳半球を同様に麻酔すると，患者はやはり戸惑い，周囲環境に対する見当識は失われるが，単純な質問に答え，簡単な指示に従って行動することができる。この間に経験したことの記憶は明瞭には残らないが，これはおそらく視空間記憶をコード化する能力が突然失われたことによるものと思われる。

しかし，大脳半球の急速な麻酔がいずれかの側に限局する場合，意識が失われることはない。意識障害患者の検査で銘記すべきことは，大脳半球の一方の側に限局した急性損傷は，意識障害を引き起こさないという原則である。非常に大きな占拠性病変では，両側大脳半球あるいは間脳を同時に圧排することによって意識障害を惹起することがある。しかし，一側大脳半球にのみ生じた急性脳梗塞では，意識障害は起こらない。従って，一側性の頸動脈疾患では，両側大脳半球が一側の頸動脈から血流を受けている場合，あるいは患者が痙攣発作を起こした場合以外，意識消失を引き起こすことはない。

大脳皮質を大規模な並列プロセッサととらえると，そのような並列状態の情報のすべてが，どのようにして最終的に1つの意識に統合されるのか，という「結びつけ問題binding problem」[97,98]と呼ばれる難問に突き当たる。しかし，この疑問は，小人かホムンクルスのような内部の存在がテレビ画面を眺めているかのように，私たちの経験のすべてが1つの全体像に再構築される必要がある，ということが前提となっている。ほとんどの人は，このようにして意識が生まれると当然のように考えているが，意識が神経生理学的な大規模な並列プロセッシングの結果であることを，先験的に否定する根拠はない。つまり，再統合というのは幻想であり，脳の物理的な場所でそれが起こる必要はない。例えば，視覚世界は，とぎれのない光景として経験される。しかし実際は，視神経が網膜を穿通する部分に対応する視野の欠落部分である盲点が存在する。小さな物体を視野の内で移動させると，あるところでそれが突然消えてしまうことから，この盲点の存在を知ることができる。しかし，意識的自己において，盲点はそれが近接している視覚的物体によって繕われ，視野は切れ目のない一様の広がりとして「見える」のである。このように，脳は現実に存在しないものを作り出し，統一的な意識的印象を生み出す能力をすでに有しているのであるから，刺激を生理学的にまとめ直して，脳の中央に存在する小人に呈示するようなプロセスを想定する必要はない。むしろ，意識は2つの大脳半球の統合的活動自体から生じ，他の物理的機構を必要としないと考えるべきである。

　上述のような，意識は大脳半球における情報処理プロセスから「発生した」ものであるという考え方においては，思考と行動が統合された単一的なものへと導く機構の存在が不可欠となる。もし，皮質の並列処理システムにおける独立した情報の流れが，それぞれ独自に運動反応を生じるとしたら，ヒトの運動はさまざまな動作が入り乱れ，絶望的な混乱に陥るであろう。この好例として，てんかん発作の拡延を予防するために，脳梁を切断した患者が示す行動がある[99]。この「分離脳split-brain」患者は，左手はシャツのボタンを掛けようとしているのに，右手はそれを外そうとする矛盾した行動を示す。切り離された2つの大脳半球が，これほど統一性を欠く行動を生じさせるのであれば，皮質の各領域における情報処理の流れは，それぞれ独自の行動計画を命令していると考えるべきである。

　従って脳は，全ての運動パターンを，単一の運動計画へとまとめて落とし込む漏斗のような機構を必要とする。この重要な過程の基盤は基底核basal gangliaにある。皮質は全領域から，線条体(尾状核，被殻，側座核，嗅結節)に入力している。線条体は主に淡蒼球へ出力し，その働きを神経伝達物質であるGABAを介して抑制する[100,101]。淡蒼球からの出力もまたGABA作動性であり，運動性視床の働きを恒常的に抑制するので，線条体から淡蒼球への抑制性入力が賦活されると，運動が脱抑制される。全ての運動反応は上記のシステムを介して基底核によって常時抑制されているので，特異的な賦活が生じない限りは，円滑で安定した統合的な運動の流れが生じるのである。基底核疾患である運動過多症候群では，線条体による脱抑制が過剰となるので，チック，舞踏病，アテトーゼなど，上の統合されたシステムから乖離した運動が出現する。

　同様に，脳は一度に単一の思考の流れしか追うことができない。自己意識は，1つの視覚像についてさえ，その2つの異なる見え方を同時には認識できず，交互に捉える(図1-7：醜い老女と，若く美しい女性という，古典的なだまし絵の例)。また，脳は一度に2つの作業をすることができない。よって2つの作業は同時ではなく交互に行われ，やがて自動的なプロセスとなり，ほとんど無意識のうちに遂行されるようになるのである。思考過程は，前頭前野皮質への中継核である視床背内側核の抑制を導く腹側淡蒼球への腹側線条体の投射により制御される[100,101]。運動の場合と同様に，線条体が前頭前野における思考の流れを抑制

することによって，思考の流れが1つにまとめられる．このようにして，大脳皮質ネットワークにおける多数の経路の活動から統一的な自己が生み出されるのである．

チック，舞踏病，アテトーゼなどの不随意運動を生じる運動過多症候群hyperkinetic movement disorderは，興味深い哲学的問題を提起している．この場合の「不随意」という語自体が，決定を下し，制御する小人の存在を前提としているが，実際には，自己が「強制されている」と感じる不随意運動と，自己の意志に従ってなされる運動との関係は複雑である．運動障害を有する患者は，望んでいない運動が生じることをしばらくの間は抑制できるが，そうすることが次第に不快となり，その運動を実行することでむしろ解放された気分になると述べる．意識状態は脳機能を統御しているのではなく，それから創発的に生まれるものであることを，この事実ほどよく示す例はない．

上述のような運動過多症候群についての考え方は，より大きなスケールの運動，さらには思考過程の脱抑制にも当てはまる．この観点から考えると，思考障害は，舞踏病（逸脱）や，ジストニア（固定的妄想）と同じものと見なすことができる．前頭前野の脱抑制は，幻覚的なイメージの形成を促進する．この場合，脳の中の小人（自己意識）が幻覚的な感覚経験に欺かれた，あるいは思考過程を制御することができなくなったと考えがちである．しかし，このような感覚経験や行動は，思考と行動の統一的な流れを維持する脳機構に異常が生じたために，意識活動が変化したと考える方が，脳に生じている出来事をより正確に捉えていると言える．

神経内科医は，観察される事象はすべて，基本原理に従った脳神経系活動の結果であるという，機械論的な見地をもつ傾向にある．この見地に従えば，昏睡患者の評価とは，脳損傷を受けたヒトの評価に，それら基本原理を応用しようとする試みであるといえる．

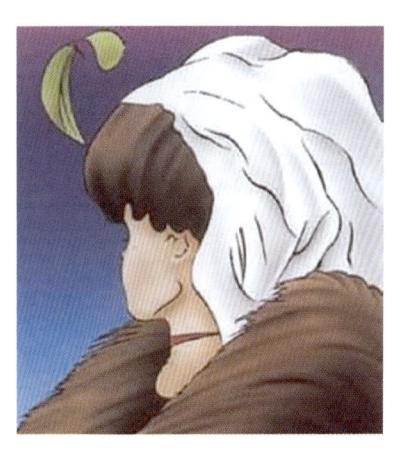

図1-7 脳は同じ光景を2つの異なるものとして同時にみることができないことを示す，古典的な視覚的錯覚の一例．醜い老婆と美しい娘の像が交互に，しかし決して同時にではなく浮かび上がるが，それは同一の視覚的要素が2つの異なった認知対象として用いられているためである．

W.E. Hill, "My Wife and My Mother-in-Law", 1915, Puck magazine. より許可を得て転載．無断複写・転載禁止．

臨床で意識変化を起こす器質性損傷

ヒトの昏迷や昏睡は，両側大脳半球における広範な領域か，上位脳幹の傍正中領域または両側間脳を含む，上行性覚醒系の損傷もしくは圧迫によって生じる．図1-8に，昏睡を生じる損傷を例示する．一方，一側性の大脳半球損傷，あるいは橋中部以下の脳幹損傷では，昏睡は生じない．このような，重篤な感覚・運動障害を起こすが意識障害は生じない症例の損傷を図1-9に例示する．

■ 両側大脳半球損傷

両側性の広範な大脳皮質損傷は，低酸素性虚血性脳症が原因として最も多い．意識消失は，脳血流量や血液酸素化の低下がもたらす最初の反応の1つである．5分間ほどの血流量あるいは酸素化の低下であっても，明確な梗塞なしに，広範な皮質損傷とニューロン脱落が生じうる[102,103]．典型的な病理学的所見として，第Ⅲ層と第Ⅴ層（他の皮

質領域から，グルタミン酸作動性入力を大量に受ける），および海馬のCA1領域（CA3領域と内嗅皮質の両方から，グルタミン酸作動性入力を大量に受ける）のニューロンが，損傷後数日間にわたって好酸球増多を示す．その後ニューロンは核濃縮を示し，アポトーシス細胞死に至る（図1-10）．最終的に，大脳皮質とCA1領域の両方において錐体細胞数が減少する仮性層状壊死 pseu-dolaminar necrosisを生じる．

一方，より軽度な皮質無酸素症の患者は，一時回復して意識清明期を示した後に，症状が悪化するという経過をとることがある．このような患者については，以下の症例（歴史的挿話）の項で述べる（本書全体を通じて，現代的な神経学的診断・治療が確立される以前に経験された症例を，「症例（歴史的挿話）」として呈示する．現在ではみら

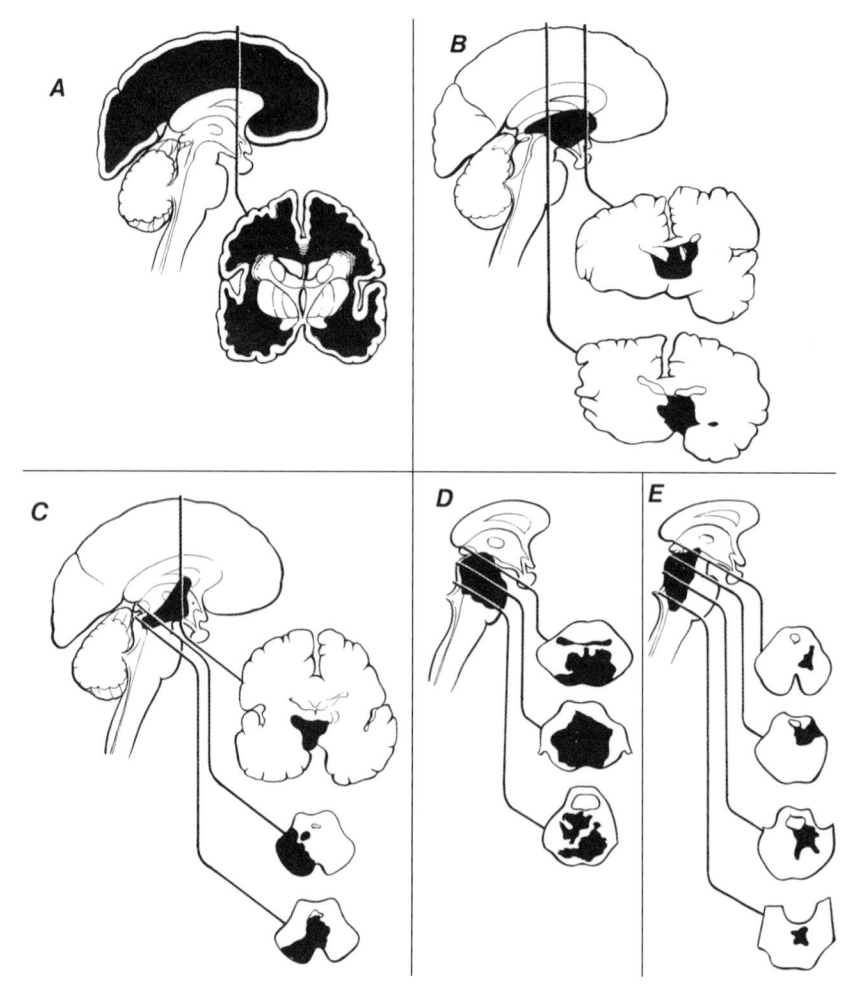

図1-8 昏睡を引き起こす脳損傷．（A）低酸素性虚血性脳症などによる広範な大脳半球の損傷（症例1-1を参照）．（B）腫瘍により視床下部が破壊された患者などにおける間脳損傷．（C）脳底動脈先端部塞栓患者にみられるような，上部中脳と間脳尾部の傍正中領域の損傷．（D）橋上部および中脳下部の傍正中被蓋の損傷（例えば，脳底動脈閉塞症例）．（E）橋出血は，その周囲の脳幹を圧迫するために，実際に組織が損傷された範囲を越えた機能不全を生じうる．この症例は，橋出血の7ヵ月後に行われた剖検で確認された残存領域を示す．この患者の昏睡は最初の2ヵ月間続いた．

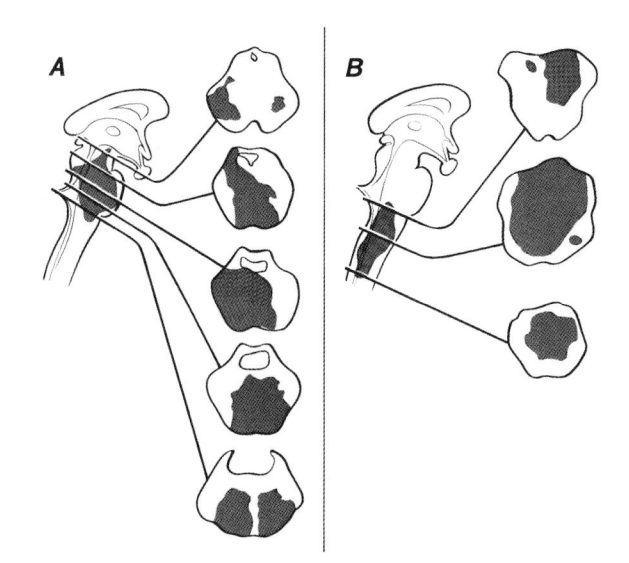

図1-9 脳幹損傷は非常に大きなものであっても，上行性覚醒系を両側性に破壊しない限り昏睡を生じない。(A)橋中位レベルの広範な梗塞でも，それが一方の側の橋背側部を含まず，中脳傍正中部を無傷で残している場合には，意識は保持される。(B)橋下部および延髄レベルの損傷は，たとえそれが出血であっても，意識障害をもたらすことはない(症例1-2, p33)。

れない形式で，疾患の自然歴が述べられている。しかし，幸いなことに，最近の症例では決して十分に行われていない病理学的検索が，ほとんどの症例で行われている)。

症例1-1(歴史的挿話)

59歳男性が，天然ガスで充満した部屋で意識を失っているところを発見された。同室では，もう1人が発見されたが既に死亡しており，心中を図ったものと思われた。入院時，患者は無反応であった。血圧は120/80 mmHg，脈拍数は120/min，呼吸数は18/minで規則的。直腸温は38.9℃。腱反射は減弱し，足底反射はみられない。水疱音(粗いラ音)が両側全肺野で聴取された。

患者は，鼻腔から酸素吸入を開始して30時間後に目を覚まし始めた。入院2日目では，意識ははっきりしており，見当識も保たれていた。4日目には，平熱で，胸部にも異常所見はなく，歩行可能であった。神経学的検査は正常で，精神科医は，意識ははっきりしており「器質的脳損傷の所見なし」と診断した。無酸素症の発生後9日目に，親戚に引き取られた。

自宅での状態は2日間ほど良好であったが，その後に寡黙となり，話しかけられた場合にのみ言葉を発するようになった。翌日には足を引きずって歩き，単音節の言葉のみで応答するようになった。さらに次の日(無酸素症の発生から13日目)，失禁が始まり，歩行・嚥下・咀嚼ができなくなった。言葉を発することもなくなり，家族も認識できなくなった。鬱病と診断され，民間の精神病院に収容されたが，症状が引き続き増悪したため，無酸素症発生後28日目に以前の病院に再入院した。この時点での血圧は170/100 mmHg，脈拍数は100/min，呼吸数は24/min，体温は38.3℃。両側肺野底部に水疱音が聴取され，持続的に強い発汗がみられた。痛み刺激に反応せず，大きな音に対しては，しばし開眼するのみであった。四肢は屈曲位で硬直し，伸展性足底反射(Babinski反射陽性)がみられた。髄液を含む検査データは正常であったが，3日後に死亡した。

剖検では広範な気管支肺炎を認めた。脳は肉眼的には正常であり，脳腫脹は認めなかった。冠状断では淡蒼球の萎縮もなく，一見正常で

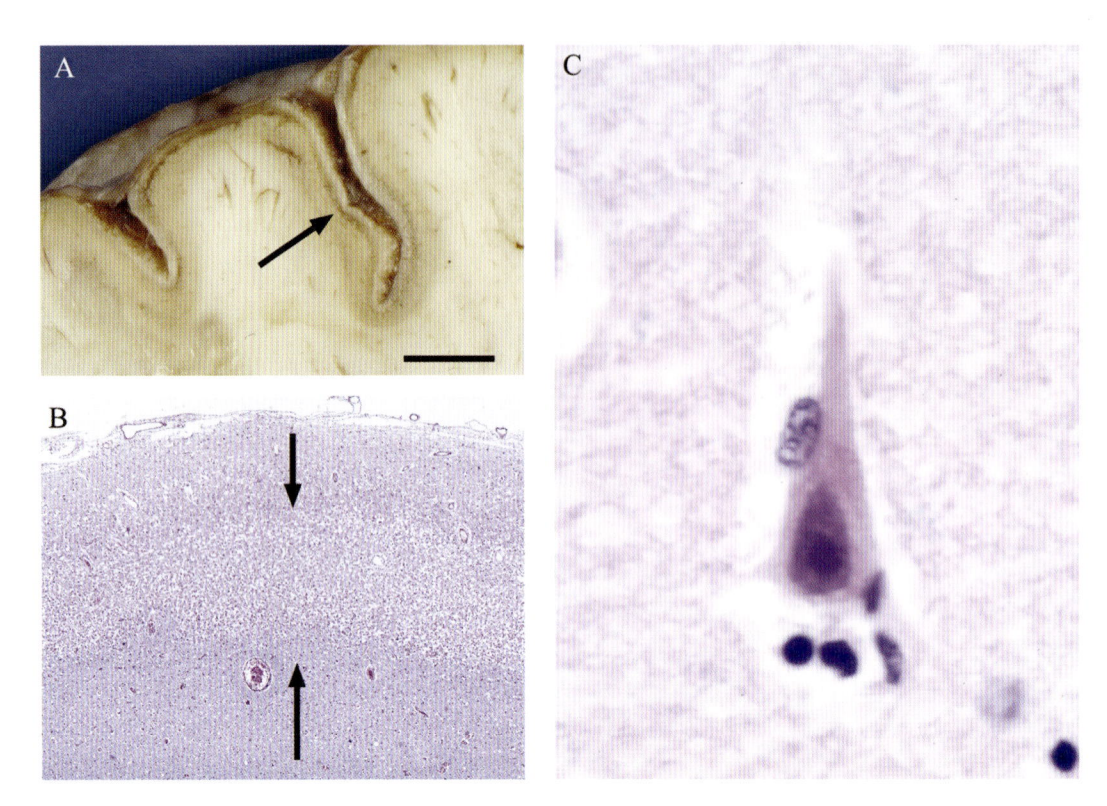

図1-10 低酸素症は，大脳皮質と海馬の大錐体細胞に対して，周囲の構造よりも強い損傷を引き起こす。(A)軟膜表面に並行な大脳皮質における仮性層状壊死 pseudolaminar necrosis (矢印)を低倍率で示す。(B)高倍率像では，壊死領域は大錐体細胞を有する皮質第Ⅱ層から第Ⅴ層までが含まれることが分かる(2つの矢で囲まれた領域)。(C)さらに高倍率では，残存するニューロンは核濃縮 pyknosis と好酸性に染色すること eosinophilic から，低酸素性損傷が示唆される。スケールはそれぞれ(A)8 mm, (B)0.6 mm, (C)15 μm。

Jeffrey Joseph 医師の厚意による。

あった。組織学的検査では，運動野，海馬，小脳，後頭葉のニューロンは正常に維持されていたが，細胞質のわずかな退行性変化と，数の減少を示す切片もあった。血管周囲腔の一部に，リンパ球浸潤がみられた。血管に異常はなく，間質性浮腫もみられなかった。著明な変化は，大脳半球の全域にわたる広範な脱髄化であり，弓状線維 arcuate fiber (大脳皮質直下の白質)のみが保持されていた。軸索の数も減少していたが，ミエリンよりはよく保存されていた。乏突起膠細胞は保持されており，反応性アストロサイトは顕著に増加していた。脳幹と小脳は組織学的に正常であった。この患者で見られた遅発性無酸素症後大脳脱髄化については，第5章で詳しく解説する。

その他，昏睡を生じる両側大脳半球損傷の主要な原因として，脳外傷がある[104]。この症例では，意識障害の原因が外傷であることが病歴あるいは外見的所見から明らかであるため，診断上の困難は起こらない。

■ 間脳損傷

視床中継核は，大脳皮質への最大の上行性入力を担っているので，その部分的な損傷は，対応する皮質領域の限局的な損傷に似た欠損症状を引き起

こす．従って，広範な視床損傷では，両側性皮質損傷と同様の症状が起きる．このような損傷のなかでも，脳底動脈分岐部あるいは後大脳動脈第1区域（P1）から出る穿通枝の閉塞による，両側性視床梗塞に起因する脳底動脈先端症候群 tip of the basilar syndrome が最も一般的である[105]．しかし，このような患者のMRI像あるいは剖検脳を詳細に調べると，中脳正中部網様体，ときには視床下部後部の損傷が同時に見いだされる．主に視床損傷を引き起こす病変としては，視床出血，局所浸潤性腫瘍，まれだが間脳の炎症性病変（例えばBehçet症候群）などがある[106,107]．

また，昏睡を起こす重篤な視床損傷の例として，Kinneyら[108]により見いだされたKaren Anne Quinlanの剖検脳がある（第9章）．法医学的事件として有名なこの症例は，無酸素症による脳損傷で長年植物状態であった．彼女の剖検脳では，意外にも視床ニューロンが広範に失われていた．大脳皮質を含む他の脳領域においても広範な損傷が見いだされており，臨床的な意識消失の原因を視床損傷のみに帰することはできないが，永続的な植物状態に陥った患者の脳では，視床損傷を頻繁に認める（第9章）[104]．

視床下部はWillis動脈輪によって文字通り取り巻かれており，これら全ての動脈からの穿通枝による血行を受けているため，虚血性損傷に陥ることはまれである．しかし，視床下部は脳下垂体の直上にあるので，脳下垂体腫瘍によって局所性に損傷されうる[109]．また，脳の原発性リンパ腫，グリオーマ，サルコイド肉芽腫が視床下部に生じることがある．視床下部損傷患者は，昏睡よりも過剰傾眠 hypersomnolence を示すことが多い．患者らは，あくび，背伸び，溜息など，脳幹損傷による昏睡では見られない動作を示す．

上部脳幹損傷

ヒトの意識に決定的な役割を果たす中脳と橋の領域に，中脳水道周囲灰白質のすぐ腹側に存在し，間脳尾部から橋吻側部まで至る傍正中被蓋域 paramedian tegmental zone が含まれることは，臨床病理学的分析から得られた知見により確立されている[110]．この領域を両側性に侵す小さな病変により，重篤な意識消失が生じた症例が，数多く報告されている（図1-11参照）．一方，延髄あるいは橋尾部に限局した損傷による意識消失例は報告されていない．この原則は，症例1-1と次の症例1-2によく示されている．

症例1-2（歴史的挿話）

Walter Camp 医師の紹介で受診した62歳女性．25年前，彼女は右上下肢の筋力低下と強度の位置覚および振動覚の消失を起こした．2年前から，右側の声帯麻痺と舌右半分の萎縮が始まり，次第に不安定歩行と右上下肢の筋力低下が進行した．病院を訪れる4日前には，右側の筋力低下が著明に悪化し，2日前には嚥下が不可能となった．

入院時，患者は機敏に応答し，他の身体能力は保たれていた．呼吸困難はなく，血圧は162/110 mmHgであった．下方視において上行性眼振がみられ，ピン刺激では顔面左半側の感覚低下があった．咽頭，口蓋，舌の右半分は麻痺しており，右腕と右足の筋力は低下し，廃用性萎縮を認めた．首から下の腱反射は両側性に亢進しており，右側の足底反射は伸展性であった．位置覚と振動覚が身体の右側で低下し，ピン刺激による痛覚は左側で低下していた．

入院翌日，依然として覚醒しており反応がみられたが，咳嗽と会話が困難となり，最終的に呼吸が停止したため，気管内挿管と呼吸器による換気が開始された．入院後3日目も意識ははっきりしており，質問に対し，うなずく，あるいは頭を振って，正確かつ敏速に反応した．腰椎穿刺による髄液圧（初圧）は180 mmH$_2$O，髄液は黄色調 xanthochromia を呈し，赤血球数は8,500/mm^3，白血球数は14/mm^{3}であっ

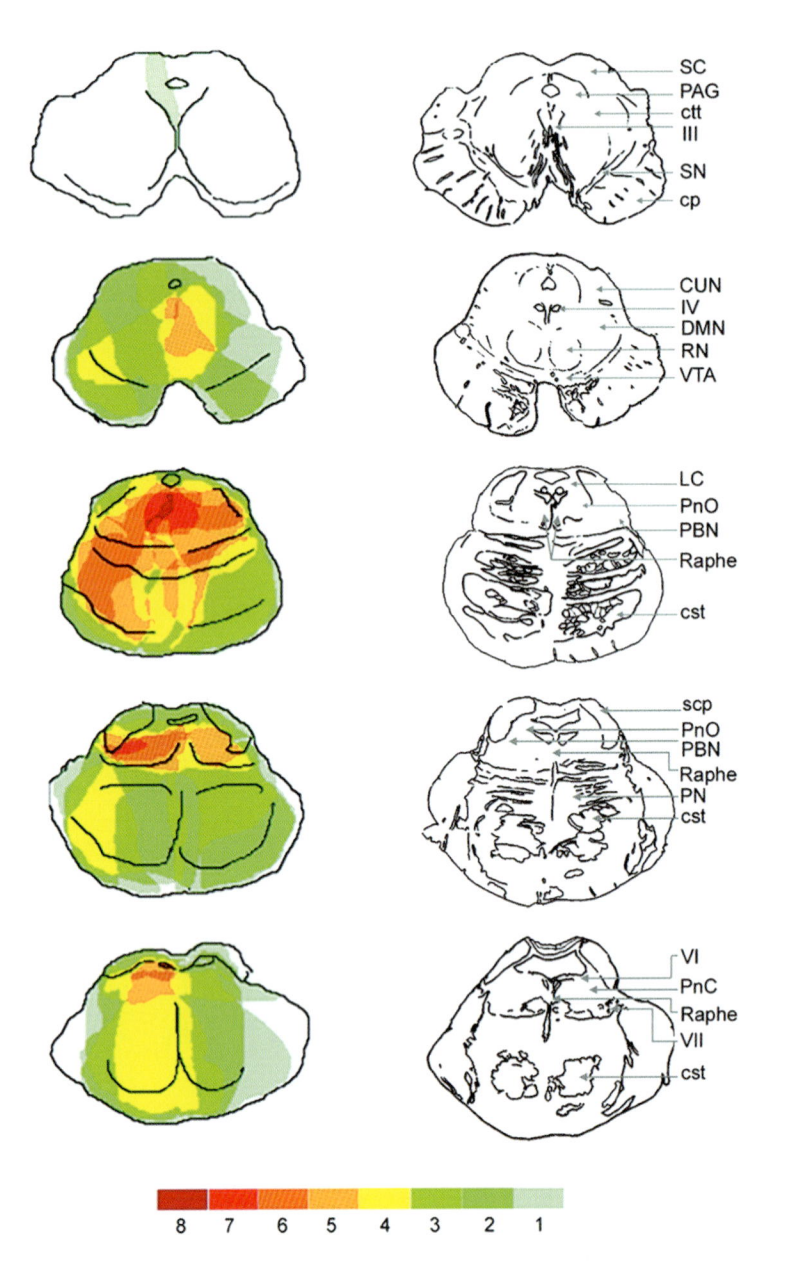

図1-11 意識障害を引き起こした損傷の，各脳幹レベルでの分布を重ね合わせた図。それぞれの症例において，各レベルでの損傷の範囲をプロットした。その領域で損傷が重なり合った症例数を色分けしている。この重なり合いは，橋被蓋背側部，もしくは中脳傍正中部の損傷が昏睡の発生に重要であることを示している。

SC：上丘，PAG：中脳水道周囲灰白質，ctt：中心被蓋路，III：動眼神経核，SN：視索上核，cp：大脳脚，CUN：楔状核，IV：滑車神経核，DMN：視床背内側核，RN：赤核，VTA：腹側被蓋野，LC：青斑核，PnO：吻側橋核，PBN：傍小脳脚核，Raphe：縫線核，cst：皮質脊髄路，scp：上小脳脚，PN：橋核，VI：外転神経核，PnC：尾側橋核，VII：顔面神経核

ParviziとDamasio[110]より許可を得て転載。

 患者はその後23日間生存した。この間に，顔から下の運動は全身麻痺状態となった。低血圧発作が数回生じ，昇圧薬の迅速な投与により回復したが，最後の2週間は発作は生じなかった。この2週間に，短時間持続する反応性消失が時折生じたが，すぐに目を覚まし，「はい」か「いいえ」で答える質問に，しぐさで的確に答え，指示に応じての開閉眼や側方視が可能であった。その他の随意運動は見られなかった。死亡する4日前，側方視を指示されると眼球浮き運動 ocular bobbing がみられた。眼球運動により指示に応答しようとしていることは分かったが，その反応が適切であるかの判別は困難であった。

その後の3日間，覚醒の徴候は次第にみられなくなった。入院後26日目に，患者は胃腸管出血によって死亡した。

剖検時，延髄右外側の第四脳室に近い部位が暗褐色の血液によって覆われていた。野イチゴ様の外見を呈した，最大径が1.4 cmほどの動静脈奇形が延髄右外側部から突出しており，その下縁は，閂obexよりも2.5 cm下方にあった。切片で調べると，血管奇形は，延髄中央部に起始部を有し，閂より約2 mm吻側まで延びていた。この部からの大きな出血が前方に拡大し，延髄中央部から橋との接合部に至るまでのほとんどが破壊されていた(**図1-9B**)。顕微鏡的観察では，血腫はその最吻側部において，右前庭核尾部とそれに近接した右側橋被蓋下部の大半を破壊していた。これより尾側では出血の幅が拡がり，舌咽神経核を含む面から下方の偽核nucleus ambigiusを含む面より，やや下方に至るまでの，延髄背側部の全体を破壊していた。これよりさらに下方では，出血は延髄網様体に限局していた。この損傷の辺縁部で観察された大食細胞の浸潤と線維化は，血腫が少なくとも2週間以上前に発生したことを示す。出血中心部には，少なくとも72時間は経過したと思われる，変性した血塊が存在していた。出血辺縁部に沿った箇所では，死の数時間前に生じたと思われる新鮮な小出血が一部にみられた。この病変の大きさや破壊の範囲が，死の数日前に著しく変化したことを示唆する所見はなかった。

症例1-3

65歳女性。麻酔後に生じた昏睡のため，神経内科に入院した。患者はリウマチ性関節炎に罹患しており，C1-C2の亜脱臼とC2神経根の圧迫による大後頭神経痛を患っていた。痛みに対する治療として，麻酔科医が神経根へのエタノール注入を行った直後に，弛緩性麻痺と呼吸停止が起きた。神経内科医が集中治療室に到着した時点で，患者は低血圧で呼吸が停止していた。ただちに人工呼吸器が装着され，昇圧薬投与により血圧の維持が図られた。

診察時，自発的眼球運動は垂直方向のみが保持され，瞼は閉じたり開いたりしていた。舌下神経(第XII脳神経)，迷走神経(第X脳神経)，副脳神経(第XI脳神経)，および全ての脊髄運動機能は完全な弛緩性麻痺を呈していた。顔面と頸の引きつり様の運動は残っていた。CT像では，脳幹と橋下部に低吸収域が認められた。

患者は指示に対して瞼の開閉によって応答し，この方法で意思疎通を図ることを学んだ。この状態で彼女は12週間生存したが，機能の回復はなく，睡眠もまれにしかみられなかった。剖検の承諾は得られなかった。しかし，注入されたエタノールが，C2神経根を通って意識レベルには影響を及ぼすことなく，顔面神経核から外転神経核に至るまでの下位脳幹を固定してしまったことは明らかである。

コメント：前述した2つの症例は，橋吻側部の決定的に重要なレベルよりも下位で生じた，運動経路の破壊によって施錠状態に陥った患者では，意識が保持されることを示している。第2章では，昏睡患者に対する神経学的検査を，意識消失のさまざまな原因の鑑別に，どのように用いるべきかについて論じる。

文献

1. Scheid R, Voltz R, Guthke T, et al. Neuropsychiatric findings in anti-Ma2-positive paraneoplastic limbic encephalitis. Neurology 61, 1159-1160, 2003.
2. Mesulam MM, Waxman SG, Geschwind N, et al. Acute confusional states with right middle cerebral artery infarctions. J Neurol Neurosurg Psychiatry 39, 84-89, 1976.
3. Posner JB, Plum F. The toxic effects of carbon dioxide and acetazolamide in hepatic encephalopathy. J Clin Invest 39, 1246-1258, 1960.
4. Shimojyo S, Scheinberg P, Reinmuth O. Cerebral

blood flow and metabolism in the Wernicke-Korsakoff syndrome. J Clin Invest 46, 849–854, 1967.
5. Trzepacz PT, Tarter RE, Shah A, et al. SPECT scan and cognitive findings in subclinical hepaticencephalopathy. J Neuropsychiatry Clin Neurosci 6, 170–175, 1994.
6. Nilsson K, Warkentin S, Hultberg B, et al. Treatment of cobalamin deficiency in dementia, evaluated clinically and with cerebral blood flow measurements. Aging (Milano) 12, 199–207, 2000.
7. Van der Mast RC. Pathophysiology of delirium. J Geriatr Psychiatry Neurol 11, 138–145, 1998.
8. Frances A, Pincus HA, First MB. Diagnostic and Statistical Manuel of Mental Disorders: DSM-IV. 4th ed., 1994.
9. Peroutka SJ, Sohmer BH, Kumar AJ, et al. Hallucinations and delusions following a right temporaparietooccipital infarction. Johns Hopkins Med J 151, 181185, 1982.
10. Markand ON. Eectroencephalogram in "locked-in" syndrome. Electroencephalogr Clin Neurophysiol 40, 529–534, 1976.
11. Markand ON, Dyken ML. Sleep abnormalities in patients with brain stem lesions. Neurology 26, 769–776, 1976.
12. Billiard M, Dauvilliers Y. Idiopathic hypersomnia. Sleep Med Rev 5, 349–358, 2001.
13. Giacino JT. The vegetative and minimally conscious states: consensus-based criteria for establishing diagnosis and prognosis. NeuroRehabilitation 19, 293–298, 2004.
14. Schlotzhauer AV, Liang BA. Definitions and implications of death. Hematol Oncol Clin North Am 16, 1397–1413, 2002.
15. Towbin A. The respirator brain death syndrome. Hum Pathol 4, 583–594, 1973.
16. Criteria for the diagnosis of brain stem death. Review by a working group convened by the Royal College of Physicians and endorsed by the Conference of Medical Royal Colleges and their Faculties in the United Kingdom. J R Coll Physicians Lond 29, 381–382, 1995.
17. Jackson JH. Selected writings of John Hughlings Jackson. London: Hode and Stoughton, 1931.
18. Mauthner L. Zur Pathologie und Physiologie des Schlafes nebst Bermerkungen ueber die "Nona." Wien Klin Wochenschr 40, 961–1185, 1890.
19. Von Economo C. Sleep as a problem of localization. J Nerv Ment Dis 71, 249–259, 1930.
20. Ranson SW. Somnolence caused by hypothalamic lesions in monkeys. Arch Neurol Psychiat 41, 1–23, 1939.
21. Nauta WJH. Hypothalamic regulation of sleep in rats. An experimental study. J Neurophysiol 9, 285–314, 1946.
22. Swett CP, Hobson JA. The effects of posterior hypothalamic lesions on behavioral and electrographic manifestations of sleep and waking in cat. Arch Ital Biol 106, 270–282, 1968.
23. Sterman, MB, Clemente, CD. Forebrain inhibitory mechanisms: sleep patterns induced by basal forebrain stimulation in the behaving cat. Exp Neurol 6, 103–117, 1962.
24. Wilson SAK. The Narcolepsies. In: Problems in Neurology. London: Edward Arnold, pp 76–119, 1928.
25. Berger H. Ueber das electroenkephalogramm des menschen. Arch Psychiatr Nervenkr 87, 527–570, 1929.
26. Steriade M. The corticothalamic system in sleep. Front Biosci 8, d878-d899, 2003.
27. Buzsaki G, Bickford RG, Ponomareff G, et al. Nucleus basalis and thalamic control of neocortical activity in the freely moving rat. J Neurosci 8, 4007–4026, 1988.
28. Bremer F. CR. Soc Biol 118, 1235–1241, 1935.
29. Bremer F. Cerebral hypnogenic centers. Ann Neurol 2, 1–6, 1977.
30. Moruzzi G, Magoun HW. Brain stem reticular formation and activation of the EEG. 1949. J Neuropsychiatry Clin Neurosci 7, 251–267, 1995.
31. Starzl TE, Taylor CW, Magoun HW. Ascending conduction in reticular activating system, with special reference to the diencephalon. J Neurophysiol 14, 461–477, 1951.
32. Zernicki B, Gandolfo G, Glin L, et al. Cerveau isole and pretrigeminal rat preparations. Physiol Bohemoslov 34 Suppl, 183–185, 1985.
33. Magni F, Moruzzi G, Rossi GF, et al. EEG arousal following inactivation of the lower brainstem by selective injection of barbiturate into the vertebral circulation. Arch Ital Biol 97, 33–46, 1959.
34. Hallanger AE, Levey AI, Lee HJ, et al. The origins of cholinergic and other subcortical afferents to the thalamus in the rat. J Comp Neurol 262, 105–124, 1987.
35. McCormick DA, Bal T. Sleep and arousal: thalamocortical mechanisms. Annu Rev Neurosci 20, 185–215, 1997.
36. Strecker RE, Morairty S, Thakkar MM, et al. Adenosinergic modulation of basal forebrain and preoptic/anterior hypothalamic neuronal activity in the control of behavioral state. Behav Brain Res 115, 183–204, 2000.
37. Aserinsky E, Kleitman N. Regularly occurring periods of eye motility, and concomitant phenomena, during sleep. Science 118, 273–274, 1953.
38. Scammell TE. The neurobiology, diagnosis, and treatment of narcolepsy. Ann Neurol 53, 154–166, 2003.
39. Kales A, Vela-Bueno A, Kales JD. Sleep disorders: sleep apnea and narcolepsy. Ann Intern Med 106, 434–443, 1987.
40. Szymusiak R, Alam N, Steininger TL, et al. Sleep-waking discharge patterns of ventrolateral preoptic/anterior hypothalamic neurons in rats. Brain Res 803, 178–188, 1998.
41. Vgontzas AN, Kales A. Sleep and its disorders. Annu Rev Med 50, 387–400, 1999.
42. Saper CB. Diffuse cortical projection systems: anatomical organization and role in cortical function. In: F. Plum, ed. Handbook of Physiology. The Nervous System. V. Bethesda, Md.: American Physiological Society, pp 169–210, 1987.
43. Loughlin SE, Foote SL, Fallon JH. Locus coeruleus projections to cortex: topography, morphology and collateralization. Brain Res Bull 19, 287–294, 1982.
44. Bobillier P, Seguin S, Petitjean F, et al. The raphe nuclei of the cat brain stem: a topographical atlas of their efferent projections as revealed by autoradiog-

45. Lu J, Jhou TC, Saper CB. Identification of wake-active dopaminergic neurons in the ventral periaqueductal gray matter. J Neurosci 26, 193-202, 2006.
46. Heym J, Steinfels GF, Jacobs BL. Activity of serotonin containing neurons in the nucleus raphe pallidus of freely moving cats. Brain Res 251, 259-276, 1982.
47. Rasmussen K, Jacobs BL. Single unit activity of locus coeruleus neurons in the freely moving cat. II. Conditioning and pharmacologic studies. Brain Res 371, 335-344, 1986.
48. Steininger TL, Alam MN, Gong H, et al. Sleep-waking discharge of neurons in the posterior lateral hypothalamus of the albino rat. Brain Res 840, 138-147, 1999.
49. Wu MF, John J, Boehmer LN, et al. Activity of dorsal raphe cells across the sleep-waking cycle and during cataplexy in narcoleptic dogs. J Physiol 554, 202-215, 2004.
50. Kolta A, Reader TA. Modulatory effects of catecholamines on neurons of the rat visual cortex: single-cell iontophoretic studies. Can J Physiol Pharmacol 67, 615-623, 1989.
51. Sato H, Fox K, Daw NW. Effect of electrical stimulation of locus coeruleus on the activity of neurons in the cat visual cortex. J Neurophysiol 62, 946-958, 1989.
52. Bassant MH, Ennouri K, Lamour Y. Effects of iontophoretically applied monoamines on somatosensory cortical neurons of unanesthetized rats. Neuroscience 39, 431-439, 1990.
53. Lu J, Sherman D, Devor M, et al. A putative flip-flop switch for control of REM sleep. Nature 441, 589-594, 2006.
54. Saper CB. Diffuse cortical projection systems: anatomical organization and role in cortical function. In: F. Plum, ed. Handbook of Physiology. The Nervous System. V. Bethesda, Md.: American Physiological Society, pp 168-210, 1987.
55. Welch MJ, Meltzer EO, Simons FE. H1-antihistamines and the central nervous system. Clin Allergy Immunol 17, 337-388, 2002.
56. Huang ZL, Qu WM, Li WD, et al. Arousal effect of orexin A depends on activation of the histaminergic system. Proc Natl Acad Sci 98, 9965-9970, 2001.
57. Parmentier R, Ohtsu H, Djebbara-Hannas Z, et al. Anatomical, physiological, and pharmacological characteristics of histidine decarboxylase knock-out mice: evidence for the role of brain histamine in behavioral and sleep-wake control. J Neurosci 22, 7695-7711, 2002.
58. Peyron C, Tighe DK, van den Pol AN, et al. Neurons containing hypocretin (orexin) project to multiple neuronal systems. J Neurosci 18, 9996-10015, 1998.
59. Bittencourt JC, Frigo L, Rissman RA, et al. The distribution of melanin-concentrating hormone in the monkey brain (Cebus apella). Brain Res 804, 140-143, 1998.
60. Bittencourt JC, Presse F, Arias C, et al. The melanin concentrating hormone system of the rat brain: an immuno- and hybridization histochemical characterization. J Comp Neurol 319, 218-245, 1992.
61. Lin CS, Nicolelis MA, Schneider JS, et al. A major direct GABAergic pathway from zona incerta to neocortex. Science 248, 1553-1556, 1990.
62. Lee MG, Hassani OK, Jones BE. Discharge of identified orexin/hypocretin neurons across the sleep-waking cycle. J Neurosci 25, 6716-6720, 2005.
63. Mileykovskiy BY, Kiyashchenko LI, Siegel JM. Behavioral correlates of activity in identified hypocretin/orexin neurons. Neuron 46, 787-798, 2005.
64. Verret L, Goutagny R, Fort P, et al. A role of melanin-concentrating hormone producing neuronsin the central regulation of paradoxical sleep. BMC Neurosci 4, 19, 2003.
65. Alam MN, Gong H, Alam T, et al. Sleep-waking discharge patterns of neurons recorded in the rat perifornical lateral hypothalamic area. J Physiol 538, 619-631, 2002.
66. Gelineau JBE. De la narcolepsie. Gaz Hop (Paris) 53, 626-637, 1880.
67. Sakurai T, Amemiya A, Ishii M, et al. Orexins and orexin receptors: a family of hypothalamic neuropeptides and G protein-coupled receptors that regulate feeding behavior. Cell 92, 573-585, 1998.
68. de Lecea L, Kilduff TS, Peyron C, et al. The hypocretins: hypothalamus-specific peptides with neuroexcitatory activity. Proc Natl Acad Sci 95, 322-327, 1998.
69. Willie JT, Chemelli RM, Sinton CMYM. To eat or to sleep? Orexin in the regulation of feeding and wakefulness. Annu Rev Neurosci 24, 429-458, 2001.
70. Chimelli RM, Willie JT, Sinton CM, et al. Narcolepsy in orexin knockout mice: molecular genetics of sleep regulation. Cell 98, 437-451, 1999.
71. Lin L, Faraco J, Li R, et al. The sleep disorder canine narcolepsy is caused by a mutation in the hypocretin (orexin) receptor 2 gene. Cell 98, 365-376, 1999.
72. Peyron C, Faraco J, Rogers W, et al. A mutation in a case of early onset narcolepsy and a generalized absence of hypocretin peptides in human narcoleptic brains. Nat Med 6, 991-997, 2000.
73. Ripley B, Overeem S, Fujiki N, et al. CSF hypocretin/orexin levels in narcolepsy and other neurological conditions. Neurology 57, 2253-2258, 2001.
74. Thannickal TC, Moore RY, Nienhuis R, et al. Reduced number of hypocretin neurons in human narcolepsy. Neuron 27, 469-474, 2000.
75. Marcus JN, Aschkenasi CJ, Lee CE, et al. Differential expression of orexin receptors 1 and 2 in the rat brain. J Comp Neurol 435, 6-25, 2001.
76. Saper CB. Organization of cerebral cortical afferent systems in the rat. II. Magnocellular basal nucleus. J Comp Neurol 222, 313-342, 1984.
77. Zaborsky L, Brownstein MJ, Palkovits M. Ascending projections to the hypothalamus and limbic nuclei from the dorsolateral pontine tegmentum: a biochemical and electron microscopic study. Acta Morphol Acad Sci Hung 25, 175-188, 1977.
78. Zaborsky L, Cullinan WE, Luine VN. Catecholaminergic-cholinergic interaction in the basal forebrain. Prog Brain Res 98, 31-49, 1993.
79. Lee MG, Hassani OK, Alonso A, et al. Cholinergic basal forebrain neurons burst with theta during waking and paradoxical sleep. J Neurosci 25, 4365-4369, 2005.
80. Richardson RT, DeLong MR. Nucleus basalis of

Meynert neuronal activity during a delayed response task in monkey. Brain Res 399, 364–368, 1986.
81. Richardson RT, DeLong MR. Context-dependent responses of primate nucleus basalis neuron in a go/no-go-go task. J Neurol Sci 10, 2528–2540, 1990.
82. Sherin JE, Shiromani PJ, McCarley RW, et al. Activation of ventrolateral preoptic neurons during sleep. Science 271, 216–219, 1996.
83. Sherin JE, Elmquist JK, Torrealba F, et al. Innervation of histaminergic tuberomammilary neurons by GABAergic and alaninergic neurons in the ventrolateral preoptic nucleus of the rat. J Neurosci 18, 4705–4721, 1998.
84. Saper CB, Chou TC, Scammell TE. The sleep switch: hypothalamic control of sleep and wakefulness. Trends Neurosci 24, 726–731, 2001.
85. Gaus SE, Strecker RE, Tate BA, et al. Ventrolateral preoptic nucleus contains sleep-active, galaninergic neurons in multiple mammalian species. Neuroscience 115, 285–294, 2002.
86. Sallanon M, Denoyer M, Kitahama K, et al. Long-lasting insomnia induced by preoptic neuron lesions and its transient reversal by muscimol injection into the posterior hypothalamus in the cat. Neuroscience 32, 669–683, 1989.
87. Lu J, Greco MA, Shiromani P, et al. Effect of lesions of the ventrolateral preoptic nucleus on NREM and REM sleep. J Neurosci 20, 3820–3842, 2000.
88. Lu J, Bjorkum AA, Xu M, et al. Selective activation of the extended ventrolateral preoptic nucleus during rapid eye movement sleep. J Neurosci 22, 4568–4576, 2002.
89. Hara J, Beuckmann CT, Nambu T, et al. Genetic ablation of orexin neurons in mice results in narcolepsy, hypophagia, and obesity. Neuron 30, 345–354, 2001.
90. Lydic R, Douglas CL, Baghdoyan HA. Microinjection of neostigmine into the pontine reticular formation of C57BL/6J mouse enhances rapid eye movement sleep and depresses breathing. Sleep 25, 835–841, 2002.
91. Lorente de No R. Cerebral cortex: architecture, intracortical connections, motor projections. In: JF Fulton, ed. Physiology of the Nervous System. New York: Oxford University Press, pp 291–340, 1938.
92. Hubel DH, Wiesel TN. Shape and arrangement of columns in cat's striate cortex. J Physiol 165, 559–568, 1963.
93. McCasland JS, Woolsey TA. High-resolution 2-deoxyglucose mapping of functional cortical columns in mouse barrel cortex. J Comp Neurol 278, 555–569, 1988.
94. Gilbert CD, Wiesel TN. Columnar specificity of intrinsic horizontal and corticocortical connections in cat visual cortex. J Neurosci 9, 2432–2442, 1989.
95. Hubel DH, Wiesel TN. The period of susceptibility to the physiological effects of unilateral eye closure in kittens. J Physiol 206, 419–436, 1970.
96. Frank MG, Issa NP, Stryker MP. Sleep enhances plasticity in the developing visual cortex. Neuron 30, 275–287, 2001.
97. Hardcastle VG. Consciousness and the neurobiology of perceptual binding. Semin Neurol 17, 163–170, 1997.
98. Revonsuo A. Binding and the phenomenal unity of consciousness. Conscious Cogn 8, 173–185, 1999.
99. Nishikawa T, Okuda J, Mizuta I, et al. Conflict of intentions due to callosal disconnection. J Neurol Neurosurg Psychiatry 71, 462–471, 2001.
100. Alexander GE, DeLong MR, Strick PL. Parallel organization of functionally segregated circuits linking basal ganglia and cortex. Annu Rev Neurosci 9, 357–381, 1986.
101. Alexander GE, Crutcher MD, DeLong MR. Basal ganglia-thalamocortical circuits: parallel substrates for motor, oculomotor, "prefrontal" and "limbic" functions. Prog Brain Res 119, 146, 1990.
102. Wyrtzes LM, Chatrian GE, Shaw CM, et al. Acute failure of forebrain with sparing of brain-stem function. Electroencephalographic, multimodality evoked-potential, and pathologic findings. Arch Neurol 46, 93–97, 1989.
103. van der Knaap MS, Smit LS, Nauta JJ, et al. Cortical laminar abnormalities-occurrence and clinical significance. Neuropediatrics 24, 143–148, 1993.
104. Adams JH, Graham DI, Jennett B. The neuropathology of the vegetative state after an acute brain insult. Brain 123, 1327–1338, 2000.
105. Caplan LR. "Top of the basilar" syndrome. Neurology 30, 72–79, 1980.
106. Wechler B, Dell'Isola B, Vidailhet M, et al. MRI in 31 patients with Behcet's disease and neurological involvement: prospective study with clinical correlation. J Neurol Neurosurg Psychiatry 56, 793–798, 1993.
107. Park-Matsumoto YC, Ogawa K, Tazawa T, et al. Mutism developing after bilateral thalamo-capsular lesions by neuro-Behcet disease. Acta Neurol Scand 91, 297–301, 1995.
108. Kinney HC, Korein J, Panigrahy A, et al. Neuropathological findings in the brain of Karen Ann Quinlan. The role of the thalamus in the persistent vegetative state. N Engl J Med 330 (21), 1469–1475, 1994.
109. Reeves AG, Plum F. Hyperphagia, rage, and demential accompanying a ventromedial hypothalamic neoplasm. Arch Neurol 20, 616–624, 1969.
110. Parvizi J, Damasio AR. Neuroanatomical correlates of brainstem coma. Brain 126, 1524–1536, 2003.

2 意識障害患者の検査

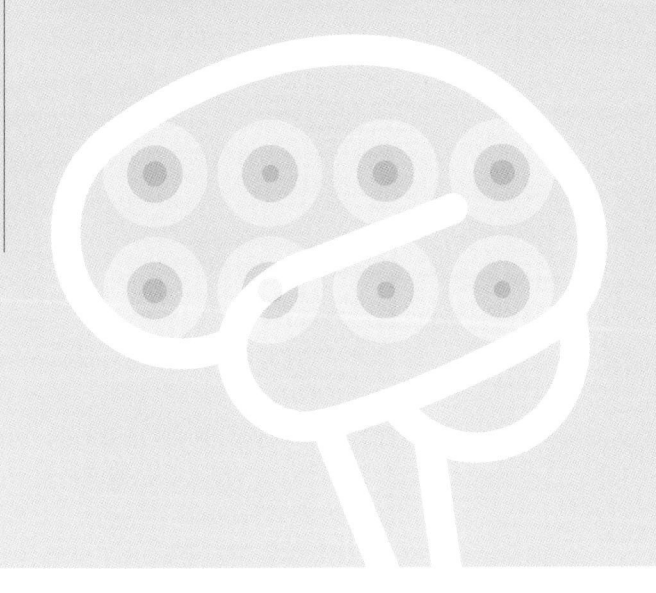

概要

昏睡は，さまざまな意識変容のなかでも，医学的に特段に「緊急」な事態である．よって，昏睡患者に対し，医師は検査と治療を同時に始めなければならない．検査は綿密かつ簡潔に行い，まずは意識レベルをおおまかに評価することから始める．最初に言葉で話しかけ，声に反応しなければ，さらに大きな声で話すか，患者を揺り動かす．これでも反応が得られなければ，型通りに昏睡の評価を始める．

覚醒系神経路の系統的検査は必須である．覚醒系神経路を障害する器質的病変の有無を明らかにするためには，覚醒系神経路に接して走行する脳幹感覚・運動路を検査する必要がある．なかでも，眼球運動系の神経回路は覚醒系神経路の大部分に隣接しているので，この検査は特に有益である．一般的に昏睡患者は限られた反応しか示さないので，検査は通常短時間で終わる．しかし，患者を救命しうる決定を迅速かつ正確に下すには，検査で得られる徴候の意味に精通していることが必要である．

意識障害患者の評価には，可能な範囲での病歴聴取，身体的検査，臨床検査が，全ての患者に必要である．これらは順次本章で取り上げる．しかし，**意識レベルの低下が明らかとなった時点で，脳に十分な血液と酸素が供給されているかを速やかに確認する**．昏睡患者の救急治療は第7章で詳しく述べる．脳循環と呼吸の生理および病態生理は本章にて後述する．

病歴

神経系に障害をもつ患者では，病歴聴取は最も重要な検査である（表2-1）．当然ながら，昏睡または各種意識障害患者は，自分の病歴を話すことはできない．よって，可能なら身内，友人，または患者を搬送してきた救急救命士などから病歴を聴

表 2-1　意識障害患者の検査法

病歴（親族，友人，付き添い人から）
　意識障害の発症（突発性か，漸進的か）
　最近の訴え（頭痛，鬱，局所脱力，目まいなど）
　最近の外傷
　既往歴（糖尿病，腎疾患，心疾患など）
　過去の精神科受診歴
　常用薬物（鎮静薬，向精神薬など）

全身診察
　バイタルサイン
　外傷所見
　急性または慢性全身疾患の所見
　薬物常用所見（注射針痕，アルコール臭）
　項部硬直（頸部外傷が除外された場合）

神経学的検査
　言語反応
　開眼
　眼底
　瞳孔反射
　自発眼球運動
　頭位変換眼球反応（頸部外傷が除外された場合）
　眼球前庭反射
　角膜反射
　呼吸型
　運動反射
　深部腱反射
　骨格筋緊張

取する。

　昏睡発症時の状況は重要である。それまで健康であった若い患者が突然昏睡に陥った場合には，薬物中毒，くも膜下出血，あるいは頭部外傷によるかもしれないし，一方高齢者における突発性昏睡では，脳出血か脳梗塞の可能性が高い。脳を圧迫する病変をもつ大抵の患者は，頭部外傷のはっきりした病歴（例えば，硬膜外血腫は第4章参照）を有するか，意識障害は突然というよりむしろ緩徐である。緩徐に進む意識障害は，代謝性疾患患者にも多くみられる（第5章参照）。

　病歴聴取の際は，これまでの症状や疾患，最近の外傷について聴取する。最近発症した頭痛の病歴は，脳の圧迫性病変を示す。鬱病や精神病の病歴は，薬物中毒を示唆する。既往に糖尿病，腎臓病，心疾患，その他の慢性疾患があれば，代謝性異常を起こしているか，脳幹梗塞に罹患している可能性が高い。下肢の引きずり歩行，片側性の感覚症状，複視など局所症状を含む前駆的徴候の病歴があれば，脳あるいは脳幹の腫瘍性病変を疑う。

全身診察

　全身診察は，意識消失の原因を明らかにする上で重要である。患者の状態が安定した後（第7章参照），頭部外傷の徴候を検索する。両側の対称的ブラックアイ black eye（眼鏡様皮下出血，またはパンダの目 raccoon eye）は，鼓膜より奥の出血あるいは乳様突起部の皮下出血（Battle徴候）と同じように，頭蓋底骨折を示唆する。頸部の診察は，外傷の可能性がある場合，頸椎不安定性が画像診断で除外されるまでは，頸部を固定し慎重に行う。頸部の側方への動きは容易だが，前屈の際に抵抗があれば，髄膜炎やくも膜下出血などの髄膜の炎症を疑う。頸部の前屈で両下肢の屈曲（Brudzinski徴候）をみれば，髄膜症の存在が確認される。皮膚の検査も重要である。注射の針痕は薬物注射があったことを示す。点状出血は髄膜炎または血管内凝固を示唆する。褥創あるいは水疱があれば，意識障害のため長時間同じ体位で臥床していたことを示す。これは特にバルビツレートの過剰投与を受けた患者にみられることが多い[1]。

意識レベル

　上記のように簡単な病歴聴取と検査を行い，患者のバイタルサインが安定した後に，型どおりの昏睡評価を行う。患者の意識レベルを評価する際，反応を惹起するに必要な刺激の強さと，得られた

反応の内容を確認する必要がある．呼びかけても激しく揺り動かしても反応しない場合，患者を目覚めさせるために疼痛刺激を加える．患者の体に傷をつけず覚醒させるに必要な疼痛刺激の与え方を図2-1に示す．爪床，眼窩上縁，側頭下顎関節の圧迫など，一側に対する適度な刺激から始める．これらの刺激により，運動反応（後の項参照）の左右非対称の有無が明らかとなるが，脳や脊髄の痛覚路に一側性障害がある場合には，各々の側で繰り返し行う必要がある．一側の刺激で反応がみられなければ，さらに強い刺激として，胸骨圧迫による正中刺激を加える．握り拳で胸骨を強く圧迫し，さらに上下に擦る方法は，深昏睡の場合を除き，患者を覚醒させるのに十分な疼痛刺激である．

患者の反応を注意深く観察し，意識レベルを分類する．種々のタイプの運動反応については**運動反応の項**(p73参照)で詳しく述べるが，刺激に対する反応の程度は，意識障害の深さに関する初期検討を行う上で重要である．意識レベルの低下につれ，呼びかけや軽く揺り動かすことで反応したり，さらに強い機械的刺激を与えながらの呼びかけに反応する患者であれば，嗜眠lethargyまたは鈍麻obtundationとされる．強い疼痛刺激に対する最良の反応として，検者の腕を払いのけようとする行為がある場合は，局所性反応を伴った昏迷状態stuporousである．疼痛刺激に対して防御反応がなく，非特異的な運動反応（しかめ顔，不穏，逃避反射）しか示さない場合は非局在性反応と考えられ，昏睡状態comatoseである．刺激に対して全く反応を示さない場合は最も深い昏睡である．

意識障害の程度の初期診断には，上述したような，言語に対する反応，局在性運動反応，非局在性反応，無反応というように，意識レベルの大まかな評価・分類で十分である．この評価は，意識障害の進行度を追跡する上で有用である．初期評価で障害が明らかとなったなら，患者の生命を守るため，次のステップの昏睡検査を極力早期に進める．詳細なコーマスケールをBox 2-1に記載したが，多くは後半の検査結果により判断がなされる．しかし，詳細なスコア評価を得るために，気道，呼吸，循環の管理が遅れるようなことは，決してあってはならない．

気道，呼吸，循環

気道が確保され，呼吸が正常で，動脈灌流圧が十分に維持されているかの確認は必須である．いずれかが不十分であれば，補正が第一の目標となる（第7章）．加えて，血圧，心拍数および呼吸は，昏睡の原因を探る上で貴重な手がかりとなる．

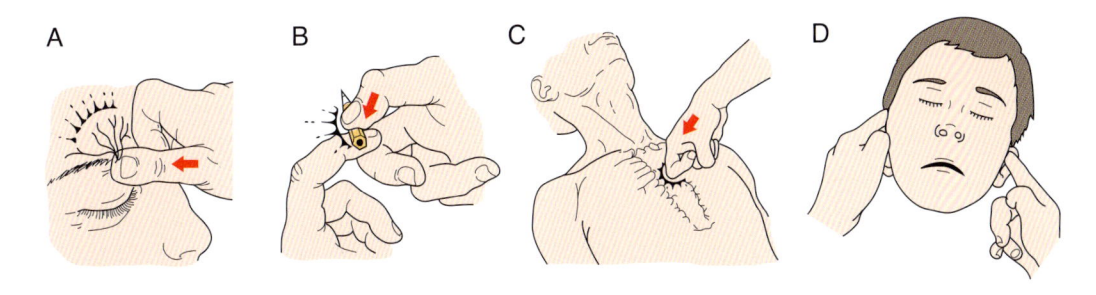

図2-1 意識消失患者からの反応誘発方法．侵害刺激として，(A)眼窩上縁，(B)爪床，手指，足指，(C)胸骨，(D)顎関節部に，強い圧迫を加える．

Box 2-1

コーマスケール^注

意識障害患者をスコア化するため，種々のコーマスケールが考案されている。これらの意義は，多様な患者群の予後を簡単に評価することである。算出されたスコアは，各検査の結果もさることながら，意識障害の原因（既知の場合）とも関係することは明らかである。頭部外傷患者を分類するために考案された Teasdale と Jennett の Glasgow Coma Scale（GCS）[2]を以下に示した。残念なことに，救急医がこのスケールを用いた場合，観察者間の一致率は中程度にとどまる[3]。ACDU（意識清明，錯乱，傾眠，無反応）および AVPU（意識清明，声に対する反応，痛みに対する反応，無反応）の2つの簡便なスケールは，GCS 同様に正確で，より使いやすい[4]。ACDU スケールは，意識レベルの早期の悪化を確認するのによさそうである。近年その妥当性が検証された FOUR スケール（無反応における全反応項目）は，GCS よりもさらに多くの細かい神経学的項目を定めている。しかしながら，いずれのスケールも全ての患者に適する訳ではない。従って，意識障害の検査結果を記録する際には，所見をそのまま記載するのがよい。

それでもなお，GCS は広く用いられており，現在でも多くの外傷患者の検査として最良のものである[5]。特定の原因による意識障害の予後を評価するために，大規模なデータベースと比較が可能な GCS スコアの記録は有用である（第9章参照）。

FOUR スコア（無反応における全反応項目）[109]

目の反応
- 4＝開眼しているか，指示に応じて開眼，追視，瞬きをする
- 3＝開眼しているが追視しない
- 2＝閉眼しているが大きな声により開眼する
- 1＝閉眼しているが痛みで開眼する
- 0＝痛みを加えても開眼しない

運動反応
- 4＝親指を立てる，こぶしを握る，ピースサインをする
- 3＝痛みを加えた場所に四肢をもってくる
- 2＝痛みに対し屈曲反応をみる
- 1＝痛みに対し伸展反応をみる
- 0＝痛みに対し反応なし，または全身性ミオクローヌス状態を示す

脳幹反射
- 4＝瞳孔および角膜反射がみられる
- 3＝一側瞳孔散大し，固定している
- 2＝瞳孔または角膜反射消失
- 1＝瞳孔および角膜反射消失
- 0＝瞳孔，角膜，咳反射消失

呼吸
- 4＝挿管されておらず，規則的呼吸型
- 3＝挿管されておらず，Cheyne-Stokes 型呼吸
- 2＝挿管されておらず，不規則呼吸
- 1＝ベンチレータの律動を越えて呼吸している
- 0＝ベンチレータで呼吸しているか，無呼吸

Glasgow Coma Scale

目の反応
- 4＝自発的開眼
- 3＝口頭での指示で開眼
- 2＝痛み刺激で開眼
- 1＝開眼しない

言語反応
- 5＝見当識あり
- 4＝錯乱状態
- 3＝不適切な言葉
- 2＝理解不能な音声
- 1＝言語反応なし

運動反応
- 6＝指示に応じる
- 5＝痛みの場所に四肢をもってくる
- 4＝痛みで引っ込める
- 3＝痛みで屈曲反応
- 2＝痛みで伸展反応
- 1＝運動反応なし

13以上は軽度脳損傷，9〜12は中等度脳損傷，8以下は重篤な脳損傷を示す．

AVPU

患者は
意識清明で見当識が保たれているか？
言葉に反応するか？
痛みに反応するか？
無反応か？

ACDU

患者は
意識清明で見当識が保たれているか？
錯乱状態か？
傾眠傾向か？
無反応か？

注：Japan Coma Scale（JCS）およびGCSは，1974年に日本とGlasgowで同時期に，独立的に発表された[170,171]。JCSは，1974年，超急性期破裂脳動脈瘤の手術に関する共同研究のために作成された。以来，わが国では急性期意識障害スケールとして広く使われている。JCSは最初から一軸方式で数値表現されている。一方，GCSは1974年に発表された当初は「開眼・運動・言語」反応の三軸で表現されていたが，1976年に現在のGCS Scoreに変更された。従って，現在では，オリジナルの表現方法は，GCS Profileと呼ばれている。

JCSは当初，3-3-9度方式と呼ばれ，覚醒軸のみに沿って「自発的に覚醒している」，「刺激を加え覚醒できる」，「刺激を加えても覚醒されない」の3段階に表示された。それぞれの段階がさらに3段階に区分されたことから，「3-3-9度方式」と命名された。「3-3-9度」という表現は，神聖な行事に際して神の前で互いにお神酒を酌み交わす神事としてなじみ深いため，わが国では現在でもこの呼び方のほうが一般的である。急性期意識障害が発生するような救命救急現場では，一般人，救急救命士，医療関係者が一丸となって作業するため，トリアージに相応しいコーマスケールが必須である。その意味ではJCSの1桁はトリアージ・タッグの「緑」，2桁は「黄」，3桁は「赤」に相当するため，全ての当事者間で意思疎通が容易であり，医療行為の適用上も有用である。

2003年，太田らはJCSとGCSを合併させ，それぞれの欠点を克服した"Emergency Coma Scale (ECS)"[170,171]を提案し，これがJCSおよびGCSに比し有効であることが高橋ら(2003年)により証明された（後述の表参照）[172,173]。特に，これまでコーマスケールを使用したことのない者同士の一致率が，GCSのそれに比し格段に高いことが印象的である。また，重症意識障害（ECS3桁）も，GCSの運動要素を取り入れられており，GCSで得られた信頼性が担保される。

JCSによって，救急災害時などのトリアージ・タッグと意識レベルが調和し，一般市民から専門医までのリエゾンが円滑に施行されることが期待される。注と表はOUPの許諾を得て挿入。

Japan Coma Scale（JCS）	Emergency Coma Scale（ECS）
1桁：患者は覚醒しており， 　JCS-1：ほぼ意識清明である 　JCS-2：失見当識がある 　JCS-3：名前，生年月日が言えない 2桁：患者は覚醒される 　JCS-10：呼びかけで 　JCS-20：痛み刺激で 　JCS-30：痛み刺激を繰り返すことでやっと 3桁：患者は痛み刺激で覚醒しないが， 　JCS-100：痛み刺激部位まで手足をもって 　　　　　　くるか払いのける 　JCS-200：除皮質または除脳姿勢をとる 　JCS-300：動き反応を見ない	1桁：自発的に開眼，発語，または動作をみる（覚醒している） 　ECS-1：時，場所，人が分かる（見当識あり） 　ECS-2：時，場所，人が分からない（失見当識） 2桁：刺激で開眼，発語，または従命動作をみる（覚醒する） 　ECS-10：呼びかけで反応する 　ECS-20：痛み刺激で反応する 3桁：刺激に対する開眼，発語，従命動作はない（覚醒しない）が， 　ECS-100L：払いのける仕草をする 　ECS-100W：脇を開けて曲げる，顔をしかめる 　ECS-200F：脇をしめて曲げる 　ECS-200E：脇をしめて伸ばす 　ECS-300：反応なし

L：刺激部位の同定，W：引っ込める，F：屈曲，E：伸展

GCSとECSの全体および各疾患別一致率

	疾患	一致率（95％信頼区間）
GCS	全体	60.6（59.3-61.9）
	脳血管疾患	56.2（51.3-61.1）
	てんかん	26.8（21.3-32.4）
	全外傷	75.2（73.9-76.6）
	外傷性脳損傷	65.6（63.0-68.2）
	精神障害	57.6（51.8-63.4）
	中毒症	44.4（35.2-53.6）
ECS	全体	72.0（70.9-72.4）
	脳血管疾患	69.8（67.9-71.8）
	てんかん	39.2（36.0-42.5）
	全外傷	85.1（83.9-86.3）
	外傷性脳損傷	83.9（83.0-84.9）
	精神障害	78.3（74.9-81.7）
	中毒症	68.4（62.1-74.8）

日常使用しているコーマスケール別にみたGSCとECSの一致率

	日常使用しているコーマスケール	一致率（95％信頼区間）
GCS	JCS	61.4（57.5-64.4）
	GCS	45.5（34.0-57.0）
	どちらも	70.2（66.0-74.4）
	使用せず	63.5（60.4-66.7）
ECS	JCS	77.5（75.0-80.0）
	GCS	37.6（28.6-46.6）
	どちらも	71.5（68.8-74.2）
	使用せず	77.6（76.3-78.9）

Takahashi C, Okudera H, Sakamoto T, et al: The Emergency Coma Scale for patients in the ED: concept, validity and simplicity. Am J Emerg Med, 27, 240-243, 2009. Elsevierより許可を得て転載．

循環

まず，脳が十分な血流を受けているかを確認することが非常に重要である。脳灌流圧は，全身血圧から頭蓋内圧を差し引いた値で示される。血圧は測定できるが，頭蓋内圧は予測値となる。脳灌流は血圧の広い範囲にわたって一定に維持される。それは，下記の図2-2で説明した機序によって，脳血流が自動調節されているからである。血圧が極端に低下あるいは上昇すると，自動調節能が障

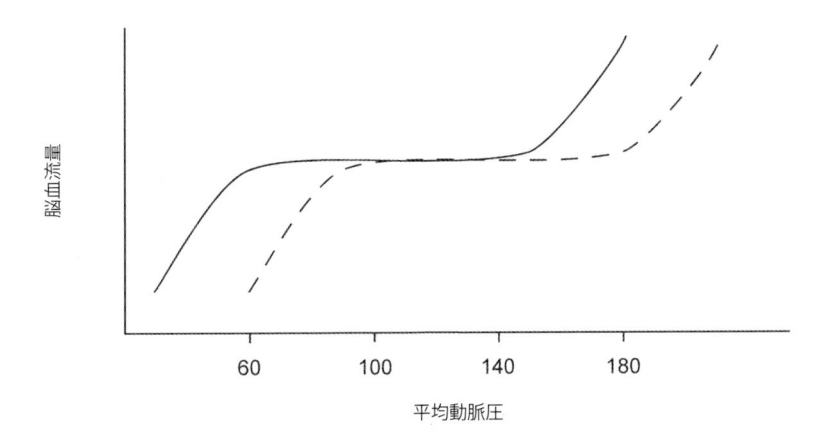

図2-2 正常血圧(実線)および高血圧例(点線)における脳血流(CBF)の自動調節の概略図。両群において，100mmHg程度の平均血圧の増加または減少があっても，細動脈における血管抵抗の適切な変化により，脳血流量は維持される。この範囲以外の血圧変化は，次第に自動調節能の消失をもたらし，脳血流量は(低血圧により)減少または(著明な高血圧により)増加する。高血圧性脳症(自動調節能の範囲を超えた血圧による血流増加)は，正常血圧例では平均血圧200mmHg以下で起こるが，高血圧患者では，より高い平均血圧が必要であることに注意されたい。逆に，平均動脈圧を80mmHg(血圧120/60mmHgに相当)の「正常範囲」まで低下させると，特に脳血管狭窄の既往がある場合には，臨床上重大な脳血流量の低下が起こる。

害され，脳灌流は，血圧が低下すると低下，上昇すると上昇，というように，血圧に依存するようになる。このような状況では，血圧が極端に低くても(虚血の発生)，極めて高い場合でも(高血圧性脳症，第5章参照)，脳は障害される。従って，適切な脳灌流を確保するためには，血圧を，個々の患者にとっての正常範囲に維持するよう努める必要がある。例えば，慢性的な高血圧患者では，正常血圧患者よりも高い血圧範囲で自動調節がなされている。従って，この患者の血圧を一般的な正常範囲まで下げると，脳への血液供給が不十分となる(図2-2参照)。逆に，通常は低血圧で維持されている小児や妊婦の脳血流は低い血圧レベルで調節されているため，血圧の上昇は脳に過剰な灌流状態(子癇前症など)を惹起する。

脳灌流圧は頭部の位置による影響を受ける。正常例では，頭部を挙上すると全身血圧は血圧反射によってそのままに維持される。その際，脳への動脈灌流圧は，頭部と心臓の高低差が大きくなるのに応じて低下するが，静脈血と髄液の排出が増大するため，頭蓋内圧も低下する。従って，実質効果として，脳灌流圧あるいは脳血流はほとんど変化しない。一方，頸動脈あるいは椎骨動脈狭窄患者では，狭窄血管の灌流圧は全身血圧よりも低くなる。ベッドの頭部が挙上されると，灌流圧は自動調節能の閾値以下に低下し，脳血流は神経学的機能を維持するのに必要なレベル以下に低下する。この場合，ベッド上で頭部を水平にすると神経学的機能は改善する。逆に，頭蓋内圧亢進が生じている頭部外傷患者では，脳灌流圧を最大にするため，頭部を15～30°挙上し静脈血の排出量を増やすことが重要である[6]。同時に，首回りの衣類がきつければ外し，頸椎カラーを取り付ける場合には，脳からの静脈流出を減少させないために，固く装着しないよう確認する。

意識障害患者の血圧は，神経系の障害部位を知る上で重要である。血圧は，延髄吻側腹外側部から脊髄に至る興奮性交感神経下行路により維持される。**この神経路損傷により，血圧は脊髄損傷(離断)後の値(平均動脈血圧60～70mmHg)にまで低下する**。また，視床下部は交感神経下降路の入力線維を延髄と脊髄に送っている[7,8]。従って，両側の間脳障害によって交感系の緊張は低下し，縮瞳(下記参照)，発汗反応の低下，全身血圧の低下

がみられる[9]。

　しかし，昏睡患者において，上述したレベル以下の遷延性低血圧が，神経外傷急性期に起こることはほとんどない。平均血圧が60mmHg未満の昏睡患者を評価する際，最も多い間違いは，低血圧は神経系の損傷が原因であると思い込むことである。実際には，そのようなことはほとんど起こらない。仰臥位の場合，脳と全身の機能を維持するには，平均血圧が60mmHg以上であれば十分である。一方，心原性あるいは血管運動性ショックによって起こる急激な血圧低下は，昏睡の一般的な原因であり，患者の生命を脅かす。よって，低血圧を呈する昏睡患者の初期評価では，低血圧の原因を明らかにし，その改善に焦点を絞らなければならない。

　一方，交感神経興奮系を刺激するような病変は血圧を上昇させる。例えば，疼痛は上行性交感神経系を興奮させる主要な刺激であるが，それは上行性脊髄視床路から吻側延髄腹外側部に至る直接の側枝を介して作用する。疼痛刺激（皮膚を強くつまむ，胸骨の摩擦）に反応して起こる血圧上昇は，延髄と脊髄の線維連絡が健全な証拠である[10,11]。くも膜下出血後で半覚醒semi-wakefulの患者では，頭痛の結果として血圧は上昇する。このような状況では，心拍数も増加する。

　延髄底面を直接圧迫すると，血圧上昇と心拍数減少を伴うCushing反射が惹起される[12]。小児では，全般性の頭蓋内圧亢進があれば，それがテント上病変によるものであっても，Cushing反射がみられる。成人では，頭蓋内腔は明確に区画化されており，後頭蓋窩に増大する腫瘍があるような場合以外は，この現象は起こらない。

　前脳からの下行性交感神経興奮性経路の機能亢進により血圧は上昇する。例えば，くも膜下出血で起こる視床下部の刺激性病変により，交感系と副交感系の制御機構に対する，視床下部からの過剰な入力が生じる[13]。この状態は，洞停止から上室性頻拍，心室細動までのあらゆるタイプの不整脈が誘発されるが[14]，最もよくみられるのは，心内膜下虚血性パターンである。このような患者では，特定の酵素の検定結果から心筋梗塞が明らかとなり，剖検では心筋の収縮帯壊死が示される[15]。

　交感神経興奮は，せん妄患者でもみられる。下辺縁infralimbic皮質，島皮質，扁桃体中心核は，視床下部と延髄の交感神経興奮性領域に対して重要な線維を送っている[8]。環境からの刺激が誤認され，これらの領域が活性化されると，恐怖や怒りのような情動反応を起こし，高血圧，頻拍，瞳孔散大をみることがある。

　Stokes-Adams発作は，脳灌流の欠乏によって起こる短時間の意識消失である。この発作は，直立状態で起こる場合がほとんどである。頭が心臓と全く同じ高さの仰臥位では，意識障害を惹起するには，さらに急激な血圧低下（平均血圧60〜70mmHg以下）を必要とする。Stokes-Adams発作での血圧低下は，直立姿勢の際に，圧受容器反射における反射弓に障害があることを反映している（これは，起立して血圧反応を検査することで再現できる）。圧受容器反射の過剰な活動もまた，低血圧を引き起こす。例えば，頸動脈洞の過敏状態や舌咽神経痛患者では，圧受容器神経の短く急激な活動が，心拍と血圧の急激な低下を誘発する[16,17]。その他の患者では，間欠的なポンプ機能不全（すなわち心原性不整脈）によって血圧低下が惹起される。このように，神経学的原因が明確でなければ，注意深い循環器評価が必要である。

■ 病態生理

脳は通常，十分な脳灌流レベルを提供するために，2つの方法で循環を厳格に制御している。その1つは，血圧の広い範囲にわたり，脳が自身の血流を自動調節する方法である[18〜21]。脳血流を極めて安定的に維持しているこの機序は，まだ完全には解明されていないが，脳血管壁に内在する神経支配か，局所代謝により調節されていると考えられる[20,22]。一般に，脳血流量の局所増加は，局所の代謝率の増加に一致するため，血流（PET画像）あるいは局所血液量（機能的MRI画像）の測定

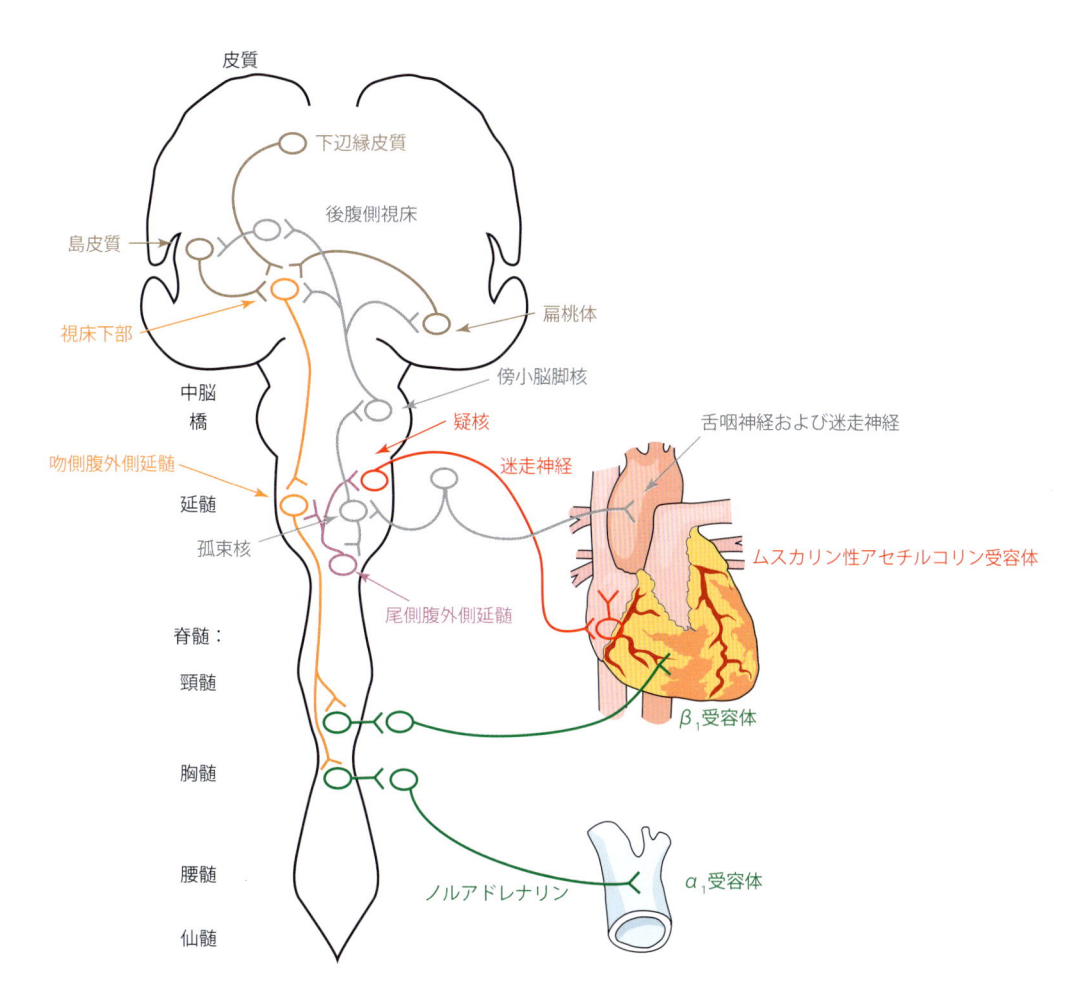

図2-3 心血管系調節神経路の概略図。内臓の求心性情報(灰色)は舌咽神経(第Ⅸ脳神経)および迷走神経(第Ⅹ脳神経)から孤束核に至る。その後,この情報は,傍小脳脚核を経て前脳に至り,また,心血管反射を調節する延髄腹外側部に中継される。これらは,迷走神経による心拍の調節(赤)および吻側延髄腹外側部の交感神経性血管運動調節領域(橙色)に対する延髄の調節(紫)の両者へ連絡し,心臓および血管の両者に対する交感神経活動を調節している(緑)。心臓血管系に影響を与える前脳領域(茶色)は,島皮質(内臓感覚領域),下辺縁皮質(内臓運動領域),および自律神経性感情反応を生じる扁桃体を含む。これらは全て,脳室周囲および外側視床下部領域における視床下部交感神経賦活ニューロン(橙色)に作用し,血圧および心拍に対して行動的および感情的影響を与える。

により,神経活動をみることが可能となった。しかしながら,代謝面からの需要とは別に,脳灌流を調節している神経ネットワークも存在している。この2つの機構は,通常は協調的に活動し,血圧が変動しても,正常な脳機能を可能にするに十分な血液供給を確保するが,脳損傷の部位や程度によってはこの調節ができなくなる。

もう1つは,脳が自律神経系を介して全身血圧を調節し,脳血流の自動調節が可能となる範囲内に血圧を維持する方法である。血圧は,心拍出量と全末梢血管抵抗との積の結果である。また,心拍出量は,心拍数と1回拍出量の積である。この心拍数と1回拍出量は,いずれも心拍出量を調節する中心的役割を担う交感神経(または副腎カテ

コールアミン）によるβ_1受容体刺激によって増加する（図2-3）。心拍数は迷走神経（第X脳神経）のムスカリン様作用によって遅くなるので、迷走神経の緊張が高まれば心拍出量は減少する。末梢血管抵抗は、最も重要な抵抗血管である小動脈でのα_1受容体刺激によって主に調節される。従って、血圧は、心拍出量と血管緊張を共に増加させる交感神経系と、心拍数の減少とそれによる心拍出量を減少させる副交感神経系の、両者のバランスによって調節されている。心臓における迷走神経の緊張は、心臓の副交感神経系節前ニューロンの大部分を含む延髄の疑核によって維持される[23]。血管および心臓の交感神経緊張は、胸髄の交感神経節前ニューロンに対し、緊張性入力線維を送っている吻側延髄腹外側部ニューロンによる調節を受ける[24]。

横臥時には脳と心臓は同じ高さにあるが、起立時には脳は心臓より20～30cm高い位置となる。この時の脳灌流圧（血圧から頭蓋内圧を減じた値）の低下は15～23mmHgに相当し、脳が意識を保持するに十分な脳血流量を維持できなくなる。

このような脳灌流圧の急激な低下を防止するため、脳は重力の水力学的変化を代償する反射機構を備えている。血圧は、大動脈弓（迷走神経の分枝、大動脈降圧神経による）と頸動脈分岐部〔舌咽神経（第IX脳神経）の分枝、頸動脈洞神経による〕で計測されている。これら二本の神経は、内臓の感覚情報を伝える主要な中継部位である孤束核に投射する[25,26]。その後、孤束核は興奮性入力を尾側延髄腹外側部に送る[27]。

尾側延髄腹外側部は、吻側延髄腹外側部にある緊張性血管運動ニューロンに対して上行性抑制入力を送る[28]。さらに、孤束核は、疑核にある心臓減速ニューロンに対して直接および中継を介して興奮性入力線維を投射する[27]。このように、血圧の上昇が起これば、心拍数と血管運動性緊張が反射的に減弱し、血圧は正常に回復する。逆に、血圧の低下は反射的に頻脈と血管収縮を惹起し、必要とする動脈灌流圧を回復する。その結果、直立姿勢を取る際に、通常では心拍数も血圧もわずかの増加を示すにすぎない。

意識消失は圧受容体反射弓の破綻によって起こることがある。そのような例で、立位と仰臥位で血圧および心拍数を測定すると、臨床的に脳血流量不足の症状が現れる直立姿勢で、血圧の低下が明らかになる。この症状は脳血流量の低下によって生じるため、通常の、腕で測定した全身血圧を用いた、起立性低血圧の厳密な診断基準（10～15mmHgの血圧低下）は有用ではない。腕を灌流するには十分な血圧（心臓と同じ高さ）でも、直立姿勢では、脳への圧は15～23mmHg減少する。よって、脳への灌流圧低下が、自動調節能の維持に必要なレベルより数mmHg程度であっても、脳灌流は急激に減少する。

血液量の減少（利尿薬投与後あるいは不十分な水分摂取による）、心臓のポンプ機能不足、α遮断薬や血管拡張薬など動脈収縮を妨げる薬物の投与などは、非神経性起立性低血圧の非常に一般的な原因であるが、これらは頻脈反応を障害しない。末梢性自律神経障害や、中枢性あるいは末梢性自律神経変性を含む神経性起立性低血圧の多くは、心拍数や血圧の両反応を障害する。つまり、圧受容体反射障害の特徴は、起立検査に反応して血圧が低下する際に、心拍数が増加しないことである。

呼吸

脳は、十分な酸素供給がなければ生存できない。酸素なしでは、数秒以内に脳機能は低下し始め、数分以内にニューロン死が始まる。よって、医師は常に、呼吸によって十分な酸素が供給されていることを確認しなければならない。そのために、呼吸のガス交換と呼吸パターンを検査する。胸部の聴診で、適切な空気の動きがあるか確認できる。正常であれば、安静時にはおよそ14回/minで規則的に呼吸しており、空気交換は両肺基底部で聴取できる。患者が低換気か過換気か、あるいは呼吸は正常であるかを、呼吸の頻度と深さから評

表2-2 呼吸異常の神経病理学的相関

前脳損傷
　てんかん性呼吸抑制
　深呼吸の失行または呼吸停止
　「偽性球麻痺性」の笑いまたは号泣
　過換気後無呼吸
　Cheyne-Stokes呼吸
視床下部-中脳損傷
　中枢性反射性過呼吸（神経原性肺浮腫）
橋基底部損傷
　随意調節の偽性球性麻痺
橋下部被蓋損傷または機能不全
　持続性吸息呼吸
　群発呼吸
　短周期無酸素-高二酸化炭素血性周期性呼吸
　失調性呼吸（Biot呼吸）
延髄機能不全
　失調性呼吸
　緩徐規則性呼吸
　随意調節の保持された自律性呼吸の消失
　あえぎ

価する。患者の顔色は酸素化を示す大まかな指標となり，チアノーゼは酸素不足を，鮮紅色は一酸化炭素中毒による酸素不足を示す。より有用な酸素化の評価法として，指の上にオキシメータを置いて測定する方法がある。多くの集中治療室（ICU）および一部の救急部では，オキシメータによる測定に加え，二酸化炭素分圧（Pco_2）と相関の強い呼気二酸化炭素濃度も測定している。

本項では，昏睡に伴って起こる呼吸異常の神経解剖学的基礎について述べる（表2-2，図2-4）。第5章では，代謝障害による呼吸反応について論じる。呼吸における神経性および代謝性の影響は広範囲に相互作用しているので，肺疾患の徴候がある場合，呼吸変化は慎重に解釈しなければならない。

呼吸パターンは，脳損傷の程度を知る上で重要である。ひとたび酸素交換が十分であることを確認した後は，患者がどのように呼吸しているかを観察する。脳損傷の程度を知る手がかりとなるような呼吸パターンの不規則性について，以下で述べる。

■ 病態生理

呼吸は，脳と上位脊髄のほぼ全てのレベルから発する神経入力を統合した，感覚運動性の活動である。ヒトの呼吸は，主に代謝と行動の2つの側面において，補助的な機能を果たす。代謝面では，呼吸の制御は，主に組織の酸素化と正常な酸・塩基平衡の維持に働く。この制御は，橋の後背側領域と延髄に位置する神経反射機構によって調節されている。行動面では，呼吸の制御により呼吸と嚥下の統合が可能となる。加えて，ヒトでは，言語や感情の伝達およびその他の行動との統合が可能となる。

呼吸リズムは脳幹の固有特性であり，pre-Bötzinger複合体[29,30]を含め，延髄腹外側部神経回路によって生成される（図2-4参照）。このリズムは，健全な脳では，迷走神経および舌咽神経を介して入力される，多くの作用によって調節される。舌咽神経の頸動脈洞枝は血中の酸素と二酸化炭素濃度の情報を伝える求心線維である。一方，迷走神経は肺伸展受容器からの求心性線維を含む。これらの線維は，孤束核の交連部，腹外側部，中間部，間質部に投射する[31~33]。化学受容器求心線維は呼吸の速度と深さを増加させる。一方，肺伸展受容器は肺の膨張を抑制する傾向をもつ（Herring-Breuer反射）。これらの作用は延髄腹外側部にある網様体部に中継され，吸気と呼気の開始を調節している[34]。さらに，腹側延髄のセロトニン 5-hydroxytryptamine（5-HT）作動性ニューロンは，化学受容体として，呼吸リズムを生成する隣接の神経回路に直接作用する[35,36]。

呼吸を制御する延髄の神経回路は，口顔面の持続的刺激とその運動によって呼吸を統合している，橋の細胞群によって支配される[37]。傍小脳脚核のニューロンは，おそらく種々の呼吸行動の間の感情反応に関連したり，代謝的要求を予測して，主に呼吸の速度と深さを増加させる。一方，三叉神

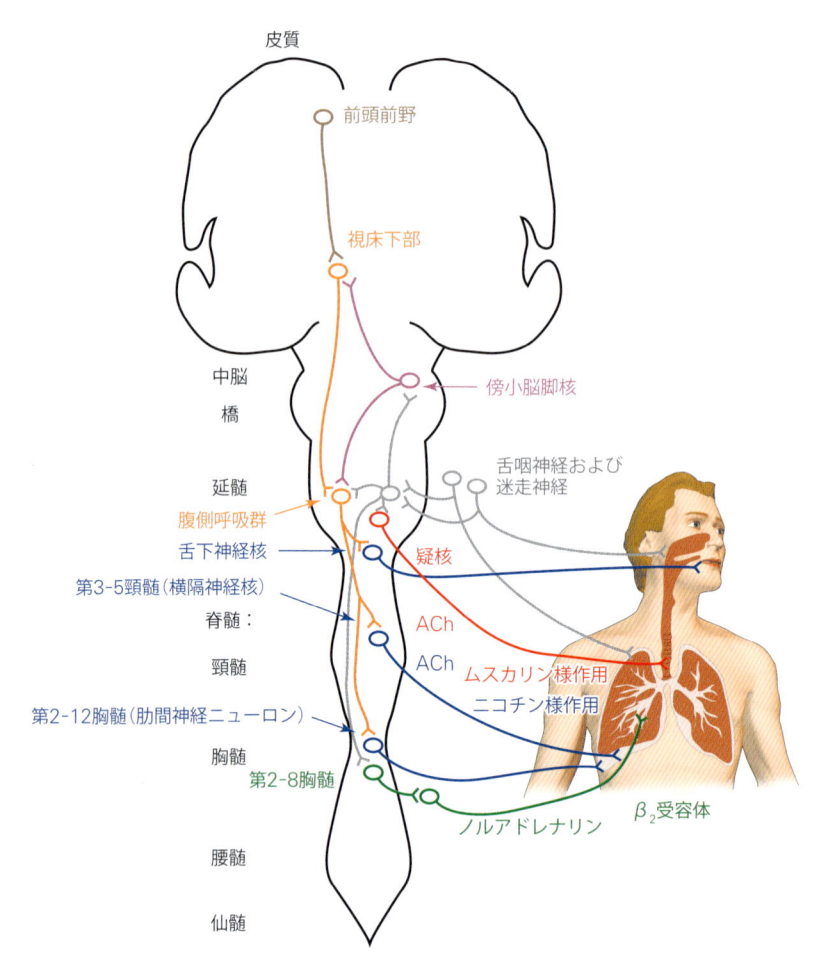

図2-4 呼吸調節神経路の概略図。肺(肺伸展)，上部気道(咳反射)，頸動脈球からの求心路は，舌咽神経(第IX脳神経)および迷走神経(第X脳神経)を介し，背側呼吸群とも呼ばれている孤束核(灰色)に達する。これらは，心臓血管系と同様に，延髄腹外側部への入力を通し，気道と呼吸の反射を制御している。これらはまた，迷走神経(赤色)を介する気道への出力および腹側呼吸群(橙色)から脊髄への出力を含み，交感神経性気道反応(緑)，呼吸運動性(横隔神経核，青)および補助運動性(舌下および肋間神経，青)の出力を調節している。腹側呼吸群は呼吸リズムを形成する。この過程は，上行性呼吸求心線維を受け，それらを嚥下などの他の脳幹反射と統合する傍小脳脚核(または橋呼吸群，紫)によって促進される。前頭前野(褐色)は呼吸の行動的調節に関与し，代謝性要求がなくても連続的呼吸リズムを引き起こす。これは行動または感情と共同して，呼吸の形を変える視床下部(橙色)に影響を与える。

Ach：アセチルコリン

経(第V脳神経)の主感覚核と運動核の間の三叉神経間領域のより腹側に位置するニューロンは，嚥下中や気道の有害な化学的刺激(例えば鼻孔内の煙や水)に反応する際に必要な無呼吸を引き起こす[38]。

これらの代謝的要求や基本的反射に加えて，前脳は広範囲な呼吸反応を支配している。呼吸は感情反応によって変化し，また随意運動中の代謝的要求を予測して増加するが，この増加は収縮している筋肉が麻痺した場合でも(代謝的反射よりも中枢からの命令の結果として)起こる。ヒトの発声を制御する神経路は，口顔面の運動に必要な前

運動野と運動野を統合する前頭葉弁蓋皮質に始まるようである。しかしながら，代謝的要求がない場合でも，呼吸リズムの維持には前頭前野が関与している（過換気後無呼吸の基礎，下記に詳述）。

以上の考察は，昏睡患者の診断に際し，呼吸の変化を認識することの有用性を示している（図2-5）。

■ 過換気後無呼吸

短時間の過換気によって動脈血中の二酸化炭素分圧（$Paco_2$）が低下すると，覚醒している健常者であれば，$Paco_2$が元のレベルに戻るまでは，少なくとも最初の間は1回換気量を減らしてでも正常なリズムで呼吸を続ける[39]。一方，前脳の広範な代謝障害，あるいは両側前頭葉の器質的損傷患者では，過換気後無呼吸が生じる[40]。深呼吸によって，血中の二酸化炭素分圧が通常の安静レベルより低下すると，呼吸は停止する。体内で産生される二酸化炭素によって動脈血中のレベルが正常まで上昇すると，律動的な呼吸が回復する。

過換気後無呼吸は，患者が任意に深呼吸を数回行った結果として生じるため，嗜眠状態か錯乱状態かを鑑別するのには役に立つが，昏迷か昏睡かの鑑別には有用でない。検者は，患者に対して5回の深呼吸を行う以外の指示を与えないでおく。この際，患者の胸の上に手を置いておくと，呼吸の再開が容易に分かり，呼吸数を数えるのに役に立つ。肺が正常に機能しているなら，この方法では通常，動脈血中の二酸化炭素分圧は8～14mmHg程度低下する。深呼吸の最後の時点で，脳障害がなく覚醒している患者では，無呼吸は全く，あるいはほとんどみられない（10秒以内）。しかし前脳障害のある患者では，無呼吸は12～30秒間続くことがある。代謝的要求がなくとも，連続性の呼吸パターンを生じる神経基盤は，行動面における呼吸調節と同一の前頭神経回路を含むと考えられている。なぜなら，この連続性の呼吸パターンは，睡眠，両側前頭葉損傷，両半球の広範な代謝障害によって消失するからである。

■ Cheyne-Stokes呼吸

Cheyne-Stokes呼吸[41]は，過呼吸の位相から次第に無呼吸になる周期性呼吸パターンである。呼吸深度は，過呼吸期には呼吸のたびに漸増し，頂点に達すると，無呼吸期に達するまでの間（通常10～20秒）に，徐々に浅くなる。通常，過呼吸期は無呼吸期より長く持続する（図2-5）。

Cheyne-Stokes呼吸におけるこの律動変化は，正常な脳幹呼吸反射の相互作用の結果である[42～45]。延髄の化学受容器は，十分な酸素と二酸化炭素分圧を感知すると，呼吸速度とその深度を減少させ，動脈血中の二酸化炭素分圧を徐々に上昇させる。通常，数秒の短い遅れがあるが，それは肺を経由した新鮮血液が，左心室から頸動脈および脳の化学受容器に至るまでの輸送時間による。脳が呼吸速度とその深度を増加し始める時点で，肺胞内二酸化炭素分圧（$Paco_2$）は既に高いレベルに到達している。よって，脳は二酸化炭素分圧のさらなる上昇を感知するため，既に換気量を増加しているにもかかわらず，呼吸は徐々に増加する。脳が二酸化炭素分圧の低下を感知し始める時点で，肺胞内二酸化炭素分圧は非常に低くなっている。このような低二酸化炭素濃度の血液が脳に到達すると，呼吸は遅くなるか停止する。かくして次のサイクルが始動する。従って，呼吸の周期的サイクルは，肺胞換気と脳の化学受容器感覚反応との間のフィードバック環の遅延（**履歴現象** hysteresis）によって起こっている。

肺胞内血液ガスと脳内二酸化炭素分圧の間の循環遅延はわずか数秒であるため，通常，健常者でCheyne-Stokes呼吸は生じない。心血管疾患または肺疾患によって仮に循環遅延が起こっても，覚醒時には，過換気後無呼吸を抑制する下降路が，代謝的需要の低い時でも呼吸の持続を確保するため，結果としてCheyne-Stokes呼吸は生じない。しかし，睡眠時，あるいは尿毒症，肝障害などの全身性代謝障害，または間脳偏位を伴う脳梗塞や大脳腫瘍病変による両側性脳障害の場合には，周期性呼吸が起きる[43～45]。心疾患を有する患者で

は，肺から頸動脈および脳の化学受容器に到達する血液の循環時間は非常に延長するので，たとえ前脳障害がなくても，Cheyne-Stokes型の呼吸を生じる。このようにCheyne-Stokes呼吸は，主として前脳障害患者における正常な脳幹呼吸反射の徴候であるが，重篤な鬱血性心疾患患者では，そのような解釈はできない。

■ 昏睡患者における過換気

持続性過換気は，意識障害患者でもみられることがあるが，通常は肝性昏睡または敗血症でみられる症候である。その場合，循環する化学物質により，過呼吸や糖尿病性ケトアシドーシスなどの代謝性アシドーシスを起こす（第5章参照）。その他，感染やくも膜下出血による髄膜炎患者でも持続性過換気はみられるが，これはおそらく髄液中のpHの変動により，脳幹の化学受容器が刺激されてみられるのであろう[46]。

内因性脳幹損傷，くも膜下出血，痙攣により神経原性肺水腫を引き起こし，過換気を生じる場合もある[47]。換気反応は，肺の機械的および化学的受容器によって駆動される。肺鬱血では，動脈中の二酸化炭素および酸素分圧が低下する。動脈酸素レベルを上げるに十分な酸素療法であっても，必ずしも過呼吸を補正できないので，反射性過呼吸の発現を左右するのは，肺伸展受容器の刺激であることが分かる。

その他，脳幹神経膠腫またはリンパ腫に関連して過換気を発生する患者群が，少数ながら報告されている[48,49]。これらの患者の髄液は無細胞であるが，一般に動脈血pHに比し酸性である。髄液が正常なpHの場合もあるが，腫瘍が局所の乳酸アシドーシスをもたらし，これが脳の化学受容器を刺激し，過換気の引き金になると考えられている（図2-5）。

傍小脳脚核領域あるいは他の呼吸中枢における刺激性病変は，理論的には過呼吸を生じる可能性がある[37]。そのような真の「中枢性神経原性過換気central neurogenic hyperventilation」の診断には，患者が室内の空気を呼吸しており，血液ガスは動脈血酸素分圧が上昇，二酸化炭素分圧が低下を示し，pHは上昇しているという前提が必要である。同様に，髄液のpHは上昇し，無細胞性である。呼吸性変化は，心因性過換気を除いて睡眠中も持続する。診断の際は，サリチル酸塩のような興奮鎮静作用をもつ薬物，または呼吸を刺激する疾患，例えば肝障害ないし潜在的な全身性感染などを除外する。これらの基準を全て満たす症例が観察されることはほとんどなく[50,51]，われわれの知る限り，剖検脳から分かることはない。

■ 持続性吸息呼吸

持続性吸息apneusisは，最大吸気で呼吸が停止するものを指す。吸気停止を含み各呼吸のサイクルをもつ完全な形の持続性吸息呼吸は，ヒトでは極めてまれであるが，その原因部位を明らかにすることは非常に有意義である。動物実験により，持続性吸息呼吸apneustic breathingは，上述の橋における呼吸中枢の損傷で起こることが示唆された。数は非常に少ないが，臨床例における報告からも，この見解は支持されている[52,53]（図2-5参照）。

臨床例では，2～3秒の吸気後休止は，通常は呼気後休止と交互に起こるが，いずれも脳底動脈閉塞による橋梗塞の際に最もよくみられる。しかし，持続性吸息呼吸は，低血糖症，無酸素症，髄膜炎を含む代謝性脳症では，極めてまれにしか観察されない。テント切痕ヘルニア患者で脳幹機能不全が進行する際に観察されることもある。少なくとも，脳幹梗塞により持続性吸息呼吸を起こした1例では，$5\text{-}HT_{1A}$受容体作動薬であるbuspironeが奏効した[53]。

■ 失調性呼吸

不規則で，あえぐような失調性呼吸ataxic breathingは，上位延髄のpre-Bötzinger複合体レベルに位置する呼吸のリズム発生器が損傷したことを意味する[30]。この細胞群は，実験動物では

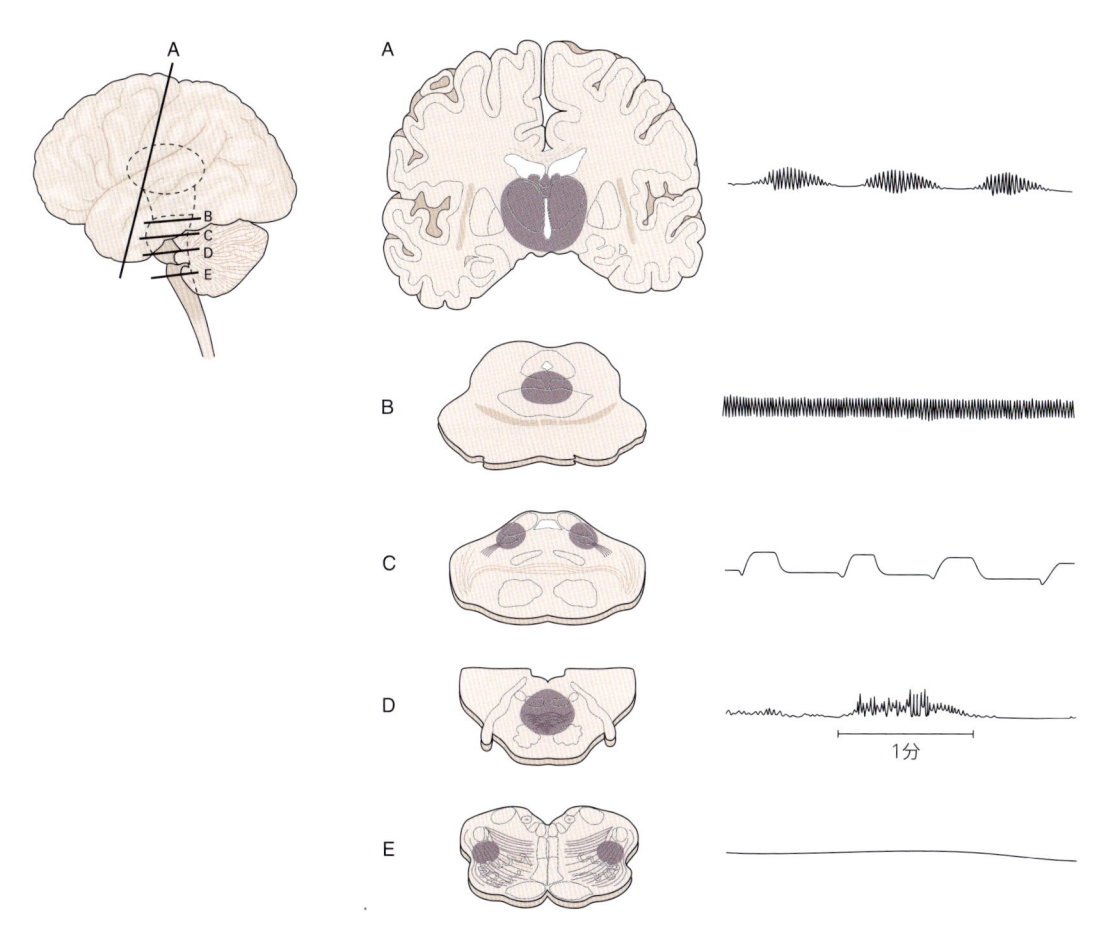

図2-5 種々の異常な呼吸パターンは，さまざまなレベルでの脳病変（陰影部）に相関する．胸腹呼吸運動記録法 chest-abdomen pneumography では，吸気は上向きに表示されている．（A）Cheyne-Stokes 呼吸は，代謝性脳症と前脳または間脳機能を障害する病変でみられる．（B）中枢性神経原性過換気は，代謝性脳症でよくみられるが，上位脳幹腫瘍例でもまれにみられる．（C）吸気の中断からなる持続性吸息は，両側性橋病変でみられる．（D）群性呼吸および失調性呼吸は，橋延髄接合部病変でみられる．（E）無呼吸は，病変が延髄腹外側部にある腹側呼吸群を両側性に障害する場合に起こる．

Saper C. Brain stem modulation of sensation, movement, and consciousness. Chapter 45 in: Kandel ER, Schwartz JH, Jessel TM. Principles of Neural Science 4th ed. McGraw-Hill, New York, 2000, 871-909. McGraw-Hillより許可を得て転載．

NK-1受容体を発現するニューロンに結合する毒素によって，特異的に死滅する．その毒素の使用によって起こる，不規則で，あえぐような呼吸は，両側性吻側延髄病変を有する臨床例と極めてよく類似する．これは，円滑で律動的な呼吸を誘導するニューロンの消失にもかかわらず，根源的な換気努力を駆り立てるのに十分なニューロンが，延髄網様体においてなお生存していることを示している[54]．延髄網様体腹外側部のより完全な両側性病変では無呼吸となり，患者は人工的に換気されない限り，生命を維持できない（**図2-5**）．

呼吸パターンの中で，種々の中間型が高位延髄病変でみられる．不規則で群発的な呼吸，呼吸が休止により分断される不規則群発的な，つめ車

ratchet(歯止め)を装着したような呼吸を呈する場合もある。また，特にオピオイドや鎮静薬中毒患者の呼吸は，完全に停止するまで，徐々に緩徐化し浅くなる。

近年，病院では，器質的異常による昏睡患者に対し，気道の保護と呼吸不全の治療を目的として，挿管して換気する傾向がある。患者が挿管や換気に抵抗する場合，鎮静薬が投与されることが多い。このような処置が行われると，神経内科医が脳幹反射を検査できず，診断が遅れ，看護も障害される。従って，本章で述べた簡単な昏睡の検査が完了するまでは，可能な限り挿管を遅らせることが重要である。

■ 睡眠時無呼吸とオンディーヌの呪い

閉塞性睡眠時無呼吸 obstructive sleep apneaは，上気道の横断面が解剖学的に狭いために起こる一般的疾患である[55,56]。睡眠中，舌を前方に引くオトガイ舌筋を含め，上気道を開く筋肉は徐々に緊張を失う。このため気道に重大な狭窄を起こし，空気の動く速度が増すと気道圧がさらに減少し，結果的に突然の閉塞を生じる。肥満の人は，頸部組織に脂肪が貯留するため気道径が狭くなる。また，男性の気道は，気道径に対する気道の長さの割合が大きいため虚脱し易い。中年や高齢者では，年齢とともに睡眠中の筋緊張は低下する。よって，これらの人々は本症に罹患しやすい。しかし，痩せている若年成人や小児でも起こりうる。睡眠時無呼吸は，入眠後，気道緊張が低下し，閉塞性無呼吸が起こり，血中酸素レベルが低下，二酸化炭素が増加すると，患者は覚醒し，呼吸が再開される，という数分間の周期が典型的である。この周期は，一晩に何回も繰り返される。睡眠の分断と間欠的低酸素は，慢性的な日中の眠気を生じ，認知機能，特に注意力を障害する。

日中の過度な眠気と，夜間の大きないびきが診断の唯一の手がかりである。閉塞性睡眠時無呼吸患者が，脳損傷によって嗜眠または傾眠となれば，睡眠時と同様の周期的無呼吸を起こす。意識障害が進行するにつれて，呼吸再開に必要な周期的覚醒が起こりにくくなる。

また，換気休止のある患者に，中枢性睡眠時無呼吸がみられる。多くの場合，鬱血性心疾患を有しており，その場合の休止は，入眠時にCheyne-Stokes呼吸を起こす患者でみられる周期性呼吸と類似のものと考えられている。

オンディーヌの呪いOndine's curseと呼ばれる，まれな自動的呼吸の停止がある。これは，神話上の水の精・オンディーヌが，恋人に死の呪いをかけたため，その恋人は眠りに陥るたびに自動的呼吸機能を失うようになった，というエピソードから名付けられた。成人では，オンディーヌの呪いは，延髄腹外側部の化学受容性領域における病変，または脊髄の側柱にある自動呼吸を制御する下行路の両側性損傷後(例えば，癌性疼痛の改善を目的としたコルドトミー後の合併症)にみられる[57~62]。小児では，乳児の先天性疾患としてみられることが最も多い。Hirschsprung病患者，あるいはPHOX2B遺伝子変異と関連して発生する，神経芽細胞腫または褐色細胞腫患者にもみられる[63]。治療として，連続的な体性感覚および前庭刺激を与える揺りかご状のベッドや，陰圧換気，横隔膜ペーシングまで，さまざまな方法が成功裏に行われている[64]。

■ あくび，吃逆(しゃっくり)，嘔吐

呼吸に関連した行動を調整するニューロンは，延髄腹外側部の疑核に近い領域に局在する[65]。あくびは，下顎を大きく開き，全身の筋肉を伸ばして，深く吸息する一連の運動である[66,67]。この動作は，施錠症候群患者でもみられるので，延髄レベル由来であることは確かなようである。あくびは肺および胸壁のコンプライアンスを改善するが，その役割はなお理解されていない。また，嗜眠状態の患者でもみられるが，内側側頭葉から発生する複雑部分発作でもみられ，病変部位の同定には，さほど価値はない。

吃逆(しゃっくり)は，迷走神経に影響を与える

腹部または横隔膜下病変(例えば,膵臓癌)を有する患者で起こる[68,69]。デキサメタゾンは吃逆を誘発することがあるが,その機序は不明である[70]。腫瘍,梗塞,血腫,感染,延髄空洞症など,延髄被蓋部病変でも起こる。頭蓋内腫瘤患者で昏迷状態の患者は,脳浮腫改善のためコルチコステロイドで治療されることが多いが,吃逆は腫瘍による第四脳室底の圧迫によるのか,コルチコステロイド治療によるのかは決めがたい[71]。病的な吃逆は,奇妙なことに男性に多い。Mayo Clinicにおいて病的吃逆を示した220例の調査では,女性は39例で,その他は全て男性であったと報告されている[72]。

吃逆反射では,痙攣性吸息呼吸のバーストに続いて,35ミリ秒程後に急速な声門閉鎖が起こるので,換気効果はほとんどない。一方,気管切開などで気道が人工的に開放されている場合,患者を過換気状態にする程の空気の流入がみられる。例えば,下部脳幹梗塞を起こし気管切開された患者で,吃逆だけで全ての換気が数日間維持されたという,New York大学病院の報告がある。

病的吃逆の治療は困難である[73]。多くの薬物や身体的処置が試みられているが,その多くは有効ではない。吃逆治療に用いられる薬物としては,フェノチアジン,カルシウムチャネル遮断薬,バクロフェン,抗痙攣薬,その他に最近ではガバペンチン(抗てんかん薬)がある[74]。コルチコステロイドによる誘発吃逆は,用量を減らすことで,通常吃逆は減少する[73]。

嘔吐は,身体運動性(姿勢,腹筋収縮),胃腸系(蠕動の逆転),呼吸器系(吐き気,呼吸の停止)の要素が組み合わさって起こる反射反応であり,これらは,延髄被蓋の腹外側部で疑核の緻密部近くにあるニューロンによって調整される。嘔吐反射は,迷走神経求心線維[75,76]または第四脳室底の閂の高さで孤束核の頂上に位置する小細胞群,すなわち最後野の化学感覚性ニューロンによって誘発される[77]。

意識障害患者では,嘔吐は橋外側部または延髄を侵す病変を原因とした,前庭系の不均衡によって起こる。また,孤束核領域に限局した刺激性病変を有する患者でも生じる[77]。この場合,典型的には激しい嘔気が先行する。しかし,より一般的にみられる嘔吐は,くも膜下出血で起こるような急速な頭蓋内圧亢進によって生じる。この場合,圧波は第四脳室底を直接圧迫し,催吐反応を起こし,前兆なしに突然の「噴出性 projectile」嘔吐が生じる。この型の嘔吐は,特に小児の後頭蓋窩腫瘍では一般的である。成人脳腫瘍では,睡眠中換気が低下して,脳血管拡張を起こす場合でもみられる。頭蓋内圧が既に亢進している患者では,血液量のわずかの増加によって頭蓋内圧の急激な増加を起こし(第3章参照),患者が目覚めるほどの激しい頭痛を伴い,その後間もなく突然の噴出性嘔吐をみる。小児後頭蓋窩腫瘍では,頭痛なく単に嘔吐することがある。

嘔吐は,化学療法または放射線治療中の脳腫瘍患者でも一般的にみられる。特に消化管における組織損傷では,グルカゴン様ペプチド1(GLP-1)のような催吐性のホルモンが遊離される。GLP-1は最後野のニューロンによって感知され,これが嘔吐反射を誘発する[78]。最後野にはドパミン作動性およびセロトニン作動性の両方のニューロンが含まれ,後者は主に5-HT_3受容体の刺激によって嘔吐を催す[77]。従って,ドパミンのD_2受容体遮断薬(クロルプロマジン,メトクロプラミドなど),または5-HT_3受容体遮断薬(オンダンセトロン)は効果的な制吐薬である。

瞳孔反応

瞳孔の対光反射は,最も基本的で容易に検査できる神経系反応の1つである。対光反射は,交感神経(瞳孔散大)と副交感神経(瞳孔収縮)路の複雑なバランスによって制御される(図2-6参照)。この神経路は,解剖学的に上行性覚醒系の要素と密に織り交ざっている。さらに,瞳孔の神経路は,代

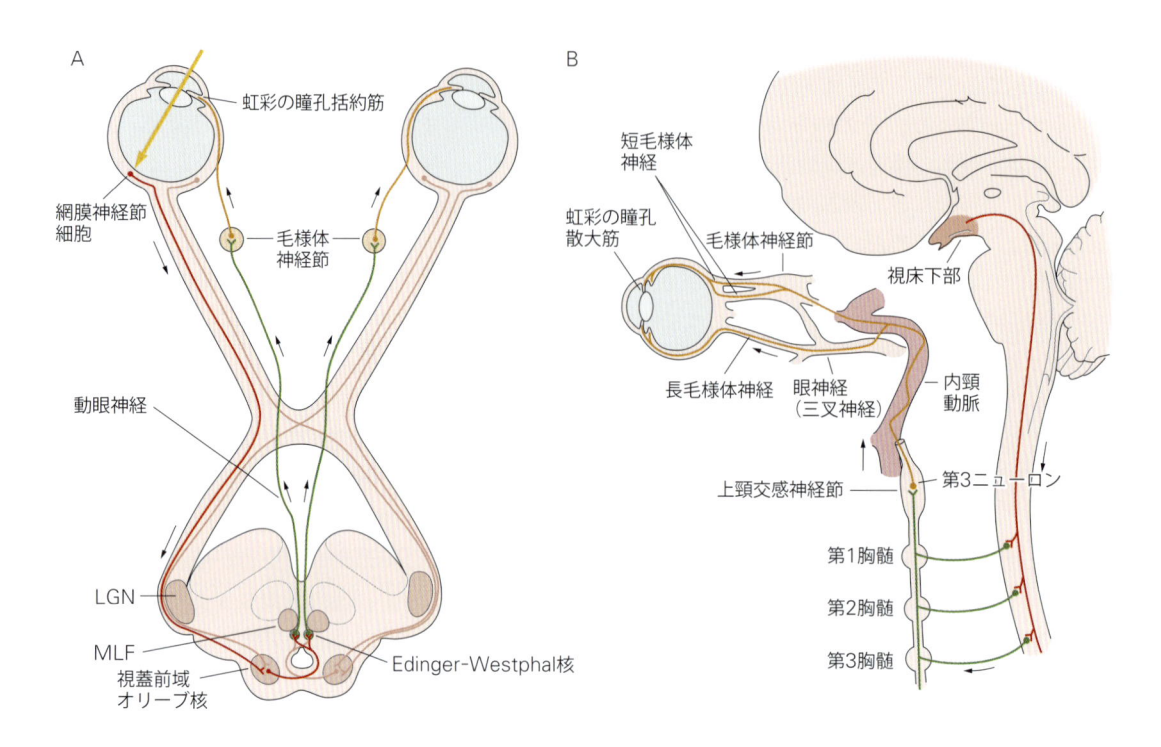

図2-6 （A）副交感神経性瞳孔収縮路および（B）交感神経性瞳孔散大路を示す概略図。
LGN：外側膝状体核，MLF：内側縦束

Saper C. Brain stem modulation of sensation, movement, and consciousness. Chapter 45 in: Kandel ER, Schwartz JH, Jessel TM. Principles of Neural Science 4th ed. McGraw-Hill, New York, 2000, 871-909. McGraw-Hillより許可を得て転載。

謝性障害に対して最も抵抗性のあるものの1つである。従って，**瞳孔反応の異常をもたらす原因を同定することは，意識障害の原因を診断する上で非常に大きな価値がある。また，瞳孔の対光反射は，代謝性と器質性昏睡を鑑別する上で，最も重要な身体徴候である。**

瞳孔と瞳孔反応の検査

可能であれば，患者の眼疾患の有無，あるいは点眼薬の使用について聴取する。部屋の光で瞳孔を観察するが，明る過ぎると瞳孔径が小さくなってしまうので，その場合は，瞳孔反応がみやすくなるよう部屋を暗くする。通常，瞳孔径は左右等しく，同一の明るさにおける瞳孔径は，健常者でほぼ同様である（健常者の8～18％に0.4mm以上の瞳孔不同がある）。瞳孔不同anisocoriaは，交感神経麻痺による瞳孔縮小，または副交感神経麻痺による瞳孔散大が原因となる。交感神経麻痺が疑われる例（p57，Horner症候群参照）では，部屋を少し薄暗くし，正常瞳孔を散大させることで，瞳孔不同が明らかになる。意識障害患者の瞳孔は，瞳孔の経路に特別な損傷がなければ，覚醒している健常者に比べて小さい。瞳孔反応は明るい光で検査する。懐中電灯の明るい光で各瞳孔を照らす間，両眼瞼は開いたままにする。通常は，一側瞳孔に光を当てると，両側の瞳孔が迅速かつ等しく反応する。意識障害例では，瞳孔は縮小しており，

対光反射での変動幅が小さい場合が多いため，強い光の下，＋20 diopterレンズか耳鏡レンズを用いた検眼鏡で，瞳孔をみる必要が生じる場合もある．大抵の瞳孔反応は迅速であるが，緊張性瞳孔ではゆっくり反応するので，少なくとも10秒間は瞳孔に光を当てる．光を一側の眼から他側に移動する際に，一側の眼に光を当てた際には両側で縮瞳するが，もう一側に当てると，逆説的に瞳孔が散大する場合がある．この異常な瞳孔反応は，瞳孔が散大している側の網膜または視神経（第Ⅱ脳神経）の損傷による〔相対的求心性瞳孔障害relative afferent pupillary defect（RAPD）〕[79]．

最も不吉な神経学的徴候として，一側の瞳孔が散大し，対光反射のみられない場合がある．昏睡患者では，これは通常，後交通動脈瘤または側頭葉ヘルニアによる動眼神経障害を意味する（p62, **眼球運動反応**参照）．しかし，アトロピン系点眼薬の一側点眼で，人為的に類似の所見を生じることもできる．また，乗り物酔いの予防にスコポラミン貼付薬を使っている患者が，貼付薬を扱う際の不注意でスコポラミンが指につき，これで目をこすったため，同様のことが偶然に起こる場合もある．その他，一側性瞳孔散大は，頭部または顔面外傷による毛様体神経節の機能不全でも起こりうる．これら外傷例の多くは，眼窩底後部に骨折があり，動眼神経（第Ⅲ脳神経）下部線維が断裂している[80]．動眼神経損傷と副交感神経遮断薬であるアトロピンによる散瞳は，ピロカルピン希釈液の点眼により，ベッドサイドで鑑別できる（p58, **薬理学**参照）．これは，除神経された瞳孔は迅速に反応するのに対し，アトロピンで遮断された瞳孔は反応しないためである[81]．

同側性および共感性対光反射が共に認められれば，次に毛様脊髄反射をみる[10]．これは頸部か顔面の皮膚をつねることによって誘発され，通常，瞳孔は両側とも1〜2mm散大する．この反射は，脊髄延髄脊髄反射spinobulbospinal reflexの一例である（すなわち，疼痛による刺激は三叉神経または脊髄後角から，脳幹の自律神経制御領域へ上行し，その後再び下行してC8-T2交感神経節前ニューロンに至る）．毛様脊髄反射が正常であれば，これらの下部脳幹から脊髄への回路は完全な状態であり，病変があるとすれば，吻側橋部かそれより上位に存在すると考えられる．

瞳孔反応の病態生理学：末梢性瞳孔運動系の解剖学

瞳孔は虹彩にある孔である．従って，瞳孔径の変化は虹彩が収縮または散大する際に起こる．瞳孔散大筋dilator muscle of pupilは一連の放射状に並んだ筋線維で，瞳孔の端から虹彩の外縁まで走行する．これらの筋が収縮すると，引き紐がカーテンを引っ張り上げるような形で，瞳孔が散大する．瞳孔散大筋は上頸神経節にある交感神経節細胞によって支配される．これらの軸索は，内頸動脈に沿って走り，海綿静脈洞内で三叉神経の眼枝に合流し，それと一緒に上眼窩裂を通って眼窩内に至る．眼瞼牽引筋（瞼板筋）への交感神経性入力は，類似の走向を示すが，顔面の発汗を制御する上頸神経節からの交感神経線維は，外頸動脈に沿って走る．従って，上頸神経節までの上行性頸部交感神経鎖の障害により，典型的にはHorner症候群（眼瞼下垂，縮瞳，顔面無汗症）が起こる．しかし，内頸動脈に沿った障害では本症候群の最初の2症状のみが生じる（Raeder傍三叉神経症候群）．瞳孔を制御する交感神経節前ニューロンは，T1-T3の脊髄中間外側柱に存在する．従って，これらの神経根，またはT1と上頸神経節の間の上行性交感神経幹の障害では，Horner症候群が惹起される．この際，障害部位によっては，同側の顔面または顔面と上腕の発汗減少を伴う．

瞳孔括約筋sphincter muscle of pupilは，瞳孔周囲を取り巻く筋線維であり，収縮すると，巾着の紐を締めるように瞳孔を小さくする．瞳孔括約筋に分布する副交感神経ニューロンは，眼窩内の毛様体神経節および上強膜神経節の細胞に存在する．瞳孔収縮の節前ニューロンは，脳幹部にあ

る動眼神経核複合体（Edinger-Westphal核）にあり，動眼神経を介して眼窩に達する。縮瞳の神経線維は動眼神経の背内側1/4を走行するが，その線維は種々の原因（第3章）による圧迫に対して脆弱であり，動眼神経支配の外眼筋の明らかな障害がみられるより前に，しばしば散瞳をみる。結果として，一側性瞳孔括約筋の緊張消失は，テント上占拠性病変による重篤な意識障害患者では，診断的に非常に重要である。

末梢性瞳孔運動系の薬理学

瞳孔の状態は昏睡患者の診断に非常に重要であるため，異常な反応の原因究明が必要な場合がある。瞳孔運動系に関する薬理学的な知識は，所見の適切な解釈には必須である[82]。胸髄の交感神経節前ニューロンはコリン作動性であり，交感神経節細胞の神経型ニコチン性アセチルコリン受容体に作用する。虹彩における瞳孔散大筋への交感神経終末はノルアドレナリン作動性であり，β_1受容体を介して，瞳孔を散大する。

　一側性縮瞳の原因が，交感神経節細胞の障害か，交感神経節前細胞の障害かを決定することは可能である。後者の場合，神経節細胞は正常であるが，活動していない。この場合，数滴の交感神経興奮薬（1％hydroxyamphetamine）を点眼すれば，生存する交感神経終末からノルアドレナリンが遊離され散瞳する。交感神経節前細胞の障害では，神経伝達物質の欠乏により，後シナプスの受容体が過敏状態となっているため，点眼後の散瞳は瞬時に生じる。逆に，節後ニューロンの消失または受容体遮断により縮瞳が生じている場合，hydroxyamphetamineの点眼はほとんど影響しない。また，直接的なβ受容体作動性の効果を有する0.1％アドレナリン点眼液を使用することで，交感神経節後細胞の障害と受容体遮断（例えば，緑内障に用いられるβ遮断薬を含む点眼）の鑑別ができる。除神経された受容体は過敏になっているため，点眼液によって迅速な散瞳をみるが，β遮断薬による縮瞳の場合には反応がみられない。

　動眼神経核複合体における縮瞳ニューロンは，アセチルコリンを伝達物質とし，神経型ニコチン性アセチルコリン受容体を介して毛様体および上強膜神経節細胞に作用する。一方，これらの副交感神経節細胞は，ムスカリン性アセチルコリン受容体を介するシナプスを通し，瞳孔括約筋を活性化する。動眼神経または節後ニューロンの損傷による散瞳の場合は，受容体過敏があるため，ムスカリン様作用薬であるピロカルピン希釈液（0.125％）に反応して，瞳孔は迅速に収縮する。しかし，アトロピンの点眼による散瞳の場合，より高濃度のピロカルピン点眼液（1.0％まで）でも瞳孔は収縮しない。

■ 瞳孔反応を調節する中枢経路

脳幹損傷による昏睡患者でみられる瞳孔の異常な徴候は，対光反射を調節する中枢経路の機能不全によって起こるので，この経路を理解しておくことが重要である。

　脊髄C8-T2レベルでの瞳孔散大に関与する**交感神経**節前ニューロンは，脳のさまざまなレベルから入力を受ける。交感神経系の瞳孔散大を生じる主要な入力は，同側視床下部から由来する。室傍核，弓状核，外側視床下部のニューロンは，全て上部胸髄の交感神経節前ニューロンを支配する[83]。外側視床下部におけるオレキシン（ヒポクレチン）ニューロンは，この領域に特に強い入力線維を送る[84]。瞳孔径が最大となる覚醒時に，オレキシンニューロンの活動は最大となるので，この入力線維は重要な役割をもつと考えられる[85]。視床下部からの下行性入力線維は，橋および脳幹被蓋部の外側部を通って下行するが，この部位は脳幹損傷による断裂には脆弱である[7]。ネコを対象とした下行性交感神経興奮路の電気刺激では，下オリーブ核の背外側にあたる延髄腹外側部の表面に沿って，表在性部分を走行することが証明されている[86]。外側延髄梗塞の症例から，ヒトでも類似の局在が支持される。そのような患者では，

中枢性Horner症候群を示し，縮瞳と眼瞼下垂のみならず，同側の身体の全領域において発汗が減少する。このように，交感神経興奮路は，視床下部から脊髄への全ての経路が同側に留まる。

他の脳幹の線維路は瞳孔散大にも関連する。C8-T2交感神経節前ニューロンへの入力は，Kölliker-Fuse核，A5（上オリーブ核周辺）ノルアドレナリン作動性ニューロン，C1（下オリーブ核周辺）アドレナリン作動性ニューロン，延髄縫線核セロトニン作動性ニューロン，およびその他の化学的に細かく特徴づけられていない吻側延髄腹外側部の細胞群といった脳幹のさまざまな部位から生じる[8]。脊髄からの上行性痛覚求心線維は，これらの部位と，中脳水道周囲灰白質に投射する。脳幹からの交感神経興奮性ニューロンは，痛覚刺激に反応して瞳孔散大を生じる（**毛様脊髄反射**）[10]。このニューロンはまた，中脳の瞳孔収縮性ニューロンに対し，上行性に抑制入力を供給する。よって，前述した瞳孔収縮系に対する上行性の抑制性入力，および瞳孔散大系への下行性の興奮性入力の両方を破壊するような橋被蓋病変は，臨床上，最も重篤な縮瞳を生じる。

副交感神経節前ニューロンは，霊長類ではEdinger-Westphal核に局在する[87,88]。この神経細胞集団は，主に脊髄へ下行性に投射するペプチド作動性ニューロンを含む。げっ歯類やネコでは，瞳孔収縮ニューロンの大部分はEdinger-Westphal核の外に局在している。そして核それ自体は，主として脊髄に投射している細胞集団からなる。それゆえ，非霊長類でこの系が最も注意深く観察されているとはいえ，非霊長類の解剖と生理からヒトの線維連絡を推定するのは困難である。

Edinger-Westphal核への主な入力として臨床的に注目されているのは，対光反射の求心線維である。この経路に関与する網膜神経節細胞は，特殊な光検知器に属し，ほとんどが光色素メラノプシンを含む[89]。対光反射を駆動する同じ網膜神経節細胞群は，概日周期系circadian systemに関与する交叉上核にも投射しており，多くの場合，個々の神経節細胞は両方の系に軸索分枝を送っている。これらの神経節細胞は，網膜の杆体および錐体からのよく知られた経路によって活性化される一方で，直接に光感受性があるため，杆体および錐体を欠く網膜変性（すなわち，機能的に盲目）の動物あるいはヒトでも，対光反射は保持される。これは，対光反射の保持により，視索より上位（通常は視覚野）の損傷が示唆される，急性発症の盲目状態とは対照的である。

明るさに反応する網膜神経節細胞は，視蓋前域オリーブ核に連絡する。視蓋前域オリーブ核のニューロンは，後交連を通って両側のEdinger-Westphal核に軸索を送る[90]。ヒトのEdinger-Westphal核は，他の動物種と同じように，動眼神経主核のすぐ背側，正中線の非常に近い位置に存在する。従って，後交連を障害する病変は，両側の対光反射経路を遮断するため，軽度散大状態で固定した瞳孔となる。

下行性皮質入力は，同側性，対側性，両側性に，瞳孔の収縮または散大を生じる[91]。瞳孔反応を起こす部位は，外側および内側前頭葉，後頭葉，側頭葉に認められる。一側性散瞳は，てんかん発作中の患者でも報告されているが，この場合の瞳孔反応は，想定される発作焦点と同側でも対側でも起こりうる。皮質から瞳孔運動系への下行性入力およびその生理学的役割についてはほとんど分かっていないので，現時点では，発作中の瞳孔反応から，発作の焦点部位はもちろん，左右の区別を決定することさえできない。しかし，短時間で可逆的な瞳孔径の変化は，脳幹の器質的障害よりもむしろ発作活動によるものであろう。その他，われわれは，瞳孔径の可逆性で非対称性の変化を生じた，結核性髄膜炎による動眼神経機能不全患者や，自律神経系の除神経を伴うGuillain-Barré症候群の重症例を経験している。

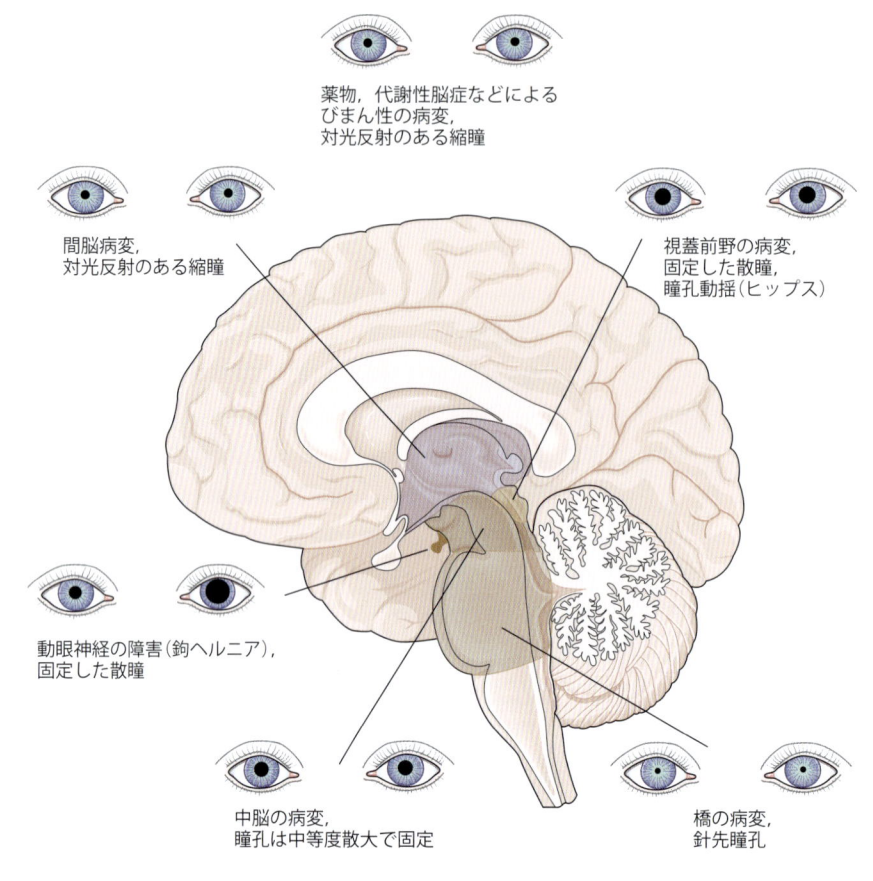

図2-7 昏睡患者における脳のさまざまなレベルの病変と瞳孔変化の概略図。

Saper C. Brain stem modulation of sensation, movement, and consciousness. Chapter 45 in: Kandel ER, Schwartz JH, Jessel TM. Principles of Neural Science 4th ed. McGraw-Hill, New York, 2000, 871-909. McGraw-Hillより許可を得て転載。

昏睡患者の異常瞳孔反応の病巣局在診断

特徴的な瞳孔反応は，脳脊髄の特定部位における病変でみられる（**図2-7**）。

間脳損傷では，瞳孔は小さいが対光反射を示すのが典型的である。両側性に小さく，対光反射を示す瞳孔は，通常は，両側性間脳損傷または圧迫がある場合みられるが，代謝性脳症のほとんど全てのタイプでもみられるので，意識障害の器質的原因を見分ける上で，この所見の有用性は限定的である。

一側に眼瞼下垂を伴い，同側の縮瞳した反応性瞳孔は，診断の際に大きな価値をもつことが多い。同側の顔面または体幹に発汗消失を伴っていなければ（反対側顔面には発汗を起こす程の加熱ランプの下に置かれた場合でも），病変は内頸動脈の走行に沿って，または海綿静脈洞，上眼窩裂，または眼窩内に存在している可能性がある（**Raeder傍三叉神経症候群** Raeder's paratrigeminal syndrome，Horner症候群の不全型の場合もある）。顔面に限局した発汗減少があるなら（**末梢性**

Horner症候群)，病変は頭蓋外(T1-2脊髄レベルから頸動脈分岐部まで)にある筈である。しかし，発汗消失が体の半身全体に達しているなら(中枢性Horner症候群)，病変は同側の視床下部と脊髄の間の経路を侵していることを示す。視床下部の一側性損傷ではこの所見を呈するが，原因としては，脳幹被蓋外側部の方がより一般的である。

中脳損傷では，障害の性質によって，さまざまな瞳孔異常が生じる。両側性中脳被蓋梗塞では，動眼神経またはその核が両側性に障害され，径は大きい(下行性交感神経路が保存される場合)か，中等度散大(下行性交感神経路が保存されない場合)で固定された瞳孔となる。しかし，中脳損傷により固定された瞳孔は，毛様脊髄反射によって散瞳する。この反応により，中脳性瞳孔と脳死を区別することができる。死亡時に，瞳孔は散大し，固定すると思われているが，それは末期に副腎カテコールアミンが遊離する場合に限ってみられることである。死亡直後にみられる散瞳は，脳死患者または中脳梗塞例でみられるように，数時間余りで中等度の大きさとなる。

動眼神経が脳幹から出た後の，さらに末梢での損傷による瞳孔異常は，通常一側性である。動眼神経の走行は，テント切痕を通って嵌入する側頭葉鉤(p104，鉤ヘルニア参照)か，後交通動脈瘤によって障害を受けやすく，いずれかの病変が，背側から動眼神経を圧迫する。この部位の瞳孔収縮線維は，神経の背内側表面を浅く走行しているので[92]，災いが差し迫っていることを示す最初の徴候は，片側の散瞳と対光反射の弱い瞳孔である。これらは第3章で詳述する。

橋被蓋損傷では，両側で針先瞳孔 pin-point pupilを示すのが典型的である。瞳孔は通常，明るい光に反応するのが拡大鏡下で観察される。しかし，下行性および上行性瞳孔散大経路の両者が同時に損傷されると，ほぼ最大の収縮が起こる[86]。最も一般的な原因は橋出血である。

Wallenberg症候群(外側延髄梗塞)のような延髄被蓋外側部を侵す病変では，同側の中枢性Horner症候群をみることがある。

異常瞳孔反応を起こす代謝性・薬理学性原因

これまでの考察では，意識障害の器質的原因を診断する上での，瞳孔の対光反射の重要性を説明したが，この瞳孔異常の原因が，器質的なものか，代謝的または薬理学的なものかを判別できることが不可欠である。眠気を催す状態に至る代謝性脳症ではほとんどの場合，縮瞳した反応性瞳孔が生じ，間脳損傷による瞳孔反応との鑑別が難しい。しかし，瞳孔の対光反射は，代謝性脳症において最も抵抗力のある脳反応のひとつである。従って，中脳の機能低下を示す他の徴候(他の動眼神経反応の消失など)があるにもかかわらず，瞳孔の対光反射が維持されている昏睡患者は，原因となる代謝性障害がある可能性が高い。

てんかんの発作中または発作に続いて，一側または両側瞳孔は，一過性に(通常15～20分，まれに1時間)散大，あるいは対光反射が弱くなる。心停止などによる，脳の低酸素または全脳虚血では，虚血または低酸素発生時に起こる全身のカテコールアミン遊離と，代謝的に枯渇した脳の反応欠如によって，瞳孔は散大し，固定する。蘇生に成功すれば，瞳孔は小さくなり対光反射のある状態に戻る。蘇生に成功したと思われても，その後数分以上にわたって瞳孔は散大し，対光反射がみられない状態が続く場合は，重篤な脳虚血で，予後不良の徴候を示唆する(第9章，低酸素/虚血性昏睡の転帰についての記述参照)。

意識障害を起こす薬物の多くは，対光反射のある縮瞳状態を生じるが，一部の薬物では，意識障害の原因を識別する際に有効となる，極めて異なった反応を示す。例えば，アヘン製剤は，典型例では橋出血例に類似した針先瞳孔を呈する。しかし，ナロキソンのようなオピオイド拮抗薬の投与により，瞳孔異常および意識障害は，いずれも

迅速に改善する(患者がオピオイド依存症であるなら,ナロキソンは急性禁断症状を引き起こすので,オピオイド中毒患者に対する投与は慎重に行う)。ナロキソンの使用については第7章で論じる。スコポラミンのような,血液脳関門を通過するムスカリン受容体拮抗薬は,対光反射の弱い散瞳を示すと共に,錯乱し,せん妄状態を生じる。ピロカルピン点眼に対する反応欠如(上述参照)は,ムスカリン受容体が遮断されていることを示す。

1960年代に流行した鎮静・催眠薬であるglutethimideは,瞳孔が散大し対光反射が弱くなる症状を起こすとしてよく知られていた。幸いなことに,現在はほとんど使用されていない。

眼球運動反応

眼球運動を制御する脳幹諸核および神経路は,上

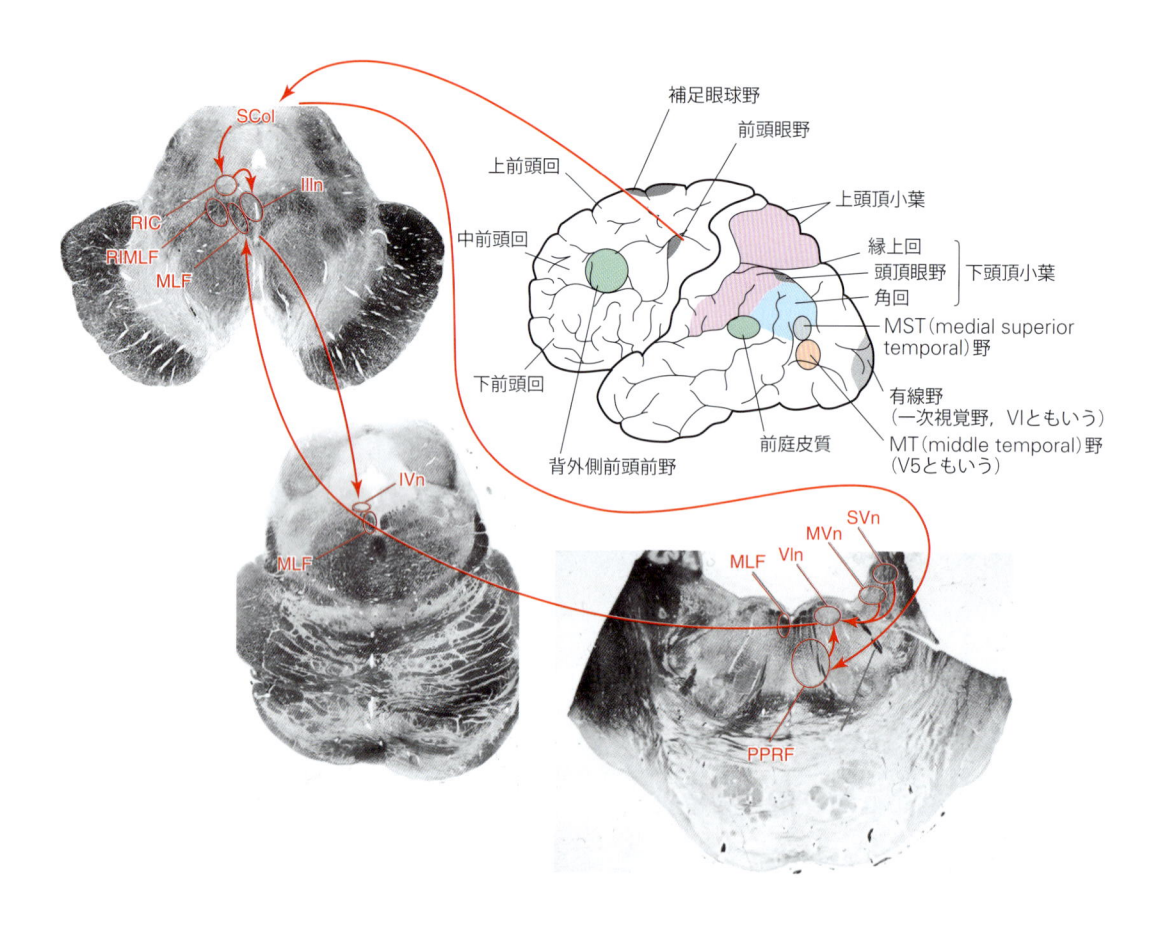

図2-8 眼球運動に関係する主要経路を示す概略図。前頭眼野は急性眼球運動を制御する上丘(SCol)に入力線維を送る。次に,上丘は水平性急性眼球運動を起こす運動前領域〔傍正中橋網様体(PPRF)〕に入力を送り,さらに外転神経核のニューロンと接合する。外転神経ニューロン(Ⅵn)は,反対側内側縦束(MLF)から反対側動眼神経核(Ⅲn)へ軸索を送り,反対側眼球の内直筋運動ニューロンを活性化する。垂直性急速眼球運動は,上丘から内側縦束の吻側間質核(RIMLF),およびCajal体吻側間質核(RIC)への入力によって制御されており,動眼神経および滑車神経核(Ⅳn)のニューロンに対して,垂直性急速眼球運動を起こすように命令する運動前領域として作用する。前庭性および凝視保持の入力は,内側前庭核(MVn)および上前庭核(SVn)から同一の眼球運動核に至る。注意すべきは,これらの細胞群と上行性賦活系との間に密接な関連があることである。

行性覚醒系と密に関連して存在している。従って，意識障害を生じるような器質的病変のある患者が，全く正常な眼球運動を示すことはまれである。また，異常眼球運動の型により，意識障害を生じている病変部位を同定できる。意識障害の検査における臨床上の基本原理は，まれな例外はあるが（先天性斜視を有する意識障害患者など），**非対称的な眼球運動があれば，昏睡の原因は，典型的には代謝性よりもむしろ器質性であると確認できる**ということである。

末梢性眼球運動系の機能的解剖

眼球運動は，左右の眼球を制御する6つの外眼筋の，複雑かつ同時的収縮で起こる。さらに，虹彩筋（上述参照），レンズ調節系，眼瞼は，いくつかの中枢神経細胞群および脳神経から入力を受ける。これらは，眼球運動障害の原因を同定するのに用いられ，また昏睡の発生原因解明に有用となることもある（図2-8）[93]。

眼球の側方運動は，外転神経（第Ⅵ脳神経）の支配を受ける外直筋によって惹起される。上斜筋および滑車神経（第Ⅳ脳神経）はさらに複雑な作用を示す。滑車筋は滑車を通って輪を作り，眼球赤道部の後方に付着して，眼球を後方よりむしろ前方に引っ張る。眼球が内側に回転する際は，この筋の運動は，眼球を下方・内方に引っ張る。一方，眼球が外側に回転する際は，この筋は眼球を内方（虹彩の頂点を回旋軸として内側）に回旋する。その他全ての外眼筋は動眼神経の支配を受ける。これには，眼球を内方に向ける内直筋，眼球を上外方に引っ張る上直筋，そして眼球をそれぞれ下外側，および上内側に向ける下直筋および下斜筋が含まれる。以上より，主として2つの内外直筋の不均衡により生じる，眼球の内外側の運動障害に比し，他の4つの筋の，複雑でバランスの取れた一連の収縮の機能不全によりみられる上下運動障害は，遙かに複雑である。この状況は，後述するように，これらの眼球運動の中枢制御において反映される。

動眼神経は大脳脚の内側部分から脳幹を出，上小脳動脈と後大脳動脈の間を前方に走行する。さらに，テント開口部を通って，後交通動脈に接して走行するが，この部位は後交通動脈瘤により損傷を受ける。動眼神経はその後，海綿静脈洞および上眼窩裂を通って，眼窩に至り，上枝と下枝に分岐する。上枝は上直筋および眼瞼を挙上する上眼瞼挙筋を支配し，下枝は内および下直筋，さらに下斜筋および毛様体神経節に分布する。外転神経は橋底部の正中近くから出る。この細い神経は，脳が剖検で除去されるときに引き抜かれることが多いが，斜台に沿って走り，テント開口部を通って外直筋に至る途中で，海綿静脈洞および上眼窩裂を通る。滑車神経は交叉性神経（脳幹の一側にある細胞体から伸びた軸索が，対側に交叉する神経）で，脳幹の背側から出る唯一の脳神経である。軸索は下丘のすぐ後方の前髄帆から出て，脳幹を周回し，テント開口部を通って海綿静脈洞に入り，さらに上眼窩裂を通って，上斜筋に達する。

一側性あるいは両側性の外転神経麻痺は，通常は頭蓋内圧亢進例での偽性局在徴候としてみられる。外転神経は頭蓋内走向が長いため，損傷を受けやすいとされているが，実際には滑車神経（広範性頭蓋内圧亢進で損傷されることはほとんどない）の方が長い[94]。むしろ，外転神経が海綿静脈洞に入る際の鋭い屈曲が，決定的な役割を演じるようである。しかし，臨床的見地から，単独の一側性または両側性外転神経麻痺は，必ずしも損傷部位を示さないということは忘れてはならない。滑車神経は下丘のすぐ後方で背側中脳から出ているため，重症頭部外傷の場合には，テント縁（隣接した小脳上面に沿って走る）による損傷を起こしやすい。従って，頭部外傷後の滑車神経麻痺は，（このレベルでの背側脳幹は同様の過程で損傷されうるが）必ずしも局所脳幹損傷を意味するものではない。

海綿静脈洞および上眼窩裂を通過する眼球運動

神経の3本全ては，これらの部位の病変により同時に障害されることが多い。よって，これら3本の神経の一側性損傷は，脳幹部よりもむしろ海綿静脈洞または上眼窩裂での損傷を意味する。眼窩の破裂骨折 blowout fracture を起こす頭部外傷は，外眼筋を挟み込み，原因となる脳損傷とは無関係に眼球運動異常を引き起こす。眼筋の絞扼は，牽引試験（物理的に眼球を動かすことに対する抵抗をみる）によって明らかとなる。検査については以下に記述する。

中枢性眼球運動系の機能的解剖

眼球運動核群は，多くの入力線維を受け，統合し，その活動をコントロールし，正常な共同注視となるように眼筋運動を調整している。これらの求心線維は大脳皮質，視蓋，および被蓋の眼球運動系，さらには前庭系や前庭小脳から直接に生じる。求心線維の種類は，原則的に，横紋筋に関係したα運動ニューロンを制御するタイプの入力線維と大きくは変わらない。ただ違うのは，外眼筋は筋紡錘を含んでいないため，体性感覚的フィードバックがないということである。

眼球運動核群は，眼球運動の調整に関与する運動前細胞群を含む脳幹被蓋の諸領域に囲まれている[93,95,96]。側方衝動性（急性）眼球運動を調節する運動前野は，外転神経核のすぐ腹側にある傍正中橋網様体 paramedian pontine reticular formation（PPRF）から構成される。傍正中橋網様体は，一時的には水平性衝動性眼球運動にかかわる群発発射と休止の活動に関連する，いくつかの異なる種類のニューロンを含む[97]。主な作用は共同性の衝動性眼球運動を同側方向へ行わせることであり，この領域のニューロンが局所麻酔によって不活化されると，同側への衝動性眼球運動が緩徐となるか，または消失する。さらに，背側橋核群のニューロンは，片葉への円滑な信号入力を中継する。内側前庭核と片葉はともに，離心性注視 eccentric gaze の維持に重要である[98]。これらの系からの入力は，外直筋を直接支配するニューロン（運動ニューロン）と，内側縦束 medial longitudinal fasciculus（MLF）を介し，対側の動眼神経核における内直筋運動ニューロンに投射するニューロンの，2種類のニューロンを含む外転神経核に収束する。後者のニューロンからの軸索は，外転神経核のレベルで正中線を横切り，対側脳幹を上行して，側方への共同注視を可能にする。かくして，橋被蓋の病変では，典型的には同側方向へ眼を動かせなくなる（側方注視麻痺）。同様に，垂直性衝動性眼球運動および注視保持の運動前領域は，それぞれ内側縦束の吻側間質核，および動眼神経核の外側を取り巻く Cajal の吻側間質核の中に認められる。輻輳眼球運動を起こす運動前領域は，この領域の吻側先端，中脳-間脳接合部の近くにみいだされる。吻側間質核の一側性障害では，典型的には，垂直性衝動性眼球運動が減少すると同時に捻転性眼振が生じる[99,100]。松果体腫瘍などにより，視蓋表面から中脳が圧迫されると，通常は上方視で始まる垂直眼球運動が消失する。

傍正中橋網様体および吻側間質核は，上丘からの下行性入力の制御下にある。左右の上丘はそれぞれ対側空間視野に対応した脳地図を含んでおり，地図上の特異な点を電気刺激すると，その空間に対応する点に向けた衝動性眼球運動が起きる。非哺乳類脊椎動物，例えば蛙では，この領域は視覚蓋と呼ばれ，眼球運動を指示する主要部位である。哺乳類の眼球運動は，主に眼球運動を調節する皮質系の支配下にある。

眼球運動系に対する皮質からの下行性入力は複雑である[101]。前頭眼野（8野）は対側空間における，行動に関連した特徴を探るための衝動性眼球運動を起こさせる。しかし，この領野を運動皮質と考えるのは正しくないだろう。特定の関節を特定の方向へ動かす四肢の動きに関連して発火するような，一次運動野のニューロンとは異なり，覚醒中に行動しているサルを対象とした8野のニューロンの記録では，ランダムな衝動性眼球運動中の大半は発火していないことが示された。その一方で，

衝動性眼球運動が，報酬に関連した一連の行動に関連した場合は，特定の空間に対する衝動性眼球運動を必要とする行動中に，これらのニューロンは活動していた。この点において，8野のニューロンは，対側空間への運動計画に関連する前頭前野のニューロンに非常に類似しているといえる。8野は，垂直および水平眼球運動に関して上丘と前運動野に投射すると同時に，眼球運動核自体へ広く投射している[102]。8野からの下行線維は，主として視床の内髄板を通過し，内側縦束の吻側間質核領域に入る。その線維は，さらに正中線を横切り，内側縦束に沿って下行し，対側傍正中橋網様体および外転神経核に至る。

　大脳半球後部では，後頭・頭頂接合部近くの腹外側皮質に，V5領域またはMT領域とも呼ばれる視覚性皮質領域があり，対側空間における対象物の動きを判断するのに重要な役を担う[101,103]。この領域の皮質は，同側の空間へ向かう動きを含め，その空間に始まる追視運動に決定的な役割を担う。このように，左から右に移動する対象物を追視するためには，まず対象物に注意を集中するために右頭頂葉皮質（7野）が活動し，続いて右8野が対象物を捉えるために衝動性眼球運動を起こし，さらに対象物を右側に追視するために右後頭葉皮質が，そして最終的に，対象物が右空間に入った際，対象物をみるために左後頭葉皮質がそれぞれ関与する。従って，右へ動く縞模様を追視する場合は，視運動性眼振の検査と同様に，眼球運動を起こすのに必要な，さまざまな皮質および脳幹経路が関与する。眼振検査は，皮質および脳幹レベルで生じる眼球運動障害の原因を同定する上では比較的敏感であるが，視運動性眼振が誘発されない場合の解釈は複雑なものとなる。

　これらの運動性入力に加えて，眼球運動ニューロンは，眼球運動誘導のための感覚性入力を受ける。体性感覚のフィードバックを提供する筋紡錘は外眼筋にはないが，眼球運動核は2つの異なる感覚性フィードバックを受ける。1つは，視覚によるフィードバックであり，これは注視誤差を迅速に修正する。もう1つは，前庭系から眼球運動核への，直接および中継入力である[104]。眼球は，網膜上の視覚像を安定させるため，極めて迅速に頭位変換に反応しなければならない。そのため，前庭からの直接の入力が頭部の角加速度および直線加速度を同定し，眼位の迅速な修正信号を提供すべく統合される。外転神経核は前庭神経核複合と同一レベルに位置し，内側および上前庭核からの入力を受ける。これらの前庭核の他の軸索は，正中を超え対側内側縦束の中を上行し，滑車および動眼神経核に至る。これらの前庭系からの入力により，前庭刺激に反応して水平および垂直眼球運動（前庭−眼球反射）が可能となる。

　脳が空間の位置を見積もるのに必要なもう1つの感覚入力は，頭部の位置と運動である。特に頸部筋や脊椎関節受容体からの上行性体性感覚性求心線維は，脊髄のC2−4レベルから生じる。これらは内側縦束を通って前庭核や小脳に至り，そこで前庭性感覚入力と共に統合される。

　片葉，旁片葉，小節を含む前庭小脳は，体性感覚および視覚性求心線維に加えて広範囲にわたる前庭入力を受ける[101]。片葉からの出力は衝動性眼球運動の正確性を確実にし，追跡眼球運動および注視の際に偏心位置eccentric positionを保持する能力を高める。前庭小脳はまた，眼球運動と視覚のずれ（例えばプリズムまたは拡大鏡着用時）の間の新しい関係を学習するのに必須である。前庭小脳の障害は，眼球運動測定異常（正確な衝動性眼球運動ができない），眼球粗動（急速な水平往復運動），眼球クローヌス（無秩序な眼球運動）を起こす[105]。前庭小脳機能の軽度障害と前庭機能不全を鑑別することは難しい。

　内側縦束は橋レベルから中脳に至る，非常に多種の入力を運ぶので，内側縦束の障害は眼球運動に重大な影響を及ぼす。一側性内側縦束障害では，障害と同側の眼球は反対側空間を共同側方視する対側眼に従うことはできない（**核間性眼筋麻痺in-ternuclear ophthalmoplegia**，多発性硬化症や脳幹ラクナ梗塞ではよく起こる症状）。外転する

眼は水平性注視誘発眼振(正中への緩徐相，外側への急速運動)を示すが，一方，内転する眼球は正中で停止するか(完全損傷)，または十分に内転できない(部分損傷)。動眼神経核複合体の尾側における内側縦束の両側性障害では，両側の核間性眼筋麻痺が起きるのみならず，垂直性前庭眼球反応ないし追跡運動も障害される。しかし，垂直性衝動性眼球運動は，上丘からCajalの吻側間質核への入力によって行われるので，正常に保たれる。同様に，内転麻痺と内直筋麻痺とを区別することを可能にする輻輳眼球運動は，内側縦束の尾側障害後は，正常に保たれる。しかし，さらに吻側の内側縦束障害では，垂直または輻輳眼球運動に密に関連した前眼球運動野preoculomotor areaに損傷を与える。

眼球運動検査

意識清明である患者の眼球運動系検査には，随意的および反射的眼球運動の検査が含まれる。意識障害患者では，反射的眼瞼および眼球運動の検査で十分である[99]。

■ 眼瞼および角膜反応

検査の際は，安静時眼球および眼瞼位置に注意し，自発的な眼球運動の観察から始める。昏睡安静時の眼瞼は，睡眠時のように，眼輪筋の緊張性収縮によって閉眼位に維持される(ただし，遷延性植物状態に入った長期意識障害例では，開眼と閉眼が交互に周期的に起こる。第9章参照)。次いで，眼瞼を徐々に開き，離し，その緊張に注意する。昏睡患者の眼瞼はゆっくりと滑らかに閉じるが，これは覚醒中の健常者が意識障害を真似ても再現できない運動である。緊張の消失またはどちらかの眼瞼を閉じることができない場合は，顔面運動麻痺を示す。眼瞼痙攣，または眼瞼を開くことに対する強い抵抗と迅速な閉眼は，通常随意的反応であり，患者は真の昏睡患者ではないことを示唆している。しかし，代謝性または器質的障害のどちらかを有する嗜眠性患者では，非優位側頭頂葉梗塞患者の一部にみられるように，開眼に抵抗することがある。覚醒している患者では，眼瞼下垂は，脳幹または半球損傷のいずれかで生じる。一側前脳梗塞患者では，眼瞼下垂は片麻痺と同側に生じることが多い[106]。脳幹損傷例では，眼瞼下垂は外側被蓋損傷によって起こるHorner症候群(すなわち，瞳孔収縮を伴う)の一部であるか，典型的には瞳孔散大を伴う動眼神経あるいはその複合体の損傷による。緊張性に後退した眼瞼(Collier徴候)は，背側中脳，または時に橋損傷患者でみられる。

自発的瞬きは，通常，意識レベルの低下に伴う閉眼機能として，昏睡では失われる。しかし，遷延性植物状態では，開閉眼サイクルが再び生じる(第9章)。大きな声または明るい光に対する反応としての瞬きは，求心性感覚路が脳幹部までは正常であることを示すが，前脳レベルで活性があることを必ずしも意味しない。視覚皮質の完全損傷患者でも，光に対する反射的瞬目反応は回復するが[107]，脅威に対する反応は回復しない[108]。瞬目時の眼瞼運動の速度と程度の一側性障害は，同側顔面麻痺患者でみられる。

角膜反射の検査は，こより状に細くした綿片を側方から眼に近付け，軽く強膜に当て，そこから角膜表面に触れるように引いて行う[109]。昏睡患者で角膜反射を誘発するには，覚醒時より強い刺激が必要かもしれないが，角膜の柔らかい表面を傷つけるような材質のものは触れないようにする。検査の際は，無菌の生理食塩液を用いることにより，角膜の損傷は避けられる。無菌の生理食塩液2, 3滴を，10～15cmの高さから角膜上に滴下する[109]。両眼瞼の反射的閉鎖および両眼の上転(Bell現象)が起これば，三叉神経と三叉神経脊髄路核から外側脳幹被蓋を経て，動眼および顔面神経(第VII脳神経)核へ至る，反射路が正常であることを示す。しかし，コンタクトレンズを着用している人では，角膜反射が永久的に抑制されることがある。下行性皮質顔面路の急性損傷患者では，

瞬目反射は抑制されることがあるが，Bell現象はなお存在するはずである．中脳レベルでの器質的損傷では，Bell現象が消失することがあるが，瞬目反応は正常に保たれる．橋中央部レベルでの損傷では，Bell現象が障害されるのみならず，角膜刺激により下顎が反対側へ偏位する反射（角膜下顎反射corneal-mandibular reflex）を引き起こすが，この現象は瞬目と一緒に起こる[110]．

■ 眼球運動の検査

検査は，昏睡患者では眼瞼を軽く挙げて開眼させ，眼の位置や運動を観察する．小さいペンライトまたは明るい検眼鏡を，顔面から約50cm離した位置より，患者の両眼に向けて照らす．注視が共同性であれば，光は各々の眼の角膜の同一点に反射する．意識障害患者のほとんどで，軽度の外斜位がみられる．先天性斜視があれば，脳幹障害による非共同性眼球運動と誤解されることがあるので，可能であれば，眼球運動についての病歴を聴取しておく．しばらくの間，自発的眼球運動を観察する．ゆっくりとした眼球彷徨は代謝性脳症で典型的であり，両眼が共同した動きであれば，眼球運動系が正常であることを示す．

次に，患者の頭部を回転させることで前庭眼反応を検査する（**頭位変換眼球反射**oculocephalic reflex）[99]．外傷が疑われる患者では，最初に，頸椎骨折または脱臼の可能性を除外することが重要である．それが明確になるまで，先に温度眼振試験（後述）を行うとよい．頭位変換眼球反射は，眼瞼を開いたまま頭を左右方向に回転させる．これは，頭を両手で左右から把持し，親指を使って眼瞼を開き，開眼状態を保って行う．頭の回転運動は迅速に，頭位が最大となるまで回転し数秒間保持すると，眼は徐々に正中位に戻ってくる．ここで，頭を反対側へ動かすことで，最大限の刺激を生じる．眼球運動は，通常は円滑で共同運動をみる．その次に，頭を垂直方向に回転（頭の頷き運動のように）すると，両眼は垂直性共同運動として観察される．頭の下方への運動中は，眼瞼も同時に開いたままである（人形の頭現象doll's head phenomenon）[111]．

前庭入力によって惹起される眼球運動系の正常な反応は，眼球が頭部の運動方向とは反対に回転（右側に頭を向けると両眼は左側に偏位）する眼球反応である．覚醒している患者では，凝視による随意的抑制によって，この反射反応は抑制される．しかし，意識障害患者では，頭位変換眼球反射が優位となる．この反応は，通称**人形の目反応** doll's eye responseと呼ばれ[111]，水平および垂直方向での反応が共に正常であるなら，前庭神経核から下部橋被蓋を通って，橋上部および中脳傍正中被蓋への脳幹経路（すなわち，内側縦束の走行に沿った経路．後述）が正常であることを意味する．また，同時に内側縦束を通って走行する頸部からの固有感覚求心路[112]からも少し関与がある．これらの経路は上行性覚醒系と広く重なりあっているので（図2-8参照），器質的原因による昏睡状態の患者で，正常な頭位変換眼球反射がみられることは極めてまれである．それとは対照的に，代謝性脳症患者，特に肝障害による場合には，誇張された反応か，あるいは非常に強い頭位変換眼球反応がみられる．

深昏睡患者の頭位変換刺激に対する眼球運動の反応は，鈍いか，全く反応しない．そのような例では，**温度眼振試験**caloric testによって，より強く前庭を刺激することができる．前庭眼反応の観察と記録には，電流刺激やビデオ眼球運動記録法を用いるのがよい[113]が，ベッドサイドでは，温度刺激や視診が一般的である（図2-9参照）．外耳道をまず調べ，必要なら耳垢を除去して，鼓膜が正常であることが，はっきりみえるようにする．ベッドの頭側は，外側半規管が垂直位になり，反応が最大になるよう，約30°挙上する．患者が単に眠いのなら，外耳道を冷水（15～20℃）で灌注する．これは通常，強い反応を誘発し，悪心や嘔吐が起こることもある．幸いにも，臨床で，そのような例に温度刺激を用いる必要はほとんどない．患者が深昏睡であれば，最大の刺激は氷水で得ら

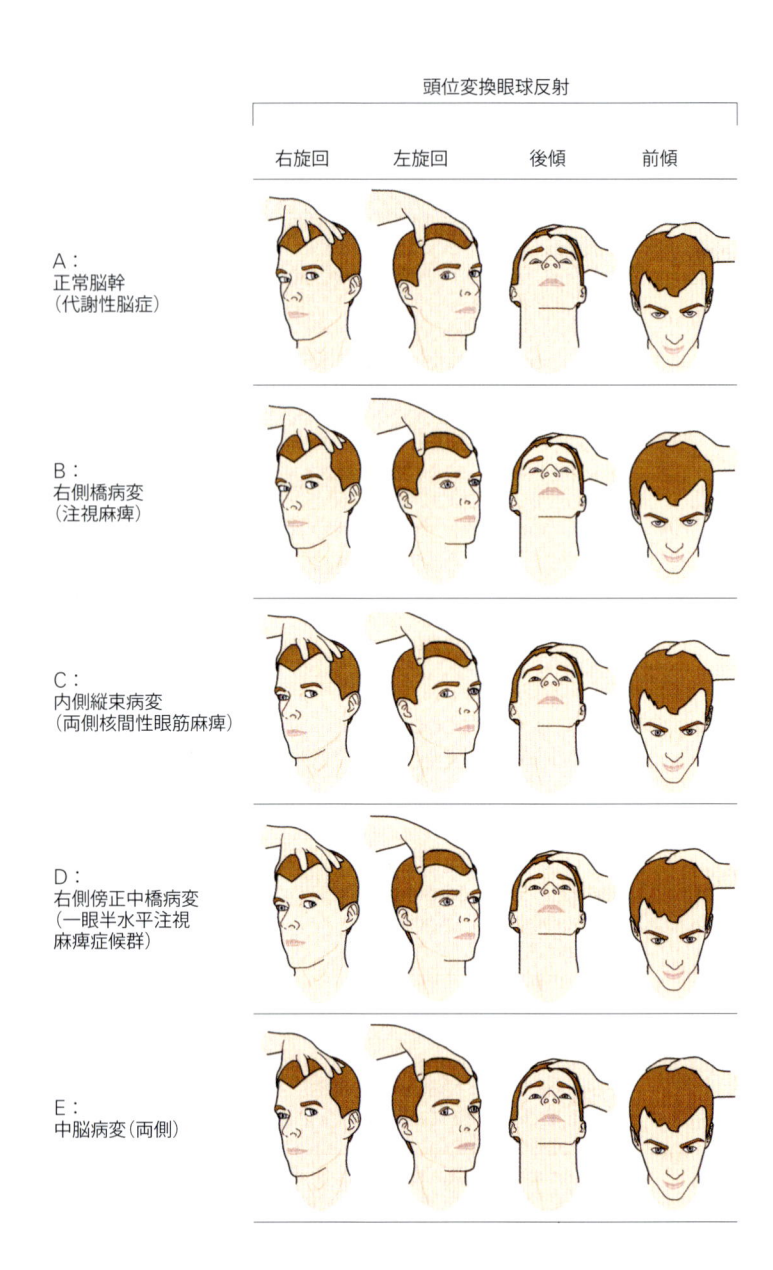

図 2-9　意識消失患者にみられる眼球反射。左に，頭位変換眼球反射をみるための操作に対する反応を示す（ただし，頸椎損傷の可能性が除外された後にのみ施行すること）。右に，冷水または温水による温度刺激に対する反応を示す（本文中の説明参照）。代謝性脳症患者での正常脳幹反射を A 列に示した。B 列は，右側橋に病変のある患者の例（図 2-8 参照）で，両眼とも右側への側方注視麻痺が起こる。C 列は，両側の内側縦束（MLF）を障害する病変の結果であり（両側核間性眼筋麻痺），両眼とも外転反応のみ維持される。D 列の患者は両側内側縦束および右外転神経核を障害する病変を有する（一眼半水平注視麻痺症候群）。左眼の外転のみ維持されている。E 列では，動眼および滑車神経反応の両方が消失し，両側外転神経反応のみ残存する，中脳梗塞患者の眼球反応を示す。外眼筋反応は MLF の両側性病変（C）に類似するが，瞳孔対光反応は残存する。

Saper C. Brain stem modulation of sensation, movement, and consciousness. Chapter 45 in: Kandel ER, Schwartz JH, Jessel TM. Principles of Neural Science 4th ed. McGraw-Hill, New York, 2000, 871-909. McGraw-Hill より許可を得て転載。

の外耳道を同時に冷水(眼球が下方へ偏位)か，温水(上方へ偏位)で灌注する。

　冷水により，外側半規管内の内リンパに対流が起こり，膨大部から離れる方向に，下方へ向かう流れを生じる。膨大部の有毛細胞に対するこの流動によって，前庭神経ニューロンの持続性放電は低下することになる。外側半規管と関連した前庭神経ニューロンは，頭部がその側に向けられたとき，非常に速く発火する(従って，眼球を反対側に向ける)ので，冷水刺激は，あたかも頭部が反対側へ向けられたような刺激を生じることになる。こうして冷水刺激側へ眼を向けるように，同側の外直筋と反対側内直筋が収縮する。前半規管(同側上直筋と反対側下斜筋を活性化する)および後半規管(同側上斜筋と反対側下直筋を活性化する)の温度刺激による活性化は，互いに相殺しあう。

　前庭機能検査室などで，覚醒した状態で，眼球の固定を維持しようとしている患者に温度刺激が行われると，冷水(約30℃)では，刺激側の方へゆっくりした動きを生じるが，同時に代償性に正中への急速な衝動性眼球運動を伴う(眼振の方向は急速成分の方向で表す)。温水刺激(約44℃)では逆の反応が誘発される。これらの眼球運動を覚えるための古くからの記憶術として，"COWS"(cold opposite, warm same)が用いられるが，これは，覚醒患者での眼振の方向を示したものである。この略号は，経験の浅い検者には混乱を招くことがある。なぜなら，昏睡患者でも脳幹が正常な場合，反応は反対の方向，すなわち，冷水では持続的偏位のみがみられ(補正的眼振はほとんど，または全くみられない)，両眼は注入された耳の方向に偏位するためである。呼びかけに反応しない患者において，典型的な前庭性眼振がみられる場合は，無反応の原因は心理的なもので，実際には覚醒していることを意味する。温度刺激に対する反応がみられない場合でも，必ずしも脳幹機能不全を意味するわけではない。両側の前庭機能障害は，フェニトインまたは三環系抗鬱薬の中毒で起こる。アミノ配糖体aminoglycosideによ

れる。大きな注射器(50mL)を用い，プラスチック製のIVカテーテルに接続し，ゆっくり鼓膜付近まで進める。膿盆を耳の下におき，吸収性の敷物を敷いて，流水を溜める。氷水は約10mL/minの割合で5分間，または反応が得られるまで灌注する。反応が得られた後，反対側の耳で検査を開始する前に，反応が消えるまで少なくとも5分間は待つ。垂直眼球運動を検査するには，両側

る前庭神経毒性により，前庭神経反応は消失するが，頸部筋が求心性情報を供給するため頭位変換眼球反応は維持される[112]。

眼球運動神経路は，覚醒に関与する経路の非常に近い位置にあるため，意識障害を起こさず，眼球運動制御系に急性障害を起こすことはまれである。

症例2-1

20年間にわたるコントロール不良の高血圧をもつ56歳男性が，突発的に重篤なめまいを訴えて救急部を訪れた。診察の結果，意識は覚醒しており意志疎通にも問題はなかった。瞳孔は2.5mm，いずれの側も対光反射で2.0mmに縮瞳した。動く光源に対し，左右上下のいずれの方向にも，目で追うことができなかった。聴覚は，顔面，口腔咽頭，舌の運動および感覚反応と同様に，正常であった。運動および感覚検査もまた正常であり，腱反射は対称で，足趾は下方に動いた（Babinski反射陰性）。

CT像で，橋レベルの第四脳室底で，傍脳室灰白質内に出血を認め，上方は中脳まで続いていた。CT撮像中，患者は昏睡状態に陥った。その時点で，針先瞳孔となり，四肢は弛緩し無反応となった。患者はその後死亡したが，剖検は許可されなかった。

コメント：意識清明な状態でありながら，突然の両側性眼球運動障害の発症はまれであり，意識障害がなくても，脳幹損傷の可能性がある。CT像により，選択的に外転神経核および内側縦束を破壊する局在出血を認めた後，数分の間に意識消失をみたことから，これらの構造は上行性覚醒系に近接していることが証明された。

最後に，頭部外傷の病歴があるなら，眼窩の破裂骨折によって一個ないしそれ以上の眼筋が挟み込まれることがある点に注意する。この際の異常眼球運動の原因が，末梢性か中枢性かのいずれにせよ，神経組織の損傷によるものと鑑別することは重要である。この鑑別は，一般に眼科医によって行われるが，実際には眼球に局所麻酔薬を用い，小さい有鉤鉗子で，眼球を動かすように強膜を強く引っ張る方法で行う（**牽引試験forced duction**）。最大の長さまで眼球を動かすことができなければ，筋肉が挟み込まれていることを示しており，眼窩骨折について調べる必要がある。

異常眼球運動の解釈

眼球運動は，安静時および前庭刺激時のいずれの場合でも，広い範囲にわたって種々の運動がみられる。それぞれの運動は，意識障害の原因となる病変の本態に関する手掛かりとなる。

■ 安静時および自発的眼球運動

安静時の眼球の位置と，刺激を与えない時の自発的眼球運動を注意深く観察することにより，多くの情報が得られる。表2-3に，意識障害患者において観察される，いくつかの自発的眼球運動を挙げた。内容の詳細を以下に述べる。大抵の人は，眠い場合や，積極的に視線の固定を維持していない際には，軽度の外斜位を示す。しかし，一部の人は，種々の型の斜視をもっており，これは意識レベルが少し落ちると悪化し，共同注視を保てなくなる。従って，もともとの斜視の存在について何も情報がない場合は，意識障害患者に非共同注視がみられても，その原因を明らかにすることは非常に難しい。

一方，脳幹損傷を疑わせる，ある種の非共同性眼球運動もあり，確認のためさらなる検査が必要となる。例えば，動眼神経または核の損傷では，関連した眼において外側偏位が生じる。一側外転神経損傷では，障害眼の内方への偏位をみる。一眼が上方に，他眼が下方に偏位する斜偏視skew deviation[114]では，典型的には脳幹損傷がある（以

■ 眼球の側方共同偏視

脳の圧迫性または代謝性障害では，概して核上性眼球運動路を非対称的に障害することはない。よって，側方共同偏視は典型的には破壊性または刺激性病変でみられる。前頭眼野を含む破壊性病変では，両眼は病変側の方向（同時にみられる片麻痺の対側）に偏位する。これは通常，症状発現後，数日間続く。刺激性病変では，眼球は病巣の対側に偏位する。これらの眼球の動きは，発作活動を表す。この発作活動の持続を示す，眼球偏位方向への，急速な眼振様筋収縮徴候がみられる場合が多い。発作活動が止むと，数時間にわたるTodd麻痺がみられ，障害皮質の方向に向かって側方（発作によって生じた方向の対側）偏位が起きる。また，視床への出血では，病変の対側に眼球が偏位する「誤方向性眼 wrong-way eyes」を生じる[115,116]。これは，内包よりもむしろ，視床内髄板を通り，注視を制御する下行性皮質延髄路の遮断による。一方，橋外側の障害では，障害側への眼球運動が消失する（注視麻痺，図2-9）。このような患者の側方注視偏位は，前庭神経刺激では抑制できないが，強力な頭位変換または温度刺激では，通常，皮質性注視麻痺による側方注視偏位を抑制する。

■ 眼球の垂直共同偏視

松果体腫瘍あるいは視床出血による中脳蓋板の圧迫が起こると，両眼の共同性下方偏位が生じる[117,118]。眼球回転発作では共同性上方偏位をみる。かつて，眼球回転発作の代表的な原因は，脳炎後Parkinson症候群であった[119]。一部の患者は現在も生存しているが，同様の症候は，神経弛緩薬[120]を服用する患者でジストニー発作に伴ってみられることが多い。急性の両側性基底核損傷患者でみられる場合もある。

表2-3 意識障害患者にみられる自発的眼球運動

用語	運動内容	病因と局在
眼球浮き運動	両眼の急速な共同性下方運動，ゆっくりと元の位置に戻る	橋卒中，その他の器質性，代謝性，中毒性疾患
眼球沈み運動または逆相性眼球浮き運動	両眼の緩徐な下方運動，急速に元の位置に戻る	局在不明。低酸素性虚血性障害，または代謝性疾患により起こる
逆向性眼球浮き運動	急速な上方運動，ゆっくりと元の位置に戻る	局在不明。代謝性疾患で起こることがある
逆向性眼球沈み運動または逆相性眼球浮き運動	緩徐な上方運動，急速に元の位置に戻る	局在不明。橋梗塞および後天性免疫不全症候群（AIDS）でみられる
ピンポン注視	数秒毎に交代する水平性眼球共同偏視	中毒性食物の摂取による両側大脳半球機能不全
周期性交代性注視偏視	2分毎に交代する水平性眼球共同偏視	肝性脳症など，周期性交代性眼振および意識消失または植物状態を起こす病変
垂直性「ミオクローヌス」	垂直性振子様振動（2〜3Hz）	橋卒中
単眼性運動	単眼の，小さく，間欠的で急速な水平性，垂直性，捻転性運動	てんかんを伴う場合もある，橋または中脳の破壊性病変

LeighとZee[93]より許可を得て転載。

■ 眼球の非共同偏視

非共同性の眼球位は，元来の斜視による可能性はあるが，自発的または誘発眼球運動時に，一眼が他眼に追従しないという現象は，典型的には非常に情報に富んでいる。単眼の外転障害は，脳幹内または眼窩までの走行に沿った外転神経損傷を示唆する。しかし，髄液漏[121]などによる頭蓋内圧亢進または低下は，一側または両側外転神経麻痺の原因になるので，単独の外転神経麻痺のみが存在する場合には，誤解を招く恐れがある。頭部の回転運動と対側眼球の単独内転障害は，外転神経核と動眼神経核の間で，その側の内側縦束（被蓋の正中近く）の損傷を意味する（図2-9）。両側性内側縦束障害は，両眼の内転障害に加えて垂直性頭位変換眼球運動および前庭眼運動を障害する。これは，瞳孔の対光反射が保持されているかどうかで，昏睡患者における両側の動眼神経核または神経損傷と鑑別できる状態である（随意の輻輳・開散運動および垂直眼球運動は正常に保たれるが，覚醒した状態での協力が必要である）。

一眼の内転と垂直運動の消失は，動眼神経障害を意味する。典型的には，同時に，同側の強い眼瞼下垂がある（それ故に，患者が覚醒状態でも，複視に気付かないことがある）。動眼神経核の障害を有するまれな例では，上直筋麻痺は，他の動眼神経支配筋とは反対の側に現れる（線維が交叉しているため）。また，高度ではないものの，両側性の眼瞼下垂がみられる。動眼神経麻痺は，瞳孔反応に影響しない場合がある。これは，神経栄養血管の糖尿病性閉塞でみられるように，動眼神経の虚血による麻痺に最も多い（非常に細い瞳孔収縮線維は虚血に対して強い抵抗性がある）。このような患者は，通常は意識清明である。一方，脳幹損傷または鉤回ヘルニアによる動眼神経の圧迫を原因とする動眼神経麻痺では，意識障害および早期の瞳孔散大が起こる。

滑車神経障害は，その神経が支配する眼に遠視を起こし，ある程度の眼球外斜位を伴うことが多い。覚醒時，典型例では健眼側の肩の方に頭を傾けることによって代償しようとする。滑車神経は交叉しているので，昏睡患者での滑車神経麻痺は，脳幹の反対側の滑車神経核の障害を示唆する。

■ 斜偏視

斜偏視 skew deviation とは，一側眼が他眼に比し下方に偏位する垂直性非共同性注視である。一部の例では，患者が左をみるか右をみるかによって，挙上された眼は，一側から他側へ交互に移動する[95,122]。斜偏視は，吻側延髄外側または橋下部，前庭系または下方にある眼の側の前庭小脳，上方眼と同側の内側縦束の障害による[123〜125]。

■ 眼球彷徨

眼球彷徨 roving eye movement とは，眼球の位置が，ゆっくりと任意の方向へ偏位を示すもので，これは，浅い睡眠中に健常者でもみられる眼球運動と似ている。軽い外斜位を示す例の睡眠中に典型的にみられるように，眼位は必ずしも共同性でないが，眼球運動は共同性である。大部分の眼球彷徨は主として水平性であるが，垂直性運動も起こることがある。眼球彷徨を示す患者の多くは代謝性脳症を有しており，頭位変換眼球反射および温度前庭眼反射は，典型的には保持または亢進している。眼球彷徨は昏睡が進行すると消失するが，非常に重篤な肝性昏睡では持続する。眼球彷徨は覚醒している患者では真似ることはできないので，それが存在している限り，刺激に対する無反応は心因性ではないことを示す。眼球彷徨の変形として，「ピンポン注視」とも呼ばれる周期性交代性眼振 periodic alternating nystagmus[126]があるが，これは，意識障害患者でみられる反復性，律動性の水平性眼球共同運動である。両眼は，共同性に極端な注視まで動き，その位置を2,3秒間維持し，その後再び回転して戻る。この一時的な眼球運動は数時間〜数日にわたって止むことなく続く。周期性交代性眼振は，脳幹の種々の器質的損傷，または眼球運動系には異常のない両側性脳梗塞患者においても報告されているが，代謝性脳症におい

て最も一般的にみられる症候である。

■ 眼振
眼振nystagmusは反復する衝動性眼球運動で，反対方向へのゆっくりした運動と交互に出現する。自発的眼振は昏睡ではまれである。なぜなら，この迅速な衝動相は一般的に，視覚像が固定しようとした点からずれる際に，自発的な衝動性眼球運動系によって起こる補正運動であるからである。しかし，眼球共同偏位を伴う持続的てんかん発作では，眼振が出現する。また，昏睡患者ではさまざまな独特の眼振様眼球運動がみられる。

後退性眼振 retractory nystagmus は，両眼の不規則同期性の筋収縮によって起こり，両眼は眼窩内へ陥没する。自発的に生じる場合もあるが，その他は上方視を試みた際に起こる。後退性眼振中の筋電図記録では，6つの外眼筋全ての同時収縮によって眼球後退が起こることが示されている[127]。後退性眼振は，典型的には背側中脳の圧迫ないし破壊病変でみられ[117]，ある運動が起こるとき，拮抗する眼筋を弛緩させる下行性入力障害によると考えられている。従って，ある眼筋を活性化しようとすると，全ての筋肉が収縮することになる。

輻輳眼振 convergence nystagmus は，後退性眼振に伴うことが多く，典型的には背側中脳病変の患者でみられる[128]。両眼はゆっくり開散し，これに急速な輻輳性筋収縮が続く。

■ 眼球浮き運動と眼球沈み運動
Fisher[129]は，両眼が急速な共同性下方運動をし，その後，元の位置にゆっくりと浮き上がる眼球浮き運動 ocular bobbing を初めて記載した。患者は昏睡状態で，その眼球運動は温度眼振試験に影響されなかった。最初に報告された患者は，橋尾側の損傷または圧迫例であったが，その後は，閉塞性水頭症，鉤ヘルニア，代謝性脳症患者で類似の眼球運動が報告されている。また，逆浮き運動 inverse bobbing（両眼の急速な挙上と元の位置への緩徐な下方運動）や，眼球沈み運動 ocular dipping（ゆっくりした下方運動と元の位置への迅速で円滑な回帰）および逆沈み運動 inverse dipping（ゆっくりした上方運動と元の位置への迅速な回帰）など，関連した種々の眼球運動が報告されている[130,131]。これら異常な眼球運動は，眼球浮き運動と同様に，下位脳幹損傷あるいは正常な前庭-眼球入力への圧迫を示唆する。

シーソー眼振 seesaw nystagmus は，一眼が挙上して内方回旋し，他眼が下降して外方回旋する急速な振り子様の分離運動であり[132]，引き続いて運動（眼位）の逆転が起こる。これは，重篤な視野欠損または視力障害を有する覚醒中の患者で，視固定中に最も一般的にみられ，昏睡患者ではみられない。シーソー眼振の多くは，中脳水道周囲灰白質の吻側縁近くの病変により，Cajalの吻側間質核が障害されているようである[133]。しかし，ときに昏睡患者でもみられ，眼球浮き運動を伴うこともあるが，そのような場合には，広範な重症脳幹損傷が示唆される[134]。

単眼の眼振様運動 nystagmoid jerks of a single eye は，側方，垂直方向，または回転性に起こる眼球運動で，橋損傷患者にみられる。斜偏視と関連していることがあり，両側性の場合は，それぞれの眼は反対方向に回転する。

運動反応

意識障害患者での運動検査は，当然のことながら，覚醒し協力的な患者とは全く異なる。特殊な筋の筋力の検査よりむしろ，運動の反応によって測定されるような，全体としての患者の反応性，運動緊張と反射を評価する。さらに片麻痺ないし異常姿勢などの異常運動の形態を確認することに集中する。

運動緊張

運動緊張motor tone(または筋緊張)の評価は,傾眠傾向にあるが,呼びかけに反応する患者で最も有用である。握手をするように患者の手をやさしく握り,間欠的に手首を前後に曲げながら,腕を持ち上げることによって評価する。頸部の運動緊張は,両手で頭を静かにもち,前後または上下に動かし評価する。また,下肢の運動緊張は,下肢を膝で把持し,ベッドから軽く持ち上げ,左右に揺り動かすことで評価する。正常な筋緊張は,運動の過程を通してほぼ一定かつ軽度の抵抗をもたらし,検査時の最初の姿勢がどうであったかに関係なく,同様の強さを示す。これに対し,痙縮性硬直spastic rigidityは,より迅速な運動で増大し,一般に折りたたみナイフclasp-knife様または痙性の留め金spastic catch的症状を示す。従って,運動は抵抗により遅くなり,ほぼ停止するほど遅くなった時点で抵抗は急に消失し,運動は再び続行する。パーキンソン強剛は,検者の運動によって抵抗は等しく強く維持される(鉛管様強剛lead-pipe rigidity)が,通常は患者の睡眠時,または意識障害がある場合には減少する。これに対し,広範性代謝性脳症においては,それ以外に異常のない多くの患者は,パラトニー(抵抗症Gegenhalten)と呼ばれる硬直が現れる。パラトニーは,患者が検者に対して意図的に抵抗しているかのように,運動速度の上昇に伴う抵抗の増大と,受動的運動に対する不規則な抵抗が特徴的である。患者が傾眠傾向にあるが呼びかけに反応するなら,患者に「力を抜く」ように促すと,筋緊張はかえって亢進する。パラトニーは,認知障害患者でみられることが多く,また生後第2~8週の健常な新生児でみられる。これは,意識レベルが低下したとき,前脳からのコントロールに対する脱抑制の状態があることを示唆する。意識障害がさらに重篤になると,運動緊張は減少し,硬直の病的形態は不明瞭となる。

運動反射

筋伸張反射muscle stretch reflex(誤って「深部腱反射」と呼ばれることがある)は,傾眠傾向または錯乱(意識不鮮明)状態で筋緊張が亢進している患者では,反射的収縮は活発ないし過活動となる。しかし,意識レベルがさらに低下するにつれ,筋伸張反射は低下し,深昏睡患者ではみられなくなる。

腹壁反射または挙睾筋反射などの**皮膚反射**cutaneous reflexは,典型的には意識レベルが低下するにつれ,低下する。その一方で,傾眠傾向または錯乱状態の患者では,伸展性足底反応(Babinski反射陽性)を含む,一部の異常な皮膚反射は消失する。両側性の伸展性足底反応は,意識レベルの低下を意味するに過ぎないが,非対象的ないし一側性の場合は,下行性皮質脊髄路の障害を意味する。

前頭前皮膚反射prefrontal cutaneous reflexは,「前頭葉解除反射frontal release reflex」または原始反射primitive reflex[135]とも呼ばれ,広範性前脳障害のある傾眠患者でみられる。このような例では,探索反射,眉間反射,口尖らし反射,手掌頤反射,およびその他の反射もみられることが多い。しかし,これらの反射は,認知機能障害のない患者で加齢と共により起こるようになるため,高齢者における診断での有効性は限られる[136]。一方,把握反射は,ある程度の両側性前頭前野障害を有する患者でのみ一般的にみられる[137]。この反射は,検者の指で患者の手掌を軽く撫でることで誘発される。患者は木の枝をしっかり握るように,検者の指を握る。引っ張り反射pull reflexは1つの変型で,患者が握ろうとするとき,患者の手掌の中で検者の指を曲げる。このときの把握は非常に強く,患者をベッドから引っ張り上げることが可能なほどである。正常な認知機能を有する高齢者では,最初に反射を試みると,握る傾向が軽度にみられるが,検者が指を握らないように指示すれば,その反応は直ちに現れなく

なる。この反射を抑制できない患者は、例外なく前頭前野に病変を有している。一側の非常に大きい前頭前野の損傷であれば、把握反射は非対称性に起こりうる。しかし、一側性の小さい病変では把握反射を生じることがほとんどないので、この反射は両側半球の一定の障害によると考えられる[137]。病変が運動野を含み、片麻痺が起きている場合には、把握反射は消失する。この反応の検査は、検査に協力が可能で眠そうな患者において最も有効である。さらに傾眠傾向が強まると、その反応は消失する。前頭前反射は、パラトニーと同様に、年少乳児では正常の反射であるが、前脳が成熟するにつれて消失する[135]。

運動反応

運動緊張を評価した後に、感覚刺激に対する患者の最良の運動反応を検査する(図2-10)。患者に呼びかけても軽く揺り動かしても反応しないなら、痛み刺激を加えることによって、覚醒度と運動反応を検査する。実際に組織に損傷を与えることなく適切に刺激する方法は、図2-1に示した。反応は適切、不適切、無反応の三段階に分けられる。適切な反応とは、刺激を突き放すとか、刺激を避けようとするなど、刺激から逃れようとする反応である。顔を歪めることや全身の運動増加を伴う場合もある。この際、脊髄および脳幹における正常な感覚系と運動系の連携によって起こる、刺激を避けるための試みと、下肢での足、膝、股関節の三重の屈曲逃避 triple flexion withdrawal、または指、手首、肘での屈曲のような典型的な逃避反応とを区別する必要がある。典型的な逃避反応は、刺激の本質に反応しているのではなく(例えば、痛みが足指の背面に加えられると、足は刺激から離れようとするよりむしろ、刺激に向かって足を引っ込める)、従って、加えられた刺激に対して適切な反応ではない。これら脊髄レベルの運動パターンは、重篤な脳損傷患者または脳死の場合でも起こりうる。反応の非対称性を評価する

ことも重要である。一側の逃避反応の欠如は、感覚または運動系のいずれかの障害を示すが、刺激に対して顔を歪める、血圧の上昇、瞳孔散大、対側の運動などが確認されれば、これは運動系の障害である。両側の逃避反応の欠如があっても、顔を歪める反応を伴う場合には、橋レベル以下の両側運動系の障害を示す。

姿勢反応 posturing response には、体幹および四肢における種々の常同姿態が含まれる。大抵は侵害刺激に対する反応としてのみ現れるか、その刺激によって著しく増強される。外見的には、自発的な姿勢は、通常、髄膜刺激や過剰に膨張した膀胱による目にみえない身体損傷など、さまざまな内因性刺激に対する反応を示している。姿勢の性質は、屈筋攣縮から伸筋攣縮、硬直まで幅広く、脳損傷の部位と重症度、また侵害刺激が加えられる部位によって変わる。さらに、身体は左右で異なった反応のパターンを示すことがあり、これは脳損傷の分布の違いを反映している。

除皮質硬直 decorticate rigidity と **除脳硬直** decerebrate rigidity という語は、実験的生理学から、臨床でみられる一定の型の運動異常に対して伝統的に用いられている。しかし、これは2つの理由から適切とはいえない。1つは、これらの語は、基礎にある神経障害部位について、実際に分かっていること以上のことを含んでいる点である。実験動物においてさえ、これらの運動反応パターンは、種々の異なる種類や部位の病変によって生じ、これらのどの病変に対しても、個々にみられる運動反応パターンは時間によって変化する。もう1つは、臨床例では、両方の反応はテント上病変によってみられるが、この時点で少なくとも初期の脳幹損傷を伴っている。除皮質硬直を生じる病変は、除脳硬直を生じる病変よりもさらに吻側で病態が軽度の傾向がある。概して、これらの用語に複雑な運動パターンを当てはめようとするよりも、観察される運動について単純に記述する方が、観察者間でより合意が得られる。

上肢の屈曲姿勢と下肢の伸展は、除皮質姿勢と

呼ばれる運動パターンに該当する。上肢の内転と共に，迅速な逃避運動とは対照的に比較的緩徐な，腕，手首，指の屈曲，それに下肢の伸展，内転，足底の強い屈曲からなる姿勢が，反応の完全型である。しかし，除皮質姿勢は不完全ないし非対称性であることが多く，一側の腕の屈曲姿勢がわずかにみられるだけの場合もある。このような不完全型は，完全型の姿勢変化と同一の局在診断的意義があるが，刺激性の軽い病変か，小さい脳病変を反映していることが多い。

除皮質型は一般に，吻側中脳レベルまでの前脳の機能不全を伴う，広範な病変によって起こる。患者の眼球運動は，典型的には正常である。類似のパターンを示す運動反応は，種々の代謝性疾患または中毒患者でみられることがある[138]。脳損傷例にみられる除皮質姿勢は予後不良の兆しである。例えば，JennettとTeasdaleの研究によれば，頭部外傷後除皮質姿勢を示した昏睡患者のうち，

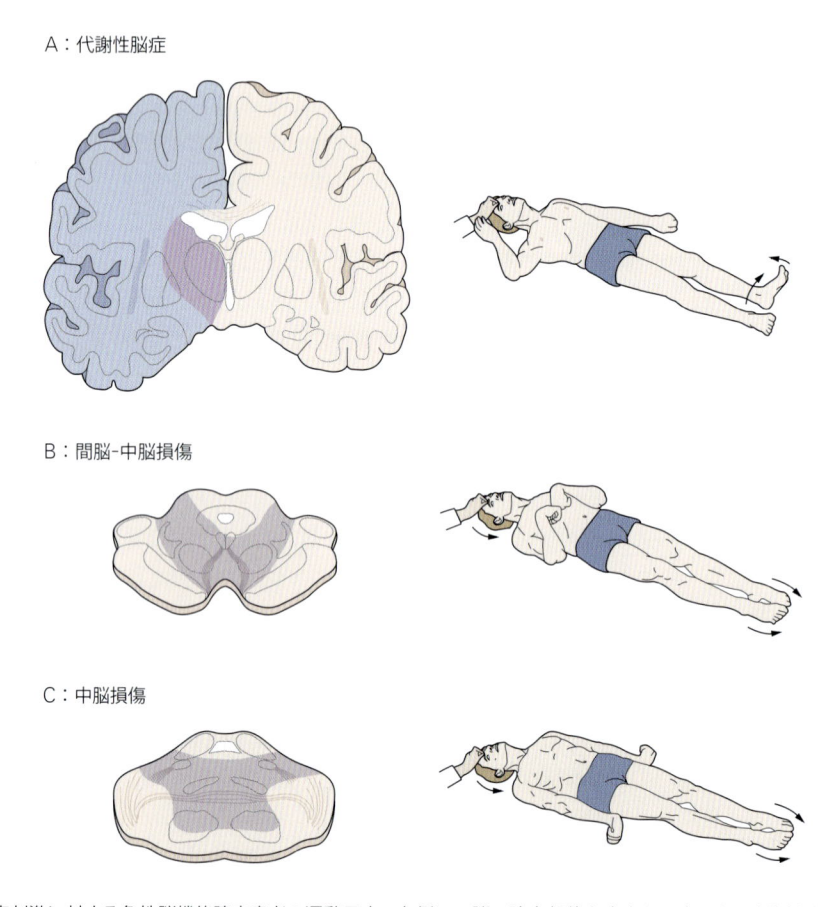

A：代謝性脳症

B：間脳-中脳損傷

C：中脳損傷

図2-10　侵害刺激に対する急性脳機能障害患者の運動反応。左側に，脳の障害部位を大まかに表した。(A)前脳または間脳の病変では，不全片麻痺(右損傷の場合，左腕の運動反応消失，左下肢の外旋，左側の伸展性足底反応)を呈することが多いが，対側では合目的的な運動が次第に可能となる。(B)間脳と中脳の境界における病変では，上肢の屈曲と下肢の伸展を含む除皮質姿勢をみる。(C)病変が中脳に進むにつれ，両側上下肢が伸展する除脳姿勢がみられるようになる。

Saper, C. Brain stem modulation of sensation, movement, and consciousness. Chapter 45 in: Kandel, ER, Schwartz, JH, Jessel, TM. Principles of Neural Science. 4th ed. McGraw-Hill, New York, 2000, 871-909. McGraw-Hillより許可を得て転載。

回復したのは37%のみであった[139]。

除脳姿勢decerebrate posturingと呼ばれる**両上下肢の伸展姿勢**の存在は，さらなる予後不良を示すものである。両腕は内転，伸展し，手首は強く回内する。歯を食いしばり脊柱は弓状になり，弓なり反張様姿勢を呈する場合もある。通常，頭部の回転により鼻が向く側の腕は過度に伸展する一方で他方の腕は屈曲，また，頭部の伸展(後屈)は両腕の伸展と下肢の弛緩を，頭部の屈曲は逆の反応を生じるという，緊張性頸反射tonic neck reflexが誘発される。除皮質姿勢の場合のように，不完全型の除脳姿勢がみられることがある。これは損傷の程度が軽いという可能性もあるが，解剖学的分布は完全型と同一である。非対称性のこともあり，これは脳幹機能不全が非対称性であることを示す。

除脳姿勢は，侵害刺激に対する反応としてみられるが，襲ってくる悪寒や過呼吸に関連して自然に現れる場合もある。実験動物においては，通常は上丘と下丘の間の高さで横断的に切断された場合にみられる[140]が，これは，前庭脊髄姿勢反射が前脳からの制御から解放されるためと考えられている。大部分の臨床例で，除脳姿勢が眼球運動性障害と関連しているので，ヒトでこの反応を起こす脳幹損傷レベルは，動物と類似すると考えられる。しかし，電気生理学的，放射線学的，または剖検においても，前脳および間脳に限定的な病変を示す場合がある。従って，除脳硬直は，破壊が必ずしも上位脳幹にまで広がってはいない，脳幹の機能不全を表す臨床的所見である。それでも，除脳姿勢は除皮質姿勢よりも重篤な所見を示し，例えば，JennettとTeasdaleの報告によれば，頭部外傷後の昏睡患者で，除脳姿勢を呈した例のうち回復したのは10%のみであった[139]。除脳硬直を示す大部分の患者には，間脳から中脳へ機能障害が進行するような脳幹の吻側から尾側への進展を起こす，広範な両側性前脳病変か(第3章参照)，中脳および吻側橋を圧迫ないし損傷するような後頭蓋窩病変がある。一方，同型の除脳姿勢は，広範性であるが完全に回復可能な代謝性疾患，例えば肝性昏睡，低血糖症，鎮静薬投与を受けた患者でもみられることがある[138,141,142]。

両腕の伸展姿勢と両下肢の弛緩ないし軽度の屈曲反応は，典型的には下位脳幹の前庭神経核レベル付近の損傷患者にみられる。この姿勢パターンは本書第2版(1972年発行)に記載されて以来，繰り返し確認されている。この様式の生理学的基盤はなお理解されてはいないが，下位中脳および上位橋の損傷による伸展姿勢から，脊髄性ショック(弛緩性)または分離された脊髄の刺激によって起こる屈曲反応に至る移行を示す姿勢と考えられる。

代謝性意識障害患者の偽性局所徴候

前述のように，意識障害患者の検査について説明した主な目的は，脳の器質的病変を有する患者を代謝性障害患者から鑑別することである。器質的病変を有する患者の多くは，緊急の画像検査が必要である。代謝性障害患者では，原因を明らかにするために，広範囲にわたる臨床検査が必要なことが多い。局所神経徴候が観察される場合は，生命を脅かしたり，数分以内に脳を不可逆的に障害する可能性のある，破壊性または圧迫性病変の有無の決定は火急を要する。一方，器質的病変を示唆する局在性ないし片側性の所見がみられない場合でも，どのような徴候が，緊急の診断を必要とする，低血糖症あるいは敗血症のような，特定の代謝性原因であるのかを知っておくことは重要である。従って，医師は，意識障害の原因となる代謝性疾患患者にみられる，局所神経徴候に熟知し，代謝性の問題点を判断するための意義について，理解しておく必要がある。

呼吸反応

認知機能が正常な心疾患または呼吸器疾患患者で，

特に睡眠中にみられるCheyne-Stokes型呼吸は，呼吸反応としては正常範囲のものである[43〜45]。睡眠時無呼吸はまた，病的呼吸パターンと区別しなければならない。重篤な睡眠時無呼吸患者では，1〜2分ごとに10秒ほどの間，呼吸が停止する。無呼吸期の度に酸素の不飽和化を伴い，その間は皮膚の色は浅黒くなる。

Kussmaul呼吸は，深いがゆっくりした律動的呼吸で，アシドーシス状態(糖尿病性ケトアシドーシスまたはエチレングリコール中毒など)による昏睡患者でみられる。低下した血液pHは深い努力性呼吸を生じ，血液中のP_{CO_2}を減少させ，結果として代償性呼吸性アルカローシスを起こす。これは，敗血症，肝性脳症，心不全などを原因とした，一次性呼吸性アルカローシスによる代償性代謝性アシドーシス状態と区別しなければならない[143〜145]。一次性障害の原因は，血液pHが低いか(呼吸性代償を伴う代謝性アシドーシス)，高いか(一次性呼吸性アルカローシス)で決まる。

瞳孔反応

瞳孔反応を解釈する際に鍵となる問題点は，代謝性意識障害も間脳レベルの機能障害も，両側性に小さく対称的で，反応性のある瞳孔を示すことである。従って，小さい瞳孔を示し，局所神経障害がほとんどみられない患者では，間脳病変か対称性前脳圧迫(例えば，両側硬膜下血腫による)のいずれかに起因する障害である可能性がある。よって，大部分の意識障害患者では，たとえ原因が代謝性と考えられても，一般的には，発症から数時間以内に，画像検査(以下参照)を行う必要がある。

非常に小さい瞳孔は，橋レベルでの機能障害を示唆し，出血などの急性破壊性病変によることが多い。また，対光反射のある針先瞳孔は，オピオイド中毒の際にみられる。従って，針先瞳孔を呈する昏睡患者では，アヘン製剤過剰摂取の可能性を除外するため，ナロキソンなどのオピオイド拮抗薬を投与する(オピオイド拮抗薬は，身体的に依存症の患者においては重篤な禁断症状を誘発するので，希釈しゆっくり投与し，散瞳と覚醒が認められれば，直ちに中止する。詳細は第7章参照)。

無反応の瞳孔は，通常は神経系の器質的疾患を意味するが，てんかん発作後に，瞳孔は短時間無反応になることがある。診察以前の30分間に発作が生じていた可能性が疑われる場合には，瞳孔反応の消失が持続しているかを確認するため，15〜30分後に再度検査する。舌を噛む，あるいは失禁などの大運動発作の徴候，または一過性代謝性アシドーシスがあれば，最近てんかん発作があった可能性を強く疑う。また，てんかん発作は，通常アドレナリンの遊離を起こすため，典型的には，瞳孔は発作後に大きい。

鎮静薬中毒による非常に深い昏睡は，瞳孔の対光反射を含む全ての脳幹反射を抑制し，脳死に類似する(第6章参照)。この理由から，非常に深い意識障害で，瞳孔反応の消失している患者では，尿および血液中の毒物や薬物のスクリーニングは極めて重要である。

眼球運動反応

典型的な頭位変換眼球反応は，意識障害患者において脳幹が正常な場合にみられるが，覚醒例では，脳幹前庭反応が随意的眼球運動によって抑制されるため起こらない。実際，脳幹の頭位変換眼球反応(あたかも両眼が遠い一点に固定されたような)は，覚醒している限り，任意に真似ることはほとんど不可能である。従って，無反応の意識状態が心因性か否かを識別する際に有用な鑑別点となる。一方，頭位変換眼球反応は，肝性昏睡患者において特に活発になる。

ある種の薬物によって，頭位変換眼球反応および温度前庭眼反応さえも消失することがある。これはフェニトインの急速投与で高頻度にみられ，6〜12時間持続する[146]。種々の三環系抗鬱薬の過剰摂取患者もまた前庭眼反射の消失を起こすことがある[147]。特に鎮静薬による非常に深い代謝

性意識障害でも，次第に前庭眼反射が消失する。

眼筋麻痺は，Guillain-Barré症候群の亜型であるMiller Fisher症候群において，反射消失と運動失調に併発して起こる。通常，この患者では意識障害はないが，意識障害と抗G_{Q1b}抗体を併せもつ自己免疫性脳幹脳炎（Bickerstaff脳幹脳炎）患者においては，Miller Fisher症候群がみられることがあり[148]，このような例では，意識障害と眼球運動麻痺の関連が区別できないことがある。予後は，特に早期の血漿交換か免疫グロブリンの静脈内投与を受けるならば，脳幹反射の消失によって予測される結果よりずっとよい。呼吸がGuillain-Barré症候群のために障害される場合，病状は脳死にさえ似る[149]。この状態は，脳死を宣告する前に，除外すべき昏睡の可逆的原因の1つとして考慮しなければならない（第8章参照）。

一側または両側の外転神経単独麻痺は，例えば偽性脳腫瘍のような非局在性原因による場合でも，頭蓋内圧亢進を示す患者でみられることがある[150]。また，特発性髄液漏または腰椎穿刺後の低髄液圧でも起こることがある[151]。まれに，滑車神経も障害される[152]。

運動反応

代謝性意識障害患者は，パラトニーや伸展性足底反応を示すことがあるが，痙縮をみることはない。特に低血糖症などの代謝性昏睡の原因を有する患者では[153]，まれに非対称性運動反応または片麻痺までも存在することがある（第5章参照）。一部では，局所徴候は潜在性神経障害の顕在化であることが示唆されている。代謝性意識障害の原因の多くが，既存の局所神経徴候を増悪させることは事実である。しかし，低血糖症患者の局所徴候は，発現も分布も発作毎に変わるので，器質的原因のエビデンスとして確信できるものではない。さらに，低血糖症によって起こる局在徴候は，成人よりも小児で一般的であり，これもまた，器質的病変を基礎としていないことを示唆するものである。

同様に，高血圧性脳症でも局所徴候は観察されるが，この場合は通常，局所徴候に一致する脳浮腫を画像上に認める。このうち皮質盲は最も一般的で，MRIで後頭葉白質の浮腫，いわゆる後部白質脳症症候群がみられる[154]。特に肝性昏睡をはじめとする重症代謝性昏睡でも，除脳姿勢または除皮質姿勢を起こすことがある。一般的に，代謝性意識障害患者でみられる偽性局在徴候の可能性に注意を払うことは重要であるが，通常，器質的病変が除外されない限り，はっきりした原因が証明されるまで，意識障害は器質的原因によるものとして対処する必要がある。

主要な補助的臨床検査

上述したように，神経学的検査は意識障害の診断の基本である。検査はベッドサイドで数分程度で行うことができ，追加検査の緊急性を判断するための決定的な手がかりとなる。局所徴候があれば，診断のための検査が完了する前でも，治療を始めなくてはならない場合がある。これは，髄膜炎または低血糖症のような，一部の代謝性意識障害にも当てはまる。一方，非局在検査によって得られた所見が広範な代謝性脳症を示唆する場合には，通常，時間的余裕があるので追加の診断手技を用いる。

血液および尿検査

一部の代謝性意識障害は局所神経徴候を引き起こす傾向があるので，意識障害患者の全例で，基本的な血液および尿検査を施行することは重要である。採血し，糖と電解質の検査と，間髪を入れず毒物および薬物のスクリーニング検査を行う。糖および電解質値が変わる可能性があるので，すでに確保されている四肢静脈路から採血してはならない。呼吸不全または酸塩基異常の疑いのある場合，血液ガスを検査する。その後，採尿し，尿検

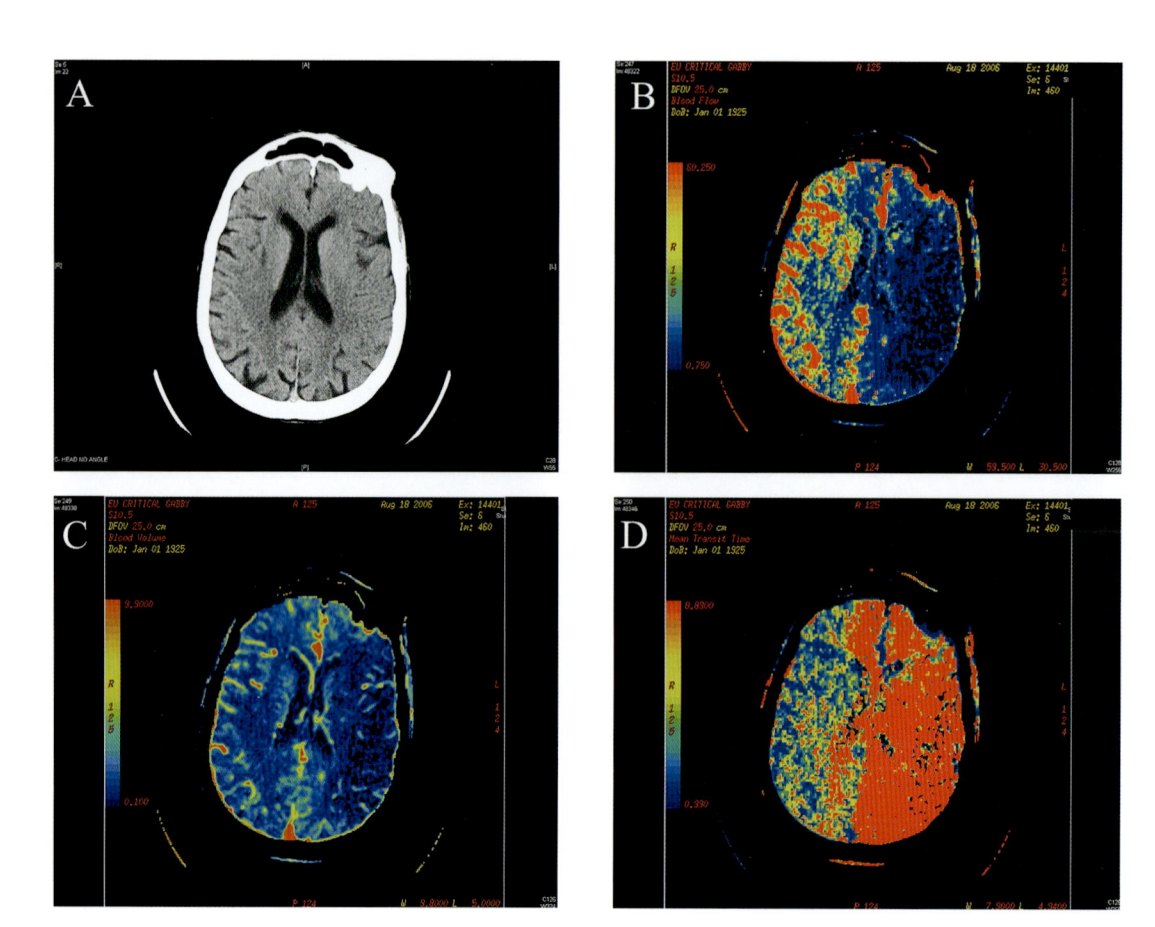

図2-11 左内頸動脈閉塞症患者の一連の脳CT像。(A)非造影CT像。左中大脳動脈分布領域では，灰白質－白質の差異が描出されず，脳溝は消失している。(B)脳灌流CT(脳血流量測定)像。左中大脳動脈領域における極度の血流低下と，両側前大脳動脈分布領域での血流低下がみられる。これは，この領域が受けていた左内頸動脈からの血流が消失したことを示している。(C)血流量を示すCT像。(D)平均循環時間を示すCT像。(C)で示すように，ほぼ正常な血液量にもかかわらず，平均循環時間は異常(遅延)であり，これは前大脳動脈分布領域の組織が梗塞のリスクに曝されていることを示唆する。

査および毒物または薬物(血液からは検出されない可能性もある)のスクリーニング検査を行う。妊娠は診断に影響するので，出産可能年齢の女性では，妊娠検査も行う(選択可能なら，CTよりもMRIのほうが好ましい)。ベッドサイドでの血糖の測定は，低血糖を除外する上で十分正確であり，グルコース投与の必要性がなくなる。しかし，グルコースが投与される場合には，Wernicke脳症の悪化を予防するため，100mgのチアミンを同時に投与する(第5章参照)。

CTとCT血管造影

CTは，現在では非常に一般的であり，直ちに明らかとなるような昏睡の原因をもたない患者では，いかなる場合(グルコースの静注により覚醒する低血糖患者など)でも用いるべきである。しかし，初期の鉤ヘルニアや，腫瘍病変による第四脳室の圧迫がある患者では，CT検査の数分間に死亡してしまうかもしれない。よって，まずは検査を完了し，緊急治療の必要性を見極めることが肝要である。同様に，髄膜炎が疑われる昏睡患者に対し

ては，まず抗菌薬を静注し，腰椎穿刺の前に患者をCT室に運び，腫瘍病変を除外するのが標準的治療である(後述の腰椎穿刺の項および，第4, 5章の髄膜炎の項参照)。

意識障害患者の診断目的で撮られた緊急CT像は，解釈は単純なように思われる。これは，大きな急性出血または広範な梗塞の例では，確かにそうである。しかし，亜急性期の梗塞は第2週目で，出血は発症後第3週の間に脳と等密度となる。急性期の梗塞は証明が難しく，両側性に浮腫がみられると，「超常的な脳 hypernormal brain」(若年者の正常脳で，特に撮像条件が良好でなかった場合，小さい脳室と脳溝の明確さが全体に薄くみえる)と区別することは極めて難しい。

そのような場合，増強CTまたはMRI(以下参照)が有用である。最近の世代のCTスキャナーは，撮像時間が非常に短いため，動きのアーチファクトを除くため，患者を鎮静させる必要はほとんどない。一方，多くのMRI検査は，今でもかなり長い撮像時間を要し，患者が動くと画像は低下する。長い撮像時間中に動いてしまうような患者は，短時間作用するベンゾジアゼピンで鎮静化する。この鎮静は，必要となればフルマゼニルにより解除できる。しかし，意識下の鎮静は，呼吸が抑制されるか悪化した場合，いつでも挿管できる医師が，常時監視する体制でのみ行われなければならない。

CT血管造影では，造影剤の静脈内ボーラス投与中に得られた像から再構成して，頭蓋内循環像が得られる。単純CTでは梗塞を示していない場合でも，灌流CTでは灌流低下領域を確認できることがある(図2-11)。CT血管造影では，頭蓋内血管の閉塞ないし狭搾を極めて正確に示すことができるが，通常の直接血管撮影画像ほどの分解能は得られない。このCT血管造影像は迅速に得られ，この方法は磁気共鳴血管撮影(MRA)ができない患者(以下参照)に適用できる。しかし，最近では，血管画像を抽出するには，多くの検者間の相互連携が必要で，MRAよりも長時間を要する。

また，患者の病歴からみて，造影剤に対する反応や，腎機能から大量の造影剤が使用できないなら，本検査は不利である。

MRIとMR血管撮影

MRI検査は，CT検査より実質的には長時間を要し，緊急の画像検査として利用されることは少ない。従って，意識障害患者に対する最初の画像検査として用いられることは多くない。しかし，CT撮像後に昏睡の原因について重要な疑問が残るなら，多くの場合，MRI検査をする必要がある。拡散強調画像では，他の方法では急性期には示しえない梗塞を証明できる。脳内の水分の見かけの拡散係数画像(ADC map)および血液灌流を測定するための追加シークエンスは，標準の拡散画像では背景のT2高信号病変と混同するような場合に用いられる。これはさらに，救命するための侵襲的治療(例えば，脳底動脈閉塞例における動脈内tPA療法)を可能にする。MR血管撮影(MRA)は動脈閉塞を非侵襲的に証明でき，MR静脈撮影は硬膜静脈洞血栓症を同定できる。T1およびT2強調画像は，急性期の血液を同定するには，CTほど感度はよくないが，FLAIR画像とT2*画像を組み合わせると，少なくとも急性くも膜下出血ではCTと同程度のレベルとなる。出血が亜急性期になればさらに感度はよくなる[155]。

一方，MRI検査は，多くの昏睡患者での使用に関して，かなりの制限がある。MRIスキャナーは高磁場を使用するので，心臓ペースメーカーや脳深部刺激装置などのインプラントを有する患者では適用できない。機械換気を必要とする患者は，撮像中，手動で換気するか，MRI室でも使用できる，特別な人工呼吸器を装着しなければならない。さらに，種々のシークエンスによる撮像は，CT検査よりも実質的に長時間を要し，鮮明な画像を撮るには，患者が動かないことが必要である。

MRAは，脳血管の狭窄または閉塞の多くを明

らかにすることができる。通常のMRI検査よりも，数分長い時間を必要とするが，画像はコンピュータで処理されるので，MRA像は迅速にでき上がる。しかし，MRAは高度に血流に依存性の画像で，遅い血流の部位では狭窄の程度は強調される。

磁気共鳴スペクトロスコピー

磁気共鳴スペクトロスコピー（MRS）[156]は，せん妄，昏迷，昏睡を生じる多様な疾患患者の診断と予後の検討に関して，ますます重要となっている（図5-7）。この技術は，正常脳と異常脳のあらゆる領域で，神経化学物質を同定する方法である。この特別な技術により80種類もの脳代謝物を同定できるが，標準的なMRIスキャナーを用いている多くの施設では，約13種類の脳代謝物について同定が可能なプロトン（^{1}H）MRSが行われている（p226，図5-7参照）。

ミオイノシトール（mI）は，糖様分子で星状膠細胞に存在し，細胞容積の調節を補助している。この物質は星状膠細胞の標識として役立つ。mIの代謝物は，高浸透圧状態，進行性多巣性白質脳症，腎障害，糖尿病などのさまざまな疾患で上昇する。mIレベルは，低ナトリウム血症，慢性肝性脳症，腫瘍，卒中で低下する。

クレアチン（Cr）は，実際にはクレアチンとクレアチンリン酸の和で，ニューロンおよび星状膠細胞の両方のエネルギー代謝を示す信頼性の高い標識である。合計のクレアチンピークは一定であるため，その他のピークはクレアチンピークの高さとの比で表される。

N-アセチルアスパラギン酸（NAA）は，ニューロン内で合成されるアミノ酸誘導体で，軸索に沿って下方に輸送される。生存可能なニューロン，軸索，および樹状突起の存在を表す。NAAレベルは，高浸透圧状態で増加し，ニューロンやその突起を破壊するような疾患では減少する。

コリン（Cho）のピークは，主としてホスホコリンおよびグリセロホスホコリンなどいくつかの膜成分を表している。コリンはグリア細胞で高濃度にみられ，従って灰白質よりも白質で濃度が高い。腫瘍（特にNAAと比較して），脳卒中，高浸透圧状態で増加し，肝臓疾患や低ナトリウム血症で低下する。

グルタミン酸塩/グルタミン（Glx）は，興奮性および抑制性の伝達に関与するアミノ酸とアミンの混合を示し，さらにKrebs回路やミトコンドリアの酸化還元系における種々の産物をも表している。低酸素性脳症や高浸透圧状態で上昇し，低ナトリウム血症で低下する。

乳酸塩（Lac）は，無酸素性解糖による分解産物で，正常な脳では認められない。従って，低酸素または虚血性脳症，糖尿病性アシドーシス，脳卒中，および心停止後の回復時に増加する。また，極めて悪性の腫瘍でも増加する。

脂質ピークは正常な脳では存在しないが，特に急速に増殖する腫瘍など，脳壊死の領域に認められる。脳脂肪塞栓症（第5章参照）も脂質ピークを生じる[157]。

意識障害患者におけるMRSの臨床使用については，第5章で述べる。

神経超音波検査法

神経超音波検査法neurosonographyの1つである頭蓋内Doppler超音波検査法は，特に中大脳動脈内の血流を証明する方法である。脳の血流消失は，特に鎮静薬の投与を受け，臨床所見の一部が変化した患者において，脳死の確認に用いられる（第8章参照）[158,159]。この検査法は，脳卒中，頭部外傷，および低酸素または虚血性脳症患者の経過を追跡するのに有用である[160,161]。気体を含む微小気泡の注入により，超音波エコーが増強され，血流，血管閉塞，偽閉塞，血管狭窄，側副血行の画像はよりよく描出される[162]。

頭蓋外の頸動脈血行をみるための超音波検査は，多くの施設でルーチンの脳卒中検査の一環として

行われている。しかし，これは意識障害患者で役立つことはほとんどない。意識障害の原因が，単一血管における可逆性の狭窄ないし閉塞によるものであれば，それはほとんどの場合が椎骨脳底動脈の狭窄ないし閉塞であって，頸動脈ではない。患者がMRI検査を受ける予定があるなら，頸動脈と椎骨脳底動脈の両方を検査する頸部血管のMRAが，一段と有意義なものとなる。

腰椎穿刺

科学技術の時代においてはしばしば見過ごされているが，髄液検査は，特に意識障害患者における神経学的診断では，なお中心的な役割をもつ。画像検査でも明確な診断がつかない患者に対しては，できるだけ早く腰椎穿刺を施行する。まれに，くも膜下出血が画像上認められない患者でも，髄液中に血液を認める。同様に，細菌性髄膜炎またはウイルス性脳炎患者で，意識レベルの低下（見逃された痙攣の後の場合もある）を起こすが，検査で明らかな髄膜炎と診断するに十分な髄膜症がみられないことがある。これは頸椎の硬直（頸部を側方および前後へ屈曲する際の抵抗によって証明される）がある患者では特に難しい。それでも，抗菌薬または抗ウイルス薬の投与を可能にするために，できるだけ早く感染を確定することが肝要である。

症例2-2

潰瘍性大腸炎のため1日10mgのprednisoneを服用している73歳女性。この2日間，発熱，悪心，嘔吐があり，胃腸炎が疑われていた。彼女は，第3病日に目覚めた時，トイレまで歩いて行くのが困難なことに気付いた。その日の午後までに嚥下困難となり，声がかすれ，左上下肢の動きがぎこちなくなった。救急車で来院，救急部での検査では，容易に覚醒するが嗜眠状態であった。両側瞳孔は同大で，対光反射で3から2mmに縮小するが，左眼は右側に比し低位であり，斜めにゆがむ複視を訴え，左方注視を維持することが困難であった。左側顔面の痺れ感と，末梢性の顔面神経麻痺があった。聴力は正常だが，嗄声があった。舌は右側に偏位，両腕の末梢に筋力低下があり，左上下肢は微細な運動を指示されても拙劣で，測定異常が認められた。

MRI検査では，周囲に浮腫を伴った左側橋延髄病変を認め，拡散強調画像で高信号を示したため，脳幹梗塞と診断された。椎骨脳底動脈系はMRAで正常であったにもかかわらず，症状は次の日にかけて増悪した。神経放射線科の専門医がMRI像を再検討したところ，病巣の周辺に一部増強効果を認め，膿瘍が疑われた。腰椎穿刺では，白血球が47個/mm^{3}と蛋白の上昇を認め，リステリア菌に対する治療が行われた後に回復した。かなり後のMRI検査では，図4-13に示されるように，多房性の膿瘍を認めた。

コメント： 本例は，診断として血管性疾患が考えられた場合でさえも，髄液検査が重要であることを示している。これは，特に感染性疾患が考えられる発熱，白血球増多，ないし項部硬直のある患者で当てはまる。しかしながら，昏睡の原因が不明の患者の全例で，ルーチンの検査として髄液検査が必要である。

CT検査と腰椎穿刺のタイミングについては，第4章および5章で論じる。しかし，状況によっては，CT撮像は直ちに利用できないことがある。このような場合には，まず抗菌薬を投与し，その後数時間までの間に，画像検査と腰椎穿刺を行うのが一般的である。しかし，ひとたび抗菌薬が髄液中に浸透すると，髄液の培養による病原菌の同定が困難になる。従って，このような症例で画像検査後まで腰椎穿刺を延期することは，患者に

却って危害を与えることになりうる。よって，髄膜炎のエビデンスがどうしても必要な場合は，前もって画像を撮像することの利益を犠牲にしてでも，腰椎穿刺を行う。第4章と5章で述べるように，腰椎穿刺の危険性は，非常に過大評価されている。神経学的検査で局在性がなく，眼底検査で乳頭浮腫がみられないなら，腰椎穿刺で脳ヘルニアの発生を早めることは極めてまれである。正確な微生物診断を確立することの利益は，ヘルニアのリスクをずっと上回る。

　腰椎穿刺の際に初圧を測定し記録することは，重要ながら見過ごされることが多い。髄液圧の上昇は，意識障害の原因となる静脈洞血栓症，脳浮腫，その他の危険な病態を診断に導くための鍵となる徴候である。採取した髄液では，通常の細胞数算定，蛋白，グルコースに加えて，結核菌や真菌類を含む完全な細菌培養，また梅毒，ライム病，ヘルペス脳炎のような，特殊病原体に対する血清学およびポリメラーゼ連鎖反応（PCR），そして癌ないし白血病は髄膜およびくも膜下に浸潤することがあるので，その細胞診などの検査を行う。追加検査が必要となる場合があるので，数 mL の髄液を冷凍保存しておくこと。全ての検査には通常約 20 mL の髄液が必要であるが，この量は脳の脈絡叢によって約1時間以内に元の状態に回復する。

　一般的な問題として，腰椎穿刺が外傷性となり，血性髄液を生じることがある。これにより，髄液中の赤血球数と白血球数のいずれも算定が困難になる。細胞が，感染などによって髄液内で増加した白血球というよりも血液由来であれば，赤血球と白血球の比は，血液と同程度（1個の白血球に対し 500〜1,000 個の赤血球）になるはずである。血性髄液の場合，多くの医師は，試験管に採取した髄液のうち，1本目と4本目を細胞算定に用いる。算定数の低下は，穿刺が外傷性であったことを示すが，穿刺前の髄液中の細胞数が，4本目の髄液中の数と同等であるとはいえない。また，細胞数の低下がないからといって，穿刺前から血液がそこにあったことを意味するものではない。穿刺針の先の一部が出血している静脈内か，またはその近くにあった可能性がある。もう1つの鑑別法は，髄液がキサントクロミーか検査することである。しかし，髄液は高濃度の蛋白またはビリルビンによって黄色に着色することがある。穿刺直後に，顕微鏡下で赤血球を検査することが有効となる場合がある。新鮮な赤血球は，典型的にはドーナツ型をしており，ギザギザのある細胞は，一定期間血管外腔に存在していたことを示す。同様に，髄液サンプルを上澄みに赤血球がなくなるまで遠心器で分離し，尿用のディップスティックで血液成分を検査することができる。結果が陽性であれば，典型的には，くも膜下出血後少なくとも6時間以後に起こる赤血球の分解を示し，血液が穿刺前から髄液中にあったことが証明される。

脳波および誘発電位

脳波 electroencephalography（EEG）は，通常の感覚刺激に反応しない患者の皮質機能を，客観的，電気生理学的に評価するうえで有効である。典型的な覚醒時脳波として，低振幅 β 波（13Hz より速い）が前頭優位に認められる。安静覚醒時には，周波数が徐波化して α 波（8〜13Hz）となり，脳波活動はより律動的，対称的となる。患者が傾眠傾向になるにつれ，高振幅 θ 波（4〜7Hz）が優勢となる。δ 波（1〜3Hz）は深睡眠または昏睡患者では優位となる。脳波により，患者が無反応の場合単に非協力的であるためなのかを，大雑把ながらかなり正確に評価できる。

　一方，脳幹損傷による意識障害患者では，α 波を示すことがある。このような患者の α 波は，覚醒患者よりも一層規則的で変動が少なく，開眼により抑制されない[163]。α 昏睡 alpha coma では，光刺激によって脳波を駆動することが可能である。一定の型の代謝性脳症はまた，特徴的な脳波変化を示す。例えば，三相波は肝性脳症患者でみられるが，これは意識障害を生じる他の代謝性疾患で

もみられる[163,164]。

脳波は，非痙攣性てんかん重積状態nonconvulsive status epilepticusによる意識障害の診断に最も有用である[165]。この患者では，複雑部分発作の際によくみられる舌鼓や瞬きのような動作的徴候を欠き，単に錯乱，傾眠，または昏迷ないし昏睡さえもみられることがある。眼瞼または四肢の単収縮運動を示す患者もいるが，他の患者ではてんかん活動の外見的徴候はみられない。ある昏睡患者群のうち8％が非痙攣性てんかん重積状態を起こしたという報告もある[166]。脳波が連続的にてんかん活性を示す場合は，診断は容易で，抗痙攣薬が必要となる。しかし，非痙攣性てんかん重積状態は，特徴的な脳波変化のない患者に起こることがある。これは，てんかん活性の大部分が，内側側頭葉などの表面電極では記録されないような皮質領域に起こっているためであると考えられる[167]。従って，患者の意識障害が非痙攣性てんかん重積によることが疑われるなら，短時間作用型のベンゾジアゼピンを投与し，患者の反応を観察するのが賢明である。患者の症状が改善すれば，抗てんかん薬を投与する。残念ながら，臨床的にも脳波からも非痙攣性てんかん重積状態と診断された患者は，てんかん活性の基礎となる病態変化が非常に強く，薬物の通常の用量では抑制されないため，抗痙攣薬に反応しない。このような患者は，バルビツール酸誘導体またはプロポフォールなど，高用量では脳全体の活動を抑制するγ-アミノ酪酸（GABA）作動薬の大量静脈内投与によって，治療されることがある。しかし，基礎となるてんかんの病態が改善されなければ，抗痙攣薬投与で覚醒しない非痙攣性てんかん重積状態の患者の予後は不良である[168]（第5章，**てんかん発作**の項参照）。

誘発電位evoked potentialは，昏睡患者で脳幹と前脳の神経路に障害がないか検査するのに用いられる。脳幹における病巣の局在について，信頼性のある情報が得られる訳ではないが，聴覚性および体性感覚誘発電位の両者と皮質の事象関連電位は，昏睡患者の予後情報を提供する[169]。これら誘発電位の利用に関しては，第8章でさらに詳述する。

文献

1. Dunn C, Held JL, Spitz J, et al. Coma blisters: report and review. Cutis 45 (6), 423-426, 1990.
2. Teasdale G, Jennett B. Assessment and prognosis of coma after head injury. Acta Neurochir (Wien) 34 (1-4), 45-55, 1976.
3. Gill MR, Reiley DG, Green SM. Interrater reliability of Glasgow Coma Scale scores in the emergency department. Ann Emerg Med 43, 215-223, 2004.
4. McNarry AF, Goldhill DR. Simple bedside assessment of level of consciousness: comparison of two simple assessment scales with the Glasgow Coma scale. Anaesthesia 59, 34-37, 2004.
5. Servadei F. Coma scales. Lancet 367 (9510), 548-549, 2006.
6. Ropper AH, O'Rourke D, Kennedy SK. Head position, intracranial pressure, and compliance. Neurology 32 (11), 1288-1291, 1982.
7. Saper CB, Loewy AD, Swanson LW, et al. Direct hypothalamo-autonomic connections. Brain Res 117 (2), 305-312, 1976.
8. Saper CB. Central autonomic system. In Paxinos G. ed. The Rat Nervous System. Elsevier Academic Press, San Diego, pp 761-796, 2004.
9. Rossetti AO, Reichhart MD Bogousslavsky J. Central Horner's syndrome with contralateral ataxic hemiparesis: a diencephalic alternate syndrome. Neurology 61 (3), 334-338, 2003.
10. Reeves AG, Posner JB. The ciliospinal response in man. Neurology 19, 1145-1152, 1969.
11. Vassend O, Knardahl S. Cardiovascular responsiveness to brief cognitive challenges and pain sensitivity in women. Eur J Pain 8 (4), 315-324, 2004.
12. Zidan AH, Girvin JP. Effect on the Cushing response of different rates of expansion of a supratentorial mass. J Neurosurg 49 (1), 61-70, 1978.
13. Kawahara E, Ikeda S, Miyahara Y, et al. Role of autonomic nervous dysfunction in electrocardiographic abnormalities and cardiac injury in patients with acute subarachnoid hemorrhage. Circ J 67 (9), 753-756, 2003.
14. Lorsheyd A, Simmers TA Robles De Medina EO. The relationship between electrocardiographic abnormalities and location of the intracranial aneurysm in subarachnoid hemorrhage. Pacing Clin Electrophysiol 26 (8), 1722-1728, 2003.
15. McLaughlin N, Bojanowski MW, Girard F, et al. Pulmonary edema and cardiac dysfunction following subarachnoid hemorrhage. Can J Neurol Sci 32 (2), 178-185, 2005.
16. Ferrante L, Artico M, Nardacci B, Fraioli B, Cosentino F, Fortuna A. Glossopharyngeal neuralgia with cardiac syncope. Neurosurgery 36, 58-63, 1995.

17. Cole CR, Zuckerman J Levine BD. Carotid sinus "irritability" rather than hypersensitivity: a new name for an old syndrome? Clin Auton Res 11(2), 109–113, 2001.
18. Paulson OB, Strandgaard S Edvinsson L. Cerebral autoregulation. Cerebrovasc Brain Metab Rev 2(2), 161–192, 1990.
19. Strandgaard S, Paulson OB. Regulation of cerebral blood flow in health and disease. J Cardiovasc Pharmacol 19 (Suppl 6), S89-S93, 1992.
20. Wahl M, Schilling L. Regulation of cerebral blood flow—a brief review. Acta Neurochir Suppl (Wien) 59, 3–10, 1993.
21. Schondorf R, Benoit J, Stein R. Cerebral autoregulation in orthostatic intolerance. Ann N Y Acad Sci 940, 514–526, 2001.
22. Sato A, Sato Y, Uchida S. Regulation of cerebral cortical blood flow by the basal forebrain cholinergic fibers and aging. Auton Neurosci 96 (1), 13–19, 2002.
23. Bieger D, Hopkins DA. Viscerotopic representation of the upper alimentary tract in the medulla oblongata in the rat: the nucleus ambiguus. J Comp Neurol 262 (4), 546–562, 1987.
24. Ross CA, Ruggiero DA, Park DH, et al. Tonic vasomotor control by the rostral ventrolateral medulla: effect of electrical or chemical stimulation of the area containing C1 adrenaline neurons on arterial pressure, heart rate, and plasma catecholamines and vasopressin. J Neurosci 4(2), 474–494, 1984.
25. Panneton WM, Loewy AD. Projections of the carotid sinus nerve to the nucleus of the solitary tract in the cat. Brain Res 191 (1), 239–244, 1980.
26. Ciriello J. Brainstem projections of aortic baroreceptor afferent fibers in the rat. Neurosci Lett 36 (1), 37–42, 1983.
27. Ross CA, Ruggiero DA, Reis DJ. Projections from the nucleus tractus solitarii to the rostral ventrolateral medulla. J Comp Neurol 242 (4), 511–534, 1985.
28. Blessing WW, Reis DJ. Inhibitory cardiovascular function of neurons in the caudal ventrolateral medulla of the rabbit: relationship to the area containing A1 noradrenergic cells. Brain Res 253 (1–2), 161–171, 1982.
29. Smith JC, Ellenberger HH, Ballanyi K, et al. PreBotzinger complex: a brainstem region that may generate respiratory rhythm in mammals. Science 254 (5032), 726–729, 1991.
30. Gray PA, Janczewski WA, Mellen N, et al. Normal breathing requires preBotzinger complex neurokinin-1 receptor-expressing neurons. Nat Neurosci 4, 927–930, 2001.
31. Wallach JH, Loewy AD. Projections of the aortic nerve to the nucleus tractus solitarius in the rabbit. Brain Res 188 (1), 247–251, 1980.
32. Torrealba F, Claps A. The carotid sinus connections: a WGA-HRP study in the cat. Brain Res 455 (1), 134–143, 1988.
33. Kalia M, Richter D. Rapidly adapting pulmonary receptor afferents: I. Arborization in the nucleus of the tractus solitarius. J Comp Neurol 274 (4), 560–573, 1988.
34. Feldman JL, Ellenberger HH. Central coordination of respiratory and cardiovascular control in mammals. Annu Rev Physiol 50, 593–606, 1988.
35. Weston MC, Stornetta RL, Guyenet PG. Glutamatergic neuronal projections from the marginal layer of the rostral ventral medulla to the respiratory centers in rats. J Comp Neurol 473 (1), 73–85, 2004.
36. Richerson GB. Serotonergic neurons as carbon dioxide sensors that maintain pH homeostasis. Nat Rev Neurosci 5(6), 449–461, 2004.
37. Chamberlin NL, Saper CB. Topographic organization of respiratory responses to glutamate microstimulation of the parabrachial nucleus in the rat. J Neurosci 14 (11 Pt 1), 6500–6510, 1994.
38. Chamberlin NL, Saper CB. A brainstem network mediating apneic reflexes in the rat. J Neurosci 18 (15), 6048–6056, 1998.
39. Meah MS, Gardner WN. Post-hyperventilation apnoea in conscious humans. J Physiol 477 (Pt 3), 527–538, 1994.
40. Jennett S, Ashbridge K, North JB. Post-hyperventilation apnoea in patients with brain damage. J Neurol Neurosurg Psychiatry 37 (3), 288–296, 1974.
41. Cherniack NS, Longobardo G, Evangelista CJ. Causes of Cheyne-Stokes respiration. Neurocrit Care 3(3), 271–279, 2005.
42. Lange RL, Hecht HH. The mechanism of CheyneStokes respiration. J Clin Invest 41, 42–52, 1962.
43. Murdock DK, Lawless CE, Loeb HS, et al. The effect of heart transplantation on Cheyne-Stokes respiration associated with congestive heart failure. J Heart Transplant 5(4), 336–337, 1986.
44. Hudgel DW, Devadatta P, Quadri M, et al. Mechanism of sleep-induced periodic breathing in convalescing stroke patients and healthy elderly subjects. Chest 104 (5), 1503–1510, 1993.
45. Rubin AE, Gottlieb SH, Gold AR, et al. Elimination of central sleep apnoea by mitral valvuloplasty: the role of feedback delay in periodic breathing. Thorax 59 (2), 174–176, 2004.
46. Vespa PM, Bleck TP. Neurogenic pulmonary edema and other mechanisms of impaired oxygenation after aneurysmal subarachnoid hemorrhage. Neurocrit Care 1(2), 157–170, 2004.
47. Simon RP. Neurogenic pulmonary edema. Neurol Clin 11(2), 309–323, 1993.
48. Tarulli AW, Lim C, Bui JD, et al. Central neurogenic hyperventilation: a case report and discussion of pathophysiology. Arch Neurol 62 (10), 1632–1634, 2005.
49. Shams PN, Waldman A, Plant GT. B cell lymphoma of the brain stem masquerading as myasthenia. J Neurol Neurosurg Psychiatry 72, 271–273, 2002.
50. Rodriguez M, Baele PL, Marsh HM, et al. Central neurogenic hyperventilation in an awake patient with brainstem astrocytoma. Ann Neurol 11, 625–628, 1982.
51. Siderowf AD, Balcer LJ, Kenyon LC, et al. Central neurogenic hyperventilation in an awake patient with a pontine glioma. Neurology 46, 1160–1162, 1996.
52. Hilaire G, Pasaro R. Genesis and control of the respiratory rhythm in adult mammals. News Physiol Sci 18, 23–28, 2003.
53. El Khatib MF, Kiwan RA, Jamaleddine GW. Buspirone treatment for apneustic breathing in brain stem infarct. Respir Care 48, 956–958, 2003.

54. Bassetti C, Aldrich MS, Quint D. Sleep-disordered breathing in patients with acute supraand infra-tentorial strokes. A prospective study of 39 patients. Stroke 28, 1765-1772, 1997.
55. Pang KP, Terris DJ. Screening for obstructive sleep apnea: an evidence-based analysis. Am J Otolaryngol 27 (2), 112-118, 2006.
56. Iber C. Sleep-related breathing disorders. Neurol Clin 23(4), 1045-1057, 2005.
57. Schlaefke ME, Kille JF, Loeschcke HH. Elimination of central chemosensitivity by coagulation of a bilateral area on the ventral medullary surface in awake cats. Pflugers Arch 378 (3), 231-241, 1979.
58. Fodstad H. Pacing of the diaphragm to control breathing in patients with paralysis of central nervous system origin. Stereotact Funct Neurosurg 53 (4), 209-222, 1989.
59. Bogousslavsky J, Khurana R, Deruaz JP, et al. Respiratory failure and unilateral caudal brainstem infarction. Ann Neurol 28 (5), 668-673, 1990.
60. Auer RN, Rowlands CG, Perry SF, et al. Multiple sclerosis with medullary plaques and fatal sleep apnea (Ondine's curse). Clin Neuropathol 15 (2), 101-105, 1996.
61. Manconi M, Mondini S, Fabiani A, et al. Anterior spinal artery syndrome complicated by the Ondine curse. Arch Neurol 60 (12), 1787-1790, 2003.
62. Polatty RC, Cooper KR. Respiratory failure after percutaneous cordotomy. South Med J 79 (7), 897-899, 1986.
63. Amiel J, Laudier B, ttie-Bitach T, et al. Polyalanine expansion and frameshift mutations of the paired-like homeobox gene PHOX2B in congenital central hypoventilation syndrome. Nat Genet 33 (4), 459-461, 2003.
64. Stankiewicz JA, Pazevic JP. Acquired Ondine's curse. Otolaryngol Head Neck Surg 101 (5), 611-613, 1989.
65. Ezure K, Tanaka I. Convergence of central respiratory and locomotor rhythms onto single neurons of the lateral reticular nucleus. Exp Brain Res 113 (2), 230-242, 1997.
66. Daquin G, Micallef J, Blin O. Yawning. Sleep Med Rev 5(4), 299-312, 2001.
67. Argiolas A, Melis MR. The neuropharmacology of yawning. Eur J Pharmacol 343 (1), 1-16, 1998.
68. Launois S, Bizec JL, Whitelaw WA, et al. Hiccup in adults: an overview. Eur Respir J 6, 563-575, 1993.
69. Straus C, Vasilakos K, Wilson RJ, et al. A phylogenetic hypothesis for the origin of hiccough. Bioessays 25, 182-188, 2003.
70. Cersosimo RJ, Brophy MT. Hiccups with high dose dexamethasone administration—a case report. Cancer 82, 412-414, 1998.
71. LeWitt PA, Barton NW, Posner JB. Hiccup with dexamethasone therapy. Letter to the editor. Ann Neurol 12, 405-406, 1982.
72. Souadjian JV, Cain JC. Intractable hiccup. Etiologic factors in 220 cases. Postgrad Med 43, 72-77, 1968.
73. Walker P, Watanabe S, Bruera E. Baclofen, a treatment for chronic hiccup. J Pain Symptom Manage 16, 125-132, 1998.
74. Friedman NL. Hiccups: a treatment review. Pharmacotherapy 16, 986-995, 1996.
75. Furukawa N, Hatano M, Fukuda H. Glutaminergic vagal afferents may mediate both retching and gastric adaptive relaxation in dogs. Auton Neurosci 93 (1-2), 21-30, 2001.
76. Balaban CD. Vestibular autonomic regulation (including motion sickness and the mechanism of vomiting). Curr Opin Neurol 12 (1), 29-33, 1999.
77. Hornby PJ. Central neurocircuitry associated with emesis. Am J Med 111 (Suppl 8A), 106S-112S, 2001.
78. Yamamoto H, Kishi T, Lee CE, et al. Glucagon-like peptide-1-responsive catecholamine neurons in the area postrema link peripheral glucagon-like peptide1 with central autonomic control sites. J Neurosci 23(7), 2939-2946, 2003.
79. Chen CJ, Scheufele M, Sheth M, et al. Isolated relative afferent pupillary defect secondary to contralateral midbrain compression. Arch Neurol 61, 1451-1453, 2004.
80. Hornblass A. Pupillary dilatation in fractures of the floor of the orbit. Ophthalmic Surg 10(11), 44-46, 1979.
81. Antonio-Santos AA, Santo RN, Eggenberger ER. Pharmacological testing of anisocoria. Expert Opin Pharmacother 6 (12), 2007-2013, 2005.
82. McLeod JG, Tuck RR. Disorders of the autonomic nervous system: part 2. Investigation and treatment. Ann Neurol 21(6), 519-529, 1987.
83. Zhang YH, Lu J, Elmquist JK, et al. Lipopolysaccharide activates specific populations of hypothalamic and brainstem neurons that project to the spinal cord. J Neurosci 20 (17), 6578-6586, 2000.
84. Llewellyn-Smith IJ, Martin CL, Marcus JN, et al. Orexin-immunoreactive inputs to rat sympathetic preganglionic neurons. Neurosci Lett 351 (2), 115-119, 2003.
85. Estabrooke IV, McCarthy MT, Ko E, et al. Fos expression in orexin neurons varies with behavioral state. J Neurosci 21(5), 1656-1662, 2001.
86. Loewy AD, Araujo JC, Kerr FW. Pupillodilator pathways in the brain stem of the cat: anatomical and electrophysiological identification of a central autonomic pathway. Brain Res 60 (1), 65-91, 1973.
87. Burde RM, Loewy AD. Central origin of oculomotor parasympathetic neurons in the monkey. Brain Res 198 (2), 434-439, 1980.
88. Burde RM. Disparate visceral neuronal pools subserve spinal cord and ciliary ganglion in the monkey: a double labeling approach. Brain Res 440 (1), 177-180, 1988.
89. Gooley JJ, Lu J, Fischer D, et al. A broad role for melanopsin in nonvisual photoreception. J Neurosci 23(18), 7093-7106, 2003.
90. Buttner-Enever JA, Cohen B, Horn AK, et al. Pretectal projections to the oculomotor complex of the monkey and their role in eye movements. J Comp Neurol 366 (2), 348-359, 1996.
91. Jampel RS. Convergence, divergence, pupillary reactions and accommodation of the eyes from faradic stimulation of the macaque brain. J Comp Neurol 115, 371-399, 1960.
92. Kerr FW, Hallowell OW. Location of the pupillomotor and accommodation fibers in the oculomotor nerve: experimental observations on paralytic mydriasis. J Neurol Neurosurg Psychiatry 27, 473-481, 1964.

93. Leigh RJ, Zee DS. The Neurology of Eye Movements, 4th ed. New York: Oxford University Press, 2006.
94. Hanson RA, Ghosh S, Gonzalez-Gomez I, et al. Abducens length and vulnerability? Neurology 62 (1), 33–36, 2004.
95. Zee DS. Brain stem and cerebellar deficits in eye movement control. Trans Ophthalmol Soc U K 105 (Pt 5), 599–605, 1986.
96. Henn V. Pathophysiology of rapid eye movements in the horizontal, vertical and torsional directions. Baillieres Clin Neurol 1(2), 373–391, 1992.
97. Sparks DL, Mays LE. Signal transformations required for the generation of saccadic eye movements. Annu Rev Neurosci 13, 309–336, 1990.
98. Lewis RF, Zee DS. Ocular motor disorders associated with cerebellar lesions: pathophysiology and topical localization. Rev Neurol (Paris) 149 (11), 665–677, 1993.
99. Buettner UW, Zee DS. Vestibular testing in comatose patients. Arch Neurol 46 (5), 561–563, 1989.
100. Helmchen C, Rambold H, Kempermann U, et al. Localizing value of torsional nystagmus in small midbrain lesions. Neurology 59 (12), 1956–1964, 2002.
101. Krauzlis RJ. Recasting the smooth pursuit eye movement system. J Neurophysiol 91 (2), 591–603, 2004.
102. Leichnetz GR. An anterogradely-labeled prefrontal cortico-oculomotor pathway in the monkey demonstrated with HRP gel and TMB neurohistochemistry. Brain Res 198 (2), 440–445, 1980.
103. Barton JJ, Simpson T, Kiriakopoulos E, et al. Functional MRI of lateral occipitotemporal cortex during pursuit and motion perception. Ann Neurol 40 (3), 387–398, 1996.
104. Goldberg ME. The control of gaze. In: Kandel ER, Schwartz JH, Jessel JH, eds. Principles of Neuroscience, 4th ed. New York: McGraw Hill, pp 782–800, 2000.
105. Cogan DG, Chu FC, Reingold DB. Ocular signs of cerebellar disease. Arch Ophthalmol 100 (5), 755–760, 1982.
106. Caplan LR. Ptosis. J Neurol Neurosurg Psychiatry 37 (1), 1–7, 1974.
107. Hackley SA, Johnson LN. Distinct early and late subcomponents of the photic blink reflex: response characteristics in patients with retrogeniculate lesions. Psychophysiology 33, 239–251, 1996.
108. Liu GT, Ronthal M. Reflex blink to visual threat. J Clin Neuroophthalmol 12, 47–56, 1992.
109. Wijdicks EF, Bamlet WR, Maramattom BV, et al. Validation of a new coma scale: the FOUR score. Ann Neurol 58 (4), 585–593, 2005.
110. Pullicino PM, Jacobs L, McCall WD Jr, et al. Spontaneous palpebromandibular synkinesia: a localizing clinical sign. Ann Neurol 35 (2), 222–228, 1994.
111. Roberts TA, Jenkyn LR, Reeves AG. On the notion of doll's eyes. Arch Neurol 41, 1242–1243, 1984.
112. Schubert MC, Das V, Tusa RJ, et al. Cervico-ocular reflex in normal subjects and patients with unilateral vestibular hypofunction. Otol Neurotol 25 (1), 65–71, 2004.
113. Schlosser HG, Unterberg A, Clarke A. Using videooculography for galvanic evoked vestibulo-ocular monitoring in comatose patients. J Neurosci Methods 145 (1–2), 127–131, 2005.
114. Brandt TH, Dieterich M. Different types of skew deviation. J Neurol Neurosurg Psychiatry 54, 549–550, 1991.
115. Fisher CM. Some neuro-ophthalmological observations. J Neurol Neurosurg Psychiatry 30 (5), 383–392, 1967.
116. Chung CS, Caplan LR, Yamamoto Y, et al. Striatocapsular haemorrhage. Brain 123 (Pt 9), 1850–1862, 2000.
117. Baloh RW, Furman JM, Yee RD. Dorsal midbrain syndrome: clinical and oculographic findings. Neurology 35 (1), 54–60, 1985.
118. Choi KD, Jung DS, Kim JS. Specificity of "peering at the tip of the nose" for a diagnosis of thalamic hemorrhage. Arch Neurol 61, 417–422, 2004.
119. Litvan I, Jankovic J, Goetz CG, et al. Accuracy of the clinical diagnosis of postencephalitic parkinsonism: a clinicopathologic study. Eur J Neurol 5 (5), 451–457, 1998.
120. Jhee SS, Zarotsky V, Mohaupt SM, et al. Delayed onset of oculogyric crisis and torticollis with intramuscular haloperidol. Ann Pharmacother 37 (10), 1434–1437, 2003.
121. Pannullo SC, Reich JB, Krol G, et al. MRI changes in intracranial hypotension. Neurology 43, 919–926, 1993.
122. Keane JR. Alternating skew deviation: 47 patients. Neurology 35 (5), 725–728, 1985.
123. Brandt TH, Dieterich M. Different types of skew deviation. J Neurol Neurosurg Psychiatry 54 (6), 549–550, 1991.
124. Keane JR. Ocular skew deviation. Analysis of 100 cases. Arch Neurol 32 (3), 185–190, 1975.
125. Smith JL, David NJ, Klintworth G. Skew deviation. Neurology 14, 96–105, 1964.
126. Johkura K, Komiyama A, Tobita M, et al. Saccadic ping-pong gaze. J Neuroophthalmol 18, 43–46, 1998.
127. Daroff RB, Hoyt WF. Supranuclear disorders of ocular control systems in man: clinical, anatomical and physiological correlations. In: Bach-y-Rita P, Collins CC, Hyde JE, eds. The Control of Eye Movements. New York: Academic Press, pp 175–235, 1971.
128. Ochs AL, Stark L, Hoyt WF, et al. Opposed adducting saccades in convergence-retraction nystagmus: a patient with sylvian aqueduct syndrome. Brain 102 (3), 497–508, 1979.
129. Fischer CM. Ocular bobbing. Arch Neurol 11, 543–546, 1964.
130. Rosenberg ML. Spontaneous vertical eye movements in coma. Ann Neurol 20 (5), 635–637, 1986.
131. Herishanu YO, Abarbanel JM, Frisher S, et al. Spontaneous vertical eye movements associated with pontine lesions. Isr J Med Sci 27 (6), 320–324, 1991.
132. Lourie H. Seesaw nystagmus. Case report elucidating the mechanism. Arch Neurol 9, 531–533, 1963.
133. Sano K, Sekino H, Tsukamoto Y, et al. Stimulation and destruction of the region of the interstitial nucleus in cases of torticollis and see-saw nystagmus. Confin Neurol 34 (5), 331–338, 1972.

134. Keane JR. Intermittent see-saw eye movements. Report of a patient in coma after hyperextension head injury. Arch Neurol 35 (3), 173-174, 1978.
135. Schott JM, Rossor MN. The grasp and other primitive reflexes. J Neurol Neurosurg Psychiatry 74 (5), 558-560, 2003.
136. Jacobs L, Gossman MD. Three primitive reflexes in normal adults. Neurology 30 (2), 184-188, 1980.
137. De RE, Barbieri C. The incidence of the grasp reflex following hemispheric lesion and its relation to frontal damage. Brain 115 (Pt 1), 293-313, 1992.
138. Greenberg DA, Simon RP. Flexor and extensor postures in sedative drug-induced coma. Neurology 32 (4), 448-451, 1982.
139. Jennett B, Teasdale G. Aspects of coma after severe head injury. Lancet 1(8017), 878-881, 1977.
140. Sherrington CS. Cataleptoid reflexes in the monkey. Proc Royal Soc Lond 60, 411-414, 1897.
141. Kirk MM, Hoogwerf BJ, Stoller JK. Reversible decerebrate posturing after profound and prolonged hypoglycemia. Cleve Clin J Med 58 (4), 361-363, 1991.
142. Conomy JP, Swash M. Reversible decerebrate and decorticate postures in hepatic coma. N Engl J Med 278 (16), 876-879, 1968.
143. Strauss GI, Moller K, Larsen FS, et al. Cerebral glucose and oxygen metabolism in patients with fulminant hepatic failure. Liver Transpl 9 (12), 1244-1252, 2003.
144. Kosaka Y, Tanaka K, Sawa H, et al. Acid-base disturbance in patients with fulminant hepatic failure. Gastroenterol Jpn 14(1), 24-30, 1979.
145. Krapf R, Caduff P, Wagdi P, et al. Plasma potassium response to acute respiratory alkalosis. Kidney Int 47 (1), 217-224, 1995.
146. Spector RH, Davidoff RA, Schwartzman RJ. Phenytoin-induced ophthalmoplegia. Neurology 26 (11), 1031-1034, 1976.
147. Pulst SM, Lombroso CT. External ophthalmoplegia, alpha and spindle coma in imipramine overdose: case report and review of the literature. Ann Neurol 14(5), 587-590, 1983.
148. Odaka M, Yuki N, Yamada M, et al. Bickerstaff's brainstem encephalitis: clinical features of 62 cases and a subgroup associated with Guillain-Barre syndrome. Brain 126 (Pt 10), 2279-2290, 2003.
149. Ragosta K. Miller Fisher syndrome, a brainstem encephalitis, mimics brain death. Clin Pediatr (Phila) 32 (11), 685-687, 1993.
150. Dhiravibulya K, Ouvrier R, Johnston I, et al. Benign intracranial hypertension in childhood: a review of 23 patients. J Paediatr Child Health 27 (5), 304-307, 1991.
151. Thomke F, Mika-Gruttner A, Visbeck A, et al. The risk of abducens palsy after diagnostic lumbar puncture. Neurology 54 (3), 768-769, 2000.
152. Speer C, Pearlman J, Phillips PH, et al. Fourth cranial nerve palsy in pediatric patients with pseudotumor cerebri. Am J Ophthalmol 127 (2), 236-237, 1999.
153. Malouf R, Brust JC. Hypoglycemia: causes, neurological manifestations, and outcome. Ann Neurol 17(5), 421-430, 1985.
154. Vaughan CJ, Delanty N. Hypertensive emergencies. Lancet 356 (9227), 411-417, 2000.
155. Mitchell P, Wilkinson ID, Hoggard N, et al. Detection of subarachnoid haemorrhage with magnetic resonance imaging. J Neurol Neurosurg Psychiatry 70, 205-211, 2001.
156. Lin A, Ross BD, Harris K, et al. Efficacy of proton magnetic resonance spectroscopy in neurological diagnosis and neurotherapeutic decision making. NeuroRx 2(2), 197-214, 2005.
157. Guillevin R, Vallee JN, Demeret S, et al. Cerebral fat embolism: Usefulness of magnetic resonance spectroscopy. Ann Neurol 57, 434-439, 2005.
158. Schoning M, Scheel P, Holzer M, et al. Volume measurement of cerebral blood flow: assessment of cerebral circulatory arrest. Transplantation 80 (3), 326-331, 2005.
159. Dominguez-Roldan JM, Garcia-Alfaro C, Jimenez Gonzalez PI, et al. Brain death due to supratentorial masses: diagnosis using transcranial Doppler sonography. Transplant Proc 36 (10), 2898-2900, 2004.
160. Wojner-Alexandrov AW, Alexandrov AV, Rodriguez D, et al. Houston paramedic and emergency stroke treatment and outcomes study (HoPSTO). Stroke 36 (7), 1512-1518, 2005.
161. Panerai RB, Kerins V, Fan L, et al. Association between dynamic cerebral autoregulation and mortality in severe head injury. Br J Neurosurg 18 (5), 471-479, 2004.
162. Droste DW, Metz RJ. Clinical utility of echocontrast agents in neurosonology. Neurol Res 26 (7), 754-759, 2004.
163. Brenner RP. The interpretation of the EEG in stupor and coma. Neurologist 11(5), 271-284, 2005.
164. Kaplan PW. Assessing the outcomes in patients with nonconvulsive status epilepticus: nonconvulsive status epilepticus is underdiagnosed, potentially overtreated, and confounded by comorbidity. J Clin Neurophysiol 16 (4), 341-352, discussion 353, 1999.
165. Brenner RP. Is it status? Epilepsia 43 (Suppl 3), 103-113, 2002.
166. Towne AR, Waterhouse EJ, Boggs JG, et al. Prevalence of nonconvulsive status epilepticus in comatose patients. Neurology 54, 340-345, 2000.
167. Burneo JG, Knowlton RC, Gomez C, et al. Confirmation of nonconvulsive limbic status epilepticus with the sodium amytal test. Epilepsia 44, 1122-1126, 2003.
168. Kaplan PW. The clinical features, diagnosis, and prognosis of nonconvulsive status epilepticus. Neurologist 11(6), 348-361, 2005.
169. Fischer C, Luauté J, Adeleine P, et al. Predictive value of sensory and cognitive evoked potentials for awakening from coma. Neurology 63, 669-673, 2004.
170. Ohta T, Waga S, Handa H, et al: New Grading of Level of Consciousness. Neurol Surg (Tokyo) 2: 623-626, 1974 (In Japanese).
171. Ohta T, Kikuchi H, Hashi K, et al.: Nizofenone administration in the acute stage following subarachnoid hemorrhage (Table 3). J Neurosurg 64: 420-426, 1986
172. Ohta T: Transition of judgement of the depth of consciousness disturbance and its perspectives-from Japan Coma Scale to Emergency Coma Scale. J Jap Congr Neurol Emerg 16: 1-4, 2003

173. Ohta T: Phenomenological aspects of consciousness-its disturbance in acute and chronic stages. Acta Neurochir[Suppl] 93: 191-193, 2005
174. Takahashi C, Okudera H, Sakamoto T, et al: The Emergency Coma Scale for patients in the ED: concept, validity and simplicity. Am J Emerg Med 27: 240-243, 2009.
175. Takahashi C, Okudera H, Origasa H, et al. A simple and useful coma scale for patients with neurologic emergencies: the Emergency Coma Scale. Am J Emerg Med; In press

3　意識障害の器質的原因

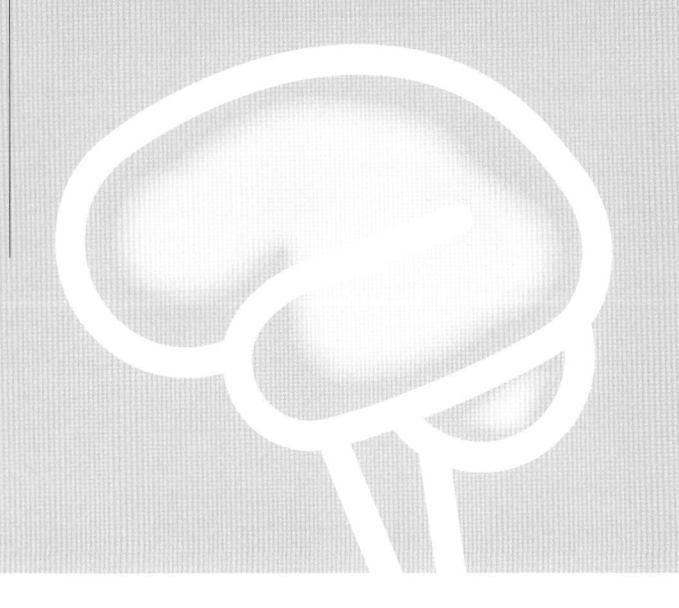

意識障害を起こす器質的脳損傷は，次の2つに大別される（**表3-1**）。**圧迫性病変**が上行性賦活系を直接圧迫するか，この病変によって歪んだ脳組織が，二次的に上行性賦活系またはその標的である前脳を圧迫することにより意識障害が起きる（p98，ヘルニア症候群を参照）。このような変化は，腫瘍，血腫，膿瘍など，広範囲な占拠性病変でみられる。**破壊性病変**は，上行性賦活系またはその標的である前脳を，直接損傷することにより意識障害を引き起こす。意識障害を起こす原因が，間脳または脳幹病変であれば両側性のはずだが，病変が中脳または尾側間脳の正中付近の上行性賦活系を障害すると，きわめて狭い範囲の病変であっても昏睡を生じうる。大脳皮質または皮質下の障害であれば，病変は両側性でかつびまん性のはずである。このような変化をきたす病態として，

表3-1　昏睡をきたす器質的病変部位と代表的な原因

圧迫性	破壊性
大脳 　両側性硬膜下出血 **間脳** 　視床（出血など） 　視床下部（下垂体腺腫など） **脳幹** 　中脳（鉤ヘルニアなど） 　小脳（腫瘍，出血，膿瘍など）	**大脳半球** 　皮質（急性無酸素症など） 　皮質下白質（遅発性無酸素症など） **間脳** 　視床（梗塞など） **脳幹** 　中脳，橋（梗塞など）

腫瘍，出血，梗塞，外傷，感染がある。病変が破壊性でも圧迫性でも，脳浮腫が起こると圧迫はさらに強くなる。

　ほとんどの圧迫性病変は外科的に治療されるが，破壊性病変は，一般的には内科的に治療される。この章では，脳の器質的病変を有する患者の病態生理学および一般的アプローチについて，圧迫性病変，破壊性病変の順で述べる。第4章では，**表3-1に示した昏睡の特殊な原因について述べる。**

　第2章では，意識障害の非器質的と器質的原因を鑑別する身体的所見について述べた。まずは，実際に意識障害があるかを診断し，意識障害ではないが，無為，無動性無言症，心理学的無反応，施錠状態にある患者を鑑別する（第1章参照）。これは，初診時には比較的容易になされる。難しいのは，意識障害の原因が代謝性なのか，器質性なのかを鑑別することである。第2章で示したように，意識障害の原因が器質性で，脳幹の上行性賦活系を障害している場合，通常は局所徴候がみられるため，代謝性昏睡との鑑別は容易である。しかし，器質性疾患が大脳皮質をびまん性に侵すか，間脳を両側性に侵す場合は，局所徴候が存在しないことが多く，代謝性意識障害との鑑別は難しくなる。初期には局所徴候を呈さない圧迫性病変でも，次第に局在徴候が現れるが，その時までには意識障害は不可逆的になっているだろう。従って，器質性と代謝性意識障害の鑑別に疑問がある場合は，患者の状態が落ち着き次第，画像診断（通常はCT，可能であればMRI）を行い，外科的に治療しうる占拠性病変の有無を診断する。局所徴候が現れていない段階で，外科的治療が可能な病変を発見できれば，患者を安定させる時間的余裕ができるので，他の非器質的な原因の有無を調べる。とはいえ，検査時間は短くし，時間や日単位ではなく分単位で対処すべきである。局所徴候が既に存在する場合には，画像を撮像する前に，過換気，高浸透圧薬，さらにコルチコステロイドの投与（第7章）などにより，頭蓋内圧を下げる取り組みを始める。

昏睡の原因となる圧迫性病変

圧迫性病変は，（1）覚醒系を直接，または覚醒系の標的である前脳を歪める，（2）脳血流を全体的に障害するレベルまで，びまん性に頭蓋内圧を亢進させる，（3）局所的虚血を引き起こすまでに，組織を歪める，（4）浮腫を惹起し，さらに神経組織を歪める，（5）組織の偏位（ヘルニア）を引き起こす，などの決定的な方法で意識を障害する。意識障害患者を診断する上では，それぞれの過程の解剖と病態の理解がきわめて重要である。

覚醒系を直接歪める圧迫性病変

脳の要所レベルで生じた圧迫が，覚醒系に圧をかけることで昏睡が惹起される。局所的圧迫が神経機能を障害する機序は，十分には理解されていない。しかし，ニューロンは，必須の蛋白とミトコンドリアを神経終末に運ぶと同時に，使用済みまたは壊れた細胞成分を処理するために細胞体へ運ぶ，軸索輸送に依存する。神経軸索のわずかな絞扼も，遠心性および求心性の軸索流を障害し，これが絞扼場所の両端に軸索内容物を堰き止め，結果的に軸索は機能不全に陥る。この関係を示すおそらく最も明白な例は，鬱血乳頭患者の視神経で示される（p94，頭蓋内圧亢進の項を参照）。圧迫性病変による覚醒系組織の偏位を原因とする意識障害については，次の項で述べる。

中枢神経系の圧迫による症候の発生部位別の特徴

硬膜下血腫，腫瘍，膿瘍など，長時間かけて徐々に増大する病変により**大脳半球が圧迫される**と，病変が比較的大きくなっても，診断に有益な局所徴候はわずかしかみられない。大脳半球組織は，腫瘍の増大が同側の脳室からの髄液流出により代

償される限り，驚くほどのひずみや伸展にも耐えうる．しかし，拡張する余地が半球内になくなると，腫瘍のわずかな増大であっても，正中線を越えて側方，または下方へ，間脳や中脳を圧迫することでのみ代償されることとなる．このような患者では，意識障害は，間脳や上部脳幹の外側または尾側への偏位の程度に相関する[1]．従って，大脳半球に病変のある患者に意識障害が発生した場合，脳の不可逆的損傷を防ぐ治療的時間の余裕は，わずかしか残っていない．

視床そのものの占拠性病変(通常は腫瘍や出血)や鞍上部髄液槽内腫瘍(典型的には頭蓋咽頭腫，胚細胞腫，下垂体腺腫の鞍上部進展など．第4章参照)によって**間脳もまた圧迫される**．鞍上部腫瘍は，意識障害のほかに，視神経や視索にさまざまな障害を引き起こすが，視野障害，古典的には両耳側半盲が特徴的である．鞍上部腫瘍が海綿静脈洞内に進展すると，眼筋を支配する動眼神経(第Ⅲ脳神経)，滑車神経(第Ⅳ脳神経)，外転神経(第Ⅵ脳神経)および三叉神経(第Ⅴ脳神経)第1枝(Ⅴ1)が障害される．このような腫瘍では，内分泌機能障害をみることもある．腫瘍が下垂体茎を損傷すると，尿崩症や汎下垂体機能低下症が発生する．女性では，乳漏症や無月経が下垂体腺腫の前触れとして起こる．なぜなら，乳汁分泌ホルモン(プロラクチン)は，抑制性の支配を受ける唯一の下垂体前葉ホルモンであり，下垂体茎が障害されると特異的に上昇するためである．

中脳背側は，松果体部腫瘍によって圧迫される．松果体の占拠性病変には，松果体ジャーミノーマ，正中線上に発生する他のジャーミノーマ(胎児性癌，奇形癌)，また松果体細胞腫や松果体星状膠細胞腫などの松果体部腫瘍がある．松果体部腫瘍は視蓋前野をも圧迫する．従って，松果体部腫瘍は意識障害を生じると共に，わずかに散大し固定した瞳孔，垂直方向の自発的眼球運動障害(典型的には，下転と比較して上転がより早期かつ強く障害される)と輻輳障害，輻輳眼振，場合によっては後退性眼振(p105，Parinaud症候群を参照)

など，診断の根拠となる神経眼科的徴候を惹起する[2]．視蓋前野や中脳背側の上方に位置する視床枕への出血は，類似の一連の徴候を示すことがある．

小脳に原発する最も多い後頭蓋窩圧迫性病変としては，腫瘍，出血，梗塞，膿瘍などがあるが，硬膜下や硬膜外出血などの小脳実質外病変も，圧排効果を示すことがある．小脳腫瘍には，あらゆる種類の原発性および転移性腫瘍(第4章)のほか，小児に発生する若年性毛様性星状膠細胞腫，髄芽腫，von Hippel-Lindau症候群患者に発生する血管芽腫がある．

小脳腫瘍は脳幹を直接圧迫し昏睡を起こすが，テント切痕から上方への脳幹ヘルニアも引き起こす．患者は意識を失うとともに，対光反射はあるが縮小した瞳孔，温度眼振試験の異常(左右非対称)，除脳様運動反応という，一連のパターンを呈するが，これは橋レベルの脳機能障害を示唆する[3,4]．橋底部は小脳から最も離れているため，母趾背屈反射などの運動徴候は，通常比較的遅れて現れ，小脳ではなく，むしろ脳幹実質内の腫瘍を示唆する．中脳に上向きに圧がかかると，瞳孔不同を生じるか，反射の消失をみる．橋圧迫によって前庭眼反射がすでに障害されていなければ，垂直方向への眼球運動が失われる．

小脳の占拠性病変による第四脳室圧迫が，髄液の流れを障害し，昏睡が起こる．これは急性水頭症を生じ，急速な頭蓋内圧亢進が惹起されるためである(p150を参照)．第四脳室閉塞の始まりは，典型的には嘔気によって予知される．突発的な噴出性嘔吐がみられる場合もある．また，運動失調，めまい，項部硬直などの病歴もみられるが，次第に小脳扁桃が大後頭孔の縁に押し付けられ，ついには呼吸が停止する．圧迫が徐々に(例えば12時間以上にわたり)起これば，鬱血乳頭がみられる．小脳腫瘍はその直径が数ミリ大きくなるだけで，第四脳室を閉塞するため，潜在的に非常に危険である．

意識障害は，**占拠性病変による脳幹の直接的な**

圧迫でも起こることがある。これらの病変は，一般的には腫瘍や出血などの脳幹実質内に発生したものであり，破壊性病変とは対照的に，圧迫が意識障害にどの程度影響しているのかを判断することは難しい。前庭神経鞘腫，髄膜腫，真珠腫などの小脳橋角部腫瘍が脳幹を圧迫する場合もある。しかし，これらの腫瘍は通常ゆっくりした経過をとるため，非常に大きくなり，意識障害を生じるまでには，局所徴候をみることが多い。

昏睡における頭蓋内圧亢進の役割

頭蓋内圧亢進は，比較的ゆっくり起こった場合には，脳はきわめてよくそれに耐えうるということは，重要だが誤解されていることが多い。例えば，偽性脳腫瘍のように髄液圧が慢性的に亢進した患者では，髄液圧が 600 mmH$_2$O 以上になっても，脳の機能不全徴候はほとんどみられない。頭蓋内圧が脳血流を障害するに至るまで，圧亢進による主な問題は，鬱血乳頭と頭痛である。

鬱血乳頭 papilledema は，頭蓋内圧亢進によって視神経にかかる圧差によって発生する。眼の網膜神経節細胞は，典型的には正常髄液圧と同じ範囲内にある眼球内圧の影響を受ける。網膜神経節細胞の軸索は，視神経乳頭を通って眼球から出て，視神経経由で脳に達する。眼内の網膜神経節細胞体からの軸索原形質は，視神経乳頭を通って軸索内を流れる。同様に，眼内の網膜静脈は眼球内圧の影響を受ける。静脈はまた，乳頭を通って眼球から離れ視神経に沿って流れる。一方，視神経は硬膜とくも膜髄鞘で被包され，頭蓋内くも膜下腔の髄液と交通する[5]。視神経乳頭そのものは，篩状板 cribriform（ラテン語の「篩い sieve」が語源）を形成する，密な線維性ネットワークから成り，これは圧調節器として働く。従って，視神経と網膜静脈は，視神経乳頭の一方では眼球内圧に，他方では頭蓋内圧に曝されていることになる。

正常では，仕切られた2つの区画の圧差は，存在するとしてもわずかであるため，軸索輸送は障害されることなく流れ，網膜静脈は正常拍動を示す。頭蓋内圧が全身静脈圧を超えて上昇すると，網膜静脈の拍動は減弱あるいは消失するが，これは鬱血乳頭の初期像としてみられる。静脈圧が上昇すると網膜静脈はより太くなり，細い静脈も眼底鏡でみえやすくなるため，数が増えたようにみえる。従って，網膜静脈の拍動は，正常頭蓋内圧を示す徴候として有効ではあるが，常にみられるわけではない。また，網膜静脈の充血は，頭蓋内圧亢進の信頼できる初期徴候である[6,7]。頭蓋内圧亢進による第2段階の現象として，あたかも神経がゆるく結紮されたように軸索流が障害され，視神経乳頭の網膜側に軸索原形質の蓄積が起こる。視神経軸策が膨張すると，視神経乳頭の境界が，まず上方と下方の極，次いで外側，最後に内側で不明瞭になる[8]。視神経乳頭は増大し，これは視野の中で「盲点」の拡大として認められる。患者によっては，この領域での視野欠損を訴える程である。頭蓋内圧がさらに亢進すると，神経節細胞は，網膜の周辺部から黄斑に向かって脱落し，その結果，求心性視野狭窄が起こる。

鬱血乳頭は，頭蓋内圧亢進によって，視神経に加わる背圧を反映したものであるため，ほとんど常に両側性である。まれな例外として，一側の視神経そのものが占拠性病変（例えば嗅溝部髄膜腫）により圧迫され，結果として同側の眼に視神経萎縮が起こり，他側の眼に鬱血乳頭が起こることがある（Foster Kennedy 症候群）。一方，脱髄疾患または神経栄養血管の閉塞（前虚血性視神経ニューロパチー）による，視神経乳頭レベルでの視神経損傷では，視神経の球後腫脹を起こし，同様に軸策輸送と静脈灌流が障害される[9]。これによって起こる視神経乳頭炎は，鬱血乳頭と全く同じようにみえるが，一側性が特徴的であり，また少なくとも，両側の視神経が同じように侵されることはない。さらに，乳頭炎では，視力消失は通常比較的急速に始まり，特に暗点と呼ばれる局所的な消失を伴うため，診断は通常明らかである。

頭蓋内圧亢進がなぜ**頭痛**を惹起するのかは分かっていない。髄液は通常，主としてくも膜絨毛で再吸収され，くも膜下腔から出て行く[10]。このような機構は，上矢状洞の表面に沿ってみられ，くも膜縦毛は，くも膜が静脈洞の壁の中に陥入した形になっている。髄液はくも膜下腔からエンドサイトーシス（飲食作用endocytosis）によってくも膜上皮細胞内の小水疱vesicleに取り込まれ，小水疱はくも膜上皮細胞内へと運ばれた後に，エクソサイトーシス（開口分泌exocytosis）によって静脈洞内に放出される。髄液を産生する腫瘍や偽性脳腫瘍では，髄液の分泌と吸収のバランスに乱れが生じる。いずれの場合でも，髄液圧は600 mmH₂Oを超えるようなきわめて高い値に達するが，頭痛以外，脳の機能不全は，むしろわずかである。実験的に，くも膜下腔内へ人工髄液を注入し，髄液圧を800 mmH₂O，さらには1,000 mmH₂Oに上げても，脳の機能不全は起こらないし，不思議なことに頭痛もほとんど起こらない[11,12]。しかし，偽性脳腫瘍のように，びまん性に頭蓋内圧亢進が起こるような状況では頭痛が起こる[13]。これは，この状況は，脳の血管や髄膜にある痛みの受容体を，微妙に歪ませることを示唆している[14]。

一方，**脳の静脈系に閉塞**が起こった場合には，頭蓋内圧亢進は，脳の機能不全徴候と強い頭痛を伴うことが多い。頭痛は，閉塞した静脈洞の部位に限局している（上矢状静脈洞の場合の頭痛は頭頂部に特異的。よって，横静脈洞の場合は，痛みは通常病側の耳の後ろに起こる）。このような状況での頭痛は，静脈洞自体への刺激や，局所的な歪みによると考えられている。脳の機能不全は，静脈洞に流れ込む流入静脈にかかる背圧により，周辺脳における灌流圧が下がり，静脈性脳梗塞が生じることによる（p156を参照）。小さな毛細血管が損傷され，局所的な出血や，焦点性または全般発作が起きる。上矢状静脈洞血栓は，大脳半球の傍矢状域に虚血を起こし，下肢麻痺が生じる。外側静脈洞血栓では，側頭葉の下外側に脳梗塞が起きるのが特徴であり，痙攣発作以外の神経症状を示すことは少ない。

びまん性頭蓋内圧亢進が症状を惹起する最も重要な機序は，**脳動脈の供給障害**である。第2章で述べたように，通常，脳は血液供給を調節することにより，頭蓋内圧亢進を代償する。しかし，頭蓋内圧が600 mmH₂Oを超えると，脳灌流にかかる背圧は45～50 mmHgに達し，これは血行力学上，重大な負荷となる。典型的な例は，頭部外傷後の血管運動神経麻痺を伴った急性肝機能障害[15]や，場合によっては急性脳炎でみられる。灌流圧が脳の機能維持に必要な下限域よりさらに下がると，神経細胞はエネルギー不足のために，イオン勾配の維持ができなくなり，さらに腫脹する。これは，頭蓋内圧をさらに亢進させ，脳灌流圧低下とさらなる脳梗塞という悪循環を招く。

灌流圧の下降は，例えば立ち上がる時などのように，全身血圧が下がる場合にもみられる。頭蓋内圧亢進患者では，立ち上がった時，瞬間的に両側の一過性視力低下（visual obscurationと呼ばれる）を起こすことがあり，おそらく後方脳血流が自律調節能を失ったことによると考えられる。灌流圧障害は局所的にも起こる（例えば，症状のない内頸動脈閉塞患者が立ち上がった時，わずかな血圧の低下のために，病側の内頸動脈流域の症状が出現する）。その患者に，両側の慢性内頸動脈閉塞があれば，立ち上がったときに一過性の意識障害が出現することがある[16]。

占拠性病変による頭蓋内圧亢進患者では，体位の変化，咳，くしゃみ，排便時の力み，または気管吸引の際にさえ，さらなる急激な頭蓋内圧亢進が起こる（プラトー波）[17]。急激な頭蓋内圧亢進は脳灌流を低下させ，錯乱，混迷，昏睡などを含むさまざまな神経症状を生じる[18]（**表3-2**）。症状は数分持続した後に消失するため，痙攣発作と間違われることがある。

最後に，**容積のさらなる増加や頭蓋内圧の変化率に対応する，頭蓋内制御システムである圧縮率（コンプライアンス）の消失**は，頭蓋内圧亢進に対

表3-2　突発性頭蓋内圧亢進でみられる発作性症状

意識障害	頸部の後屈
トランス様状態	弓なり緊張，開口障害
夢想あるいは興奮	上下肢の硬直と強直性の伸展または屈曲
錯乱，失見当識	両側性伸展性足底反射
不穏，興奮	深部腱反射低下または消失
捜衣模床 carphology	全身性筋力低下
窒息感，空気飢餓感	顔面筋単収縮
心血管あるいは呼吸器障害	上下肢の間代性運動
頭痛	顔面と四肢の錯感覚
頸部および肩の痛み	体温上昇
鼻腔のかゆみ	悪心，嘔吐
霧視，黒内障	顔面紅潮
瞳孔散瞳，瞳孔反射消失	蒼白，チアノーゼ
眼振	発汗
動眼神経あるいは外転神経麻痺	悪寒戦慄と「鳥肌」
眼球の共同偏視	口渇
外眼筋麻痺症	流涎
嚥下または構音障害	あくび，しゃっくり
項部硬直	糞尿切迫および失禁

Ingvar[18] より改変。

する脳の反応に大きな意味をもつ。圧縮率は，容積の増加によって引き起こされる圧の変化である。正常脳では，小さい頭蓋内出血などによる脳容積の増加は，その区画から同量の髄液を排除することで代償される。しかし，腫瘍が増大し，その区画に，もはや少量の髄液しか残されていない場合は，容積のわずかな増加も，圧を大きく上昇させる。びまん性脳浮腫が，頭蓋内圧を限界域にまで亢進させた場合などに生じる圧縮率の消失は，**プラトー波 plateau wave** を発生させる。プラトー波は，平均動脈圧にまで達する，大きな持続性の頭蓋内圧亢進であり，15分〜30分ごとに現れる[19,20]。これは，全身性の血管運動性律動による，発作性の動脈性血管拡張によるものと考えられているが，圧縮率の消失した区画での急激な血液容積の増加は，それがわずかであっても，頭蓋内圧を劇的に上昇させることになる[21]。従って，このような急激な頭蓋内圧亢進は，広範囲な発作性の神経症状を引き起こす（**表3-2**）。隣接した区画の圧が低いときには，この圧差によりヘルニアが生じる（以下を参照）[22]。

逆にいえば，患者がヘルニアの初期徴候を示したとき，占拠性病変を含む区画の圧縮率をわずかにでも回復できれば，状況を逆転させることが可能である。過換気は，血液の二酸化炭素分圧を低下させ，動脈と静脈を収縮させる。こういった手技による頭蓋内血液量のわずかな減少は，ヘルニア徴候を数分間で劇的に回復させる。

占拠性病変における血管性因子と脳浮腫の役割

前述したように，圧迫性病変が症状を惹起する重要な要因は，それによって引き起こされる局所組織の虚血である。全体的な脳血流障害がなくとも，占拠性病変周辺の局所的な圧亢進や組織の歪みに

より，細い動脈が引き伸ばされ，血管腔が狭まり，その血管流域に十分な血液を供給できなくなる。

腫瘍，炎症性疾患，硬膜下出血の被膜など占拠性病変の多くは，新しい血管の成長を誘導することができる（脈管形成 angiogenesis）[23]。このような血管は，脳の正常毛細血管を特徴付ける，血液脳関門の基盤となる形態を備えていない（開窓 fenestration と血管内皮細胞間の接着結合 tight junction の欠如など）。このような血管の透過のため，CTやMRI検査の際に造影剤が漏れ，血液脳関門を欠く病変が造影増強される。血管からの漏れは，細胞外腔への液漏出を起こし，**血管原性浮腫** vasogenic edema を生じる（**図3-1B**）[24,25]。この浮腫は，周辺の組織を，それ自身が栄養を受ける血管から徐々に遠くへ押しやってしまう。太い血管は，Willis動脈輪につなぎ止められ，細い血管は軟膜血管系につなぎ止められているため，それらの血管が栄養する脳組織ほどは自由には動けない。従って，血液供給域をどれだけ広げられるかが，組織灌流の，そして多くの場合，組織の生死を分ける規制因子になる。

虚血とそれに伴うエネルギー喪失は，神経細胞

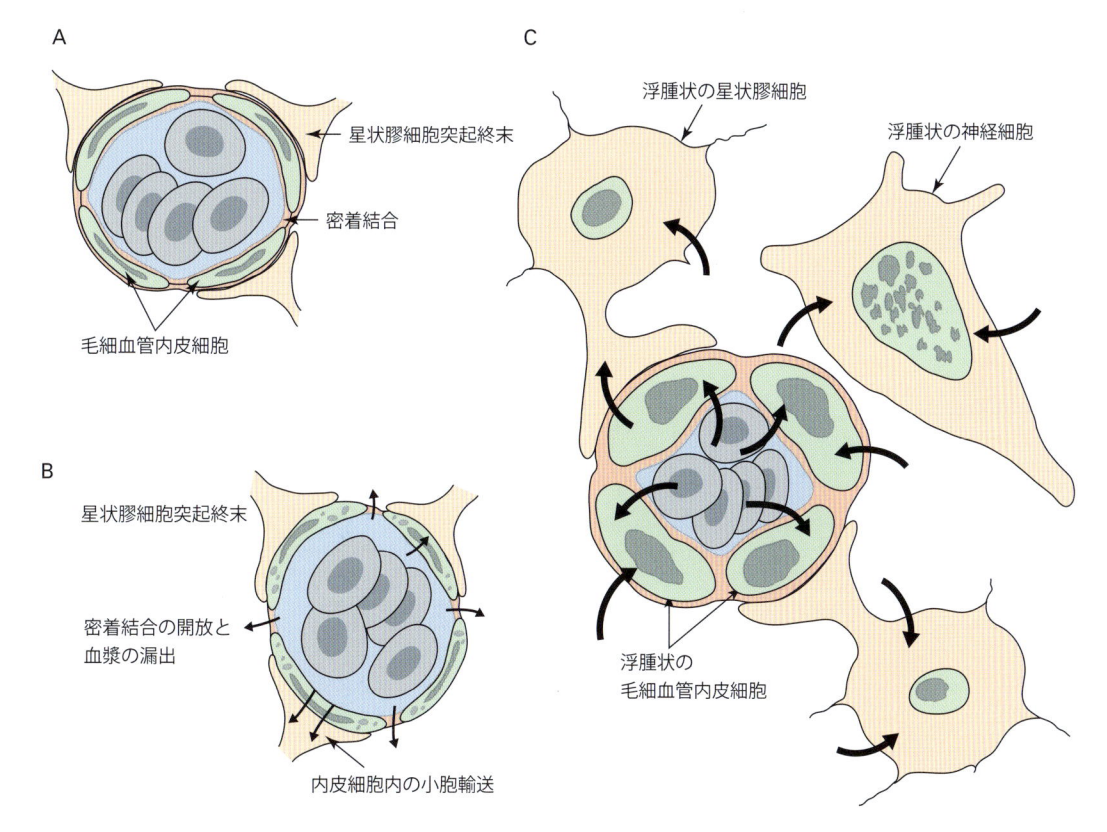

図3-1 細胞毒性と血管原性浮腫を説明する模式図。(A)正常状態では，小さい分子も通過させない毛細血管内皮細胞間の密着結合と，星状膠細胞の突起終末に覆われた基底膜よりなる血液脳関門により，脳は循環血液から隔離されている。(B)血液脳関門が破綻（腫瘍内新生血管や硬膜下血腫の皮膜など）すると，体液は開窓した血管を通り脳内に漏出する。その結果，細胞間隙の液が増加する。これが血管原性浮腫である。血管原性浮腫は，血管の透過性を低下させるコルチコステロイドにより軽減する。(C)神経細胞が障害されると，イオン勾配を保てなくなる。細胞内のナトリウムが増加すると細胞外液が細胞内に移動する。これが細胞毒性浮腫である。これはコルチコステロイドによって改善しない。

Fishman, RA. Brain edema. N. Engl J Med 293 (14): 706-11, 1975. Massachusetts Medical Societyより許可を得て転載。

膜内外の電解質勾配の消失を起こす。神経細胞は脱分極するが，再分極できなくなり，脱落する。神経細胞は，さらにナトリウムを取り込むために膨張(**細胞毒性浮腫**cytotoxic edema)し，それにより周辺組織に対してさらなる圧排効果を及ぼすことになる(表3-1)。その間，細胞内に増加したカルシウムは，アポトーシスapoptosisによる神経細胞死を誘導する。この腫脹によってもたらされる悪循環は，周辺組織に虚血を惹起し，これがさらなる組織の腫脹の原因になる。ゆっくり拡大した慢性の占拠性病変をもつ患者に細胞性浮腫が発生すると，突然，非代償性となり[24,25]，病変が危険域に達すると，急激に脳機能不全と昏睡を起こす。

ヘルニア症候群：昏睡の病態としての頭蓋内偏位

Monro-Kellie理論は，頭蓋内容物は圧縮できないことと，硬い骨に内包されていることから，脳・髄液・頭蓋内血液の体積の総和は，常に一定であると仮定している[26]。また，同じ条件がそれぞれの区画(左右テント上，テント下，脊髄くも膜下腔)にも適合されると推論している。正常脳では，占拠性病変の拡大は，同じ区画からの同じ量の髄液の排除により代償される。占拠性病変による髄液の移動，場合によっては血液の移動は，頭蓋内圧を上昇させる。病変が拡大するに伴い，移動可能な髄液は次第に減少する。従って，**圧迫性病変の大きさが拡大するにつれ，脳の圧縮率は低下する**。病変が拡大し，区画内に少量しか髄液が残っていない状況になると，病変容積のわずかな拡大が，区画内の大きな圧上昇を招く。隣接した区画の圧がより低い場合には，この圧差によってヘルニアが発生する。従って，頭蓋内組織の偏位は，テント上占拠性病変による意識障害診断における重要な関心事である(図3-2)。

昏睡を生じる，拡大性占拠性病変による症候の原因は，頭蓋内圧亢進そのものであることはまれであり，通常は，組織ヘルニアを引き起こす，区画間の圧の不均衡である。

ヘルニア症候群を理解するために，まず，ヘルニアを起こす頭蓋内区画の構造を簡単に概説することが必要であろう。

頭蓋内区画の解剖

乳児の頭蓋骨縫合は，生後およそ18ヵ月で閉鎖するため，それ以降は一定の容積をもつ非伸展性の箱の中に，頭蓋内容物が入ることになる。頭蓋内容物は，脳組織(およそ87%，その内77%が水)，髄液(およそ9%)，血管(およそ4%)，脳膜(硬膜，くも膜，無視しうる量の軟膜)よりなる。頭蓋内腔を区画する硬膜の隔壁は，テント上占拠性病変によって惹起されるヘルニア症候群で重要な役割を果たす。

大脳鎌falx cerebri(図3-2および図3-3)は頭蓋冠の正中線に沿って走る上矢状静脈洞につなぎとめられた硬い硬膜の襞であり，2つの大脳半球を左右に分離する。大脳鎌の遊離縁に沿って，下矢状静脈洞が走る。正常では，この大脳鎌の遊離縁は，脳梁の真上に乗りかかるように存在する。そのため，例えば強度の頭部外傷のため，脳が激しく上方に移動するようなことがあれば，脳は大脳鎌の遊離縁に打ち付けられて，脳梁は挫傷を受ける[33]。前大脳動脈の枝である脳梁周動脈もまた大脳鎌遊離縁のすぐそばを走る。従って，大脳半球に生じた腫瘤によって，帯状回が大脳鎌遊離縁の下で偏位すると，脳梁周動脈が圧迫され，帯状回の虚血や梗塞が起きる(p103，**大脳鎌ヘルニア**を参照)。

小脳テントtentorium cerebelli(図3-3)は，大脳半球(テント上)と脳幹および小脳(テント下，後頭蓋窩)を分ける。線維性の硬膜板よりなるテントは，中頭蓋窩の表面に広がり，そのおよそ4分の3が固定されているため，大脳鎌と比較してより柔軟性が乏しい(図3-3)。テントの前方は錐体骨縁と後床突起に，側方は横静脈洞に沿って後

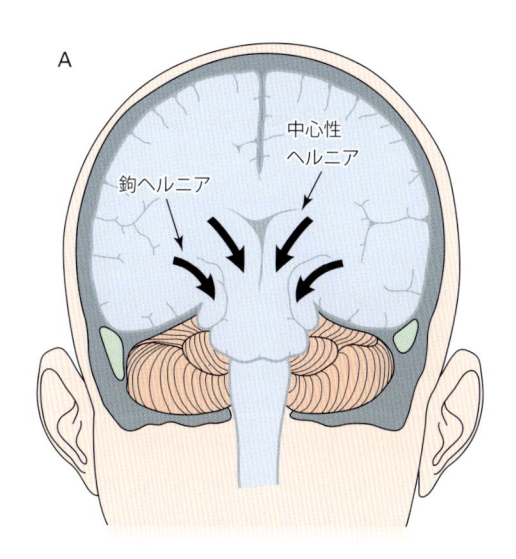

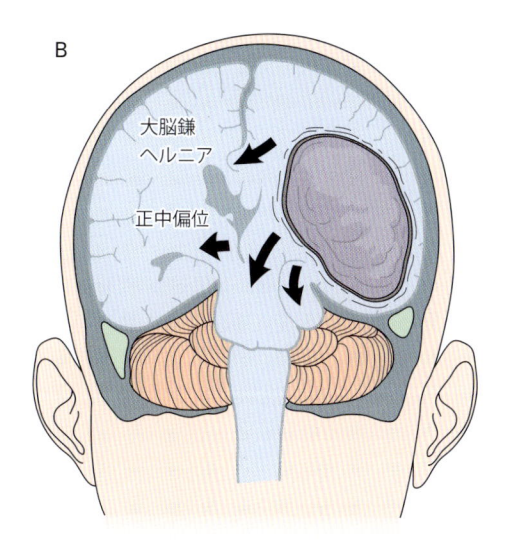

図3-2　頭蓋内占拠性病変による各種ヘルニア症候群を説明する模式図。(A)拡大した病変が両側大脳半球に対称性に存在する場合，テント切痕での中心性ヘルニア，および片側または両側側頭葉のヘルニアが発生する。(B)片側性の腫瘤病変による非対称性の圧迫では，同側の帯状回が大脳鎌の下へ嵌入する(大脳鎌ヘルニア)。この種の圧迫は，下行性のヘルニアまたは正中偏位により，間脳に捻じれが発生する。意識障害は，偏位の方向よりも程度や偏位の率と密接に関連する。最後に，側頭葉内側(鈎)は臨床経過早期にヘルニアを起こす。

頭骨に付着する。後床突起から後方のテントの中央に向かって，切痕incisuraまたはテント切痕tentorial notchと呼ばれる，大きな半卵円形(通常，横径が25〜40 mm，前後径が50〜70 mm)の開口部が形成される[34]。テント上区画内の組織体積が，その区画の受容能力を超える場合，組織はテント切痕からヘルニアを起こす以外には方法がないことから，テント上占拠性病変の病態生理において，小脳テントもまた，重要な役割を演じる(p104，**鈎ヘルニア**を参照)。

組織の偏位は，どちら向きであれテント切痕内にある組織を損傷する。中脳はそこから出る動眼神経と共に，後頭蓋窩から切痕を横切り間脳につながる。小脳虫部の上部は特に中脳の表面と非常に接近し，テント切痕の後部を占める。ここには中脳蓋板の上にある四丘体槽，および中脳底部に沿った脚槽および脚間槽が存在するために代償性があり，占拠性病変がゆっくりと拡大する場合には組織の相当な偏位が起こるまで症状が出ない(図3-2)。

脳底動脈は橋・中脳の腹側に沿って走る。テント切痕の近傍で両側に上小脳動脈を出し，最終的には分枝して後大脳動脈となる(図3-4)。後大脳動脈は，視床後部と視蓋前野を栄養するいくつかの視床穿通枝を出し，次いで後交通動脈を分枝する[35]。その後，それぞれの後大脳動脈は，中脳上部の外側に沿って迂回し，海馬の腹側表面に至り，後脈絡叢動脈を分枝する[36]。後脈絡叢動脈は，内頸動脈から枝分かれし，歯状核とテントの外側遊離縁の間を走る前脈絡叢動脈と吻合する。そこから，後大脳動脈は，後頭葉の内側面を尾側に向かって走り，視覚皮質を栄養する。一側または両側の後大脳動脈は，テント切痕ヘルニアの場合に容易に圧迫される。一側の圧迫では同名半盲，そして両側の圧迫では皮質盲を惹起する(**症例3-1**参照)。

動眼神経は中脳の腹側面から，上小脳動脈と後大脳動脈の間を通って出る(図3-3)。動眼神経は

Box 3-1

脳ヘルニアの病態に関する歴史的背景

19世紀，機序は理解されてはいなかったが，昏迷と昏睡は，テント上の病変による大脳皮質外套の機能障害が原因である，と多くの神経内科医は考えていた。Cushingは，頭蓋内圧亢進による，特に延髄への血流障害を原因として提唱した[27]。彼は，実験動物を用い，テント上から下位脳幹に向かう圧波の移動が起こることを証明した。同様に，幼児では，テント上の圧波により延髄が圧迫され，血圧の上昇，脈拍数の減少がみられることを報告した（Cushing反応）。このような反応は，成人ではまれで，ほとんど常に，下位脳幹の機能不全による症状が出る前に，より上位脳幹の症状が出現する。

1880年代，MacEwenは，側頭葉膿瘍で死亡した患者の頭部を凍結，連続切片を作成し，テント切痕で側頭葉がヘルニアを起こしていることを認めている[28]。彼の詳細な記述により，偏位した側頭葉鉤の内側表面が動眼神経を圧迫し，瞳孔を散大させることがわかった。1920年代に，Meyer[29]は，脳腫瘍患者で側頭葉のテント切痕へのヘルニアが重要な意味をもつことを指摘した。また，KernohanとWoltman[30]は，この過程において，テントヘルニアにより脳幹は側方へ圧迫されることを明らかにした。彼らは，脳幹の側方への移動により，腫瘍と対側の大脳脚が対側のテント遊離縁に押し付けられた結果，腫瘍と同側に片麻痺が生じることを報告した。続く10年の間に，側頭葉ヘルニア症候群の主な特徴が明らかとなり，テントにおける圧迫円錐pressure cone（脳ヘルニアと同義）が昏睡患者の症状を引き起こすことが広く認識された。

最近では，昏睡の原因として，間脳と上部脳幹の下方への偏位よりも，側方への偏位が大きく注目されている[31,32]。前脳の腫瘍病変による昏睡患者を対象とした，正中構造（松果体など）の偏位に関する詳細な研究によって，症状は中脳と間脳接合部の捻れにより出現することと，偏位の絶対値や方向に比べ，偏位の割合がより重要であることが証明された。

後大脳動脈を横切り，後交通動脈に沿って走り，錐体前床突起靱帯の硬膜縁を突き抜け海綿静脈洞に入る。この間，動眼神経は側頭葉の内側縁に沿って走る（図3-5）。側頭葉内側の扁桃体内側面が盛り上がってできている鉤は，通常，テント切痕の真上に存在し，その内側表面に，テント縁によって作られた窪みがある。

テント上占拠性病変の病態生理学において，動眼神経が後交通動脈（図3-4）および側頭葉内側（図3-5）に隣接していることが，重要な関連をもつ。これらの構造物のどちらかが動眼神経を圧迫すると，神経の背側表面を走る瞳孔散大線維がまず損傷される[37]。従って，神経障害の前兆として一側性瞳孔散大がみられることが多い。

通常，他の眼球運動神経は，経テントヘルニアの初期には障害されない。滑車神経は下丘のすぐ尾側の中脳背側から出る。このか細い線維束は中脳の外側に巻き付いて走り，動眼神経に続き，錐

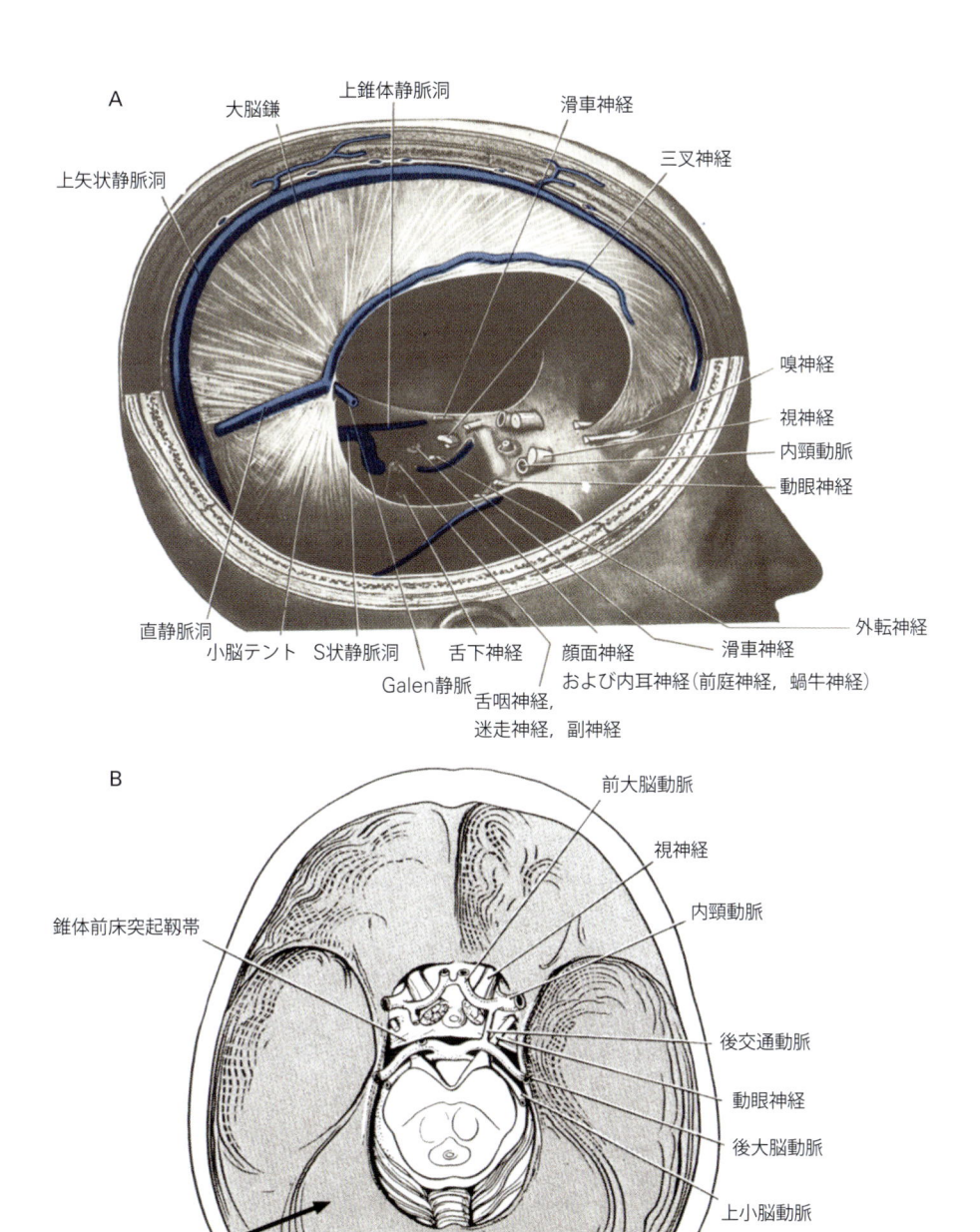

図3-3 頭蓋内は硬い硬膜の襞で区切られる。
(A)大脳鎌は2つの大脳半球を異なる区画に分ける。1つの区画内における容積の拡大は，帯状回を大脳鎌の下に嵌入させる。

Williams, PL., and Warwick. R. Functional Neuroanatomy of Man. WB Saunders, Philadelphia, 1975, p986. Elsevier B. V. より許可を得て転載。

(B)中脳は，テント上とテント下(後頭蓋窩)を分けるテント切痕のほとんどの部分を占める。このことから，側頭葉のヘルニアおよび後交通動脈瘤によって，動眼神経が侵されやすいことが分かる。

脳の血管（脳底面図）

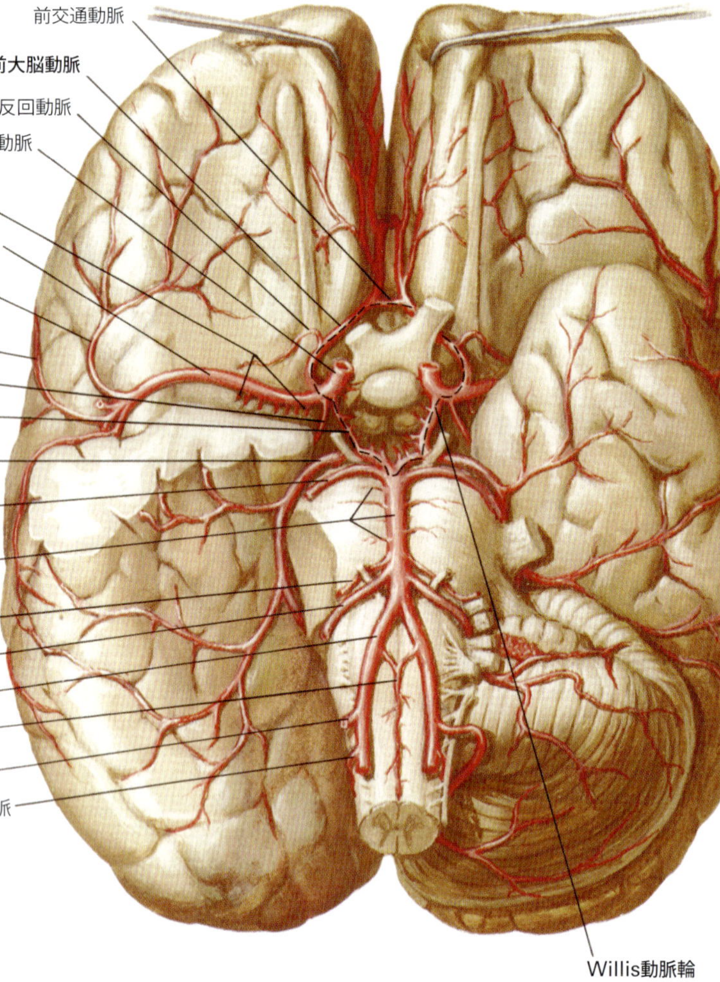

- 前交通動脈
- **前大脳動脈**
- Heubnerの反回動脈
- 内頸動脈
- 内側および外側レンズ核線状体動脈
- **中大脳動脈**
- 外前頭葉眼窩面動脈
- 前頭葉上行（燭台）枝
- 前脈絡動脈
- 後交通動脈
- **後大脳動脈**
- 上小脳動脈
- 脳底動脈および橋栄養枝
- 内耳（迷路）動脈
- 前下小脳動脈
- 椎骨動脈
- 前脊髄動脈
- 後下小脳動脈
- 後脊髄動脈
- Willis動脈輪

図3-4 脳底動脈は上端で後大脳動脈に，下端で椎骨動脈につなぎとめられている。従って，脳幹のヘルニアは，上行性でも下行性でも，脳底動脈から直角に分枝し中脳と橋の傍正中部を栄養する血管を伸展させる。側頭葉内側で生じたテント切痕ヘルニアは，後大脳動脈を同部で圧迫する。

Netter FH, The CIBA Collection of Medical Illustrations. CIBA Pharmaceuticals, New Jersey, 1983, p46. CIAB Pharmaceuticalsより許可を得て転載。

体前床突起靱帯を通り海綿静脈洞に入る。テントの遊離縁は下丘後端に面して存在するため，変形しない小脳テント縁に向かって，脳幹が後方へ偏位するような重症外傷では，上小脳脚および周辺の傍小脳脚核に出血が生じる[38,39]。滑車神経も同様の状況で損傷を受ける[40]。

外転神経は，橋の腹側から出て中脳の腹側面を走り，同様に海綿静脈洞に入る。外転神経麻痺は，頭蓋内圧亢進[41]または低下[42]（腰椎穿刺や髄液漏などによる）の非特異的な徴候であることが多い。しかし，テント上またはテント下占拠性病変が，海綿静脈洞に浸潤あるいは脳幹全体を下方に移動

させない限り，外転神経が損傷を受けることはまれである。

　後頭蓋窩下端の大後頭孔 foramen magnum は，脳組織が頭蓋骨から外に出て行く唯一の出口である。従って，テント上占拠性病変が進行性に拡大すると，必然的にテント切痕ヘルニアが起こると同様に，増大するテント上またはテント下占拠性病変による，小脳や脳幹の持続的な下方への偏位は，最終的には大孔ヘルニアを引き起こす[43]。この部位では，延髄と小脳扁桃と椎骨動脈が近接しており，通常は，小脳扁桃のごく一部が開口部に突き出ている（大孔の後縁で押された窪みがみられることもある）。しかし，扁桃ヘルニアにより，小脳扁桃が大孔で圧迫されると，血液供給の障害により組織は梗塞を起こし，さらに腫脹する。

昏睡の原因となる脳偏位の様式

脳の偏位の主な様式[注]として，大脳鎌ヘルニア，間脳の側方偏位，鉤ヘルニア，中心性テントヘルニア，下向性脳幹悪化，扁桃ヘルニア，上行性脳幹ヘルニアの7つがある。最初の5つは，テント上占拠性病変によって起こる。一方，扁桃ヘルニアと上行性脳幹ヘルニアは，以下に示すように，通常はテント下占拠性病変によって起こる。

　大脳鎌ヘルニア falcine herniation は，拡大性病変が大脳半球を大脳鎌に向かって内側に押し付けることによって発生する（図3-2A）。帯状回，脳梁周動脈および脳梁縁動脈は大脳鎌に押しつけられ，その下端を超えて嵌入する。脳梁周動脈と脳梁縁動脈は圧迫され，大脳半球の内側は虚血を

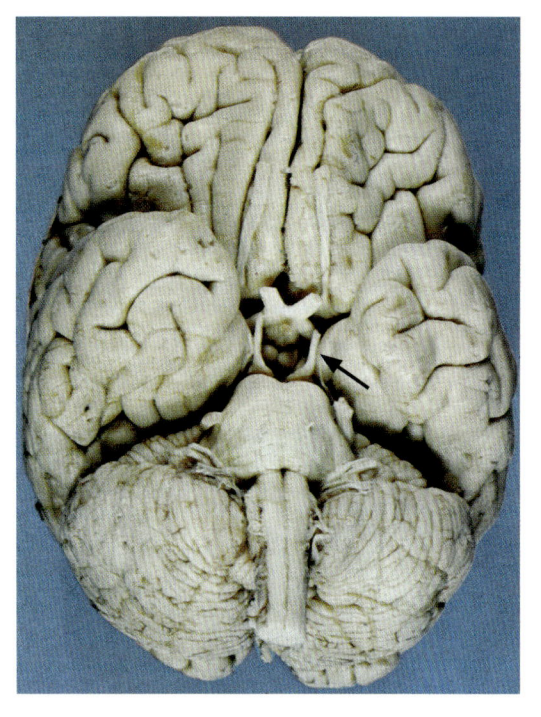

図3-5　動眼神経と側頭葉内側との関係。矢印に示すように，動眼神経は側頭葉内面に沿って走り，鉤ヘルニアにより動眼神経の背側面が圧迫されることが分かる。

Willium, PL., and Warwick, R. Functional Neuroanatomy of Man. WB Saunders, Philadelphia, 1975, p929. Elsevier B. V. より許可を得て転載。

起こし，それによる腫脹はさらに圧迫を強めることになる。最終的に，虚血ははっきりとした梗塞になり，脳の圧排効果をさらに増大させる[44]。

　間脳の側方偏位 lateral displacement of the diencephalon は，基底核出血などの拡大性病変が，間脳を側方に押しやることによって発生する

注：昏睡の原因となる脳偏位の様式
　かつて，PlumとPosnerの"Stupor and Coma"には，経テントヘルニアの区分として，「狭義の経テントヘルニア」，「中心性ヘルニア」，「鉤ヘルニア」の3種類が強調されていた。これに対して，太田・西村は『脳神経外科学』(1975年，金芳堂，京都)にて，占拠性病変の存在部位という点から，「経テントヘルニア」で示される症候群を，「遠隔症候群 distant syndrome」，「側頭葉先端部症候群 temporal tip syndrome」，「びまん性(非限局性)症候群 diffuse or nonlocalizing syndrome」に分類した。当時，導入され始めたCTやMRIによって，占拠性病変の局在と大きさがきわめて鮮明な形で得られるようになり，ヘルニア現象の形態学的様式が画像により診断され始めると同時に，臨床症状からヘルニア様式を推測する時代が去りつつあった。前述の分類法は，このころの脳神経外科医の立場から，テント切痕とヘルニア現象について，より臨床的見地から理解を得ることを試みた，新しいヘルニア分類であった。

(図3-2B)．この過程は，単純CTで，石灰化した松果体の正中からの偏位をみることで容易に観測される[45]．この側方への偏位は，意識障害の程度とほぼ相関し，0～3mmで意識清明，3～5mmで傾眠，6～8mmで昏迷，9～13mmで昏睡を呈す[1]．

鉤ヘルニアuncal herniationは，通常は一側の大脳半球に存在する拡大性占拠性病変が，側頭葉の内側を内下方へ押し下げ，テントの遊離縁を越えテント切痕内に嵌入した場合に起こる(図3-2)．主に間脳機能不全を最初の徴候とする中心性ヘルニアと比較して，鉤ヘルニアでは，脱出した側頭葉がテント切痕の組織を圧迫することによる徴候が最も顕著である．

鉤ヘルニアの第1の主要徴候は，動眼神経の背側表面の圧迫によって生じる，同側の固定した散瞳である．この病期では，通常，多少の眼球運動障害の徴候もみられる．この際，患者がそれを訴えられる，または検査の指示(側方，上方，下方をみるなど)に対応できるほど十分覚醒していないこともあれば，完全に覚醒していないヒトでは，ほとんどの場合，ある程度の外斜視があることから，眼球運動障害を正確に把握することは難しい．しかし，頭を回旋させ頭位変換眼球反射をみることにより，動眼神経の圧迫による眼球運動障害を把握できる．

瞳孔を散大させるような鉤ヘルニアの第2の重要な特徴は，意識レベルの障害である．これは，中脳を通過する位置での上行性賦活系の歪み，周辺の間脳の歪み，または，おそらく灌流血管の伸展に伴う中脳実質の虚血などによって起こる．いずれにしても，意識障害は顕著な徴候であるため，片側の固定した散瞳をみる患者で意識レベルが正常な場合には，瞳孔散大を起こしている他の原因を探す必要がある．鉤ヘルニアで，瞳孔散大がありながら意識レベルが保たれていることは，症例報告になるほどまれである[46]．

鉤による大脳脚圧迫により片麻痺も起こりうる．麻痺は，ヘルニアの対側(突出した鉤が隣接した大脳脚に突き当たった場合)か，同側(鉤が中脳を押しつけ，対側の大脳脚テント切痕の遊離縁に圧迫された場合，Karnohan切痕[47,48])にみられる．従って，麻痺側は病変の位置を知る助けにはならない．しかし，片側の散瞳は，ヘルニアが生じている側を，90％以上の患者で正確に示す[49]．

鉤ヘルニアを起こした多くの患者で，さらに問題となるのは，テント切痕での後大脳動脈の圧迫による，後大脳動脈灌流域の梗塞である[50]．これは，ヘルニア発生時には，意識障害により視野検査が不可能なため見逃されがちで，危機的状況を脱した後に，患者がヘルニアの起こった反対側の視野がみえないと訴えた際に初めて発覚する．両側の後大脳動脈が圧迫された場合には，両側の視覚野に梗塞が起こり，皮質盲が起こる(症例3-1，図3-6)[51]．

症例3-1

妊娠7ヵ月の30歳の女性が，右前頭部痛を訴えるようになった．頭痛は次第に強くなったため，妊娠8ヵ月の終わりに受診した．MRI検査により，大きな右前頭葉腫瘤が発見された．主治医は彼女を入院させ，待期的帝王切開の後，腫瘍の手術を行う計画を立てた．患者は手術の前日に入院したが，その夜，さらに強い頭痛を訴え，急速に傾眠から昏迷状態になった．緊急CT検査は，腫瘍内出血とテント切痕ヘルニアを示した．手術によって，右前頭葉の出血性乏突起膠腫が摘出され，意識は急速に回復した．覚醒するに伴い，患者は物がみえないと訴えるようになった．検査の結果，視力は光覚を含め完全に消失していたが，対光反射は保たれていた．MRI検査では両側後頭葉における進行性の脳梗塞がみられた(図3-6)．その後の1週間で徐々に中心視力が回復したが，強い相貌失認prosopagnosia(顔の認識ができない)[52]が後に判明した．視力の回復後，幾月かを経て，障害物を避けて歩いたり，文字を読んだりできるよ

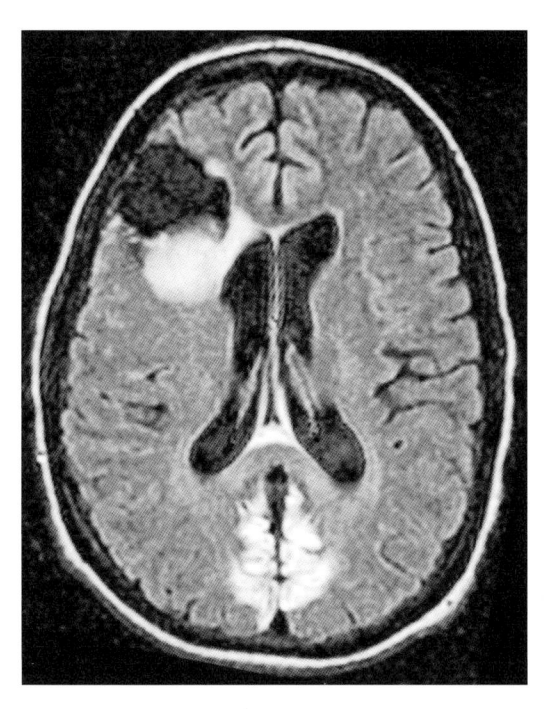

図3-6 症例3-1の両側後頭葉梗塞像。出血性の大きな前頭葉腫瘍によりテントヘルニアが生じ、両側の後大脳動脈が圧迫される。患者は緊急手術により腫瘍が摘出されたが、回復時に皮質盲が認められた。

うになった。しかし、なお鏡の中の自分の顔を認識できず、自分の夫と彼女の兄弟を、後者が背が高いことからのみ識別できる状態であった。

中心性経テントヘルニアcentral transtentorial herniationは、増大する占拠性病変による圧迫が、間脳に加わることで発生する。圧迫性病変が内側に位置する場合、偏位は主として下方に向かい、続いて中脳を下方に圧迫する。しかし、占拠性病変は本質的には側方への圧迫成分も有しており、間脳を側方へも偏位させる[31]。間脳は、主にWillis動脈輪の血管から直接分枝する細い穿通終動脈によって栄養される。従って、わずかな偏位であっても、重要な栄養動脈を伸展、圧迫し、血流を低下させる。虚血は、昏睡(間脳レベルに

おける上行性賦活系の障害による)の原因となる。加えて、局所腫脹と、次第に梗塞、浮腫を起こし、間脳偏位を徐々に進行させる。重症例では、下垂体茎が部分的に切断され尿崩症を起こし、間脳が中脳に対してたわむ場合もある。差し迫った中心性ヘルニアの最も早期で敏感な徴候は間脳圧迫で発生する傾向がある。

それほど多くはないが、背面から押しつける占拠性病変によって、中脳がテント切痕から下向きに圧迫される。

この方向からの圧迫は、Parinaud症候群とも呼ばれる、特徴的な中脳背側症候群(上方注視麻痺、輻輳障害、後退性眼振。以下を参照)を生じる。

下向性脳幹悪化rostrocaudal brainstem deteriorationは、脳幹の歪みによる、自身の血流障害により生じる。内側穿通枝は、Willis動脈輪につなぎ止められている脳底動脈から分枝しているので、中脳または橋が下方へ偏位すると、内側穿通枝は下方へ偏位できず、引き伸ばされることになる(図3-4)。傍正中部の虚血は意識障害の原因となり、死後の脳底動脈注入標本では、傍正中動脈が壊死に陥り、血管外漏出が起こっていることが示される。剖検により、偏位した脳幹にみられるスリット状の特徴的な出血は、Duret出血と呼ばれる(図3-7)[53]。この出血は、動物実験でも再現性がある[54]。中脳後面の正中線上を走るGalen静脈の圧迫によっても、脳幹の静脈灌流障害が惹起されることがある。しかし、剖検例では、静脈性梗塞は脳幹損傷の原因としてはまれである[55]。

小脳扁桃ヘルニアtonsillar herniationは、大孔での圧差が、小脳扁桃を大孔内に押し込むことにより発生し、第四脳室からの髄液流出が障害され延髄を圧迫する(図3-7、図3-8)。これは、大きな圧波が小脳扁桃を大孔に押しやり、延髄尾側を圧迫するくも膜下出血の場合のように、急激に起こる。患者の呼吸は急停止し、下位脳幹にある血管反応系が、大きな局所圧に抗して下部延髄に血液を循環させようとするので、血圧は急激に上昇する。同様の症候群は、頭蓋内占拠性病変によ

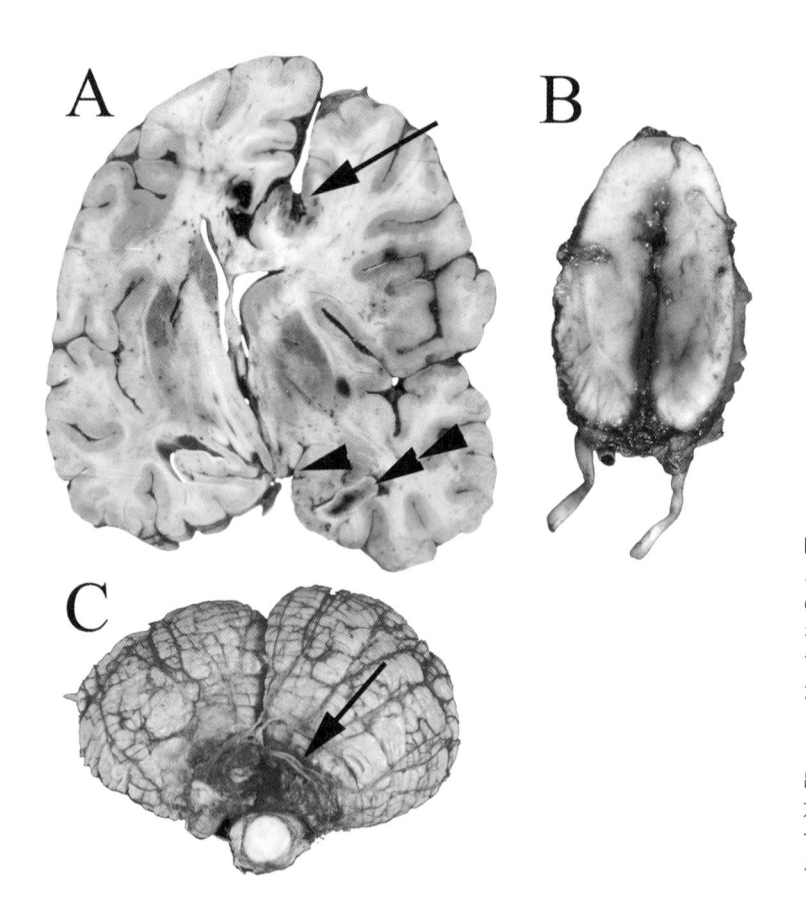

図3-7 大きな脳腫瘍による脳ヘルニアの病理。(A)大きな右大脳半球の脳腫瘍が大脳鎌下ヘルニア（矢印）を起こし，側頭葉を間脳に押し付けている（矢頭）。また，鉤ヘルニアのため，海馬内に出血（2重矢頭）が生じている。(B)脳幹の下方偏位により脳幹は伸展し，正中線上にDuret出血を起こしている。(C)小脳の下方への偏位が小脳扁桃を大孔へ押しつけたため，同部に梗塞が起きている（矢印）。

り頭蓋内圧縮率が枯渇した状態にある患者に対して，腰椎穿刺が行われた際にもみられる[56]。持続する小脳扁桃ヘルニア患者では，硬い大孔縁に押しつけられることで発生した，小脳扁桃の壊死が特徴的である。この問題については，以下に論じる。

上向性脳幹ヘルニア upward brainstem herniationは，急速に増大する後頭蓋窩病変によってテント切痕で発生する[3]。小脳虫部の上端と中脳が上方に押しやられ，これらが中脳背側および周辺の血管と中脳水道を圧迫する（図3-8）。

中脳背側の圧迫は，垂直方向の眼球運動と意識を障害する。CT所見として，松果体の上方への偏位が特徴的である[57]。中脳水道の圧迫は急性水頭症を引き起こし，上小脳動脈はテント遊離縁で絞扼され，小脳上部に梗塞と浮腫が起こり，これが上方に向かう圧をさらに強める。

鉤ヘルニア症候群の臨床像

早期動眼神経期

動眼神経の背側面と側頭葉の内側端が近接している（図3-5）ことから，最も早期かつ明瞭な鉤ヘルニアの徴候は，同側の瞳孔散大である。対光反射は鈍く，ヘルニアが続くにつれて，だんだんと瞳孔が散大するのが特徴的である。初期には，眼瞼下垂や眼球運動障害など，その他の動眼神経麻痺症状はみられない。ひとたびヘルニアが脳幹機能を障害すると，脳幹障害の徴候は急速に進行し，患者は意識清明から深昏睡まで，分単位で落ち込

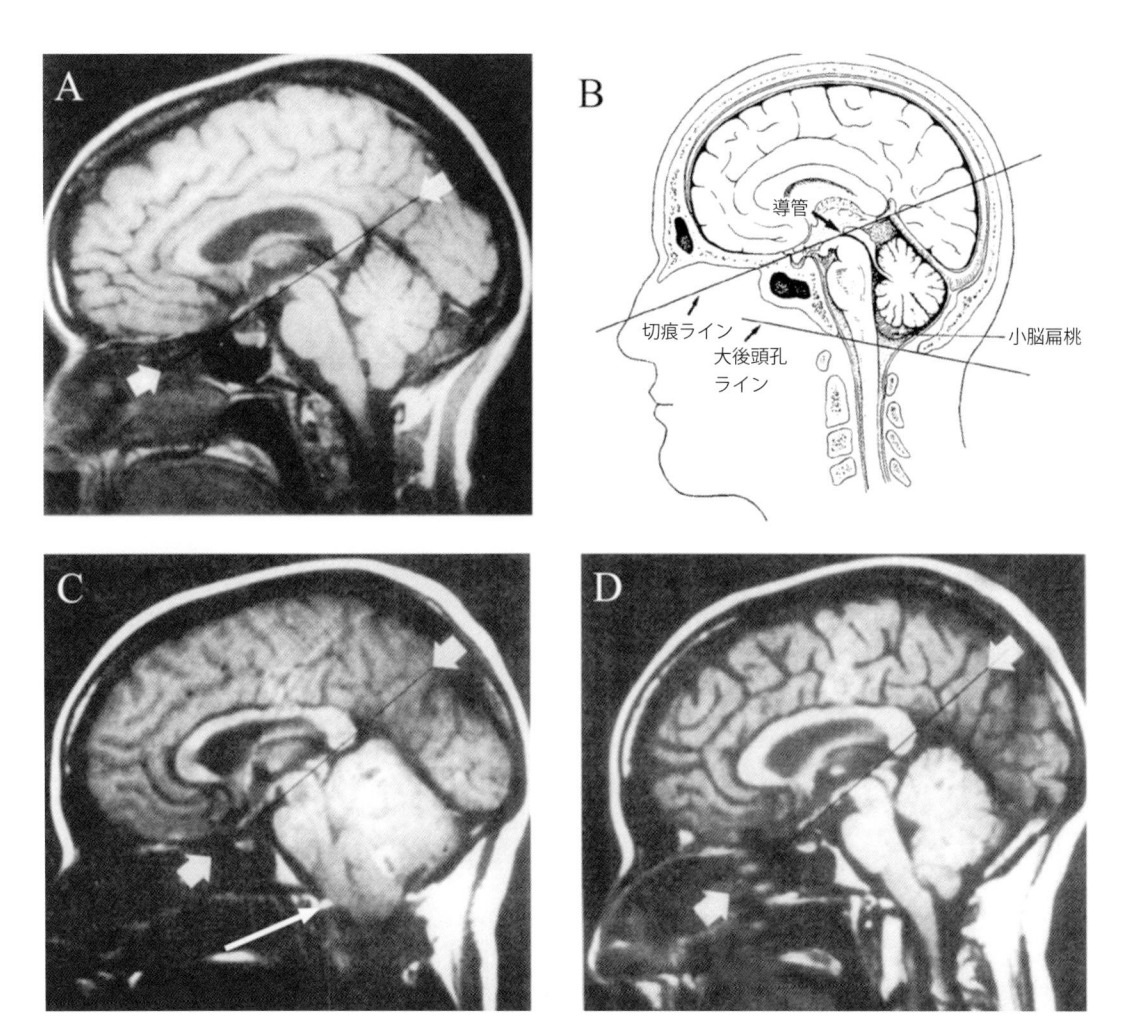

図3-8 小脳内腫瘤病変によるヘルニア像。切痕ライン（A, Bを参照）は，鞍背と下矢状静脈洞，直静脈洞およびGalen大静脈の合流点下端を結ぶ線であり，MRI矢状断像のそれぞれに線で示されている。導管（中脳水道の前端）は，切痕ライン上にある。脳幹の上行性ヘルニアは，導管が切痕ラインより上に移動していることにより同定される。（B）矢状断像では，小脳扁桃は斜台の最下端と後頭骨下端を結ぶ大後頭孔ラインより上にある。（C）脳室腹腔短絡術後，昏迷が生じ，上方視ができなくなった，甲状腺腫の小脳転移のある31歳女性のMRI像。小脳は腫脹，第四脳室は消失し，脳幹は圧迫されている。導管は切痕ラインより4.8 mm上に移動し，橋底部の前端は，切痕ライン上にある乳頭体に向かって上方偏位している。小脳扁桃は，大後頭孔ライン（細長い白色矢印）より11.1 mm下に押し下げられている。（D）治療後，小脳扁桃はやや偏位したままではあるが，小脳と脳転移は軽減し，導管は正常の場所に戻った。

Reichら[59]より許可を得て改変。

んで行く（図3-9）。

症例3-2

22歳の女性。「ボーイフレンドにピストルで頭を撃たれて以来」の異常行動を訴えて救急部に運び込まれた。覚醒してはいるが，一貫性のない言動をみたため，CT検査室へ送られると同時に神経内科医が呼ばれた。神経内科医が放射線科に到着した際に，放射線技師によると，患

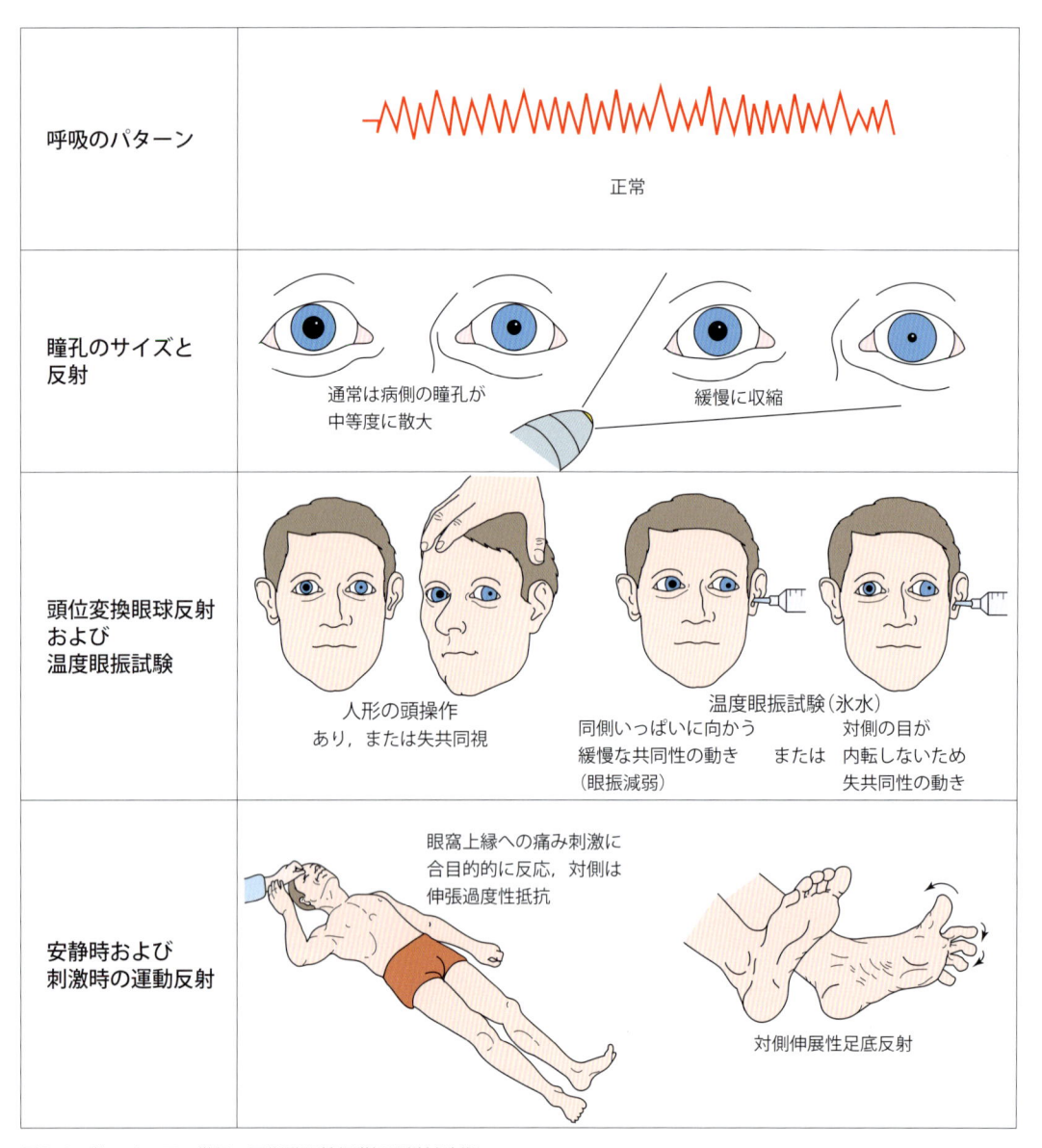

呼吸のパターン	正常	
瞳孔のサイズと反射	通常は病側の瞳孔が中等度に散大	緩慢に収縮
頭位変換眼球反射および温度眼振試験	人形の頭操作 あり，または失共同視	温度眼振試験（氷水） 同側いっぱいに向かう緩慢な共同性の動き（眼振減弱）　または　対側の目が内転しないため失共同性の動き
安静時および刺激時の運動反射	眼窩上縁への痛み刺激に合目的的に反応，対側は伸張過度性抵抗	対側伸展性足底反射

図3-9　鉤ヘルニアの徴候。早期動眼神経（第Ⅲ脳神経）期。

者は最初は指示に従わなかったが，10分前くらいから検査が終了するまで，静かにしていたとのことであった。

神経内科医が直ちにCT検査台の上で診察を行ったところ，呼吸は規則的であるが遅く，痛み刺激でのみ反応し，上下肢の運動は右側でのみみられた。右の瞳孔は8mm大で対光反射は消失し，頭位変換眼球反射では，右眼球の内転，上転，下転のいずれもみられなかった。筋緊張は右と比較して左が強く，左の足底反射は伸展性を示した。

患者は直ちに過換気とマンニトールで治療さ

れ，覚醒した。放射線科医は，右前頭葉表面の頭蓋骨内に金属の破片があることを報告した。そこで，ボーイフレンドが実際に彼女をピストルで撃とうとしたこと，しかし弾は頭蓋骨をかすめ，そこでバラバラになったことが判明した。右前頭葉は挫傷を受け腫脹し，下方への圧により鉤ヘルニアが発生していた。右前頭葉切除による減圧により，状態は改善し，患者は退院した。

晩期動眼神経期

前の症例で示したように，晩期動眼神経期の徴候は，中脳の圧迫と共に動眼神経のより完全な損傷によるものである。瞳孔は散大し，対光反射もない。障害側では，眼球の外転，上転，下転が失われ，通常は眼瞼下垂がある（もっとも，患者が実際に開眼すればの話だが）。

前述の患者が，最初は放射線技師の指示に従わない状態であったが，10分後に神経内科医が診た際には深昏睡であったように，昏睡への進行は数分の経過で発生する。片麻痺はヘルニアの同側（中脳が対側のテント遊離縁に押しつけられる場合）か，対側（病変が下行性の皮質脊髄路を障害するか，嵌入した側頭葉が同側の大脳脚を圧迫する場合）に起こる。呼吸は典型的には正常であるか，またはCheyne-Stokes呼吸を示す（図3-10）。

中脳-上部橋期

治療が遅れるか不成功の場合，中心性ヘルニアの場合と同様に，出現した中脳障害の徴候は尾側に向かって進む（以下を参照）。両側瞳孔は中等度散大（中間位）に固定され，頭位変換眼球反射や温度眼振試験によっても，眼球は上転，下転，内転しない。除皮質または除脳姿勢がみられる場合もある。

中心性ヘルニア症候群の臨床像

間脳期

テント上腫瘍による間脳障害の最初の徴候は，通常，意識と行動の変化である。まず，患者は集中することが困難となり，最近の事柄についての細部を，順序立てて記憶できなくなる。間脳への圧迫が進むに連れて，患者は活気のない傾眠状態となり，ついには昏迷から昏睡となる。

中心性ヘルニアの早期間脳期early diencephalon stageでの呼吸は，通常，ため息，あくび，不定期な休止によって中断される（図3-11）。傾眠傾向が強くなるに従い，多くの患者は周期的な呼吸であるCheyne-Stokes呼吸に陥る。瞳孔は小さく（1〜3 mm），強い光や拡大鏡がない限り，対光反射をみるのは難しい。一方，首の皮膚をつねると，瞳孔はそれに反応して活発に散大する（毛様脊髄反射）[58]。覚醒していない場合，眼球は共同性かやや開散divergentしており，ゆっくり行き交う回転性共同偏視を伴う眼球彷徨をみる。頭位変換刺激では活発な正常反射がみられる。筋肉緊張性のびまん性蝋状の亢進（伸張過度paratoniaまたは抵抗症gegenhalten）が特徴であり，母趾徴候は両側で伸展性である。

中心性ヘルニアの早期間脳期における患者の状態は，代謝性脳症のそれときわめて類似する。中心性ヘルニアに対しては，できるだけ早期に診断し適切な治療を始めなくてはならないが，患者の症状が，器質的原因のない昏睡患者のそれと似ているという点は大きな問題である。そのため，代謝性脳症の臨床像を示す患者については，画像診断で器質的な病変がないことを確認し，代謝性の原因を診断し，それを補正するまで，一連の検査を慎重に行う。

晩期間脳期late diencephalon stage（図3-12）では，患者の臨床像はさらに明確になる。覚醒させることが徐々に難しくなり，ついには痛みに対する局所的な運動反応が完全に消失するか，除皮質反射が出現する。まず，不快な刺激に対しての

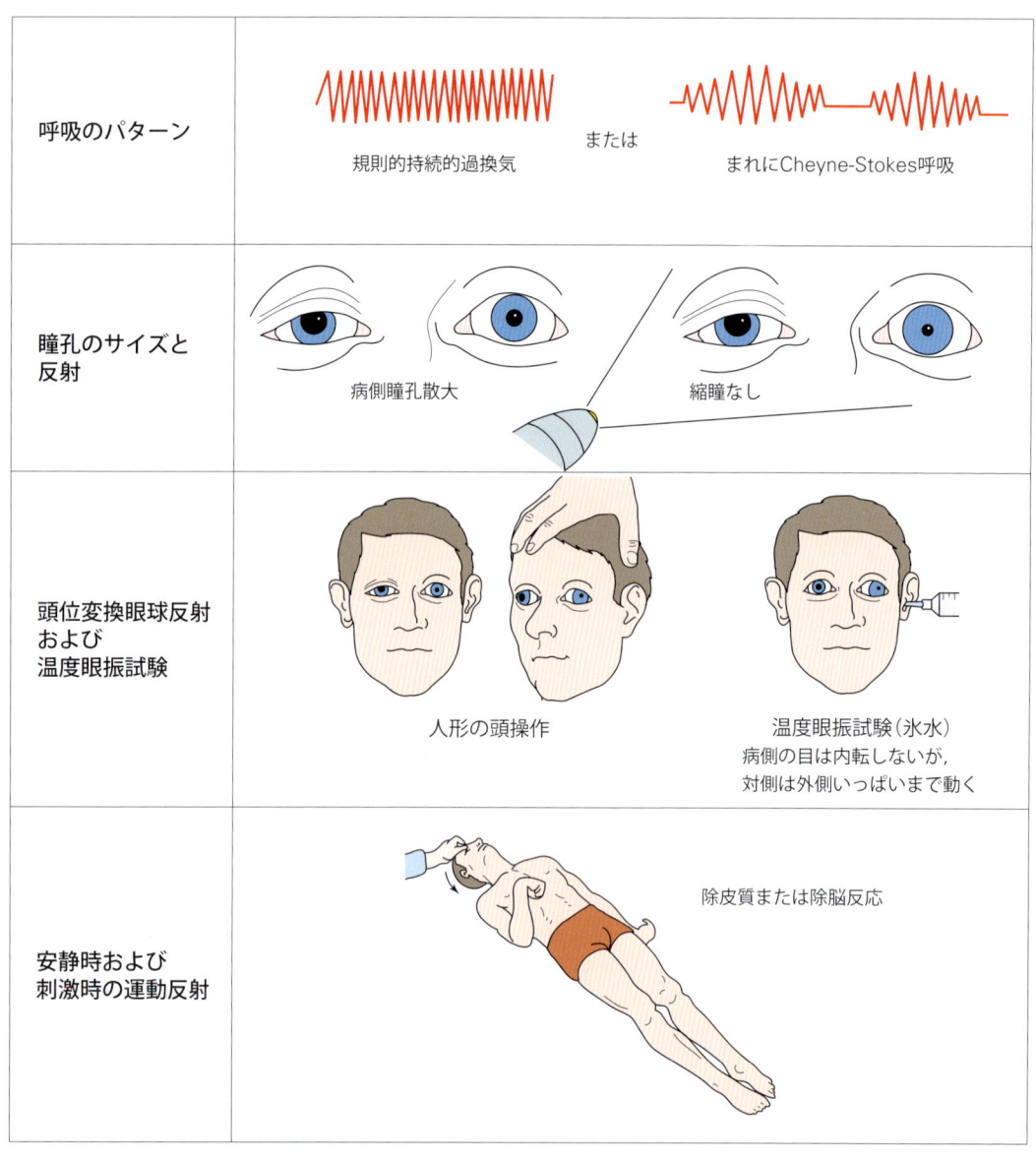

呼吸のパターン	規則的持続的過換気 または	まれにCheyne-Stokes呼吸
瞳孔のサイズと反射	病側瞳孔散大	縮瞳なし
頭位変換眼球反射および温度眼振試験	人形の頭操作	温度眼振試験（氷水）病側の目は内転しないが，対側は外側いっぱいまで動く
安静時および刺激時の運動反射		除皮質または除脳反応

図3-10　鉤ヘルニアの徴候。晩期動眼神経（第Ⅲ脳神経）期。

み，病側とは反対の上肢が屈曲位，下肢が伸展位をとる。その後，反応は両側性になり，最終的には対側，ついで病側がすべて伸展性（除脳）姿勢をとる。

中心性ヘルニアの間脳期における脳障害機序は不明である。綿密な定量的研究により，意識障害レベルと，中脳背側の最も吻側正中に存在する松果体の，側方または腹側への偏位が相関することが示されている[59,60]。間脳の障害は，視床尾側と視床下部を栄養する小さな穿通血管が，それを分枝する後大脳動脈と後交通動脈から引き伸ばされることによるものであろう。亢進した頭蓋内圧ま

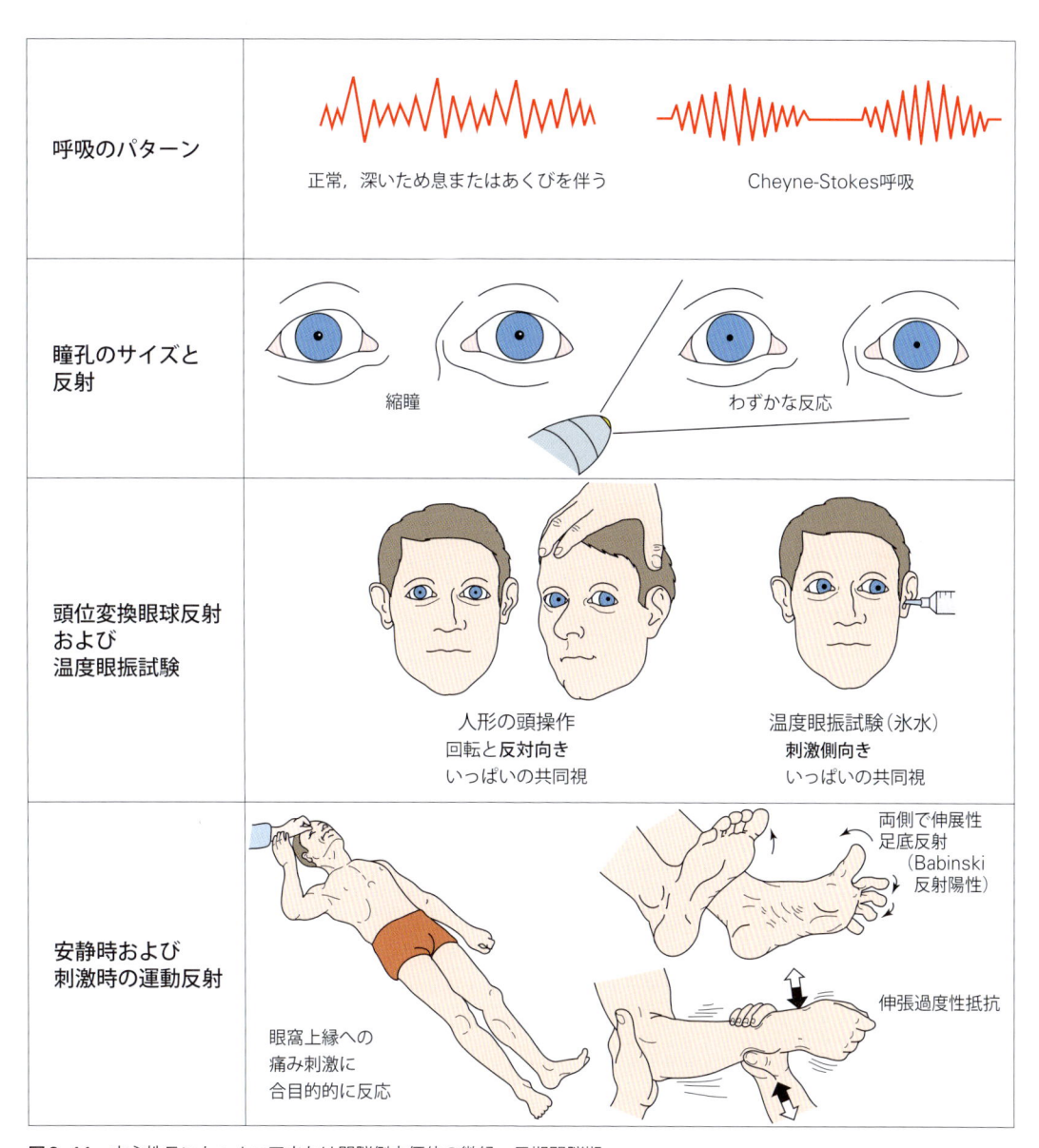

呼吸のパターン	正常，深いため息またはあくびを伴う	Cheyne-Stokes呼吸
瞳孔のサイズと反射	縮瞳	わずかな反応
頭位変換眼球反射および温度眼振試験	人形の頭操作 回転と反対向き いっぱいの共同視	温度眼振試験（氷水） 刺激側向き いっぱいの共同視
安静時および刺激時の運動反射	眼窩上縁への痛み刺激に合目的に反応	両側で伸展性足底反射（Babinski反射陽性） 伸張過度性抵抗

図3-11　中心性テントヘルニアまたは間脳側方偏位の徴候。早期間脳期。

たは脳血流の変化が，臨床所見の原因になっていることを証明するエビデンスはほとんどない。一方，中心性ヘルニアの間脳徴候を有する患者が悪化すると，急速に中脳障害の段階に進む。これは，中心性ヘルニア病変が，単純に尾側のレベルにまで進行したことを示唆する。

従って，中心性ヘルニア間脳期における臨床的に重要な点は，脳幹を侵し不可逆的障害を与えようとはしているが，なお治療可能な病変であると示唆していることである。中脳障害の徴候が出現する前にテント上病変が改善されると，神経系が完全に回復する可能性は高い。ひとたび出現し始

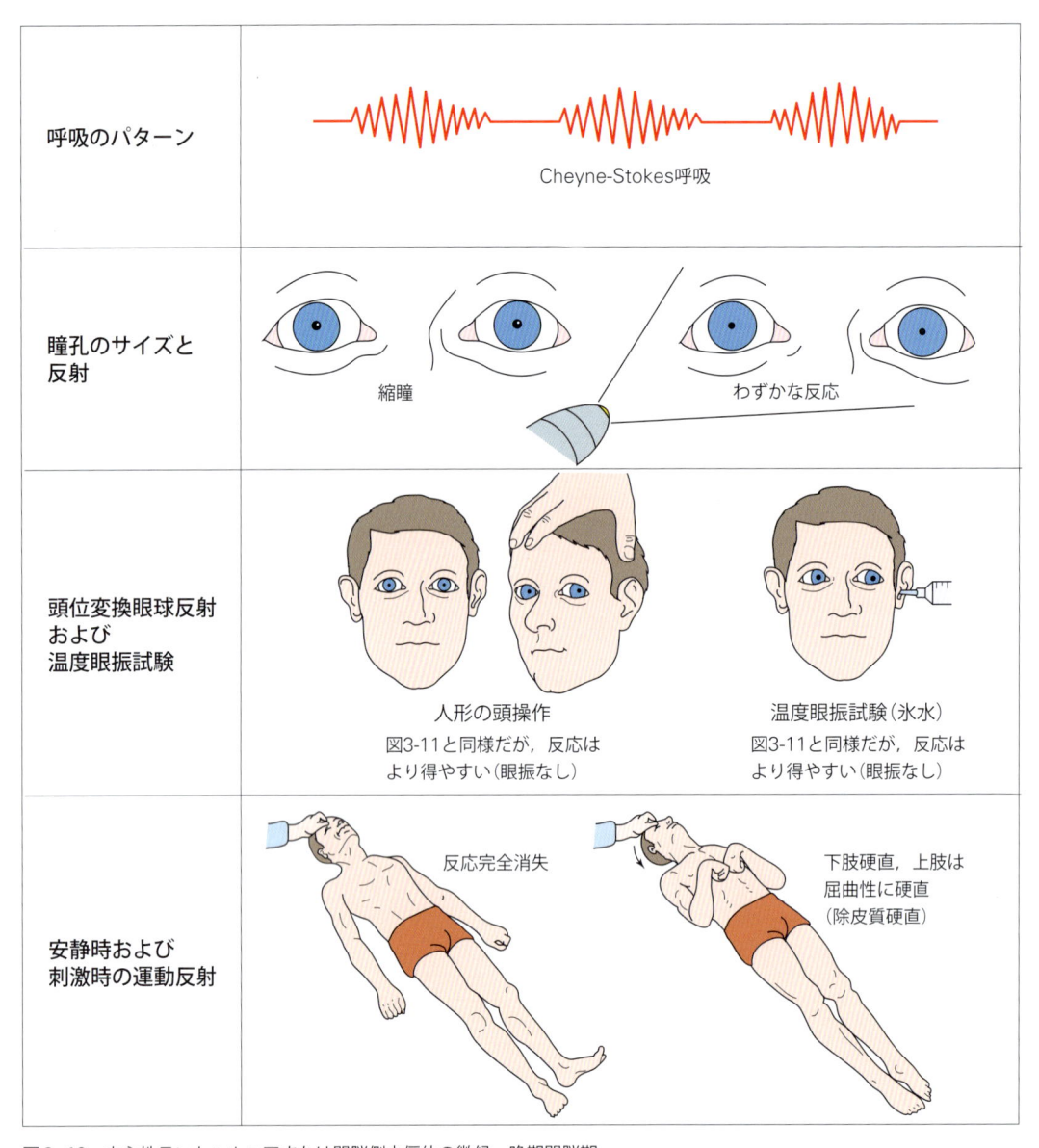

呼吸のパターン	Cheyne-Stokes呼吸
瞳孔のサイズと反射	縮瞳 　　　　　　　　　　わずかな反応
頭位変換眼球反射および温度眼振試験	人形の頭操作　　　　　　　温度眼振試験（氷水） 図3-11と同様だが，反応は　　図3-11と同様だが，反応は より得やすい（眼振なし）　　より得やすい（眼振なし）
安静時および刺激時の運動反射	反応完全消失　　　　　　　下肢硬直，上肢は屈曲性に硬直（除皮質硬直）

図3-12　中心性テントヘルニアまたは間脳側方偏位の徴候。晩期間脳期。

めた下部間脳および中脳の機能障害の徴候は，圧迫や可逆性の虚血よりむしろ梗塞を反映しており，神経系回復の見通しは急速に悪化する。

　ヘルニアの過程が**中脳期** midbrain stage（図3-13）に及ぶと，眼球運動障害の徴候が出現する。瞳孔は不整となり中等度散大（中間位）に固定され

る。頭位変換眼球運動を誘発することはさらに困難となり，反応の程度をみるためには，冷水を用いた温度眼振試験を行わなくてはならない。典型的には，冷水刺激の対側では，眼球の内側に向かう運動は微弱かつ緩慢で，最終的には消失する。両側の温水または冷水の注入によって，垂直方向

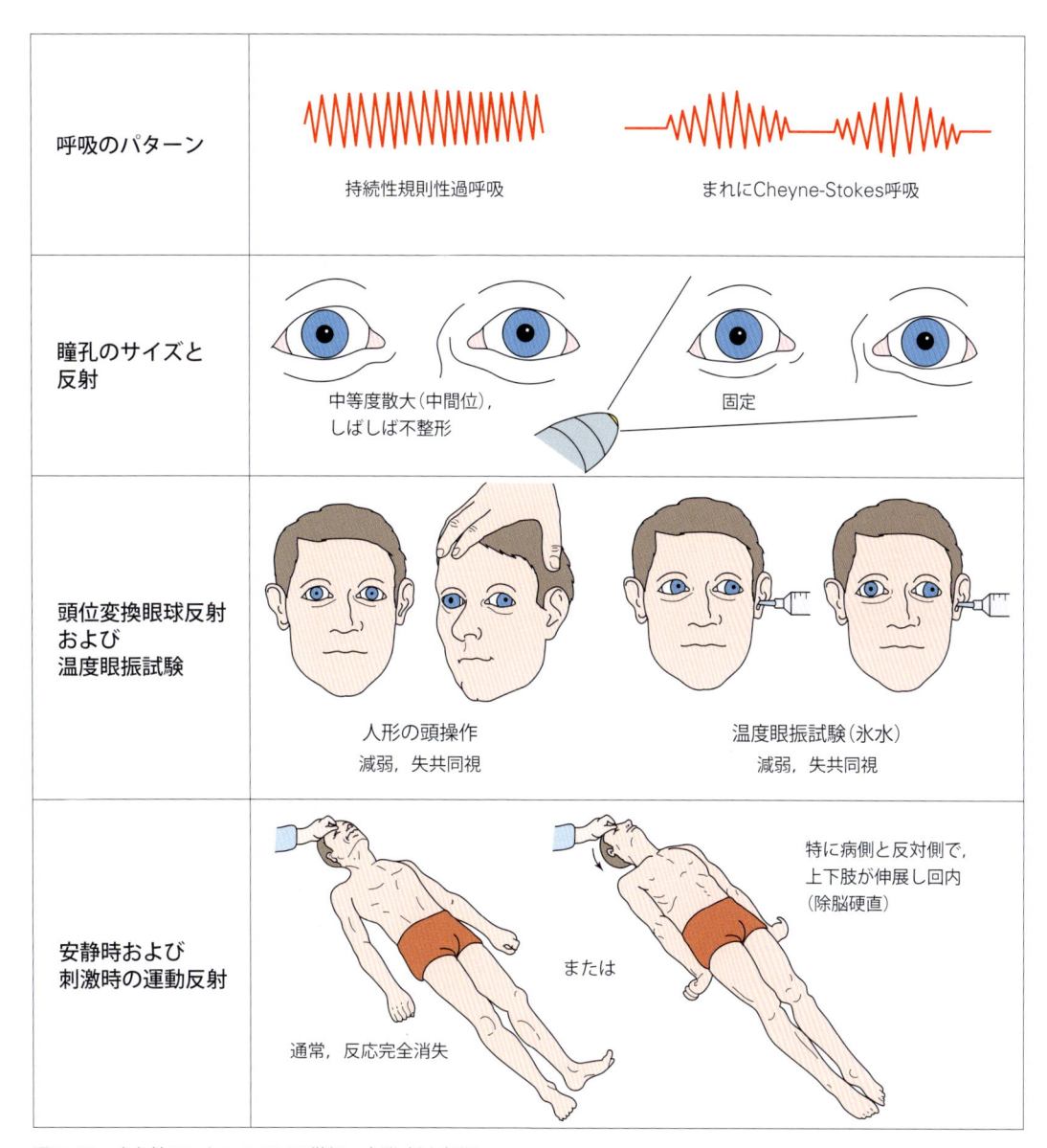

呼吸のパターン	持続性規則性過呼吸	まれにCheyne-Stokes呼吸
瞳孔のサイズと反射	中等度散大（中間位），しばしば不整形	固定
頭位変換眼球反射および温度眼振試験	人形の頭操作 減弱，失共同視	温度眼振試験（氷水） 減弱，失共同視
安静時および刺激時の運動反射	通常，反応完全消失	または 特に病側と反対側で，上下肢が伸展し回内（除脳硬直）

図3-13　中心性テントヘルニアの徴候。中脳-橋上部期。

の眼球運動が消失していることが判明する。刺激による運動反応は，出にくくなるか伸展位をとる。症例によっては，刺激がなくとも伸展姿勢をとるか，内的刺激によって現れる。筋肉の緊張度や腱反射は高まっており，足底反射は伸展性である。

中脳期が完成した後は，完全回復はまれであり，ヘルニアが解消されても，慢性的な神経障害を被る場合がほとんどである[61,62]。患者の一生がかかっているので，可能性があるならば，可能な限り早期かつ精力的に，治療を行うことが肝要である。

ヘルニアが**橋期** pontine stage（図3-14）に入っ

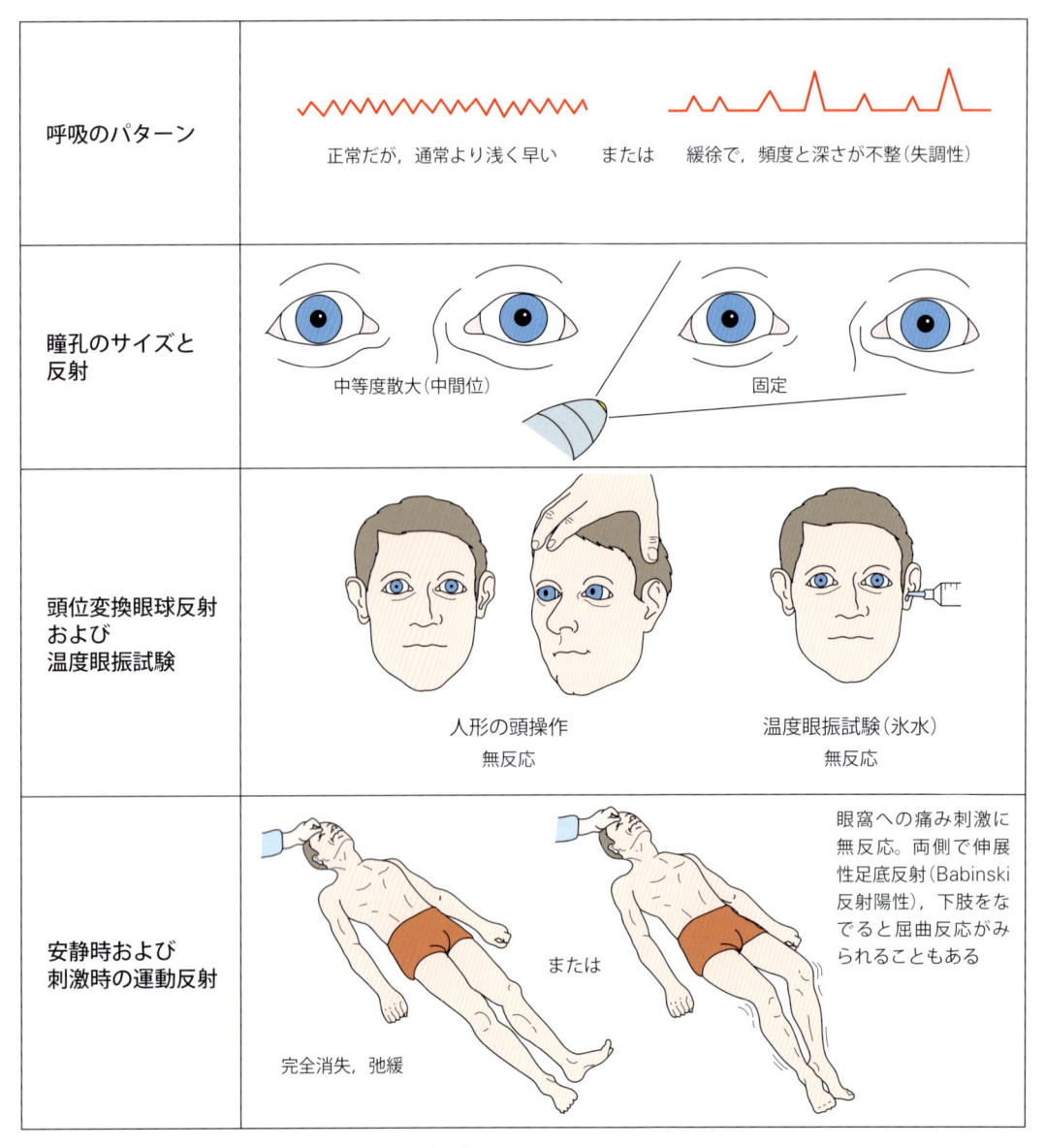

呼吸のパターン	正常だが，通常より浅く早い	または　緩徐で，頻度と深さが不整（失調性）
瞳孔のサイズと反射	中等度散大（中間位）	固定
頭位変換眼球反射および温度眼振試験	人形の頭操作 無反応	温度眼振試験（氷水） 無反応
安静時および刺激時の運動反射	完全消失，弛緩　または	眼窩への痛み刺激に無反応。両側で伸展性足底反射（Babinski反射陽性），下肢をなでると屈曲反応がみられることもある

図3-14　中心性テントヘルニアの徴候。橋下部-上部延髄期。

た場合には，呼吸を調節する橋上部の機構が失われるために，呼吸は次第に浅く不規則になる。障害が橋下部に至ると，冷水を用いた温度眼振試験による側方への眼球運動は消失する。筋肉は弛緩性となり，腱反射をみるのは困難で，下肢は屈曲姿勢をとる。

延髄期 medullary stage は致死的である。呼吸は不規則で遅くなり，喘ぐような状態になる。呼吸がなくなると，交感神経系反射によりアドレナリンが放出され，瞳孔は一時性に散大する。しかし，大脳の低酸素および血圧受容器の反応が共に障害されるため，自律神経系反射が障害され，血

圧は高位脊髄離断後にみられるようなレベル（収縮期血圧60〜70 mmHg）まで低下する。

この時点では，機械換気や昇圧薬の投与により身体を生かし続けることは可能であり，実際，多忙な集中治療室では常に反射的に行われている。しかし，ヘルニアが呼吸を危うくするレベルにまで達した時には，有意義な回復は得られない点を認識することが重要である。従って，延髄期が始まるまでに，患者の家族に病状を説明し，このような状態での機械換気は，単なる延命効果しかないことを明確にしておくことが必要である。

中脳背側症候群の臨床像

中脳背側症候群dorsal midbrain syndromeでは，背面からの占拠性病変がテント切痕を介し，中脳を下方へ押し付ける（図3-15）。最も一般的な原因は，松果体の腫瘍（松果体細胞腫または胚細胞腫）または視床背側病変（正常ではテント切痕の後方開口部で四丘板の上に張り出している視床枕での腫瘍や出血）の腫瘍である。この方向からの圧迫は，特徴的な中脳背側症候群を引き起こす。中脳を歪ませる上行性テントヘルニアでも，同様の症状がみられる（図3-8）。

オリーブ視蓋前野核olivery pretectal nucleusと大脳の後交連へかかる圧迫によって，瞳孔はやや散大（通常4〜6 mm）し，対光反射は消失する[2]。垂直方向の眼球運動は制限されるが，最初は上方注視障害が特徴的に現れる。重症例では，眼球は下方に押し付けられた状態で固定する。覚醒時には，眼球の輻輳運動と，それに随伴した瞳孔の収縮も欠落している。すべての眼筋が同時に収縮し，眼窩内に引き込まれるために発生する後退眼振がみられる。眼瞼が後退するため，睨みつけているようにみえることがある。

覚醒障害は，松果体腫瘍患者のわずか15％程度にみられるだけだが，これらは早期中心性ヘルニアによるものである[63,64]。しかし，中脳水道が圧迫され急性水頭症が発生すると，テント上で急性圧亢進が起こることがある。これは中脳を下方に押し下げる圧を急激に高めることとなり，患者は突如，深昏睡に陥る。

昏睡患者における腰椎穿刺の安全性

臨床では「頭蓋内腫瘍病変患者で，腰椎穿刺はどのような状況なら安全か？」という疑問に遭遇することが多い。テント上と腰部くも膜下腔との間には，大きな圧勾配があり[65]，髄液を抜き腰椎内圧を下げると，その勾配はさらに大きくなる。この勾配が，実際にテントヘルニアを起こす正確な頻度を確かめることは難しい。どのような大きさであれ，テント上腫瘍病変が認められた後，腰椎穿刺を行うことはきわめてまれであり，報告されている研究のほとんどは，CTが普及する以前のものである。腰椎穿刺を行った脳腫瘍患者について調べた古い研究によると，頭蓋内圧亢進または鬱血乳頭がある患者での合併症発生率は，1〜2％であった[66,67]。一方，Duffyの報告によれば，腰椎穿刺後の合併症のため，脳神経外科に紹介された患者のうち，22名には腰椎穿刺前に局所神経徴候があったが，そのうち髄液圧亢進があったのはわずか半分，鬱血乳頭があったのは1/3であった[56]。著者らは，過去の経験から，テント上に占拠性病変を有する場合でも，腰椎穿刺がテント切痕（または大孔）ヘルニアを引き起こすことはきわめてまれであるとしても，合併症の発生を予測する上で，身体検査も髄液圧の測定も有用でないという見解を支持する。よって，腰椎穿刺を施行する患者は，前もって全例に頭部CT（またはMRI）検査を行うのが賢明である。検査の結果，頭蓋内区画間の偏位がなければ，腰椎穿刺は全く安全であろう。一方，画像検査はできないが，神経学的検査で鬱血乳頭も局所徴候もみられないならば，腰椎穿刺の合併症の発生率はかなり低い（おそらく1％以下）。従って，このような状況下では，もし生命にかかわる臨床的判断のために腰椎穿刺

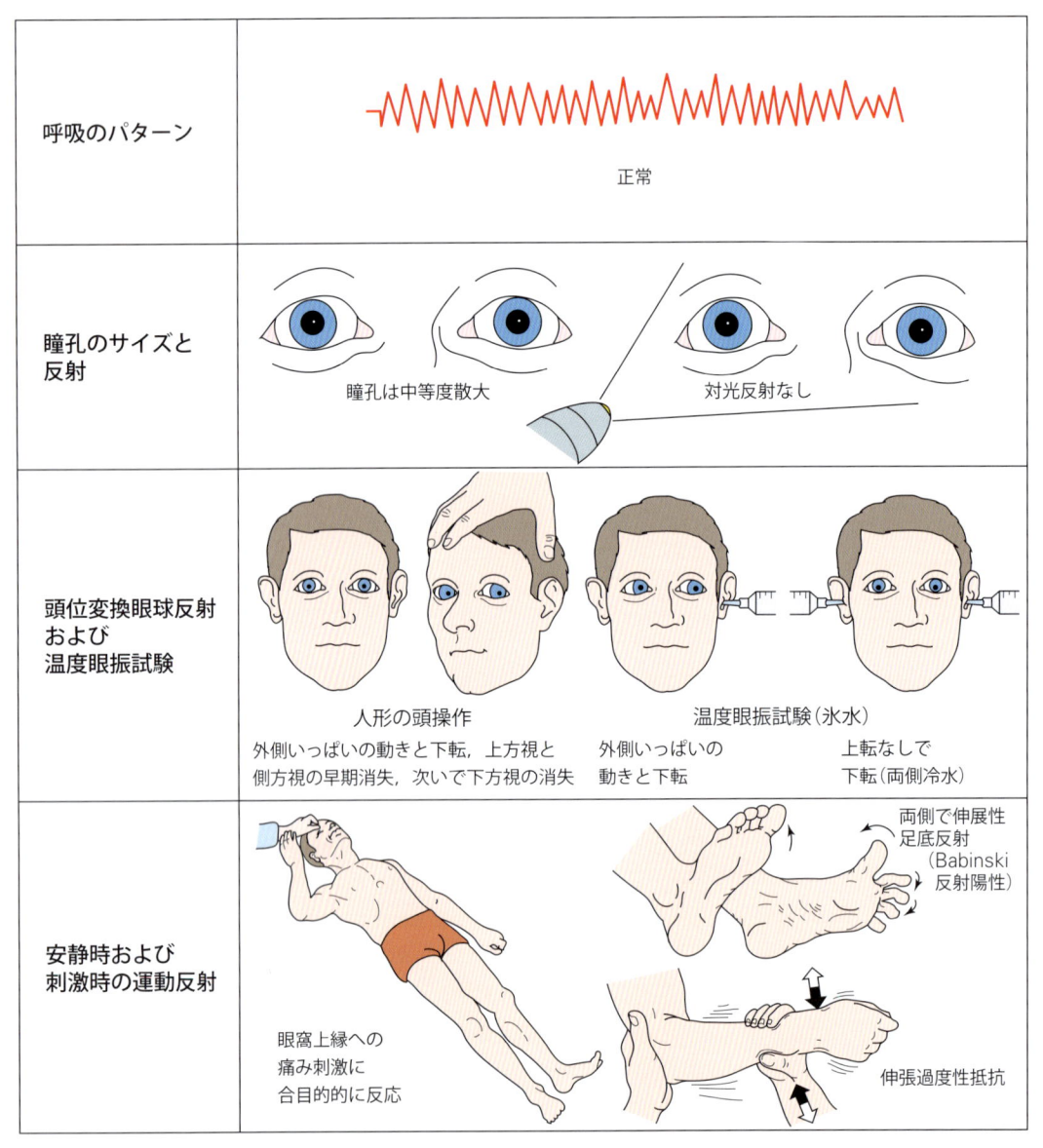

呼吸のパターン	正常
瞳孔のサイズと反射	瞳孔は中等度散大／対光反射なし
頭位変換眼球反射および温度眼振試験	人形の頭操作：外側いっぱいの動きと下転，上方視と側方視の早期消失，次いで下方視の消失／温度眼振試験（氷水）：外側いっぱいの動きと下転／上転なしで下転（両側冷水）
安静時および刺激時の運動反射	眼窩上縁への痛み刺激に合目的的に反応／両側で伸展性足底反射（Babinski反射陽性）／伸張過度性抵抗

図3-15　中脳背側圧迫の徴候。

を必要とする場合には，リスク便益を考慮しても，腰椎穿刺を行うことが望ましい。

器質性昏睡の診断における偽性局所徴候

経験ある検者にとって，テント上とテント下の徴候の鑑別は通常容易であり，ヘルニア症候群による神経所見は特徴的である。しかし，神経徴候に

よっては，検者がテント上病変をテント下病変と間違えたり，その逆を招いたりする，特殊な状況がある。

最も一般的な偽性局所徴候は外転神経麻痺である。これは，頭蓋内圧亢進か腰椎穿刺によって起こる。後者は，髄液の中で脳が浮いた状態で保持されているという通常の状態が，髄液量の減少によって失われることによる。直立位で脳が沈下すると，外転神経が牽引されると考えられる。頻度は低いが，滑車神経，動眼神経，三叉神経などを含む他の脳神経も，同様に影響を受ける。

運動失調を引き起こすテント上病変とテント下病変の鑑別は，神経学の黎明期以来の診断学的ジレンマである[68]。画像診断が開発される以前には，高度な臨床診断能力をもってしても，脳神経外科医が後頭蓋窩を開頭したが何も発見できず，患者をひっくり返して前頭葉腫瘍を摘出した，などということも珍しくなかった。例えば，両側の前頭葉内側の圧迫や水頭症に伴う歩行障害が，小脳病変で再現される場合がある。同様に，小脳に由来すると思われる，一側の指–鼻–指試験の失調が，頭頂葉の病変でみられることがある[69]。

もう1つの混乱の原因は，上位（核上）運動ニューロンと下位運動ニューロンの脳神経麻痺の鑑別である。急性テント上病変は，まれに下位脳神経麻痺（軟口蓋の非対称，舌の片側脱力）を生じる。両側テント上病変は構音障害，嚥下障害，両側顔面神経麻痺（仮性球麻痺，弁蓋症候群またはFoix-Chavany-Marie症候群[70]ともいわれる）を起こす。逆に，よく知られている核上性顔面神経麻痺（下部顔面の麻痺）が，後頭蓋窩病変でみられる場合がある。核上と核下性運動性脳神経麻痺の鑑別は，反射と随意運動の対比のもとなされることが多い。例えば，核上性球麻痺患者の角膜反射と催吐反射は，正常あるいはより強い場合が多い。核上性顔面神経麻痺患者は，笑うよう指示された場合より，冗談に対し自然に笑う場合に，より左右対称な笑顔をみせるのが特徴である。

幸いなことに，患者が意識を失うに伴い，ヘルニアに随伴した徴候が，比較的急速かつ特徴的に出現するため，このような局在にかかわる古典的な問題は，意識障害患者の診断には介入してこない。覚醒時に患者が偽性局所徴候を示すとしても，一般的には，ヘルニアが進行するに伴って発生する新たな徴候が，事態を明らかにしてくれる。臨床所見の原因に関する混乱を短期に済ませるために，意識障害と局所的な脳幹症状のある患者ほぼ全例につき，器質的原因による昏睡とみなし，ただちに画像検査を行う。

昏睡の原因としての破壊性病変

上行性賦活系またはその標的である前脳の破壊性病変は，逆説的ではあるが，診断を行う神経内科医にとって，当面の診断的重要性は低い。病変の除去により回復可能な圧迫性病変と異なり，破壊性病変は不可逆的であることが多いのが特徴である。圧迫性病変に対する破壊性病変の特質を認識することは重要ではあるが，大切なことは，直ちに治療を行うことが有用な患者と，主に保存的管理を必要とする患者を見分けることである。

びまん性の両側性皮質破壊

脳皮質または皮質下白質の，びまん性両側性破壊は，代謝基質（酸素，グルコース，またはこれらを運ぶ血液）の欠損，またはある種の代謝性または感染性病変の結果として起こる。この状態は，遷延性心臓停止があった後に蘇生した患者にみられる。また，肺機能低下によりびまん性低酸素を生じた患者や，重度の持続性低血糖患者にもみられる。代謝基質の欠損により，大脳皮質の第III層および第IV層の神経細胞，および海馬のCA1，CA3の神経細胞が損傷を受けるが，これは以下のような活性アミノ酸中毒によると考えられる（図1–10）[71,72]。代謝欠如が生じている間に，細胞

膜の正常な分極を維持するイオン勾配が破綻し，神経細胞の脱分極と神経伝達物質の放出が起こる。特に細胞内にカルシウムを取り込む N-methyl-D-aspartate（NMDA）受容体に働く興奮性神経伝達物質の過剰は，遺伝子的神経細胞死プログラムを活性化し，過剰に興奮性アミノ酸を取り込んだ神経細胞を死滅させる[73]。興奮性アミノ酸は，最も重要な皮質からの出力経路を含む，皮質間の神経伝達に広く使用されている。よって，これらの神経細胞は，過剰な興奮性アミノ酸により死滅する危険性が最も高い。生き残った神経細胞は，お互いに，また出力からも本質的に切り離されるため，意味のある行動的反応を示すことができない。

やや軽度の低酸素状態患者では，脳の酸素供給が再開されると回復する。しかし，その後の一週間程度で皮質下白質の変性が進み，皮質を主要入力および出力から孤立させる[74]。この状況は一酸化炭素中毒後に最もよくみられるが（p30を参照），他の致死寸前の低酸素状態後にもみられる。白質損傷の機序は不明だが，Leigh病，「脳卒中」に伴うミトコンドリア脳症，および，脳を不十分だが致死的ではない酸化エネルギー代謝障害に陥れる他の中間代謝異常でみられる，類似の白質損傷と関連があると考えられる[75]。

異染性白質ジストロフィ metachromatic leukodystrophy や Canavan 病など，ほかの代謝性白質脳症が成人に起こることはまれであるが，乳児や幼児の診察時には考慮すべきである。副腎白質ジストロフィ adrenoleukodystrophy は主に半球後部の白質を侵すが，末期に至るまで，意識レベルに影響を及ぼすことはほとんどない。

大脳皮質または皮質下白質の機能障害を生じる感染性原因には，プリオン病（Creutzfeldt-Jakob病，Gerstmann-Sträussler症候群など）や進行性多巣性白質脳症などがある。このような病変は週～月単位で進行するため，意識が全般的に障害される時点では，診断に困ることはほとんどない。麻疹ウイルスによる遅発型ウイルス slow virus 感染である亜急性硬化性汎脳炎もまた，同様の様態を示すが，麻疹ワクチンが接種される地域ではまれにしかみられない。

間脳の破壊性病変

間脳の両側性破壊病変は，昏睡の原因としてはまれである。その理由の1つは，間脳が，Willis動脈輪の主要動脈から分枝する栄養動脈から，直接血液供給を受けていることである。従って，主要動脈のどれか一本からの供給が障害されると，間脳に血管障害が発生するが，これは一側性であるのが特徴であり，意識障害を起こさない。例外は，両側の後大脳動脈と後交通動脈に血液を供給している脳底動脈の先端が閉塞した場合である。後視床穿通動脈は，このようなWillis動脈輪後方の血管から分枝しているため，一部の血管閉塞によって後部視床梗塞が両側性に発生する[76]。しかし，意識障害がある場合，中脳の虚血も存在するのがほとんどである（p154，第4章「血管性のテント上破壊性病変」を参照）。

炎症性または感染性疾患による病変は，間脳に好発する。プリオン病である致死的家族性不眠症は，視床を選択的に障害すると報告されており，それが睡眠障害（昏睡ではなく過覚醒ではあるが）の原因と考えられている[77]。Behçet病では，間脳に無菌性膿瘍が形成され，これが意識レベルを低下させる[78]。

自己免疫疾患も間脳を侵す。抗Ma抗腫瘍抗体をもった患者では，間脳病変，および過剰な眠気がみられることが多く，ナルコレプシーの1つの症状である脱力発作 cataplexy などもみられる[79]。睡眠発作患者のほとんどに，外側視床下部にあるオレキシン orexin（ヒポクレチン hypocretin）と呼ばれる神経伝達物質を産生する神経細胞に，進行性の脱落があることが認められている[80,81]。このオレキシン産生細胞の選択的脱落は，自己免疫によるものと考えられているが，最終的な確認は得られていない[82]。オレキシン神経細胞の脱落に

より過剰な眠気が起こるが，覚醒時に意識障害はない。

まれに，原発性脳腫瘍が間脳に発生する。これらは星状膠細胞腫や原発性中枢神経系リンパ腫であり，初期徴候として意識障害をみる。頭蓋咽頭腫，トルコ鞍上部ジャーミノーマ，トルコ鞍上に進展した大きな下垂体腺腫などの，トルコ鞍上部腫瘍は間脳を圧迫するが，摘出術により局所の血管攣縮が起きないかぎり，通常は間脳を破壊しない[83]。

脳幹の破壊性病変

脳幹の破壊性病変では，急性の意識障害に，瞳孔，眼球運動，四肢運動，呼吸徴候など特有のパターンを伴っており，それぞれ脳幹の障害レベルを示す。しかし，病変レベルから上の脳幹機能が消失する吻側尾側方向への悪化と異なり，脳幹の被蓋病変は，病変レベルをピンポイントに同定できる，さらに限局的所見を伴うことが多い。

中脳被蓋レベルの破壊性病変は，典型的には両側の動眼神経核を破壊し，瞳孔は中等度散大（中間位）で固定し，内転，上転，下転の眼球運動麻痺をみる。同時に，頭位変換眼球反射では，外転は保たれている。脳底動脈閉塞などにより大脳脚も障害されると，両側の弛緩性麻痺がみられる。

吻側橋被蓋の破壊性病変では，動眼神経核は障害されないため，瞳孔の対光反射は保たれる。橋外側被蓋が障害されていると，下行性交感神経路と上行性瞳孔散大神経路が共に障害されるため，縮瞳し，対光反射は拡大鏡によってはじめて認識できる程度となる。内側縦束が障害されると，温度眼振試験で眼球の内転，上転，下転反応が消失するが，外転は保たれている。また，追視による眼球の輻輳運動は保たれている。病変がやや尾側に伸展し橋中部に及ぶと，病側方向への注視麻痺，または眼球浮き運動と呼ばれる緩徐な垂直方向への眼球運動，またはその変形がみられる（図2-3）。

病変が橋底部を侵した場合には，両側の弛緩性麻痺が起こる。しかし，病変が橋被蓋に限局している場合には必ずしもみられない。病変がより尾側の橋に進展した場合には，運動性の顔面神経または三叉神経の末梢性麻痺がみられる。また，橋の病変では無呼吸や失調性呼吸がみられることがある。

一方，橋下部や延髄に限局した病変では，意識障害はみられない[84]が，下行性運動系が障害され，施錠状態（四肢麻痺，顔面および咽頭口腔運動機能の核上性麻痺）となる場合もある[85]。従って，運動系の反応は，眼球の垂直運動と瞬きに限局される。

脳幹の破壊性病変は血管障害，腫瘍，感染，外傷によっても起こる。最も一般的な原因は，椎骨動脈または脳底動脈の閉塞である。このような血管閉塞では，梗塞レベルを正確に示す徴候が出現するのが特徴的である。動静脈奇形はどのレベルにでも起こるが，脳幹の出血性病変として最も多いのは，橋底部実質内への出血である。脳幹に好発する感染性病変の1つは，菱脳膿瘍 rhombencephalic abscess を形成するリステリア菌感染である（図4-13）[86]。脳幹を貫通する外傷は，ほとんどの場合即死状態であるため，通常は診断上問題にはならない。

文献

1. Ropper AH. A preliminary MRI study of the geometry of brain displacement and level of consciousness with acute intracranial masses. Neurology 39 (5), 622–627, 1989.
2. Baloh RW, Furman JM, Yee RD. Dorsal midbrain syndrome: clinical and oculographic findings. Neurology 35 (1), 54–60, 1985.
3. Cuneo RA, Caronna JJ, Pitts L, et al. Upward transtentorial herniation: seven cases and a literature review. Arch Neurol 36, 618–623, 1979.
4. Van Loon J, Van Calenbergh F, Goffin J, et al. Controversies in the management of spontaneous cerebellar haemorrhage. A consecutive series of 49 cases and review of the literature. Acta Neurochir (Wien) 122, 187–193, 1993.

5. Hayreh SS. The sheath of the optic nerve. Ophthalmologica 189 (1-2), 54-63, 1984.
6. Jacks AS, Miller NR. Spontaneous retinal venous pulsation: aetiology and significance. J Neurol Neurosurg Psychiatry 74, 7-9, 2003.
7. Van Uitert RL, Eisenstadt ML. Venous pulsations not always indicative of normal intracranial pressure. Letter to the editor. Arch Neurol 35, 550-550, 1978.
8. Hayreh SS. Optic disc edema in raised intracranial pressure. V. Pathogenesis. Arch Ophthalmol 95 (9), 1553-1565, 1977.
9. Hayreh SS. Anterior ischemic optic neuropathy. V. Optic disc edema an early sign. Arch Ophthalmol 99 (6), 1030-1040, 1981.
10. d'Avella D, Baroni A, Mingrino S, et al. An electron microscope study of human arachnoid villi. Surg Neurol 14 (1), 41-47, 1980.
11. Browder J, Meyers R. Behavior of the systemic blood pressure, pulse rate and spinal fluid pressure associated with acute changes in intracranial pressure artificially produced. Arch Surg 36, 1-19, 1938.
12. Schumacher GA, Wolfe HG. Experimental studies on headache of. Arch Neurol Psychiat 45, 199-214, 1941.
13. Galvin JA, Van Stavern GP. Clinical characterization of idiopathic intracranial hypertension at the Detroit Medical Center. J Neurol Sci 223 (2), 157-160, 2004.
14. Goodwin J. Recent developments in idiopathic intracranial hypertension (IIH). Semin Ophthalmol 18 (4), 181-189, 2003.
15. Ranjan P, Mishra AM, Kale R, et al. Cytotoxic edema is responsible for raised intracranial pressure in fulminant hepatic failure: in vivo demonstration using diffusion-weighted MRI in human subjects. Metab Brain Dis 20 (3), 181-192, 2005.
16. Yanagihara T, Klass DW, Piepgras DG, et al. Brief loss of consciousness in bilateral carotid occlusive disease. Arch Neurol 46 (8), 858-861, 1989.
17. Magnaes B. Body position and cerebrospinal fluid pressure. Part I: clinical studies on the effect of rapid postural changes. J Neurosurg 44, 687-697, 1976.
18. Ingvar DH, Lundberg N. Paroxysmal systems in intracranial hypertension, studied with ventricular fluid pressure recording and electroencephalography. Brain 84, 446-459, 1961.
19. Lundberg N. Continuous recording and control of ventricular fluid pressure in neurosurgical practice. Acta Neurol Scand Supp 149, 1-193, 1960.
20. Ethelberg S, Jensen VA. Obscurations and further time-related paroxysmal disorders in intracranial tumors: syndrome of initial herniation of parts of the brain through the tentorial incisure. J Neurol Psychiatry 68, 130-149, 1952.
21. Lemaire JJ. [Slow pressure waves during intracranial hypertension]. Ann Fr Anesth Reanim 16 (4), 394-398, 1997.
22. Sullivan HC. Fatal tonsillar herniation in pseudotumor cerebri. Neurology 41, 1142-1144, 1991.
23. Greenberg DA, Jin K. From angiogenesis to neuropathology. Nature 438 (7070), 954-959, 2005.
24. Fishman RA. Cerebrospinal Fluid in Diseases of the Nervous System, 2nd ed. 1992.
25. Fishman RA. Brain edema. N Engl J Med 293 (14), 706-711, 1975.
26. Mokri B. The Monro-Kellie hypothesis-applications in CSF volume depletion. Neurology 56, 1746-1748, 2001.
27. Cushing H. Some experimental and clinical observations concerning states of increased intracranial tension. Am J Med Sci 124, 375-400, 1902.
28. MacEwen W. Pyrogenic Infective Diseases of the Brain and Spinal Cord. Glasgow: James Maclehose, 1893.
29. Meyer A. Herniation of the brain. Arch Neurol Psychiatry 4, 387-400, 1920.
30. Kernohan JW. Incisura of the crus due to contralateral brain tumor. Arch Neurol Psychiatry 21, 274-287, 1929.
31. Ropper AH. Lateral displacement of the brain and level of consciousness in patients with an acute hemispheral mass. N Engl J Med 314, 953-958, 1986.
32. Fisher CM. Brain herniation: a revision of classical concepts. Can J Neurol Sci 22 (2), 83-91, 1995.
33. Gadda D, Carmignani L, Vannucchi L, et al. Traumatic lesions of corpus callosum: early multidetector CT findings. Neuroradiology 46 (10), 812-816, 2004.
34. Adler DE, Milhorat TH. The tentorial notch: anatomical variation, morphometric analysis, and classification in 100 human autopsy cases. J Neurosurg 96, 1103-1112, 2002.
35. Bogousslavsky J, Regli F, Uske A. Thalamic infarcts: clinical syndromes, etiology, and prognosis. Neurology 38 (6), 837-848, 1988.
36. Neau JP, Bogousslavsky J. The syndrome of posterior choroidal artery territory infarction. Ann Neurol 39 (6), 779-788, 1996.
37. Kerr FW, Hallowell OW. Localization of the pupillomotor and accommodation fibers in the oculomotor nerve: experimental observations on paralytic mydriasis. J Neurol Neurosurg Psychiatry 27, 473-481, 1964.
38. Adams JH, Graham DI, Murray LS, et al. Diffuse axonal injury due to nonmissile head injury in humans: an analysis of 45 cases. Ann Neurol 12 (6), 557-563, 1982.
39. Adams JH, Graham DI, Gennarelli TA, et al. Diffuse axonal injury in non-missile head injury. J Neurol Neurosurg Psychiatry 54 (6), 481-483, 1991.
40. Burgerman RS, Wolf AL, Kelman SE, et al. Traumatic trochlear nerve palsy diagnosed by magnetic resonance imaging: case report and review of the literature. Neurosurgery 25 (6), 978-981, 1989.
41. Giuseffi V, Wall M, Siegel PZ, et al. Symptoms and disease associations in idiopathic intracranial hypertension (pseudotumor cerebri): a case-control study. Neurology 41, 239-244, 1991.
42. Nishio I, Williams BA, Williams JP. Diplopia: a complication of dural puncture. Anesthesiology 100, 158-164, 2004.
43. Simonetti F, Pergami P, Ceroni M, et al. About the original description of cerebellar tonsil herniation by Pierre Marie. J Neurol Neurosurg Psychiatry 63 (3), 412, 1997.

44. Rothfus WE, Goldberg AL, Tabas JH, et al. Callosomarginal infarction secondary to transfalcial herniation. AJNR Am J Neuroradiol 8, 1073-1076, 1987.
45. Ropper AH. Lateral displacement of the brain and level of consciousness in patients with an acute hemispheral mass. N Engl J Med 314, 953-958, 1986.
46. Weiner LP, Porro RS. Total third nerve paralysis: a case with hemorrhage in the oculomotor nerve in subdural hematoma. Neurology 15, 87-90, 1965.
47. Binder DK, Lyon R, Manley GT. Transcranial motor evoked potential recording in a case of Kernohan's notch syndrome: case report. Neurosurgery 54, 999-1002, 2004.
48. Derakhsan I. Kernohan notch. J Neurosurg 100, 741-742, 2004.
49. Marshman LA, Polkey CE, Penney CC. Unilateral fixed dilation of the pupil as a false-localizing sign with intracranial hemorrhage: case report and literature review. Neurosurgery 49, 1251-1255, 2001.
50. Sato M, Tanaka S, Kohama A, et al. Occipital lobe infarction caused by tentorial herniation. Neurosurgery 18 (3), 300-305, 1986.
51. Keane JR. Blindness following tentorial herniation. Ann Neurol 8, 186-190, 1980.
52. Barton JJ. Disorders of face perception and recognition. Neurol Clin 21 (2), 521-548, 2003.
53. Parizel PM, Makkat S, Jorens PG, et al. Brainstem hemorrhage in descending transtentorial herniation (Duret hemorrhage). Intensive Care Med 28 (1), 85-88, 2002.
54. Klintworth GK. The pathogenesis of secondary brainstem hemorrhages as studied in an experimental model. Am J Pathol 47 (4), 525-536, 1965.
55. Friede RL, Roessmann U. The pathogenesis of secondary midbrain hemorrhages. Neurology 16 (12), 1210-1216, 1966.
56. Duffy GP. Lumbar puncture in the presence of raised intracranial pressure. BMJ 1, 407-409, 1969.
57. Osborn AG, Heaston DK, Wing SD. Diagnosis of ascending transtentorial herniation by cranial computed tomography. AJR Am J Roentgenol 130 (4), 755-760, 1978.
58. Reeves AG, Posner JB. The ciliospinal response in man. Neurology 19 (12), 1145-1182, 1969.
59. Reich JB, Sierra J, Camp W, et al. Magnetic resonance imaging measurements and clinical changes accompanying transtentorial and foramen magnum brain herniation. Ann Neurol 33, 159-170, 1993.
60. Wijdicks EF, Miller GM. MR imaging of progressive downward herniation of the diencephalon. Neurology 48, 1456-1459, 1997.
61. Zervas NT, Hedley-Whyte J. Successful treatment of cerebral herniation in five patients. N Engl J Med 286 (20), 1075-1077, 1972.
62. Brendler SJ, Selverstone B. Recovery from decerebration. Brain 93 (2), 381-392, 1970.
63. Schild SE, Scheithauer BW, Schomberg PJ, et al. Pineal parenchymal tumors. Clinical, pathologic, and therapeutic aspects. Cancer 72, 870-880, 1993.
64. Kretschmar CS. Germ cell tumors of the brain in children: a review of current literature and new advances in therapy. Cancer Invest 15, 187-198, 1997.
65. Kaufmann GE, Clark K. Continuous simultaneous monitoring of intraventricular and cervical subarachnoid cerebrospinal fluid pressure to indicate development of cerebral or tonsillar herniation. J Neurosurg 33 (2), 145-150, 1970.
66. Lubic LG, Marotta JT. Brain tumor and lumbar puncture. AMA Arch Neurol Psychiatry 72 (5), 568-572, 1954.
67. Korein J, Cravioto H, Leicach M. Reevaluation of lumbar puncture; a study of 129 patients with papilledema or intracranial hypertension. Neurology 9 (4), 290-297, 1959.
68. Grant FC. Cerebellar symptoms produced by supratentorial tumors: a further report. Arch Neurol Psychiat 20, 292-308, 1928.
69. Battaglia-Mayer A, Caminiti R. Optic ataxia as a result of the breakdown of the global tuning fields of parietal neurones 2. Brain 125, 225-237, 2002.
70. Weller M. Anterior opercular cortex lesions cause dissociated lower cranial nerve palsies and anarthria but no aphasia: Foix-Chavany-Marie syndrome and "automatic voluntary dissociation" revisited. J Neurol 240 (4), 199-208, 1993.
71. Adams JH. Hypoxic brain damage. Br J Anaesth 47 (2), 121-129, 1975.
72. Zola-Morgan S, Squire LR, Amaral DG. Human amnesia and the medial temporal region: enduring memory impairment following a bilateral lesion limited to field CA1 of the hippocampus. J Neurosci 6 (10), 2950-2967, 1986.
73. Snider BJ, Gottron FJ, Choi DW. Apoptosis and necrosis in cerebrovascular disease. Ann N Y Acad Sci 893, 243-253, 1999.
74. Peter L, Nighoghossian N, Jouvet A, et al. [Delayed post-anoxic leukoencephalopathy]. Rev Neurol (Paris) 160 (11), 1085-1088, 2004.
75. Lerman-Sagie T, Leshinsky-Silver E, Watemberg N, et al. White matter involvement in mitochondrial diseases. Mol Genet Metab 84 (2), 127-136, 2005.
76. Caplan LR. "Top of the basilar" syndrome. Neurology 30, 72-79, 1980.
77. Montagna P, Gambetti P, Cortelli P, et al. Familial and sporadic fatal insomnia. Lancet Neurol 2 (3), 167-176, 2003.
78. Akman-Demir G, Bahar S, Coban O, et al. Cranial MRI in Behcet's disease: 134 examinations of 98 patients. Neuroradiology 45 (12), 851-859, 2003.
79. Rosenfeld MR, Eichen JG, Wade DF, et al. Molecular and clinical diversity in paraneoplastic immunity to Ma proteins. Ann Neurol 50, 339-348, 2001.
80. Peyron C, Faraco J, Rogers W, et al. A mutation in a case of early onset narcolepsy and a generalized absence of hypocretin peptides in human narcoleptic brains. Nat Med 6, 991-997, 2000.
81. Thannickal TC, Moore RY, Nienhuis R, et al. Reduced number of hypocretin neurons in human narcolepsy. Neuron 27, 469-474, 2000.
82. Scammell TE. The neurobiology, diagnosis, and treatment of narcolepsy. Ann Neurol 53 (2), 154-166, 2003.
83. Scammell TE, Nishino S, Mignot E, et al. Narcolepsy and low CSF orexin (hypocretin) concentration after a diencephalic stroke. Neurology 56 (12), 1751-1753, 2001.
84. Parvizi J, Damasio AR. Neuroanatomical correlates of brainstem coma. Brain 126, 1524-1536, 2003.

85. Levy DE, Sidtis JJ, Rottenberg DA, et al. Differences in cerebral blood flow and glucose utilization in vegetative versus locked-in patients. Ann Neurol 22 (6), 673–682, 1987.

86. Armstrong RW, Fung PC. Brainstem encephalitis (rhombencephalitis) due to Listeria monocytogenes: case report and review. Clin Infect Dis 16, 689–702, 1993.

4 器質的昏睡の特異的原因

序論

前章では，昏睡を起こす器質的病変を，圧迫性と破壊性病変に大別した。さらに，病変がテント上であれば，間脳および上位中脳の圧迫または破壊を，テント下であれば橋および小脳を直接障害することを示した。器質的病変による昏睡の原因を同定する場合，まずは病変部位がテント上またはテント下であるか，次に症状を起こしている病変が圧迫性，破壊性，またはその両方なのかを明らかにする。以上については第3章で詳述した。本章では，昏睡を生じるテント上，テント下における，圧迫性および破壊性病変の，特異的原因について述べる。

前述のような病変の同定方法は，ベッドサイドでの迅速な診断に有用であるが，当然，正常組織を破壊し圧迫する，脳内出血のような病変の可能性もある。また，脳外腫瘤病変も，梗塞（すなわち，組織破壊）を生じるような圧迫を起こす。従って，前述のような分類は，一部の例では有効ではないが，破壊性病変に対し，圧迫性病変を引き起こす疾患の型は明確で，顕著な臨床症状を示すことが多い。本章では，包括的ではないが，昏睡の原因として最も一般的であり，その病態生理の理解が，診断と治療の向上に関与するものを取り上げた（表4-1）。

器質的病変により意識障害が生じた場合，その進行を迅速に停止できなければ，不可逆的な脳損傷や死亡の危険性が生じる。また，それぞれの器質的病変により異なる臨床的特性は，進行速度を決定し，診断と治療の手がかりとなりうる。

意識消失の原因となる器質的病変は，特に急速に進行する場合，その局在を知る助けとなる局所徴候を示すことが多い。しかし，数週または数ヵ月にわたり緩徐に進行する病変は，局所神経徴候を生じることなく，かなり大きくなることがある。このような場合，占拠性病変の第1の所見は頭蓋内圧亢進徴候（頭痛，悪心など）か，脳ヘルニアそのものの場合もある（症例3-2参照）。

表4-1 器質的原因による昏睡の実例

圧迫性病変	破壊性病変
大脳半球 硬膜外および硬膜下血腫，腫瘍，膿瘍 くも膜下出血，感染(髄膜炎)，腫瘍(軟〔髄〕膜新生物)* 脳内出血，梗塞，腫瘍，膿瘍	低酸素-虚血 低血糖症 血管炎，脳炎 白質脳症，プリオン病 進行性多病巣性白質脳症
間脳 基底核出血，腫瘍，梗塞，および膿瘍* 下垂体腫瘍 松果体腫瘍	視床梗塞，脳炎 致命的家族性不眠〔症〕 新生物随伴症候群 腫瘍
脳幹 小脳腫瘍 小脳出血 小脳膿瘍	梗塞 出血 感染

＊：圧迫性および破壊性両方

テント上圧迫性病変

テント上腔は両側大脳半球が占めるが，危険性が高く診断が困難な病変の多くは，その部位に存在する髄膜をも侵す。半球内では，圧迫性病変は半球灰白質または白質に由来し，上方または側方から直接的に間脳を圧迫する(中心性ヘルニア)か，テント切痕への側頭葉ヘルニアによって中脳を圧迫する(鉤ヘルニア)。さらに，主として間脳を障害するさまざまな圧迫性病変がある。

硬膜外，硬膜内，硬膜下腫瘤

腫瘍，感染，血腫は，硬膜外，硬膜内，硬膜下腔を占拠し，最終的には脳ヘルニアを起こす。大抵の硬膜外腫瘍は，硬膜外腔に増大してくる頭蓋骨病変の伸展による。これらの増大速度は比較的緩徐で，大抵は既知の癌を患う患者において，通常は意識障害を起こすずっと前に発見される。対照的に，硬膜腫瘍は髄膜原発性腫瘍であるが，転移性の場合もある。一方，硬膜外または硬膜下血腫は，急性または亜急性に発生し，診断上問題になる。

硬膜外血腫

硬膜外葉は頭蓋骨内板の骨膜を構成するので，硬膜と頭蓋骨の間の腔は，頭蓋骨自体に損傷が起きた場合にのみ，血液が貯留する潜在的腔である。硬膜外血腫 epidural hematoma は，典型的には，頭部外傷の結果，髄膜血管を含む骨の溝を横切る頭蓋骨骨折で生じる(図4-1参照)。破裂した血管は動脈，静脈いずれの場合もある。通常，静脈性出血は緩やかに発生し，自己限定的であることが多く，以下に述べるような，硬膜下血腫と類似の経過をとる。まれだが，硬膜外血腫は，好酸球性

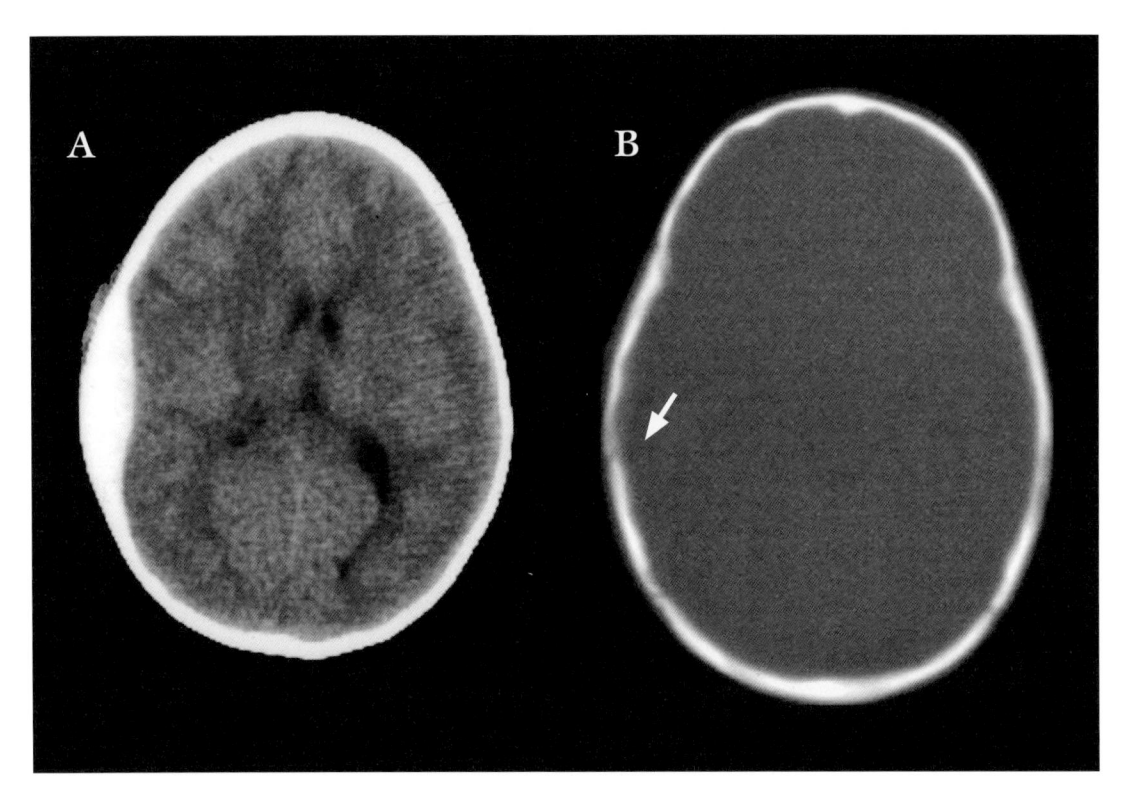

図4-1　硬膜外血腫を示すCT像。(A)レンズ型(両凸型)を示し，高吸収域腫瘤が頭蓋骨内面に沿ってみられる。(B)頭蓋骨は骨条件で描出されており，白矢印で示す位置で，骨折線が中大脳動脈溝を横切っている。

肉芽腫[1]，転移性頭蓋骨または硬膜腫瘍[2]，静脈洞炎のような頭蓋顔面骨感染[3]などの頭蓋骨病変への出血による場合がある。

　動脈性出血は高い圧で出血するので，血管は塞がることなく，血液は貯留し続けることになる。従って，硬膜外血腫患者は，ゆっくり，あるいは数日～数週にかけて増悪と寛解を繰り返すような症状ではなく，外傷後数時間以内に，単なる頭痛から，意識障害および脳ヘルニア徴候を呈する場合がある。

　硬膜外血腫は前頭部，後頭部，頭頂部[4]，または外傷側の対側にすら起こる(対側損傷)[5]が，中硬膜動脈裂傷の結果として，外側側頭領域に発生するのが最も一般的である。このような骨折を生じる外傷は，頭蓋骨底部骨折も起こす。よって，診察時には，鼓膜の奥での出血，耳介後部(Battle徴候)または眼の周りの斑点出血(パンダの眼)などの頭蓋底骨折の徴候に注意する必要がある。硬膜外出血は，脳を内側に圧迫し，これが中頭蓋窩底部において，痛みを感じる髄膜や血管を伸展し引き裂くため，頭痛が起きる。しかし，頭部外傷自体からも頭痛は起こることが多いため，病変が悪心や嘔吐を起こすほどの頭蓋内圧亢進を生じなければ，気付かれないこともある。すると，血腫は周辺の側頭葉を次第に圧迫するため，鉤ヘルニアを生じ，徐々に意識障害が起きる。この場合，同側瞳孔の早期散瞳に次いで完全眼筋麻痺が生じることが多く，鉤ヘルニアが進行すると，対側の動眼神経(第Ⅲ脳神経)を障害する[6]。そのような例では，運動徴候は遅れて現れることが多い。

　頭部外傷の程度は，骨折を疑うほどではない場合が多い。例えば，硬膜外血腫167例を対象と

したJamiesonとYellandの研究では，約半数で初期意識消失をみず[7]，GallagherとBrowderによる同規模の研究でも，このような例の2/3では，初期外傷は非常に軽度で，病院受診を要請していない[8]。このことは特に小児に顕著で，ある報告によれば，硬膜外血腫を生じた小児の半数は50cm以下の高さから落下しており，多くの場合，特別な症状を訴えなかった[9]。別の報告では，「典型的」な外傷性意識消失の病歴があったのは15〜20%のみであり，これらの患者は清明期に続いて昏睡に陥っている（"talk and die"と呼ばれる）[10]。従って，大抵の硬膜外血腫は，最近のエビデンスに基づく診断方法にのっとり，外傷患者に対して迅速なCT検査を行うことで診断されるが[11,12]，CTで血腫を認めなくても，その後に硬膜外血腫が発生あるいは急速に増大する可能性に注意しなければならない。そのためには，外傷患者のCT像では，中頭蓋窩を横切る頭蓋骨折の有無につき精査することが重要である。硬膜外血腫は，高吸収域でレンズ型の病変として，頭蓋骨と脳の間にみられる（硬膜外血腫は両面で凸だが，硬膜下血腫では脳に面する面が凹となる。図4-1参照）。頭頂部における血腫は，通常のCT横断像では見落とされることがあるが[13]，冠状断像の再構成で確認される[4]。MRI検査は硬膜外血腫の診断には不要だが，血腫下の脳挫傷や浮腫の評価には必要なこともある。さらに，脳外腫瘍病変は，CTによりくも膜下槽の高吸収域として描出され，くも膜下出血と誤診されることがあるが，これは部分容積平均化によるアーチファクトの可能性がある[14]。この場合，MRIはくも膜下出血を除外する上で有効である。

CTが容易に利用できないような状況では，頭部X線画像で骨折の確認が可能な場合が多い。頭部外傷全例に，少なくとも24時間は，家族ないし友人の監視下にいるよう指示することが，非常に重要である。意識消失が起これば，直ちに病院に戻らなければならない。CT像は陰性であった患者でも，血腫が遅延して発生する場合があるので，注意深い経過観察が必要である[15]。

硬膜外血腫による昏睡患者に対する治療は，外科的血腫除去である。受傷から治療までの時間の長さが，予後を決定する重要な因子[16]であるため，緊急手術が施行される。予後を決定する他の因子は，年齢，昏睡深度，正中線の偏位度，血腫の大きさなどである[17]。直ちに手術されれば，術前に固定した散瞳があっても，回復する患者がほとんどである[18]。極めてまれに，急性硬膜外血腫が自然寛解することがあるが[19]，これはおそらく直下の脳浮腫によって出血血管がタンポナーデされるためだろう。

硬膜下血腫

硬膜下腔に特有の解剖学的な特徴により，ずっと以前の，または軽微な頭部外傷の病歴をもつ患者で，より緩徐に慢性の硬膜下血腫 subdural hematomaが発生する。硬膜の両葉間を走行する硬膜静脈洞に，脳から静脈血が流入する，無数の架橋静脈が，硬膜の内葉とくも膜の間の潜在的腔（硬膜下腔）を横断する。これら静脈は，非常に軽微な頭部外傷でも損傷される場合がある。特に脳萎縮を有する高齢者[注1]では，加速・減速損傷のような，半球の少なからぬ運動の影響を受けやすい。局所徴候がみられない場合，診断は非常に難しい。昏睡患者に遭遇した場合には「常に硬膜下を疑う」という原則が有用であり，局所徴候がみられない例でも画像検査を行う必要がある。

硬膜下出血は通常低圧で，凝固障害がない場合には，典型的には早期にタンポナーデされる。急性硬膜下出血が特に危険となるのは，抗凝固薬を服用中の血栓性疾患患者の場合である。数時間に

注1：乳幼児においても，頭蓋骨発達に対し大脳半球の発達遅延で起こる。

わたる持続的静脈出血は，脳ヘルニアを生じうる大きさの腫瘤を作る。ワルファリンは，ビタミンK依存性凝固因子の第Ⅱ，Ⅶ，Ⅸ，Ⅹ因子，そしてビタミンK依存性抗凝固蛋白であるプロテインCとプロテインSの合成を抑制する。よって，従来の治療法では，新鮮凍結血漿およびビタミンKの投与が行われる。しかし，この方法は，効果を発揮するまでに数時間〜数日を要し，硬膜下出血を止めるにはあまりにも遅い。従って，ワルファリン服用患者に生じた硬膜下（または硬膜外）出血に対しては，第Ⅱ，Ⅶ，Ⅸ，Ⅹ因子の保存寒冷沈降物を直ちに投与することが重要である。組換え型の第Ⅶ因子も用いられるが[20]，その有効性に関するデータは不足している。

急性硬膜下血腫acute subdural hematomaは，大抵の場合，重篤な頭部外傷によって生じ，直下の脳挫傷を伴うことが多い。非常にまれだが，特に抗凝固薬使用患者では，実質的外傷のないこともある。また，硬膜下腔への動脈瘤破裂は，くも膜下腔が無事でも，急性硬膜下血腫を起こす。血腫は急速に増大し，直下に脳浮腫，そして脳ヘルニアを起こす。虚血性脳浮腫は，脳ヘルニアが前大脳または後大脳動脈を圧迫し，虚血性脳損傷を生じた場合に起こる[21]。通常，急性硬膜下血腫患者は診察時に昏睡状態であり，緊急の外科的治療を要する。血腫の早期除去で予後は改善されるが，根底にある脳損傷のため，死亡率は有意に高い。予後因子としては，年齢，損傷から治療までの時間，瞳孔異常の有無，意識清明期の存在，直後から持続する昏睡の存在，血腫量がある[22]。

慢性硬膜下血腫chronic subdural hematomaは，高齢者または抗凝固薬服用者[注2]で起こる。慢性アルコール中毒症，血液透析，頭蓋内低圧も危険因子である。外傷の既往は半数ほどにしかみられず，通常，外傷は軽症である。慢性硬膜下血腫の病因については論議がある。仮説の1つは，萎縮脳に対する軽度外傷により生じた，少量の出血によるというものである。出血した血液の周りに膜が形成されるが，膜の血管は非常に脆弱で，これに液中のフィブリン溶解性産物増加が加わり，出血が繰り返され，大きな血腫になると考えられる[23]。もう1つの仮説は，軽症外傷により，血清または髄液が硬膜下に貯留するというものである。この硬膜下水腫もまた，膜を形成し，繰り返し出血を起こし，最後に血腫が生じる[24]。出血が少量で，さらなる出血がなければ，血腫は自然に吸収されうる。しかし，血腫が大きいか，繰り返しの出血により増大すると，細かい分子に分解された血液が水分をさらに取り込むため，血腫はますます腫脹し，近接領域を圧迫する[24]。加えて，血腫を取り巻く膜は，豊富な新生血管を形成するが，それらは血液脳関門を欠くため，直下の脳は，さらなる浮腫を生じる可能性がある。慢性硬膜下血腫は一側性に外側皮質を覆うが，側頭下に起こる場合もある。約20％の患者では両側性に生じ，半球間（大脳鎌の部分）でみられることもある。内側前頭葉の圧迫により，両側性下肢麻痺が起こる場合がある。

表4-2に，意識レベルが変動する，典型的慢性硬膜下血腫患者の臨床像を示す。

大多数（とはいえ，70％以下）の患者は頭痛を訴える。意識レベルの変動は一般的である[23,25,26]。血腫側の頭蓋を打診すると圧痛を訴えることがあり，約15〜30％の患者では，痙攣，不全片麻痺，視野障害のような，脳実質性徴候をみる。Parkinson症候群，ジストニー[27]，舞踏病などの一般的でない局所徴候は，臨床像を混乱させる。片麻痺または失語症のような局所徴候は変動し，一過性虚血発作に類似の様相を示す[28]。一側性の固定姿勢保持困難を示すこともある。硬膜下血腫は代謝性脳症（第5章）と全く一致してみられるので，意識障害の明らかな原因がない場合には，どのよ

注2：さらに乳幼児でも起こることがある。

表4-2 硬膜下血腫により意識レベルの変動を示す73症例の診断的特徴

一側性血腫	62
両側性血腫	11
死亡	14
	（3例は手術されていない）
昏迷または昏睡患者数	27
血腫発見前の主な臨床診断	
頭蓋内腫瘤病変または硬膜下血腫	24
脳血管障害，ただし硬膜下血腫の可能性	17
脳梗塞または動脈硬化症	12
脳萎縮	5
脳炎	8
髄膜炎	3
全身性疾患による二次的代謝性脳症	3
精神病	1

うな患者でも画像検査は必要である。

硬膜下血腫では，診断を示唆する症状が，日ごと，または時間ごとに変動する，顕著な傾向がある。この変動の病態生理は，はっきりしていない。一部はプラトー波に相関する頭蓋内圧亢進を反映している可能性もある[29]。また，注意深く観察すると，意識レベルは間脳または鉤ヘルニアの出入りを反映していることが示唆される。血腫の辺縁に沿って，血液脳関門が破綻することを考えると，この変動は，正常では起こらない液体成分の脳内外への移動によると思われる。脳ヘルニアが発生する瀬戸際で，そのような液体成分の移動があると，意識清明状態から急速に意識鈍麻となる可能性がある。まれにみられる臨床症状については，硬膜下血腫の下部に存在する半球の脳血流減少で説明できるものもある[30]。

コルチコステロイドの経口投与は，硬膜下血腫症状を迅速かつ効果的に改善させることから，血管性浮腫仮説が支持される[31]。コルチコステロイドは，毛細管からの液体成分の漏出を減少させ[32]，硬膜下血腫による脳浮腫を，非常に効果的に最小化する。

硬膜下血腫は通常，CTで診断される。出血からの時間経過に依存し，硬膜と脳の間の血腫病変は，高吸収ないし等吸収である（図4-2）。急性硬膜下血腫は高吸収であるが，非常に貧血の強い患者や，髄液が硬膜下腔に入り血液を希釈した場合など，まれな例外がある。血腫は2〜3週後に脳と等吸収となるが，なお高吸収の新鮮血液領域を含む場合は，これが診断の助けとなる。しかし，全血腫が等吸収でコントラストが得られない場合，特に血腫が両側性対称性で脳の偏位がなければ，硬膜下血腫と脳組織を区別することは難しい。血腫領域ではっきりと脳溝が鑑別できないことや，高齢者での「超生理的な suprapysiologic」（通常は加齢でみられるはずの萎縮や深い脳溝をみない）CT像は，等吸収に描出された両側性硬膜下血腫を示す手がかりとなる。後に，慢性硬膜下血腫は低吸収となる。加えて，血腫を取り囲む膜は，漏出しやすい血管を豊富に有するために，強く増強されるので，血腫をはっきりと確認できる。MRIでも血腫を明確に診断できるが，撮像に使用されるシークエンスと，出血からの期間の複雑な組み合わせにより，所見は一様ではないので注意が必要である。

硬膜下血腫患者に対する腰椎穿刺は危険である。今にも脳ヘルニアが起こりそうな状態で，くも膜下腔の髄液圧を下方から突然低下させると，圧円錐 pressure cone はさらに強くなり，明らかな脳ヘルニアとなる。そのような患者では，髄液圧は大孔で遮断されるので低値となる可能性がある。この結果，腰椎穿刺が安全であると勘違いしてしまう。従って，たとえ髄膜炎を疑う場合でも，意識障害患者の全例に対し，腰椎穿刺を行う前に，脳の画像検査を行う必要がある[33]。この点については p137 の髄膜炎の項でさらに触れる。

硬膜下血腫は外科的に治療される[34]。治療の際の手術手技には，ツイストドリル排液，穿頭排液，膜切除を伴う開頭術の3種類がある[34,35]。硬膜下血腫における膜形成のため，さらに広範な血腫排

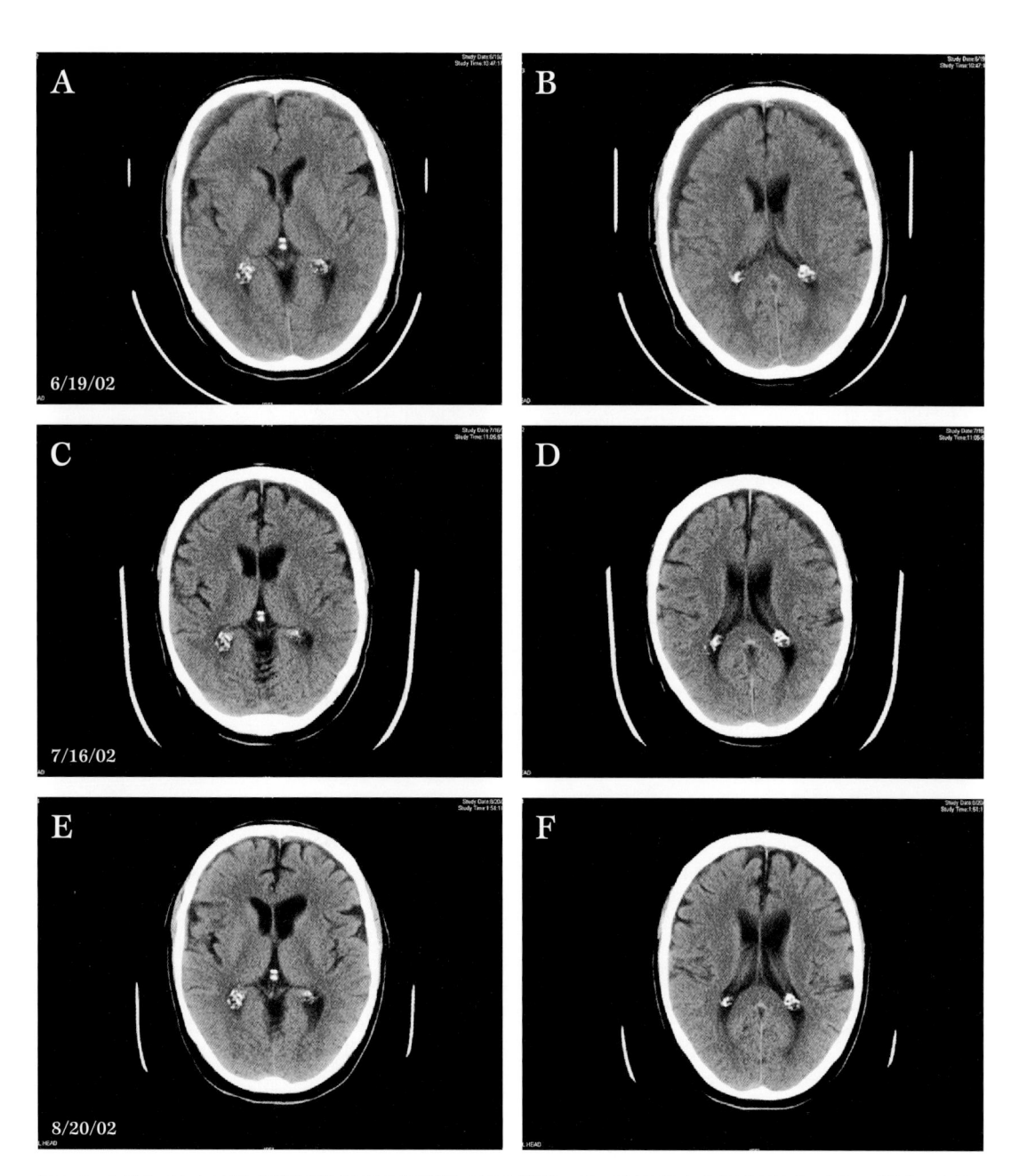

図4-2 症例4-1における両側性硬膜下血腫の経時変化を示すCT像。(A, B)2002年6月19日時点の最初のCT像。右側で11.5mm(画像の左)、左側で8mm厚の等吸収の硬膜下血腫がみられる。(C, D)1ヵ月間prednisoneの経口投与で保存的に治療された後の2回目のCT像。血腫は小さく低吸収となり、直下の脳浮腫は軽減している。(E, F)2ヵ月の終わり頃のCT像。血腫はほぼ完全に吸収されている。

除を必要とするか、あるいは血腫腔内が複雑に区画化されているため、膜の切除を必要とするかにより、術式を選択する。治療成績は各報告により異なるが、これはおそらく患者群の違いを反映し

ていると考えられる[34]。

　硬膜下血腫の薬物療法に関する無作為化臨床試験の報告はないが、硬膜下血腫の大きさが中程度で、症状が最小限（典型的には頭痛のみ）で、脳室および髄液槽腔がほぼ保持され、ヘルニアの危険性が無い場合、血腫が吸収されるまでの数ヵ月間は、コルチコステロイドで保存的に治療が可能である[31, 36]。しかし、硬膜下血腫は内科的、外科的治療いずれの場合の後にも再発する傾向があるため、成功したようにみえた治療後でも、初めの数ヵ月間は慎重に追跡すべきである。

症例4-1

73歳、芸術史の教授。両前頭部に慢性の鈍い頭痛が生じた。頭部外傷の既往はないが、心血管系疾患予防のため、毎日81mgのアスピリンを服用している。精神的なだるさを訴えたが、神経学的検査では正常であった。脳のCT検査で、左で8mm、右で11.5mmの厚さの、両側性慢性（等吸収）硬膜下血腫を認めた。prednisone20mg/日の服用を開始したところ、頭痛は直ちに寛解し、2ヵ月後の連続CTでは、血腫は自然寛解していた（図4-2参照）。その3ヵ月後に撮られたCTで再発はみられなかった。

硬膜外膿瘍（蓄膿）

発展途上国において、硬膜外感染は乳様突起または副鼻腔感染の合併症として恐れられている[37]。先進国では、脳神経外科的処置[38]、特に同一部位における2〜3回目の開頭術、外傷が原因である可能性が高い[39]。副鼻腔炎および耳炎の治療が不適切であった場合、側頭葉底部、または前頭葉面に沿って、硬膜外腔に波及する。起炎菌は、耳や洞に始まる病変であれば好気性および嫌気性レンサ球菌、外傷または手術の場合には、**黄色ブドウ球菌** Staphylococcus aureus である。患者は典型的には局所痛および発熱を訴える。嘔吐も一般的であるが[37]、局所頭蓋骨圧痛および髄膜症の存在は、出血よりも感染を示唆する。硬膜外蓄膿による意識障害の病態生理は、典型的には急性外傷と関連せず、非常に緩徐な経過をたどるという点を除き、硬膜外血腫の場合と類似する。CT像は、頭蓋骨と脳の間に辺縁が増強された、三日月形ないしレンズ形腫瘤が特徴的である。拡散強調（DWI）MRI像では、膿瘍の場合は拡散が制限的であり、拡散が正常あるいは増大する血腫や滲出液と区別される[40, 41]。効果的な治療法は、抗菌薬投与および手術的排膿である[38]。適切な抗菌薬は、起炎菌の培養後に選択される。小児において、洞から由来する硬膜外膿瘍の場合、抗菌薬の投与か、硬膜外腫瘤よりも副鼻腔からの排膿で治療される[42]。

硬膜および硬膜下腫瘍

さまざまな腫瘍およびその他腫瘍病変は硬膜に浸潤し、脳を圧迫する。病変には、硬膜転移[43]、血管周囲細胞腫[44]や造血性新生物（形質細胞腫、白血病、リンパ腫）などの原発性腫瘍、サルコイドーシスのような炎症性疾患[44]が含まれる。これらは、最も一般的な硬膜腫瘍である髄膜腫と誤診されることが多い[45]。

　髄膜腫 meningioma は、前頭および中頭蓋窩硬膜に沿って、どこにでも発生する。最も一般的な好発部位は、大脳円蓋部、大脳鎌または蝶形骨翼ないし嗅結節部の頭蓋底である。腫瘍は、典型的には局所脳組織を圧迫する。痙攣を起こす場合もあるが、円蓋部の場合は、不全片麻痺が生じる。大脳鎌髄膜腫の場合には、片麻痺および対側下肢の上位運動ニューロン徴候をみる。また、「教科書的な症状」である不全対麻痺は、非常にまれである。前頭極付近に発生した腫瘍は、内側前頭前野を圧迫し、判断の誤り、矛盾した振る舞い、一部では無関心、無為の状態をみる。眼窩前頭皮質の下にある髄膜腫は、同様に両側前頭葉を圧迫し、行動的および認知機能不全を起こす。腫瘍が嗅結

節から出ると，同側嗅覚消失を生じるので，診断確定の鍵となる。蝶形骨翼髄膜腫では，海面静脈洞に浸潤し，動眼神経，滑車神経（第Ⅳ脳神経），外転神経（第Ⅵ脳神経），そして三叉神経の第一枝（V_1）の麻痺を惹起する。

まれに，髄膜腫の主症状が，頭蓋内圧亢進または意識レベルの障害であることがある。意識障害の急速な出現は，髄膜腫内出血でもみられる。この状態はより悪性の表現型を示唆するが，幸いなことに，髄膜腫の1～2％とまれである[46]。そのような場合，腫瘍は間脳圧迫または脳ヘルニアを生じるほどの大きさになるのが典型的である。近接領域に重度の浮腫がみられることが多いが，これは一部腫瘍内血管からの漏出，または腫瘍の脈管形成因子によって生じるようである[47]。コルチコステロイドで浮腫は軽減し，根治的な手術を待つ間の救命効果が期待できる。

髄膜腫のCT像は，石灰化領域をみることがあるが，典型的には脳と等吸収域である。典型的髄膜腫のMRI像は，T1強調画像では低信号または等信号域，T2強調画像では低信号域である。いずれの撮像方法でも，強い石灰化がなければ，腫瘍は造影剤によって均一に強く増強されるため，CTでより正確な情報が得られる。CTにより，骨破壊または過骨の存在も同定可能となる。特に過骨は髄膜腫に特徴的である。髄膜腫では，腫瘍本体から硬膜に沿って広がる増強された「硬膜裾野徴候 dural tail sign」が典型的にみられる。これは，他の硬膜腫瘍ではあまりみられない所見である。硬膜裾野徴候は腫瘍ではないが，腫瘍に対する硬膜の過剰血管反応である[48]。

硬膜への悪性腫瘍転移 dural malignant metastasis および**造血性腫瘍** hematopoietic tumor は，髄膜腫より増大する速度が速く，直下の脳浮腫はさらに強い。従って，意識障害の原因となりやすく，早期に発見，治療されなければ，脳ヘルニアが起きる。乳癌，前立腺癌，M4型の急性骨髄単球性白血病は，特に硬膜に転移する傾向が強く，それ以外は治療が成功した患者の，唯一の転移先となることがある。CT像とMRI像は髄膜腫に類似し，手術でのみ診断される。

■ 下垂体腫瘍

下垂体窩の腫瘍は，脳とその被膜の外に存在し，くも膜下腔からは鞍隔膜で分断される。鞍隔膜は下垂体窩を覆う硬膜部分で，下垂体茎が通る開口部がある。下垂体腫瘍では，内分泌障害（第5章参照）または**下垂体卒中** pituitary apoplexy と呼ばれる下垂体腫瘍内への出血[49]により，意識障害をみることがある。

下垂体腺腫の症状は，下垂体窩を越える増大が原因となり出現する。視交叉が下垂体窩の上に存在するため，最も一般的な所見は両耳側半盲である。腫瘍がトルコ鞍の壁を越えて外側に伸展し，海面静脈洞内に達すると，動眼神経，滑車神経，外転神経を障害する。下垂体腫瘍が，鞍上に伸展するまで増大する場合もある。これらの腫瘍は上部に位置する視床下部および前脳基底部を圧迫し，両側前頭葉間にまで及ぶか，後下方に伸展し斜台に達することもある。このような腫瘍は，主に前頭葉前部徴候 prefrontal sign，または頭蓋内圧亢進徴候を示すことがあるが，意識障害をみる場合もある。

女性で最も一般的な内分泌的症状は無月経であり，一部にプロラクチン過剰分泌による乳汁分泌をみる。プロラクチンは，下垂体ホルモンのうち，唯一抑制性に制御されるホルモンである。そのため，下垂体腫瘍が下垂体茎を損傷すると，他の下垂体ホルモンは基準値以下を示すが，プロラクチン値は上昇する。大抵の下垂体腺腫は非分泌性腫瘍だが，一部の下垂体腺腫では，下垂体前葉ホルモンが分泌され，Cushing症候群〔腫瘍が副腎皮質刺激ホルモン（ACTH）を分泌〕，甲状腺機能亢進症〔腫瘍が甲状腺刺激ホルモン（TSH）を分泌〕，乳汁分泌と無月経〔腫瘍がプロラクチンを分泌〕，または先端肥大症（成長ホルモンを分泌すれば）をみる。

下垂体腺腫はその血液供給以上に増殖し，特発性梗塞または出血を起こす。下垂体卒中[49]は，突発性重篤頭痛，視交叉の局所圧迫徴候を生じ，海面静脈洞内の脳神経を圧迫することもある[50, 51]。くも膜下出血を生じ，意識障害が起こることが多い。その場合，意識レベルの低下が，上部に位置する視床下部の圧迫，くも膜下への血液漏出（以下参照），または頭蓋内圧亢進によるものかはっきりしない。下垂体卒中の示す神経徴候は特徴的であるため，これがみられれば臨床的に診断が可能だが，主症状がくも膜下出血による場合，髄膜炎や髄膜脳炎と混同されることがある[52]。正確な診断はMRIまたはCTで容易に確定される（図4-3）。腫瘍が大きい場合，一般的には手術が必要である。しかし，くも膜下出血は保存的に治療される。腫瘍は出血で破壊されることがあるため，経過を慎重に観察し，患者の生命にかかわる腫瘍の残存につき判断することが重要である。

　頭蓋咽頭腫craniopharyngiomaは，上皮性腫瘍で，下垂体前葉の発生学的起点であるRathke嚢の遺残から生じると考えられている[53]。典型的な症状は下垂体腫瘍のそれと類似するが，頭蓋咽頭腫はしばしば囊胞性で，破裂によって濃い内容液がくも膜下腔へ漏れ，化学的髄膜炎が生じることがある（以下参照）。頭蓋咽頭腫は小児に一般的で，次いで60歳代に多い[54]。

■ 松果体腫瘍

松果体は，視蓋前野および吻側中脳の上にある硬膜下腔にあるため，厳密には脳の外部に存在している。松果体腫瘍は，中脳の背側面を圧迫し，Parinaud症候群（上方視障害，対光反射の鈍い散瞳，無反応性輻輳眼振refractory convergence nystagmus）が起こり，これで診断される。松果体腫瘍は，中脳水道を圧迫し，水頭症を生じることもある。松果体腫瘍により意識障害が起こるのは，水頭症により頭蓋内圧が亢進しプラトー波（p96参照）を生じたか，松果体腫瘍への突然の出

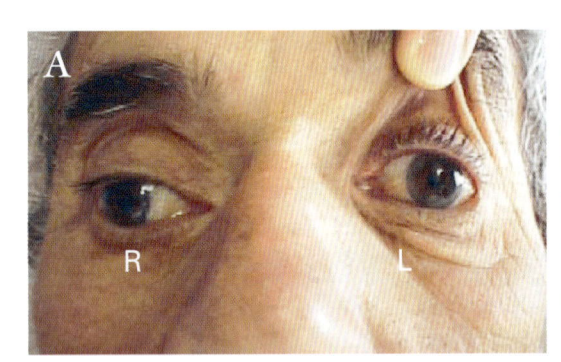

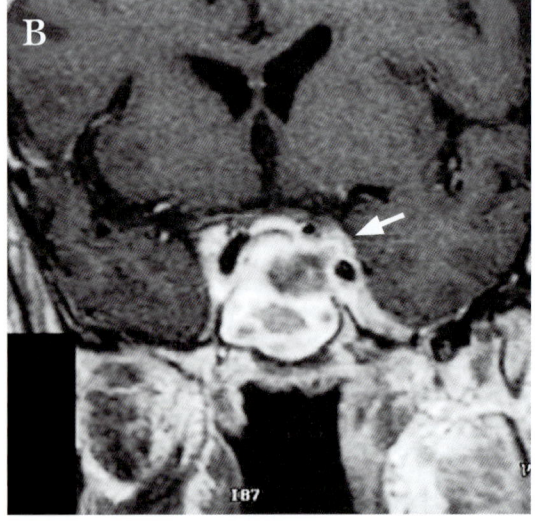

図4-3　下垂体卒中患者の像。63歳男性，激しい頭痛と突発性の左動眼および滑車神経麻痺を生じた。(A)眼瞼下垂のある左眼は検者により保持，開眼されているが，右方をみようとしている。(B)MRIでは，左海面静脈洞に浸潤する下垂体腫瘍内への大きな出血（T1強調で鮮やかな白）がみられる（矢印）。腫瘍は視交叉に接している。下垂体卒中では突然の視力障害が，視神経が圧迫されると一方または両方に，視交叉が圧迫されると両耳側型で生じる。また，動眼，滑車，外転神経，三叉神経第1枝の障害が組み合わせてみられる。

血が生じた場合[55]である。CTまたはMRIにより，腫瘍，水頭症，そして腫瘍内への出血の同定が可能である。

くも膜下病変

硬膜外，硬膜，硬膜下病変のように，くも膜下病変は脳の外にある。そして，硬膜外または硬膜病変と異なり，くも膜下病変による意識障害は通常，腫瘍の影響で起こるのではなく，出血，腫瘍，感染により，脳を栄養するくも膜下腔を走行する血管が，圧迫，浸潤，または炎症を起こすか，髄液吸収路が変化して生じた水頭症の結果起こる。よって，これら病変による障害は，厳密には器質性というより「代謝性」であるといえる場合もある。一方，くも膜下出血および細菌性髄膜炎は，昏睡患者を評価する際に遭遇する，緊急事態の最たるものである。従って，これらの疾患について本項で詳述する。

くも膜下出血

実質内要素のほとんどみられないくも膜下出血 subarachnoid hemorrhageは，脳表の動静脈奇形の破裂によっても起こるが，通常は囊状動脈瘤の破裂による。囊状動脈瘤は終生にわたって，一般的に大きな脳動脈の分岐点，例えば，前大脳動脈からの前交通動脈，内頸動脈・後交通動脈分岐部，脳底動脈から後大脳動脈，または内頸動脈から中大脳動脈分岐部などに生じる。組織学的検査では，経時的に拡大し，動脈瘤様拡大を生じる，不完全な弾性板中膜elastic mediaがみられる。動脈瘤の頻度は，加齢とともに上昇することが分かっている。

動脈瘤aneurysmは，一般的には出血するまで無症状である。一部の破裂は，警告頭痛 sentinel headacheと呼ばれる重篤な頭痛が前兆となることがある[56, 57]。これはおそらく，突然の拡大または動脈瘤からの血液漏出によると考えられる。警告頭痛の頻度は，患者群によって0～40％とさまざまである。内頸動脈巨大動脈瘤は，海面静脈洞領域でみられることがあり，腫瘍病変として海面静脈洞壁の脳神経(動眼，滑車，外転神経，および三叉神経の第1枝)を障害，または前頭葉を圧迫する。内頸動脈・後交通動脈分岐部動脈瘤は，近傍の動眼神経を圧迫し，一側性瞳孔散大を起こすことがある。よって，新たに瞳孔不同がみられた患者に対しては，覚醒していても，この分岐部動脈瘤の可能性が除外されるまでは，医学的緊急事態として対応する。

残念なことに，大抵の動脈瘤の存在は出血するまで分からない。くも膜下出血の典型的症状は，突発する「これまでの人生での最悪の頭痛」である。しかし，これは，その他多くの頭痛(「雷鳴頭痛 thunderclap headache」など)[58]でも経験されうる。それゆえに，救急部ではくも膜下出血の除外が必要となることが多い。出血がある程度の大きさに達すると，突然の圧波で頭蓋内圧が動脈圧に近くなり，脳血流は障害され，意識障害が起こることがある。くも膜下出血例の約12％は，医療施設に到着する前に死亡する[59]。対極的に，出血が小さく，すぐに塞がれると，神経学的徴候はほとんどみられない場合がある。よって，最も重要な所見は意識障害である。症状は軽度の鈍麻から，錯乱，昏迷または昏睡までさまざまである。くも膜下出血後の行動障害の原因は，よく分かっていない。血液がサイトカイン発現により炎症反応を促進することによって，脳代謝がびまん性に障害されるとともに，脳浮腫が生じると考えられている。破裂した動脈瘤から噴射された血液が脳を損傷しなければ，実質性徴候はみられないことが多い。

症例4-2

18歳女性。この2日ほど錯乱状態と物忘れが続いたため，姉妹が救急車を要請し来院した。

患者は頭痛を訴えはしなかったが，問われると，頭痛のあったことを認めた。検査時，頸部は硬かったが，神経学的検査では嗜眠と無関心のみを認めた。CTでくも膜下出血を認め，右側のWillis動脈輪周囲に血塊がみられた。腰椎穿刺では，血性髄液で，赤血球23,000/mm³，白血球500/mm³で，培養結果は陰性であった。脳血管撮影では，右内頸動脈と中大脳動脈の分岐点で囊状動脈瘤がみられた。

CTはくも膜下血液に対し非常に敏感で，発症12時間以内であれば，95％以上の症例で診断可能である[60]（図4-4）。MRI fluid-attenuated inversion recovery（FLAIR）は，さらに感受性が高いが[61,62]，CTが陰性だがくも膜下出血が疑われる患者には，腰椎穿刺が必須である[57,62,63]。腰椎穿刺自体，髄液中に出血を起こすので，髄液中の血液解析は非常に重要である。穿刺前の出血を示唆する徴候は，採取した試験管の1本目と4本目で赤血球数が同程度である，ギザギザのある赤血球が存在するなどで，出血後少なくとも数時間経過しているなら，黄色調の髄液がみられる。髄液の分光光度法は一部の施設で利用されている[64]。その他，髄液を遠心分離し，上澄みを尿試験紙で測定する方法がある。穿刺の少なくとも6時間前に起こった出血ならば，髄液中に血液分解産物があるはずで，これが試験紙で検出される。

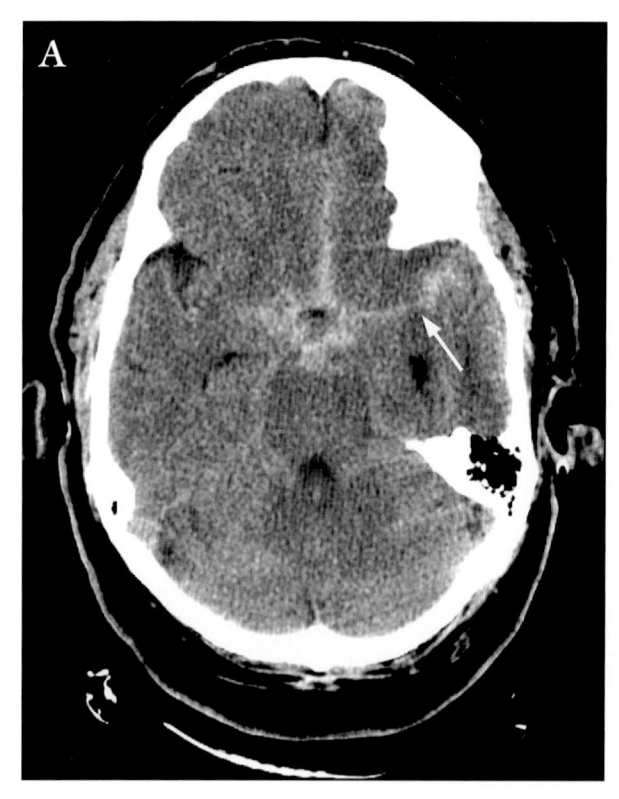

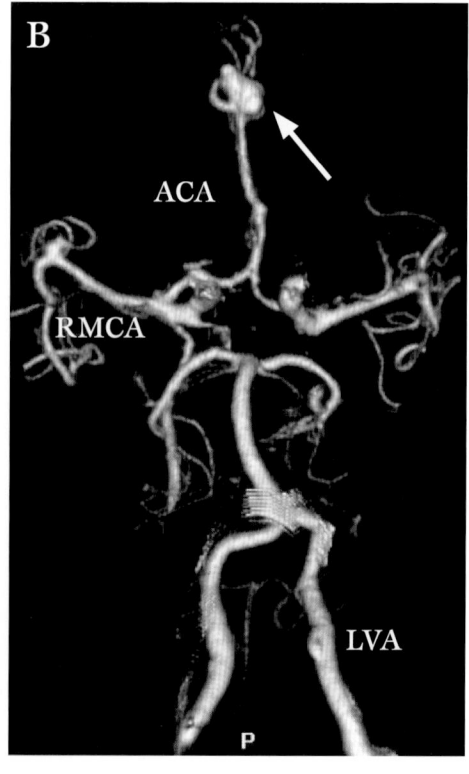

図4-4　66歳男性，悪心および嘔吐を伴う激しい突発性頭痛を生じ，救急部に搬送されてきた。来院時，患者はへたり込んでいた。(A)CTでは，脳底部でのWillis動脈輪周囲の髄液槽，正中部では半球間裂内，右側Sylvius裂(矢印)に広がる血液がみられた。(B)CT血管撮影では，前大脳動脈は前交通動脈から分岐点まで融合されており，大きな囊状動脈瘤が確認された(矢印)。
ACA：前大脳動脈，LVA：左椎骨動脈，RMCA：右中大脳動脈

4　器質的昏睡の特異的原因　135

　入院時に昏睡状態でない患者でも，翌日には意識の変化が起こりうる。特に最初の24〜48時間に再出血が生じ，悪化する。出血後約3〜7日に，脳血管攣縮が起きることがある[65]。血管攣縮は，典型的には，血塊の最大量のくも膜下領域で最も強い。この遅発性脳虚血は，脳梗塞，さらには浮腫を生じ，意識障害を悪化させる。髄液流路の閉塞による急性発症の水頭症[66]でも意識障害が起こる。これらの合併症を注意深く観察し，適切な治療を施行することが重要である[65, 66]。

くも膜下腫瘍

　くも膜下腫瘍 subarachnoid tumorは，良性，悪性にかかわらず，くも膜軟膜を広範性または局所性に浸潤し，くも膜下腔を広がる。また，神経根や，Virchow-Robin腔を通じて脳を侵す場合がある。くも膜軟膜腫瘍にはリンパ腫，白血病，そして乳癌，腎細胞癌，肺癌，髄芽腫，グリア系腫瘍などの固型腫瘍がある[67〜69]。髄膜腫瘍の特徴は，脳または脊髄神経，脊髄，脳幹，または大脳半球損傷の徴候を含む，複数レベルの神経機能不全である。髄膜癌 meningeal carcinoma患者の多くに，腫瘍細胞の分布からは説明がつきにくい意識障害がみられる。これら患者の意識レベル低下の原因は不明である。しかしこれは，髄液通路の閉塞による水頭症[70, 71]，いわゆる「脳炎型転移性癌」と呼ばれる，穿通柔膜血管のVirchow-Robin腔に沿っての脳内浸潤[72]，非痙攣性てんかん重積状態[73]，腫瘍による脳代謝障害[74, 75]，あるいは，大抵の患者が髄液中に白血球と腫瘍細胞を呈することから，腫瘍に対する免疫反応[76]としてのサイトカインやプロスタグランジン産生によって説明されうる。

　くも膜下腫瘍の診断は，腫瘍の最初の徴候が，複数レベルの神経機能不全である場合は特に難しい。MRIでは，くも膜軟膜または脳表へ侵入した腫瘍や，脳神経または脊髄根の肥厚がみられる

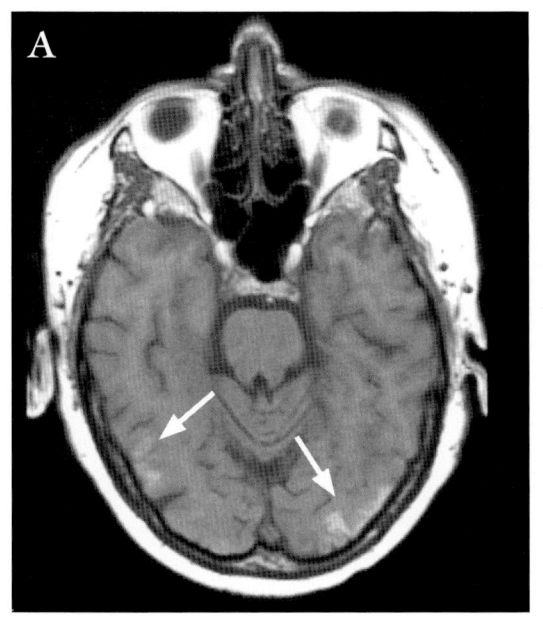

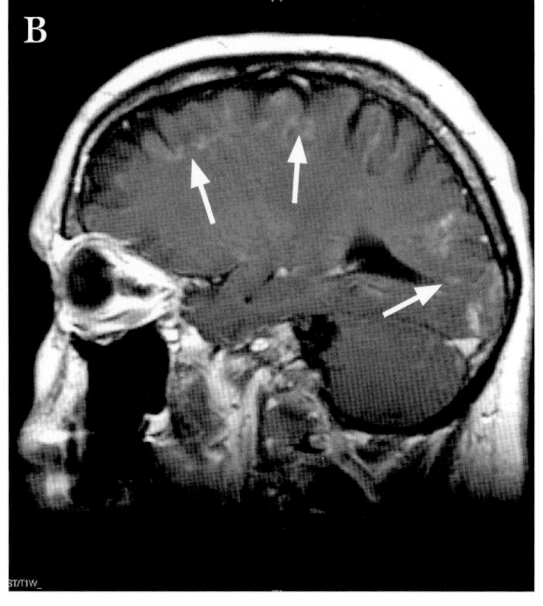

図4-5　髄膜リンパ腫患者の増強MRI像。患者は52歳男性。両側視力の歪みおよび左下肢麻痺をみる。最近，慢性リンパ性白血病および非Hodgkinリンパ腫と診断された。MRIで脳溝の輪郭の表面的増強がみられる（矢印）。

（図4-5）。MRIの結果が陰性の場合，髄液中の腫瘍細胞[77]または腫瘍マーカー[78]の存在で診断が確定される。髄液の細胞診断は感受性が低いが，幸い，髄液中にはほぼ常に他の異常所見（リンパ球，グルコース低値，蛋白上昇）がみられるため，最初の細胞診断結果が陰性であっても，再度細胞診断を行うきっかけとなる。Wasserstromらは，髄膜癌またはリンパ腫患者の，最初の髄液サンプルのうち，悪性腫瘍細胞を含んだのは40％のみであったと報告している[79]。

一般的に，髄膜癌は予後不良だが，白血病，リンパ腫，乳癌患者では，悪性腫瘍に対する積極的治療により，著明な改善または完全寛解すらみられることもある。治療には通常，高用量の静脈内[80]または脳室内化学療法，局所中枢神経系機能不全（しかし全脳脊髄ではない）領域への照射[81]が含まれる。

くも膜下感染

くも膜下感染 subarachnoid infection（すなわち，髄膜炎）は意識障害の一般的な原因である。髄膜炎 meningitis は急性または慢性で，細菌，真菌，リケッチア属，ウイルスなど種々異なる微生物が原因となる。髄膜炎による神経徴候は，感染の程度と感染微生物の性質によって変わるが，ある面ではすべて共通している。つまり，髄膜炎の原因微生物が，最初に侵すのは髄膜であるのは間違いない。これは通常，血流を介して行われるので，血液培養で微生物を確認できることが多い。一般的ではないが，髄膜炎は脳に接する構造物（副鼻腔炎，耳炎）からの微生物の拡散によっても起こる。また，髄液瘻，頭部外傷，脳神経外科処置などにより，髄膜と表面の交通がある場合，敗血症がなくても起こりうる。ひとたび髄膜に入った微生物は増殖し，脳内の髄膜と表在性血管の内側を覆う，マクロファージ系の免疫反応が誘発される。これによって，他の白血球を髄膜へ誘導する，さまざまなサイトカインや炎症誘発性分子が産生される。炎症性反応は血液脳関門を破壊し，髄液吸収路を閉塞し，水頭症および細胞性腫脹を起こしうる。くも膜下ないし穿通性皮質血管の血管炎の原因ともなり，結果的に脳虚血または梗塞を生じる。また，代謝障害を起こし，pH低下，血管拡張を促進し，脳血液量を増加させるため，頭蓋内圧亢進が起きる[82]。従って，感染それ自体はテント上腫瘤の原因とはならないが，炎症反応によって生じた血管性および細胞性浮腫の併発により，脳ヘルニアを生じうる，びまん性圧排効果が起きる。まれに，経テントおよび小脳扁桃ヘルニアの両方が起こる。

地域感染型の細菌性髄膜炎 bacterial meningitis の主な原因は，**肺炎レンサ球菌** Streptococcus pneumoniae（51％）と**髄膜炎菌** Neisseria meningitis（37％）[83]である。免疫不全状態の患者では，**リステリア菌** Listeria monocytogenes 髄膜炎が約4％の例でみられる[84〜86]。リステリア菌髄膜炎の経過は非常に緩徐だが，脳幹膿瘍を生じる傾向がある。**黄色ブドウ球菌** Staphylococcus aureus，およびワクチンが利用できるようになって以来，**インフルエンザ菌** Haemophilus influenzae は地域感染型髄膜炎の起炎菌としてはまれである[83]。

急性細菌性髄膜炎 acute bacterial meningitis は，治療されても発症2〜3時間以内に死亡することのある，医学的緊急事態である。ウイルス性髄膜炎 viral meningitis は臨床的に細菌性髄膜炎に類似するが，大抵の例では重症化しない。急性細菌性髄膜炎の臨床徴候は，頭痛，発熱，項部硬直，羞明，精神障害である。局所神経徴候は，髄膜の直下に位置する脳の虚血，もしくはくも膜下腔を通る脳神経損傷により生じる。成人の急性細菌性髄膜炎患者群を調査[87]したところ，97％が発熱，87％が項部硬直，84％が頭痛を呈した。悪心および嘔吐は55％，錯乱は56％，意識レベルの低下は51％にみられた。ほぼ半数では調べられていないが，鬱血乳頭は2％のみにみられた。25％にみられた痙攣は，常に急性髄膜炎の臨床診断の24時間以内にみられた。40％以上の例で，

診断が確定される前に一部治療されていたため，30％ではグラム染色も培養も結果は陰性であった．患者の18％が死亡した（表4-3）．集中治療室で治療された62例の成人地域感染型細菌性髄膜炎群のうち，95％が意識障害を示した．

しかし，地域感染型髄膜炎群を対象とした大規模調査では，発熱，項部硬直，精神障害の古典的三徴がみられたのは，44％のみであった[83]．脳神経麻痺，失語，不全片麻痺を含む局所神経徴候は1/3でみられた．鬱血乳頭は3％にのみみられた．

亜急性または慢性髄膜炎は不活性indolentの経過を取り，急性髄膜炎と同じ症状を呈することもあるが，衰弱または免疫抑制患者では，発熱をみないこともある．急性および慢性髄膜炎は，他の一般的徴候なしに，嗜眠，昏迷，昏睡のみが特徴となる場合もある．結核菌またはクリプトコックス属などによる慢性髄膜炎では局所動脈炎を生じ，脳神経機能不全および局所的脳梗塞を起こすこともある[88]．免疫抑制患者でのみ典型的にみられるアスペルギルス髄膜炎は，出血性動脈炎を生じ，局所所見と意識障害が併発してみられる．しかし，この意識障害は，主として器質性というよりも感染性の原因による（第5章参照）．

昏迷患者であっても，項部硬直の注意深い評価を含めた検査を行うべきである．髄膜炎患者で頸部屈曲を試みると，顔をしかめ，膝関節および股関節が即座に屈曲する（Brudzinski徴候）．人形の頭/眼徴候を誘発するような頸部の外側運動に対しては抵抗を示さない．体幹を軸にして大腿を直角に曲げると，患者は顔をしかめ，大腿で下肢の伸展に抵抗する（Kernig徴候）．衝撃強調jolt accentuation（頭部を水平方向に2〜3回/sec間隔で曲げた際の痛み）は，患者が十分覚醒しており，協調的であれば，非常に感度の高い髄膜症の徴候（髄膜炎患者の97％）だが，特異度が低い（髄膜炎が疑われる患者の40％で陽性だが，髄液の細胞増加をみない）[89]．鼻と耳への髄液漏出検査，および髄液−皮膚導管CSF-to-skin sinus tractの有無に関する背部検査は，診断に有効である．他の清澄な分泌液との鑑別は，グルコース含有をみることで，ベッドサイドで可能である．血液と分泌液でβトレース蛋白（リポカリン型プロスタグランジンD合成酵素）の測定ができればより正確である[90]．

特に小児髄膜炎の場合，初期徴候として急性脳浮腫により経テントヘルニアをみることがある．このような小児では臨床的に，急速な意識消失と，発熱の程度に不相応な過換気をみる．瞳孔は，最初は中等度，その後広く散大固定し，除脳姿勢徴候が生じる．尿素，マンニトール，他の高浸透圧薬を適切に使用すれば，急速に致命的となる経過を，予防ないし回復できる．

高齢者の細菌性髄膜炎では，局所神経徴候をみるが，重篤な全身性疾患または項部硬直を示す所見がほとんどないまま，緩徐に昏迷ないし昏睡に至る場合がある．ある研究では，髄膜炎患者群のうち，50％が他の不正確な診断で入院していた[91, 92]．このような患者は卒中と誤診されることがあるが，これは正確な髄液検査により容易に回避できる．

髄膜炎が疑われたなら，腰椎穿刺は必須である．CT前または後に施行するかは論議の多いところである[33, 93, 94]．CT前に腰椎穿刺を行うことにリ

表4-3　急性細菌性髄膜炎103例での臨床所見

症状	％
発熱	97*
項部硬直	87
頭痛	66
悪心/嘔吐	55
錯乱	56
意識変容	51
痙攣	25
局所徴候	23
鬱血乳頭	2

＊：各所見に関してはすべての患者で検査されていない．
HusseinとShafranの報告[87]による．

スクがあるのは確かだが，それは診断的価値によって正当化されうる程度に小さいと主張する医師もいる．一方，多くの医師は，CTでは腰椎穿刺の安全性を決定できないと主張している．テント上またはテント下腫瘤病変患者の多くで，合併症なしに腰椎穿刺が行われている．逆に，CTが一見正常であった患者で，脳ヘルニアを起こすこともある．CTを先に施行すべきとする者の多くは，急性細菌性髄膜炎を強く疑う場合，緊急CT後直ちに腰椎穿刺を行えば，グラム染色および培養の正しい結果が得られ，CT施行前に，抗菌薬投与が開始できると主張する．さらに，腫瘤病変の存在がCTで示唆されるなら，神経徴候は髄膜炎のみの結果ではないのであるから，腰椎穿刺は不要となると主張している．最後に，腫瘤病変のない場合でも，傍中脳髄液槽の閉塞または小脳扁桃の大孔以下への下降が，腰椎穿刺後に発生する脳ヘルニアの主要な危険因子である．そのような場合，高浸透圧薬（第7章参照）で頭蓋内圧が低下するまで腰椎穿刺は延期すべきである．どちらの手法にせよ，迅速な血液培養結果による適切な抗菌薬投与を妨げるような診断評価法であってはならない．

急性細菌性髄膜炎では，腰椎穿刺での髄液圧は通常上昇している．よって，正常ないし低圧の場合，すでに一部小脳扁桃ヘルニアが起きている疑いがある．細胞数および蛋白は上昇し，グルコースは正常ないし低下している．培養結果が陰性の場合，細菌性抗原の検査が診断的となることがある．髄液検査は，急性細菌性髄膜炎と急性無菌性髄膜炎の鑑別に有用である（表4-4）．肺炎レンサ球菌および髄膜炎菌は最も一般的な起炎菌であるので，成人における経験的治療では，セフトリアキソン（4g/日，12時間間隔で），セフォタキシム（8～12g/日，4～6時間間隔で），またはセフェピム（4～8g/日，8～12時間間隔で）を使用する．また，抗菌薬感受性試験の結果が明らかとなるまで，バンコマイシンを追加する．免疫抑制状態にある高齢者では，リステリア菌およびインフルエンザ菌が関与するので，これら薬物にアンピシリンを追加する．メロペネムは，高齢者における単剤療法の有力な候補である．ロッキー山紅斑熱（またはエールリヒア症ehrlichiosis）の可能性がある場合は，ドキシサイクリンの追加が望ましい．

コルチコステロイドの使用については論議がある．補助的デキサメタゾンは推奨される．小児でも成人でも，インフルエンザ菌髄膜炎または肺炎球菌髄膜炎に対しては推奨される．一方，最近ではグラム陰性髄膜炎の治療には推奨されない．にもかかわらず，迅速な抗菌薬治療が開始され，頭蓋内圧亢進の徴候が少しでもみられるなら，デキサメタゾンの使用が望ましいだろう[96]．

CTでは，くも膜下腔の膿は脳溝の拡大と共に，低吸収の髄液として示されるが，同一患者の以前のCT結果がない場合は，解釈が難しいことが多い．髄膜増強は通常，感染発症の数日後まで起こらない．穿通動脈または皮質静脈の炎症と閉塞によると考えられる皮質梗塞も，遅発性に起こる傾向がある．MRIは上述の変化に対してより高感度だが，急性髄膜炎患者では全く正常となることもある（表4-5）[97]．

脳内腫瘤

脳内腫瘤には，破壊性と圧迫性の両側面がある．しかし，圧排効果による損傷は，局所ニューロンおよび白質の崩壊による損傷をはるかに超える場合が多い．よって，われわれはこの病変を圧迫性として分類した．

脳内出血

脳内出血intracerebral hemorrhageは，血管に影響するさまざまな病理的過程の結果起こる．これらには，脳深部終動脈の破裂，外傷，動静脈奇形の破裂，真菌性動脈瘤の破裂，アミロイド血管症，腫瘍内出血が含まれる．嚢状動脈瘤の破裂も

表4-4 細菌性と無菌性髄膜炎での典型的髄液所見

髄液の指標	細菌性髄膜炎	無菌性髄膜炎
初期圧	>180mmH$_2$O	正常またはやや上昇
グルコース	<40mg/dL	<45mg/dL
髄液/血清グルコース比	<0.31	>0.6
蛋白質	>50mg/dL	正常または上昇
白血球	10～10,000/mm^3，好中球優位	50～2,000/mm^3，リンパ球優位
グラム染色	未治療例の70%～90%で陽性	陰性
乳酸	≧3.8mmol/L	正常
C反応性蛋白（CRP）	>100ng/mL	最小限
リムルス試験（エンドトキシン検出法）	陽性はグラム陰性髄膜炎を示す	陰性
ラテックス凝集試験	肺炎レンサ球菌，髄膜炎菌（血清群Bでない），Hib抗原に特異的	陰性
共同凝集	上に同じ	陰性
カウンター免疫電気泳動	上に同じ	陰性

Roosら[95]より許可を得て転載。

表4-5 急性髄膜炎での画像所見

所見	CT*	MR*	感度
脳溝拡大	低吸収髄液，脳溝拡大	T1WI：脳溝内髄液は低信号 T2WI：脳溝内髄液は高信号	MR>CT
軟膜増強	CE：くも膜下腔の高吸収	T1WIおよびCE：信号強度の著明な増加	MR>CT
血管炎に続発性虚血性皮質梗塞	低吸収皮質圧排効果 CE：亜急性高吸収（増強）	T1WI：低信号皮質，圧排効果 T2WI：高信号皮質，圧排効果 FLAIR：高信号皮質，圧排効果 CE：亜急性増強，T1WIで高信号 DWI：鮮明（白） ADC：暗い（黒）	MR>CT
硬膜下貯留	低吸収末梢髄液と吸収集積 CE：水腫はみられない，蓄膿はみられる	T1WI：低信号末梢集積 T2WI：高信号末梢集積 FLAIR：水腫は低信号，蓄膿はさまざま CE：水腫は増強なし，蓄膿は増強あり DWI：水腫は暗い，蓄膿は鮮明 ADC：水腫は鮮明，蓄膿は暗い	MR>CT

ADC：見かけの拡散係数地図，CE：造影剤増強，DWI：拡散強調像，T1WI：T1強調，T2WI：T2強調
＊：平均的正常脳との相対的強度
Zimmermanら[98]より許可を得て転載。

また，実質内出血の原因となるが，くも膜下出血の病像が優位となる．これに対し，異なる病態生理にもかかわらず，原発性実質内出血の症候は，血腫の圧迫性影響によるものであるため，血腫の症候に類似する．つまり，症候は，病理学的過程よりも病変部位に依存する．従って，特発性テント上脳内出血は通常，脳葉または深部病変に分けられ，深部出血では脳室内に広がる場合がある．

脳葉出血 lobar hemorrhage は，大脳半球のあらゆる部位に発生し，脳葉間をまたぐこともある（図4-6）．深部出血に比し，脳葉出血患者は高齢であり，男性および高血圧患者でやや少ない．重篤な頭痛は脳葉出血に特徴的である．局所神経徴候は約90％の患者でみられ，出血部位により多少異なる．約半数の患者で意識レベルが低下し，20％は入院時昏睡状態である[99]．痙攣は一般的だが，非痙攣発作（p291参照）の場合もあるので，意識障害があれば脳波による評価が有用である．

テント上部での**深部出血** deep hemorrhage には，基底核，内包，視床が含まれる．橋および小脳への出血は，テント下出血の項で触れる．Chungらは線状体内包出血患者を，臨床所見と予後の点から，病変が主として被殻の後部にある後外側部群（33％），線状体の内包領域を含むが，尾状核および内方前脚は侵さないこともある広範群（24％），外包と島皮質の間に局在する外側部群（21％），尾状核を侵す前方部群（11％），内側被殻中央部で淡蒼球を侵す中央部群（7％），内包後脚の前半分に限局する後内側部群（4％）の6群に分けた[100]．意識障害は前方部群と後内側部群ではまれだが，中央部群では約1/3にみられた．後外側部群の約半数は傾眠傾向を示したが，昏睡状態とはならず，外側部群の約半数は，まれに昏睡状態を示した．しかし，広範群では，昏睡を含む重篤な意識障害がよくみられた．不全片麻痺は，後外側部群と広範群で一般的であった．感覚障害は後方部および内側部群で比較的多かった．予後は，死亡率が約50％の広範群を除き，全群で中等度～良好であった．眼球偏位は，通常は病変側へみられるが，後外側部および内側部群では反対

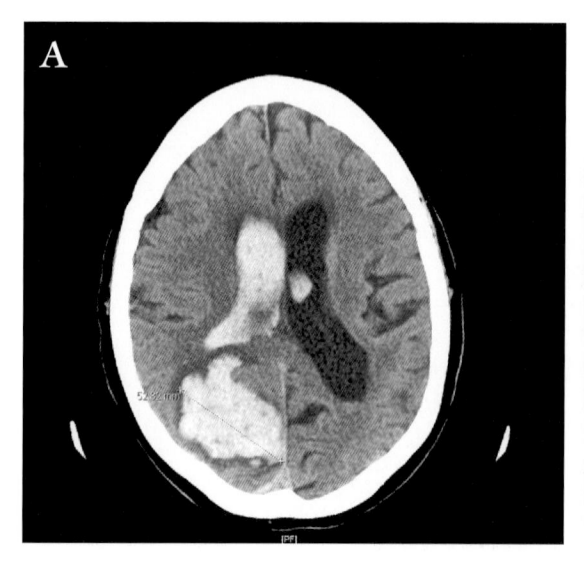

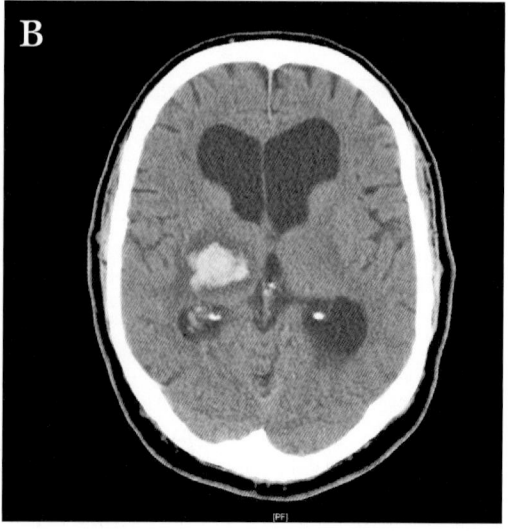

図4-6　脳内血腫2例のCT像．（A）77歳女性．右頭頂後頭葉内に大きな出血がある．これまで健康であったが，歩行障害と頭痛を生じた．検査で左半側無視があった．卒中が疑われたので，かかりつけ医の指示で，アスピリン325mgを服用していた．血腫は側脳室内に破裂している．（B）60歳男性．右視床内包部出血がある．高血圧症の既往があったが，出血時点で未治療であった．頭痛，左半身麻痺，一部の左半側無視を呈した．

側の場合(wrong-way eyes，下記参照)もあった。

視床出血 thalamic hemorrhage は，大きさ(径2cm以上または以下)と部位(後外側，前外側，内側，背側．図4-6B)で分類される．視床出血患者の約1/5は診察時昏迷ないし昏睡である[101]．意識消失は通常，斜偏視(病変側の眼が下方)，病変側に向かう，または離れるような凝視(不適切な方向への眼 wrong-way eyes)，垂直凝視障害，縮瞳を含む眼球徴候を伴う．「鼻先の凝視 peering at the tip of the nose」は，ほぼ疾患特有徴候である[102]．感覚および運動障害は病変の部位と大きさによる．約25%の患者は死亡するが[101]，予後は，初期の意識状態，項部硬直，出血の大きさ，出血が側脳室と交通するか，水頭症を起こすかに影響される[101]．

脳室内出血 intraventricular hemorrhage は，原発性脳内出血または出血の伸展でみられる．脳室内出血は，かつては一様に致命的であると考えられていたが，CTの出現以来，単なる頭痛から昏睡および死亡まで，ありとあらゆる症状を呈することが分かってきた[103]．**原発性脳室内出血** primary intraventricular hemorrhage は脳室内の血管奇形，外科的手技，出血異常により生じる[104]．臨床所見として，突発性頭痛や嘔吐に次いで，虚脱や昏睡がみられる．出血がくも膜下腔に至ると，項部硬直が起こる．**続発性脳室内出血** secondary intraventricular hemorrhage の臨床所見は，最初の出血場所による．原発性脳内出血から脳室内への出血は，予後を悪化させる．

脳室内出血の治療は，頭蓋内圧のコントロールが目的である．脳室ドレナージは有効かもしれないが，カテーテルが血液によって閉塞されることが多い．線維素溶解薬(t-PAなど)の注入も一部で推奨される[104]．

脳内出血の治療は論議のあるところである．血腫除去目的の早期手術は予後の改善と相関しなかった[105]．しかし血腫の大きさを限定する組換え型Ⅶa因子などの止血薬は，改善に相関した[106]．比較的小さい病変で，死亡しなかった患者の多くは，良好な回復をみる．病変が大きい場合は，典型的には死亡するか，甚大な後遺症が残る．比較的小さい血腫例であれば，良好な回復の可能性があるので，脳ヘルニアが生じたなら，この治療を精力的に行う．

これらは類似しているが，脳内出血患者を診る場合，その病理学的過程によってのみ診断できる．すなわち，脳深部終動脈の破裂，アミロイド血管症，真菌性動脈瘤，動静脈奇形，腫瘍内出血などがあり，それぞれ違った臨床的対応が必要である．

Box4-1に，意識障害を起こしうる急性脳血管病変につき，主要な臨床的鑑別点をまとめた．

脳深部終動脈の破裂は，通常，長期にわたり治療されなかった高血圧患者で起こる．また，糖尿病または他の形の動脈硬化性動脈症の悪化でも起こる．出血する可能性の最も高い血管は，小窩性卒中 lacunar stroke を起こすものと同一の血管(すなわち，主要脳動脈から直角に出る終動脈)である．それには，**内包および大脳基底核出血を起こす線条体内包動脈，視床出血を起こす視床穿通動脈，橋出血を起こす橋の正中穿通動脈，小脳出血を起こす小脳長回旋動脈の穿通枝**などがある．テント上腫瘤を生じる前者2つについてはこの項で，後者2つはテント下腫瘤の項で述べる．

各症例の局所神経徴候は，損傷部位により特徴づけられる．内包または大脳基底核出血では，典型的には片麻痺の急性発症をみる．視床出血では感覚障害をみるが，出血が上行性覚醒系を早期に圧迫することが多いため，意識消失を主症状とする[101]．出血が視床の尾側，例えば大脳後交連の上に位置する被殻に起こると，最初の徴候は背側中脳圧迫ないし損傷[102](p115参照)により，強制下方凝視と輻輳の組み合わせ(「鼻先の凝視」)，瞳孔固定，および後退眼振をみる．視床出血のもう1つの神経眼科的症状に，Miller Fisher が報告した「不適切な方向への眼」[107]がある．前頭葉損傷では，眼は通常病変側へ偏位する(すなわち，反対側空間への凝視麻痺)のに対し，視床出血(または場合によって同じ通路を損傷する深部脳実質

内出血[108]）後は，病変側への凝視麻痺がある（第3章参照）。

■ **病態生理学**
終動脈出血は，高血圧性出血と呼ばれることがあるが，他の臨床状態でもみられる。この種類の動

Box 4-1

意識障害を生じる急性脳血管性疾患の典型的臨床症状

■ **低血圧を伴う場合のある急性巨大脳梗塞**
分布領域：内頸−近位側中大脳動脈または中大脳と前大脳動脈に生じる。発症は覚醒時または睡眠中。失語，半身感覚障害を伴う広範囲の片麻痺をみる。発症時または2～3時間以内に知覚鈍麻，12～24時間で昏迷，36～96時間で昏睡に至る。痙攣はまれ。対光反射のある縮瞳か，病巣と同側の縮瞳（Horner徴候）か，中等度の散瞳（動眼神経障害）がみられる。運動麻痺側への共同注視麻痺が生じ，反対側への前庭眼反射は12時間ほど抑制される。反対側片麻痺は，通常，伸展性足底反射および病巣と同側のパラトニーを伴う。Cheyne-Stokes呼吸が10～20％にみられる。吻側から尾側への病変進行を示す徴候は，12～24時間以内に始まる。髄液は正常，もしくは軽度の圧上昇と細胞数の増大がある。

■ **前頭頭頂葉出血**
覚醒時に発症。突発性頭痛に続き，失語，半身不全麻痺から完全片麻痺，麻痺側と反対側への共同眼球偏位が，程度の差はあるが迅速に生じる。発症時痙攣が約1/5にみられる。対光反射のある縮瞳か，対側の過剰な発汗を伴う同側のHorner徴候，または昏迷から昏睡，そして発症から1～2時間以内に両側性運動徴候が起こる。髄液は血性である。

■ **視床出血**
高血圧性で，覚醒時に発症する。臨床像は前頭頭頂様出血と類似するが，痙攣はまれで，しばしば嘔吐する。両眼は下方どちらかの外側に偏位するのが特徴である。対光反射のある縮瞳。意識状態は覚醒から昏睡までさまざまにみられる。髄液は血性である。

■ **傍正中部の両側性視床梗塞**
突発性の昏睡，無動性無言，傾眠または精神状態の変化が，傍正中部視床両側の梗塞でみられる。これは「脳底動脈先端症候群」または両側視床と被蓋中脳を栄養する血管を提供する視床大脳脚動脈（Percheron's artery）の分枝が閉塞した結果として両側性に生じる。

■ **橋出血**
高血圧性。突発する昏睡または無言，針先瞳孔，前庭眼球反射消失ないし障害，四肢

麻痺，不規則性呼吸，高熱が生じる。髄液は血性である。

■ 小脳出血
高血圧性で，覚醒時に発症。後頭部痛，悪心・嘔吐，めまい，不安定症，構音障害，眠気が急性発症し，1〜2時間以内に増悪。対光反射のある縮瞳，眼振または病側への水平注視麻痺をみる。正中および同側性運動失調，同側性末梢性顔面麻痺，反対側の伸展性足底反射が生じる。経過は1〜2週間に及ぶこともある。髄液は血性である。

■ 急性小脳梗塞
多くは高血圧性で，男性に多い。睡眠時，覚醒時を問わず発症する。めまい，運動失調，悪心，鈍い頭痛，眼振，構音障害，同側性測定障害を呈し，24〜96時間後には傾眠，縮瞳，同側注視麻痺および顔面神経麻痺，運動失調の増悪，伸展性足底反射を生じる。減圧処置なしでは，昏睡，四肢麻痺となり，死に至る。髄液は顕微鏡検査で血性と確認されることがある。

■ 急性くも膜下出血
覚醒時に発症。高血圧性のこともある。突然の頭痛の後，2〜3分以内に意識消失することが多い。縮瞳または一側のみ散瞳がみられる。硝子体下出血，不全片麻痺，失語が起きることもある。半身感覚障害はまれ。24時間以内に項部硬直。髄液は血性である。

脈に閉塞（小窩性梗塞）および出血が頻発する理由は分かっていない。Miller Fisherは脳の剖検により小窩性梗塞を生じた動脈の確認を試みた[109]。彼は梗塞部にある小さい穿通動脈壁の好酸性変性を発見し，この「脂肪硝子変性」が梗塞の原因であると報告した。しかし，この研究は少数の症例に基づいており，病理学的過程についての考察がなされていない。この血管は典型的に大きな脳動脈から直角に分枝することから，血管の起始部に強い剪断力が働いており，高血圧または他の動脈硬化の危険因子が，より早期に，またはより強い損傷を起こすことが予測される。しかし，この現象に対する機序は不明のままである。

　終動脈出血は，典型的には大規模な局所組織破壊と浮腫を伴う，大きな血腫を形成する。多くの臨床症状は，最終的には吸収される圧排効果により生じる。よって，初期の神経障害は，同じ大きさの梗塞によるものより重篤となる。しかし，患者が初期から治療されれば，回復は当初の見込みよりずっとよいことが多く，血腫は吸収され，脳に隙間様の傷を残すのみとなる。

　アミロイド血管症 amyloid angiopathyは，脳血管壁にβ-アミロイドペプチドが蓄積した結果である[110]。この蓄積は，動脈の弾性中膜を断裂し，出血素因となる。アミロイド蓄積は，大脳皮質を穿通する血管に沿って起こるので，出血は典型的には脳葉（すなわち，大脳皮質の特定の脳葉）に起こる[111]。出血する動脈は細血管である傾向があり，自然と塞がれるため，患者は通常生存するが，その後何回も再発する[112]。局所性大脳半球徴候および頭痛の急性発症は最も一般的症状である。終動脈出血のように，初期症状の重篤度は紛らわしいことが多く，出血が吸収されると，同じ部位に梗塞が起きた患者より機能回復が非常によい。gradient echo法によるMRIでは，小さく潜在性の皮質および皮質下出血が他領域でみられ

る[113]。

細菌性動脈瘤mycotic aneurysmは，典型的には亜急性細菌性心内膜炎患者でみられる[114]。脳に到達した感染性栓子は，大脳皮質の直下に位置する白質内の，小さい穿通動脈に留まり，血管壁に定着し，数ミリ径の動脈瘤様拡大を起こす。これら動脈瘤は脳血管撮影で観察され，多発性病変が明らかとなることがある。多発性の可能性を検討し，出血源としての動静脈奇形または嚢状動脈瘤を除外するため，一般に血管撮影像が必要である。未破裂細菌性動脈瘤は抗菌薬で治療されるが，破裂動脈瘤は血管内手術または開頭手術を必要とする[115]。

血管奇形vascular malformationは脳のあらゆる部位に生じ，小さい海綿状血管腫から，生命を脅かす大きな動静脈奇形までみられる。通常の血管撮影やCTより，MRIの方が，海綿状血管腫をよく確認できる。これら奇形の異常血管は壁が薄く，低圧かつ低流の静脈性血管である。その結果，海綿状血管腫は出血しやすいが，命を脅かすことはまれである。脳幹部の海綿状血管腫は，出血すれば昏睡となり，再出血も起こりやすくなるが[116]，除去可能な場合が多い[117]。放射線外科療法も出血の危険性を低下させうるが，局所浮腫や急な出血すら起こすことがある[118, 119]。

複雑な動静脈奇形arteriovenous malformation(AVM)は，大きな動脈性導入血管を有し，出血すれば重篤となることが多い[120]。動静脈奇形は，突然死に至ることは嚢状動脈瘤ほどではないものの，治療はより困難で，出血を繰り返し，そのたびごとに徐々に結果が悪くなる。また，てんかんや，周囲脳からの盗血により症状が起こる。出血することなく診断される動静脈奇形が1年間に出血する可能性は約2〜4%であるが，これまでに出血した例ではさらに危険性が高くなる。動静脈奇形の治療は，接近不可能な部位の血管病変は放射線外科治療で収縮することがあるが，病変以降を栄養する血管を閉塞し，必要であれば外科的手術を併用する。

腫瘍内出血は，典型的には既知転移性癌患者にみられる。しかし，出血は腫瘍の最初の徴候の場合もある。転移性黒色腫，甲状腺癌，腎細胞癌，胚細胞腫瘍では，他の腫瘍型よりも高率に出血するが，肺癌はこれらの癌より高頻度であるため，腫瘍内出血の最大の原因となる[121]。原発性脳腫瘍のうち，特に乏突起膠腫でも腫瘍内出血が起こる。MRIまたはCTでは，腫瘍内に最初に出血した血液のコントラスト増強を得るのは難しいことが多いので，出血の原因が最初の画像検査で分からないなら，急性出血が再吸収される数週後の再検査が一般的に必要となる。

脳内腫瘍

腫瘍は原発性か転移性にかかわらず脳を侵し，意識障害を起こす[121, 122]。原発性腫瘍は，典型的には神経膠腫または中枢神経系リンパ腫であるのに対し，転移性腫瘍はさまざまな型の全身性癌からのものである。一定の原則が，これら腫瘍型を超えて広く適用される。

神経膠腫gliomaには，星状膠細胞腫群と乏突起膠腫がある[122]。星状膠細胞腫群は典型的には脳実質を侵し，大脳神経膠腫症などの極端な場合は，全脳をびまん性に浸潤する[123]。乏突起膠腫は，緩徐に増大し，CTまたはMRIで石灰化がみられ，腫瘤病変としてよりも，痙攣をみることが多い[124]。星状膠細胞腫は痙攣または腫瘤病変としてみられ，頭痛や頭蓋内圧亢進を示すのが典型的である。その他，脳機能不全の局所的または多焦点性徴候を示す場合がある。増大するにつれ，星状膠細胞腫はその血液供給以上に増殖し，腫瘍内部が壊死または出血を生じ，嚢胞形成をみる。意識障害は通常，間脳の圧迫や浸潤，あるいは脳ヘルニアにより起こる。驚くべきことに，原発性脳幹星状膠細胞腫は，典型的には青少年や若年成人にみられ，非常に晩期になるまで感覚機能や意識は正常に保たれ，主に運動性脳神経障害をみる。

原発性中枢神経系リンパ腫primary CNS lymphoma(PCNSL)はかつて，主に免疫抑制患者でみられる，まれな腫瘍であると考えられていた。しかし最近では，免疫が障害されていない患者にもしばしばみられる[123,125]。この頻度増加の理由は不明である。原発性中枢神経系リンパ腫は，全身性リンパ腫と全く異なる経過をとる[122]。腫瘍は星状膠細胞腫と同様に脳を侵す。脳室表面に沿って発生し，白質路に沿って浸潤することが多い。この点で，原発性中枢神経系リンパ腫は星状膠細胞腫に類似の様相を示す。しかし，原発性中枢神経系リンパ腫が，極度に増大するか，間脳を起点としない限り，意識障害はまれである。

転移性腫瘍metastatic tumorは，肺，乳腺，腎細胞癌，または黒色腫からの発生が最も多い。通常，横隔膜以下に生じた腫瘍は，肺転移を起こすまで脳を侵すことはない。原発性脳腫瘍と異なり，転移性腫瘍は脳に浸潤することはまれで，手術で摘出されることが多い。通常，痙攣または腫瘤病変としてみられ，非常に迅速に増大しがちである。これによって，腫瘍が血液供給以上に増殖し，腫瘍内壊死や出血（前項参照）が起きる。

転移性脳腫瘍はその摘出の容易さから，適切な治療に関して，一部論議がある。孤立性転移腫瘍例の平均生存期間は，コルチコステロイドや放射線よりも，手術を受けた患者で長かった[126]。肺癌患者では，単発性の脳転移と肺原発腫瘍を除去後，長期生存および見かけ上の治癒さえ報告されている。脳腫瘍患者は痙攣を起こすことが多いが，抗痙攣薬の予防的投与の有効性は報告されていない[127]。手術的には到達できない微小な転移巣は，定位的照射で治療される[128]。

脳膿瘍および肉芽腫

ウイルス，細菌，真菌，寄生虫など，さまざまな微生物が脳実質を侵し，急性破壊性脳炎を起こす（p159参照）。しかし，免疫反応によって，微生物の封じ込めがなされると，より慢性的な膿瘍または肉芽腫を生じ，圧迫性腫瘤として作用することがある。

脳膿瘍は，脳実質内に生じた膿汁の局所的堆積である。感染体は，血行性か，副鼻腔や中耳などに近接する感染臓器から，直接伸展して脳に至る[129]。細菌性脳膿瘍は，大脳半球の中でも前頭または側頭葉にみられる。中南米の多くでは，大脳半球感染性腫瘤病変の最も一般的な原因は，囊虫症 cysticercosis である。しかし，囊虫症は典型的には痙攣を起こし，腫瘤病変としてみられるのはわずかである[130]。エキノコックス属 *Echinococcus*（包虫 hydatid）囊胞は，CTやMRIでの見かけは膿瘍というより囊胞的であるため，通常は認識されるが，羊牧畜を主な産業とする国々では特に考慮しなければならない[131]。HIV感染患者は，非常に多くの脳感染病変を示し，また原発性中枢神経系リンパ腫が起こりやすいので，意識障害の診断は非常に困難である。この患者にはトキソプラズマ症が非常に一般的であるので，まずは2週間の *Toxoplasma gondii* に対する治療から始める医師が多い[132]。ただし，画像検査結果が異常の場合は，病巣の原因と，適切な治療方針を確定するため，早期生検が必要となる。

他の微生物も慢性感染の原因となり，肉芽腫が形成され，腫瘤病変として作用する大きさになることがある。これらには，結核での結核腫，*Cryptococcus* 感染でのトルラ腫 toruloma，梅毒でのゴム腫などが含まれる。

症状は主に脳圧迫によるものであるので，脳膿瘍の臨床症状は，急速に進行するという点以外，脳腫瘍と類似する（表4-6）。

頭痛，局所神経徴候，痙攣は比較的一般的である。発熱や項部硬直は，感染の早期脳炎期にのみみられることが多く，被包性脳膿瘍ではまれである。診断は，感染源が既知であるか，免疫抑制患者で疑われる。

CTまたはMRIでは，膿瘍の増強された縁は一般に薄く，腫瘍のそれよりは規則的である。脳室に隣接する部位では非常に薄く，脳室内破裂を起こすことがある（図4-7）。通常，感染病巣は，

脳腫瘍の場合より，血管性浮腫に囲まれている。拡散強調MRIで，膿瘍内拡散制限が示されれば，壊死領域を示す腫瘍内嚢胞領域と区別できる。また，磁気共鳴スペクトロスコピーmagnetic resonance spectroscopy（MRS）で膿瘍内アミノ酸レベルが高値であれば，鑑別の一助となる（表4-7）。

病巣が小さく，病原体が同定されれば，膿瘍は抗菌薬で治療可能である。大きい病巣に対しては，ドレナージか切除を要する。

テント下圧迫性病変

テント上腔を侵すような腫瘍病変は，テント下，すなわち，後頭蓋窩でも起こる。従って，後頭蓋窩由来の局所徴候および脳ヘルニア症状はテント上腫瘍と実質的に異なるが，病態生理学的機序は類似する。このような理由から，本章では，後頭蓋窩圧迫性病変は，テント上に生じた病変とは異なるという点に注目する。後頭蓋窩の圧迫性病変は，その病変部位のため，小脳徴候と眼球運動障害を起こしやすく，単独片麻痺を示すことは多くない。脳ヘルニアは小脳扁桃の下方偏位が大孔を介して，また小脳虫部がテント切痕を介して，上位脳幹を上方に押し上げて起こる。通常はこの両者が起こる。

硬膜外および硬膜腫瘍

硬膜外血腫

後頭蓋窩の硬膜外血腫epidural hematomaは，テント上例よりずっと少なく，全硬膜外血腫の約10％を占めるに過ぎない[134]。後頭蓋窩硬膜外血腫は，典型的には後頭骨骨折で起こる。通常は動脈性であるが，静脈性出血の場合もある[135]。約1/3で，両側性に血腫がみられる[134]。

患者は，頭痛，悪心および嘔吐，意識消失を起こす[136,137]。神経眼科的徴候はあまり一般的でなく，通常，頭蓋内圧亢進による外転神経麻痺をみる。項部硬直が小脳扁桃ヘルニアの早期徴候としてみられることもある。

典型的意識清明期lucid intervalは一部の患者のみにみられる[138]。受傷後，患者は意識清明で

表4-6 脳膿瘍968例でみられた症候

症候	頻度	平均
頭痛	55～97%	77%
意識障害	28～91%	53%
発熱	32～62%	53%
悪心・嘔吐	35～85%	51%
鬱血乳頭	9～6%	39%
不全片麻痺	23～44%	36%
痙攣発作	13～35%	24%
項部硬直	5～41%	23%

Kastenbauerら[133]より許可を得て転載。

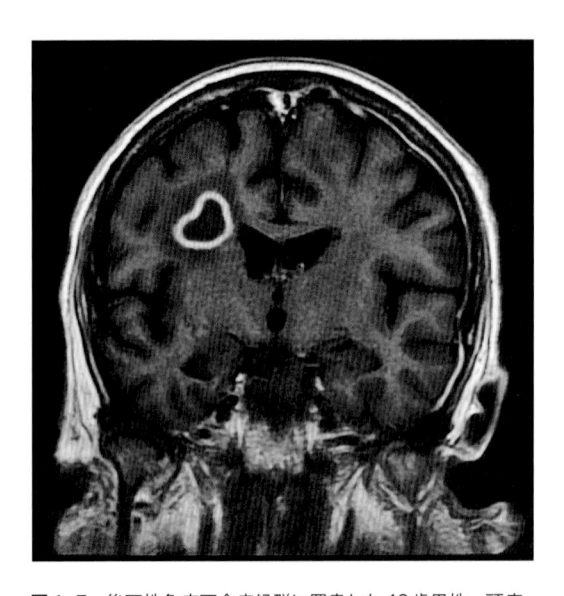

図4-7 後天性免疫不全症候群に罹患した49歳男性。頭痛，悪心，両側麻痺，間欠性焦点運動発作を訴えて来院。MRIでは，多発性リング状増強病変を示した。この右頭頂葉の円滑な造影剤増強壁は，膿瘍に特徴的である。患者は広域抗菌薬の投与で改善した。

表4-7　脳膿瘍の画像所見

所見	CT	MR[*]	感度
膿瘍壁	等吸収	T1WI：等信号～高信号 増強T2WI：低信号～高信号	単純：MR＞CT CE：MR＞CT
血管原性浮腫	低吸収	T1WI：低信号 T2WI：高信号	単純：MR＞CT
膿瘍内容	低吸収	T1WI：低信号 T2WI：高信号 MRS：アミノ酸，乳酸，酢酸塩，コハク酸塩，ピルビン酸塩のピーク DWI：鮮明（白） ADC：暗い（黒）	単純：MR＝CT

ADC：見かけの拡散係数地図，CE：造影剤増強，DWI：拡散強調画像，MRS：MRスペクトロスコピー，T1WI：T1強調画像，T2WI：T2強調画像
＊：正常脳との相対的強度。
Zimmermanら[98]より許可を得て転載。

あるか，短時間の意識喪失後に迅速に回復する。その後，数分～2，3日後に，嗜眠状態から昏睡に陥る。治療されなければ，急性呼吸障害（小脳扁桃ヘルニア）から死に至る。清明期を示す患者でも，受傷後，頭痛や小脳性失調を起こすことが多い。この時点で治療されなければ，めまい，項部硬直，失調，悪心，傾眠をみる。

遅発性硬膜外血腫が発生する可能性があるため，血腫がなくとも後頭骨骨折の有無を確認することが重要である[134]。骨折が横静脈洞を横切っていれば，横静脈洞血栓症を生じ，テント上出血性梗塞または頭蓋内圧亢進が起こる。後頭蓋窩の空間は狭く，髄液の出口孔（中脳水道と第四脳室）が狭いため，閉塞性水頭症がまず問題となることが多く，緊急治療が必要である[139]。約半数の患者で，小脳出血またはテント上出血など他の損傷を認める[140]。

ほとんどの後頭蓋窩硬膜外血腫は外科的に治療される[134]。ただし，微少な病変で意識清明な患者では，保存的な治療も可能である[141]。量的に10mL，厚さ15mm以下，5mm以下の正中線偏位は保存的に治療されるが，病変の増大がないか注意深く観察する必要がある。テント上病変では，30mLまでの硬膜外血腫は保存的に治療[141]される。迅速な画像検査が利用可能となり，かつて約25％であった死亡率[142]は，最近では約5％[134]まで実質的に減少した。現在では，発症率と死亡率は，血腫ではなく，外傷によるその他の脳損傷と相関している。

硬膜外膿瘍

後頭蓋窩硬膜外膿瘍はまれで，ある頭蓋内感染患者約4,000例では，9例にみられたのみ[143]であった。大抵は耳科感染および乳様突起炎からの合併症であった。硬膜外血腫と違い，発熱，髄膜症，慢性耳粘液排出が一般的である。局所神経徴候は硬膜外血腫と類似するが，数時間というよりも数日～数週にかけて発生する。小脳徴候は少数例でみられる。CTでは，低吸収または等吸収の脳実質外腫瘤をみ，造影CTでは辺縁が増強される。水頭症は一般的である。拡散強調MRIでは，テント上蓄膿や膿瘍のように限局性拡散をみる[41]。予後は，感染の結果静脈洞血栓症を生じた患者以外は，膿瘍の除去そして抗菌薬治療で一般的に良好である。

硬膜および硬膜外腫瘍

テント上病変と同じく，原発性および転移性腫瘍は後頭蓋窩硬膜を侵す。**髄膜腫 meningioma**は最も一般的な原発性腫瘍である[144]。髄膜腫は通常小脳テントまたは他の硬膜組織から生じるが，硬膜付着なしに後頭蓋窩にもみられる[145]。髄膜腫による症状は，直接圧迫および水頭症の両方で起こってくる。しかし，緩徐に増大するので，局所神経徴候は一般的で，普通は意識障害が起こるずっと前に診断される。緑色腫あるいは顆粒球性肉腫といわれる，骨髄性白血病の硬膜**転移**は，後頭蓋窩で特に好発する[146]。原発性腫瘍より急速に増大するが，意識障害はまれである。後頭蓋窩硬膜への他の転移性腫瘍により，脳神経は障害され症状が出現する。

後頭蓋窩硬膜下圧迫性病変

後頭蓋窩硬膜下血腫はまれで，後頭蓋窩にみられる外傷性急性硬膜下血腫例は全体の1％のみである[147]。頭部外傷のはっきりした既往の無い後頭蓋窩の慢性硬膜下血腫はさらにまれで，2002年のレビューの時点では，報告されたのは抗凝固薬使用例を含めた15例のみであった[148]。急性硬膜下血腫例は，入院時昏迷ないし昏睡例と意識清明例に分けられる。慢性硬膜下血腫の多くは，抗凝固薬治療中または未治療の非常に軽度な頭部外傷を有し，通常は頭痛，嘔吐，小脳徴候をみる。診断はCTまたはMRIでなされ，通常は手術的に治療する。CT所見で，水頭症を生じる脳底髄液槽および第四脳室の閉塞がある場合の意識障害は，予後不良の前兆である[147]。

硬膜下蓄膿

後頭蓋窩硬膜下蓄膿はまれで[149]，全硬膜下蓄膿の2％以下である[143]。硬膜外例と同様に，耳科感染や乳様突起炎が主な原因である。頭痛，嗜眠，髄膜症は一般的症状であるが，運動失調や眼振は一般的ではない[143]。診断はCTで行われ，造影CTで，低または等吸収軸外蓄積をみる。MRIでは，腫瘍や出血と異なり拡散は制限される[41]。排液と抗菌薬による治療は一般的に有効である。

硬膜下腫瘍

単独の硬膜下腫瘍は極めてまれである。髄膜腫や他の硬膜腫瘍は硬膜下腔を侵す。白血病または固形腫瘍からの硬膜下転移はまれに単発性でみられるが，画像検査で均一な造影剤増強効果がみられることで，血腫や感染と区別できる。

後頭蓋窩くも膜下病変

後頭蓋窩くも膜下腔の出血，感染，腫瘍は，通常，テント上の類似病変と関連して起こる。例外的に，後頭蓋窩の硬膜下ないし実質病変のくも膜下腔への破裂，および後頭蓋窩くも膜下出血がある[150]。**後頭蓋窩くも膜下出血**は，椎骨動脈，脳底動脈，ないしそれらの分枝の動脈瘤，または動脈解離で起こる。椎骨および脳底動脈の未破裂動脈瘤は，数cmにまで増大し，後頭蓋窩の髄外腫瘍のようになることがある。しかし，破裂しなければ昏睡を起こすことはない。椎骨脳底動脈瘤が破裂すると，突然の両下肢脱力の訴え，虚脱，昏睡などの症状が，突発性に生じるのが特徴である。大多数の患者では突然の後頭部痛をみることもあるが，テント上窩動脈瘤では意識消失の有無は明確である一方，後頭蓋窩の動脈瘤破裂では，短時間の意識消失なのか，両下肢の麻痺による単なる虚脱なのか，鑑別が難しいことがある。椎骨脳底動脈瘤の破裂では，後頭蓋窩への出血であることを示す特徴的な局所徴候は滅多にみられないという報告が多い。Logueの報告[151]では，12例のうち4例で一側の外転神経麻痺（これはどこのくも膜下出

血でも起こりうる），1例では両側性外転神経麻痺がみられ，後頭蓋窩に局在する他の脳神経障害がみられたのは2例に過ぎなかった。DuvoisinとYahrの報告[152]では，後頭蓋窩動脈瘤破裂患者で，出血部を示唆する徴候がみられたのは約半数のみであった。Jamiesonの報告ではさらに少なく，19例のうち5例で動眼神経麻痺が，2例で外転神経麻痺がみられたのみであった[153]。

われわれの経験は上述とはやや異なり，脳血管撮影ないし剖検で確定された破裂椎骨脳底動脈瘤8例のうち，6例で後頭蓋窩病変を示す瞳孔，運動麻痺，動眼神経の徴候がみられた（**表4-8**）。

診断は通常はCTで確定される。第四脳室内に局在する出血は，後下小脳動脈の動脈瘤を示唆する[150]。中脳周囲出血perimesencepharic hemorrhageは中脳を取り巻く血腫が特徴で，頭痛と意識消失で発症するが，予後は比較的良好で[154]，くも膜下出血の多くと異なり，通常は静脈性の出血[155]で，脳血管撮影では異常なく，再出血はまれである。

後頭蓋窩実質内占拠性病変

昏睡の原因となる後頭蓋窩の実質内占拠性病変は，通常は小脳病変である。その理由の1つは，小脳が後頭蓋窩の大部分を占めることである。また，脳幹は小さいので，圧迫性病変よりも破壊性病変となることの方が多いということもある。

表4-8 椎骨脳底動脈瘤破裂6例の局在徴候

後頭部痛	5
斜偏視	3
動眼神経麻痺	2
小脳徴候	3
意識消失前の急性四肢麻痺	2

小脳出血

脳内出血の約10％が小脳に生じる。小脳出血は脳幹を圧迫し，昏睡や死亡の原因となる。近年，診断が迅速になされて血腫除去や血管腫摘出を行えば，多くの患者で治療は成功すると，多くの論文で報告されている[156, 157]。しかし，外科的治療を迅速に行わなければ，これら昏睡患者の死亡率は高い[156, 158]。小脳出血患者の約3/4は高血圧で，他の大部分は，小脳血管腫であるか抗凝固薬を服用中である。高齢者では，アミロイド血管症も疑われる[159]。まれに，テント上の開頭術後に小脳出血が起こる[160]。われわれの経験した28例のうち，5例は後頭蓋窩の動静脈奇形，1例は特発性血小板減少性紫斑病，3例は抗凝固薬服用中の正常血圧者，残りが38〜83歳の高血圧患者であった[161]。高血圧性小脳出血は歯状核付近から出血するが，血管腫からの出血は脳表に近いことが多い。両者とも，くも膜下腔や第四脳室内に破裂することが多く，脳幹圧迫による昏睡の原因となる。

Fisherらによる1965年の論文[162]では，確実な臨床診断と，治療を成功させることの重要性が強調されている。その後の大規模研究でも，小脳出血の適切な治療には早期診断が極めて重要で，患者が昏迷や昏睡状態になってしまうと，外科的処置を行っても望みは薄いと強調する報告が増えている[156]。小脳出血の最も一般的な初期症状は，頭痛（後頭部が最も多い），悪心・嘔吐，浮動性または回転性めまい感，不安定歩行や歩行障害，構音障害，比較的少ないが傾眠である。Messertらは，複視を避けようとして，病変側と対側の閉眼を示した2例の小脳出血患者を報告した[163]。以下の**症例4-3**は典型的な例である。

症例4-3

55歳の男性。高血圧があるが怠薬の既往がある。クリスマスの夜，夕食時に家族と席に着いた際，突然激しい後頭部痛と嘔気が生じた。ま

た，七面鳥をうまく切り分けられなかった．救急部に到着時，着座や起立に介助が必要で，両上肢の強い運動失調がみられた．やや傾眠傾向で，眼球運動は正常だが両側の注視眼振がみられた．筋力低下や筋緊張の異常はみられなかったが，腱反射は亢進し，足指下垂がみられた．CTを撮像し，検査の終了時に技師が患者を起こそうとしたが，覚醒しなかった．

CTでは，左小脳半球に5cmの卵形の血腫を認め，第四脳室の圧迫と水頭症がみられた．救急部に戻った時点で頭位変換眼球反射は消失し，失調性呼吸だった．その後すぐに患者の呼吸は停止し，手術室へ運ぶ前に死亡した．

表4-9に，72症例における発症早期の身体所見を頻度順に示した[164]．

症例4-3でみられるように，意識清明ないし傾眠から昏迷への増悪は数分で起こることが多く，放射線学的検査のわずかの遅れが致命的となることがある．小脳虫部下部の切断術後の小児にみられるような無言症が，成人小脳出血でみられることがある[165]．通常は初期検査に忙殺され行われないが，遂行機能障害，空間認知障害，言語障害に加え，感情鈍麻や脱抑制あるいは「小脳性認知情動症候群 cerebellar cognitive affective syndrome」[166]と呼ばれる不適切な行動を含む，感情障害がみられることもある（第6章のp317参照）．小脳半球後部が損傷されていれば，小脳の占拠性病変の治療が成功しても，同様の異常が残る場合がある[167]．

急性小脳症状を呈し，特に頭痛や嘔吐を伴った救急患者は，全例に緊急CT検査が必要である．CTでは出血を確認し，第四脳室の圧迫程度や併発する水頭症を評価する．われわれが経験した急性小脳出血例からは，臨床症状の重症度は比較的明確に4段階に分けられる．最軽症型では，出血はCT上1.5～2cm以下で，頭痛を伴う自己限定性の，急性一側性小脳機能不全をみる．画像検査なしでは，この病変はまず診断されないだろう．血腫がやや増大すると，後頭部痛が強くなり，小脳徴候や動眼神経麻痺が，1日～数日で徐々に，ないし段階的に進行する．意識はやや傾眠ないし嗜眠となる．この状態の患者で，特に出血がCT上で直径3cm未満であれば，自然に回復すると報告されている．しかし，昏睡状態になるまで手

表4-9　小脳出血72例の臨床所見

症状	例数(%)	徴候	例数(%)
嘔吐	58(81)	瞳孔不同	10(14)
頭痛	48(67)	針先瞳孔	4 (6)
めまい	43(60)	頭位変換眼球反射または外眼運動異常	23(32)
体幹・歩行失調	40(56)	斜偏視	6 (8)
構音障害	30(42)	眼振	24(38)
傾眠	30(42)	角膜反射消失または非対称	9(13)
錯乱	8(11)	顔面神経麻痺	13(18)
		構音障害	18(25)
		四肢失調	32(44)
		不全片麻痺	8(11)
		Babinski徴候	36(50)

Fisherら[162]より改変．

術をしないと，予後は非常に悪くなるため，この状態では，脳浮腫による悪化がないことを，極めて慎重に観察する必要がある．最も特徴的で治療上重要な小脳出血の症候は，急性ないし亜急性の後頭部痛，嘔吐，そして一側の失調，嘔気，回転性めまい，眼振などの神経徴候の進行である．注視麻痺や血腫側の顔面神経麻痺，錐体路症状のような脳幹徴候は，脳幹への圧迫により，傾眠や知覚鈍麻が明らかとなるまではみられない．意識障害が出現した場合は，救命目的の救急処置や外科的減圧が必要となる．小脳出血の約1/5の患者では早期に脳幹が圧迫され，急激な意識消失，不規則呼吸，針先瞳孔，眼球前庭反射の消失，四肢麻痺がみられる．これらの症候からは脳幹出血と区別がつかず，ほぼ常に致死的である．

　Kirollosらは，CTと患者の臨床状態に基づき，外科的処置の適応と予後推定を目的とした，以下のプロトコルを提案している（図4-8）．まず，第四脳室の圧迫の程度を，第四脳室正常（グレードⅠ），圧迫（グレードⅡ），完全に消失（グレードⅢ）に分類する．意識清明なグレードⅠないしⅡでは，意識レベルに注意して経過観察する．グレードⅠで意識障害があれば脳室ドレナージを行う．グレードⅡで水頭症があり，意識障害があれば脳室ドレナージを行う．グレードⅢおよびグレードⅡで水頭症がなく，意識障害があれば血腫を摘出する．グレードⅢでグラスゴー・コーマ・スケール8未満では，予後は悪い[156]．

　臨床的な神経症状増悪予測因子は，200mmHg以上の収縮期血圧，針先瞳孔，角膜反射ないし頭位変換眼球反射の異常である．画像上の増悪予測因子は，虫部への血腫進展，直径3cm以上の血腫，脳幹変形，脳室内出血，上向性ヘルニア，急性水頭症である．入院時の虫部への出血と急性水頭症は，独立した増悪予測因子である[164]．

小脳梗塞

　小脳梗塞は浮腫を伴うと占拠性病変となりうる．このような例では，小脳出血と同様に，圧排効果は脳幹圧迫による昏迷や昏睡の原因となり，脳ヘルニアによる死亡原因となりうる．小脳梗塞は脳卒中の2%を占める[168, 169]．大多数の患者は男性である．高齢者では高血圧，心房細動，高コレステロール血症，糖尿病が重要な危険因子[168]であるが，若年者では椎骨動脈解離を考慮すべきである[169]．少数ではあるが，マリファナの使用も原因となる[170]．神経徴候は小脳出血と類似するが，進行はより緩徐である．これは梗塞発症後，2〜3日かけて徐々に進行する浮腫が原因となるためである（表4-10）．

　発症は，急性ないし亜急性の浮動性めまいdizziness，回転性めまいvertigo，不安定性が特徴的で，頻度は少ないが鈍い頭痛もみられる．発症後数時間以内では，運動失調，両方向（主に患側へ）の注視眼振，患側の測定障害がみられる．構音障害や嚥下障害は一部の患者でみられるが，付随する延髄外側梗塞によるものと推定される．ごく少数で，脳幹障害の付随を示唆する嗜眠，昏迷，昏睡が入院時からみられる[168]．

　初期のCTでは小脳出血を除外できるが，梗塞の診断は難しいことが多い．低吸収域がなくとも，第四脳室の非対称性圧迫があれば，急性浮腫の進行を示す．拡散強調MRIは初期から陽性である．

　増悪する場合は，大多数は3日目までに進行し，24時間以内に昏睡となることが多い[171]．進行する場合は，患側の測定障害が強くなり，傾眠傾向から昏迷となり，縮瞳，瞳孔反応低下，患側への共同注視麻痺，患側の末梢性顔面神経麻痺，伸展性足底反射がみられる．これらの症状が出た場合は，早急に外科的減圧術を行わなければ，急速に昏睡，四肢麻痺となり死亡する．

　腫脹は軽減しているのか，あるいは外科的処置（脳室シャントまたは梗塞組織の摘出）を必要とするほど増大しているのかを決定できるのは，臨床徴候の評価のみである[171, 172]．占拠性病変を示す小脳梗塞患者の治療方針は，小脳出血の場合と同様である．患者が覚醒していれば，注意深く経過

を観察する。意識障害が生じ，CTで急性水頭症がみられれば，脳室開口術 ventriculostomy で圧迫は解消される。しかし，急性水頭症がみられないか，脳室開口術で改善しなければ，脳幹圧迫を解消するため，開頭術による梗塞組織の摘出が必要となる。迅速な手術により生命は取り留められるが，重篤な後遺症が残ることが多い。

小脳膿瘍

脳膿瘍の約10％が小脳にみられる[173]。小脳膿瘍は頭蓋内感染症の約2％を占め，大多数は耳の慢性感染症が原因[174]となるが，一部は外傷（頭部外傷か脳神経外科的手術）後や血行性に生じる。治療しなければ，増大して脳幹を圧迫し，脳ヘルニアを生じて死に至る。適切に診断し治療すれば，通常は予後良好である。小脳膿瘍の臨床症候は，

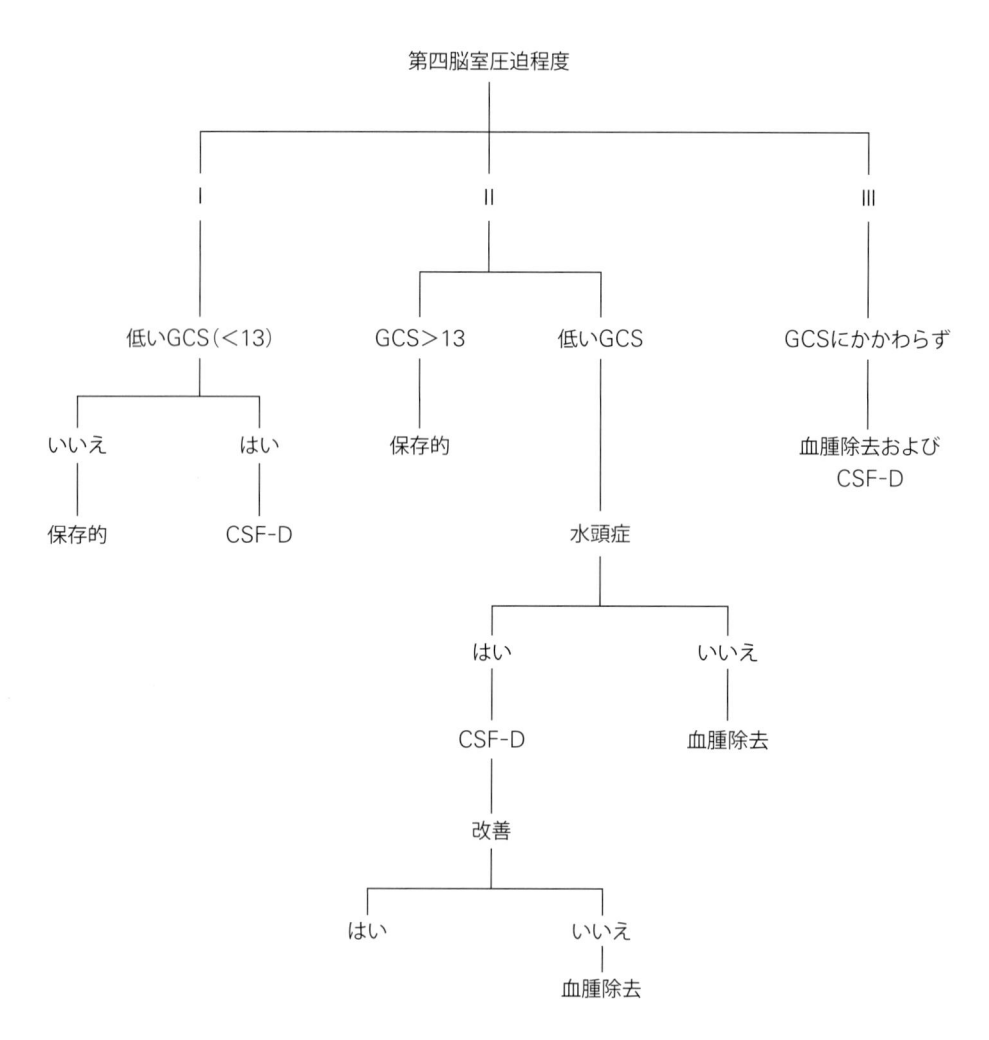

```
                    第四脳室圧迫程度
        ┌───────────────┼───────────────┐
        I               II              III
        │        ┌──────┴──────┐         │
    低いGCS(<13) GCS>13    低いGCS   GCSにかかわらず
    ┌───┴───┐      │         │            │
   いいえ  はい  保存的     水頭症    血腫除去および
    │      │               ┌──┴──┐       CSF-D
   保存的 CSF-D           はい  いいえ
                          │      │
                        CSF-D  血腫除去
                          │
                         改善
                       ┌──┴──┐
                      はい  いいえ
                            │
                          血腫除去
```

図4-8　特発性小脳血腫治療のプロトコル。
CSF-D：髄液脳室ドレナージまたはシャント，GCS：グラスゴー・コーマ・スケール
Kirollosら[156]より許可を得て転載。

表4-10 小脳梗塞293例の入院時症候および意識レベル

症状	例数(%)	徴候	例数(%)	入院時意識レベル	例数(%)
めまい	206(70)	四肢失調	172(59)	清明	195(67)
悪心/嘔吐	165(56)	体幹失調	133(45)	錯乱	73(25)
歩行障害	116(40)	構音障害	123(42)	鈍麻	20 (7)
頭痛	94(32)	眼振	111(38)	昏睡	5 (2)
構音障害	59(20)	不全片麻痺	59(20)		
耳鳴り	14 (5)	顔面神経麻痺	23 (8)		
		瞳孔不同	17 (6)		
		共同偏位	18 (6)		
		Horner症候群	15 (5)		
		上方注視麻痺	12 (4)		
		対光反射消失	11 (4)		

Tohgiら[168]より許可を得て転載。

他の小脳占拠性病変とほとんど変わらない(表4-11)。

　頭痛と嘔吐が非常に多くみられる。発熱や項部硬直は，場合による[175]。感染源が不明確で，無熱で項部が柔らかい場合は，腫瘍と誤診されることが多く，手術してはじめて正しく診断される。約半数の患者では意識障害がみられる[173]。診断は画像検査でなされ，辺縁が造影され，通常は周囲に浮腫が著明な占拠性病変としてみられる。拡散強調MRIでの高信号が，腫瘍ないし血腫との鑑別に有用である。水頭症を併発することが多い。治療は外科的に摘出[176]ないし吸引[177]する。水頭症がある場合は，髄液迂回路cerebrospinal fluid diversionないしドレナージをすれば，予後良好である[173]。

小脳腫瘍

成人の小脳腫瘍では転移性腫瘍が最も多い[178]。小児に多い髄芽腫や毛様性星状膠細胞腫pilocytic astrocytomaのような小脳の原発性腫瘍は，成人ではまれである。また，成人では小脳血管芽腫もまれである[179]。小脳腫瘍の症候は，他の小脳の占拠性病変と類似するが，腫瘍は緩徐に増大するので，腫瘍内出血を生じなければ意識障害が急に生じることはまれである。患者は，頭痛，浮動性めまい，運動失調を示す。症候は急性ではないので，通常はMRI検査が可能である。造影MRIでは腫瘍だけでなく，他の転移巣の有無や水頭症の併発も診断される。単一の転移巣は一般的に外科的治療がなされ，場合により放射線外科治療が行われる[128]。多発性の転移では放射線外科治療が行われる。

橋出血

橋出血は，脳幹の圧迫のみならず組織破壊による傷害も引き起こす(図4-9)。典型的な橋出血では，わずかな反応性瞳孔(対光反射をみるには拡大鏡，ないし＋20 diopterレンズの検眼鏡が必要)を伴う急速な意識消失という特徴を示す。大多数の患者では，頭位変換眼球反応が障害され，眼球の斜偏視や眼球浮き運動，ないしその変異型を示す。患者は除脳硬直か弛緩性四肢麻痺を呈することが多い。われわれは，血腫によって内側縦束が解離し，まず垂直および内転の眼筋麻痺を呈し，その

表4-11 小脳膿瘍の臨床的特徴

	1975年以前の症例(47例)*		1975年以降の症例(77例)**	
	例数	%	例数	%
症状				
頭痛	47	100	74	96
嘔吐	39	83		
嗜眠状態	32	66		
不安定	23	49		
錯乱	16	34		
同側肢麻痺	6	13		
視覚障害	4	8		
ブラックアウト	3	6		
徴候				
眼振	35	74		
髄膜症	31	66	59	74
小脳徴候	27	57	40	52
鬱血乳頭	21	45		
発熱	16	34	70	90
外転神経麻痺	2	4	7	15
意識障害	32	66	44	57

＊：ShawとRussell[175]より転載。
＊＊：Nadviら[173]より転載。

約1時間後に意識を消失した患者を経験している（症例2-1参照）。しかし，大多数の患者では，突然昏睡状態となり，頭痛の訴えも分からないことが多い[180]。

テント上の破壊性病変による昏睡

昏睡を引き起こすテント上破壊性病変で最も多いのは，無酸素症ないし虚血を原因とするものである。外傷，感染，関連した免疫反応も障害を引き起こす。昏睡となる場合，テント上の病変は，多発性ないしびまん性に，両側の大脳皮質または皮質下を侵すか，視床を両側性に侵している。最初の侵襲から回復した後，昏睡は短時間で改善され，患者は覚醒するか，数日～数週間で遷延性植物状態となるか，死亡する（第9章参照）。

血管性のテント上破壊性病変

一酸化炭素中毒や，脂肪塞栓[181]ないし心臓手術による多発性の脳塞栓[182]を含む，びまん性の無酸素症や虚血に関しては，第5章で詳述する。ここでは昏睡の原因となりうる局所脳虚血病変について述べる。

頸動脈虚血性病変

頸動脈ないし中大脳動脈閉塞による一側大脳半球梗塞では，機能している半球の残存認知システムで，身の回りに関する認知的全体像の，突然の変

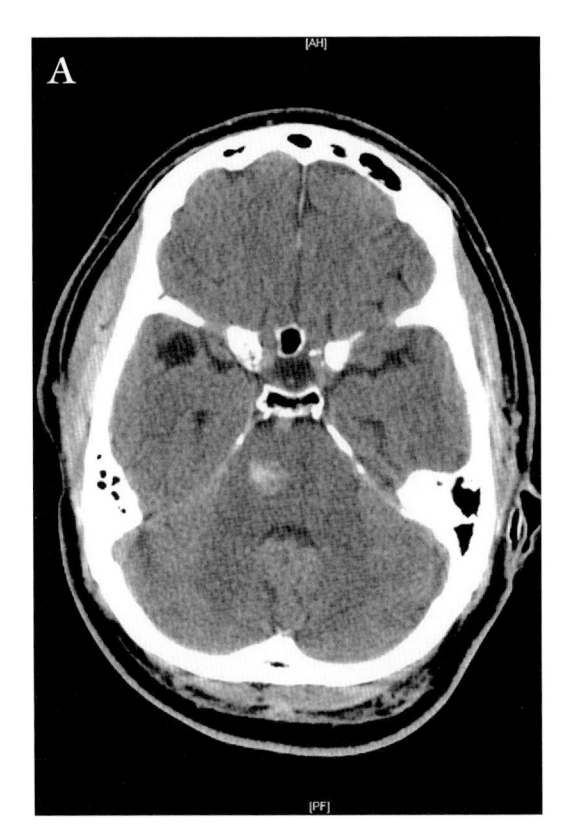

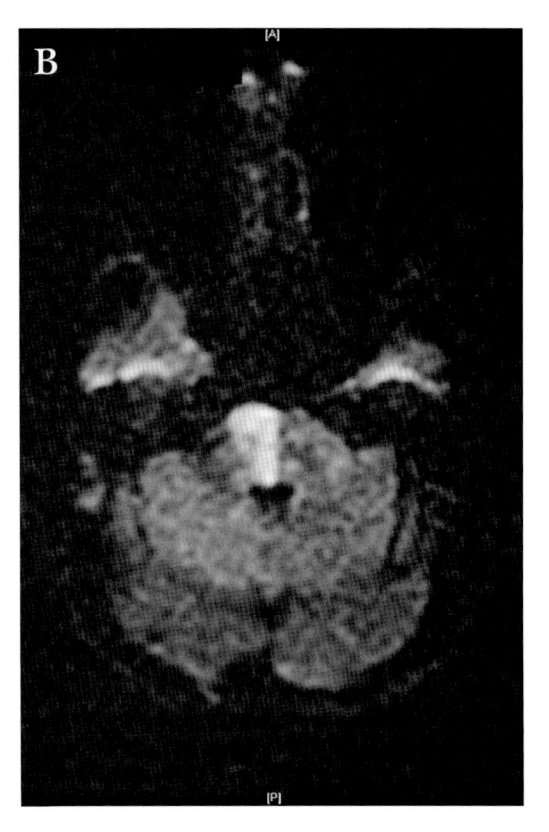

図4-9 橋卒中患者2例の単純CTおよびMRI像。(A)高血圧症の既往がある55歳男性の単純CT像。右橋底部と被蓋に小さい出血が確認される。患者は不全片麻痺と構音障害を生じたが，高血圧のコントロールで著明に改善した。(B)内側橋梗塞を示す拡散強調MRI像。77歳男性。高血圧，高脂血症があり，冠動脈疾患の既往がある。左片麻痺，構音障害，複視を呈し，神経学的検査では，右外側注視麻痺と外側視があり，両眼とも内転が不能（一眼半水平注視麻痺症候群）。MRAでは椎骨脳底動脈に広範な不規則性を認めた。抗凝固薬投与により症候は緩徐に改善したが，退院時に著明な複視と左片麻痺を認めた。

化に対処しようとするため，患者は静かで無関心，または錯乱した様相を呈する。これは，手術前に言語機能の局在を決めるために，一側の頸動脈にバルビツレートを注入するWada testを行う際にもみられる。このような様子は，経験の乏しい検者を惑わせる。優位半球の病変による急性の失語により，患者は口頭指示に無反応となり，非優位半球の急性病変は，覚醒していても閉眼し続ける「開眼失行 eye-opening apraxia」を生じる。しかし，反応性が低下してみえても，注意深く神経学的検査を行えば，このような患者で本当の昏睡は滅多にないことが分かる[183]。

まれに一側の頸動脈閉塞で意識消失が起こるが，その場合は，それを説明できるような血管異常が基にあることがほとんどである[184, 185]。例えば，元来の血管奇形があるか，または対側の頸動脈閉塞があり，両側大脳半球が前交通動脈を介して一側の頸動脈から灌流されているような場合である。このような状況がなければ，一側の頸動脈閉塞は急性の意識消失の原因とならない。

大脳半球の大きな梗塞では，発症時にはほとんど常に片麻痺を呈し，優位半球であれば失語も加わる。初期梗塞のCT像は，正常ないしわずかな浮腫と，灰白質と白質に差がない。CTで脳出血との鑑別が可能である（図4-10）。一方，MRIでは，拡散強調MRIによる明瞭な高信号で虚血が

示される。血栓溶解薬の早期使用で症状が寛解することもあるが[186]，これは脳卒中が確認され，発症後短時間で治療された場合のみである。現在のところ，有効性が確認された脳保護薬はない。広範な梗塞患者では，脳への十分な血流，酸素，栄養を確保するため，適切な介護治療が行われなければならないが，高血糖は予後を悪化させるので避けるべきである[187,188]。これらの患者は脳卒中集中治療室で治療されるのが最良であり[189]，脳浮腫の進行や頭蓋内圧亢進の注意深い観察を要する。

頸動脈閉塞直後の意識障害はまれだが，頸動脈領域の梗塞発症2～4日では，梗塞半球の浮腫が対側半球や間脳を圧迫し，その結果，鉤ヘルニアないし中心性ヘルニアを引き起こす[186,190]。これは中心性ないし鉤ヘルニアを示唆する嗜眠の増悪や瞳孔変化で予測される。最初の梗塞発作を乗り越えた多くの患者も，この時期に死亡する。腫脹は細胞原性であるのでコルチコステロイドには反応しない。マンニトールや高張食塩液で一時的には減じるが[191]，これらは血液脳関門を介してすぐに平衡状態となり，ずっと続けても，脳から水を引かなくなってしまう[192,193]（第7章参照）。外科的な梗塞組織の切除で救命はできるが[194,195]，重篤な後遺症が残る。減圧開頭術（損傷半球の頭蓋骨を外す）で生存例は増えるが，多くの患者の神経学的状態は不良である[196]。

脳底動脈遠位部閉塞

脳底動脈遠位部閉塞では，意識障害を含む特徴的な一連の所見（脳底動脈先端症候群 top of basilar syndrome）を呈する[197]。脳底動脈からは後大脳動脈が分枝し，大脳半球の後内側を灌流する。後大脳動脈からは後脈絡叢動脈が分枝し，海馬尾側，淡蒼球，外側膝状体を灌流する[198]。加えて，脳底動脈先端部，後大脳動脈，後交通動脈から分枝する視床穿通枝が視床尾側を灌流する[199]。両側後大脳動脈の遠位部閉塞では，両側失明，麻痺，記憶障害が起こる。一部の患者は目が見えないことを認めない（Anton症候群）。しかし，この梗塞は意識消失の原因とはならない。一方，やや近位部に発生した脳底動脈閉塞では，両側の中脳と視床後部および視床下部との接合部の血流が低下し，深昏睡の原因となりうる[197,200～202]。

視床のみの梗塞では，閉塞動脈の部位により種々の認知障害を起こす。Castaigneら[203]，そしてPerrenら[204]は，閉塞動脈ごとの臨床症候を詳細に分析した（表4-12）。驚いたことに，中脳の傍正中部が含まれなければ，両側視床の障害でも通常は意識の低下は伴わない[205,206]。このような患者の大多数は，完全な回復は難しいとしても，数日で反応性は向上する[207]。

静脈洞血栓症

脳静脈の頭蓋外流出は，他の静脈系と同様に血栓の影響をうけやすい[208]。原因としては，脱水，感染，分娩に関連した凝固系の亢進，全身の悪性腫瘍に伴うものが多い[209,210]。静脈洞血栓 venous sinus thrombosisは流出静脈で始まるか，1ヵ所またはそれ以上の硬膜静脈洞が主に含まれる。最も一般的なものは上矢状静脈洞の血栓症である[210]。このような患者は，非常に激しい頭頂部痛を訴える。頭蓋内圧は亢進し，腰椎穿刺による髄液圧は600mmH$_2$Oにも達し，鬱血乳頭をみることもある。髄液圧は，脳灌流が障害されるほど高くなる。脳静脈圧の上昇（静脈流出の不良による）で動静脈灌流圧差が低下し，脳の灌流不全の危険が高くなり，局所性の浮腫が生じ，梗塞を起こすこともある。例えば，矢状静脈洞血栓症では，大脳半球傍正中部の静脈流出が障害され，両下肢の反射亢進や伸展性足底反応がみられ，対麻痺が起こることもある。静脈圧亢進が続くと，梗塞組織内に溢血し，局所の出血，血性髄液，痙攣の原因となる。

横静脈洞血栓症では，病変部位と同側の耳後部に痛みをみる。この血栓症は乳突炎と関連するこ

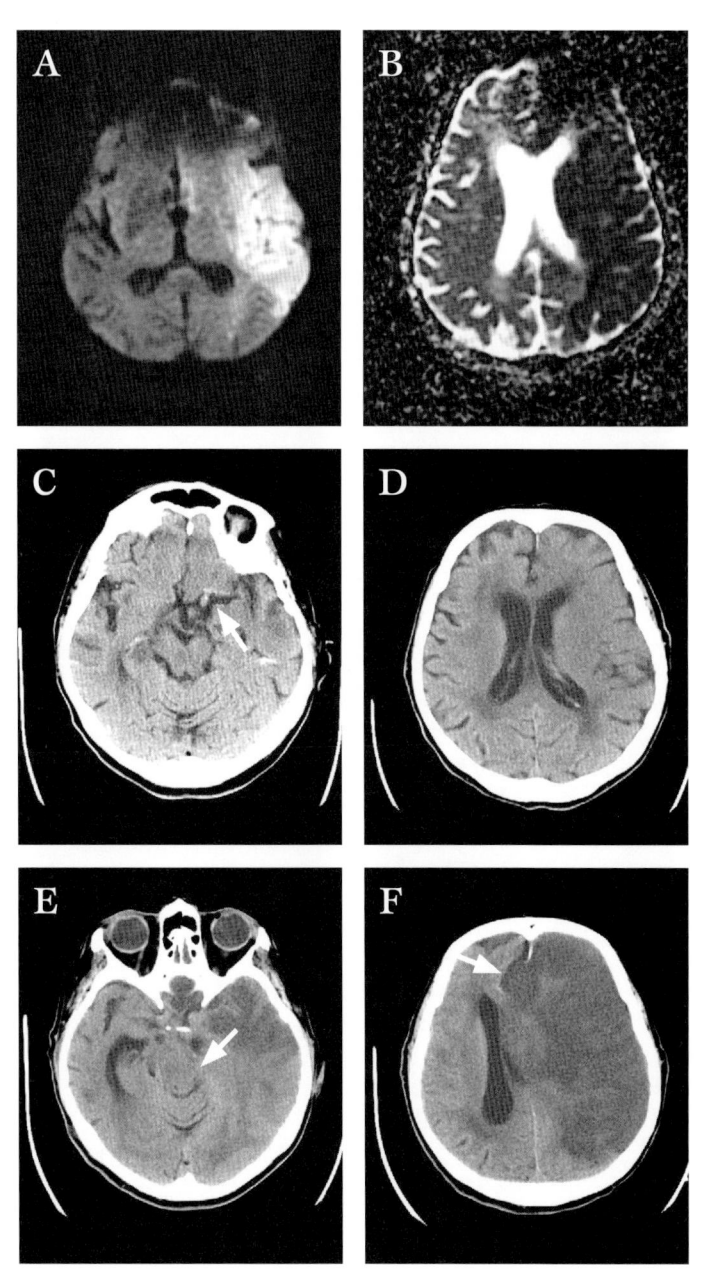

4 器質的昏睡の特異的原因 157

図4-10 左中大脳動脈梗塞患者でみられた浮腫と脳ヘルニアの発生を示す。高血圧と糖尿病のある90歳女性。突発性に，全失語，右不全片麻痺，左注視を生じた。前および中大脳動脈領域を含む急性梗塞領域を示す拡散強調MRI（A）および見かけの拡散係数（ADC）地図（B）。最初のCT（C，D）では，血栓症を示す濃い左中大脳動脈（矢印）と，右側に比し左側の脳溝の腫脹が，ADC地図で示された限局的な領域に一致してみられる。入院48時間後には，重度の左大脳浮腫に伴う脳幹を圧迫する内側側頭葉ヘルニア（E，矢印），左帯状回の大脳鎌下ヘルニア（F，矢印），強い正中線偏位と，左側脳室の圧迫が確認された。患者はこの撮像後，すぐに死亡した。

とが多く，血栓症による痛みが見落とされやすい。一方の横静脈洞からの導出が開存していれば，髄液圧の変化はほとんどない。しかし，横静脈洞は左右不同であることが多く，優位側が閉塞した場合には，頭蓋内からの静脈流出が不十分となり，髄液流出の障害が起こる。これは「耳炎性水頭症 otitic hydrocephalus」として知られている。典型的には，隣接した側頭葉の腹外側に，静脈鬱血をみる。この部の梗塞では，局所徴候はほとんどみられないが，梗塞組織内出血では痙攣を起こし

やすい。

　表在性皮質静脈血栓症では，局在皮質の障害を伴うことがあるが，痙攣や局所の頭痛を示す場合がより多い[211]。内大脳静脈やGalen静脈，また直静脈洞も含め大脳深部静脈の血栓症では，一般的に，進行性症状として，頭痛，悪心，嘔吐で始まり，昏睡に至る意識障害がみられる[212, 213]。視床や中脳上部の血流低下は，静脈性梗塞や出血を起こし，昏睡をみる。昏睡となる静脈血栓症の予後は一般に悪いが，覚醒し清明な場合はよいことが多い[210]。

　梗塞領域が動脈灌流域に合致せず，特に出血を伴っている場合は，静脈閉塞が示唆される。しかし，静脈洞血栓症の多くは局所徴候がほとんどない。このような例では，主な手がかりは髄液圧の亢進で，髄液中に赤血球がみられる場合もある。静脈洞の血流停止は，通常のCTかMRIでわかる場合もあるが，それほど明確でないことが多い。CTやMRIの静脈造影での診断は容易だが，通常は行わないので，医師がこの疾患を疑って指示

表4-12　視床動脈灌流域と局所梗塞の基本的症状

視床動脈群	灌流核	報告されている臨床症状
前内側視床動脈（後交通動脈の中1/3から生じる）	網様，髄板内，VA，吻側VL，MDの腹側極，前核（AD，AM，AV），腹側内髄板，腹側扁桃体遠心路，乳頭体視床路	覚醒および見当識の変動 学習，記憶，自伝的記憶の障害 時間的に無関係な情報の重合 人格変化，無関心，無為 実行障害，保続 大脳半球：VL障害が左側であれば言語障害，右側で半側空間無視 感情表現，失算，失行
傍正中動脈（後大脳動脈P1分節から生じる）	MD，髄板内（CM，Pf，CL），後内側VL，腹内側視床枕，傍脳室，LD，背側内髄板	覚醒低下（両側性なら覚醒昏睡） 学習および記憶障害，作話，時間的失見当識，自伝的記憶障害 左側では失語，右側では空間障害 無関心，攻撃性，扇動など社会性および人格障害
下外側動脈（後交通動脈P2分節より生じる）。基本的下外側分枝	腹側後方複合体：VPM，VPL，VPI腹側外側核，腹側（運動）部	感覚喪失（各範囲，すべての種類） 　一側失調 　不全片麻痺 視床症候群（Dejerine-Roussy症候群）：右半球優性
内側枝	内側膝状	聴覚への影響
下外側視床枕分枝	吻側および外側視床枕，LD核	行動への影響
後脈絡叢動脈（後大脳動脈のP2分節から生じる）		
外側分枝	LGN，LD，LP，視床枕の下外側部	視野障害（半盲，四分盲）
内側分枝	MGN，CMの後方部およびCL，視床枕	さまざまな感覚障害，麻痺，失語，記憶障害，ジストニー，手の振戦

VA：前腹側核，VL：外側腹側核，MD：背内側核，AD：前背側核，AM：前内側核，AV：前腹側，CM：正中心中核，Pf：束傍核，CL：外側中心核，LD：背側核，VPM：後内側腹側核，VPL：後外側腹側核，VPI：後内方腹側核，LGN：外側膝状核，LP：後外側核，MGN：内側膝状核
Schmahmann[197]より許可を得て改変。

を出さなければ見逃される。比較試験で有効性が認められたわけではないが[214]，抗凝固療法や血栓溶解療法が有効と考えられている[210, 215]。自然に再開通することもある。

血管炎

脳の血管炎vasculitisは，全身疾患（結節性多発動脈炎，Behçet症候群など）の一部[216]として起こる場合と，神経系に限局した場合（中枢神経系肉芽腫性血管炎など）とがある[217]。この病態は大小血管を侵す。血管炎により大脳半球びまん性ないし脳幹覚醒系の虚血や梗塞が生じると，意識障害が起きる。診断は，頭痛，変動する意識状態，局所神経徴候のある場合に疑う（表4-13）。中枢神経系で最も一般的な血管炎である肉芽腫性血管炎については本章で詳述するが，他の中枢神経系血管障害は第5章で扱う（p282参照）。

髄液のリンパ球数は，正常もしくは増加がみられることもある。CTはほぼ正常であるが，MRIでは，通常虚血ないし梗塞領域がみられる。MR血管撮影（MRA）では小血管の多巣性狭窄がみられるが，正常の場合もある。高解像動脈造影では，小血管の異常がより明確となる。確定診断は生検によってのみなされるが，採取標本が不適切なこともあるため，診断できないこともある。治療は血管炎の原因によるが，ほとんどは免疫由来であり，通常はコルチコステロイドや，シクロホスファミドのような免疫抑制薬が使用される[218]。

感染および炎症性のテント上破壊性病変

ウイルス性脳炎

細菌，真菌，寄生虫はすべて脳に侵入し（脳炎），硬膜にも侵入する場合（髄膜脳炎）もあるが，局在した感染形態を示す傾向がある。これと対照的に，ウイルス性脳炎viral encephalitisは広範かつ両側性で，昏睡を生じることが多い。ウイルスが直接侵入，またはそれに対する免疫反応の結果，組織が破壊される。さらに，産生される毒素や，反応性に増加したサイトカインやプロスタグランジンにより，神経機能が障害されることもある。

流行地によるばらつきはあるものの，蚊由来のウイルス（東部および西部ウマ脳炎，セントルイス脳炎，日本脳炎，ウエストナイルウイルス脳炎）

表4-13 中枢神経系肉芽腫性血管炎患者78症例で報告された症候

症候	発症時の例数	疾患経過中に報告された総数
精神変化	45	61
頭痛	42	42
昏睡	0	42
局所麻痺	12	33
痙攣発作	9	18
発熱	16	16
失調	7	11
失語	4	10
視覚変化（複視，黒内症，霧視）	7	9
四肢麻痺	0	9
弛緩性または痙性不全対麻痺（背痛，感覚レベル，尿失禁）	7	8

Younerら[217]より許可を得て転載。

を含め，多くのウイルスが脳炎の原因となるが，なかでも最も普遍的で重篤な散発性の脳炎は**単純ヘルペス1型** herpes simplex virus typeⅠによるものである[219]。この疾患は中枢神経系ウイルス感染症の10～20％を占める。特徴的な症状は，発熱，頭痛，昏睡に至る意識障害である(表4-14)。人格変化，記憶障害，痙攣発作があれば，側頭葉内側，前頭葉，島皮質の障害を疑う。なぜなら，これらの部位は感染の起点となり最も強く侵されるためである。

通常の髄液検査はあまり有用でない。一般的に細胞数は増加するが，白血球数は100/mm^{3}程度，蛋白量は100mg/dL程度である。赤血球はみられることもある。10％ほどの患者では，初期の髄液所見は正常である。しかし，ポリメラーゼ連鎖反応(PCR)で，髄液中の単純ヘルペスウイルスを検出し診断する。脳波で，側頭葉からの徐波やてんかん性変化がみられれば診断の助けになる。CTやMRIは非常に有用で，浮腫やそれに続く破壊像が，当初は側頭葉や前頭葉，しばしば島皮質にもみられる(図4-11)。破壊像は初めは一側であるが，急速に両側性となる。鑑別診断としては，他の細菌性またはウイルス性脳炎や，側頭葉内側の低分化型星状膠細胞腫もあり，これらは痙攣を伴い，CTではわずかな低吸収域を示す。

抗ウイルス薬による治療をできるだけ早く開始することが極めて重要で，アシクロビル10mg/kgを8時間ごとに10～14日間投与する方法などが行われる[221]。迅速に治療が行われた患者の大部分が完全に回復するが，重篤な記憶障害が残る場合もある。

急性散在性脳脊髄炎

急性散在性脳脊髄炎 acute disseminated encephalomyelitis(ADEM)はアレルギー性，おそらく自己免疫性の脳炎で，感染疾患罹患中または罹患後にみられるが，ワクチン接種が原因となることもある。特発性で孤発性の例でも，潜在性の感染症が原因と考えられている[222, 223]。患者は，発熱性疾患の約1～2週間後，通常は数日間にわたって多巣性の神経徴候を示す。神経徴候としては，多発性硬化症にみられるような多彩な感覚や運動障害を訴えるが，鑑別のキーポイントは行為障害である。ADEM患者は行為障害を示す率がかなり高いが，多発性硬化症の初期にはまれであ

表4-14 単純ヘルペス脳炎113例の所見

既往所見	例数(%)	診察時臨床所見	例数(%)
意識障害	109/112(97)	発熱	101/110(92)
髄液細胞増加	107/110(97)	人格変化	69/81(85)
発熱	101/90(90)	嚥下障害	58/76(76)
頭痛	89/110(81)	自律神経機能不全	53/88(60)
人格変化	62/87(71)	失調	22/55(40)
痙攣発作	73/109(67)	不全片麻痺	41/107(38)
嘔吐	51/111(46)	痙攣発作	43/112(38)
不全片麻痺	33/100(33)	局所	28
記憶障害	14/59(24)	全般	10
脳神経麻痺	34/105(32)	両者	5
		視野障害	8/58(14)
		鬱血乳頭	16/111(14)

Whitleyら[220]より許可を得て転載。

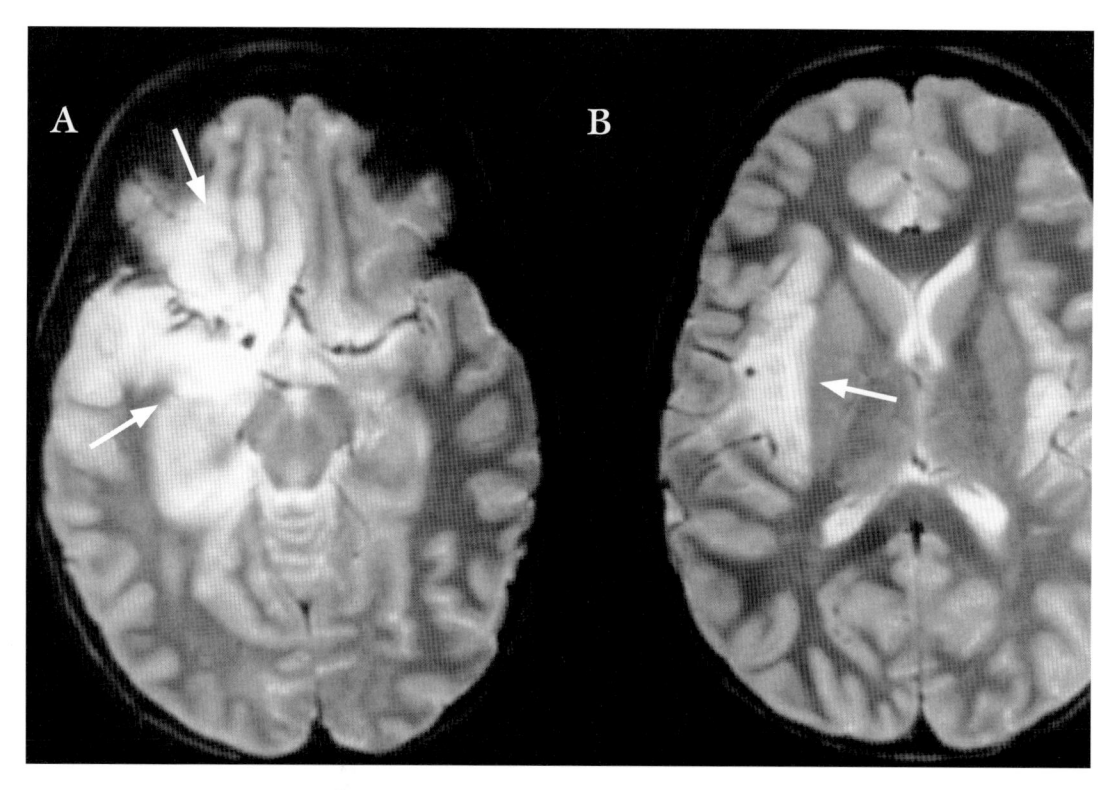

図4-11 単純ヘルペス1型脳炎患者のMRI像。内側側頭葉および眼窩前頭野（A，矢印），島皮質（B，矢印）が選択的に障害されている点に注意。対側にはより軽度の障害がみられる。

る。また，ADEMでは昏迷ないし昏睡となることがある（症例4-4参照）が，これも多発性硬化症の初期にはまれである。CTやMRIでは，白質に多発性の造影される病変がみられるが，これらは晩期にみられることが多い（症例4-4参照）。病理所見は多発性硬化症と異なり，主に血管周囲の細胞浸潤と脱髄を示すが，MRIにおける病像は両者とも基本的には同様である。髄液の細胞数は100/mm³程度で蛋白が上昇するが，全く変化をみないこともあり，オリゴクローナルバンドは認められないことが多い。

大多数例では，初発の多発性硬化症とADEMを見分けるのは難しい。直近に発熱性疾患に罹患した，行為や認知の問題ないし意識障害が主症状である，大脳半球白質に大きなプラークが認められるといった場合には，ADEMの可能性が高く

なる。しかし，診断確定は病状の経過で下される。ADEMも症候が変動し，数週間は新規の症候やプラークが出ることはあるとはいえ，基本的に変動しない疾患であるのに対し，1ヵ月かそれ以上経って，新しい病変が出現すれば，多発性硬化症と診断される。概して，多くの患者群で，当初ADEMと診断された者の約1/3が，多発性硬化症となっている。

治療もADEMと多発性硬化症では異なる。無作為比較試験はなされていないが，われわれの経験では，prednisoneの1日40～60mg経口投与で劇的に回復することが多い。用量は，症候の再発を抑える最小維持量まで漸減する。しかしながら，コルチコステロイドの経口投与は，数ヵ月，場合によっては1～2年必要となる場合もある。

症例4-4

42歳の秘書。咽頭炎，発熱，悪心，嘔吐で発症し，3日後に錯乱状態となり下肢脱力が進行した。救急部を受診した際，項部硬直，左外転神経麻痺，下肢の中等度の脱力，T8レベル付近の痛覚低下を認めた。患者は急激に昏迷から昏睡となり弛緩性四肢麻痺がみられた。

髄液は，白血球数81/mm^{3}で，87%がリンパ球，蛋白は66mg/dL，グルコースは66mg/dLであった。脳と脊髄の造影を含めたMRIでは，意識障害発生時も2日後も異常はみられなかった。挿管され機械換気が行われた。8日目のMRI再検では，T2像で，ADEMの所見と一致する，斑状で辺縁不鮮明な高信号を，両側大脳半球白質，脳幹，小脳に認めた。患者はコルチコステロイドの投与を受け，3ヵ月後に回復し，リハビリテーションを終え，復職し，テニスができるようにまでなった。

脳振盪とその他の外傷性脳損傷

昏睡の一般的原因である外傷性脳損傷traumatic brain injuryは，診察時に頭部外傷の既往または体部に徴候があるので，通常は容易に診断できる。とはいえ，外傷は，服薬中または他の疾患（糖尿病での低血糖など）患者の多くに起こるので，外傷以外の意識消失の原因を常に考慮しなければならない。硬膜外ないし硬膜下血腫による圧迫が進行すれば，迅速な外科的手術が必要となるので，意識障害の原因となる外傷性頭蓋内病変の診断を迅速に行う必要がある。外傷性脳損傷以外の原因が除外されれば，この損傷自体が昏睡の原因であると考えてよい。

昏睡の原因となる外傷性脳損傷は，閉鎖性頭部外傷と，穿通性頭部外傷による直接的脳損傷の2つに大別される。穿通性頭部外傷は上行性覚醒系を直接損傷したり，それによる出血や浮腫が，その後に脳機能を障害することが多い。これらの問題は第3章で触れた。その他で考慮すべきは，頭部外傷の原因となる外傷が，頸部にまで及び生じる頸動脈や椎骨動脈の解離である。これらは血管閉塞の項で触れる。以下の項では，閉鎖性頭部外傷の結果として生じる脳損傷を中心に述べる。

閉鎖性頭部外傷における脳損傷機序

閉鎖性頭部外傷closed head traumaでは，何種類かの物理的な力が脳に働いて障害の原因となる。損傷を与えるような外力が局所的に加わった場合，頭蓋骨は一時的に歪み，ショック波は直下の脳に伝搬する。このショック波は，弾丸などの高速の発射体が，瞬時に頭蓋骨に衝突した場合には特に強烈である。症例3-2で示したように，弾丸が頭蓋骨を貫通または骨折させなくとも，直下の脳を損傷するに十分な運動エネルギーを伝達する。

損傷の第2の機序は，最初の衝撃で頭部が後屈ないし前屈し，頸部可動域の限界に達したか，固い物（壁，床，車のヘッドレストなど）に当たって止まった時に起こる。最初の衝撃で，頭蓋骨は髄液中に浮かんだ形の脳に対して加速度的に動き，その後，脳は頭蓋骨と同じ早さに加速されるが，頭蓋骨の軌道が急に停止すると，脳はそのまま打撲部対側の頭蓋骨内板に衝突する（図4-12）。この直撃-対側損傷coup-contrecoup injuryモデルは，Courville（1950）により最初に報告された。その後，頭蓋冠をプラスチック製の半球体に置き換えたサルで，脳と頭蓋骨の動きを，高速度撮影動画でとらえたGurdjian[224]の先駆的な研究が報告された。後頭部を打った場合には，後頭葉極の湾曲は滑らかであるが，前頭葉極および側頭葉極では角度が強いという頭蓋骨の形態上の理由から，前頭葉および側頭葉の損傷のほうが，打撲部より強くなる。このような解剖学的理由で，打撲部位にかかわらず，これらの2ヵ所の脳損傷が最大となることは珍しくない。脳実質の損傷がない場合でも，脳の動きにより篩板を通じて頭蓋骨から出

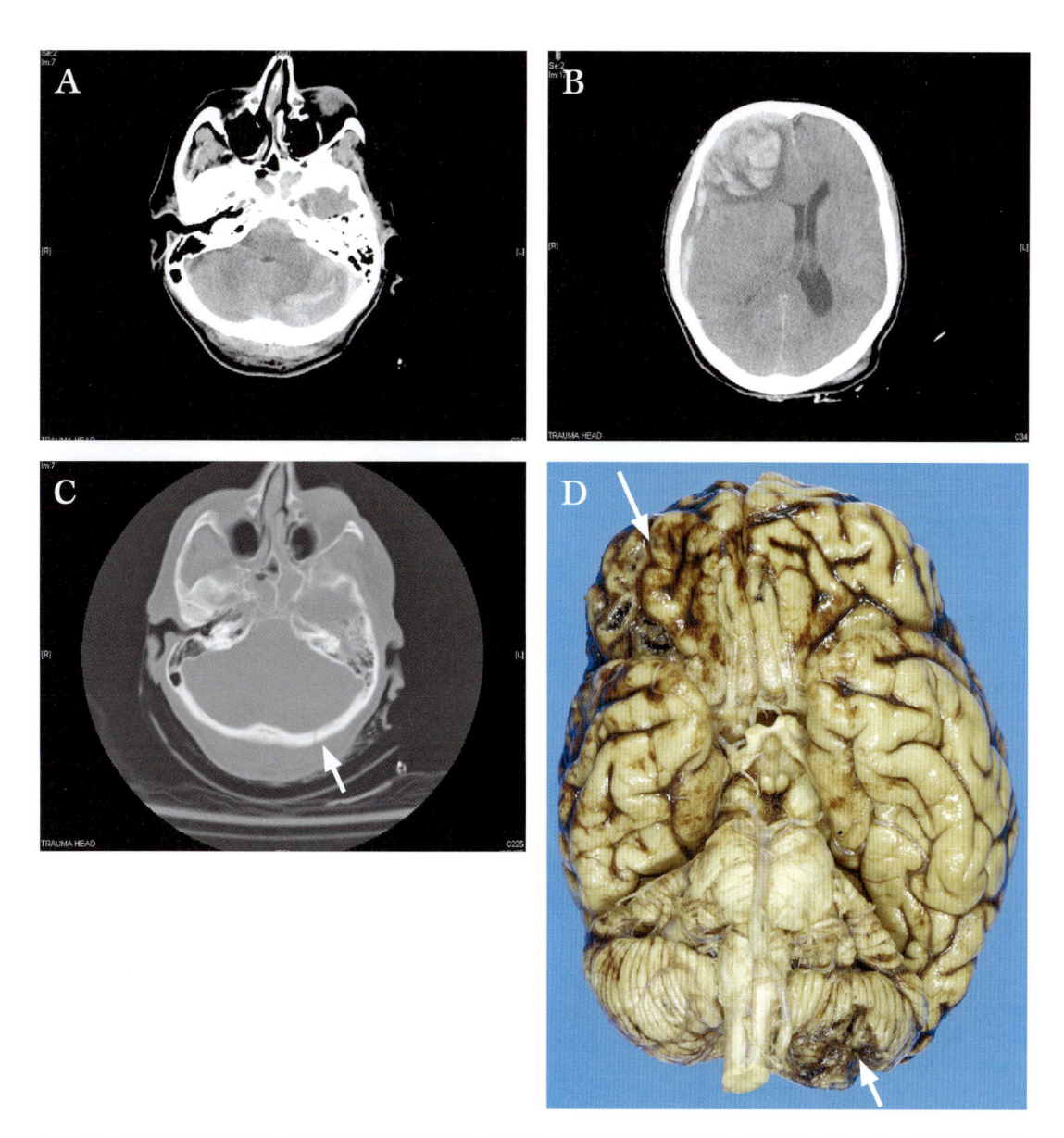

図4-12 階段から落下した74歳女性のCT像と剖検脳。患者ははじめのうち錯乱状態ながら覚醒していたが，病院に到着するまでに，急速に昏睡に陥り，脳幹反射が完全に消失した。CT上，後頭骨骨折（C，矢印）と直下の左小脳挫傷（A）がみられた。さらに，右前頭葉実質内血腫と硬膜下血腫が確認された（B）。剖検で脳表面に直撃損傷（後頭部損傷）と対側損傷（頭蓋骨内部に対する衝撃による前頭葉挫傷）型の損傷が小脳と前頭葉にみられた（D）。

ている脆弱な嗅神経が剪断され，嗅覚が消失することがある。

閉鎖性頭部外傷で生じる脳損傷は，脳挫傷contusion（脳浮腫の領域がCTやMRIで描出される）ないし局所の出血である。初期の画像に出血がみられなくても，腰椎穿刺では出血を認めることはまれではない。出血自体は，概して脳損傷や機能異常を起こすほどの大きさではないのが典型

的だが，痙攣発作を引き起こしうる．受傷時の痙攣は，後にてんかんを生じる前兆とは限らない．しかし，痙攣および発作後の状態は，脳損傷の重症度判定を困難にする．

　第3の脳損傷機序は，長経路軸索に対する剪断力による．脳幹の長軸は前脳の長軸と約80°の角度をなすため，前脳と脳幹および脊髄を結ぶ長経路は中脳と間脳の移行部で急角度で屈曲する．それに加えて，頭部と頸部の繋留は打撲によって偏位しないため，打撲の角度にもよるが，頭部の回転性の偏位も加わる．脳幹に対するこのような前脳の動きによって，中脳・間脳移行部で横にずれる力が働き，前脳と脳幹を結ぶ長経路にびまん性軸索損傷を引き起こす[225～228]．

脳振盪による意識消失の機序

脳振盪concussionという語は，脳外傷後の精神状態の一過性変容を示し，意識消失はあってもなくてもよい[229～231]．脳振盪で印象的なのは，健忘と錯乱を特徴とする一過性昏睡である．他の症候には，頭痛，視覚障害，浮動性めまいがある．

　頭部打撲による意識消失の機序は，完全には解明されていない．サルの頭蓋骨を打撃せず，頭部を加速したGennarelliらの実験によれば，矢状方向の回転加速は典型的に短時間の意識消失を引き起こすのみであった．ところが，外側方向からの加速は，主に遷延性で強い昏睡を生じた[227]．ヒトのCTないしMRI上に異常を認めない短時間の意識消失は，中脳・間脳移行部における上行性覚醒系への一過性の剪断力に起因すると推定される．生理学的には，脳振盪は急激な神経の脱分極を起こし，興奮性神経伝達物質の放出を促進する．カルシウムの細胞内流入を伴うカリウムの細胞外流出と，酸化代謝障害を引き起こすミトコンドリアの分離が生じる．また，脳血流やグルコース代謝の変化も起こり，これらは全て神経や軸索の機能を障害する[231]．

　より長時間の意識消失は，Adamsら[225]がびまん性軸索損傷diffuse axonal injuryと命名した脳の機械的損傷によるものであろう．Gennarelliの実験における遷延性意識障害を伴った動物の脳の検討では，びまん性軸索損傷（障害部位を示す，軸索性退縮球axonal retraction ballや白質内のミクログリアの集積）や脳梁および中脳・橋移行部の背側面に出血性損傷が認められた．これらの部位は，それぞれ大脳鎌およびテント自由縁に接している．従って，これらの例では脳が強く偏位し，硬膜の自由縁に直下の脳が打ち付けられ，局所的な組織壊死や出血を生じさせたと考えられる．類似の病理所見は，ヒトの閉鎖性頭部外傷45例でもみられた．これら全例は，受傷後に覚醒することなく死亡している[225, 226]．脳梁または橋中部被蓋背外側の挫傷ないし出血は，MRIで認められることが多いが，びまん性軸索損傷は通常は描出されない．びまん性軸索損傷患者の診断にはMRSが有用であろう．典型例ではN-アセチルアスパラギン酸の低下と，グルタミン酸塩/グルタミン比およびコリン/クレアチニン比の上昇がみられる[232～234]．

頭部外傷後の遅発性脳症

閉鎖性頭部外傷の後，初期の意識消失後に覚醒し，CTは正常であったが，その後に認知機能が低下し，数時間～数日後に昏睡に至る例がある．このような例をReillyらは「話して死ぬtalk and die」患者と名付けた[10, 235]．CTの再検では，典型例では実質内浮腫とおそらくは出血が認められるが，当初はごく軽度の損傷がみられるのみである．しかし，その後の数時間～数日で脳浮腫は進行し，圧排効果は危機的状態に達し，脳灌流障害や脳ヘルニアを引き起こす．

　このような病態は，頭蓋内にスペースが少なく，少しの腫脹でも脳障害を起こしうる，小児や若年者で最も起こりやすい．脳萎縮がある高齢者では，頭蓋内に十分な余裕があるため，このような病態に至らない可能性がある．一方，高齢者では硬膜

下血腫や硬膜外血腫，ないし神経系以外の障害で経時的に悪化する場合が多い[10]．従って，頭部外傷後の数日で覚醒度が落ちた場合は，最初のCTが正常であっても，繰り返しの緊急画像診断が必要である．

いわゆる脳振盪後症候群postconcussion syndromeは，より一般的である．この症候群は，軽度の脳振盪や，特に繰り返し脳振盪を起こした後にみられる，頭痛，浮動性めまい，過敏症，記憶および注意障害が特徴である[236]．軽症頭部外傷後にみられることが多いので，一部では心理的要因が指摘される．しかし，この症候群は，解剖学的に確認できない程度とはいえ，軽症頭部外傷の結果であることは明瞭である[237]．

テント下の破壊性病変

昏睡を生じるテント下の破壊性病変には，脳幹の出血，腫瘍，感染，梗塞が含まれる．腫瘍内出血，感染，占拠性病変も正常組織を圧迫するが，これは覚醒系の直接破壊による脳幹への作用が主である．

テント下破壊性病変の大きさによっては，直ちに意識が失われることが多く，その後の昏睡に，呼吸，瞳孔，眼前庭，運動徴候などの特有の型がみられることで，中脳被蓋，橋吻側，橋尾側のどの部位が，初めに最も強く障害されたのかが区別できる．脳幹の覚醒系は，瞳孔，眼球運動およびその他の機能に関与する神経核や神経路に近接しているので，昏睡を起こす原発性破壊性脳幹病変は，解剖学的部位を同定しうる局所神経徴候を示す．この限局された個々の局在は，代謝障害の昏睡とは異なる．代謝障害由来の場合，不完全ではあるが対称性の徴候を示し，脳幹機能障害の局所徴候はないか，あってもわずかである（第2章参照）．原発性脳幹病変による障害は，テント上ヘルニアによる二次的な脳幹障害とも異なり，吻側から尾側に沿って，脳幹各レベルでの全機能が障害される傾向がある．

テント下破壊性病変による昏睡では，はっきりした徴候の組み合わせがみられる．**中脳**レベルでは，脳幹中心部の病変は，瞳孔の対光反射経路を遮断し，動眼神経核も障害することが多い．深昏睡患者の瞳孔は，中等大で固定するかやや広がり，動眼神経ないし滑車神経損傷や，これらの核の損傷により眼球運動異常がみられ，錐体路徴候long-tract motor signがみられることも多い．錐体路徴候は大脳脚の障害によるもので，通常は非対称性だが両側性である．

吻側橋の破壊性病変では，動眼神経核は保たれるが，内側縦束および隣接した眼球への交感神経路が障害される．典型例では縮瞳，核間性眼筋麻痺（前庭眼検査でみられるのは外側への眼球運動のみ）がみられ，多くの例で，橋の損傷を示す三叉神経ないし顔面神経の機能障害がみられる．

重篤な橋中部損傷 mid pontine destructionでは，機能的切断症状を呈し代謝性昏睡との鑑別が困難である．このような例では，瞳孔は縮小しているが，中脳の動眼神経の副交感神経は保存されているので，わずかに対光反射がみられることがある．橋での外側共同性眼球運動の障害のため，反射性外側眼球運動は消失する．しかし，自発的ないし前庭眼検査時の，上方および下方への眼球偏位は保たれていることがある．偏位が認められれば，この眼球運動の外側方向と上下方向との乖離は，橋の損傷を明確に示す．このような急性破壊性病変で眼球浮き運動ocular bobbingがみられることがある．この場合，必ずとは限らないが，後頭蓋窩の一次性病変を示唆する．重篤な橋損傷では，運動徴候は一定ではない．弛緩性四肢麻痺や，頻度は低いが伸展位をとることもある．上腕に伸展反射，下肢に屈曲反射ないし弛緩がみられることもある．呼吸は，第1章で記述したような，下部脳幹の機能障害に特有な様式はどれも生じうるが，群発呼吸，持続性吸息，喘ぎ呼吸，失調性呼吸が特徴的である．

第2章に述べたように，橋下部ないし延髄に限

局した破壊性病変では，意識消失はないが，唯一保たれた自発性の運動である垂直方向の眼球運動とまばたきにより覚醒状態を示す，施錠症候群がみられる。

脳幹の血管性破壊性病変

内頸動脈系とは対照的に，椎骨脳底動脈系の閉塞は昏睡を伴うことが多い。下部脳幹に限局した病変では昏睡とならないが，椎骨動脈ないし下部脳底動脈に血流障害が起こると，脳底動脈末梢部での血流は，正常機能の維持に必要な最少臨界以下にまで減少することが多い。脳幹由来の虚血による昏睡は，脳底動脈閉塞によるものが典型的である。患者は急速に昏睡状態となり，発症時のアドレナリンの急激な放出により，瞳孔は当初は散大するが，その後は縮瞳（橋レベルでの閉塞）ないし固定して中等大となる（中脳レベルでの閉塞）。眼球前庭系による眼球運動は消失，非対称，ないし斜偏位（橋レベル）か，または外転は保たれて，垂直および内転運動が消失する（中脳レベル）。片麻痺，四肢麻痺，除脳姿勢がみられることもある。呼吸パターンは，橋も損傷された場合，持続性吸息ないし失調性である。

血栓症ないし塞栓症による脳底動脈閉塞は，昏睡の原因としては比較的多い。閉塞はアテローム硬化性か高血圧性疾患に起因するものが多い。脳底動脈への塞栓は，心臓弁膜症または動脈-動脈塞栓に起因するものが多い[238]。頸部の椎骨動脈を含め，頭蓋内動脈炎もまた，脳幹梗塞および昏睡を伴う二次性の脳底動脈虚血の原因となる[239]。むち打ち損傷や指圧療法[240]などによる外傷性，または特発性の椎骨脳底動脈解離は，MR血管撮影[241]で診断が容易となったため，脳幹梗塞の原因として認識され，増加している。

脳幹梗塞で昏睡となる例の大部分は50歳以上であるが，限定的ではない。われわれが経験した患者4人中の1人は，なんと34歳であった。突如昏睡となるか，神経徴候が進行し，最終的に昏睡に至る。脳幹で生じた短時間の虚血による一過性の特徴的な症候が先行し，数日または数週後に昏睡となる例もある[242]。これらの一過性発作は場合により異なるが，テント下の神経機能障害を常に反映し，頭痛（主に後頭部），複視，回転性めまい（通常悪心を伴う），構音障害，嚥下障害，両側性ないし交叉性の運動または感覚症候，転倒発作（起立時や歩行時に急に倒れるが，意識消失はなく，数秒で完全に回復する）を含む。発作は通常短いと10秒，長くても数分である。それ以上長いことは滅多にないが，われわれは，20〜30分続く，ほかに説明のつかない無動性昏睡の一過性発作を繰り返し，脳底動脈閉塞による橋梗塞で死亡した患者の経験がある。繰り返す心停止ないし他の重症不整脈患者以外では，椎骨脳底動脈循環不全症による一過性脳虚血発作は，ほとんど常に直立ないし坐位で起こる。重度の狭窄例では，体位により症状が出現し，坐位でみられるが横になると改善することがある。

症例4-5

高血圧と糖尿病をもつ78歳の建築家。ヨーロッパから米国へ帰国する機内で，浮動性めまい，複視，悪心を訴えた後，座席で後ろに卒倒し意識を失った。座席を倒すと，徐々に意識は回復した。同乗していた神経内科医が診察した。限られた神経学的検査の結果，意識は嗜眠状態で，縮瞳していたが反応はあり，両側の外側注視眼振がみられた。また，両上肢に測定異常がみられた。

病歴聴取の結果，ドイツでの休暇の帰りで，滞在中にも類似の症状がみられ，数週間入院していたという。米国の主治医へ渡すためにと持参していたMRI上には，脳底動脈の中央部に重度の狭窄がみられた。入院時，ベッド上安静とされ，初期には頭部を下げ，その後，徐々に30°まで挙上し，坐位でも症状が出なくなった

ので退院となっていた。その後のフライトでは，座席を出来る限り倒し，帰着した。その後，三次医療機関へ入院し，抗凝固療法を受け，徐々に立位まで順応した。

一部の例で，椎骨動脈ないし脳底動脈の分節状血栓による閉塞では，ごく限られた一時的な脳幹機能障害がみられることがある[242]。ある研究では，脳血管撮影で脳底動脈ないし両側椎骨動脈の閉塞が認められた85例中，31例で昏迷ないし昏睡をみた[242]。意識障害の程度は，覚醒系に関与する脳幹中心部組織への血流を，側副血行路でどれだけ保てるかに依存すると推定される。脳底動脈閉塞症の臨床症状を表4-15に示す。意識消失患者の大多数は，断続的呼吸ないし種々のタイプの不規則，または失調性呼吸などの呼吸異常がみられる。瞳孔はほぼ常に異常で，多くは縮瞳（橋），中等大（中脳），または散大（中脳の動眼神経の出口）をみる。大多数の例では，眼球は核性または核間性の，開散ないし偏位を呈する（表4-15）。脳底動脈閉塞で昏睡となった患者の予後は，血栓溶解療法か血管内治療なしでは，ほぼ致死的である[243]。

診断は，通常は臨床徴候のみから可能で，眼球運動徴候は，機能不全の脳幹レベルを決める上で特に有用である（表4-16）。しかし，病変の種類は画像診断で確定される必要がある。

急性期には，CTでは実質性病変は分からない。場合によりCTで脳底動脈の高吸収域から脳底動脈閉塞が示されることがある[245]。最適な診断法は拡散強調MRIである（図4-9B参照）。早期診断により，血栓溶解療法[246]，血管形成術[247]，塞栓除去術[248]などの治療が有効となる。急性脳幹梗塞の鑑別診断は，通常は臨床徴候のみでなされる。脳幹梗塞では，昏睡の**発症時**に中脳ないし橋の徴候を伴うので，直ちにテント下病変と診断できる。病状は，発症時に最も強いこともあれば，段階的に急速に進行することから，虚血性血管障害が推察される。それに比べて，テント上の虚血性血管障害では，p155に記述したまれな例外もあるが，発症時には昏睡となりにくく，瞳孔異常ないしその他の直接的な脳幹損傷の徴候で始まることは（脳底動脈先端症候群のような中脳損傷も存在しない限り）ない。橋や小脳の出血は，脳幹をも圧迫するので，脳幹梗塞の症候と類似することがあるが，大部分は特有な像を呈する（前述）。さらに，これらはほとんど常に高血圧患者で起こり，後頭部痛（梗塞ではまれ）を生じやすい。

症例4-6

56歳の女性。昏睡で搬入された。高血圧でヒドロクロロチアジド（チアジド系利尿薬）を服用していた以外は，健康な会計士であった。突然机の上に倒れ込み，救急部に急送された際，血圧は180/100mmHgであった。ため息呼吸であったが，すぐにCheyne-Stokes呼吸となった。瞳孔は4mmで対光反射はなかった。頭位変換眼球反射は消失していたが，冷水による温度眼振検査では，注入側への眼球外転のみがみられた。痛み刺激により伸展位を示し，伸展硬直が発作的に起こることもあった。

初めのCTは正常で，神経内科ICUに搬入された。腰椎穿刺で髄液圧は140mmH$_2$O，髄液は透明，細胞はみられず，蛋白は35mg/dLであった。2日後も昏睡状態で，痛み刺激に伸展反射を示し，瞳孔は中等大で固定，冷水での温度眼振検査による反応は消失していた。呼吸は正常であった。CTを再度撮像したところ，橋内側と中脳に低吸収域がみられた。患者は翌日死亡し，剖検がなされた。脳底動脈の中間部分に1cmの新しい血栓を認めた。また，橋底部の吻側に広範な梗塞がみられ，内側の橋および中脳被蓋にも及んでいた。橋下部と延髄に損傷はみられなかった。

コメント：この女性は急性脳幹梗塞に罹患し，通常と異なる対称性神経徴候を示した。臨床症

表4-15 脳底動脈閉塞85例の症候

症候	患者数		患者数
目まい，悪心	39	昏迷	5
頭痛	22	昏睡	26
構音障害	23	**長神経路徴候**	
失調，反復拮抗運動不能	27	不全片麻痺	21
脳神経麻痺		四肢不全麻痺	31
動眼神経	13	四肢麻痺	15
滑車，外転，顔面神経	30	施錠症候群	9
内耳神経	5	半側感覚鈍麻	11
舌咽，迷走，副，舌下神経	24	**核上性動眼神経障害**	
後頭葉徴候	11	水平性注視麻痺	22
呼吸	9	注視麻痺性，注視誘発性眼振	15
中枢性Horner症候群	4	頭位変換眼球反射消失	6
痙攣発作	4	前庭性眼振	5
発汗	5	垂直注視麻痺	4
ミオクローヌス	6	下向き眼振	4
意識		核間性眼球運動麻痺	4
覚醒	31	眼球垂直振動	3
精神病，記憶障害	5	一眼半水平注視麻痺症候群	2
傾眠	20	その他/分類不能	16

Ferbertら[242]より改変。

候から，当初は中脳レベルの梗塞と診断された。その他，突発性急性経テントヘルニアによる，急性中脳離断像を示す視床出血が考えられた。しかし，このような急速な中脳レベルへの進行は，テント上脳内出血ではほとんど起こらない。CT結果と腰椎穿刺で赤血球を認めなかったことから，くも膜下出血も除外される。最終的に，この例での中脳損傷による神経徴候は，発症時からほぼ変化なかったが，テント切痕ヘルニアであれば，吻側から尾側への損傷が急速に進行するはずである。

脳幹出血

脳幹出血は，中脳[249]，橋[250]，延髄[251]にそれぞれ起こりうる。脳幹出血の原因は，高血圧，血管奇形，凝固系疾患，外傷である。高血圧性脳幹出血は，脳幹組織内の深部に多く，比較的びまん性で，第四脳室に破裂することもあり，高齢者に起こり，予後は悪い[252]。血管奇形による脳幹出血は若年者に起こりやすく，通常は上脳室以下で，より離散型で，脳室には破裂せず，予後は良好である。高血圧性脳幹出血は通常外科的手術は行われないが，血管奇形，特に海綿状血管腫は摘出可能なことがある。

　原発性の中脳出血は，どの型もまれである。大多数の患者は，急性の頭痛，意識障害，異常な眼徴候を示す（表4-17）。画像検査から診断は明らかで，海綿状血管腫からの出血の場合，大部分の患者は完全に回復するが，軽度の神経脱落症状が残る場合もある。

表4-16 脳幹梗塞でみられる眼球運動障害

中脳症候群	橋症候群
上位中脳症候群	**傍正中脳症候群**
共同垂直注視麻痺：上方注視麻痺，下方注視麻痺，上方および下方注視複合麻痺	共同性眼球運動障害
	同側注視麻痺
中脳背側症候群	完全注視麻痺
円滑だが緩徐な追従運動	水平性同側性衝動性注視運動消失
捻転眼振	水平性および垂直性衝動性注視運動消失
偽外転神経麻痺	原発性−位置下向き眼振
輻輳−後退性眼振	病巣から病巣へ向かう強直性共同眼球偏位
非共同性垂直注視麻痺：単眼挙上麻痺，動眼神経核の核前症候群，交叉性垂直注視麻痺，垂直一眼半水平注視麻痺症候群	非共同性眼球運動障害
	一側性核間眼球運動麻痺
	両側性核間眼球運動麻痺
交替出現する斜偏視	核間眼球運動麻痺および斜偏視
眼性傾斜反応	一眼半水平注視麻痺症候群
シーソー眼振	麻痺性橋外斜視
中位中脳症候群	眼球浮き運動：典型的，非典型的，麻痺性
核性動眼神経麻痺	**外側橋症候群**
束性動眼神経麻痺：単独あるいは交代性片麻痺を伴う，同側または反対側半側失調および異常運動	水平性注視麻痺
	水平性および回転性眼振
下位中脳症候群	斜偏視
核間眼球運動麻痺：単独または滑車神経麻痺を伴う，両側性失調，解離性垂直眼振	核間眼球運動麻痺
	眼球浮き運動
上斜ミオキミー	一眼半水平注視麻痺症候群

MoncayoとBogousslavsky[244]より改変。

橋への出血は，典型例では被蓋底部において，傍正中の小動脈から生じ，通常は比較的対称性に全方向へ広がる（図4-9A）。第四脳室へ破裂するが，延髄へ及ぶことはまれである。大多数の患者は直ちに意識を消失するが，遅れることもあり（症例2-1参照），血腫が小さく，特に橋底部に限局している場合は意識は保持されうる。このような例では他の局所症状を示すことがある（例えば，橋底部の出血では急性の施錠状態となる）が，かなり回復することが多い[254]。

橋出血による昏睡は，通常は，覚醒した活動時に，前駆症状なく突然起こる。発症に際しては，ごく少数例で突然の後頭部痛，嘔吐，協調運動障害，不明瞭言語のような症状を，意識消失前に訴えるのみである[255]。ほとんど全ての橋出血で，Cheyne-Stokes呼吸，持続性吸息性ないし喘ぎ呼吸，進行性の呼吸減弱，無呼吸といった，脳幹型の呼吸異常を示す[250]（表4-18）。

昏睡患者では，ほぼ常に瞳孔異常があり，通常は針先瞳孔である。初期検査では，対光反射はないようにみえることが多いが，拡大鏡で精査すると，さらに収斂するのが認められる。毛様体脊髄反射は消失している。血腫が中脳へ進展すると，瞳孔は非対称性となるか，中等大まで散瞳することが多い。約1/3の例で，斜めないし外側への眼球偏位，眼球浮き運動（またはその変異型）のような眼球運動異常を示し，頭位変換眼球反射は消失する。運動徴候は血腫の広がりによりさまざまで

表4-17　特発性中脳出血例での臨床所見

所見	文献例数（66例）	Mayo例数（7例）	合計（73例）
動眼神経または滑車神経麻痺	58	6	64
意識障害	33	6	39
頭痛	34	4	38
皮質脊髄路障害	32	4	36
皮質球路障害	22*	2	24
片側感覚障害	21	3	24
失調性歩行	22	2	24
幻視	3	0	3
耳鳴または聴覚過敏	3	2	5

＊：1例では，皮質脊髄路障害なしに皮質球路障害が生じた。
Linkら[249]より許可を得て転載。

表4-18　橋出血80例の臨床所見

意識レベル	
清明	15（0）
傾眠	21（3）
昏迷	4（3）
昏睡	40（32）
呼吸障害：あり	37（29）
頻脈：あり	34（23）
高熱：あり	32（30）
瞳孔	
正常	29（1）
不同	19（11）
針先	23（17）
散瞳	9（9）
運動障害	
片麻痺	34（4）
四肢麻痺	22（17）
除脳姿勢	16（14）

＊：カッコ内は死亡数
Murata[250]より改変。

ある。広範な硬直，振戦と，繰り返す除脳硬直が起こる場合もある。しかし，より頻回にみられるのは，足底刺激に対する腰，膝，趾の屈曲反射を伴う，弛緩性四肢麻痺である。これは，急性昏睡を伴う場合，急性下部脳幹損傷に特徴的な反射様式である。橋出血で数時間以上生存した患者のほぼ全例に，38.5〜40℃の発熱がみられる[256, 257]。

橋出血の診断は，通常は容易である。脳幹へ二次性に進展した小脳出血を除き，他の病変で周期性ないし失調性呼吸，針先瞳孔，前庭眼反射，四肢麻痺を呈することはほとんどない。針先瞳孔はアヘンの過剰投与も示唆するが，その場合，他の眼症状や弛緩性四肢麻痺はみられない。不明瞭な症例で診断を疑うなら，ナロキソン注入によりアヘン製剤中毒を拮抗する。

症例4-7

高血圧の治療が不十分な54歳の男性。テニスをしている際中に突然コートに崩れ落ちた。血圧は170/90mmHg，脈拍は80/min，Cheyne-Stokes呼吸で16/minであった。針先瞳孔であったが両側とも対光反射がある。眼球は自発運動なく，わずかに共同運動障害があり，前庭眼反射は消失していた。患者は弛緩性で，振幅正常な対称性の伸張反射と足底刺激に対する両

下肢の屈曲逃避反射がみられた。CTでは橋被蓋への出血があった。翌朝も深昏睡のままであったが、下肢への痛み刺激に対する屈曲反射以外は、全体に弛緩性であった。呼吸は緩徐で浅いが正常で、瞳孔は小さく両側とも反応性、眼球は正中位にあった。その後、急速に呼吸は不規則となり、死亡した。剖検では、3cmの血腫が橋中心部および被蓋を破壊していた。

昏睡で、運動反応、角膜反射、頭位変換眼球反射の消失を伴う昏睡を呈した**症例4-7**の臨床像は、予後不良を予測させる[258]。加えて、CTで血腫が4mL以上、腹側の出血[259]、中脳および視床への進展、ないし入院時の水頭症がみられれば、予後不良である[258]。

原発性の**延髄への出血**はまれである[251]。患者は運動失調、嚥下障害、眼振および舌麻痺を示す。呼吸および心血管中枢に起これば、麻痺により呼吸不能だが、意識はある。

脳底型片頭痛

脳底型片頭痛basilar migraineは、意識状態の変化はまれだが、Bickerstaffが脳底動脈片頭痛basilar artery migraine[260]と名付けた病態の特徴的な側面で、脳幹の機能不全を示唆する前駆症状に関連する。意識の変化は、錯乱状態、短時間の失神、昏迷、非覚醒昏睡の4種のいずれかを示す。厳密には破壊性病変ではなく、病態生理学的には解明されていないが、脳底型片頭痛は、脳幹虚血と間違えられるような、脳幹の実質性機能不全を生じることは明らかである。

意識状態の変化は、片頭痛でみられる通常の感覚運動系の前兆より長いことが多い。片頭痛での脳症および昏睡は、カルシウムチャネルの突然変異による家族性片麻痺性片頭痛familial hemiplegic migraine[261]と、「皮質下梗塞と白質脳症を伴った常染色体優性脳血管症（CADASIL）」[262]の患者で生じる（第5章、p285参照）。前者では固定した小脳徴候を、後者はMRIで白質の多発性高信号域を示すことが多い。片頭痛前兆期の血流検査では、びまん性かつ局所性の脳血管収縮がみられるが、これは脳底型片頭痛の際立った局所徴候を説明するには不十分である。ただし、片頭痛患者では、梗塞を示唆するような臨床病変が、対照群に比べて有意に多く認められる[263]。

SelbyとLance[264]の片頭痛500例の連続患者を対象とした観察では、6.8％に錯乱、自動行動、または一過性健忘の前駆的な発作がみられ、4.6％は実際に失神した。錯乱および昏迷の発作は数分〜24時間も続き、さらに続くこともまれにある。発作は、穏やかな見当識障害から激越性せん妄を経て、かろうじて覚醒している不反応状態まで及ぶ。一過性の回転性めまい、運動失調、複視、半盲、片側の感覚変化、ないし片側の麻痺性変化は、精神状態の変化に先立って起こる。発作の間、身体的な神経学的異常を認めないことがほとんどだが、動眼神経麻痺、瞳孔散大ないし伸展性足底反応がみられる場合もあるという報告もある。少数例では、少なくとも短時間は非覚醒昏睡であるようにみえる。

可逆性後白質脳症症候群

かつては悪性高血圧（高血圧性脳症）[265]にのみ伴うとされていたが、可逆性後白質脳症症候群posterior reversible leukoencephalopathy syndrome（PRES）は、内皮細胞、特に後方脳循環の内皮細胞を侵すような疾患により生じることが知られている[266]。高血圧以外の疾患では、子癇前症pre-eclampsiaおよび免疫抑制薬や細胞毒性物質（シクロスポリン、シスプラチンなど）が最も多い原因となる。その他に血管炎、ポルフィリン症、血栓性血小板減少性紫斑病があり、これは片頭痛の原因として報告されることもある。後部白質脳症の特徴は、特に後頭葉、場合によっては脳幹を含む、後方循環領域白質の血管原性浮腫で

ある。臨床的特徴は，急性に発症する頭痛，錯乱，痙攣，皮質盲で，昏睡はまれである。MRIでは，主として後頭葉および頭頂葉後部の血管原性浮腫がみられる。脳幹と小脳も障害されうる。適切な治療（高血圧のコントロールないし薬物の中止）が行われれば，症状は改善する。妊娠中の子癇前症では，硫酸マグネシウムを静注し，胎児を分娩させることで，同様の効果が得られる。われわれの経験上，子癇前症によるPRESが分娩後に起こった場合は，直ちに硫酸マグネシウムを投与した後，数週間のベラパミルによる治療が有効である。鑑別診断には，後方循環の梗塞，静脈血栓症，代謝性昏睡がある（表4-19および症例5-8）。

テント下の炎症性疾患

大脳の感染源は，脳幹および小脳の感染源ともなる。脳炎，髄膜炎，膿瘍形成は，より広範な感染過程の一環である場合も，脳幹に限局した場合もある[267]。特に脳幹に好発する細菌はリステリア菌で，脳幹膿瘍の原因となる[268]（図4-13）。脳神経の感覚枝の1つで始まる，帯状ヘルペスないし単純ヘルペスの感染は，分節性脳幹脳炎を引き起こす[269]。Behçet病も，脳幹の炎症性病変を引き起こす[270]。これら疾患では，通常は頭痛がみられ，項部硬直，発熱，嗜眠は場合によるが，昏睡はまれである。少数だが，CTで脳幹腫脹がみられることもある。一般にMRIの方が感度が高い。髄液では細胞数増多をみる。細菌感染症では培養結果は陽性で，ウイルス感染症ではPCRが診断に有用である。膿瘍の定位的ドレナージでの病原体の確認による，適切な抗菌療法が有効である[271]。

感染とよく間違えられる脳幹疾患は，Bickerstaff脳幹脳炎である[272]。この疾患では，全身のウイルス感染症が先行し，その後急速に運動失調，眼筋麻痺，長経路徴候，昏睡を含む意識状態の変化が進行することが多い。MRIで脳幹腫脹とT2信号の上昇[273]を示す患者もいるが，多くは正常である。髄液は，蛋白は増加することもあるが，

表4-19 後部白質脳症の一般的鑑別診断

	後部白質脳症	中枢性静脈血栓症	脳底動脈先端症候群
素因	子癇，腎障害，薬物による細胞毒性や免疫抑制，高血圧	妊娠，産褥，脱水	卒中，心疾患の危険因子
発症と進行	急性，2，3日で進行	急性，2，3日で進行	突発性，2，3時間以内に進行
臨床症状	痙攣がすべての症状に先行する。その他，視覚前兆，皮質盲，錯乱，頭痛，まれに局所徴候	頭痛，痙攣発作，昏迷または昏睡，局所神経徴候（単麻痺または不全片麻痺），鬱血乳頭，各所での静脈性血栓症，まれに高血圧性	皮質盲，半盲，錯乱状態，脳幹徴候，大脳徴候，まれに痙攣発作
画像の特徴	主として両側後頭葉および頭頂葉後部白質の浮腫。通常，傍正中脳実質は含まれない	出血および虚血性梗塞，脳室狭小化，血栓化静脈による高吸収の索状徴候，MRIでの主な静脈洞の血栓化所見	両側鳥距皮質周囲，視床，側頭葉内側および脳幹の梗塞
予後	迅速な血圧のコントロールと該当薬物の除去により完治	集中的管理が必須。重症例では死亡率が高い	回復しないか，部分的回復のみ

Garg[266]より許可を得て転載。

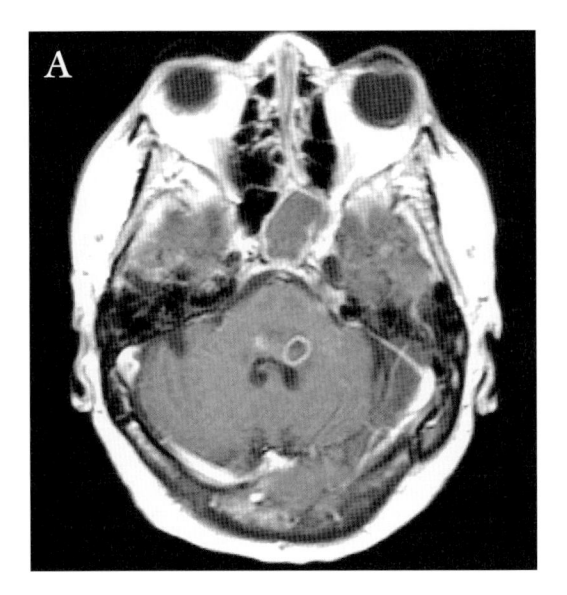

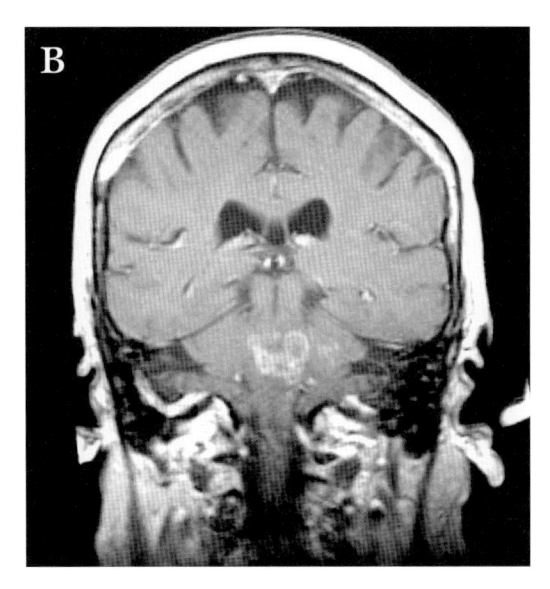

図4-13 潰瘍性大腸炎に対しprednisoneを服用中であった73歳女性（症例2-2）の多房性橋膿瘍を示すMRI像。発熱，悪心，嘔吐，左顔面しびれ感，左注視麻痺，左末梢性顔面麻痺，左側の運動失調を呈した。髄液は，白血球47/mm³だが培養は陰性。リステリア菌感染を疑っての治療により緩徐に回復したが，気管切開による長期人工呼吸管理を必要とする顔面および口腔咽頭麻痺が残った。

細胞数は正常である。Bickerstaff脳幹脳炎は，感染後多発ニューロパチー（Guillain-Barré症候群）と関連した自己免疫疾患であり，Miller Fisher症候群の類縁疾患であると考えられている[272]。診断は，血清の抗G_{Q1b}ガングリオシド抗体によりなされる[272]。患者は自然回復する。

テント下腫瘍

脳幹部腫瘍の症候は，圧迫と破壊の両者により生じる。原発性の脳幹腫瘍（脳幹神経膠腫brainstem glioma）は，小児では比較的よくみられるが，成人ではまれである。転移性腫瘍はより多いが，原発性腫瘍でも転移性腫瘍でも，緩徐ないし亜急性に脳幹徴候が進行するので，意識障害が起こるよりかなり前に診断される。例外は，まれではあるが，急性の腫瘍内出血である。これは急性の麻痺と，場合によっては昏睡が起こる。徴候と治療は，他の脳幹出血と同様である。

橋中心髄鞘崩壊症

橋中心髄鞘崩壊症central pontine myelinolysisは，橋中心基底部の髄鞘が，単一の融合した左右対称性の崩壊を示す，まれな疾患である。類似の病変は，脳梁ないし大脳半球に認められることもある[274]。病変はさまざまで，径が数mm程度のものから，末梢のミエリン縁のみを残し，橋底部のほぼ全体を含むものまである。典型的な臨床像は四肢麻痺で，種々の程度の下位脳神経運動枝の核上性麻痺，および眼球運動や瞳孔反応の障害である。大多数の患者は施錠状態に陥る。約1/4の患者でみられる意識障害は，病変が橋の背側および吻側に伸展していることを示す。

現在では，橋中心髄鞘崩壊の大多数は，低ナトリウム血症を過度に強く補正したことによる「浸透圧性脱髄症候群」であることが認識されている。低ナトリウム血症の補正は，10mEq/日を超えないようにするという最近の治療法の実践により，

かつて恐れられていたこの合併症は，劇的に減少した。一方，肝移植患者でみられる類似の症候群は，シクロスポリン投与によると考えられる[274]。肝移植人口の増加に伴い，この症候群も増加している。

文献

1. Mut M, Cataltepe O, Bakar B, et al. Eosinophilic granuloma of the skull associated with epidural haematoma: a case report and review of the literature. Childs Nerv Syst 2004; 20, 765-769.
2. Simmons NE, Elias WJ, Henson SL, et al. Small cell lung carcinoma causing epidural hematoma: case report. Surg Neurol 1999; 51, 56-59.
3. Griffiths SJ, Jatavallabhula NS, Mitchell RD. Spontaneous extradural haematoma associated with craniofacial infections: case report and review of the literature. Br J Neurosurg 2002; 16, 188-191.
4. Miller DJ, Steinmetz M, McCutcheon IE. Vertex epidural hematoma: surgical versus conservative management: two case reports and review of the literature. Neurosurgery 1999; 45, 621-624.
5. Mishra A, Mohanty S. Contre-coup extradural haematoma: a short report. Neurol India 2001; 49, 94-95.
6. SunderlandS, BradleyKC. Disturbancesofoculomotor function accompanying extradural haemorrhage. J Neurochem 1953; 16, 35-46.
7. Jamieson KG, Yelland JD. Extradural hematoma. Report of 167 cases. J Neurosurg 1968; 29, 13-23.
8. Gallagher JP, Browder EJ. Extradural hematoma. Experience with 167 patients. J Neurosurg 1968; 29, 1-12.
9. Browne GJ, Lam LT. Isolated extradural hematoma in children presenting to an emergency department in Australia. Pediatr Emerg Care 2002; 18, 86-90.
10. Dunn LT, Fitzpatrick MO, Beard D, et al. Patients with a head injury who "talk and die" in the 1990s. J Trauma 2003; 54, 497-502.
11. Mower WR, Hoffman JR, Herbert M, et al. Developing a decision instrument to guide computed tomographic imaging of blunt head injury patients. J Trauma 2005; 59, 954-959.
12. Stiell IG, Clement CM, Rowe BH, et al. Comparison of the Canadian CT Head Rule and the New Orleans Criteria in patients with minor head injury. JAMA 2005; 294, 1511-1518.
13. Zee CS, Go JL. CT of head trauma. Neuroimaging Clin N Am 1998; 8, 525-539.
14. Shimizu S, Endo M, Kan S, et al. Tight Sylvian cisterns associated with hyperdense areas mimicking subarachnoid hemorrhage on computed tomography—four case reports. Neurol Med Chir (Tokyo) 2001; 41, 536-540.
15. Servadei F, Teasdale G, Merry G. Defining acute mild head injury in adults: a proposal based on prognostic factors, diagnosis, and management. J Neurotrauma 2001; 18, 657-664.
16. Servadei F. Prognostic factors in severely head injured adult patients with epidural haematoma's. Acta Neurochir (Wien) 1997; 139, 273-278.
17. Servadei F, Piazza G, Seracchioli A, et al. Extradural haematomas: an analysis of the changing characteristics of patients admitted from 1980 to 1986. Diagnostic and therapeutic implications in 158 cases. Brain Inj 1988; 2, 87-100.
18. Sakas DE, Bullock MR, Teasdale GM. One-year outcome following craniotomy for traumatic hematoma in patients with fixed dilated pupils. J Neurosurg 1995; 82, 961-965.
19. Pozzati E, Tognetti F. Spontaneous resolution of acute extradural hematoma—study of twenty-five selected cases. Neurosurg Rev 1989; 12 (Suppl 1), 188-189.
20. Lin J, Hanigan WC, Tarantino M, et al. The use of recombinant activated factor VII to reverse warfarininduced anticoagulation in patients with hemorrhages in the central nervous system: preliminary findings. J Neurosurg 2003; 98, 737-740.
21. Abe M, Udono H, Tabuchi K, et al. Analysis of ischemic brain damage in cases of acute subdural hematomas. Surg Neurol 2003; 59, 464-472.
22. Servadei F. Prognostic factors in severely head injured adult patients with acute subdural haematoma's. Acta Neurochir (Wien) 1997; 139, 279-285.
23. Adhiyaman V, Asghar M, Ganeshram KN, et al. Chronic subdural haematoma in the elderly. Postgrad Med J 2002; 78, 71-75.
24. Lee KS. Natural history of chronic subdural haematoma. Brain Inj 2004, 18, 351-358.
25. Cameron MM. Chronic subdural haematoma: a review of 114 cases. J Neurol Neurosurg Psychiatry 1978; 41, 834-839.
26. Jones S, Kafetz K. A prospective study of chronic subdural haematomas in elderly patients. Age Ageing 1999; 28, 519-521.
27. Nobbe FA, Krauss JK. Subdural hematoma as a cause of contralateral dystonia. Clin Neurol Neurosurg 1997; 99, 37-39.
28. Moster ML, Johnston DE, Reinmuth OM. Chronic subdural hematoma with transient neurological deficits: a review of 15 cases. Ann Neurol 1983; 14, 539-542.
29. Ingvar DH, Lundberg N. Paroxysmal systems in intracranial hypertension, studied with ventricular fluid pressure recording and electroencephalography. Brain 1961; 84, 446-459.
30. Inao S, Kawai T, Kabeya R, et al. Relation between brain displacement and local cerebral blood flow in patients with chronic subdural haematoma. J Neurol Neurosurg Psychiatry 2001; 71, 741-746.
31. Voelker JL. Nonoperative treatment of chronic subdural hematoma. Neurosurg Clin N Am 2000; 11, 507-513.
32. Olson JJ, Poor MM Jr, Beck DW. Methylprednisolone reduces the bulk flow of water across an in vitro blood-brain barrier. Brain Res 1988; 439, 259-265.
33. Hasbun R, Abrahams J, Jekel J, et al. Computed tomography of the head before lumbar puncture in adults with suspected meningitis. N Engl J Med 2001; 345, 1727-1733.

34. Weigel R, Schmiedek P, Krauss JK. Outcome of contemporary surgery for chronic subdural haematoma: evidence based review. J Neurol Neurosurg Psychiatry 2003; 74, 937-943.
35. Asfora WT, Schwebach L. A modified technique to treat chronic and subacute subdural hematoma: technical note. Surg Neurol 2003; 59, 329-332.
36. Pichert G, Henn V [Conservative therapy of chronic subdural hematomas]. Schweiz Med Wochenschr 1987; 117, 1856-1862.
37. Nathoo N, Nadvi SS, Van Dellen JR. Cranial extradural empyema in the era of computed tomography: a review of 82 cases. Neurosurgery 1999; 44, 748-753.
38. Hlavin ML, Kaminski HJ, Fenstermaker RA, et al. Intracranial suppuration: a modern decade of postoperative subdural empyema and epidural abscess. Neurosurgery 1994; 34, 974-980.
39. Nathoo N, Nadvi SS, Van Dellen JR. Traumatic cranial empyemas: a review of 55 patients. Br J Neurosurg 2000; 14, 326-330.
40. Tamaki T, Eguchi T, Sakamoto M, et al. Use of diffusion-weighted magnetic resonance imaging in empyema after cranioplasty. Br J Neurosurg 2004; 18, 40-44.
41. Tsuchiya K, Osawa A, Katase S, et al. Diffusion-weighted MRI of subdural and epidural empyemas. Neuroradiology 2003; 45, 220-223.
42. Heran NS, Steinbok P, Cochrane DD. Conservative neurosurgical management of intracranial epidural abscesses in children. Neurosurgery 2003; 53, 893-897.
43. Kleinschmidt-DeMasters BK. Dural metastases—a retrospective surgical and autopsy series. Arch Pathol Lab Med 2001; 125, 880-887.
44. Johnson MD, Powell SZ, Boyer PJ, et al. Dural lesions mimicking meningiomas. Hum Pathol 2002; 33, 1211-1226.
45. Whittle IR, Smith C, Navoo P, et al. Meningiomas. Lancet 2004; 363, 1535-1543.
46. Bosnjak R, Derham C, Popovic M, et al. Spontaneous intracranial meningioma bleeding: clinicopathological features and outcome. J Neurosurg 2005; 103, 473-484.
47. Pistolesi S, Fontanini G, Camacci T, et al. Meningioma-associated brain oedema: the role of angiogenic factors and pial blood supply. J Neuro-Oncol 2002; 60, 159-164.
48. Engelhard HH. Progress in the diagnosis and treatment of patients with meningiomas. Part I: diagnostic imaging, preoperative embolization. Surg Neurol 2001; 55, 89-101.
49. Wiesmann M, Gliemroth J, Kehler U, et al. Pituitary apoplexy after cardiac surgery presenting as deep coma with dilated pupils. Acta Anaesthesiol Scand 1999; 43, 236-238.
50. Sibal L, Ball SG, Connolly V, et al. Pituitary apoplexy: a review of clinical presentation, management and outcome in 45 cases. Pituitary 2004; 7, 157-163.
51. Elsasser Imboden PN, De TN, Lobrinus A, et al. Apoplexy in pituitary macroadenoma: eight patients presenting in 12 months. Medicine (Baltimore) 2005; 84, 188-196.
52. Jassal DS, McGinn G, Embil JM. Pituitary apoplexy masquerading as meningoencephalitis. Headache 2004; 44, 75-78.
53. Prabhu VC, Brown HG. The pathogenesis of craniopharyngiomas. Childs Nerv Syst 2005; 21, 622-627.
54. Haupt R, Magnani C, Pavanello M, et al. Epidemiological aspects of craniopharyngioma. J Pediatr Endocrinol Metab 2006; 1, 289-293.
55. Swaroop GR, Whittle IR. Pineal apoplexy: an occurrence with no diagnostic clinicopathological features. Br J Neurosurg 1998; 12, 274-276.
56. Polmear A. Sentinel headaches in aneurysmal subarachnoid haemorrhage: what is the true incidence? A systematic review. Cephalalgia 2003; 23, 935-941.
57. Edlow JA, Caplan LR. Avoiding pitfalls in the diagnosis of subarachnoid hemorrhage. N Engl J Med 2000; 342, 29-36.
58. Landtblom AM, Fridriksson S, Boivie J, et al. Sudden onset headache: a prospective study of features, incidence and causes. Cephalalgia 2002; 22, 354-360.
59. Schievink WI, Wijdicks EF, Parisi JE, et al. Sudden death from aneurysmal subarachnoid hemorrhage. Neurology 1995; 45, 871-874.
60. Liebenberg WA, Worth R, Firth GB, et al. Aneurysmal subarachnoid haemorrhage: guidance in making the correct diagnosis. Postgrad Med J 2005; 81, 470-473.
61. Boesiger BM, Shiber JR. Subarachnoid hemorrhage diagnosis by computed tomography and lumbar puncture: are fifth generation CT scanners better at identifying subarachnoid hemorrhage? J Emerg Med 2005; 29, 23-27.
62. Mohamed M, Heasly DC, Yagmurlu B, et al. Fluid-attenuated inversion recovery MR imaging and subarachnoid hemorrhage: not a panacea. AJNR Am J Neuroradiol 2004; 25, 545-550.
63. Edlow JA, Wyer PC. Evidence-based emergency medicine/clinical question. How good is a negative cranial computed tomographic scan result in excluding subarachnoid hemorrhage? Ann Emerg Med 2000; 36, 507-516.
64. Petzold A, Keir G, Sharpe TL. Why human color vision cannot reliably detect cerebrospinal fluid xanthochromia. Stroke 2005; 36, 1295-1297.
65. Klimo P Jr, Kestle JR, MacDonald JD, et al. Marked reduction of cerebral vasospasm with lumbar drainage of cerebrospinal fluid after subarachnoid hemorrhage. J Neurosurg 2004; 100, 215-224.
66. Klopfenstein JD, Kim LJ, Feiz-Erfan I, et al. Comparison of rapid and gradual weaning from external ventricular drainage in patients with aneurysmal subarachnoid hemorrhage: a prospective randomized trial. J Neurosurg 2004; 100, 225-229.
67. Pavlidis N. The diagnostic and therapeutic management of leptomeningeal carcinomatosis. Ann Oncol 2004; Suppl 4, iv285-iv291.
68. Grossman SA, Krabak MJ. Leptomeningeal carcinomatosis. Cancer Treat Rev 1999; 25, 103-119.
69. Yung WA, Horten BC, Shapiro WR. Meningeal gliomatosis: a review of 12 cases. Ann Neurol 1980; 8, 605-608.
70. Cinalli G, Sainte-Rose C, Lellouch-Tubiana A, et al. Hydrocephalus associated with intramedullary low-grade glioma. J Neurosurg 1995; 83, 480-485.

71. Chen HS, Shen MC, Tien HF, et al. Leptomeningeal seeding with acute hydrocephalus—unusual central nervous system presentation during chemotherapy in Ki-1positive anaplastic large-cell lymphoma. Acta Haematol 1996; 95, 135–139.
72. Floeter MK, So YT, Ross DA, et al. Miliary metastasis to the brain: clinical and radiologic features. Neurology 1987; 37, 1817–1818.
73. Broderick JP, Cascino TL. Nonconvulsive status epilepticus in a patient with leptomeningeal cancer. Mayo Clin Proc 1987; 62, 835–837.
74. Klein P, Haley EC, Wooten GF, et al. Focal cerebral infarctions associated with perivascular tumor infiltrates in carcinomatous leptomeningeal metastases. Arch Neurol 1989; 46, 1149–1152.
75. Herman C, Kupsky WJ, Rogers L, et al. Leptomeningeal dissemination of malignant glioma simulating cerebral vasculitis—case report with angiographic and pathological studies. Stroke 1995; 26, 2366–2370.
76. Weller M, Stevens A, Sommer N, et al. Tumor cell dissemination triggers an intrathecal immune response in neoplastic meningitis. Cancer 1992; 69, 1475–1480.
77. Glantz MJ, Cole BF, Glantz LK, et al. Cerebrospinal fluid cytology in patients with cancer: minimizing false-negative results. Cancer 1998; 82, 733–739.
78. van Zanten AP, Twijnstra A, Ongerboer DE, et al. Cerebrospinal fluid tumour markers in patients treated for meningeal malignancy. J Neurol Neurosurg Psychiatry 1991; 54, 119–123.
79. Wasserstrom WR, Glass JP, Posner JB. Diagnosis and treatment of leptomeningeal metastases from solid tumors: experience with 90 patients. Cancer 1982; 49, 759–772.
80. Siegal T, Lossos A, Pfeffer MR. Leptomeningeal metastases: analysis of 31 patients with sustained off-therapy response following combined-modality therapy. Neurology 1994; 44, 1463–1469.
81. DeAngelis LM, Boutros D. Leptomeningeal metastasis. Cancer Invest 2005; 23, 145–154.
82. Scheld WM, Koedel U, Nathan B, et al. Pathophysiology of bacterial meningitis: mechanism(s) of neuronal injury. J Infect Dis 2002; 186, S225–S233.
83. van de BD, De Gans J, Spanjaard L, et al. Clinical features and prognostic factors in adults with bacterial meningitis. N Engl J Med 2004; 351, 1849–1859.
84. Mylonakis E, Hohmann EL, Caderwood SB. Central nervous system infection with Listeria monocytogenes—33 years' experience at a general hospital and review of 776 episodes from the literature. Medicine 1998; 77, 313–336.
85. Gerner-Smidt P, Ethelberg S, Schiellerup P, et al. Invasive listeriosis in Denmark 1994–2003: a review of 299 cases with special emphasis on risk factors for mortality. Clin Microbiol Infect 2005; 11, 618–624.
86. Drevets DA, Leenen PJ, Greenfield RA. Invasion of the central nervous system by intracellular bacteria. Clin Microbiol Rev 2004; 17, 323–347.
87. Hussein AS, Shafran SD. Acute bacterial meningitis in adults. A 12-year review. Medicine (Baltimore) 2000; 79, 360–368.
88. Podlecka A, Dziewulska D, Rafalowska J. Vascular changes in tuberculous meningoencephalitis. Folia Neuropathol 1998; 36, 235–237.
89. Attia J, Hatala R, Cook DJ, et al. The rational clinical examination. Does this adult patient have acute meningitis? JAMA 1999; 282, 175–181.
90. Risch L, Lisec I, Jutzi M, et al. Rapid, accurate and non-invasive detection of cerebrospinal fluid leakage using combined determination of beta-trace protein in secretion and serum. Clin Chim Acta 2005; 351, 169–176.
91. Romer FK. Difficulties in the diagnosis of bacterial meningitis. Evaluation of antibiotic pretreatment and causes of admission to hospital. Lancet 1977; 2, 345–347.
92. Romer FK. Bacterial meningitis: a 15-year review of bacterial meningitis from departments of internal medicine. Dan Med Bull 1977; 24, 35–40.
93. Clark T, Duffell E, Stuart JM, et al. Lumbar puncture in the management of adults with suspected bacterial meningitis-a survey of practice. J Infect 2005; 52, 316–319.
94. Begg N, Cartwright KA, Cohen J, et al. Consensus statement on diagnosis, investigation, treatment and prevention of acute bacterial meningitis in immunocompetent adults. British Infection Society Working Party. J Infect 1999; 39, 1–15.
95. Roos KL, Tunkel AR, Scheld WM. Acute bacterial meningitis. In: Scheld WM, Whitley RJ, Marra CM, eds. Infections of the Central Nervous System, 3rd ed. Philadelphia: Lippincott Williams & Wilkins, pp 347–422, 2004.
96. Chaudhuri A. Adjunctive dexamethasone treatment in acute bacterial meningitis. Lancet Neurol 2004; 3, 54–62.
97. Kastrup O, Wanke I, Maschke M. Neuroimaging of infections. NeuroRx 2005; 2, 324–332.
98. Zimmerman RA, Wong AM, Girard N. Imaging of intracranial infections. In: Scheld WM, Whitley RJ, Marra CM, eds. Infections of the Central Nervous System, 3rd ed. Philadelphia: Lippincott Williams & Wilkins, pp 31–55, 2004.
99. Massaro AR, Sacco RL, Mohr JP, et al. Clinical discriminators of lobar and deep hemorrhages: the Stroke Data Bank. Neurology 1991; 41, 1881–1885.
100. Chung CS, Caplan LR, Yamamoto Y, et al. Striatocapsular haemorrhage. Brain 2000; 123, 1850–1862.
101. Kumral E, Kocaer T, Ertubey NO, et al. Thalamic hemorrhage. A prospective study of 100 patients. Stroke 1995; 26, 964–970.
102. Choi KD, Jung DS, Kim JS. Specificity of "peering at the tip of the nose" for a diagnosis of thalamic hemorrhage. Arch Neurol 2004; 61, 417–422.
103. Darby DG, Donnan GA, Saling MA, et al. Primary intraventricular hemorrhage: clinical and neuropsychological findings in a prospective stroke series. Neurology 1988; 38, 68–75.
104. Engelhard HH, Andrews CO, Slavin KV, et al. Current management of intraventricular hemorrhage. Surg Neurol 2003; 60, 15–21.
105. Mendelow AD, Gregson BA, Fernandes HM, et al. Early surgery versus initial conservative treatment in patients with spontaneous supratentorial intracerebral haematomas in the International Sur-

gical Trial in Intracerebral Haemorrhage (STICH): a randomised trial. Lancet 2005; 365, 387-397.
106. Mayer SA, Brun NC, Begtrup K, et al. Recombinant activated factor VII for acute intracerebral hemorrhage. N Engl J Med 2005; 352, 777-785.
107. Fisher CM. Some neuro-ophthalmological observations. J Neurol Neurosurg Psychiatry 1967; 30, 383-392.
108. Pessin MS, Adelman LS, Prager RJ, et al. "Wrong-way eyes" in supratentorial hemorrhage. Ann Neurol 1981; 9, 79-81.
109. Fisher CM. Lacunes: small, deep cerebral infarcts. Neurology 1965; 15, 774-784.
110. Greenberg SM, Gurol ME, Rosand J, et al. Amyloid angiopathy-related vascular cognitive impairment. Stroke 2004; 35, 2616-2619.
111. Yamada M. Cerebral amyloid angiopathy: an overview. Neuropathology 2000; 20, 8-22.
112. Miller JH, Wardlaw JM, Lammie GA. Intracerebral haemorrhage and cerebral amyloid angiopathy: CT features with pathological correlation. Clin Radiol 1999; 54, 422-429.
113. Koennecke HC. Cerebral microbleeds on MRI: prevalence, associations, and potential clinical implications. Neurology 2006; 66, 165-171.
114. Barami K, Ko K. Ruptured mycotic aneurysm presenting as an intraparenchymal hemorrhage and nonadjacent acute subdural hematoma: case report and review of the literature. Surg Neurol 1994; 41, 290-293.
115. Chun JY, Smith W, Halbach VV, et al. Current multimodality management of infectious intracranial aneurysms. Neurosurgery 2001; 48, 1203-1213.
116. Mathiesen T, Edner G, Kihlstrom L. Deep and brainstem cavernomas: a consecutive 8-year series. J Neurosurg 2003; 99, 31-37.
117. Porter RW, Detwiler PW, Spetzler RF, et al. Cavernous malformations of the brainstem: experience with 100 patients. J Neurosurg 1999; 90, 50-58.
118. Kim MS, Pyo SY, Jeong YG, et al. Gamma knife surgery for intracranial cavernous hemangioma. J Neurosurg 2005; 102 (Suppl), 102-106.
119. Liscak R, Vladyka V, Simonova G, et al. Gamma knife surgery of brain cavernous hemangiomas. J Neurosurg 2005; 102 (Suppl), 207-213.
120. Choi JH, Mohr JP. Brain arteriovenous malformations in adults. Lancet Neurol 2005; 4, 299-308.
121. Posner JB. Neurologic Complications of Cancer. Philadelphia: F.A. Davis, 1995.
122. DeAngelis LM, Gutin PH, Leibel SA, et al. Intracranial Tumors: Diagnosis and Treatment. London: Martin Dunitz Ltd., 2002.
123. Behin A, Hoang-Xuan K, Carpentier AF, et al. Primary brain tumours in adults. Lancet 2003; 361, 323-331.
124. Engelhard HH. Current diagnosis and treatment of oligodendroglioma. Neurosurg Focus 2002; 12, E2.
125. Panageas KS, Elkin EB, DeAngelis LM, et al. Trends in survival from primary central nervous system lymphoma, 1975-1999: a population-based analysis. Cancer 2005; 104, 2466-2472.
126. Patchell RA, Tibbs PA, Walsh JW. A randomized trial of surgery in the treatment of single metastases to the brain. N Engl J Med 1990; 322, 494-500.
127. Glantz MJ, Cole BF, Forsyth PA, et al. Practice parameter: anticonvulsant prophylaxis in patients with newly diagnosed brain tumors—report of the Quality Standards Subcommittee of the American Academy of Neurology. Neurology 2000; 54, 1886-1893.
128. Fuentes R, Bonfill X, Exposito J. Surgery versus radiosurgery for patients with a solitary brain metastasis from non-small cell lung cancer. Cochrane Database Syst Rev 2006; (1), CD004840.
129. Roche M, Humphreys H, Smyth E, et al. A twelve-year review of central nervous system bacterial abscesses; presentation and aetiology. Clin Microbiol Infect 2003; 9, 803-809.
130. Garcia HH, Del Brutto OH. Neurocysticercosis: updated concepts about an old disease. Lancet Neurol 2005; 4, 653-661.
131. Tuzun Y, Kadioglu HH, Izci Y, et al. The clinical, radiological and surgical aspects of cerebral hydatid cysts in children. Pediatr Neurosurg 2004; 40, 155-160.
132. Collazos J. Opportunistic infections of the CNS in patients with AIDS: diagnosis and management. CNS Drugs 2003; 17, 869-887.
133. Kastenbauer S, Pfister H-W, Wispelwey B, et al. Brain abscess. In: Scheld WM, Whitley RJ, Marra CM, eds. Infections of the Central Nervous System, 3rd ed. Philadelphia: Lippincott Williams & Wilkins, pp 479-507, 2004.
134. Bozbuga M, Izgi N, Polat G, et al. Posterior fossa epidural hematomas: observations on a series of 73 cases. Neurosurg Rev 1999; 22, 34-40.
135. Khwaja HA, Hormbrey PJ. Posterior cranial fossa venous extradural haematoma: an uncommon form of intracranial injury. Emerg Med J 2001; 18, 496-497.
136. Berker M, Cataltepe O, Ozcan OE. Traumatic epidural haematoma of the posterior fossa in childhood: 16 new cases and a review of the literature. Br J Neurosurg 2003; 17, 226-229.
137. Bor-Seng-Shu E, Aguiar PH, de Almeida Leme RJ, et al. Epidural hematomas of the posterior cranial fossa. Neurosurg Focus 2004; 16, ECP1.
138. Parkinson D, Hunt B, Shields C. Double lucid interval in patients with extradural hematoma of the posterior fossa. J Neurosurg 1971; 34, 534-536.
139. Karasawa H, Furuya H, Naito F, et al. Acute hydrocephalus in posterior fossa injury. J Neurosurg 1997; 86, 629-632.
140. Pozzati E, Tognetti F, Cavallo M, et al. Extradural hematomas of the posterior cranial fossa. Observations on a series of 32 consecutive cases treated after the introduction of computed tomography scanning. Surg Neurol 1989; 32, 300-303.
141. Wong CW. The CT criteria for conservative treatment—but under close clinical observation—of posterior fossa epidural haematomas. Acta Neurochir (Wien) 1994; 126, 124-127.
142. Roda JM, Gimenez D, Perez-Higueras A, et al. Posterior fossa epidural hematomas: a review and synthesis. Surg Neurol 1983; 19, 419-424.
143. Nathoo N, Nadvi SS, Van Dellen JR. Infratentorial empyema: analysis of 22 cases. Neurosurgery 1997; 41, 1263-1268.

144. Roberti F, Sekhar LN, Kalavakonda C, et al. Posterior fossa meningiomas: surgical experience in 161 cases. Surg Neurol 2001; 56, 8–20.
145. Cantore G, Ciappetta P, Delfini R, et al. Meningiomas of the posterior cranial fossa without dural attachment. Surg Neurol 1986; 25, 127–130.
146. Psiachou-Leonard E, Paterakis G, Stefanaki K, et al. Cerebellar granulocytic sarcoma in an infant with CD56 + acute monoblastic leukemia. Leuk Res 2001; 25, 1019–1021.
147. d'Avella D, Servadei F, Scerrati M, et al. Traumatic acute subdural haematomas of the posterior fossa: clinicoradiological analysis of 24 patients. Acta Neurochir (Wien) 2003; 145, 1037–1044.
148. Stendel R, Schulte T, Pietila TA, et al. Spontaneous bilateral chronic subdural haematoma of the posterior fossa. Case report and review of the literature. Acta Neurochir (Wien) 2002; 144, 497–500.
149. Sahjpaul RL, Lee DH. Infratentorial subdural empyema, pituitary abscess, and septic cavernous sinus thrombophlebitis secondary to paranasal sinusitis: case report. Neurosurgery 1999; 44, 864–866.
150. Sadato N, Numaguchi Y, Rigamonti D, et al. Bleeding patterns in ruptured posterior fossa aneurysms: a CT study. J Comput Assist Tomogr 1991; 15, 612–617.
151. Logue V. Posterior fossa aneurysms. Clin Neurosurg 1964; 11, 183–219.
152. Duvoisin RC, Yahr MD. Posterior fossa aneurysms. Neurology 1965; 15, 231–241.
153. Jamieson KG. Aneurysms of the vertebrobasilar system. Further experience with nine cases. J Neurosurg 1968; 28, 544–555.
154. Flaherty ML, Haverbusch M, Kissela B, et al. Perimesencephalic subarachnoid hemorrhage: incidence, risk factors, and outcome. J Stroke Cerebrovasc Dis 2005; 14, 267–271.
155. Van der Schaap IC, Velthius BK, Gouw A, et al. Venous drainage in perimesencephalic hemorrhage. Stroke 2004; 35, 1614–1618.
156. Kirollos RW, Tyagi AK, Ross SA, et al. Management of spontaneous cerebellar hematomas: a prospective treatment protocol. Neurosurgery 2001; 49, 1378–1386.
157. Mezzadri JJ, Otero JM, Ottino CA. Management of 50 spontaneous cerebellar haemorrhages. Importance of obstructive hydrocephalus. Acta Neurochir (Wien) 1993; 122, 39–44.
158. Da Pian R, Bazzan A, Pasqualin A. Surgical versus medical treatment of spontaneous posterior fossa haematomas: a cooperative study on 205 cases. Neurol Res 1984; 6, 145–151.
159. Itoh Y, Yamada M, Hayakawa M, et al. Cerebral amyloid angiopathy: a significant cause of cerebellar as well as lobar cerebral hemorrhage in the elderly. J Neurol Sci 1993; 116, 135–141.
160. Siu TL, Chandran KN, Siu T. Cerebellar haemorrhage following supratentorial craniotomy. J Clin Neurosci 2003; 10, 378–384.
161. Brennan RW, Bergland RM. Acute cerebellar hemorrhage. Analysis of clinical findings and outcome in 12 cases. Neurology 1977; 27, 527–532.
162. Fisher CM, Picard EH, Polak A, et al. Acute hypertensive cerebellar hemorrhage: diagnosis and surgical treatment. J Nerv Ment Dis 1965; 140, 38–57.
163. Messert B, Leppik IE, Sato S. Diplopia and involuntary eye closure in spontaneous cerebellar hemorrhage. Stroke 1976; 7, 305–307.
164. St Louis EK, Wijdicks EF, Li H. Predicting neurologic deterioration in patients with cerebellar hematomas. Neurology 1998; 51, 1364–1369.
165. Coplin WM, Kim DK, Kliot M, et al. Mutism in an adult following hypertensive cerebellar hemorrhage: nosological discussion and illustrative case. Brain Lang 1997; 59, 473–493.
166. Schmahmann JD, Sherman JC. The cerebellar cognitive affective syndrome. Brain 1998; 121, 561–579.
167. Aarsen FK, Van Dongen HR, Paquier PF, et al. Long-term sequelae in children after cerebellar astrocytoma surgery. Neurology 2004; 62, 1311–1316.
168. Tohgi H, Takahashi S, Chiba K, et al. Cerebellar infarction. Clinical and neuroimaging analysis in 293 patients. The Tohoku Cerebellar Infarction Study Group. Stroke 1993; 24, 1697–1701.
169. Barinagarrementeria F, Amaya LE, Cantu C. Causes and mechanisms of cerebellar infarction in young patients. Stroke 1997; 28, 2400–2404.
170. Geller T, Loftis L, Brink DS. Cerebellar infarction in adolescent males associated with acute marijuana use. Pediatrics 2004; 113, 365–370.
171. Hornig CR, Rust DS, Busse O, et al. Spaceoccupying cerebellar infarction. Clinical course and prognosis. Stroke 1994; 25, 372–374.
172. Jauss M, Krieger D, Hornig C, et al. Surgical and medical management of patients with massive cerebellar infarctions: results of the German-Austrian Cerebellar Infarction Study. J Neurol 1999; 246, 257–264.
173. Nadvi SS, Parboosing R, Van Dellen JR. Cerebellar abscess: the significance of cerebrospinal fluid diversion. Neurosurgery 1997; 41, 61–66.
174. Sennaroglu L, Sozeri B. Otogenic brain abscess: review of 41 cases. Otolaryngol Head Neck Surg 2000; 123, 751–755.
175. Shaw MD, Russell JA. Cerebellar abscess. A review of 47 cases. J Neurol Neurosurg Psychiatry 1975; 38, 429–435.
176. Agrawal D, Suri A, Mahapatra AK. Primary excision of pediatric posterior fossa abscesses—towards zero mortality? A series of nine cases and review. Pediatr Neurosurg 2003; 38, 63–67.
177. Brydon HL, Hardwidge C. The management of cerebellar abscess since the introduction of CT scanning. Br J Neurosurg 1994; 8, 447–455.
178. Fadul C, Misulis KE, Wiley RG. Cerebellar metastases: diagnostic and management considerations. J Clin Oncol 1987; 5, 1107–1115.
179. Slater A, Moore NR, Huson SM. The natural history of cerebellar hemangioblastomas in von HippelLindau disease. AJNR Am J Neuroradiol 2003; 24, 1570–1574.
180. Haines SJ, Mollman HD. Primary pontine hemorrhagic events. Hemorrhage or hematoma? Surgical or conservative management? Neurosurg Clin N Am 1993; 4, 481–495.
181. Takahashi M, Suzuki R, Osakabe Y, et al.

Magnetic resonance imaging findings in cerebral fat embolism: correlation with clinical manifestations. J Trauma 1999; 46, 324-327.
182. Wityk RJ, Goldsborough MA, Hillis A, et al. Diffusionand perfusion-weighted brain magnetic resonance imaging in patients with neurologic complications after cardiac surgery. Arch Neurol 2001; 58, 571-576.
183. Meador KJ, Loring DW, Lee GP, et al. Level of consciousness and memory during the intracarotid sodium amobarbital procedure. Brain Cogn 1997; 33, 178-188.
184. Kwon SU, Lee SH, Kim JS. Sudden coma from acute bilateral internal carotid artery territory infarction. Neurology 2002; 58, 1846-1849.
185. Hagiwara N, Toyoda K, Fujimoto S, et al. Extensive bihemispheric ischemia caused by acute occlusion of three major arteries to the brain. J Neurol Sci 2003; 212, 99-101.
186. Qureshi AI, Suarez JI, Yahia AM, et al. Timing of neurologic deterioration in massive middle cerebral artery infarction: a multicenter review. Crit Care Med 2003; 31, 272-277.
187. Baird TA, Parsons MW, Phanh T, et al. Persistent poststroke hyperglycemia is independently associated with infarct expansion and worse clinical outcome. Stroke 2003; 34, 2208-2214.
188. Gray CS, Hildreth AJ, Alberti GK, et al. Poststroke hyperglycemia: natural history and immediate management. Stroke 2004; 35, 122-126.
189. Alberts MJ, Latchaw RE, Selman WR, et al. Recommendations for comprehensive stroke centers: a consensus statement from the Brain Attack Coalition. Stroke 2005; 36, 1597-1616.
190. Ayata C, Ropper AH. Ischaemic brain oedema. J Clin Neurosci 2002; 9, 113-124.
191. Schwarz S, Georgiadis D, Aschoff A, et al. Effects of hypertonic (10%) saline in patients with raised intracranial pressure after stroke. Stroke 2002; 33, 136-140.
192. Muizelaar JP, Wei EP, Kontos HA, et al. Mannitol causes compensatory cerebral vasoconstriction and vasodilation in response to blood viscosity changes. J Neurosurg 1983; 59, 822-828.
193. Burke AM, Quest DO, Chien S, et al. The effects of mannitol on blood viscosity. J Neurosurg 1981; 55, 550-553.
194. Koh MS, Goh KY, Tung MY, et al. Is decompressive craniectomy for acute cerebral infarction of any benefit? Surg Neurol 2000; 53, 225-230.
195. Gupta R, Connolly ES, Mayer S, et al. Hemicraniectomy for massive middle cerebral artery territory infarction: a systematic review. Stroke 2004; 35, 539-543.
196. Cheung A, Telaghani CK, Wang J, et al. Neurological recovery after decompressive craniectomy for massive ischemic stroke. Neurocrit Care 2005; 3, 216-223.
197. Schmahmann JD. Vascular syndromes of the thalamus. Stroke 2003; 34, 2264-2278.
198. Neau JP, Bogousslavsky J. The syndrome of posterior choroidal artery territory infarction. Ann Neurol 1996; 39, 779-788.
199. Bogousslavsky J, Regli F, Uske A. Thalamic infarcts: clinical syndromes, etiology, and prognosis. Neurology 1988; 38, 837-848.
200. Kumral E, Evyapan D, Balkir K, et al. Bilateral thalamic infarction. Clinical, etiological and MRI correlates. Acta Neurol Scand 2001; 103, 35-42.
201. Steinke W, Sacco RL, Mohr JP, et al. Thalamic stroke. Presentation and prognosis of infarcts and hemorrhages. Arch Neurol 1992; 49, 703-710.
202. Caplan LR. "Top of the basilar" syndrome. Neurology 1980; 30, 72-79.
203. Castaigne P, Lhermitte F, Buge A, et al. Paramedian thalamic and midbrain infarct: clinical and neuropathological study. Ann Neurol 1981; 10, 127-148.
204. Perren F, Clark S, Bogousslavsky J. The syndrome of combined polar and paramedian thalamic infarction. Arch Neurol 2005; 62, 1212-1216.
205. van Domburg PH, Ten Donkelaar HJ, Notermans SL. Akinetic mutism with bithalamic infarction. Neurophysiological correlates. J Neurol Sci 1996; 139, 58-65.
206. Krolak-Salmon P, Croisile B, Houzard C, et al. Total recovery after bilateral paramedian thalamic infarct. Eur Neurol 2000; 44, 216-218.
207. Weidauer S, Nichtweiss M, Zanella FE, et al. Assessment of paramedian thalamic infarcts: MR imaging, clinical features and prognosis. Eur Radiol 2004; 14, 1615-1626.
208. Stam J. Cerebral venous and sinus thrombosis: incidence and causes. Adv Neurol 2003; 92, 225-232.
209. Kimber J. Cerebral venous sinus thrombosis. QJM 2002; 95, 137-142.
210. Masuhr F, Mehraein S, Einhaupl K. Cerebral venous and sinus thrombosis. J Neurol 2004; 251, 11-23.
211. Urban PP, Muller-Forell W. Clinical and neuroradiological spectrum of isolated cortical vein thrombosis. J Neurol 2005; 252, 1476-1481.
212. Crawford SC, Digre KB, Palmer CA, et al. Thrombosis of the deep venous drainage of the brain in adults. Analysis of seven cases with review of the literature. Arch Neurol 1995; 52, 1101-1108.
213. Rahman NU, al Tahan AR. Computed tomographic evidence of an extensive thrombosis and infarction of the deep venous system. Stroke 1993; 24, 744-746.
214. Ciccone A, Canhao P, Falcao F, et al. Thrombolysis for cerebral vein and dural sinus thrombosis. Cochrane Database Syst Rev 2004; (1), CD003693.
215. Stam J. The treatment of cerebral venous sinus thrombosis. Adv Neurol 2003; 92, 233-240.
216. Nadeau SE. Neurologic manifestations of systemic vasculitis. Neurol Clin 2002; 20, 123-150.
217. Younger DS, Hays AP, Brust JC, et al. Granulomatous angiitis of the brain. An inflammatory reaction of diverse etiology. Arch Neurol 1988; 45, 514-518.
218. Moore PM. The vasculitides. Curr Opin Neurol 1999; 12, 383-388.
219. Kennedy PG. Viral encephalitis. J Neurol 2005; 252, 268-272.
220. Whitley RJ, Soong SJ, Linneman C Jr, et al. Herpes simplex encephalitis. Clinical assessment. JAMA 1982; 247, 317-320.
221. Tyler KL. Herpes simplex virus infections of

221. the central nervous system: encephalitis and meningitis, including Mollaret's. Herpes 2004; 11 (Suppl 2), 57A-64A.
222. Wingerchuk DM. The clinical course of acute disseminated encephalomyelitis. Neurol Res 2006; 28, 341-347.
223. Menge T, Hemmer B, Nessler S, et al. Acute disseminated encephalomyelitis: an update. Arch Neurol 2005; 62, 1673-1680.
224. Gurdjian ES. Studies on experimental concussion. Clin Develop Med 1954; 40, 674-681.
225. Adams JH, Graham DI, Murray LS, et al. Diffuse axonal injury due to nonmissile head injury in humans: an analysis of 45 cases. Ann Neurol 1982; 12, 557-563.
226. Meythaler JM, Peduzzi JD, Eleftheriou E, et al. Current concepts: diffuse axonal injury-associated traumatic brain injury. Arch Phys Med Rehabil 2001; 82, 1461-1471.
227. Gennarelli TA, Thibault LE, Adams JH, et al. Diffuse axonal injury and traumatic coma in the primate. Ann Neurol 1982; 12, 564-574.
228. Adams JH, Graham DI, Gennarelli TA, et al. Diffuse axonal injury in non-missile head injury. J Neurol Neurosurg Psychiatry 1991; 54, 481-483.
229. Practice parameter: the management of concussion in sports (summary statement). Report of the Quality Standards Subcommittee. Neurology 1997; 48, 581-585.
230. Shaw NA. The neurophysiology of concussion. Prog Neurobiol 2002; 67, 281-344.
231. Giza CC, Hovda DA. The neurometabolic cascade of concussion. J Athl Train 2001; 36, 228-235.
232. Brooks WM, Friedman SD, Gasparovic C. Magnetic resonance spectroscopy in traumatic brain injury. J Head Trauma Rehabil 2001; 16, 149-164.
233. Shutter L, Tong KA, Holshouser BA. Proton MRS in acute traumatic brain injury: role for glutamate/ glutamine and choline for outcome prediction. J Neurotrauma 2004; 21, 1693-1705.
234. Adams JH, Graham DI, Jennett B. The neuropathology of the vegetative state after an acute brain insult. Brain 2000; 123, 1327-1338.
235. Reilly PL, Graham DI, Adams JH, et al. Patients with head injury who talk and die. Lancet 1975; 2, 375-377.
236. Guskiewicz KM, McCrea M, Marshall SW, et al. Cumulative effects associated with recurrent concussion in collegiate football players: the NCAA Concussion Study. JAMA 2003; 290, 2549-2555.
237. McAllister TW, Arciniegas D. Evaluation and treatment of postconcussive symptoms. Neuro Rehabilitation 2002; 17, 265-283.
238. Schwarz S, Egelhof T, Schwab S, et al. Basilar artery embolism. Clinical syndrome and neuroradiologic patterns in patients without permanent occlusion of the basilar artery. Neurology 1997; 49, 1346-1352.
239. Michotte A, de Keyser J, Dierckx R, et al. Brain stem infarction as a complication of giant-cell arteritis. Clin Neurol Neurosurg 1986; 88, 127-129.
240. Jentzen JM, Amatuzio J, Peterson GF. Complications of cervical manipulation: a case report of fatal brainstem infarct with review of the mechanisms and predisposing factors. J Forensic Sci 1987; 32, 1089-1094.
241. Hosoya T, Adachi M, Yamaguchi K, et al. Clinical and neuroradiological features of intracranial vertebrobasilar artery dissection. Stroke 1999; 30, 1083-1090.
242. Ferbert A, Bruckmann H, Drummen R. Clinical features of proven basilar artery occlusion. Stroke 1990; 21, 1135-1142.
243. Devuyst G, Bogousslavsky J, Meuli R, et al. Stroke or transient ischemic attacks with basilar artery stenosis or occlusion: clinical patterns and outcome. Arch Neurol 2002; 59, 567-573.
244. Moncayo J, Bogousslavsky J. Vertebro-basilar syndromes causing oculo-motor disorders. Curr Opin Neurol 2003; 16, 45-50.
245. Ehsan T, Hayat G, Malkoff MD, et al. Hyperdense basilar artery. An early computed tomography sign of thrombosis. J Neuroimaging 1994; 4, 200-205.
246. Ezaki Y, Tsutsumi K, Onizuka M, et al. Retrospective analysis of neurological outcome after intra-arterial thrombolysis in basilar artery occlusion. Surg Neurol 2003; 60, 423-429.
247. Levy EI, Hanel RA, Boulos AS, et al. Comparison of periprocedure complications resulting from direct stent placement compared with those due to conventional and staged stent placement in the basilar artery. J Neurosurg 2003; 99, 653-660.
248. Yu W, Binder D, Foster-Barber A, et al. Endovascular embolectomy of acute basilar artery occlusion. Neurology 2003; 61, 1421-1423.
249. Link MJ, Bartleson JD, Forbes G, et al. Spontaneous midbrain hemorrhage: report of seven new cases. Surg Neurol 1993; 39, 58-65.
250. Murata Y, Yamaguchi S, Kajikawa H, et al. Relationship between the clinical manifestations, computed tomographic findings and the outcome in 80 patients with primary pontine hemorrhage. J Neurol Sci 1999; 167, 107-111.
251. Barinagarrementeria F, Cantu C. Primary medullary hemorrhage. Report of four cases and review of the literature. Stroke 1994; 25, 1684-1687.
252. Posadas G, Vaquero J, Herrero J, et al. Brainstem haematomas: early and late prognosis. Acta Neurochir (Wien) 1994; 131, 189-195.
253. Sarkar A, Pollock BE, Brown PD, et al. Evaluation of gamma knife radiosurgery in the treatment of oligodendrogliomas and mixed oligodendroastrocytomas. J Neurosurg 2002; 97, 653-656.
254. Shuaib A. Benign brainstem hemorrhage. Can J Neurol Sci 1991; 18, 356-357.
255. Okudera T, Uemura K, Nakajima K, et al. Primary pontine hemorrhage: correlations of pathologic features with postmortem microangiographic, and vertebralangiographic studies. Mt Sinai J Med 1978; 45, 305-321.
256. Shibata M. Hyperthermia in brain hemorrhage. Med Hypotheses 1998; 50, 185-190.
257. Morrison SF. Central pathways controlling brown adipose tissue thermogenesis. News Physiol Sci 2004; 19, 67-74.
258. Wijdicks EF, St Louis E. Clinical profiles predictive of outcome in pontine hemorrhage. Neurology 1997; 49, 1342-1346.
259. Wessels T, Moller-Hartmann W, Noth J, et al.

CT findings and clinical features as markers for patient outcome in primary pontine hemorrhage. AJNR Am J Neuroradiol 2004; 25, 257-260.
260. Frequin ST, Linssen WH, Pasman JW, et al. Recurrent prolonged coma due to basilar artery migraine. A case report. Headache 1991; 31, 75-81.
261. Ducros A, Denier C, Joutel A, et al. The clinical spectrum of familial hemiplegic migraine associated with mutations in a neuronal calcium channel. N Engl J Med 2001; 345, 17-24.
262. Schon F, Martin RJ, Prevett M, et al. "CADASIL coma": an underdiagnosed acute encephalopathy. J Neurol Neurosurg Psychiatry 2003; 74, 249-252.
263. Kruit MC, Van Buchem MA, Hofman PA, et al. Migraine as a risk factor for subclinical brain lesions. JAMA 2004; 291, 427-434.
264. Selby G, Lance JW. Observations on 500 cases of migraine and allied vascular headache. J Neurol Neurosurg Psychiatry 1960; 23, 23-32.
265. Thambisetty M, Biousse V, Newman NJ. Hypertensive brainstem encephalopathy: clinical and radiographic features. J Neurol Sci 2003; 208, 93-99.
266. Garg RK. Posterior leukoencephalopathy syndrome. Postgrad Med J 2001; 77, 24-28.
267. Hall WA. Infectious lesions of the brain stem. Neurosurg Clin N Am 1993; 4, 543-551.
268. Armstrong RW, Fung PC. Brainstem encephalitis (rhombencephalitis) due to Listeria monocytogenes: case report and review. Clin Infect Dis 1993; 16, 689-702.
269. Tyler KL, Tedder DG, Yamamoto LJ, et al. Recurrent brainstem encephalitis associated with herpes simplex virus type 1 DNA in cerebrospinal fluid. Neurology 1995; 45, 2246-2250.
270. Ho CL, Deruytter MJ. Manifestations of NeuroBehcet's disease. Report of two cases and review of the literature. Clin Neurol Neurosurg 2005; 107, 310-314.
271. Fuentes S, Bouillot P, Regis J, et al. Management of brain stem abscess. Br J Neurosurg 2001; 15, 57-62.
272. Odaka M, Yuki N, Yamada M, et al. Bickerstaff's brainstem encephalitis: clinical features of 62 cases and a subgroup associated with Guillain-Barre syndrome. Brain 2003; 126, 2279-2290.
273. Weidauer S, Ziemann U, Thomalske C, et al. Vasogenic edema in Bickerstaff's brainstem encephalitis: a serial MRI study. Neurology 2003; 61, 836-838.
274. Lampl C, Yazdi K. Central pontine myelinolysis. Eur Neurol 2002; 47, 3-10.

5 | せん妄，昏迷，昏睡を起こす，多巣性，びまん性，代謝性脳疾患

　本章では，多巣性およびびまん性疾患が脳代謝を障害し，せん妄，昏迷，昏睡を生じる（既知の）生化学的および生理学的機序と，これら疾患の特徴的症候を述べ，限局性頭蓋内占拠性病変や単一焦点の破壊病変との鑑別点にも触れる。

　せん妄または昏睡を起こす疾患すべてを含めることはできないため，ここで取り上げる疾患の選択基準として，(1)原因を直ちに説明する病歴なしに，せん妄または昏睡を急性または亜急性に発症し，救急搬送された例，(2)迅速に治療できれば可逆的だが，そうでなければ致命的となりうる状態，(3)診断を強く示唆する特徴的な臨床所見や検査所見を呈する疾患，(4)診断確定と治療開始を急ぐと見落としかねないまれな疾患とする。

　昏迷や昏睡患者をみたなら，その原因となった機能不全が主要病因（すなわち，テント上，テント下，代謝性，心因性）のいずれによるものかを考えねばならない。第3章と第4章では昏睡が器質的原因（テント上またはテント下）によるものかどうかを示す徴候について論じているが，本章ではびまん性および代謝性脳機能不全の原因について，第6章では心理学的機能不全について述べる。

　本章のはじめの部分では，びまん性，多巣性，または代謝性脳疾患の**臨床徴候**について述べる。患者の示す症候から，このような疾患であると判断されたら，多数の具体的な疾患のうち，どれがその患者の昏迷や昏睡に関係するかを診断しなければならない。昏睡を起こす多くの代謝性疾患は，早期に適切に治療されれば十分可逆的なことが多いが，治療が遅れたり不適切であったりすると致命的であるので，この診断は迅速に行う必要がある。

　表5-1には，昏迷や昏睡を起こすびまん性，多巣性，代謝性の原因を列挙してある。この表は，意識消失患者に遭遇した場合に考慮すべき主要疾患のチェックリストとして使用できる。A項では酸素，基質，または代謝性補因子の欠乏が，そしてB～E項は脳代謝異常の原因となる全身性疾患（代謝性脳症）が関係する。F項とG項では神経系機能の一次性疾患が考えられ，これらはびまん性

表5-1　せん妄，昏迷，昏睡のびまん性，多巣性，代謝性原因

A. 酸素，基質，または代謝性補因子
  1. 低酸素*（全脳に対する酸素供給障害。脳血流は正常）
    a. 血中の酸素分圧および酸素容量の低下：肺疾患，肺胞低換気，大気中酸素圧低下
    b. 血中の酸素容量の低下，酸素分圧正常：「貧血性無酸素」，貧血，一酸化炭素中毒，メトヘモグロビン血症
  2. 虚血*（脳への血液供給障害によるびまん性または広範な多巣性虚血）
    a. 心拍出低下による脳血流低下：Adams-Stokes発作，心停止，不整脈，心筋梗塞，鬱血性心不全，大動脈狭窄，肺塞栓
    b. 体循環の末梢抵抗低下による脳血流低下：失神（表5-8参照），頸動脈洞過敏症，血液容量低下
    c. 全身性または多巣性血管抵抗増加に関連する脳血流低下：過換気症候群，過粘稠度（赤血球増多，クリオグロブリン血症またはマクログロブリン血症，鎌状赤血球貧血），くも膜下出血，細菌性髄膜炎，高血圧性脳症
    d. 広範な小血管閉塞による脳血流低下：播種性血管内凝固，全身性エリテマトーデス，亜急性細菌性心内膜炎，脂肪塞栓，大脳マラリア，心肺バイパス
  3. 外因性インスリンによる低血糖*：特発性（内因性インスリン，肝疾患など）
  4. 補因子欠損
    チアミン（Wernicke脳症）
    ナイアシン
    ピリドキシン
    シアノコバラミン
    葉酸
B. 内因性生成物の毒性
  1. 臓器障害による
    肝臓（肝性昏睡）
    腎臓（尿毒症性昏睡）
    肺（CO_2 ナルコーシス）
    膵臓（膵外分泌脳症）
  2. 内分泌臓器の機能亢進や機能低下による：下垂体甲状腺（粘液水腫・甲状腺中毒），副甲状腺（副甲状腺機能低下症および機能亢進症），副腎（Addison病，Cushing病，褐色細胞腫），膵臓（糖尿病，低血糖）
  3. その他の全身性疾患による：糖尿病，癌，ポルフィリン症，敗血症
C. 外因性毒物の毒性
  1. 鎮静薬*：催眠薬，精神安定薬，エタノール，アヘン製剤
  2. 酸性毒物または酸性分解産物での毒物：パラアルデヒド，メチルアルコール，エチレングリコール，塩化アンモニウム
  3. 向精神薬：三環系抗鬱薬および抗コリン作動薬，アンフェタミン，リチウム，phencyclidine，フェノチアジン，リゼルグ酸ジエチルアミド（LSD）およびメスカリン，モノアミンオキシダーゼ阻害薬
  4. その他：ペニシリン，抗痙攣薬，コルチコステロイド，強心配糖体，微量金属，有機リン酸塩，シアン化物，サリチル酸塩
D. 中枢神経系のイオンおよび酸塩基環境の異常
  水およびナトリウム（高および低ナトリウム血症）
  アシドーシス（代謝性および呼吸性）
  アルカローシス（代謝性および呼吸性）
  マグネシウム（高および低マグネシウム血症）
  カルシウム（高および低カルシウム血症）
  リン（低リン血症）

表5-1　せん妄，昏迷，昏睡のびまん性，多巣性，代謝性原因（続き）

E. 体温調節障害
　低体温
　熱中症，発熱
F. 中枢神経系の感染症または炎症
　軟膜炎
　脳炎
　急性「中毒性」脳症
　傍感染性脳脊髄炎
　大脳脈管炎/血管症
　くも膜下出血
G. 原発性ニューロンまたはグリア細胞疾患
　Creutzfeldt-Jakob病
　Marchiafava-Bignami病
　副腎白質ジストロフィ
　神経膠腫症，大脳リンパ腫症
　進行性多巣性白質脳症
H. 原因不明の各種疾患
　痙攣および発作後状態
　脳振盪
　急性せん妄状態＊：鎮静薬および離脱症状（禁断症状），「術後」せん妄，集中治療室せん妄，薬物中毒

＊：単独または他の症候と一緒にみられる，内科および外科病棟で最も一般的なせん妄の原因。

に脳をおかすため，局所的器質性疾患より代謝性脳症に類似する。H項には，さまざまな原因不明の疾患があげられている。この表にはさまざまな障害があげられているが，それらが昏迷や昏睡の原因である場合は，通常は臨床徴候のみで，テント上およびテント下局所病変との鑑別，心理学的機能不全との鑑別が可能である。

　警告：いかなる神経学的検査も，またどの検者も，絶対確実ということはないし，昏睡の原因が1つだけではないこともある。従って，代謝性疾患の診断に全く疑う余地がない場合でも，治療への反応が迅速・明瞭でない限り，画像による精査は必須である。

代謝性脳症の臨床徴候

それぞれの代謝性昏睡患者は，原因疾患，昏睡深度，そして併発疾患や治療によって惹起される合併症によって，特有の臨床像を示す。しかし，こうした個別性にもかかわらず，特定の疾患では，繰り返し再発する一定の臨床型を示すことが多く，それに気がつけば診断することができる。意識，呼吸，瞳孔反応，眼球運動，運動機能，そして脳波（EEG）を注意深く評価することで，代謝性脳症 metabolic encephalopathy は，精神医学的機能不全（第6章）や，テント上またはテント下器質性疾患から鑑別できる（第3，4章参照）。これら代謝性昏睡の一般的特徴は非常に重要であるので，それぞれの疾患を論じる前に触れておく。

意識：臨床的側面

代謝性脳症患者では，昏迷または昏睡に先立ってせん妄がみられるのが普通である。せん妄の特徴は，覚醒レベルの変化（亢進または低下）[1]，見当識障害（失見当識），短期記憶障害，注意力の維持と転換障害，思考の混乱，知覚障害，妄想や幻覚，睡眠-覚醒サイクルの障害[2]などである。一部では，注意障害こそすべての急性錯乱状態の原因となっている異常であるといわれている。また，他の研究者は，意識混濁が中核症状であると強調している[3]。これら早期の行動面での警告症状の重要性は非常に大きいので，代謝性昏睡に先行し，その存在によって診断が示唆されることの多い精神症状について概説する。精神的変化は，覚醒，注意力，意識の清明さ，見当識と状況把握，認知，記憶，感情，知覚という観点から，最もよく検討される。

メンタルテスト

注意力と意識清明度が障害された患者の認知機能評価は難しいことが多い。しかし，認知面での変化は，治療により患者の状態が改善または増悪したことを示すことが多いので，これら機能の注意深い定量的評価はきわめて重要である。錯乱状態の患者でも，数分でベッドサイドで行える，有効な検査が開発されており，これらにより，認知機能のスコア化と，患者の経過の定量的追跡が可能である[4〜6]。特に集中治療室で，たとえ呼吸器が装着されていても使えるように考案されている検査もある[7]。表5-2にそのような評価スケールの例を示す。

　覚醒arousalレベルは，検者の質問に対し，患者が注意を保つのに必要な感覚的刺激の強さで定義される。代謝性脳症患者は常に覚醒異常がある。過覚醒状態にある患者もいれば，覚醒レベルが低下している患者もいる。多くのせん妄患者では，覚醒レベルは亢進と低下の間で変動する[1]。覚醒レベルの亢進した患者は非常に注意散漫で，受けた刺激に焦点を維持することができない。一方，覚醒レベルの低下した患者は，常に感覚刺激を必要とする。さらに，せん妄患者の多くは睡眠-覚醒サイクルが変化し，昼間は眠っていることが多いが，夜間は錯乱し過活動的となる（「日暮れ時sundowning徴候」）。覚醒異常は運動活動にも反映され，過覚醒患者は過度の，しかし無目的な運動活動を示し，覚醒低下患者は動かなくなることが多い。一部の臨床状態（すなわち，薬物離脱時や発熱時）では，薬物中毒や低酸素/虚血のような他の代謝性疾患よりも過覚醒状態を起こしやすく，そのような患者では，覚醒状態は診断にあたって信頼できる指針にならない。一般的に，せん妄患者の1/4は過覚醒状態，1/4は覚醒低下状態，そして半分はこの両者の間で変動する。過覚醒患者は，その派手な行動ゆえに早期に診断されることが多いが，転帰は覚醒低下患者との間に差はみられない[8,9]。

■ 注意力および意識の清明さ

注意力attentionは，外界からの関連刺激に焦点を当て，ほかに関連刺激が生じると，そちらに焦点を移すことができる一連の過程である。観察者の多くは，意識障害としてのせん妄の核は，注意力の障害であると考えている。注意力は，臨床検査の過程で検者が出した質問に対し，適切に応答し続けられるかどうかで評価される。注意力は正式には，何曜日または何月であるかを答えたり，ランダムに並んだ数字を読み上げたり，連続引き算をするなどの多肢反復を要する繰り返し課題を行うことで検査する。この課題を完全にできず，課題であった名前をあげることすらできない場合は，注意力欠如であることを示す。

　せん妄患者では，3つの注意力障害がみられる。過剰覚醒患者で通常起こる第1の障害は，注意散漫（転動性）である。患者は，注意を検者から廊下の雑音や他の外部の刺激に移す。第2の注意力障

表5-2 集中治療室での錯乱評価法(CAM-ICU)

せん妄は，特徴1と2がともに陽性で，かつ特徴3または特徴4のいずれかが陽性の場合に診断される。

特徴1．精神状態変化の急性発症または変動性の経過
- 精神状態がベースラインから急性に変化した証拠があるか？
- （異常）行動が過去24時間変動しているか，すなわち，（異常）行動の出現・消失またはその程度の増減をみるか？
  情報源：24時間以上の連続グラスゴー・コーマ・スケールまたはsedation score ratingsのほか，患者のベッドサイドにいる救命救急看護師または家族から容易に得られる情報。

特徴2．注意力欠如
- 患者は注意を集中するのが困難か？
- 注意を維持し移すことができづらくなっているか？
  情報源：画像認識または聴覚刺激を用いたVigilance A random letter test（注意力スクリーニング検査の説明は下記参考文献の「方法」および「付録2」参照）。これらのテストは言語反応を必要としないので，機械的換気をされている患者では理想的である。

特徴3．まとまりのない思考
- 患者の思考は無秩序または支離滅裂であるか？（例えば，とりとめのないまたは見当違いの会話，不明確または筋の通らない考えの連続，あるいは唐突に話題を変えるなど）
- 患者はテスト中に質問や命令に応じることができるか？
  1. 「あなたは何かはっきりしない考えをもっていますか？」
  2. 「このように指を立ててください」（検者は患者の前で指を2本立ててみせる）
  3. 「では，同じことをもう一方の手でやってください」（検者は指を立ててみせない）

特徴4．意識レベルの変化
- 「清明」以外の意識レベル
- 「清明」：正常。自発的に十分周囲を認識でき，適切に応答する
- 覚醒状態：過度に清明
- 嗜眠状態：うとうとしているが容易に覚醒する，周囲の一部を認識できない，質問に適切に応答するが自発的ではない（最小限の刺激で十分に認識でき，質問に適切に応じる）
- 昏迷：覚醒しづらい，周囲の一部ないしすべてを認識できない，質問者に自発的に応答しない（強い刺激でも，十分には認識できず，受け答えが適切でない）
- 昏睡：覚醒できない，周囲のすべての要素を認識できない，自発的応答はない，質問者に気付かない（最大限の刺激でも，受け答えは困難または不可能）

Elyら[6]より許可を得て引用。

害は保続である。患者は，新しい質問や新しい刺激に対し，これまでの刺激に対して示したものと同様の応答をし，新しい刺激に対して応答を変えることができない。第3の障害は，現在進行中の刺激に焦点を合わせられないことである。別の刺激によって気を散らされた後，患者は自分が気を散らす前にしていた活動に戻ることを忘れてしまう。

他の変化に先立つ意識の清明さalertnessの変化は，ゆっくり起こる認知障害dementiaの場合より，急性または亜急性に起こってくる代謝性脳症で特徴的である。認知障害患者は，意識の清明さに変化がみられる前に，見当識や認知能を失う傾向がある。重度の代謝性脳症では最終的に昏迷そして昏睡を生じるが，そうなるとメンタルテストは，もはや代謝性脳機能不全を他の原因による脳機能不全から鑑別する助けにはならない。

■ 見当識と状況把握

注意力と覚醒レベルは，代謝性脳症により最初に障害されるものだが，定量化が難しい。そのため，見当識orientationと検査状況の迅速な把握が障害されることが，脳機能不全の最も早期の確固とした症状となることが多い。代謝性障害または脳障害を疑う患者の検査時に，日付，時間，場所，そして自宅や他のよく知られている場所までの所要時間や道順を尋ねる。十分な教育を受けていない患者や知能の低下した患者でも，何年の何月かは知っているはずだし，日付や曜日，最近の休日も大体分かるはずである。早期代謝性脳症患者は，時間に関する見当識を失い，何月，何日，さらに何年かをも答えられない。次に距離に関する見当識が，最後に人と場所の見当識が障害される。時間の見当識は正常だが，人と場所の見当識障害があるというのは，器質性疾患ではまれだが，心理学的症状でみられることがある。自己についての見当識障害はほとんど常に，心理的に誘発された健忘症の症状である。

■ 認知

思考内容や思考過程は，せん妄と認知障害では常に障害され，初期症状としてみられることもある。これらの変化を見いだすためには，抽象的定義や抽象的問題を用いる特別な質問が必要である。注意力と集中力がほとんど常に障害されるので，代謝性脳疾患患者は通常，連続引き算で間違い，3または4桁以上の数の逆唱がほとんどできない。従って，暗算の困難なことは，必ずしも計算力障害の徴候ではない。課題への注意要素を除くために問題を書き留めることで，基礎認知機能の評価が可能になる。言語（読み書きを含む），計算，視空間認知（描画を含む）の評価のほか，患者に協力する能力があるか，および代謝性脳症でみられる広範囲の異常と，局所認知障害（局所病変を示唆する）の区別が重要である。

■ 記憶

最近の出来事に関する近時記憶の喪失，および数分以上前の新しい記憶memoryを維持できないことは，認知障害の顕著な特徴であり，せん妄に随伴してみられることがある。代謝性脳疾患患者の多くでは，他の認知機能の障害と比例して記憶喪失をみる。しかし，最大の病理的変化が内側側頭葉に及ぶと，近時記憶の喪失が他の知的障害を凌駕する。従って，記憶喪失および新たな関連性が形成できないことは，びまん性または両側性局所脳疾患の徴候の場合がある。

■ 情動と態度

患者は無感情で引きこもりがちにみえ，家族からは鬱的と考えられ，また特に過覚醒の際には活気にあふれ，社交的であるとみられることが多い。不適切な発言や振る舞いが一般的にみられ，友人や肉親を当惑させることが多い。患者は通常自分の振る舞いが不適切であることに気付いていない。

■ 知覚

代謝性脳疾患患者は，知覚perceptionに関する誤りをおかすことが多く，病院スタッフを古い友人や肉親と勘違いしたり，無生物を生きていると考えたりする。錯覚は一般的で，身近な環境から受ける刺激に常に関係する。静かで無感情な患者は幻想的な経験に悩まされるが，患者が自発的にそれを訴えることはまれなので，医療者から尋ねなければならない。一方，心配でおびえている患者は，大声や暴力的振る舞いを伴って，錯覚や誤った知覚について不安を述べることが多い。精神病患者と違って，幻視または幻視と幻聴の組み合わせは，純粋な幻聴よりも一般的である[10,11]。

精神的変化の病因

全体的および局所的脳機能異常はともに，代謝性脳疾患での精神症状の原因となる。全体的症状は覚醒障害の結果で，続いて注意力，理解，そして

認知統合が障害される。よく知られている局所的脳機能異常には，言語認識や統合，近時記憶の保存と再生，覚知gnosis〔人や物の認識（ギリシャ語の「知識」が語源）〕，および実行praxis〔行動を遂行する能力（ギリシャ語の「行動」が語源）〕，そしておそらく幻覚発生など，特別な異常がみられる。局所病変は，せん妄の広範な原因に似ているかもしれない。おそらく最良の例はせん妄の陽性症状で，場合によっては選択的注意力[13]に関与する領域である非優位側頭頂葉[12]の脳梗塞に伴ってみられ，上記のようにせん妄の一次的異常のことがある。

　びまん性および局所性機能不全の組み合わせが，おそらく，多くの代謝性脳症患者の脳症状の基礎をなすのだろう。第1章で論じたヒト脳における皮質–皮質間の広範な生理学的連結性は，大きな局所性異常が不可避的に機能に影響を及ぼし，その影響が直近の境界を越えて広がることを暗示している。さらに，病変の発生が速ければ速いほど，急性の機能消失をみる範囲はより広くなる。従って，代謝性疾患における最も高次の統合機能の全般的消失は，ニューロンのびまん性機能不全に一致し，脳代謝測定で判断されるように，臨床徴候の重篤度は，障害されたニューロン量に直接関係する。しかし，さまざまな患者や疾患ごとに異なるそれぞれの臨床徴候は，おそらく，記憶や他の該当する統合機能と関係する，各領域の損傷を反映する。1つの例は，チアミン欠乏により生じる脳症である（Wernicke-Korsakoff症候群，p229参照）。この疾患では，患者は急激にせん妄の臨床徴候を示し，まれに昏睡となる[14]。すべてのニューロン領域は同程度にチアミンが欠乏するが，特定の細胞群，例えば乳頭体，視床背内側核，中脳水道周囲灰白質，動眼神経核は，チアミン欠乏に病的に敏感であり，解剖学的損傷が最も大きくなる。ニューロン破壊の最終共通経路は，多くの他の疾患と同様，おそらくグルタミン酸誘導興奮毒性[15,16]である。こうして，びまん性疾患でも，局所的に最大レベルとなるのだろう。臨床的に，眼球運動，平衡，近時記憶は，他の精神機能よりも強く障害され，事実，記憶喪失は，他の精神機能と全体の脳代謝がほとんど正常なレベルまで改善した後も持続し，永続的Wernicke-Korsakoff症候群を生じることがある。

呼吸

代謝性脳疾患では，早晩，呼吸の深度やリズム異常が徐々に生じるのが一般的である。ほとんどの場合，これは非特異的変化で，単に広範な脳幹抑制の一部分である。しかし，呼吸変化が他の神経学的障害に比べて顕著で，多少とも当該疾患に特異的なこともある。これら特異的呼吸変化のいくつかは，脳症を生じる代謝性疾患に対する恒常的調節である。そのほかは，特に呼吸機序を障害する疾患で起こってくる。いずれの場合でも，特異的呼吸変化の適切な評価と解釈は診断を容易にし，緊急に治療が必要であることを示唆してくれる場合もよくある。

　代謝性昏睡患者の呼吸を評価する第一歩として，呼吸努力の増減が，過換気または低換気を真に反映するのかを確認しなければならない。呼吸努力の増大は，単に気道閉塞または肺炎を治療すれば過換気を示さないし，逆に，外見的に浅い呼吸は深昏睡患者の代謝の低下によるものである。注意深い臨床的評価により，通常はこれらに惑わされずにすむが，ベッドサイドでの観察は，可能ならば動脈血ガスの直接測定が最も有効である。

代謝性脳症に伴う神経学的呼吸変化

嗜眠性または軽度鈍麻状態の患者では，過換気後無呼吸を呈するが，前頭葉からの調節不全によって，代謝的に呼吸を必要としない場合でも，低用量換気時の呼吸が持続する[17]。昏迷や浅い昏睡の場合には，通常はCheyne-Stokes呼吸を示す。さらに重篤な脳幹機能低下の場合には，脳幹阻害

領域の抑圧または神経原性肺水腫の発生によって，一過性神経原性過換気が起こる[18,19]。例えば，短時間作用型または中間型バルビツレート製剤中毒では，昏睡が深くなる時期か，患者が覚醒する際に，短期間の過換気と運動筋過緊張motor hypertonusを生じることがある。低血糖と無酸素性損傷は，一過性過呼吸の原因としてよくみられる。糖尿病性ケトアシドーシスおよび，代謝性アシドーシスを起こす他の昏睡の原因では，ゆっくりとした深い呼吸（Kussmaul呼吸）を生じる。肝性脳症と全身性炎症状態では持続性過換気を起こし，結果的に一次性呼吸性アルカローシスをみる。これらの場合，過呼吸はその時点で起きた代謝性変動よりも長く続くことがあり，同時に伸展性硬直もみられる場合には，臨床像は表面的には器質性疾患や重度の代謝性アシドーシスに似る。しかし，他の神経学的所見に注意すれば，下記の症例が示すように，ほとんどは適切な診断に至る。

症例5-1

28歳の男性。意識消失状態で救急室に搬送されてきた。15分前，ろれつが回らない状態で，タクシー運転手に病院へ行くよう要請し，その後「気を失った」。脈拍は100/min，血圧130/90mmHg。呼吸は40/minで深い。瞳孔は小さい（2mm）が，対光反射と毛様体脊髄反射はみられた。頭位変換眼球反射もみられた。深部腱反射は亢進し，両側性伸展性足底反射がみられ，間欠的に手足の両側伸展性痙攣をみた。血糖値は20mg/dLであった。グルコース25g静注後，呼吸は静かになり，伸展性痙攣はなくなり，痛み刺激に対し適切に四肢を引っこめた。グルコース75g静注後に覚醒した。糖尿病がありインスリン投与を受けているが，その日は食事をしていなかったという。

コメント： この症例の過呼吸と除脳硬直により，救急医によって当初は器質性脳幹疾患が疑

われた。頭位変換眼球反射正常，瞳孔反応正常，そして他の局所徴候がないことから，代謝性昏睡が強く疑われ，その後の所見から診断が確定された。

代謝性疾患で脳が抑制されている場合には，脳幹網様体は化学的抑制に特に脆弱であるので，呼吸の有効性は繰り返し検査しなければならない。無酸素症，低血糖症，そして薬物はすべて，瞳孔反応や血圧コントロールなどの他の脳幹機能がともに残っている間は，低換気や無呼吸だけを誘発しうる。

代謝性脳症における過換気に伴う酸塩基変化

呼吸は，全身の酸塩基不均衡に対する最初の，そして最も迅速な防御である。頸動脈球と大動脈壁そして下位脳幹に存在する化学受容器は，血中の水素イオン濃度またはP_{CO_2}のどちらかの変化に迅速に反応する。低酸素は末梢化学受容器を感作し，中枢化学受容器を活性化するが，呼吸状態を判定するのに，血液pHに関連する二酸化炭素レベルが，より重要であることが多い（第2章参照）。表5-3に無反応患者での異常換気の原因をあげた。

■ 過換気

昏迷や昏睡患者でみられる過換気hyperventilationは，（1）代謝性アシドーシスに対する代償，あるいは（2）一次性呼吸刺激に対する反応（呼吸性アルカローシス）のどちらかを意味する危険な徴候である。代謝性アシドーシスおよび呼吸性アルカローシスは血液生化学検査で鑑別される。（1）の場合は，動脈血pHは低く（過呼吸がアシドーシスによるものなら7.30以下），血清炭酸水素イオンも低い（通常10mEq/L以下）。（2）の場合には，動脈血pHは高く（7.45以上），血清炭酸

表5-3 無反応患者での異常換気の原因

I. 過換気
  A. 代謝性アシドーシス
    1. アニオンギャップあり
      糖尿病性ケトアシドーシス*
      糖尿病性高浸透圧性昏睡*
        乳酸アシドーシス
      尿毒症*
        アルコール性ケトアシドーシス
      酸性毒物*
        エチレングリコール
        プロピレングリコール
        メチルアルコール
        パラアルデヒド
        サリチル酸中毒（主に小児）
    2. アニオンギャップなし
      下痢
      膵ドレナージ
      炭酸脱水酵素阻害薬
      NH_4Cl（塩化アンモニウム）摂取
      尿細管性アシドーシス
      尿管腸吻合
  B. 呼吸性アルカローシス
    肝不全*
    敗血症*
    肺炎
    不安（過換気症候群）
  C. 混合性酸塩基異常（代謝性アシドーシスと呼吸性アルカローシス）
    サリチル酸中毒
    敗血症*
    肝不全*
II. 低換気
  A. 呼吸性アシドーシス
    1. 急性（非代償性）
      鎮静薬*
      脳幹損傷
      神経筋疾患
      胸部損傷
      急性肺疾患*
    2. 慢性肺疾患*
  B. 代謝性アルカローシス
    嘔吐または胃ドレナージ
    利尿治療
    副腎皮質ホルモン過剰（Cushing症候群）
    原発性アルドステロン症
    Bartter症候群

*：昏迷または昏睡の一般的原因。

水素イオンは正常あるいは低い。一次性呼吸性アルカローシス，および呼吸性代償による代謝性アシドーシスの両者では，動脈血二酸化炭素分圧（$PaCO_2$）は通常30mmHg以下に低下する。代謝性アシドーシスに対する呼吸性代償は正常な脳幹反射反応であり，代謝性アシドーシスのほとんどの例で起こる。一次性代謝性アシドーシスと一次性呼吸性アルカローシス（これはアシドーシスに傾く負荷が除去された後も維持される）が混合した状態もまた，さまざまな状態，特にサリチル酸中毒と肝性昏睡で起こる。混合型代謝性異常の診断は，呼吸性または代謝性代償の程度が過剰である場合にくだすことができる。表5-4に代謝性脳症患者での過換気の原因をあげた。

昏睡と過呼吸を起こしうる**代謝性アシドーシス** metabolic acidosisには，4つの重要な原因がある。すなわち，尿毒症，糖尿病，乳酸アシドーシス（無酸素性または特発性），酸性または酸性分解産物をもつ毒物の摂取である（表5-4）。

どのような患者でも，これらの疾患のなかのどれに該当するか迅速に正確な判断をすることができるし，また判断しなければならない。糖尿病と尿毒症は適切な臨床検査で診断でき，糖尿病性アシドーシスは血清ケトン上昇を証明することによって確認される。糖尿病を伴っていない重度のアルコール中毒では，長期の飲酒期間後にケトアシドーシスを生じる場合があることを銘記しておくことが重要である[21]。糖尿病患者，特に経口血糖降下薬のメトホルミンで治療されている患者は，糖尿病性ケトアシドーシスだけでなく乳酸アシ

表5-4 代謝性アシドーシスの病態生理

原因	酸蓄積率
腎からの酸排出障害	2～4mEq/h
H⁺分泌低下	
遠位腎尿細管性アシドーシス	
NH₄⁺産生低下	
全般性腎障害	
副腎機能不全/低アルドステロン症	
炭酸水素イオンおよびアルカリ当量の喪失	1～20mEq/h
胃腸	
下痢	
膵臓，胆管，腸ドレナージ	
尿路変更術	
腎臓	
炭酸脱水酵素阻害薬	
近位腎尿細管性アシドーシス	
低二酸化炭素後状態	
希釈性アシドーシス	
酸の添加や過剰産生	
内因性	
乳酸アシドーシス	2～500mEq/h
ケトアシドーシス	
アルコール性	
飢餓	
糖尿病	
遺伝性代謝性酵素異常	
外因性	
酸投与	
塩酸	
塩化アンモニウム	
完全静脈栄養内の陽性アミノ酸	
酸に変換される毒素	
メタノール	
エチレングリコール，プロピレングリコール	
パラアルデヒド	
サリチル酸塩	

Swenson[20]より許可を得て引用。

ドーシスも生じやすいが，乳酸アシドーシスではケトン血症はみられない[22]。糖尿病と尿毒症がアシドーシスの原因として除外される場合は，特発性乳酸アシドーシスか，あるいはエチレングリコール，プロピレングリコール（乳酸塩のラセミ体に代謝される），メチルアルコール，または分解されたパラアルデヒドのような外因性毒素が原因として推測される。無酸素性乳酸アシドーシスは，無酸素症またはショックが存在する場合にのみ疑われるが，その場合でさえ，重度の無酸素性アシドーシスは比較的まれである。臨床検査で摂取物質を同定し定量化できるが，これらの検査は通常すぐに利用できない（第7章参照）。しかし，毒素は浸透圧的に活性であり，血清の重量モル浸透圧濃度の測定により浸透圧的に活性な物質が検出されれば，毒性物質にさらされていることを示す[23]。重度の毒性アルコール中毒はfomepizoleで治療でき，腎不全患者では必要に応じて血液透析が行われる[24]。ある報告によれば，ジエチレングリコール中毒は，脳ニューロパチーと球麻痺を含む遅発性の神経学的後遺症を起こすことがある[25]。

　代謝性アシドーシスの治療では，誘発因子の治療が最重要となる。高カリウム血症の治療と，細胞から酸性毒素を除去するために，炭酸水素イオンの静脈内投与が必要である。炭酸水素イオンは糖尿病性ケトアシドーシスの治療には効果がないようである[20]。

　持続する**呼吸性アルカローシス** respiratory alkalosisには，代謝性の昏迷や昏睡の臨床像を起こす疾患群のうち，5つの重要な原因がある。すなわち，サリチル酸中毒，肝性昏睡，肺疾患，敗血症，心因性過換気である（**表5-5**）。

　神経原性肺水腫 neurogenic pulmonary edemaおよび**中枢性神経原性過換気** central neurogenic hyperventilationはまた，代謝性の昏迷または昏睡患者における呼吸性アルカローシスの原因となる。代謝性アシドーシスでのように，これらは通常，診察や簡単な臨床検査で，少なくとも

表5-5 呼吸性アルカローシスの病態生理

低酸素
実質性肺疾患
    肺炎
    気管支喘息
    びまん性間質性線維症
    肺塞栓
    肺水腫
投薬および機械的換気
    投薬
        サリチル酸塩
        ニコチン
        キサンチン
        カテコールアミン
        中枢神経興奮薬
    機械的換気
中枢神経系疾患
    髄膜炎，脳炎
    脳血管障害
    頭部外傷
    占拠性病変
    不安
代謝性
    敗血症
    ホルモン性
    発熱
    肝疾患
過換気症候群

Fosterら[26]より許可を得て引用。

部分的には区別できる。

　サリチル酸中毒 salicylate poisoningは呼吸性アルカローシスと代謝性アシドーシスを一緒に引き起こし，血清pHの上昇度とは不釣り合いな血清炭酸水素イオン低下をみる。血清pHが正常またはアルカリ性で，アニオンギャップがあり，血清炭酸水素イオンが10〜14mEq/Lであれば，昏迷で過呼吸のある成人例では，サリチル酸中毒を疑う。小児のサリチル酸中毒では，血清炭酸水素イオンがさらに低下し，血清アシドーシスを生じる。ベッドサイドでの検査でサリチル酸中毒の診断を迅速に確定することができる[27]が，覚醒患者では通常，呼吸性アルカローシスの病歴と，呼吸性アルカローシスの存在があれば十分である。血清サリチル酸を1回測定しただけでは，特に患者が腸溶錠を服用している場合は吸収が遅くなるので，いくらか判断を誤る可能性がある。従って，サリチル酸の過剰服用が疑われる患者では，レベルが頂点に達するまで3時間ごとに注意深く測定すべきである。サリチル酸に加え鎮静薬も摂取していると過呼吸が減弱し，代謝性アシドーシスを起こすが，これは検者を誤らせる臨床像である。

　サリチル酸は，機序は不明であるが，脳幹の呼吸中枢を直接活性化させる。アセトアミノフェン中毒は，サリチル酸中毒よりも一般的であり，代謝性アシドーシス（乳酸アシドーシス）または肝毒性による呼吸性アルカローシス（下記参照）を生じる[28,29]。

　適切な治療としては，胃洗浄と活性炭の使用がある。尿のアルカリ化は薬物の排泄促進を助ける。腎不全がある場合には，血液透析が必要かもしれない[30]。アセチルシステインはアセトアミノフェンによる肝毒性の程度を軽減する（第7章参照）。

　肝性昏睡 hepatic comaは呼吸性アルカローシスを起こすが，血清炭酸水素イオンを16mEq/L以下に抑制することはほとんどなく，診断は通常肝機能障害の他の徴候によって明らかとなる。肝障害に関連した臨床的異常は，特に劇症急性肝障害の場合や，慢性肝硬変患者で消化管出血により急に昏睡に陥った場合などでは，最小限の場合もある。肝機能検査と動脈内アンモニア測定は，そのような場合には信頼性が高い。

　敗血症 sepsisは常に過換気と関連しているが，それはおそらく，エンドトキシン血症によるサイトカインおよびプロスタグランジンカスケードの直接的な中枢性の影響である。実際のところ，呼吸数が20/min以上，またはPco_2が30Torr以下は，敗血症の定義の一部である[31]。本症の経過早期に，酸塩基欠損は純粋な呼吸性アルカローシス（HCO_3が15mEq/L以上）を示すが，重篤な患者

では乳酸がその後血中に蓄積し，昏迷患者では呼吸性アルカローシスの酸塩基欠損と代謝性アシドーシス（HCO_3が15mEq/L以下）の組み合わせが通常みられる。発熱または重篤な例では低体温と低血圧が神経学的徴候に伴って起こり，敗血症の診断が示唆される。

　肺鬱血 pulmonary congestion，**肺線維症** fibrosis，**肺炎** pneumoniaによる呼吸性アルカローシスは，血清炭酸水素イオンを有意に抑制することはまれである。この診断は，血清炭酸水素イオンが正常または軽度低下した，肝疾患の所見のない，低酸素性，過呼吸性の昏睡患者で考慮すべきである。

　心因性過換気は昏睡を起こさないが，せん妄を生じることがあり，心因性「昏睡」患者でのもう1つの症状として現れることがある。重度のアルカローシスは，単独で発作や昏睡を生じると報告されている。アルカローシスに合併するイオン化カルシウム低下は，筋単収縮，筋痙攣，およびChvostek-Trousseau徴候を起こす[32]。

代謝性脳症における 低換気に伴う酸塩基変化

意識消失患者にみられる低換気は，代謝性アルカローシスに対する呼吸性代償か，または結果としてのアシドーシスによる呼吸抑制を意味する。鑑別診断の概要は**表5-3**に示した。代謝性アルカローシスでは動脈血pHは上昇し（7.45以上），血清炭酸水素イオンも上昇する（35mEq/L以上）。昏睡状態での未治療の呼吸性アシドーシスでは，それまでの治療や，どの程度早く呼吸不全が生じたかによって，血清pHは低く（7.35以下），血清炭酸水素イオンは正常か高い。$Paco_2$は，呼吸性アシドーシスでは常に高値で（通常55mmHg以上），代謝性アルカローシスでも呼吸性代償のゆえに同様に高値を呈することが多い。呼吸性アシドーシスにおいて髄液pHは，人工換気が用いられていない場合には常に低い[33,34]。Pco_2は，呼吸性アシドーシスや，呼吸性代償を伴う代謝性アルカローシスでは上昇するが，一次性代謝性アルカローシスでは通常50mmHg以下で，一次性呼吸性アシドーシスが昏迷や昏睡の原因である場合には，ほとんど常に50mmHgよりかなり上昇する。両者とも酸素分圧は低換気により低下する。血清炭酸水素イオンが正常であることは，短期間の未治療呼吸性アシドーシスにはあてはまるが，代謝性アシドーシスにはあてはまらない。

　代謝性アルカローシス metabolic alkalosisは(1)胃腸や腎からの酸の過剰な消失，(2)過剰な炭酸水素イオン負荷，または(3)低二酸化炭素状態を十分に補正できなかったことで起こる（**表5-6**）[32]。

　特定の原因を見いだすには，徹底的な検査解析を必要とすることが多いが，代謝性アルカローシスによるせん妄や知覚鈍麻では重篤になることはほとんどなく，生命をおびやかすことは決してない。従って，注意深い診断のため時間をかけてよい。代謝性アルカローシスによる呼吸性代償は低二酸化炭素血症を起こすが，Pco_2は50Torrより高くなることはまずない。これより高値の場合は，肺疾患の併存を示唆する[35]。

　呼吸性アシドーシス respiratory acidosisはより緊急を要する病態[36]で，重度の肺または神経筋疾患（末梢性呼吸障害），あるいは呼吸中枢の抑制（中枢性呼吸障害）によって生じる（**表5-7**）。

　どちらの原因も，無酸素症と同時に二酸化炭素の貯留を誘発する。胸部の診察により，ほとんど常に神経筋疾患と肺疾患とを鑑別できる。そして肺または末梢性筋障害では，呼吸は不規則性またはゆっくりした様式を示すので，頻呼吸があれば中枢性障害と鑑別できる。原因が何であれ，重度の呼吸性アシドーシスは，人工換気で治療するのが最もよい。急性呼吸性アシドーシスは脳症を起こし，脳血管拡張を反映する頭痛を伴うことがある。Pco_2が70Torrを超えると，患者は昏迷や昏睡となる。覚醒している場合には，固定姿勢保持困難，ミオクローヌス，場合によっては鬱血乳頭

表5-6 代謝性アルカローシスの病態生理

生成	例
I．細胞外腔からの酸喪失	
A．胃液（HCl）喪失	嘔吐
B．尿中酸喪失：高アルドステロン症の存在下で末梢性Na^+送出増加	原発性アルドステロン症，利尿薬投与
C．細胞内への酸の移動	カリウム欠乏症
D．糞便中酸喪失	先天性塩化物喪失性下痢
II．過剰HCO_3負荷	
A．絶対的	
1．経口または非経口HCO_3	ミルクアルカリ症候群
2．HCO_3での有機酸塩の代謝性変換	乳酸，アセテート，またはクエン酸投与（特に基礎に肝疾患がある場合）
B．相対的	$NaHCO_3$透析
III．高二酸化炭素後状態	低塩食または鬱血性心不全患者での慢性高二酸化炭素血症の補正

KhannaとKurtzmann[32]より許可を得て引用。

を示し，最後には二酸化炭素誘発性脳血管拡張による頭蓋内圧亢進が起こる。

瞳孔

深昏睡患者では，瞳孔所見は代謝性疾患と器質性疾患を鑑別できる最も重要な判定基準である。対光反射が保たれていれば，同時に呼吸抑制，温度眼振反応消失，除脳硬直，または運動弛緩性がみられても，代謝性昏睡を示唆する。逆に，窒息，抗コリン作動薬かglutethimide摂取，または瞳孔疾患の既往が除外されるなら，対光反射消失は代謝性疾患より器質性疾患であることを強く示唆する。

　非常に明るい光をあてて数秒間刺激を維持し，拡大鏡を用いて注意深く検査しない限り，瞳孔は光刺激に無反応であるとは断言できない。赤外線瞳孔測定はペンライトを使った測定より信頼性が高い[38]。毛様体脊髄反射は対光反射より信頼性は低いが，対光反射同様，運動および呼吸徴候が下位脳幹機能不全を意味する場合でも，代謝性昏睡では保存されることが多い[37]。

眼球運動性

眼球は通常，軽度の代謝性昏睡で不規則に彷徨し，昏睡が深くなると前方位置に静止してくる。脳幹機能が迅速に変化している場合には，ほとんどの眼球位置または不規則運動は一過性であるが，水平共同偏視の維持，または静止時の眼位が左右で異なることは器質性疾患を示唆する。下方共同偏視または場合によっては上方共同偏視は，代謝性疾患でも器質性疾患でも起こり，それだけでは鑑別診断に役立たない[39]。

症例5-2（歴史的挿話）

63歳の女性。重度の肝硬変があり，昏睡状態で門脈大静脈シャントが判明した。呻き声をあげる以外は無反応であった。呼吸は18/minで

表5-7 呼吸性アシドーシスの病態生理

急性	慢性
急性中枢神経系抑制	中枢性睡眠時無呼吸
薬物過剰投与(ベンゾジアゼピン，麻薬，バルビツレート，プロポフォール，メジャートランキライザー)	原発性肺胞低換気
頭部外傷	肥満性低換気症候群
脳血管障害	脊髄損傷
中枢神経系感染(脳炎)	横隔膜麻痺
急性神経筋疾患	筋萎縮性側索硬化症
Guillain-Barré症候群	重症筋無力症
脊髄損傷	筋ジストロフィ
筋無力症クリーゼ	多発性硬化症
ボツリヌス中毒	ポリオ(灰白髄炎)
有機リン中毒	甲状腺機能低下症
急性気道疾患	脊柱後側弯症
喘息発作重積状態	胸郭疾患
上気道閉塞(喉頭痙攣，血管水腫，異物誤嚥)	慢性閉塞性肺疾患
慢性閉塞性肺疾患の悪化	重度慢性間質性肺疾患
急性実質性および血管性疾患	
心原性肺水腫	
急性肺損傷	
多小葉性肺炎	
重度肺塞栓	
急性胸膜ないし胸壁疾患	
気胸	
血胸	
動揺胸郭	

EpsteinとSingh[36]より許可を得て引用。

深い。瞳孔径は右4mm，左3mmで，両側とも対光反射がみられた。両眼とも下方やや右に偏位していた。頭位変換眼球反射は全方向に共同性であった。筋は弛緩していたが，伸張反射は亢進し右側でより強く，両側で伸展性足底反応をみた。除皮質硬直も除脳硬直もみられなかった。動脈血pHは7.58，$Paco_2$は21mmHgであった。2日後に覚醒したが，眼球運動は正常であった。4日後にふたたび昏睡に陥ったが，両眼は生理的位置にあり，遅鈍だが十分な頭位変換眼球反射をみた。第6病日に重度の肝硬変で死亡した。剖検では器質性中枢神経系病変は認めなかった。

コメント： 本症例はCT導入以前にみられた例であるが，その後の剖検で，これらの局所的異常は肝不全によるもので，器質性病変によるものではないという臨床的印象は確認された。最初の下方やや右への共同偏視は，右側大脳半球深部占拠性病変を示唆したが，24時間以内の覚醒後には正常に回復し，ふたたび昏睡に陥った場合にも繰り返されなかったことで，器質性病変は除外された。剖検時，異常な眼球運

動を説明する内因性大脳病変は認められなかった。われわれは代謝性昏睡の他の患者で，一過性の下方共同偏視と上方共同偏視を経験している。

反射性眼球運動は特に抑制薬に敏感であるので，冷水温度刺激によって，代謝性疾患患者の昏睡深度に関する有用な情報が得られる。受動的頭部運動に対する眼球反応は，温度眼振試験よりも信頼性が低く，頭位変換眼球反射がみられないことは，反射を意図的に拒否している可能性もあるため，心因性無反応を脳幹抑制と鑑別することはできない。冷水温度刺激により，軽い昏睡患者では刺激耳側への強直性共同偏視がみられ，深昏睡患者ではほとんど，または全く反応をみない。温度刺激で眼振が誘発される場合，大脳による眼球運動の調節は正常で，意識障害は非常に軽度であるか，「昏睡」は心因性である。眼球が側方偏位に続いて自然に下方に偏位するなら，薬物誘発性昏睡を疑う[39]。温度刺激が繰り返し非共同性眼球運動を誘発する場合には，器質性脳幹疾患を疑う（ただし，第2章参照）。

症例5-3

20歳の女性。両親が運転する車の後部座席に乗っている間に無反応となった。これまで何の病歴もないが，両親によれば，重い情緒障害があるという。検査では，バイタルサインや全身の身体所見は正常であった。一人になると，彼女は眠っているようにみえ，静かに浅い呼吸を示し，自発的運動はなかった。瞳孔は3mmで反応あり。頭位変換眼球反射なし。痛み刺激に対して動くことなく臥床しているが，眼瞼の受動的挙上に対し抵抗しているようにみえた。冷水温度刺激では，眼振を伴わず，両眼の強直性偏位をみた。血液と尿の毒物検査では，バルビツレートに陽性であり，翌朝覚醒し，母親を怖

がらせようとして複数の鎮静薬を服用したことを認めた。

コメント： 当初，この患者の昏睡は軽く，偽りにさえみえた。しかし，冷水温度刺激で眼球の強直性偏位を認めたことは，眼球運動に対する正常な大脳コントロールが障害されていることを示し，無反応性は脳機能不全によるものであるが，中毒性または代謝性の可能性があり，器質性のものではないことを意味した。毒物検査では少なくとも1つの原因を発見したが，薬物の過量服用が混在することがあるので，すべての要素がこのスクリーニング検査で検出されるとは限らない。

運動活性

代謝性脳疾患患者では一般的に2つの型の運動異常を示す。すなわち，(1)力，緊張，および反射をおかす非特異的疾患，ならびに焦点性発作と全身発作，そして(2)代謝性脳疾患とほとんど診断される，特定の特徴的付随的運動である。

「非特異的」運動異常

びまん性運動異常は代謝性昏睡でみられることがあり，中枢神経系抑制の程度と分布を反映する（第1章）。パラトニー（伸張過度）や口とがらし反射，吸引反射，把握反射は，認知障害や軽い昏睡でみられる。脳幹抑制が増すにつれて，屈曲および伸展硬直や，場合によっては弛緩が現れる。硬直状態は非対称性のこともある。

症例5-4

60歳の男性。昏迷状態，ワイン臭の息がする状態で路上で発見された。それ以外の病歴は得られなかった。血圧120/80mmHg，脈拍100/

min，呼吸は26/minで深い。頸椎損傷を除外するためX線検査をした後，頸部検査では柔らかであった。肝性口臭があり，皮膚は黄疸を呈し，肝腫大が触診された。痛み刺激には呻き声のみで反応した。視覚的脅威には無反応であった。瞳孔径は左5mm，右3mmで，両側とも対光反射あり。静止時眼球は偏位しているが，受動的頭部運動で，完全な共同性眼球運動がみられた。角膜反射は低下しているが両側でみられた。左顔面下垂あり。催吐反射あり。自発的運動はみられないが，痛み刺激に顔をゆがめ，伸展反応を示した。四肢筋は対称性に硬直し，伸張反射は強い。足底反射は伸展性であった。緊急CT検査は正常であった。腰部髄液圧は120mm/mmH₂Oで，髄液中に蛋白30mg/dL，白血球1/mm³を認めた。血清炭酸水素塩16mEq/L，塩化物104mEq/L，ナトリウム147mEq/L，カリウム3.9mEq/Lであった。肝機能検査では著しい異常を示した。

翌朝は，痛み刺激には適切に反応した。過換気は減少し，伸展姿位は消失していた。びまん性硬直，深部腱反射亢進，および両側伸展性足底反射は持続していた。改善は迅速で，第4病日までに覚醒し，神経学的検査では正常であった。しかし第7病日に，血圧が低下し，黄疸が増強した。第9病日には低血圧となり死亡した。剖検で重度の肝硬変がみられ，前頭葉と左小脳下部に陳旧性梗塞を認めた。それ以外に病変は認められなかった。

コメント：この患者では，肝疾患の徴候から肝性昏睡が疑われた。しかし最初は，瞳孔不同および除脳硬直からテント上腫瘍，例えば硬膜下血腫が示唆された。だが，正常な瞳孔反射と頭位変換眼球反射の存在は代謝性疾患を疑わせるものであり，その後のCT検査でその診断が支持された。

局所性麻痺は，代謝性脳疾患では驚くほど一般的である。われわれが経験した低血糖症または肝性昏睡患者のうち数例は一過性の片麻痺を呈し，尿毒症または低ナトリウム血症患者のうち数例は上位運動ニューロン源の局所性麻痺を呈した。ほかにも同様の所見が報告されている[40,41]。

症例5-5（歴史的挿話）

37歳の男性。8年間糖尿病を患っている。毎朝プロタミン亜鉛インスリン35単位を自己投与し，自分で必要と思った場合に，レギュラーインスリン5単位を追加していた。入院1週間前，起き上がろうとした際，一過性に意識を失い，覚醒した際に左片麻痺があったが，数秒で消失した。入院前夜，プロタミン亜鉛インスリン35単位とレギュラーインスリン5単位を自己投与していた。午前6時に床の上で目覚めたが，体は糞便で汚れていた。左半身がしびれ，麻痺していた。脈拍80/min，呼吸12/min，血圧130/80mmHgで，身体所見で特記すべき点はなかった。嗜眠状態であるが，見当識は保たれていた。発語は不明瞭で，核上性左顔面麻痺および舌と僧帽筋を含む左弛緩性片麻痺がみられた。左伸展性足底反応がみられるが，感覚障害はなかった。血糖値は31mg/dLであった。脳波は正常で，徐波焦点はみられなかった。グルコース25gを静注後，3分以内に完全に回復した。

コメント：これはCT導入以前の症例であり，低血糖で起こる可能性のある身体的徴候や脳波所見が示されている。今日では，指先穿刺による血糖測定はずっと早期，病院に到着する前に行われているだろうから，このような症例に遭遇することはまれである。この患者の場合，1週間前に類似の短時間の左片麻痺発作が起きていたことから，はじめは右頸動脈領域の梗塞が示唆された[41]。しかし，比較的限局性の単純な一側性頸動脈卒中にしては少し眠そうであった。

この患者の発作が意識消失とともに起こり，便失禁があったという事実が，発作を疑わせた。しかし低血糖症でも，意識消失および，意識清明患者では局所徴候をみることがある。少量のグルコース治療によって，片麻痺は迅速に消失した。

代謝性脳疾患患者では，器質性脳疾患による発作と鑑別できない，焦点性発作または全般発作をみることがある。しかし，代謝性脳症で焦点性発作を生じた場合は，焦点は発作ごとに変化する傾向があり，このようなことは器質性脳疾患の発作で起こることはほとんどない。このような移動性発作は特に尿毒症で一般的で，コントロールすることは非常に難しい。

代謝性昏睡に特徴的な運動異常

振戦，多巣性ミオクローヌスは，代謝性脳疾患の顕著な症状であり，局所的器質性病変では中毒性または感染性要素が加わらない限り一般的にはみられない。

代謝性脳症でみられる振戦は粗く不規則で，周波数は8～10Hzである。通常，この振戦は静止時にはみられず，みられる場合は，広げた手の指で最も顕著である。重度の振戦では，顔面，舌，下肢に広がり，振戦せん妄のような激越な患者では，合目的的運動が妨げられる。この型の振戦の生理学的機序は不明である。振戦は，一側半球性または局所性脳幹病変患者ではみられない。

固定姿勢保持困難asterixisは，AdamsとFoley[42]によって肝性昏睡患者で最初に報告され，現在ではさまざまな代謝性脳疾患，さらには一部の器質性病変でもみられることが知られている[43]。固定姿勢保持困難は当初，広げた手のひらが手関節で突然に羽ばたくような運動をするものとして報告された[44]。嗜眠性だが覚醒している患者で，腕を手関節で背屈させ，手を広げ，そして指を伸ばし，外転して保つよう指示する(すなわち，「交通整理stopping traffic」のような肢位)ことで最も容易に誘発される。初期の固定姿勢保持困難は，指の軽度な不規則振戦からなり，代謝性脳症の振戦と鑑別困難で，2～30秒の潜伏期の後に始まる。LeavittとTyler[45]は，この振戦について2つの別の要素を記載している。第1の型は，指の不規則なふるえで，通常は前後方向だが，手関節で回転性要素を伴う。第2の型は，中手指節関節での指のランダム運動からなる。この型は次第に，手関節と手指の急激な掌屈の後，ゆっくりともとの背屈位に戻るという様式を呈するようになるのに従い，より顕著となる。両手に生じるが，非同期的で，異常運動が激しくなると，足，舌，顔に広がる(足の背屈が，意識が鈍麻した患者にとっては維持するのがより容易な位置であることが多い)。実際，重度の代謝性振戦では，強い固定姿勢保持困難とミオクローヌスとを鑑別することは困難な場合がある。そして，この両者の運動の基礎にある現象が同じものであるという証拠がある(筋緊張の突発性一過性喪失に続いて，突発性代償をみる)。固定姿勢保持困難は一般的に，覚醒してはいるが嗜眠状態の患者でみられ，多くは昏迷や昏睡の出現で消失する。しかし，場合によっては，手関節を受動的に背屈することで不規則な収縮を引き起こすことができる。固定姿勢保持困難はまた，昏睡患者で受動的に股関節を屈曲し外転することでも誘発できる[46]。規則的または不規則的に起こる羽ばたき外転・内転運動は，代謝性脳疾患を示唆する(図5-1)。

一側性，または頻度は低いが両側性固定姿勢保持困難は，局所脳障害患者において報告されている[43]。固定姿勢保持困難中に記録された筋電図では，下方単収縮中に筋活動の短い欠如がみられた後，突然の代償性筋収縮がみられる。これは，眠気に伴って頭部が突然下を向く状態によく似る。この突発性電気的静止の原因は不明であり，脳波変化も伴わない[42,45,47]。

多巣性ミオクローヌスmultifocal myoclonus

は，筋の一部または筋群に，突然の，非律動的な，パターンのない，はっきりとした単収縮を生じる。最初は体の一部分に起こるが，他の部分へと広がり，特に顔面筋と近位側四肢筋をおかす。多巣性ミオクローヌスは，尿毒症性脳症，ペニシリン大量静脈内投与，CO_2ナルコーシス，高浸透圧性高血糖性脳症に伴ってみられることが多い。多巣性ミオクローヌスは，昏迷または昏睡患者では，重度の代謝性障害の指標となる。しかし本症は，神経変性疾患（例えば，Lewy小体性痴呆，Alzheimer病）や，プリオン病（Creutzfeldt-Jakob病および関連疾患）を有する覚醒患者でもみられることがある。その生理学は不明であり，また運動単収縮は必ずしも特定の脳波異常に反映されず，大脳の電気的活動がない患者でも報告されている[48]。

鑑別診断

代謝性無反応と心因性無反応の違い

覚醒患者では，精神状態，脳波，運動徴候，場合によっては呼吸パターンの違いにより，代謝性疾患と精神病とが区別される。代謝性脳疾患を有する覚醒患者のほとんどは錯乱しており，多くの患者では特に時間に関する見当識障害を示す。抽象

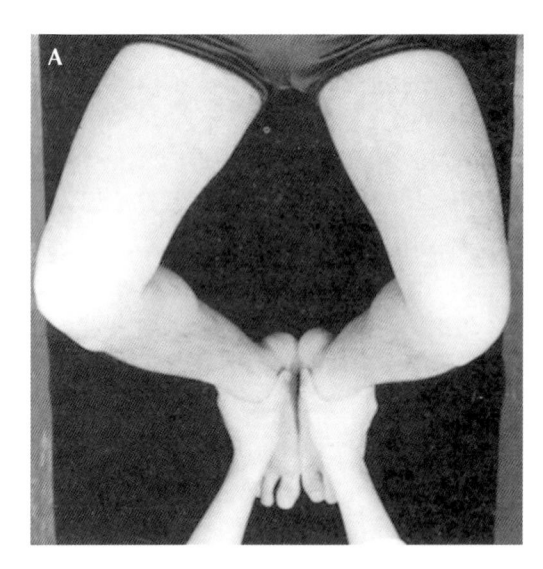

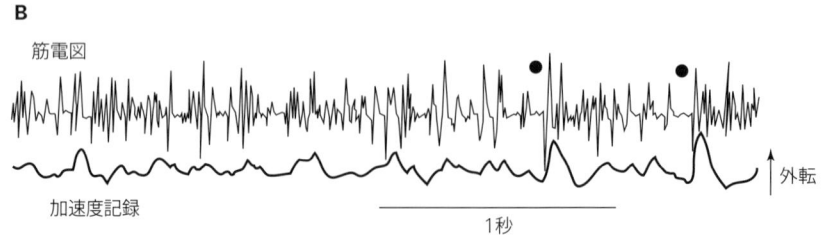

図5-1 （A）股関節の屈曲-外転手技。（B）股関節外転筋からの筋電図記録（上の記録）および膝蓋骨からの加速度記録（下の記録）。短期間の筋電図平坦化（黒丸）の後，続いて高振幅電気活動の群発がみられ，加速度の著明な変化をみる。

Nodaら[46]より許可を得て引用。

的思考は欠落しており，うまく集中できず，新しい情報を容易には保持できない。疾患早期には，広げられ背屈した手は不規則な振戦を示し，固定姿勢保持困難をも示すこともある。口とがらし反射，吸引反射，把握反射はみられる。脳波は全般に徐波を示す。過換気後無呼吸がみられ，さまざまな代謝性疾患によって，低換気または過換気をみる。これと対照的に，心因性疾患を有する覚醒患者では，協力できるなら見当識障害はなく，新しい情報を保持できる。見当識障害があるようにみえたら，自己についての見当識障害（すなわち，自分が誰であるか分からない状態）および時間と場所についての見当識障害をみる。自己についての見当識障害はせん妄患者でみられることはほとんどない。病的反射や付随的運動もみられないが，不規則振戦や正常脳波を示すことがある。心因性過換気を除いて，換気パターンは正常である。

　代謝性疾患による無反応患者は，代謝性疾患で反応のある患者よりも脳波は徐波成分が多く，温度眼振試験では，強直性眼球偏位を示すか，深昏睡ならば反応はみられない。心因性無反応患者は，正常な脳波を示し，温度刺激に対しては正常反応（冷水刺激側から離れる急速相を示す眼振）を示し，強直性眼球偏位はほとんどまたは全くみられない（p69参照）。心因性昏睡患者の一部は，側臥位で眼球が地面に向かって偏位する[49]。心因性発作患者では眼球の強制的下方偏位が報告されている[50]。

代謝性原因と器質性原因での昏睡の違い

　第2章で述べたように，代謝性原因による昏睡と器質性原因による昏睡とを鑑別する鍵は，器質性昏睡を識別する局所的神経学的徴候を確認することである。一方，患者が単に知覚鈍麻か嗜眠状態である場合には，いくつかの特徴的運動と脳波所見が，代謝性脳症の診断を確認する助けとなる。代謝性脳疾患患者では，振戦，ミオクローヌス，そして特に両側性固定姿勢保持困難などのびまん性の異常な運動徴候がみられることが多い。脳波はびまん性で，局所性でない徐波からなる。一方，全般的器質性疾患を有する患者は，異常な局所的運動徴候がみられ，固定姿勢保持困難があれば一側性である。脳波は徐波であるが，テント上病変があれば通常は局所性異常がみられる。

　最後に，代謝性脳疾患と器質性脳疾患は，徴候の組み合わせとその発生具合で鑑別できる。代謝性脳疾患を有する昏睡患者では，通常，脳脊髄幹の多くのレベルに影響する部分的機能不全を同時に患っており，しかも同一レベルから出る他の機能との統合性を同時に保持している。テント上占拠性病変で特徴的な吻側から尾側へと順次悪化する過程は，代謝性脳疾患ではみられず，解剖学的障害は，テント下病変のように，局所的に限定されない。

昏睡に関係する脳代謝

　これまでの章では，覚醒状態の基礎をなし，意識を全体的に構成する心理的活動を正常に働かせる，脳幹，間脳，そして大脳半球間の生理学的相関について述べた。脳の感覚運動そして精神的活動は，脳代謝と密に対をなしているため，原因は何であれ神経化学的障害または欠損により，神経学的異常を迅速に発生しやすい。

　ニューロンとグリア細胞（神経膠細胞）は，その特殊機能を遂行するには多くの化学的過程を経る。神経細胞は膜電位を常に維持し，伝達物質を合成し蓄え，軸索原形質をつくりだし，分解されていく組織成分を常に補充している（図5-2）。脳細胞の90％を占めるグリア細胞はさまざまな機能をもっており，そのいくつかは最近になって解明されてきた[51,52]。乏突起グリア細胞はその主な役割として，ミエリンの産生と維持に関与する。ミクログリア（小膠細胞）は脳の免疫細胞（マクロファージ）である。星状膠細胞は，脳の細胞外液のイオン恒常性の多くを調節している。さらに星

状膠細胞は，基質（乳酸塩）[51]を供給することでニューロンの機能を助けているようである（ニューロンが乳酸塩を生体内で代謝する程度については議論のあるところだが[53]）。星状膠細胞はまた，血流のコントロール[52]と血液脳関門の維持[54]にも関与している。実際のところ，これらすべての複合活動には，身体の他のどの臓器と比べても，細胞のkg重量あたりで，より多くのエネルギーが必要である。さらに，ニューロンとグリア細胞，そして特化された脳毛細管内皮の酵素反応の多くも，ある時点で，アデノシン三リン酸（ATP）をアデノシン二リン酸（ADP）と無機リン酸塩にエネルギー産生加水分解するのを触媒しなくてはならない。十分なATPを絶えず供給しないと，細胞合成は遅くなるか停止し，ニューロン機能は低下または停止し，細胞構造はすぐに崩壊してしまう。

　酸素，グルコース，および脳血流は，互いに独立してエネルギーを産生し，組織構成要素を合成する化学反応を遂行するに必要な基質と補因子を脳に供給するよう働く。覚醒時も睡眠中も，脳の代謝率は身体のいかなる臓器よりも高い。しかし，全体の脳代謝は比較的一定であるが，脳領域ごとにみると差があり，各領域がどれほど活発かによって異なっている[55]。例えば運動中は，運動皮質の活動が劇的に増加するので，他の脳領域の代謝を低下させることで補っている[56]。各領域の代謝変化は，MRIまたはPET画像で最もよく描出される（図5-3）。脳は必須栄養素をほとんど貯蔵できないという特別な脆弱性があるため，血流または酸素供給が，たとえ短時間でも中断されると，組織の生命力をおびやかす。これらのことが，多くの代謝性脳症を理解するうえで中心となるので，以下，それらについて詳述する。

脳血流

ヒトでの正常安静時の総脳血流量は約55mL/100g/minで，この量は安静時心拍出量の15〜20％に等しい。いくつかの研究でわかったことは，全体の脳血流は覚醒時または徐波睡眠時，さらにさまざまな精神的および身体的活動中も，比較的一定に保たれるということである。PETと機能的MRIにより，この見かけの均一性は，脳血流が領域ごとに異なりそして動的に変動

図5-2　(A)生理学的に活性化されている場合のグリア細胞におけるグルタミン酸誘発性解糖機序に関する模式図。グルタミン酸作動性シナプスにおいて，シナプス前で遊離されたグルタミン酸は，特定の受容体サブタイプに作用することでシナプス後ニューロンを脱分極する。グルタミン酸の活動は，おもに星状膠細胞に局在する効果的グルタミン酸摂取系に終わる。グルタミン酸はNa^+と一緒に共輸送され，星状膠細胞内Na^+濃度を増加させることになり，星状膠細胞Na^+/K^+-ATPaseが活性化する。Na^+/K^+-ATPaseの活性化は，解糖（すなわち，グルコースの消費と乳酸塩の産生）を刺激する。乳酸塩は，いったん星状膠細胞から遊離すると，ニューロンに取り込まれ，十分なエネルギー基質として作用する（簡略化のため，図中にはシナプス前終末への乳酸塩の取り込みのみが示されている。しかし，この過程はシナプス後ニューロンでも起こりうる）。グルタミン酸誘発性解糖を示す試験管内実験データを総括したこのモデルは，当該皮質領域の活性化中に起こる細胞および分子レベルの事象を反映している。(B)提唱されている星状膠細胞-ニューロン間の乳酸のシャトルに関する模式図。ニューロン活性およびシナプスでのグルタミン酸遊離に次いで，星状膠細胞内へのグルタミン酸の再取り込みは，Na^+/K^+-ATPaseのアイソフォーム（ウアバインに非常に敏感で，おそらく$α_2$アイソフォーム）の活性化を介して毛細管からのグルコース取り込みを増大する（Pellerin and Magistretti, 1994, 1997）。グルコースはその後，乳酸デヒドロゲナーゼ（LDH_5）の筋型に豊富な星状膠細胞によって解糖され，乳酸塩となる。星状膠細胞とニューロン間の乳酸塩交換は，モノカルボン酸トランスポーター（MCT）により行われる。ニューロンはLDHの心臓型（LDH_1）をもっているので，乳酸塩はその後ピルビン酸塩に転換される。ピルビン酸塩は，ピルビン酸デヒドロゲナーゼ（PDH）によりアセチルCoAの形成を介して，トリカルボン酸（TCA）回路に入り，乳酸塩分子1つあたり17のアデノシン三リン酸（ATP）分子を生成する。

ADP：アデノシン二リン酸

MagistrettiとPellerin[58]より許可を得て引用。

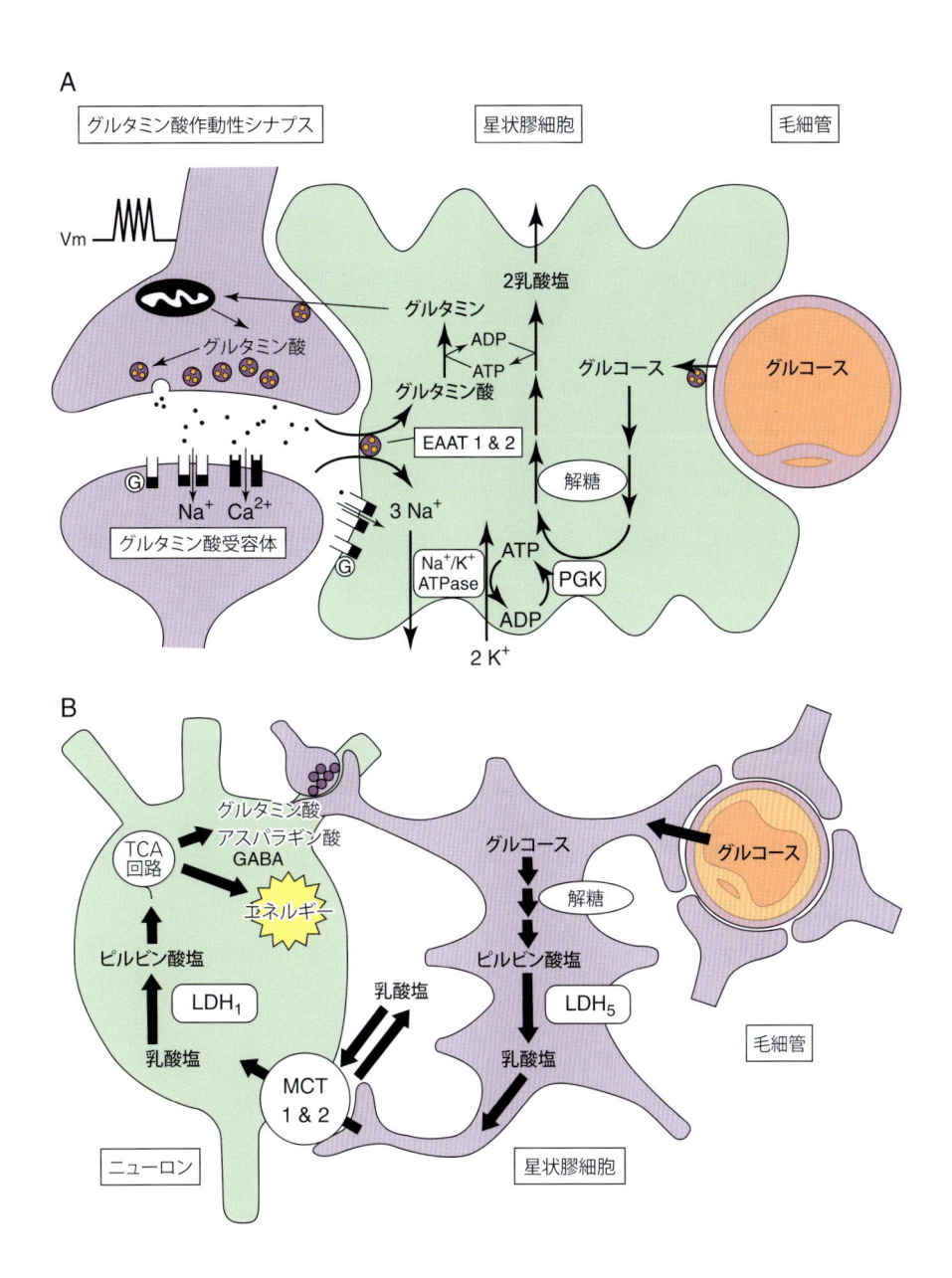

することを隠し，脳血流は脳における局所の生理学的変化によって変わる代謝的需要に見合うよう緊密に調整されていることが分かる．例えば，灰白質での全体としての血流は，白質のそれよりも，正常では3〜4倍多い[55]．

ある領域で神経活動が亢進すると，増加したエネルギー需要に見合うよう脳代謝も亢進する[57]．脳のグルコース代謝率と脳血流は，活性化された領域ではそれぞれ約50％増加するが，酸素の代謝率は約5％のみ増加する[57]．従って，酸素抽出は低下し，静脈血中のオキシヘモグロビン濃度は増加する．これが機能的MRIを用いて得られる血液酸素化レベル依存性blood oxygen level dependent(BOLD)信号の基礎である．酸素代謝よりグルコース代謝が増加し，乳酸塩の産生が増加する．これはおそらくニューロンの要求増加によ

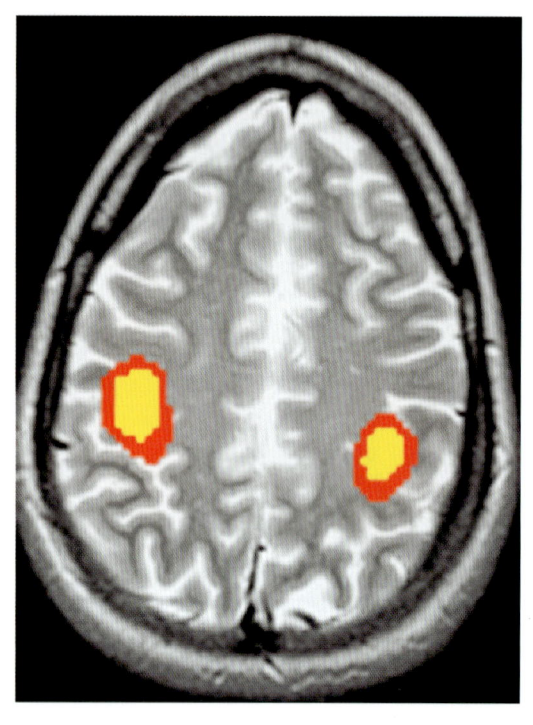

図5-3 正常人で指を屈曲や伸展した際の機能的MRI画像。血流は運動領域での酸素消費よりも多く増加し, オキシヘモグロビンが増加する。常磁性体であるオキシヘモグロビンは, 両側運動皮質に血液酸素化レベル依存性信号を増強させる。

画像はAndrei Holodny博士の厚意による。

ように, この過程には関連組織の容積増加作用があり, これが部分的な脳浮腫を生じる病理過程を亢進している可能性がある。

　脳血流の減少にはさまざまな原因がある。第3章で述べたように, 脳血管系の自己調節能により, 最も顕著な体血圧低下以外のすべての場合において, 脳血流は維持される。自己調節の過程はまた, 脳代謝低下を引き起こす病態は, たいてい脳血流の二次的低下を伴うことも意味しているが, 多くの例では最初の脳血流低下は代謝の低下よりも小幅である[60]。この遅れての反応は, 血流と代謝の真の脱共役よりも, むしろ血管平滑筋の硬直性収縮状態の, 比較的ゆっくりした適応を反映しているのかもしれない。組織血流を代謝的必要量以下に減少させる脳血管の内因性動脈攣縮は, 脳基底部での動脈におもに限定されたまれな現象である〔例えば, 局所的外科的外傷, くも膜下出血, 場合によっては髄膜炎に伴う (第4章参照)〕。多巣性脳細動脈攣縮は, 悪性高血圧による局所性脳血管損傷を説明するのに用いられているが, 最近の研究では, 本症の病因に関して異なる説明が示されている (p171参照)。

　脳血流の一次性減少は, 局所性のこともあれば全体性のこともある。**脳血流の局所的障害**は, 頸部動脈と脳動脈の内因性疾患 (アテローム性動脈硬化, 血栓症, まれに炎症), 動脈塞栓症, 脳ヘルニアによって生じる各脳動脈への外因性圧迫によって起こる。**脳血流の全体的減少**は, 全身性低血圧, 完全または機能的心停止 (心拍出量が脳灌流に必要な量以下に減少する心室性不整脈など), 頭蓋内圧亢進によって起こる。しかし, すでに述べたように, 脳組織の一次的異常が局所の血管抵抗性を増すよう作用しないなら, 脳血流がはっきりとした神経学的機能変化を生じるほどに低下する前に, 頭蓋内圧亢進は全身性収縮期血圧に影響をおよぼすはずである。

　次の段落で述べるが, 脳への血流停止 (**虚血** ischemia) は, 動脈血酸素分圧の著明な低下 (**無酸素血症** anoxemia) よりも, 不可逆的組織損傷

るものだろう[58]。局所脳血流を増加させる刺激は複雑である[59]。ニューロン活性の亢進により, さまざまな血管作動性物質がニューロンやグリア細胞から放出される (図5-4)。これらのなかで重要なのは, アデノシン, 一酸化窒素, ドパミン, アセチルコリン, 血管作動性腸管ポリペプチド, そしてアラキドン酸代謝産物である[59]。いくつかの脳病変では, 代謝のわりには局所脳血流が不釣り合いに速いことが特徴である。このような反応性充血つまり血流と代謝のいわば「脱共役uncoupling」が, 外傷または虚血後組織損傷部位で起こったり, 炎症領域または脳腫瘍周辺領域で起こったりする。これまでのところ, 以上のような病的血管拡張を示す局所刺激の本質もまた, 研究者に理解されていない。しかし, 第2章で述べた

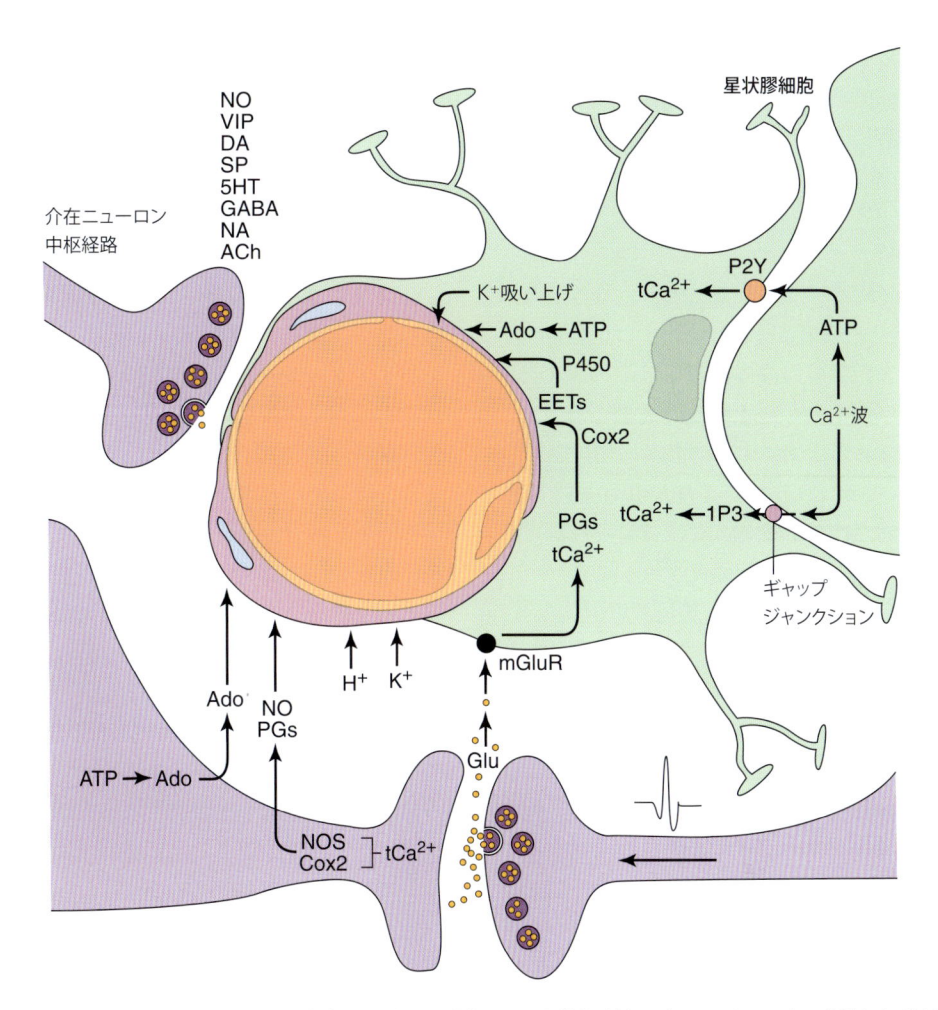

図 5-4 神経活性によってニューロンおよびグリア細胞から遊離される血管作動性メディエータ。イオン（H^+およびK^+）は，シナプス伝達に関連する細胞外電流に寄与する。アデノシン（Ado）はアデノシン三リン酸（ATP）の異化を経て産生される。ニューロンおよびグリア細胞での細胞内Ca^{2+}濃度のグルタミン酸（Glu）誘発性の増加は，一酸化窒素（NO），シクロオキシゲナーゼ2（Cox2）産生プロスタグランジン（PGs），およびシトクロムP450エポキシゲナーゼ産物のエポキシエイコサトリエン酸（EETs）の合成を活性化する。星状膠細胞では，[Ca^{2+}]増加は，代謝生成物産生グルタミン酸受容体（mGluRs）の活性化，そして周辺の星状膠細胞からプリン作動性受容体（P2Y）の活性化を通して，Ca^{2+}波の伝播，またはギャップジャンクションを介してIP3〔イノシトール（1,4,5）三リン酸〕の流入によって産生される。星状膠細胞のリポオキシゲナーゼ産物も，内皮細胞からNOを誘導することで血管拡張を起こす。星状膠細胞における空間緩衝電流は，K^+コンダクタンスが最大（K^+吸い上げ）である脈管周囲の軸索終末からK^+を遊離する。脈管周囲との接触をもつ介在ニューロンおよび投射ニューロンは，血管作動性神経伝達物質，NO，血管作動性腸管ポリペプチド（VIP），ドパミン（DA），サブスタンスP（SP），セロトニン（5-HT），γ-アミノ酪酸（GABA），ノルアドレナリン（NA），アセチルコリン（Ach）などの神経ペプチドを遊離する。

Iadecola[59]より許可を得て引用。

を起こすリスクがはるかに高いように思われる。ヒトにおいて組織の生命力を維持するのに必要な動脈灌流の正確な下限レベルはわかっていない。

動物実験による推定では，20mL/100g脳/minの脳血流で意識消失を起こすことが示唆されているが，永久的損傷ではない。もし血流が

10mL/100g脳/minまで低下すると，膜の完全性は失われて細胞内へカルシウムが流入し，不可逆的損傷を生じる。時間も重要な因子である。18mLの血流では，梗塞を起こさずに数時間は耐えられる一方，5mLの血流が30分以上続くと梗塞を起こす[61]。

いくつかの因子を考慮することで，なぜ虚血がそれほど強く組織構造をおびやかすのかを説明できる。pHまたは乳酸濃度の変化はその因子の1つである。嫌気的代謝は大量の乳酸を産生し，pHは低下する。水素イオンの濃度増加は脳浮腫を促進し，ミトコンドリアでのATP生成を阻害し，カルシウムレベルを増加し，フリーラジカルを形成することによって細胞死[62]を起こすが，これらいずれか1つによっても細胞死が起こる[63]。低血糖（下記参照）は，乳酸産生を増加させることで脳損傷に関与する。

いくつかの他の因子が脳血流を調節する役を演じるが，そのなかで最も重要なのはPco_2，より正確には脳pHである。脳アシドーシスは，低酸素時に脳の細胞外腔へ漏出するカリウムがそうであるように，強力な血管拡張作用がある。脳血流を増加する他の因子には，一酸化窒素（古い文献では内皮由来弛緩因子として言及されている），アデノシン（おそらく一酸化窒素を介して作用する），プロスタグランジン（総説として文献59，64参照）などがある。

糖代謝

グルコースは，脳代謝にとって圧倒的優位に立つ血液由来基質である。in vitroでは，脳皮質スライスがクエン酸回路に入るために，脂肪酸や他の化合物などさまざまな基質を使用してアセト酢酸を合成することが知られているので，なぜグルコースが優位なのかという疑問がわくかもしれない。その答えは，脳への物質の出入りを厳しく制限したり促進したりすることによって，脳の狭い恒常性を守る血液脳関門の特殊化された性質にあるようである。グルコースは，担体糖輸送体（GLUT1）によって，血液脳関門を通って運ばれる。グルコースのニューロン内取り込みは，糖輸送体glucose transporter（GLUT3）によって促進され，星状膠細胞へのグルコース取り込みは，GLUT-1によって促進される。正常な環境下での脳のグルコース濃度は，血漿のそれの約30%である。グルコースの脳内移行または脳細胞での代謝には，インスリンは必要とされない。それにもかかわらず脳にはインスリン受容体が豊富にあるが，場所的に大きな偏りがあり，最も多い領域は嗅球である[65]。インスリン自体は，部分的には正常血糖レベルで飽和状態にある輸送体を使って脳に到達する。インスリンと脳内におけるその受容体の正確な機能は不明である。

基本的な代謝条件において，正常人で脳100gごとに約0.31mol（5.5mg）利用するので，定常的，持続的空腹状態では，脳のグルコース消費量は肝臓が産生する総量とほぼ等しい。しかし，この数字には，脳局所におけるグルコース消費は局所の機能的変化によって大きく変わるという事実が隠されている。グルコースは迅速に脳へ移動するので，正常な生理学的状態では，実質的に唯一の基質ということになる。しかし，ニューロンはおそらく，グルタミン酸で刺激された場合に，星状膠細胞によってグルコースから産生された乳酸塩を使用する[66]。

ケトン体は脳内に拡散でき，また血液脳関門を通って運ばれる。β-ヒドロキシ酪酸，アセト酢酸，そして他のケトン体が，空腹状態，高脂肪食摂取，またはケトアシドーシスで血中に増加すると，さらなる燃料を脳へ供給することになる。実際，空腹時には肝臓の糖新生は，脳の基質が必要とするレベル以下に低下することがある。そのような場合，酸化的代謝のための脳の燃料の30%程度がケトン体で賄われる。しかし，理由は分からないが，脳はケトン体では完全に生きることができないようである。また，以下に述べるように，

一部の研究者からは，ケトン体は糖尿病性ケトアシドーシスの神経毒性に関与することが報告されている。

正常な環境下では，脳におけるグルコース取り込みの約85％は，O_2で燃焼させてH_2Oとエネルギーを産生することに占められ，残りは乳酸塩産生に用いられる。脳は約1mmol/kgの遊離グルコースを予備としてもっており，かなりの量（おそらく10mg/Lほど）のグリコーゲンが星状膠細胞に存在する[67,68]。代謝性需要の増加または代謝性供給の低下が加わると，神経機能を支援するために，星状膠細胞内のグリコーゲンが乳酸塩に分解される。それにもかかわらず，脳においてグルコースと酸素が不足すると，迅速に意識消失となり，正常な脳機能はほんの数秒間維持されるだけである。

脳のエネルギー均衡は，エネルギー前駆体の供給（すなわち，流入）と臓器が働くこと（すなわち，流出）の両方に影響される。内因性の機構が，局所機能の亢進や減少に応じ，代謝を適切に調整するのと同様に，血液由来の資源が枯渇しそうな状況では，この機構が脳の代謝活動を全般的に「弱める」ことにより，昏睡や昏迷を生じていると考えられる。

いくつかの代謝性疾患が，最初は，組織のエネルギー予備量を侵害することなく，脳の代謝率と生理学的機能を低下させる原因となることが知られている。麻酔での可逆性低代謝については次のセクションで述べる。麻酔よりも機構的によく理解されていないのは，早期の低血糖，重度の低酸素血症，脳血流低下状態，高アンモニア血症などにみられる可逆性低代謝である。しかし，この反応は不可逆的損傷から脳を保護するために重要なようである。これについては，低血糖に伴ってみられる神経化学的変化の項で後述する。高血糖と低血糖はともに脳を損傷する。

高血糖

慢性高血糖（すなわち，1型または2型糖尿病）による脳損傷は十分に確証されている[69]。高血糖hyperglycemiaが持続すると高浸透圧になり，次いで代償性バソプレシン分泌を生じる。短期間であれば対応できるが，長期間持続した高血糖では，視床下部と視索上核のバソプレシン分泌ニューロンが損傷される。加えて，高血糖が持続すると海馬ニューロンも同様に損傷され[70]，ヒト[71]と実験動物ともに認知障害を起こすことが示唆されている。これらの影響は，脳卒中（コントロール不良の慢性糖尿病で一般的な合併症）を起こす糖尿病誘発性脳血管損傷と独立しているように思われる。

脳損傷患者への高血糖の影響は，はっきりしていない。臨床的証拠によれば，脳損傷後に高血糖を示す患者は，全体的または局所的虚血[72]によるものであれ，脳外傷によるものであれ，正常血糖患者よりも状態はよくない。同じことが，重篤な患者でも，直接的脳損傷を受けていない患者でもいえる。これらの所見から研究者は，重篤な患者やさまざまな型の脳損傷患者では血糖値の注意深いコントロールを推奨している[73]。

このような患者の予後を悪化させる高血糖の機序は明らかではない。一部では，乳酸塩の産生増加とpH低下が細胞損傷を生じると考えられている。しかし，乳酸塩はおそらくニューロンにとって好ましい基質であり，血糖値の上昇も脳に保護的に働くと考えられる。実際，動物実験では，グルコースを虚血の2～3時間前に投与した場合は保護的に作用したが，同量を15～60分前に投与した場合は，転帰が悪化した[74]。なお，これらの結果については検証中である[75]。高血糖が脳を損傷するもう1つの機序は，グルコース負荷によりグルココルチコイドが放出され，その結果細胞損傷が起こるというものである[70]。機序がどうであれ，高血糖でも低血糖でも，血糖値の注意深いコントロールは，重篤な脳損傷患者の最良のケアに

必須であるように思われる。

低血糖

低血糖hypoglycemiaは脳から主要基質を奪うもので，低酸素症で起こるのと類似の機序で脳のエネルギーを減少させ，脳代謝を妨げると想定される。非常に重篤または長期の低血糖で，このことが実際にみられるが，軽度で一過性のグルコース利用性の低下では，組織内のATPレベルの低下がみられる前に，脳機能と脳代謝は低下する。

インスリンが臨床導入されてまもなくわかったことだが，低血糖性昏睡は，必ずしも神経学的影響または器質性脳損傷を残すことなく，1時間程度続くことがある（このような一過性で完全に可逆的な昏睡を起こすことが，精神疾患の治療を目的とした，インスリン昏睡療法の開発時には目標とされた[76]）。同様に長期の低酸素血症性昏睡が，覚醒時に常に神経学的損傷を残すので，酸素欠乏と基質欠乏の影響の間の違いは，非常に興味深い問題である。従って，低血糖性昏睡の機序は，生化学者によって繰り返し注意が向けられ，ヒトの脳代謝の多くの側面を理解するのに重要な結果が得られている。

低血糖は脳血流，グルコース消費，および酸素消費にさまざまな点で影響する。低血糖中の脳血流や代謝に関する臨床研究では，これまで調査されたすべての血糖値において，脳血流は，おそらく硝酸の遊離[78]により，同一または場合によって上昇[77]，あるいはやや低下[79]していることが示された。脳血流の全体としての変化は，局所的変化を反映しない。軽度の低血糖（3.0mmol/L）で，脳血流は内側前頭葉前部皮質を含むさまざまな領野で増加し，一方，他の領野，例えば海馬など[79]では低下した。実験的研究では，血中グルコース濃度が2mmol/L以下に低下した場合に脳血流の急激な上昇（57%）がみられ，その時点での脳のグルコース濃度は0に近かった[80]。ヒトで血中グルコースが1.7から2.6mmol/dL（31から46mg/dL）へと比較的軽度低下すると，意識は維持され，脳グルコース消費量（CMRglu）は中等度に低下するが，脳酸素消費量は正常に保たれる。意識が維持されるにもかかわらず，約2.5mmol/LのレベルでP300準備電位の潜時が反応時間の増加につれて増加したことは，決断する能力の障害を示唆している[81]。低血糖性昏睡患者では，脳酸素消費量（$CMRO_2$）は少しだけ低下するが，CMRgluは半分以上にまで不相応に低下した[77]。これらの変化は，低血糖時に脳が酸化的代謝のためにグルコース以外の基質，例えば内因性グリコーゲン[82]や乳酸塩[83]を利用していることを示す。さらに，酸素消費が正常であるにもかかわらず，基質の定性的変化がみられることは，正常では意識に関与する神経系に重篤な機能的変化をもたらす。

動物での研究によりヒトでの研究も進み，痙攣または深昏睡を生じるのに十分な低血糖の程度でも，全脳エネルギー予備量は，少なくとも短期間は維持されていることが示されている。脳波活性が残っている限り，ホスホクレアチンやATPレベルは，マウスまたはラットの脳では正常のままである。エネルギー予備は，長期間の痙攣活性後または脳波が等電（約1mmol/L[84]）になった後にのみ，なくなる。

脳代謝研究により，低血糖性錯乱，昏迷，そして昏睡すら，その早期においては，全体としての脳エネルギー供給の単なる不足のせいではないことが示唆されている。低血糖による不可逆的神経学的機能不全の機序はわかっていないが，実験的証拠によれば，アセチルコリン代謝障害[85]またはアスパラギン酸レベルの上昇が，過剰なニューロンの興奮[86]を起こすことが示唆される。重度の低血糖では，おそらく，一部はアスパラギン酸塩の脳細胞外腔への過剰な放出により，興奮性アミノ酸受容体が充満し，そしてカルシウムが流入し，ニューロン壊死が生じる[84]ことで，脳に病理学的変化が起こる。また，おそらくシトクロムcの放出により，カスパーゼ様活性の増加[87]が生じ，アポトーシスが関係するようだとのエビデンスもあ

低血糖によって生じた神経学的機能不全には，他の機序が追加される．例えば，交感神経性の過剰な興奮による神経原性肺水腫により，低酸素による障害も惹起される[88]．血液脳関門の透過性亢進による血管原性[89]または細胞毒性[90]一過性脳浮腫もまた，低血糖の発生を複雑にする可能性がある．神経性食欲不振症患者[91]において，低血糖性昏睡に関連した橋中心髄鞘崩壊症（p173参照）をみるが電解質障害がないという報告が1例あるが，その原因は不明である．

　低血糖に関する上述の議論は，組織におけるエネルギー障害の有無が，細胞が死ぬか回復するかを決定する主要因子である可能性を示している．次のセクションでは焦点を広げ，可逆性である麻酔の脳代謝に対する影響を，昏迷や昏睡を起こす無酸素性虚血性および他の代謝性状態のそれと比較する．

　多くの直接的に作用する物理的および化学的因子が脳を損傷する．例えば，外傷は軸索を剪断し，組織表面を偏位させ，神経死をまねく．しかし，直接的損傷以外にも，多くの致命的脳損傷が組織無酸素を生じ，影響を及ぼす．上述のように，正常な身体は神経組織を一定の「高エネルギー」状態に維持するが，そこでは，グルコースの酸化的代謝で膜電位を維持し，神経インパルスを送り，原形質を合成するため，ATPとホスホクレアチンが常に供給されている．これらエネルギー予備を維持する機序がうまく働かなければ，ATPやホスホクレアチンレベルは低下し，細胞膜はそのポンプ機能を失い，細胞は腫脹し，ある時点でニューロンは回復能を失う．以下に述べるように，組織学的データによれば，ミトコンドリアは不可逆的損傷の初期の攻撃にさらされる．一方，組織化学的データによれば，酸化酵素それ自体は破壊される[92]ことが示唆される．回復不能となる正確な致命的ポイントは，分子細胞学上で解明されておらず，一般に，いつどのようにして神経系が死に至るのかを見つけるには，生理学的モデルによらなければならない．そのようなモデルからのデータによれば，脳は代謝的に抑制されるか冷却されると，脳活動をほとんど無害，無制限に停止させることができるが，酸素または基質がなくなり機能的活動が失われると急速に死に至る．

麻酔

　全身麻酔と徐波睡眠は，病的昏睡に匹敵する状態であるが，正常レベルのエネルギー代謝産物を維持し，容易に可逆的である．両者は脳における同じ部位[93]に作用するが，いずれの場合もその機序は十分に理解されていない．睡眠と麻酔では，上行性賦活系を構成している神経路の抑制がみられる．睡眠中，腹外側視索前核にあるγ-アミノ酪酸（GABA）作動性ニューロンは，$GABA_A$受容体（第1章参照）を介して上行性賦活系を抑制する．全身麻酔薬の多くは，睡眠中に腹外側視索前核によって使われるのと同一の$GABA_A$受容体を活性化することで覚醒系の活動を抑制する，潜在的$GABA_A$受容体作動薬である．睡眠と全身麻酔はともに，結果的に視床皮質活動を緩徐にする[94,95]．

　全身麻酔薬では無動と除痛が得られるが，それは主として，麻酔薬の下行性脳幹修飾系および直接的には脊髄への効果であり，高用量が投与されると健忘や意識消失を起こす[95,96]．麻酔薬（ベンゾジアゼピン，バルビツレート，プロポフォール，エタノール，ガス麻酔薬）の多くがもつ作用は，α_1（鎮静と健忘効果において最も重要），α_2，α_3，α_5（抗不安と筋弛緩効果において最も重要）サブユニットを含むさまざまな種類の$GABA_A$受容体の活性化による[97]．他の麻酔薬，例えば笑気（亜酸化窒素）やケタミンは，主としてN-メチル-D-アスパラギン酸（NMDA）拮抗薬として作用する．これらの麻酔薬は，視床皮質活動を抑制するというより歪めるので，解離性麻酔薬と呼ばれることがある．従って，$GABA_A$受容体作動性全身麻酔薬は脳代謝を低下させるのに対し，ケタミンは脳

血流を増加させ，酸素とグルコース代謝を覚醒レベルに維持する[98]。麻酔深度およびGABA$_A$受容体作動性麻酔薬での脳代謝の低下程度は大まかに脳波で測定できる。麻酔が深くなると，脳波活性は抑制される。抑制なしから完全に等電位の脳波までの抑制程度は，だいたい脳代謝率に相関する[99]。一部の全身麻酔薬は実際に脳血流を増加させるが，脳代謝を減少させもする。従って臨床的には，麻酔は脳機能を抑制するが，正常機能の開始に対し釣り合いをとるべく高エネルギー状態に保たれる。いろいろな濃度の全身麻酔薬の投与下で十分に換気された動物は，正常なATP濃度とホスホクレアチン濃度を示し，正常な乳酸塩/ピルビン酸塩比を維持しているが，これは組織低酸素が全く生じていないことを示している[100]。**脳は麻酔薬により実質的な機能消失レベルまで抑制されるものの，麻酔薬の作用が消失した場合に完全に回復する能力が失われてしまうことはない。**等電位の脳波平坦化が数時間〜数日続く深麻酔の後でも，機能的活動を完全に回復できることが，実験動物とヒトにおいて実証されている[101]。この耐容性は臨床的には，発作の持続による脳損傷を防ぐため，てんかん発作重積状態例で利用されている。当然の結果として，鎮静薬の過剰摂取による昏睡例において，昏睡の深さと長さは，機能回復の可能性を示すものではない。

動物実験により，虚血性脳損傷の数時間前でも数時間以内でも全身麻酔を行うことによって，脳が損傷から守られることが，損傷から数日後の検査からわかった。しかし，3週間たつと，麻酔をされた動物とされなかった動物との間で，神経損傷の程度には差がみられなかった[102,103]。このことは，無酸素の遅発性影響に対し保護効果がなかったことを示している（p225参照）。

バルビツレート麻酔と薬物中毒での臨床経験によれば，十分なケアを受けられれば，たいていの患者は通常，バルビツレートや他の鎮静薬による著しい神経活動抑制がみられても，麻酔を乗り切ることができる。昏睡が非常に深いため人工呼吸器を数日使用し，血圧を昇圧薬で1週間かそれ以上管理されても，何ら脳機能が損傷されることなく覚醒することが可能である。従って，昏睡の原因が何であれ，昏睡患者の予後を評価する場合は，鎮静薬の過剰摂取の有無を評価することが重要である。

麻酔薬による昏睡が完全に可逆性であることと，深麻酔に伴う低代謝率から，バルビツレート麻酔による無酸素後虚血性脳損傷をいかに最小限にできるかを見極めるうえで，有用な示唆が得られた。バルビツレートはまた，再酸素化された組織からフリーラジカルを追い出すが，このことが，蘇生において重要な生物学的機能を示していることを証明する必要がある。一方，フェノバルビタールもまた，活性酸素種の源となるシトクロムP450を誘発する。これら反対の効果が，脳の助けとなるのか，それとも脳を障害するのか，または何ら影響がないのかは不明である[104,105]。興味深いことに，低酸素性虚血性脳症の新生児のランダム化比較試験では，満期およびほぼ満期での出生後6時間以内にフェノバルビタール20mg/kgを静注すると，脂質ペルオキシダーゼが低下することが示されている。さらに，脳血流中の抗酸化酵素と抗酸化ビタミンの低下をみる。脳血流中の脂質ペルオキシダーゼの低下は，良好な転帰に相関することが示唆されている[106]。バルビツレート昏睡は難治性てんかん発作重積状態のコントロールに効果的であるが，他の脳損傷での役割は，本書執筆時点では，はっきりしていない[101]。バルビツレート麻酔は，頭部外傷による昏睡患者に使われ，頭蓋内圧は低下するが，それが転帰に影響するかどうかは不明である[107]。

不可逆的無酸素性虚血性脳損傷の機序

無酸素，虚血，低血糖は，生物学的にはそれぞれ異なるが[108]，脳を損傷するさまざまな状況下で重なることがある。病理学的変化は，これら3つ

の状態でいくらか異なるが重複するところもあり，それぞれで生じる不可逆的脳損傷を特徴づける．3者間の全身循環および局所循環の違いは，細胞性反応の正確な部位とタイプに影響する．脳における類似の変化が，致命的てんかん発作重積状態，一酸化炭素中毒，または全身性代謝性脳症などの後に昏睡状態で死亡した患者など，いくつかの状態の剖検所見でみられる．

全脳虚血

心停止などで完全脳虚血となると，20秒以内に意識消失し，5分以内にグルコースと高エネルギーリン酸塩貯蔵が枯渇する．その後は，たとえ蘇生に成功しても，重度の脳損傷を残す可能性がある．これは特に，最も心停止が頻発する高齢者にあてはまる．なぜなら，高齢者の脳は虚血性変化に対し脆弱だからである．定義によれば，心停止中は脳血流はゼロになる．蘇生の結果，一過性充血により血流と酸素代謝が亢進する．その後，両者は異なる機序で低下する[109]．患者の多くでは，血流が再開された時点で，脳の自己調節能は失われているか，自己調節能曲線は右方偏位しており，脳血流は，心停止以前よりも高い平均動脈圧で低下し始める．従って，心停止後は，正常か，やや高い血圧を維持することが重要となる．

全体的脳虚血は短期間でも脳を損傷するが，それには，血管性因子と神経性因子の両方が関与する．虚血中に生じた血管内皮の変化，さらにグリア細胞に対する追加的変化（内皮血管を圧迫する腫脹，血液粘度変化）が，心機能回復後に循環不全をまねく可能性がある．このいわゆる「血流非再開通現象 no-reflow phenomenon」[110]は，虚血が遷延すると増強される[110〜112]．自己調節能の消失は浮腫発生を増悪し，出血を生じ，さらなる神経損傷，いわゆる「再灌流障害 reperfusion injury」[113]が起こる．虚血とその後遺症が重なり，特に海馬で神経壊死を起こすが[114]，虚血が遷延すると，半球のあらゆる部位で壊死が起こる．

正確な機序はわかっていないが，虚血時の高エネルギーリン酸塩の消失は細胞脱分極を生じ，グルタミン酸を放出し，次いで，中毒レベルのカルシウムがニューロン内へ流入する．再灌流期に酸化的代謝が再開され，細胞毒性でもある過剰なフリーラジカルが爆発的に産生されると考えられる[113]．

心停止により，特に反応性星状膠細胞と相関した脆弱な領域か，または微小梗塞および傍血管性びまん性組織海綿状態を伴う全細胞壊死領域にニューロン死がみられる．後者の病変は層状分布にみえ，主要動脈供給領域間の分水界において，より深刻である．両型の病変は，一定期間の遷延性昏睡後に死亡した患者で，より強く不均一である[115]．

特に脆弱な領域は，後頭葉皮質，前頭頭頂葉皮質，海馬，基底核，視床網様核，小脳のPurkinje細胞，および脊髄である（図5-5）．皮質の層状壊死は，一般に大型錐体細胞の大多数がある第Ⅲ，Ⅴ層をおかす．最も脆弱な領域は，海馬のCA1領域である．心停止から回復し，CA1領域に限局した病変を有する患者では，後遺症として重度の順行性健忘をみることがある（症例5-6参照）[116]．

局所的虚血

局所的虚血は全体的虚血と異なり，血管閉塞によって生じた無灌流領域を取り巻く領域に，少なくともある程度の血液を送る側副血行がみられる．ペナンブラ penumbra[117]と呼ばれるこの周辺領域は，低流量であるが，細胞死は生じない．治療の目標は，その領域を保持し，代謝を正常に戻すことである．全体的虚血と同様に，損傷は虚血期か再灌流期に起こる[118]．SchallerとGraf[118]は，ペナンブラが組織損傷を受けやすい時間を示す3つのピークのある曲線を提示している．第1のピークは虚血中にみられ，結果的に酸素枯渇，エネルギー消失，ニューロンとシナプスの脱分極，恒常性の喪失を起こし損傷を受ける．第2のピー

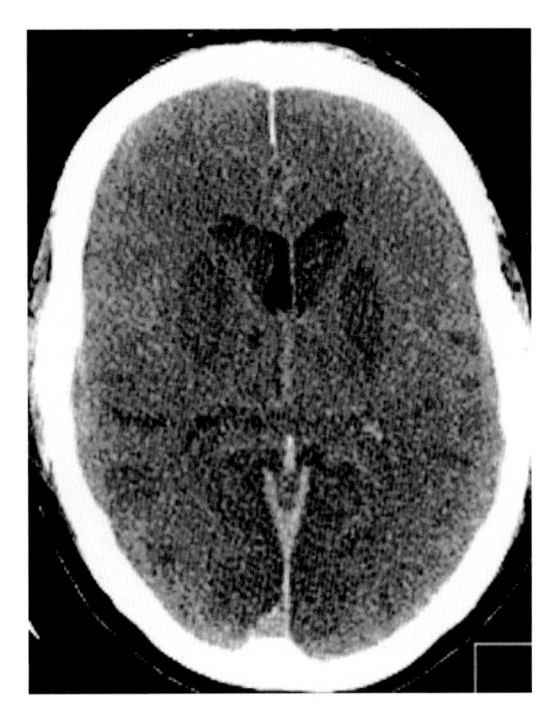

図5-5 遷延性心肺蘇生後昏睡患者のCT像。この画像は，深昏睡だが呼吸がみられた際に撮影された。脳は腫脹し，皮質溝は閉塞している。灰白質と白質間の信号差はみられない。レンズ核は低吸収で，基底核梗塞が示唆される。

画像はSasan Karimi博士の厚意による。

クは再灌流後にみられ，細胞毒性と恒常性障害が原因で損傷を受ける。第3のピークは数週後にみられ，壊死およびアポトーシスによるニューロンとグリア細胞の遅発性損傷が起こる。最初の2つのピークを改善すると思われる治療，例えば虚血時に麻酔薬を使用することは，遅発性細胞壊死に対して全く効果がないようである[103]。

また治療ウィンドウに関しても，局所的虚血は全体的虚血とは異なる。心停止患者で，不可逆的脳損傷で著明な神経学的障害を生じる前に，循環を回復できるわずかな時間がある。局所的虚血では，本質的に，周辺組織に対する側副循環，そして場合によっては部分的虚血領域，すなわち最も強い虚血領域を取り巻くペナンブラがある。ペナンブラを構成する組織は，正常に機能するレベル以下の血流しかないが，直ちに梗塞を起こすほど少なくはない。従って，ペナンブラ組織は，救済できる数時間の余裕があることが多い。このことによって一部の症例では，それ以外では梗塞を生じたであろう領域を，ほとんどないし何ら神経学的損傷がない程度にまで抑えることができるだろう。どの程度時間的余裕があるかは，個々の血管解剖学および血管閉塞の原因によって異なることは疑いようがないが，血栓溶解療法の臨床試験データによれば，3時間ほどであることが多い。実際にはもっと長いかもしれないが，3時間後には，梗塞組織内への出血の危険性が，部分的に虚血組織を救済する利益よりも大きくなる[118]。

再灌流中の高血糖は梗塞範囲を拡大させ，出血をまねく可能性がある。また脳血流減少をも起こす。この影響の機序は明らかでないが，内皮損傷，接着分子の発現増加，または血管拡張を起こす重要な蛋白質の糖鎖形成などが原因となりうる。

症例5-6

44歳の女性。自室で意識を失っているところを帰宅した夫により発見された。夫が呼んだ救急車で病院に搬送され，一酸化炭素中毒と診断された。短時間の心停止があったが，蘇生された。はじめは意識消失状態であったが，回復する前10日ほどは，わずかだが反応がみられた。回復時には，やや多幸的であったが，夫や家族と完全に論理的な接し方ができた。退院しスペイン語の大学教師として職場に復帰しようとした。しかし残念なことに，車を止めた場所を思い出せなかったり，また，その日に教えるべきことを思い出せなかったりした。ただし，いったん授業が始まれば比較的良好にこなすことができた。前もって念入りに授業計画を準備し，車は同じ場所に止められるように取り決めをし，書面で説明を受けるようにすることで，働き続けることができた。

低酸素症

虚血や低血糖と違って，低酸素hypoxia単独で脳壊死を生じることはまれである[114]。実際，実験動物を8～10％の中等度低酸素状態に3時間曝露すると，1ないし2日後に行われた脳虚血に対し保護効果を示した[119]。MiyamotoとAuerは，ラットをPao_2 25Torrに15分間曝露したが，ニューロン壊死は認められなかった[114]。一側性頸動脈結紮（虚血）では，Pao_2 100Torrに曝露した動物でも壊死を生じた。これらの実験では，低酸素は虚血の影響を増幅した。ヒトでは多くの場合，低酸素は低血圧か心停止を起こすので，低酸素性損傷はその大部分が低酸素性損傷と虚血性損傷の混合である。

一酸化炭素中毒で起こるような純粋低酸素では，半球の皮質下組織の遅発性損傷を起こしやすい。典型的には，損傷は低酸素状態から覚醒後1～数日たって起こり，後部半球白質と基底核を含む特徴的な分布がみられ，患者は失明し，舞踏病様の運動障害を残すことが多い。類似の型の脳損傷は，さまざまなミトコンドリア由来の脳症と炭水化物代謝障害でみられ，このことは損傷が酸化的代謝障害によることを示唆している。損傷がこれらの部位に好発する理由は不明であるが，淡蒼球のニューロンの特に高い恒常的発火頻度により，低酸素損傷を受けやすくなっていることが考えられる。

代謝性昏睡における神経伝達物質

覚醒，睡眠-覚醒サイクル，意識を調節しているさまざまな神経伝達物質は，おそらく代謝性脳症にも関与している。以下，脳症におけるそれらの役割につき，知られている点を述べる[120]。

アセチルコリン

第1章で述べたように，アセチルコリンacetylcholineによるコリン作動系は，意識に関し重要な役割をもつ[121]。ニコチン性受容体サブセット$α_4$と$β_2$は，揮発性麻酔薬とケタミンの臨床用量で抑制されるが，この抑制が臨床的に意味があるものかどうかは不明である[122]。しかし，血液脳関門を通過する抗コリン作動薬は記憶喪失やせん妄の陽性症状を生じ，抗コリン治療は高齢入院患者でのせん妄の独立危険因子である[123]。

ドパミン

ドパミンdopamineは覚醒面で重要な役割を演じる。広範囲の刺激薬（アンフェタミン，メチルフェニデート，モダフィニル）は，ドパミン再取り込みポンプの拮抗薬であり，マウスでこのドパミン伝達物質が欠乏すると，これらの薬物は刺激薬としての効果をもたない。Parkinson病患者は，ドパミン受容体拮抗薬で治療された患者でみられるように，眠気を生じる。しかし逆説的に，D_2受容体作動薬も眠気を生じる。この不可解な反応は，D_2受容体がシナプスの前後いずれにも存在することによるようである。ドパミンは，シナプス後受容体を介して主要な覚醒作用を示すが，D_2受容体は，ドパミン放出を下方制御する，ドパミン末端のシナプス前にもみられる。こうして，D_2拮抗薬は内因性ドパミン放出を減少させる。興味深いことに，ドパミン受容体作動薬はせん妄を起こす一方，ドパミン受容体拮抗薬はせん妄治療に用いられることが多い。ドパミン拮抗薬はまた，脳波を徐波化する[124]。アセチルコリン放出が低下する場合，低酸素状態でドパミン放出は増加する[120]。

γ-アミノ酪酸

上記のように，γ-アミノ酪酸gamma-aminobutyric acid（GABA）のGABA$_A$受容体は多くの全身麻酔薬の主要標的である。GABA$_A$増強作用のあるベンゾジアゼピンは，記憶喪失，せん妄，そしてまれに昏睡を引き起こす[126]。ベンゾジアゼピン様および非ベンゾジアゼピン様の内因性GABA作動薬の濃度増加は，肝性脳症患者でみられる[127]。さまざまなGABA$_B$受容体作動薬，例えばバクロフェンは，鎮静作用も有する。ナルコレプシーで最近使用が認められたγ-hydroxybutyrate（GHB）は，GABA$_B$受容体と，おそらく特殊なGHB受容体の両方に結合する。この薬物は，著明な意識障害と高振幅δ波脳波活性を生じる。この薬物はまた，低用量で記憶喪失，場合によってはせん妄を生じるので，「デートレイプdate rape」[注1]薬として話題になった。

セロトニン

せん妄の発生機序には，進化論的に非常に古いセロトニンserotonin〔または5-hydroxytryptamine（5-HT）〕が関係するという研究者もいる。高レベルでも低レベルでも，セロトニンはせん妄に関係する[128〜130]。セロトニンレベルは，血液脳関門を通過する大きな中性芳香族アミノ酸であるトリプトファンの輸送に依存する。イソロイシン，ロイシン，メチオニン，フェニルアラニン，チロシンなど，いくつかの他の大きなアミノ酸は同じ飽和担体を使用するので，それらはお互いに競合する。従って，血漿中のアミノ酸レベルの変化は，脳内のセロトニン代謝に影響する。最近の研究では，正常人で就床前にトリプトファンの豊富なα-ラクトアルブミンを投与すると，翌朝の意識清明度と注意力を改善することが示されている[131]。セロトニン離脱の影響は，あまり明確でない。トリプトファンの摂取増加は肝性脳症患者での脳セロトニン活性を増加する[121]。

ヒスタミン

ヒスタミンhistamineは現在，目を覚ましている状態を維持するのに重要な役割を演じていることが知られている。視床下部における隆起乳頭体核のヒスタミンニューロンは，上行性賦活系の主要要素である。ネコで，ヒスタミンニューロンをGABA拮抗薬で抑制すると眠気が生じ，ビククリンによる脱抑制では覚醒を生じ，麻酔薬の鎮静効果を予防する。ヒスタミンを合成するヒスチジンデカルボキシラーゼ遺伝子か，または大脳皮質にみられるH$_1$受容体遺伝子をノックアウトされた動物は，眠気が強く，オレキシンのような他の覚醒神経伝達物質に反応しない。アレルギー治療に用いられ，また血液脳関門を通過するそれらH$_1$拮抗薬は，ヒトでは強い眠気を起こす。H$_2$拮抗薬，例えばシメチジン，ラニチジン，ファモチジンは，特に高齢者でまれにせん妄に関係する[132,133]。この反応は他のヒスタミン受容体サブタイプとの間の非特異的相互作用によるもののようである。

グルタミン酸

脳において最も一般的な興奮性神経伝達物質であるグルタミン酸glutamateは，視床皮質，および長い距離の皮質-皮質伝達に関与するほとんどすべてのニューロンで使用される。記憶現象，例えば長期増強long-term potentiation（LTP）に必要なNMDA受容体を遮断する薬物であるケタミン，一酸化窒素，phencyclidineなどは，強いせん妄を生じる。しかし，これら薬物は覚醒系の活動を減少させず，実際，それを亢進する。その結果，ケタミン服用者は，奇妙な，ゆがめられた経験を報告し，気付きがないようにみえるが，自覚している。グルタミン酸のアップレギュレー

注1：デートの相手にレイプされること。被害者の抵抗力を奪う計略として，酒や薬物が使われることがある。

ションはアルコール離脱性せん妄（振戦せん妄）に関連している[134]。

ノルアドレナリン

ノルアドレナリンnoradrenalineは，上行性賦活系の主要要素である青斑核ニューロンで使用される。青斑核を剥離しても，他のモノアミン作動系からの重複経路により，意識にほとんど影響しないが，そのニューロンは環境における新しい刺激に関連して発火し，覚醒中最も活発である。β受容体遮断薬は抑制作用があるが，意識障害は生じない。α受容体遮断薬は，末梢血管拡張と起立性低血圧を生じる際には，主として意識障害を起こす。脳血流中のノルアドレナリンは，アルコール離脱中は増加し[135]，アヘン製剤離脱でもみられる。$α_2$受容体作動薬であるクロニジンでの治療により離脱症状は和らげられる。ノルアドレナリンとドパミンの再吸収を遮断するコカインは，痙攣性，呼吸性，そして循環毒性を有しているが，この症候群のどの部分がノルアドレナリンによるのかは明確でない。

代謝性昏睡の特殊な原因

代謝性昏睡の原因診断は，必ずしも容易ではない。病歴は得られないことが多く，神経学的検査の多くでは，昏睡の原因が，特定の病因を証明することなく，代謝性であることのみが示唆される。従って，最終診断のためには通常は臨床検査が必要である。しかし，発症が急性で重篤であり，時間がない場合は，急性代謝性昏睡の主要な治療可能な原因（比較的少ないが）を，系統的に考慮しなければならない。はっきりしない症例の場合，正確な手がかりは呼吸パターンの注意深い観察から得られることが非常に多く，適応があれば，血液ガス，血糖値の測定，そして腰椎穿刺によって明らかになる。

低血糖性昏睡は頻度が高く，危険で，臨床的にはっきりしないケースがあるので，せん妄，昏迷，昏睡の原因を直ちに診断できない患者に対しては，指先穿刺による血糖測定を行うべきである。高血糖は，脳梗塞または頭部外傷患者の予後を悪化させるので，患者が低血糖であるとわかっていない場合には，グルコースは与えるべきでない。栄養失調の可能性のある患者では，急性Wernicke脳症[136]（p325参照）の危険性を最小限にするため，チアミンをグルコースと一緒に与えるべきである。

脳酸素分圧は，直接センサーを脳内に挿入することで脳静脈酸素を直接測定する[137,138]か，頸静脈球内にセンサーを挿入することで間接的に測定される[139]。しかし，頸静脈酸素分圧は，脳の特定の部分の酸素分圧に関しては有益な情報とはならない。

虚血と低酸素症

脳の低酸素症hypoxiaは，環境ガス分圧の低下，あるいは生体の全身性異常による組織への酸素運搬障害など，酸素の供給に大きな問題が生じた際に生じる病態である。組織低酸素症には多くの原因が存在するが[140]，脳への酸素供給障害は，たいていの場合，低酸素性低酸素症，貧血性低酸素症，組織毒性低酸素症，虚血性低酸素症に分類される。これらのすべてにおいて，脳への酸素供給が致命的なレベルにまで低下する危険性がある。低酸素性低酸素症，貧血性低酸素症，虚血性低酸素症の相違点は動脈側にある。この3つの低酸素症はいずれも**脳静脈血低酸素症**cerebral venous hypoxiaを引き起こすが，それは，脳組織中に挿入した酸素センサー[138]を除いては，組織ガス分圧をin vivoで推定するうえで最もよい指標となる[141]。しかし組織毒性低酸素症においては，血中の酸素レベルが正常値を示すことがある。

低酸素性低酸素症hypoxic hypoxiaにおいては，十分な酸素が血液に届かないために，動脈血

の酸素含量と酸素分圧が低下する．この状態は，空気中酸素分圧の低下（例えば高山，または窒素[142]やメタンなどの不活性ガスと酸素の置換），あるいは酸素が肺胞毛細血管壁に到達できないか，もしくは透過できないこと（肺疾患，低換気）に起因する．軽度または中等度の低酸素症においては，脳への酸素供給を増加させるために脳血流が増加するので，症状は何も生じない．しかし，慢性的に酸素が欠乏している状態においても，脳血流は正常の約2倍までしか増加しえないことが，臨床的に知られている．脳血流増加による酸素欠乏の代償が不十分になると$CMRO_2$が低下しはじめ，脳低酸素症の症状が発現する．低酸素性低酸素症は全身に広がるので，エネルギーを大量に消費するすべての組織が悪影響を受ける．そして，酸素供給がある限度を超えて低下すると，心筋が機能不全に陥り，血圧が低下し，脳への血流供給が不十分となる．低酸素性低酸素症後に死亡した患者の病理学的検索では，虚血性変化が多くの場合観察される[114]．従って，低酸素性低酸素症が，単独でどのような変化を引き起こすのかを厳密に定義することは困難である[143]．例えばin vitroの実験では，興奮性細胞毒性の原因であるグルタミン酸放出は虚血によって生じるが，低酸素症では生じない[144]．低酸素性低酸素症において血圧低下に先行して生じる意識消失は，神経伝達物質の放出が自発的に亢進し，そのために正常な神経回路の働きが撹乱された結果として生じるのかもしれない[145]．

貧血性低酸素症anemic hypoxiaにおいては，十分量の酸素が血液に到達するが，酸素と結合して運搬するヘモグロビンの量が減少している．この状態において，血液の酸素分圧は正常であるのに酸素含量が低下する．ヘモグロビン量の減少（貧血）あるいは酸素との結合を障害するようなヘモグロビンの化学的変化（一酸化炭素と結合したヘモグロビン，メトヘモグロビンなど）がその原因となりうる．血液酸素含量が非常に低下した場合には，脳の代謝的需要が，脳血流増加によっても満たされなくなるので，昏睡が生じる．貧血では血液粘度の低下が生じているので，一酸化炭素中毒と比較して，脳血流の増加が多少とも生じやすくなる．一酸化炭素中毒による毒性の大部分は，一酸化炭素とヘモグロビンの結合ではなく，シトクロムとの結合による組織毒性に起因する[146]．

虚血性低酸素症ischemic hypoxiaにおいては，血液による酸素運搬量が十分である場合もそうでない場合も，脳血流自体の減少のために組織への酸素供給量が不足する．よくみられる原因としては，心筋梗塞，不整脈，ショック，血管迷走神経性失神，あるいは動脈閉塞（例えば脳卒中）と動脈攣縮（例えば片頭痛）など，脳血管抵抗を増加させる疾患があげられる．

組織毒性低酸素症histotoxic hypoxiaは，シアン化物や一酸化炭素など，電子伝達系を障害する薬物の作用に起因する．一酸化炭素中毒によるものが顕著に多いが，住宅火災は一酸化炭素中毒とシアン化物中毒の両方を同時に引き起こすことがある（p247参照）．電子伝達系が障害されるので，解糖が亢進し，乳酸が増加する．従って，重度のシアン化物中毒患者では，血中乳酸値がきわめて高くなる（7mmol/L以上）．ある種のシアン化物解毒薬はメトヘモグロビンを増加させるので，すでに一酸化炭素中毒に陥っている患者では，貧血性低酸素症を増悪させることがある[147]．この場合，ヒドロキシコバラミンの投与は効果がない．

虚血もしくは低酸素症患者での神経学的徴候の発現は，原因が何であるかよりも，その持続時間と重篤度のほうに大きく依存する．一般的に，虚血（血流不全）は低酸素症単独よりも危険であるが，それは一部では，乳酸のような潜在的毒性を有する脳代謝産物が除去されないことに起因する．低酸素症と虚血による脳損傷の臨床的カテゴリーは，急性，慢性，多巣性という下位グループに分類されている．

急性，びまん性（全般性）低酸素症または脳虚血

この状態は，血液酸素含量の急速な減少，もしくは脳の全体的血流の突然の減少を引き起こす疾患に起因する。主な原因は，溺水，のど詰まり，窒息などによる気道閉塞である。脳動脈の広範な閉塞は，首つりや頸部の絞扼によって生じる。心拍出量の急激な減少は，心停止，重度の不整脈，血管拡張性失神，肺塞栓，あるいは大量の出血に伴って生じる。血小板減少性紫斑病，播種性血管内凝固，急性細菌性心内膜炎，熱帯熱マラリア，脂肪塞栓など，塞栓症あるいは血栓症の原因となる疾患は，脳全体に広く分布する多巣性の局所脳虚血を引き起こすことにより，急性びまん性脳虚血に似た臨床症状を呈することがある。脳循環が完全に停止した場合，意識は6～8秒以内に消失する。酸素供給が停止しても，血流が維持されている場合には，それより数秒長く意識が保たれる。一瞬の浮遊感や失明が意識消失に先行することもある。脳循環の完全停止により低酸素症が完全となるか，あるいは2～3秒以上長く続いた場合は，全身痙攣，瞳孔散大（危機に対するストレス反応による交感・副交感神経からのカテコールアミン放出による），両側伸展性足底反応（Babinski反射）がすぐに生じる。組織酸素化が急速に回復した場合，意識は数秒～数分で戻り，後遺症をみない。しかし，酸素欠乏状態が1～2分以上続いた場合，あるいはそれがすでに存在する脳血管疾患と重なり合った場合は，昏迷，錯乱，運動機能不全の徴候が現れ，それらは数時間以上続き，場合によっては永続性となることもある。臨床的に，完全な虚血性低酸素症が4分以上続くと，大脳皮質（特に海馬）や小脳（Purkinje細胞）のニューロンから細胞死が始まる。ヒトでは，重度の虚血性低酸素症が10分以上続くと，脳組織の破壊が始まる。まれではあるが，特に溺水においては冷水によって急速に脳温が低下するので，低酸素症がより長い時間続いた場合でも脳機能の回復がみられることが報告されている。なお，このような例は成人よりも小児で多い。従って，（特に小児における）溺水に対する蘇生の努力は，患者が水中に10分以上沈んでいたからといって放棄してはならない。

上記のように多くの実験結果から，脳に対する低酸素の致死的作用の初期における機序は，ある程度までは，心臓や脳血管床が重度の虚血や酸素欠乏から回復しないことに起因することが示唆されている。循環を維持するように万全の処置を施した場合，Pao_2が20mmHg以下の低酸素状態に動物を30分間曝露した後でも脳の機能が回復したという実験結果が報告されている。実際の臨床でも，Pao_2がそれと同じくらい低かったにもかかわらず，後遺症なしに回復した例が報告されている。これらの報告は，体循環を正常範囲に維持することが，低酸素症による脳損傷に対して最も効果的な予防・治療法であることを示している。興味深いことに，低酸素症の既往があると，虚血性脳損傷に対する保護作用が高まる。それは，低酸素症によって誘導される低酸素誘導因子hypoxia inducible factor（HIF-1）が，血管内皮成長因子（VEGF），エリスロポエチン，糖輸送体，糖分解酵素，熱ショック蛋白，および虚血に対して保護的に働く他の遺伝子を発現させることによる[119]。

特に，患者が健康な若年者の場合は心機能が回復する可能性が高いことから，心蘇生のための努力を，長時間にわたって精一杯行うべきである。

意識消失を起こす短時間の低酸素性虚血発作は，失神による一過性全脳虚血の結果として最も頻繁に生じる（表5-8）。より頻度は低いが，椎骨脳底動脈の一過性虚血発作も意識消失を生じうる。この発作に短時間の発作が伴うことがあるが，その場合は，発作自体が意識消失の原因である可能性を考え，鑑別診断を行わなければならない。

失神 syncope（fainting）は，脳血流量が，脳代謝を維持するために十分な量の酸素と基質を供給できるレベルよりも減少した場合に生じる。脳血

表5-8 短時間の意識消失発作を生じるおもな原因*

I. 失神
 A. 主として血管性
  1. 末梢血管抵抗の低下
   a. 血管拡張
    i. 精神生理学的
    ii. 内臓感覚刺激による反射(深部の痛み,胃拡張,排尿後,など)
    iii. 頸動脈洞性失神,タイプII(血管拡張性)
    iv. 咳反射(右心還流の障害)
   b. 循環血液量の欠乏
   c. 自律神経系の活動低下
 B. 主として心臓性
  1. 心拍数減少を起こす発作(一過性洞性心停止)
   a. 精神生理学的
   b. 内臓感覚刺激(気管刺激,舌咽神経痛,嚥下失神,など)
   c. 頸動脈洞性失神,タイプI(心拍数減少)
  2. 心原性不整脈,心停止
  3. 大動脈狭窄
  4. 頸部動脈の重度血管病変によって頸動脈で発生した塞栓
II. 無動発作あるいは欠神発作
III. 転倒発作
IV. 椎骨脳底動脈一過性虚血発作
V. 低血糖
VI. 転換反応

*:IとIIにおいては,意識状態の変化は観察者に明らかに認められる。IIIは持続時間が短いため(特に頭部が心臓より下に位置した場合,脳血流量が回復する),患者本人も観察者も,意識が正常に保たれていたのか否かがはっきりと分からない。IVとVにおいては患者は目覚めており,観察者には「意識がある」ようにみえることがあるが,発作について正確な記憶がなく,それを単に意識消失発作として思い出すことがよくある。

流が20mL/100g/min以下に低下すると,脳機能が急速に低下する。失神には多くの原因があり,それらを表5-8に示す。若年者における失神の多くは自律神経反射の機能不全によって血管拡張性低血圧を生じ,神経心臓性失神,血管迷走神経性失神,あるいは反射性失神などと呼ばれている[148]。これらの失神は,典型的には,血中ノルアドレナリンの増加によるβアドレナリン性の血管拡張で引き起こされるが,痛みを伴う組織侵襲(例えば採血)または他人がそのようなことをされているのを目撃するだけでも起こることもある。血管拡張反応は,高齢者の失神の最大の原因であるが,より高齢となるにつれて,失神発作は,不整脈,あるいは末梢・中枢神経系疾患や心疾患による圧受容体反射の亢進の結果として生じることが多くなる。

血管拡張性失神は,通常,意識消失前に一過性に生じる立ちくらみ,脱力,発汗から始まる。このような症状は,それらが出現した場合には重要な診断的価値をもつが,真の失神を生じた患者の約30%は意識消失に伴い健忘を呈するため,失神のエピソードは,まとめて「転倒発作」[149]と表現されることが多い(下記参照)。

反射性の失神発作は,ほとんどが立位の際に生じる。まれに坐位で生じることもあるが,腹臥位や背臥位で生じることはほとんどない。一方,心停止は,体位にかかわらず,先行する症状なしに突然に生じることを特徴とする。起立時であれば,患者は突然崩れ落ちるように倒れてしまう。一過性椎骨脳底動脈不全を心停止による失神から鑑別する特徴は,意識消失時間が短い,頭位を心臓のレベルかそれより下まで低くするとすぐに目覚める,意識消失前と消失中に顔面が蒼白となる,などである。

転倒発作 drop attackは,起立していた人が突然足の力を失い転倒する発作であり,典型的には中年[150]と老年[151]にみられる。一部の患者は,失神にその原因があり,意識を失ったことを記憶していない。耳原性のものでは[152],患者はめまいの存在を意識していないことがある。橋底部や延髄錐体部の両側性虚血や,あるいは環軸関節亜脱臼もしくは歯突起骨折[153]による,頭位によって生じる上部頸髄の一過性圧迫が原因の場合もある。そのような例では,意識消失をみない。

椎骨脳底動脈一過性虚血発作 vertebrobasilar transient ischemic attackは,テント下の脳構

造の機能不全に起因する諸症状，特にめまい，悪心，頭痛[154]などによって特徴づけられる持続の短い神経学的発作である（**表5-9**）。従って，**椎骨脳底動脈一過性虚血発作が失神のみを引き起こすことはまれである**。短時間の錯乱または健忘をみることもあるが，昏迷や昏睡の発生はほとんどみられない。それは，脳幹に広い領域にわたって生じる両側性の虚血は，通常，他の脳幹症状も同時に引き起こすからだろう。脳底動脈系の虚血は，橋底部や延髄錐体の下行性運動路をおかすことによって転倒発作を生じることがあり，それは，心停止による失神に一見似ているが，意識消失や循環不全徴候が欠如することから，真の失神と鑑別することができる。

てんかん発作による意識消失を，失神から鑑別することが難しい場合がある。失神発作に伴って強直性痙攣や数回の間代性痙攣が起こることはまれではない。しかし一般的には，患者が起立位でない限り，失神発作は短時間で回復する。一方，大発作は2～4分間持続し，体位にかかわらず繰り返して起こることが多い。一部の無動発作の患者において生じる運動停止を伴う突然の意識消失は，心原性失神や転倒発作に似ている[155～157]。

無症候性あるいは部分複雑発作の患者は，外部世界との接触が失われた朦朧状態 twilight state に突然陥るが，その際に体位や姿勢が崩れることはない。

肺塞栓症の約10％は失神で発症する[158]。発作が肺塞栓発症時の症状であることもある[159]。また，脳梗塞には至らなくとも，局在徴候が出現することがある[160]。症状発現に関与する因子としては，脳虚血，低酸素症，低二酸化炭素血症があげられるが，これらは心拍出量の減少，血液酸素化の低下，代償性呼吸性アルカローシスに起因し，主要な肺動脈の突然の閉塞あるいは血管迷走神経性失神を伴う[158]。脳梗塞を起こす患者もいるが，それは奇異性塞栓によるものと考えられる。奇異性塞栓とは，肺塞栓による右房内圧の上昇のために卵円孔開存部が拡大し，体静脈で生じた血栓が脳に運ばれることによって生じる脳塞栓である。失神や錯乱に陥った患者が肺塞栓を有することを示す1つの手がかりは，**症例5-7**が示すように，失神あるいは発作から回復する際に頻呼吸あるいは頻脈を生じることである。

症例5-7

39歳の女性。原発性脳腫瘍に対して放射線治療と化学療法を受け，元気であったが，前触れなしに突然，全身痙攣を起こした。救急室に運ばれた時点で，軽度に錯乱状態で，見当識障害がみられたが，焦点性の神経学的症状はみられなかった。脈拍数は120/min，呼吸数は20/minであった。頭部CTでは，急性変化は認められなかった。救急医は，脳腫瘍が原因で発作が生じたと考え，担当の神経内科医を呼んだ。神経内科医は，この患者は以前に発作を起こしたことがあるものの，診察時に頻呼吸と頻脈が存在したことから，肺塞栓を疑った。胸部CTにより，肺塞栓の存在が確定された。抗凝固療法が開始され，患者は完全に回復した。

表5-9　脳底動脈閉塞85例中53例に生じた前駆症状

症状	患者数
めまい，悪心	26*
頭痛，頸部痛	18
片麻痺	9
複視	9
構語障害	9
半盲	5
半身感覚障害	5
耳鳴，聴覚消失	5
転倒発作	4
錯乱	3
その他	6

＊：このうち他の前駆症状を示さなかったのは4人のみである。

コメント：　この患者を担当した神経内科医（著者らではない）は，発作の原因として脳腫瘍以外の可能性を考えた点において，実に明敏であった。意識が回復した後に，頻呼吸と頻脈が生じた理由として確実なものはなかったが，原発性脳腫瘍の患者の多くが血栓塞栓症を生じることから，胸部検査を施行し，それが正しい診断と適切な治療へと導いたのである。しかし，診断が正しくない方向に向かってしまう場合もある。焦点性発作においては呼吸困難が生じうることから，誤って肺疾患を疑うことがある[161]。全身痙攣において肺水腫が生じることがあり，その場合にも頻呼吸が生じる。さらに持続的大発作の後では，血清乳酸値が上昇することがあるため（おそらくは，発作中に酸素化が不十分となるため），呼吸と心拍が正常に戻るまでに10〜15分を要することがある。頻呼吸が持続する場合には，動脈血ガス検査を施行する。呼吸性アルカローシス，低酸素症，低二酸化炭素血症などは肺塞栓を示唆するが（Pao_2と$Paco_2$の和は，正常では100以下），呼吸性に代償された代謝性アシドーシスは，発作後の乳酸アシドーシスの存在を示唆する。

間欠性または持続性低酸素症

間欠性低酸素症の典型例は閉塞性睡眠時無呼吸の患者でみられ，認知機能の低下と，場合によって急性せん妄を呈する[162]。持続性低酸素症の典型例は海抜3,000mの高地に滞在する若年者にみられ，せん妄と，場合によって焦点性の神経学的徴候を呈する[163,164]。これらの症候は完全に回復する。さらに，重度の貧血や，心筋梗塞，鬱血性心不全，肺疾患による動脈血酸素化の低下は，特定の状況下において，せん妄，昏迷，あるいは昏睡を引き起こすことがある。これらの症候は，低酸素症の原因が複数存在する場合に特に発現しやすい。例えば心筋梗塞は，中等度の貧血に加え慢性肺疾患のある高齢者では脳症を引き起こすことがある。幸いなことに，これらの問題のうちの1つを解決するだけで，脳症が改善されることがある。

多巣性脳虚血 multifocal cerebral ischemiaは，脳動脈床やその構成要素に何らかの損傷を及ぼす数多くの病態で発生する。高血圧性脳症 hypertensive encephalopathy[165]は，過灌流性脳症 hyperperfusion encephalopathy[166]あるいは可逆性後白質脳症 posterior reversible leukoencephalopathy（PRES）[167]とも呼ばれ，比較的まれであるが，誤診されることがある。重要なのは，この疾患は，的確な診断のもとに治療されれば，通常（常にとは限らないが）は回復するということである。以前は危機的な高血圧，特に子癇においてしかみられなかったこの疾患は，現在ではシクロスポリンやタクロリムス，およびいくつかの癌化学療法薬の投与後を含むさまざまな状況において発生する[168,169]。頸動脈内膜剥離術後，および全身性エリテマトーデス，強皮症，寒冷グロブリン血症などを含むさまざまな小血管病変においては，多少異なった型として発生する。110例を集めた報告では，30例は子癇前症あるいは子癇によるもので，24例はシクロスポリンもしくはタクロリムスの神経毒性によるものであった[166]。この病変が化学療法によって引き起こされた患者のすべてではないが，その多くは，高血圧であった。しかし，高血圧は全く一過性に過ぎないことがあるので，モニターなしでは見逃されてしまうことがある。典型的な症例では，以前神経学的に正常であった患者が，強い頭痛を訴え，興奮し，次第に錯乱，せん妄，昏迷，昏睡へと悪化していく。多くの患者では焦点性発作あるいは全般発作が生じ，多焦点性の神経学的徴候に加えて，皮質盲や片麻痺，その他の局在徴候が発現する。神経学的検査における1つの手がかりは，網膜動脈攣縮と乳頭浮腫がみられることであるが，網膜滲出物が存在することもある。

　画像所見は特徴的であり，MRIによって最も明確にとらえられる[168]（CT像は正常であるか，または両側の頭頂後頭領域において低吸収域を示す）。MRIはT2およびFLAIR画像で，大脳半

球後部，場合によっては小脳，視床，脳幹，脳梁膨大に，両側性に，またしばしば対称的に，高信号域を示す。前頭により近い領域もまれに同様の所見を示す。T1画像では，前述と同じ領域の低吸収像と，場合によっては造影剤増強を示す。拡散強調画像は通常は正常であるが，病変が重度の場合には拡散制限がみられることがある。脳灌流像では，異常信号領域の過灌流がみられる。これらのMRI所見は，血管原性脳浮腫に特徴的なものである。拡散像の異常は，脳浮腫または脳梗塞の存在を意味し，予後不良を示唆する。

この病変の発生機序は，脳血管自動調節能の上限を超える高血圧によって脳小動脈が拡張して内皮細胞が障害される結果，血液脳関門が破綻することによると考えられている。他の因子としては，アクアポリン4(正常妊娠においても高発現する脳血管の水チャネル)[170]，インターロイキン6(血液脳関門を開く炎症性サイトカイン)，一酸化窒素などがあげられている。一酸化窒素は，特に血流速度が速い場合に，自動調節能の範囲をはるかに超える血管拡張を生じさせる[165]。病変が脳後部に好発する理由は不明であるが，側頭葉内側の腫脹により後大脳動脈が圧迫され，その結果，その支配領域の血流がさらに減少するという機序が関与している可能性がある。

比較的軽症例における神経病理学的所見は白質の浮腫のみであり[171]，(例えば子癇前症に対する)治療を行えば，MRIでの病的所見と機能障害は完全に回復する場合もある。より重症例では，内皮細胞腫大，小血管のフィブリノイド壊死，場合によっては明瞭な梗塞を示す微小血管障害が発生する[172]。

治療の原則は，症状の発生を認識し，血圧を下降させることである。血圧下降は，できれば集中治療室で動脈ラインを確保したうえで，慎重に行わなければならない。ほとんどの専門家は，数分〜数時間で平均動脈圧を最大20〜25%下降させることを推奨しており，それ以上急速な降圧は脳梗塞を引き起こす危険性がある[173]。子癇あるいは子癇前症の患者では，硫酸マグネシウムの静注が予後を改善することが比較対照試験で認められているが，それはこの薬物がカルシウム拮抗薬であることによるのであろう[174]。

安静時血圧が通常きわめて低い小児，あるいは安静時血圧が通常の成人レベルよりもかなり低い妊娠女性においては，それほどの高血圧でなくとも，本症が生じる可能性がある。実際，妊娠女性においては，正常高値(140/90mmHg)でも，症状を引き起こすには十分である。このような患者は，分娩前あるいは分娩後2週間以内に片頭痛の症状を訴えることが多い。その原因は，ベースラインレベルからの血圧の急激な上昇である。多くの患者では，本症の存在が認識されるまでの間に血圧が正常に戻ってしまっているので，注意深い観察だけが頼りである。

症例5-8

63歳の男性。高血圧の既往があり，ここ2ヵ月ほど頭痛を訴えていた。自宅で意識を失っているところを発見され，救急室に運び込まれた。到着時は，ほとんど反応がなく，右片麻痺が認められた。血圧は200/130mmHgであった。MRIでは，両側後大脳半球にT2とFLAIR画像で大きな高信号域と，より大きな左側病変部の辺縁における造影剤増強が認められた(図5-6)。担当医は脳腫瘍を疑い，2回の腰椎穿刺を含む多項目の検査を施行したが，特別な所見は得られなかった。脳PET画像では病変部での低吸収がみられた。全身PET画像では異常所見は認められなかった。家族には，おそらく脳腫瘍だと伝え，脳生検が施行されたが，組織の浮腫性変化が認められたのみであった。最終的に，降圧が試みられた。錯乱状態が7日間続いた後，改善を示しはじめた。1週間後のMRIでは，FLAIR画像で引き続き高信号域がみられ，小脳と脳幹には新たな変化が認められた。患者の状態は引き続き改善し，神経学的徴候は正常に回

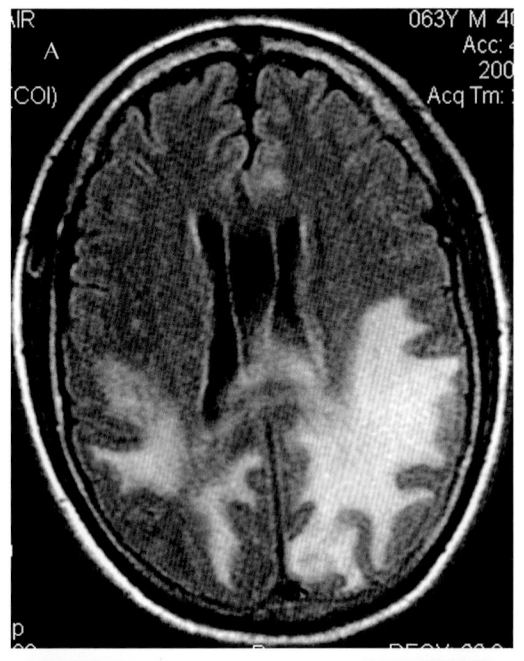

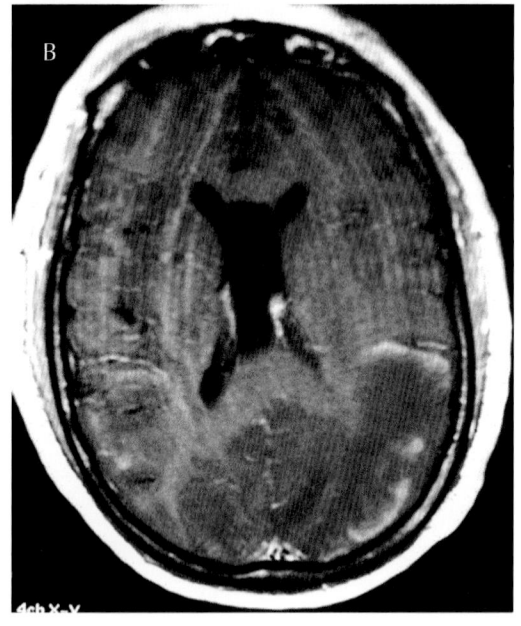

図5-6 可逆性後白質脳症のFLAIR（A），および造影T1強調像（B）。症例5-8では，このMRI所見にもとづいて脳生検が施行された。辺縁部の増強は，神経膠腫の可能性を示すと解釈された。

画像はAlexis Demopoulos博士の厚意による。

復し，MRIでの異常所見も完全に消失した。降圧薬の継続的投与の下に退院した。

播種性血管内凝固disseminated intravascular coagulation（DIC）の特徴は，血管内での凝固機能の活性化による多数の小血管の閉塞である。原因はいくつかあり[175]，敗血症[176]，外傷（特に頭部外傷）[177]，悪性腫瘍[178]，肝不全，いくつかの重度の中毒および免疫反応[179]があげられる。DICは，小さな脳梗塞または硬膜下血腫など脳出血を引き起こすことがある。一方，特に静脈における広範な塞栓に起因する脳血流減少は，変動する局所神経徴候，せん妄，場合によって昏迷や昏睡など非特異的な神経学的症状を引き起こす。血中凝固因子の検査で診断を確定できる[180]。敗血症や頭部外傷におけるDICの発生は，予後不良を示す。

脳マラリアcerebral malariaは，熱帯性マラリア原虫*Plasmodium falciparum*感染で頻繁にみられる恐るべき合併症である。成人では通常，多臓器不全の一部として起こり，全身痙攣の後にみられるせん妄，昏迷，あるいは昏睡を特徴とする。患者は多くの場合，非共同性眼球運動および屈筋と伸筋の固縮をみる。成人の死亡率は約20％であり，ほとんどの死亡は，発症後24時間以内に起こる。この脳症は，マラリアの全身症状（悪寒と発熱）に引き続いて起こるので，診断は難しくはない。患者の15％に直腸出血をみることも診断の一助となる。この病変の発生には，脳微小血管の閉塞が関与する。血管原性あるいは細胞毒性浮腫を伴った頭蓋内圧亢進がみられることもある。この疾患に伴い，低血糖や全身痙攣の後遺症が生じることもある[181]。

脂肪塞栓fat embolismは，かなりの量の骨髄がある，太い長管骨の骨折を伴う骨格外傷の合併症として生じることがあり，骨髄から静脈循環に放出された脂肪滴による小血管閉塞を特徴とする。この脂肪滴は十分な変形能を有するので，肺毛細

血管を通り抜けて動脈循環に到達し，小動脈と毛細血管に広範な塞栓を惹起する．脂肪塞栓には2つの臨床病型がある．第1は肺症候群であり，最初に生じた多数の肺微小塞栓が，進行性の低酸素症を惹起し，頻呼吸と低炭酸塩症（他の原因による肺塞栓症と同じく）を起こす．この低酸素症は，当初は酸素吸入によって改善するが，塞栓が肺胞毛細血管を広く閉塞した場合には，呼吸不全へと悪化する．第2は脳症候群であり，錯乱，嗜眠，昏迷，あるいは昏睡を特徴とする[182]．これらの症状は外傷後直ちに生じるのではなく，脂肪塞栓が肺から動脈循環に達するまでの，数時間から，長い場合には数日後に発症するのが特徴的である．患者は嗜眠となり，重篤な場合には昏睡に陥る．昏迷と昏睡の広範な神経学的徴候に加えて，焦点性発作，不全片麻痺，共同偏視など多種多様な局在徴候が生じうる．軽度～中等度の症例においては，診断が困難な場合がある．重症例と劇症例では，受傷の2～3日後に首，肩，前胸部上方の皮膚に，特徴的な点状出血が生じる．この点状出血の生検では，小血管内部の脂肪塞栓が認められる．しかし，標準的な組織標本作製過程では脂肪分が取り除かれるので，病理医に脂肪塞栓の可能性を伝え，凍結標本の脂肪染色が行われるように取り計らう．同様な点状出血は，結膜と眼底にも生じることがある．磁気共鳴スペクトロスコピー（MRS）では，小血管閉塞による脳低酸素症が発現する前に，脳内に脂質の存在が証明される[183]．より後期になると，MRI拡散強調画像で，暗い背景の中に多発性の高信号域（星座型 star field patterns）が証明される[184]．保存的治療によっても予後は良好であり，急性期を乗り切った患者は，特別な神経学的後遺症を残すことなく回復するが，広範な脳浮腫の発生によって昏睡が持続的となる患者もいる[185]．美容整形の目的で注入したシリコンが，脂肪塞栓症候群に似た症状を引き起こすことがある[186]．

症例 5-9（歴史的挿話）

27歳の女性．これまで健康であった．シアトルのワシントン大学の Philip Swanson 博士からの紹介で受診した．スキーをしていて左脛骨と腓骨の非開放骨折を起こした．痛み以外に異常はなかったが，36時間後，発語がないことに看護師が気付いた．その後まもなく，penthothal sodium と亜酸化窒素-酸素混合ガスによる麻酔下に骨折の非観血的整復を受けたが，術後，麻酔から覚醒しなかった．瞳孔反応は正常であったが，時折，四肢を異常に伸展する姿勢が，右側よりも左側により多くみられた．血液ガス分析では，Pao_2 が 60mmHg，$Paco_2$ が 20mmHg であった．尿中と髄液中に脂肪滴の存在が証明され，眼底と結膜に少数の点状出血がみられた．高血圧や不整脈は1度もみられなかった．

　昏睡発生7日後，開眼はしていたが，眼球彷徨を呈し，心理学的に「わかっている」ような徴候はなかった．頭と四肢を固定した位置に保ち，発汗は著明で，開眼するたびに強い咀嚼運動を示した．四肢筋に過緊張がみられた．左足はギプス包帯をしていた．

　患者は，続く48時間も植物状態にあったが，次第に言葉を発し，指示に応じるようになった．身体の神経徴候も消退していった．継続的に行われた心理学的検査も，知能が徐々に回復していることを裏づけた．事故から4ヵ月後の神経学的検査では，正常に回復していることが示された．Wechsler 成人知能評価尺度では100，記憶評価尺度では110であった．患者は完全に復職することができた．

コメント： この患者は，脂肪塞栓の典型的な経過をたどったので，当時は画像検査は実施できなかったにもかかわらず，明確な診断が下された．この疾患の自然経過がよく示されている症例である．

心肺バイパス手術中，脳はほとんど連続的に塞栓の襲来に見舞われる。このことは，手術中に頭蓋内超音波Dopplerモニタリングを行うと，明瞭に記録される。連発的な塞栓による神経学的合併症は次の4つのパターンに分けられている[187]。すなわち，脳梗塞，術後せん妄，一過性認知障害，長期認知障害である。脳梗塞は1～5％の患者に，術後せん妄は10～30％の患者にみられる。せん妄は活発で著明であることが多く，通常は術後1～2日目に始まって，数日間持続する(p293参照)。短期間の認知障害は，30～80％の患者に，長期間の認知障害は20～60％の患者に起こる。多発性塞栓に加えて，麻酔中の低血圧と体外循環による低酸素症がこのような過程に関与することがある。肺バイパス手術による永続的認知障害の発生が以前報告されているが，最近の報告[188]では，同程度の冠動脈病変をもつ患者群は，正常対照群よりも低い認知スコアを示すと結論されている。

心原性塞栓は，細菌に感染した心臓弁[189]，非細菌性血栓性心内膜炎患者におけるフィブリン-血小板塊(疣贅)が付着した心臓弁[190]，人工心臓弁[191]，心内血栓や心臓粘液腫[192]などに発生したものである。塞栓の大きさと数，それらが停留する血管，溶解速度などに依存して，非常に大きな脳梗塞による局在徴候か，あるいはせん妄や昏迷を含む，焦点性の神経学的徴候を伴ったり伴わなかったりする，より広範な神経学的徴候がみられる。非細菌性心内膜炎患者では，細菌性心内膜炎の患者よりも，複数の領域に無数の小梗塞を起こすことが多い。細菌性心内膜炎患者は，1つの脳領域に限局した病変を生じる傾向がある[193]。MRIで多数の異常域を認める場合，拡散強調画像で陽性を示すものが部分的に存在することは，それらの小梗塞が異なる時期に発生したことを示している。梗塞が，いくつかの異なる血管支配領域に広く分布している場合は，塞栓の発生源が心臓や大動脈のような体循環中心部であることを疑う。心エコー検査は診断を確定する一助となる。

経胸壁心エコーで異常所見がみられない場合，経食道心エコーによって診断が確定されることがある[194]。

症例5-10

58歳の男性。左側の筋力低下を訴えて来院した。過去2ヵ月の間に13kgもの体重減少があり，診察で肝腫大が認められた。神経学的検査では，やや嗜眠ぎみであったが，他の認知機能は正常であった。右方視で左眼の内転抑制と外転眼に眼振がみられた。左側上部運動ニューロン性の顔面麻痺と左上下肢の脱力が認められた。さらに，左上下肢の空間位置覚が低下していた。頭部CTでは，右中大脳動脈支配域の梗塞と，橋上部傍正中領域の小さな梗塞が認められた。これらの梗塞が，明らかに血管支配の異なる2つの領域に存在することから，梗塞源は体循環中心部に存在すると考えられた。

腹部CTでは，膵頭部に腫瘍があり，多発性の肝転移を有する膵癌と診断された。経胸壁および経食道心エコーで異常はみられず，心拍にも異常はなかった。血液凝固系の検査では，プロトロンビン時間の軽度延長と，フィブリン分解産物の増加をみた。患者は傾眠状態を繰り返した後に昏睡に陥った。家族との相談により，緩和治療のみを実施することとし，数日後に患者は死亡した。

剖検で転移性膵癌の診断が確定された。心臓の検索では，僧帽弁にフィブリン-血小板血栓による疣贅が見つかった。脳と腎臓の動静脈には広範な血栓が存在したが，他の臓器には播種性の凝固塊がほとんどみられなかった。

コメント： 播種性血管内凝固，静脈血栓(奇異性塞栓の原因となる)，非細菌性心内膜炎，またはこれらの症状が複合したものなどを含む凝固障害は，癌患者で頻繁にみられる脳卒中の原因である。本症例のように，血液学的徴候や

他の臓器への波及は最小限である。フィブリン-血小板塊の付着は，経食道心エコーを用いた場合でも見つけることが難しいが，それは，この塊が形成後すぐに壊れて小塞栓を生じることによると思われる。しかし，癌患者において脳梗塞あるいは意識レベルの変動が生じた場合は，局在徴候の有無にかかわらず，凝固能についての検査を進める。

低酸素症の後遺症

急性低酸素症発生後にいったん回復したようにみえる患者の約3％が，重度の**遅発性低酸素症後脳症** delayed postanoxic encephalopathy[195]に陥る。われわれも20例を超える症例を経験している（症例1-1）。この脳症は，われわれの症例では最初の低酸素症後，早くて4日，遅くて14日までに発生したが，より長い潜伏期も報告されている[196]。深昏睡を惹起するほど重度の低酸素症であっても，患者は通常24～48時間以内に覚醒する。軽度の低酸素症後では意識消失はなく，ぼうっとしているだけの状態にとどまることがある[196]。いずれの場合も，低酸素症発生後4～5日以内に，ほとんどの患者が完全な活動性を取り戻し，その後2～40日間は，意識清明で神経学的に正常な状態が続く。それから突然この脳症が発現し，易刺激性，無感動，錯乱を呈する。一部の患者は，興奮し，躁状態に陥る。つかまり立ちで足を引きずって歩き，骨格筋の痙性または硬直が出現する。症状の進行は，昏睡もしくは死亡に至るまで悪化し続ける場合と，ある時点で停止する場合がある。多くの患者では第2の回復期があり，1年以内に完全な健康状態に戻るが[195]，障害が永続的となる場合もある。最初の低酸素症発生後に高圧酸素療法を行っても，この遅発性脳症の発生は予防できないようである[197]。

MRIでは，見かけ上の拡散係数 apparent diffusion coefficient（ADC）の低下が生じるが，数ヵ月～1年で回復する。病巣は，典型的には大脳半球後部白質と基底核に分布する。このパターンがミトコンドリア脳症に似ていることから，両者はともに細胞における酸化的リン酸化過程の障害に起因すると考えられる。この脳症の経過は，低酸素症が引き金となって生じたアポトーシスに起因する細胞毒性浮腫の経過と一致する[198]。神経学的増悪が遅発性となる理由は不明である。

症例5-11

35歳の男性。電気技師。低カリウム性周期性四肢麻痺と診断されていた。四肢麻痺の発作は，糖分の多い食物摂取後の急激な血中カリウムの低下に伴って生じることが多かった。ある日，ジャム入りドーナツを食べた後にジムへ行き運動した。次第に脱力を感じ助けを求めたが，急速に脱力が進行して呼吸ができなくなった。まわりの人たちが人工呼吸を行ったが，重度の低酸素症が5分間ほど続いた。救急隊員による蘇生処置を受けて病院へ運ばれたが，そこですぐに目を覚まし，正常な活動を取り戻した。低酸素症発生から4日目に，傾眠状態となり，昏迷を経て昏睡に陥った。約1週間後，ふたたび覚醒したが視力を失っており，アテトーシス様の四肢運動がみられた。3ヵ月後に，知能は正常に回復し，対光反射も正常となったが，光を知覚することができなかった。しかめ顔と，舞踏病・アテトーシス様の四肢運動が間断なく続いていた。MRIでは，両側大脳半球後部の白質と両側基底核の損傷が確認された。

低酸素症後の遅発性昏睡は，一酸化炭素あるいはガス中毒で最も高頻度に報告されているが，**症例5-11**が示すように，低血糖，心停止，頸部絞扼，あるいは手術麻酔の合併症など，他の原因が関与することがある。この神経学的変化は，意識清明期 lucid interval[注2]を有するので，発症当初にお

いて精神疾患と間違われたり，硬膜下血腫と間違えられることさえある．精神疾患は，精神状態の検査により除外できる．硬膜下血腫は，神経学的変化が広範にみられること，頭痛や吻側尾側方向への悪化がみられないこと，さらにMRI所見から除外できる．

病理学的には，遅発性低酸素症後脳症で死亡した患者の脳は，広範にわたる重度で両側性の大脳半球白質脳症を示すが，皮質直下の連絡線維（U線維）および通常は脳幹も保存される[199]．著明な脱髄があり，軸索の数が減少している．ときに基底核梗塞がみられるが[200]，大脳半球と脳幹の神経細胞はおおむね正常に保たれる．このような白質の反応が生じる機序は不明である．数例の患者でアリルスルファターゼA欠損が報告されているが，この遺伝性疾患に脳病変が伴うことは知られていないので，それと脱髄との関係は不明である[201]．低酸素症後脳症による昏睡の鑑別診断においては，低酸素症の発生とその後の経過について詳しく知ることが重要である．代謝性昏睡は，それに特有な症候から鑑別することができる．特異的な治療法はないが，急性の低酸素症にはベッド上安静が合併症の予防に役立つ場合もある．

低酸素症における他の重度で広範な後遺症として，**企図ミオクローヌス** intention myoclonus[202]がある．この症候群の患者は一般的に，心停止あるいは気道閉塞に起因する重度の低酸素症の病歴があり，低酸素症の最中に全身痙攣を起こす．蘇生後に意識を回復しない患者の約40%は，ミオクローヌス性てんかん発作重積状態をみる[203]．昏睡患者におけるミオクローヌス性てんかん発作重積状態は予後不良の前兆であるが，なかには回復する患者もいる．患者は，低酸素症後の昏睡から目覚めた後に，構音障害が存在し，随意運動をしようとすると体幹と四肢筋のミオクローヌス反射が起こる．この病態生理学的基盤は解明されていない．電気生理学的には，ミオクローヌスは皮質病変と皮質下病変のいずれによっても起こりうる[204]．皮質病変によるものはlevetiracetamに，皮質下病変によるものは5-hydroxytryptophanに反応することがある[204]．

糖または補因子の利用障害

低血糖

代謝性昏睡において，低血糖 hypoglycemia は最も頻度が高く重要な原因であり，非常に多様な徴候と症状を呈する[205]．重度の低血糖性昏睡患者の多くは，糖尿病治療のための経口血糖降下薬またはインスリンの過剰投与に起因する．低血糖で入院した患者51例についての検討では，41例が糖尿病を有し，そのうち36例はインスリンの，他の5例はスルホニル尿素薬の投与を受けていた．非糖尿病患者においては，低血糖はアルコールの過剰摂取に起因するものが多かったが，うち1例は自殺目的でインスリンを自己注射していた[206]．より頻度が少ない低血糖性昏睡の原因としては，インスリン分泌性膵腺腫，後腹膜肉腫，肝疾患に伴うヘモクロマトーシスなどがある．インスリンや経口血糖降下薬投与に，ガチフロキサシンやシプロフロキサシンなどのフルオロキノロン系抗菌薬の投与が重なると，重度の低血糖が生じやすい[207]（ガチフロキサシン自体も低血糖を引き起こす[208]）．アルコール摂取そしておそらくインスリン治療中の糖尿病患者に対する精神刺激薬投与が，

注2：脳神経外科領域ではlucid intervalという場合，時間単位のものを指す．従って硬膜外血腫に適用される．硬膜下血腫は外傷から月単位の清明期で発症するので，ここで硬膜下血腫に言及するなら，lucid intervalはふさわしい用語ではないように思われる．

重度の低血糖を引き起こすこともまれではない。実際，重度の低血糖のうち，アルコール摂取のみに起因するものがかなりの割合を占める[209]。従って，認知障害の原因がアルコール摂取にあると思われる患者においても，血糖値の測定は重要である。幸いなことに，ほとんどの救急施設においては，精神状態の異常を呈する患者のすべてに対し，指先穿刺による血糖測定がルーチンとなっている。

　病理学的に，低血糖の損傷作用は主に大脳半球に発現し，致死的な例においては皮質の層状もしくは偽層状壊死をみるが，ほとんどの場合脳幹損傷はみられない。臨床的には，低血糖による急性代謝性脳症は，通常，次の4つの型に分けられる。(1)主に精神状態の変化を呈するせん妄で，静穏で傾眠性の錯乱か，著しい躁状態を示す。(2)神経原性過換気および除脳硬直など多巣性脳幹機能不全の徴候を伴う昏睡。この型においては対光反射，頭位変換眼球反射，前庭眼反射は通常維持されており，これは昏睡の原因が代謝性であることを示唆する。患者は悪寒戦慄に似たびまん性の筋活動を示すこともあり，多くは低体温となる(33～35℃)。(3)局所神経徴候を特徴とする脳卒中様の病態で，昏睡を伴う場合と伴わない場合がある。入院を必要とした患者についてのある報告によれば，その5%に一過性の局所神経徴候がみられた[206]。局所運動徴候を示す患者の場合，永続的な運動麻痺が生じることはまれであり，代謝性悪化のたびごとに，筋力低下の出現する側が変化する傾向がある。発生場所が変化するこの種の神経脱落症状，および局所神経徴候は重度低血糖で昏睡状態にある小児でも起こるという事実は，局所神経徴候は脳血管病変に起因するという説明と相容れない。(4)1回または複数回の，全身痙攣と発作後昏睡を伴うてんかん発作。ある報告では，全症例の20%に全身痙攣発作が発生した[206]。低血糖患者の多くでは，痙攣は血糖値が下降する際に生じる。また，発作が唯一の症状であるような患者においては，てんかんと誤って診断されることがある。低血糖は多彩な臨床像を呈するので，症例5-12のように，患者の臨床像がエピソードごとに変化する場合には，誤診されることが多い。

症例5-12

45歳の女性。大きな骨盤肉腫の治療を目的に入院した。肝転移があり，栄養状態が悪かった。ある日の朝の回診で，無反応であることが発見された。開眼したままで，質問に無反応であったが，痛み刺激に対して四肢の動きがみられた。過度の発汗がみられ，血糖値は40mg/dLであった。グルコース静注によって，症状は直ちに消失した。翌日，同室の患者が，呼びかけに返事がないことに気付いて助けを求めてきた。この際，患者は目覚めており，機敏に反応したが，全失語症と右不全片麻痺が認められた。この際も低血糖が確認され，グルコース投与により症状は改善した。

コメント：　神経学的所見がエピソードごとに変化する場合，低血糖は神経系の器質性病変と非常にまぎらわしい症状を呈することが多い。従って，救急隊が脳卒中を疑った場合，病院に到着する前に血糖値を測定すべきか否かが問題となる。ある報告では，「脳血管障害」を疑われた185例中5例に低血糖が認められた。その全員が糖尿病治療を受けており，グルコース投与によって直ちに回復した[210]。

　低血糖を他の代謝性昏睡の原因から鑑別するうえで，病歴も身体所見も十分に信頼できるものではない。しかし臨床的に重要なのは，(肝性昏睡でもそうだが)低血糖が対光反射と前庭眼反射の経路に影響を及ぼすことはほとんどないということである。診断の遅れは，低血糖が長く続くことによって不可逆的神経損傷が生じやすくなるという大きな危険を孕んでいる。食事療法のみで治療

されている糖尿病患者よりも，インスリン治療を受けている患者のほうで脳波異常が多いということは，上記の理由による可能性もある[211]。徹底的なコントロールを目指して治療を受けている糖尿病患者が，軽度の低血糖発作を繰り返し，緩徐進行性に認知障害を起こすことは決してまれではない。糖尿病の小児における低血糖による発作は，永続的な認知障害を引き起こす可能性が高いが[212]，繰り返し起こる低血糖は，痙攣発作を伴わなくとも認知機能不全を生じることがある[213]。重度の低血糖患者は，脳梗塞を示唆するMRI所見(拡散強調画像における高信号)[90]を呈することが多い。この異常所見はグルコース投与後に消失するので，必ずしも永続的損傷の発生を意味するものではない[214]。症例5-13が示すように，軽度の低血糖が気付かれずに放置されることもある。

症例5-13

77歳の男性。摘出不能な中皮腫があり，食欲不振と体重減少を訴えていたが，ある朝，「いつになく気分爽快」に目覚め，その週初めて食欲があった。着替えて寝室から階段を下りる途中で滑って転落したが，けがはしなかった。朝食の席についたが，食欲があるといっていたにもかかわらず，何も食べようとはしなかった。彼の妻は，言葉が不明瞭であること，平衡感覚が悪いこと，質問に適切に応えないことなどに気付いた。彼女は夫になんとか食べさせたが，食事が済むと，完全に正常に戻った。翌朝も同じことが起きたので，夫を救急センターに連れていったところ，血糖値が40mg/dLであった。グルコースの投与に反応して直ちに回復した。

コメント： この患者では空腹感が低血糖の手がかりであるが，糖尿病ではなかったために，本人も家族もそれに気付かなかった。朝食後すぐに回復したために，妻は最初のエピソードが何かの病気であるとは考えなかった。救急医は2回目のエピソードから問題のありかを敏感に把握し，的確な処置を施したのである。

いったん正しく認識されれば，治療は容易である。10%グルコースを50mL(5g)に分けて静注し，血糖値を正常レベルまで上昇させるほうが，有害なオーバーシュートが生じる危険性のある50%グルコース投与よりも好ましい[215]。血糖値が正常化すれば，神経症状もほとんど常に正常化するが，それには多少の時間がかかることがある。しかし重度の低血糖によって，ときに持続的な昏睡と，不可逆的で広範な皮質損傷が発生することもある。低血糖の再発は，スルホニル尿素薬を服用している患者で特に起きやすい。スルホニル尿素薬は，膵β細胞の受容体と結合し，ATP依存性カリウムチャネルを介して膵β細胞の脱分極を生じさせる。それに伴って開口した電位依存性カルシウムチャネルを介してインスリンが分泌される。オクトレオチドは膵β細胞の第2の受容体と結合し，カルシウム流入を抑制し，脱分極後のインスリン分泌を減少させる。このオクトレオチドは，グルコース静注に不応性の患者に対してスルホニル尿素薬が過剰投与された場合の治療薬として用いられる[147]。

高血糖

糖尿病患者は，低血糖と高血糖hyperglycemiaの間に存在する狭く危険な道を歩かなければならない。というのは，それらはともに脳損傷を引き起こしうるからである。p207に述べたように，高血糖は外傷または脳卒中による脳損傷者の予後を悪化させることを，多くの知見が示している。集中治療室では血糖コントロールのために多大な努力がなされるが，それがどの程度の予後改善効果を有するかは不明である[73]。高血糖は認知障害，特に高齢者における認知障害のリスク増大に関係している[216]。ポリオール経路の回転亢進，

ソルビトール蓄積，ミオイノシトール欠乏，酸化ストレス増大，非酵素的蛋白糖化，さらにカルシウム恒常性の破綻など，高血糖が脳に及ぼす毒性が，糖尿病性脳症の発生に少なくとも部分的には関与する[216]。糖尿病性非ケトン性高浸圧症候群におけるように，高血糖が脳に対して急性の影響を及ぼし，せん妄，昏迷，あるいは昏睡を引き起こすことがあるが，それについては高浸透圧のセクション（p263）で述べる。

補因子の欠乏

ビタミンB群の1つ以上の欠乏は，せん妄，昏迷，そして最終的には認知障害をも引き起こす可能性があるが，昏睡の鑑別診断に重要なのはチアミン（ビタミンB_1）欠乏症のみである[136,217,218]。

チアミン欠乏症 thiamine deficiencyはWernicke脳症を引き起こす。Wernicke脳症はニューロンの機能不全にもとづく症状群であり，治療で回復されないと，第三脳室，中脳水道，第四脳室周辺の灰白質と血管が急速に損傷される[217]。なぜ損傷部位がこのような局在を示すのかは全く理解されていない。なぜなら，チアミンは，摂取されない場合，全脳領域で一定の速度で失われるためである。重度のチアミン欠乏症においては，グルタミン酸とグルタミン酸脱炭酸酵素が末梢組織に蓄積するという報告もある。血中レベルの上昇により，グルタミン酸は脳室周囲器官（血液脳関門のない脳領域）を通って脳室とそれに接する脳組織に到達し，最終的に間脳と脳幹の細胞外腔に拡散する。この領域の細胞は，グルタミン酸の興奮毒性によって損傷される[16]。TCA回路の律速酵素であるα-ケトグルタル酸デヒドロゲナーゼがチアミン依存性であることから，チアミン欠乏によって局所的な乳酸アシドーシスと脳エネルギーレベルの低下と脱分極が生じ，それが局所性細胞損傷の原因となるという仮説も提唱されている[15]。さらに，チアミン依存性の酵素であるトランスケトラーゼの活性は，他の領域よりも橋被蓋で急速に失われる。それが，チアミン欠乏症で損傷される領域が限定される原因ではないかとも考えられている。Wernicke脳症の少なくともいくつかの神経症状はチアミンの投与によって急速に回復するので，チアミンはシナプス伝達にも関与するのではないかと長年疑われてきた。チアミン欠乏動物は，小脳，間脳，脳幹のセロトニン作動性神経伝達回路の著明な障害を示す[219]。これらの動物における間脳と脳幹の損傷部位は，ヒトのWernicke脳症におけるそれとよく一致している。チアミンは，神経終末における活性イオンの輸送に関与しており，膜電位の発生と維持に不可欠である[220]。

チアミン欠乏の根本的な原因は，これを食物から摂取できないことにあり，その最も頻度の高い理由は，ビタミンを含む食物の代わりにアルコールを摂取することである。慢性的に低栄養状態にある患者に，ビタミンを含まないグルコースの輸液を行うと，Wernicke脳症が発生する危険がある。高齢の入院患者の多くは，中〜高度のチアミン欠乏症を有している。入院患者に対する輸液にチアミンを添加することがルーチンとなる以前は，癌病棟の患者のなかに，食物を摂取できず，ビタミン類を加えない静脈栄養[221]を受けていてWernicke脳症を発症した患者が，年に1〜2例はあった。今でも，一般病棟でこのような例に遭遇することがある。われわれが遭遇したなかには，チアミンが経口投与されていた例もあった。しかし経口投与によるチアミンの吸収は，特に低栄養状態の患者では不確実である。従って，Wernicke脳症が疑われる患者に対しては，少なくとも最初の数日間は，チアミンを静注あるいは筋注にて投与する。

間脳および傍中脳水道領域の損傷から予想されるように，患者は当初は反応が鈍く錯乱しており，高度の記憶障害を呈することがある。高度の昏迷や昏睡の発現は，まれでないばかりでなく，危険であり，末期症状の始まりのこともある。しかし，これらの行動異常は多くの疾患に共通してみられ

る。それがWernicke脳炎によることを確認するためには，眼振，動眼神経麻痺，前庭眼反射の障害があり，それらがチアミン投与によって回復することを示さなければならない。進行例では，眼筋障害が完全な外眼筋麻痺へと進展するが，瞳孔が散大し固定することはまれである。多くの患者では，眼症状に加えて，運動失調，構音障害，軽度の末梢性ニューロパチーがみられる。患者の多くは痛み刺激に不思議なほど無関心であり，一部の患者は体温が低く少食である。自律神経失調症は非常によくみられ，起立性低血圧やショックの危険が常にある。Wernicke脳症における低血圧は，神経損傷と血液量減少の組み合わせによって生じると考えられ，おそらく最も頻度の高い死亡原因である。

MRI所見は特徴的である。T2とFLAIR画像は，乳頭体，視床背内側部，視床下部傍脳室領域，傍中脳水道灰白質，中脳視蓋で対称的な高信号域を示す。まれに，乳頭体の出血がT1強調画像で高信号域として描出されることがある。造影剤増強は通常みられない[136,222]。拡散強調画像では，病変部で拡散低下がみられることがあり，それは標準シークエンス画像よりも鋭敏である[222,223]。急性Wernicke脳症では，脳梁膨大での拡散低下が報告されている[223]。アルコール中毒に伴うWernicke脳症患者では脳梁の萎縮が示されているが，それは小腸手術，神経性食欲不振症，あるいは妊娠悪阻に関係するWernicke脳症では報告されていない[224]。

脳以外の臓器疾患による脳障害

肝疾患

肝疾患はさまざまな形で脳に悪影響を与える。急性肝不全は脳浮腫を惹起し，結果として頭蓋内圧亢進を起こす[225]。頭蓋内圧が高くなれば，脳血流が減少し脳梗塞をまねき，さらに脳浮腫の増強も加わり，結果的にテント切痕ヘルニアを引き起こす。急性肝不全を合併した患者のおよそ30％は，上記の脳障害が原因となり死亡する。通常，肝硬変による慢性肝不全や，門脈下大静脈吻合術後の慢性肝不全では，記憶の欠損，質問に対する反応時間の遅延，注意散漫による集中力の低下が現れる。肝不全における顕著で苛立たしい問題は，明確な原因がないのに脳症が大きく変動する場合があることである。やや重度の場合，せん妄，昏迷または昏睡を生じる可能性がある。軽い慢性の脳症状を伴った肝硬変患者は，感染症，消化管出血，大量の蛋白摂取（いわゆる肉中毒[226]）により最も重篤な状態に陥ることが多い。脳機能低下は，肝機能低下，もしくは門脈循環が腸管静脈を経て体循環に直接入り込む肝循環の短絡により引き起こされる。

主な病理学的変化は星状膠細胞にみられ，慢性肝疾患においては，大きなAlzheimerⅡ型の星状膠細胞の形態変化と数の増加がみられる[227]。星状膠細胞においては，ベンゾジアゼピン受容体，グルタミン酸輸送体，神経膠原線維性酸性蛋白の発現に何らかの変化が認められる。より急速に進行した脳症，もしくは慢性脳症が悪化した場合には，血液脳関門の透過性は亢進するが，細胞基底膜の密着結合の消失はない。脳血流の増加に伴う脳浮腫は，頭蓋内圧亢進をもたらす[228]。これらの病理学的変化は，血中アンモニアの濃度が上昇し，アンモニアが脳内に移行することで起こると考えられている。アンモニアは星状膠細胞内の代謝過程でグルタミンに変化するが，細胞内にグルタミンが貯留すると細胞が腫脹する。アンモニア濃度と患者の臨床症状の間に相関関係はみられず，他の因子の関与が推察されるが，確実な因子の1つは敗血症である。サイトカイン，特に腫瘍壊死因子（TNF）-αや，酸化ストレスなどが関与していると思われる[227]。

肝性脳症の臨床像は，わりあい類似しているが，その発症時期を特定するのは難しいことが多い。

初期の精神症状は，無欲状で静穏なせん妄状態が数日続くかと思えば，突如として深昏睡に陥る。それより頻度は低いが，おそらく患者の10〜20％では，初発症状は躁病のように激しいせん妄の陽性症状を呈する。これはその後急速に進行する肝疾患を示唆している。われわれの施設での慢性肝硬変患者の1人が，2週間の間隔で2回の肝性昏睡に陥った。初回は激越性せん妄で，2回目は静穏な知覚鈍麻で始まった。これらの2つの異なった発症形式は，生化学的検査結果または発生率の違いからは判別できなかった。呼吸の変化も重度の肝疾患の特徴である。$PaCO_2$低値とpH高値で判定される過換気は，昏睡の深さに関係なく起こるが，臨床的に明らかとなるのは，たいていは患者が深昏睡になった時点である。このようなほとんど一定の過換気は，われわれの83症例で確認されているが，全例の血漿が強アルカリ性で，3例を除く全例でPCO_2が低値を示していた。その3例では同時に代謝性アルカローシスがみられ，それを代償するために過換気となり，呼吸性アルカローシスを呈していた。一部の研究者が代謝性アシドーシスの存在を報告しているが，われわれの経験では，特に終末期に呼吸性や代謝性のアルカローシスを伴わない患者における脳症は，肝疾患によるものではない可能性が高い。中等度に意識が鈍麻した肝性脳症患者では，側方視をすると眼振がみられることがある。われわれは，強直性共同性下方向または下外方向眼球偏位がきっかけで，昏睡に陥った患者を数例経験している。また，肝性昏睡のさなかに可逆性の垂直性斜偏視を観察したことも一度あり，このような局所神経徴候の発現はまれではない。ある報告では，34例の肝硬変患者で38回の肝性脳症発作がみられたが，このうち局所徴候は8回，片麻痺が2回，不全片麻痺が4回，失認が2回，下肢の単麻痺が1回であった[40]。その他，非共同性眼球運動[229]と眼球浮き運動[230]が認められた。発作はわれわれの患者では1例だけであるが，他の報告では2〜33％の頻度である。発作の発生には，アルコール離脱（禁酒），脳浮腫，もしくは肝機能不全による低血糖が関与すると考えられている[231]。肝性昏睡においては，Wernicke病を伴わない限り末梢性動眼神経麻痺の出現はきわめてまれであり，事実，容易にみられる明瞭な共同性頭位変換眼球反射および前庭眼反射は，一般的に肝性昏睡で無反応な患者での顕著な所見である。瞳孔は通常小さいが対光反射をみる。固定姿勢保持困難[44]，もしくはミニアステリクシスminiasterixis[232]（p199参照）が特徴的で，足，舌，顎，手の筋肉にみられる。軽度〜中等度の肝性脳症では，通常，両側性の抵抗症Gegenhaltenをみる。より深い肝性昏睡では，除皮質および除脳姿勢反応，筋痙縮，両側伸展性足底反応がみられることがある。

　肝性昏睡の診断は，重症慢性肝疾患があり，徐々に意識が障害され，そして黄疸，くも状血管腫，肝性口臭，肝臓や脾臓の腫大などのはっきりした徴候を伴う場合には容易である。診断が難しいのは，何らかの外因により突然昏睡になる症例や，肝疾患が軽症で疑われにくい場合，もしくは門脈体循環シャントを有する症例である。このような場合には，呼吸性アルカローシスと明瞭な頭位変換眼球反射を伴った代謝脳症の臨床症状を見いだすことで，肝性昏睡を疑う。さらに門脈体循環シャントの存在と血清アンモニア値の上昇が認められれば診断はほぼ確実となる。重度の肝障害患者では，肝グリコーゲン貯蔵が減少して低血糖を生じ，肝性昏睡を複雑化するので，血糖値は必ず測定する。診断がまだ疑わしい場合には，髄液を採取しグルタミンもしくはα-ケトグルタル酸塩（α-KGM）を測定する。この2つのうち，α-KGM値が高ければ診断はほぼ確実で（偽陽性なし），脳の関与の有無を鑑別する最も有力な指標である[233]。肝性脳症の髄液は通常透明で細胞を含まず，蛋白量も正常範囲内にある。重症例では髄液圧（初圧）は高いことが多いが，ときには極端に高い場合もある。血清ビリルビン値が少なくとも4〜6mg/dLの範囲内にあり，また慢性実質性肝不全でない限り，髄液中にビリルビンを認める

ことはまれである。肝性昏睡患者では脳波は進行性に徐波化し，はじめは両側の前頭葉から出現し意識状態の悪化に伴い後方に拡がっていく。この変化は特徴的であるが，特異的とはいえない。従ってこれらの脳波変化は，びまん性脳障害を示唆しても肝不全の存在を決定する根拠にはならない。

CTまたはMRIは，病態が進行した時点での著明な脳浮腫の確認には有用であるが，通常は脳内出血などの除外診断に用いられる。頭蓋内圧がきわめて高い例においては，脳血流が減少し脳梗塞が広範囲に起こることすらある。MRSでは，肝硬変症例の値を基準にして，肝性脳症の初期に，基底核でのグルタミン増加に伴うミオイノシトールとコリンの低下を判別できる[234]（図5-7）。T1強調画像で基底核にはマンガンの沈着によると思われる高信号域がみられる。軽度の脳萎縮も多く認められる。PETでは前頭葉や頭頂葉の代謝低下が描出され，側頭葉下部や内側部，小脳，視床後部の代謝亢進が認められることもある[226]。肝硬変症例におけるフルオロデオキシPETでは，帯状回，前頭葉内側部や外側部，頭頂-後頭葉皮質での糖代謝の軽度低下と，基底核，海馬，小脳での軽度上昇が認められる[235]。

軽度の肝性脳症の症状は大きく変動することがあり，ときに精神疾患やアルコール中毒と混同される。肝性昏睡が急速に進行した患者では，脳幹の器質性疾患を思わせる運動障害（神経眼科的異常はない）が発現することがあるため，硬膜下血腫や脳底動脈閉塞症と思われがちである。しかし，終末期に至る前であれば，すべての肝性昏睡症例において，瞳孔反応と温度眼振検査が正常であり，過換気があり，吻側尾側方向への悪化の徴候を欠くので硬膜下血腫を除外できる。テント下の器質性病変も，瞳孔反応や温度眼振検査が正常で，そのうえ変動しやすい不安定な運動徴候をみれば，除外できる。

腎疾患

腎不全は尿毒症性脳症を引き起こす。同様に，尿毒症を治療すると，2つの様式の脳機能障害を引き起こす可能性が生じる。それは透析不均衡症候群と進行性透析脳症であり，錯乱，せん妄，昏迷，場合によっては昏睡などを呈する。

■ 尿毒症性脳症

腎透析や腎移植が広く普及する以前には，尿毒症性症候群は北米と西ヨーロッパで数多くみられた。今日では，急性，慢性腎疾患の生化学的異常へ早期に対処することにより，脳症状の発症を防げることが多い。そのため，最近医師が尿毒症性脳症 uremic encephalopathy に関連して直面することが多い問題は，膠原病性血管疾患，悪性高血圧，毒物中毒，敗血症，播種性無酸素や虚血症など多臓器不全を惹起する全身性疾患との鑑別である。これらの一次性全身性疾患の多くは脳機能の異常を呈するため，鑑別診断が難しい。

これまで広く研究がなされてきたにもかかわらず，尿毒症における脳機能不全の正確な原因は分かっていない。しかしながら注目すべき相関は見いだせる。高窒素血症が発生すると，尿毒症性症候群は血液の生化学的変化の程度と相関する。他の代謝性脳症と同様に，尿素の血中への蓄積速度が速ければ速いほど，全身の生化学的な平衡の乱れに対する影響は少なくてすむ。尿毒症性脳症では血中尿素窒素（BUN）濃度は大きく変動する。尿素自体には毒性はなく，たとえ尿素を血液内に注入しても尿毒症が悪化することはないし，透析経路に尿素を加えても透析の効果は変わらず症状を改善させる。血中クレアチンが7.0以下で尿毒症性脳症をみることはまれだが，血中クレアチニンおよび他の血清生化学的検査値や電解質異常の程度と脳症状は相関しない。尿毒症においては，罹患期間や治療により血清ナトリウムやカリウムの値が異常に高くなったり低くなったりするが，この電解質異常による症状は，尿毒症性脳症の典

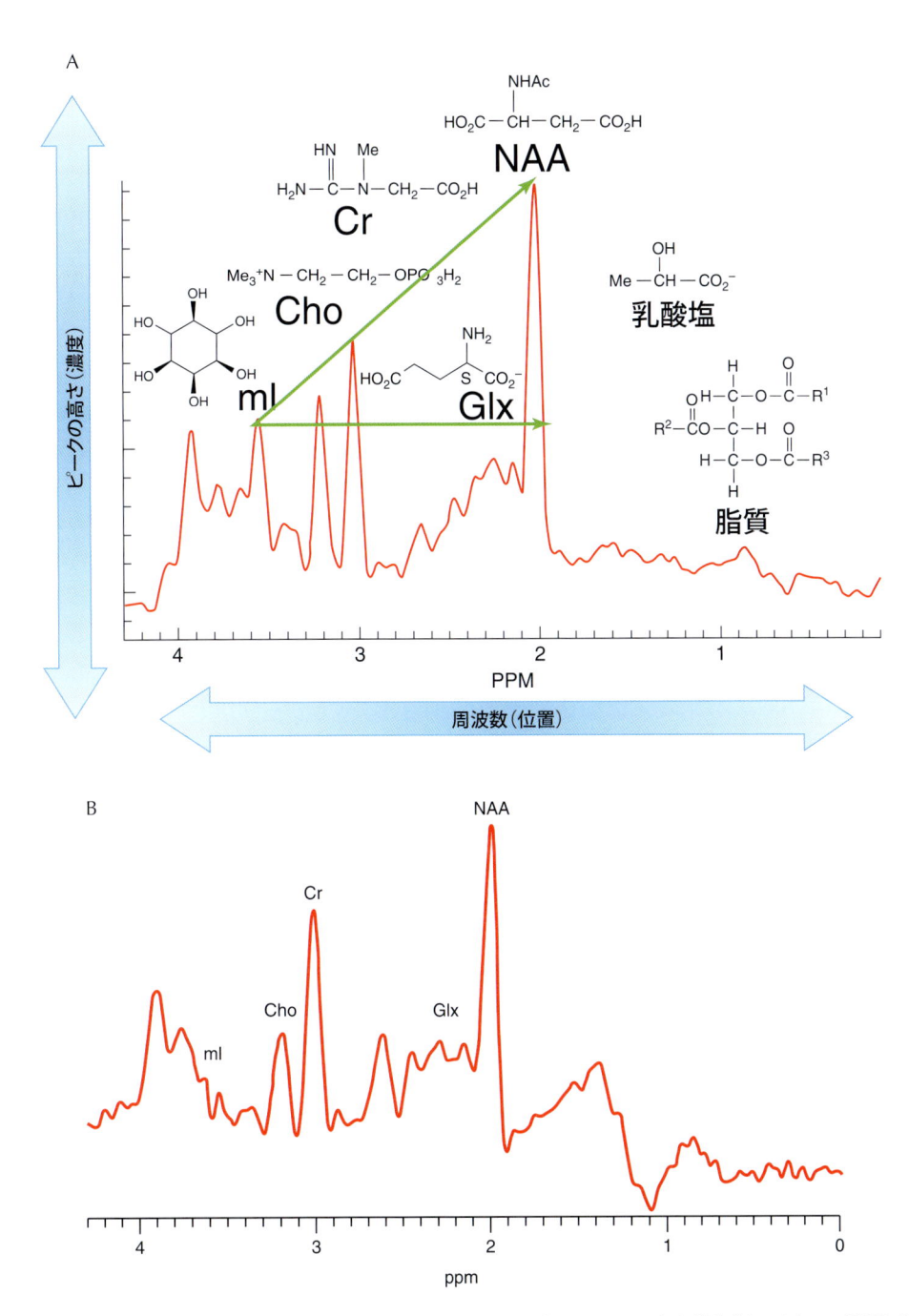

図5-7 (A)ヒト脳のin vivo磁気共鳴スペクトロスコピー（MRS）。各ピークには分子名と構造式を示した。正常脳においては，脂質と乳酸塩の吸収スペクトラムは認められない。図中の，ミオイノシトール（ml）からN-アセチルアスパラギン酸（NAA）へ向かう矢印はHunter角を表す。正常脳ではHunter角は45°であり，これはミオイノシトール，クレアチニン（Cr），コリン（Cho），N-アセチルアスパラギン酸の各ピークから成り立つ。(B)慢性肝性脳症のMRS。肝性脳症に特徴的な3つの変化，すなわちミオイノシトールのピーク低下，グルタミン酸-グルタミン（Glx）のピーク上昇，コリンのピーク低下を表している。この患者は肝移植により代謝が改善し，完全に回復した。

Lin et al. Neuro Rx 2005, 2, 197-214. より許可を得て引用。

型的な症状とは明らかに異なる。全身性アシドーシスは原因ではない。全身性アシドーシスは脳に障害を与えないし，アシドーシスで低下した血液pHを治療しても，尿毒症性脳症への治療効果はない。

尿毒症で死亡した患者の脳には何ら形態学的異常を認めない。高血圧性脳症を合併していない尿毒症では，脳浮腫は発生しない。脳酸素消費量は，他の代謝性脳症と同じように，尿毒症による昏迷状態でも低下するが，意識障害の程度に比較すればそれほど低くはならない。脳の高エネルギーリン酸塩レベルは，尿毒症の実験では高値であるが，解糖とエネルギー利用率は正常より低い。尿毒症の脳では，ナトリウム刺激性でカリウム依存性のATPase活性の低下につれて，ナトリウムとカリウムの流入が低下する。しかしながら上記のすべての事象は，尿毒症性脳症の原因というよりは結果であると考えられる。

脳のカルシウム濃度が上昇し[236]，尿毒症患者では副甲状腺摘出により認知機能や脳波所見の改善がみられることから[237]，カルシウムが関与していると考えられる。また，尿毒症においては1-グアニジン複合体が増加しており，これはγ-アミノ酪酸の放出に影響している可能性がある[238]。尿毒症の実験動物では，血漿と脳の両方でトリプトファンが減少しているが，その代謝産物で神経毒として知られる3-ヒドロキシキヌレニンは，脳内で，特に線状体や延髄で増加している[239]。尿毒症の実験動物においてはまた，スーパーオキシドが産生する酵素のニコチンアミドアデニンジヌクレオチドリン酸オキシダーゼのアップレギュレーション，そしてスーパーオキシドジスムターゼのダウンレギュレーションが，脳内蛋白の窒素化や髄鞘の酸化を通して，脳内に酸化ストレスを起こす。酸化ストレスはまた，血液透析中に，患者の血液と透析膜や不純物との相互作用によっても引き起こされる[240]。ドパミンの代謝は，尿毒症の実験動物の線状体，中脳，視床下部で低下するが，ノルアドレナリンとセロトニン(5-HT)の代謝は変わらない。ドパミンの代謝を抑制することが，実験動物における運動障害の回復に役立つかは不明である[241]。

尿毒症性脳症の臨床像は特異的でないことがほとんどである。しかしながら，意識の鈍麻，過呼吸，運動機能亢進という特徴的な組み合わせをみたら，直ちに尿毒症性脳症を強く疑う。尿毒症性脳症が未治療の場合には，呼吸性代償を伴う代謝性アシドーシスを呈する。他の代謝性疾患による脳症と同様に，尿毒症が急激に進行すると，興奮・妄想・幻覚が著明なせん妄の陽性症状が生じる。しかし，より一般的には，不適切な行動を伴った進行性の無関心，鈍麻，静穏な錯乱から，特徴的な呼吸異常，局所神経徴候，振戦，固定姿勢保持困難，パラトニー，痙攣，そしてまれに非痙攣性てんかん発作重積状態を伴いながら，昏迷や昏睡に移行していく[242]。尿毒症患者では，全身痙攣も，非痙攣性てんかん発作重積状態も，抗菌薬(特にセファロスポリン)により引き起こされることがある[243]。尿毒症性脳症が未治療の患者はすべてアシドーシスを呈する。尿毒症では瞳孔と眼球運動が障害されることはまれであり，どのような手技を行っても診断には寄与しない。一方，運動障害はたいていの症例で認められる。慢性腎疾患患者の動きは弱々しく不安定である。尿毒症が進行すると，多くの症例でびまん性振戦がみられ，著しい固定姿勢保持困難，そして線維束性攣縮を呈しうる多巣性ミオクローヌスが生じることもある。活動性ミオクローヌス(p199参照)も報告されている[244,245]。テタニーも高頻度にみられる。伸張反射の非対称がよくみられ，局所神経徴候も多い。われわれが経験した尿毒症患者45例中10例が不全片麻痺を呈したが，透析により迅速に回復したか，もしくは疾患の経過中に麻痺が一側から他側へ移動した。

臨床検査は，尿毒症の存在は教えてくれるが，昏睡の原因までは教えてくれない。腎不全は生化学的検査，浸透圧，血管の異常を伴い，同じように重篤な患者でも，高窒素血症の程度は大きく異

なっている。われわれの患者の1人である腎炎の小児患者は，BUNが48mg/dLしかないのに，重度のせん妄から昏迷に進行したが，別の患者では，BUNが200mg/dLを超えていたのに脳症状は出現しなかった。尿毒症はまた，項部硬直，髄液中のリンパ球が250個/mm^3，加えて多核白血球もみられる無菌性髄膜炎を引き起こす。髄液中の蛋白は100mg/dLまで上昇し，髄液圧は160〜180mmH$_2$O以上に上昇することがある。脳波の徐波化は高窒素血症の程度に比例するが，徐波患者の多くは精神状態の変化を，ほとんどあるいは全く伴わない[246]。電気生理学的変化は非特異的であり診断確定には役立たない。

　尿毒症の鑑別診断としては，急性代謝性アシドーシスの他の原因，急性水中毒，そして高血圧性脳症を考える。ペニシリンやその類似薬を尿毒症患者に投与すると，せん妄，固定姿勢保持困難，ミオクローヌス，痙攣，非痙攣性てんかん発作重積状態などの類似した症状を呈するので，鑑別する必要がある[243]。臨床検査により，尿毒症から代謝性アシドーシスの他の原因を鑑別する。意識混濁，過呼吸，血清炭酸水素塩低下の三主徴を呈する代謝性アシドーシスの原因（尿毒症，糖尿病，乳酸アシドーシス，毒物摂取）の中で，尿毒症のみが多巣性ミオクローヌス，テタニー，全身痙攣を生じ，それ以外は発症初期には高窒素血症は認められない。

　低ナトリウム血症hyponatremiaは，尿毒症ではよくみられるが，症状を起こす原因として尿毒症と分けてとらえることは難しい。高窒素血症ではほぼ常に口渇があり，多くの電解質異常がみられる。尿毒症においては，水分摂取過剰，不適切な補液，透析はすべて血清浸透圧の低下をきたす可能性があり，せん妄や痙攣を誘発したり悪化させたりする危険がある。水中毒は，血清浸透圧が260mOsm/L以下であれば確定診断できるが，血清ナトリウムが120mEq/L以下であれば疑ってよい（p260参照）。興味深いことに，低ナトリウム血症の急速な補正は，尿毒症で起きた橋髄鞘崩壊（p173参照）の進行を抑制することはできないようである。脳内の尿素の排出は，急激な浸透圧の変化による脳損傷を防ぐため，血液におけるよりもゆっくりである。そのような脳内の急激な浸透圧変化は，特別な注意を払っておかないと，治療中に突然出現してくる危険がある（下記参照）[247]。尿毒症患者ではチアミンが欠乏していることがあり，これにより尿毒症によく似た神経症状を起こす可能性がある[248]。

　高窒素血症と重度の高血圧が併発すれば，尿毒症の症状と高血圧性脳症を区別することは難しい場合がある。どちらも発作，局所神経徴候，頭蓋内圧亢進，せん妄や昏迷を呈する。MRIは，高血圧性脳症の典型的な後部白質脳症像（p220参照）が得られるので，診断に有用である。

　血液透析による尿毒症の治療中に，複雑な神経症状が出現することもある。神経症状の回復は，いつも透析終了直後からみられるわけではなく，一時的に昏睡や昏迷が持続することが多い。われわれが経験した患者のなかの1例は，血中窒素や電解質が正常化してから5日間も昏睡状態が続いた。このような回復の遅れは，永続的な脳障害を意味するものではない。この患者も，他の似たような，しかしこれよりは早くに回復した患者と同様に，透析治療を受けながら正常の神経機能が保持された。

■ **透析不均衡症候群**

透析治療中の患者は，特に最初の透析時には，頭痛，悪心，筋力低下，筋痙攣，疲労感を訴える。まれに急激な浸透圧の変化により水が一気に脳に入り込むと，固定姿勢保持困難，ミオクローヌス，せん妄，痙攣，昏迷，昏睡が現れ，ごくまれには死亡することもある[249]。現在では，より時間をかけて進める透析法や，尿素，グリセロール，マンニトール，ナトリウムを透析液に加えることで予防が可能となった[238]。透析時に使用される抗凝固薬の合併症として，また尿毒症に頻繁に合併する凝固障害の結果として，硬膜下血腫をみるこ

ともある。意識混濁状態を伴うWernicke脳症（p229参照）は，透析中にビタミン剤を投与しないと状態が悪化する[248]。

一部の細かな点を除けば，透析不均衡症候群dialysis dysequilibrium syndromeの全体としての機序について，研究者の意見は一致している[250]。血液脳関門は，尿素や電解質および特発性の疾病発生にかかわるような浸透性物質を含んだ生物学的分子群を，ゆっくりと透過させる[251]。例えば有機酸やアミノ酸などの分子は，病的状態の経過中に形成され，組織浸透圧を上昇させる。脳と血液は，尿毒症のような安定した状態の場合は浸透圧的に平衡状態にある。電解質その他の浸透性物質は調節され，脳においては生物学的活性物質（例えば，H^+，Na^+，Cl^-）の濃度が血液よりも正常であり続けるようになっている。透析により血中尿素の低下を速めても，脳の浸透性物質はそれと並行せず遅れて低下する。結果として，透析中の脳の浸透圧は血液のそれよりも高く，おそらくナトリウムを喪失するために水が血漿から脳に移動し水中毒になる。同時に，血液の代謝性アシドーシスの急速な是正は，脳組織にアシドーシスをもたらす。これは，血液のPco_2の増加が急速に脳全体に広がっていく一方で，脳への炭酸水素塩の移行が遅いことによる。水中毒の症状は，透析をゆっくり行うことと血液の浸透圧を維持する薬物の投与により予防できる。

■ 腎移植

腎移植renal transplantに伴う免疫抑制は，さまざまな神経障害を引き起こす[246,252]。p220に示したように，シクロスポリンとタクロリムスは後部白質脳症を引き起こすことがあり，マウス抗CD3モノクローナル抗体のmuromonab-CD3は神経毒性があり，無菌性髄膜炎を起こし，頭痛，視力障害，場合によっては脳症や発作を引き起こしうる[252,253]。MRIでは皮髄境界部に，血液脳関門の機能喪失を示唆するまだら状増強を呈する。この脳症の病因は，毛細血管漏出症候群による脳浮腫であろうと考えられている[254]。

腎移植患者は，HIV感染による免疫不全患者などと同様に，日和見感染と腫瘍の発生が多い。リンパ腫も同様に中枢神経系に原発し昏迷や昏睡に至る（p379参照）。日和見感染は，真菌ではアスペルギルス，クリプトコッカス，カンジダなど，ウイルスではサイトメガロウイルス，水痘帯状疱疹ウイルス，パポバウイルス（JCウイルス），または進行性多巣性白質脳症が含まれる。まれではあるが，移植された腎臓がウイルスを持ち込み，移植後2〜3日以内に脳炎を起こすことがある[252]。

肺疾患

進行した肺疾患または神経学的原因による低換気は，重度の脳症または昏睡をまねきうる[255]。神経学的変化の機序は完全には解明されていないが，ほとんどの例で脳症は，低酸素血症，高二酸化炭素血症，鬱血性心不全，その他の要因（全身性感染症，慢性の効率の悪い努力呼吸による疲労など）のさまざまな相互作用に左右されると考えられる。閉塞性睡眠時無呼吸による気道閉塞は睡眠を妨げ，日中の傾眠をもたらす[256]。しかし，呼吸が停止しても遷延性の低酸素症にならなければ，脳に永続的な後遺症は残らず，脳症は完全に回復する。換気療法抜きでアルカリ剤を注入しても神経症状の改善はみられないことから，血清アシドーシスそのものは重要な因子とは思えない。また，低酸素症も本症の原因になりうるが，鬱血性心不全の患者は，同じ程度の低酸素血症に耐え脳症状を呈さないことから，低酸素症が単独で原因になるとは考えられない。さまざまな可能性のなかから，二酸化炭素の蓄積が神経症状の発現に最も関与していると推察される。脳症状の発現はまた，病態の持続期間にもある程度左右される。例えば慢性高二酸化炭素血症では，$Paco_2$が55〜60mmHgでありながら脳症状を全く生じないこともあれば，それ以前には限界ぎりぎりの状態で代償されていた患者が，感染症や鎮静薬の過剰投

与をきっかけに代償が効かなくなり，急激に低酸素症や高二酸化炭素血症などの肺機能低下状態に陥ることもある。そのような患者は鎮静薬中毒や他の原因による昏睡と誤診されることがあるが，以下に述べるように，血液ガス測定で確実な診断が得られる。

症例 5-14

60歳の女性。重度の慢性肺疾患があり，神経過敏と不眠を訴え受診した。検査では肺機能低下はなく，不眠のための鎮静薬を投与された。翌朝，意識がないのを娘が発見し病院に搬送された。患者は昏睡状態であったが，痛み刺激には逃避反応を示した。チアノーゼを呈し，呼吸数は40/minであった。瞳孔径は3mmで対光反射がみられた。受動的頭部回旋で外眼筋運動麻痺はなく，固定姿勢保持困難や多巣性ミオクローヌスもみられなかった。四肢には弛緩性麻痺が認められ，腱反射は軽度低下していたが，両側の伸展性足底反応は陽性であった。血液pHは7.17，$Paco_2$は70mmHg，血清炭酸水素塩は25mEq/L，Pao_2は40mmHgであった。挿管後に人工呼吸器が装着され，覚醒するまでの数日間，$Paco_2$は正常値である45mmHgに維持された。

コメント： 本症例の病歴は通常よくみられる経過であり，珍しくはない。増強する神経過敏と不眠は呼吸抑制で起きた。鎮静薬は代償不全を加速し，睡眠が呼吸運動をさらに抑制し，重度の呼吸不全に陥った。$Paco_2$が45mmHgから70mmHgまでどれほど急速に上昇したかは，血清炭酸水素塩が正常であったことにより示され，また呼吸性アシドーシスに伴う腎性の代償作用が，効果を発揮する時間もなかったことを意味していた。

二酸化炭素がゆっくり蓄積すると，呼吸不全の直接的な徴候よりも，いつのまにか現れる頭痛，傾眠，錯乱のほうが注意を引くことがある。この場合の頭痛は，頭蓋内圧亢進による頭痛と同じように，睡眠から覚醒した直後に最大となり，活動性が上がりPco_2も頭蓋内圧も下がると，消失する。

肺性脳症 pulmonary encephalopathy の最重症例においては，頭蓋内圧亢進，乳頭浮腫[257]，両側の伸展性足底反応を呈し，最初は脳腫瘍やその他の占拠性病変を思わせる。鑑別診断上大切なことは，二酸化炭素の蓄積では局所徴候はまれであり，血液ガスは常に異常値を示し，人工呼吸が適正に施行されれば脳症はすぐに改善する点である。

2つの関連した状態がCO_2ナルコーシスに密接に関与し，神経症状を進行させることもある。1つは低酸素血症，もう1つは代謝性アルカローシスであり，後者は治療の結果として出現することがある。二酸化炭素の蓄積を伴う低酸素症は，心臓と脳の危険に直結するため，治療は不可欠である。従来の考え方では，慢性閉塞性肺疾患の急速な悪化を呈した高二酸化炭素血症に対する酸素療法は危険であると考えられていた。というのも，酸素療法は呼吸ドライブを抑制し，二酸化炭素の蓄積をより悪化させると思われていたからである。最近のデータでは，多くの患者は酸素投与に十分に耐え[258]，昏睡状態にはなっていないが人工呼吸を要する場合には，マスクによる非侵襲性換気で十分なようである[259]。腎臓の炭酸水素塩排泄は比較的ゆっくり進行する。そのため，CO_2ナルコーシスを人工呼吸で治療する場合，炭酸水素塩の濃度が高いまま二酸化炭素濃度だけが素早く正常値に戻ると，重度の代謝性アルカローシスを生じることになる。この代謝性アルカローシスは通常無症状であるが，Rotheramら[260]は著しい神経症状と代謝性アルカローシスを伴った5例の肺気腫に対し，強力な人工呼吸による治療を施行した。これらの患者はCO_2ナルコーシスから一時回復したが，動脈血pHが7.55～7.60の重度

アルカローシスになると，ふたたび意識が低下した。これら5例では多巣性ミオクローヌスや重度の痙攣が起き，3例が死亡し，残る2例では換気量を徐々に減らして血中二酸化炭素濃度を上昇させたら意識が回復した。われわれは人工呼吸器で強力に治療した深昏睡患者で似たような経過をみているが，低酸素症ではなくアルカローシスであり，低血圧の可能性を残すものの，彼らの主張[261]が誤りであるとは結論できないと考えている。以上から，あまりにも急激に進行した低二酸化炭素血症では，脳動脈の収縮が強く，酸素分圧の上昇というメリットを打ち消してしまっていると考えられる。Rotheramらは，呼吸性アシドーシスの治療ではPco_2を徐々に下げることにより腎臓の代償機能が働きはじめるようにし，重度の代謝性アルカローシスを防ぐべきだと述べている。これは低酸素血症が予防される限り，理にかなった方法である。

膵性脳症

膵臓の機能障害は，外分泌性であれ内分泌性であれ昏迷や昏睡をもたらす。内分泌性の障害（糖尿病）は次のセクションで述べる。外分泌性の膵機能不全は，急性または慢性膵炎のまれな合併症である膵性脳症 pancreatic encephalopathy を引き起こす。慢性の反復性膵炎は断続的に昏迷や昏睡を起こす[262]。Estradaらは，17例の非アルコール性急性膵炎例を追跡し，6例に膵性脳症の発症をみたと報告している[263]。膵性脳症の病理学的原因はわかっていないが，剖検での脳白質のまだら状の脱髄所見からは，膵臓の酵素由来と思われる[263]。他の説としては，ウイルスによる膵臓と脳の同時感染，膵炎に合併した播種性血管内凝固や脂肪による塞栓もあげられる。反復性膵炎で断続的に昏睡を呈していた1例では，髄液と血漿のシトルリンとアルギニンの値が著明に上昇し，他のアミノ酸も中程度に上昇していた[262]。ラットの実験では，急性膵炎では脳のドパミンが上昇していた[264]。病理学的には脳浮腫，まだら状の脱髄，ときに血管周囲の出血，まれに脂肪やフィブリンによる小血管塞栓がみられることが，剖検から明らかになっている[265]。急性膵炎における生化学的合併症により脳症が起こることもある。これらは低血圧，高浸透圧，低カルシウム血症[266]や糖尿病性アシドーシスに伴う二次的な脳虚血も含まれる。

膵性脳症は，膵炎の発症後2〜5日の間に起こる。幻覚を伴った激越性せん妄，局所性もしくは全身痙攣，そしてしばしば両側の皮質脊髄路の機能低下を起こす。意識状態の変動が激しく，昏迷や昏睡となることがある。髄液は通常は正常であるが，蛋白がやや多いこともある。ただし髄液のリパーゼは高値となる[263]。脳波は常に異常であり，全般性または多焦点性の徐波を呈する。数日間の腹痛の後に急性の脳症状を呈したら診断は容易である。MRIは正常[267]か，または広範な白質病巣を呈する[265]。鑑別診断には，膵炎と脳症を併発するムンプス（流行性耳下腺炎）を含め，上記のすべての膵炎に伴う疾患を忘れてはならない。

症例5-15

72歳の男性。既往歴に特記すべきことはない。腹痛で受診し，急性膵炎と診断された。翌日，患者は錯乱状態で意識の変動が激しく，5日目には四肢の拘束を要するほどの急性激越性せん妄を呈した。その時点での脳波は，全般性にθ波が出現していた。1回目のCTとMRIには特に異常所見はなく，数日間は覚醒状態でおとなしかった。その後また錯乱状態に戻ったが，意識清明期もみられた。神経学的検査では，覚醒の維持と作話，下肢の自発運動の減少，筋緊張がみられた。全般的な反射亢進と両側の伸展性足底反応がみられた。2回目のMRIでは白質のびまん性異常が認められ，脱髄所見と判断された。

糖尿病

糖尿病 diabetes mellitus は，昏迷や昏睡を呈することが最も多い内分泌疾患である．下垂体，副腎，甲状腺疾患も類似した症状を呈することがあるので，本セクションで触れる．副甲状腺（上皮小体）機能亢進症および機能低下症については電解質代謝異常と併せて述べる（p265）．

糖尿病は多様な全身症状を伴う内分泌疾患であり，その患者数は驚くほど増加している[268]．臨床的な影響は身体のどの器官にも及ぶ可能性があり，おかされる器官は1つのこともあれば複数のこともある．脳は直接的にも間接的にも影響を受け，せん妄，昏迷，昏睡は疾患の経過のなかの特定の時期によくみられる[269~271]．糖尿病患者の昏迷や昏睡の原因は多岐にわたり，そのいくつかを**表5-10**にあげた．糖尿病患者に昏迷や昏睡が生じたら，**表5-10**に記したものの中から2つ以上を見いだすであろうが，患者を回復させるには，すべてに対応することが重要である．

高浸透圧 hyperosmolality は，糖尿病患者での昏睡の原因として最も多い[270]．高浸透圧の詳細については p263 で述べるが，高浸透圧は非ケトン性高血糖症おいては単独で昏睡の原因になりうるし，糖尿病性ケトアシドーシスまたは乳酸アシドーシスが背景にあれば，昏睡を引き起こしやすくする条件となる．

糖尿病性ケトアシドーシス diabetic ketoacidosis[269~272] は20％が意識障害を呈し，10％が昏睡になる．一般的に，意識障害を呈する患者の動脈血 pH は 7.0 以下[271]であるが，動脈血 pH も髄液 pH（典型例では正常）も意識障害の程度とはそれほど一致しない[273]．血漿グルコース濃度と糖尿病性ケトアシドーシスの程度はほとんど相関しないが，糖尿病性ケトアシドーシスにより昏睡に陥った患者では，ある程度の高浸透圧が常にみられる．高血糖は，グルコースの消費低下（通常はインスリン欠乏による）と，グルカゴン刺激性肝性糖原分解および糖新生によるグルコースの過剰産生によって引き起こされる．尿へのグルコースの流出は浸透圧性利尿を促進し脱水となり，そのために高浸透圧に至る（p263参照）．ケトン体の生成は，トリグリセリドの分解と遊離脂肪酸の血中への流入による．脂肪酸はインスリンがなければクエン酸回路に入り込めないが，代わりにミトコンドリアに入り，その中で脂肪酸はケトン体，多くはアセト酢酸やβ-ヒドロキシ酪酸へと酸化される．ケトン体は弱酸であるが，蓄積すると平衡状態を保つ緩衝能力を超えてアシドーシスを生じる[269]．

糖尿病性ケトアシドーシスは，インスリン依存性の1型糖尿病と，頻度は低いもののインスリン非依存性の2型糖尿病にも発生する．最も多い誘因は感染症であり，その他に血糖降下薬の服用忘れ，アルコール乱用，膵炎，脳・心血管障害，薬物乱用でも起こる[269]．コルチコステロイドの投与は合併症として糖尿病を誘発するので，糖尿病を合併している脳腫瘍患者では，脳浮腫を軽減するためのコルチコステロイドの使用が重要な問題となる．コルチコステロイドの異化作用は，糖新生のためのアミノ酸の前駆物質を増加させる．

多くの患者は来院時には覚醒しており，口渇，多尿，食欲不振，倦怠感の既往がある．明らかな

表5-10 糖尿病における昏迷および昏睡の原因

非ケトン性高血糖高浸透圧昏睡
ケトアシドーシス
乳酸アシドーシス
中枢神経系アシドーシス（治療による合併症）
脳浮腫（治療による合併症）
低ナトリウム血症（抗利尿ホルモンの分泌異常）
播種性血管内凝固
低リン酸血症
低血糖
尿毒症-高血圧性脳症
脳梗塞
低血圧
敗血症

脱水症状を呈し，そして代謝性アシドーシスを代償しようとする過換気である深い規則性の呼吸（Kussmaul呼吸）がみられる．呼気にはケトーシスに特徴的な果実臭がある．ある程度の低血圧と頻脈がみられることもあるが，これは高血糖が生み出す浸透圧利尿により血液量が減少するためである．そのような患者の発熱はまれで，昏迷や昏睡状態のもと，急性感染症に罹患しケトアシドーシスが生じても，軽度の体温低下を認めるに過ぎない．発熱がないことと，ケトアシドーシス自体が白血球増加を起こすことから，同時に感染症が併発していても診断がつけにくい．悪心，嘔吐，急性の腹痛も，糖尿病性ケトアシドーシスの初期における診断を複雑にする．また，一部の患者は出血性胃炎を生じる．

　誘因を特定することは難しいかもしれないが，ケトアシドーシスの診断そのものが難しいことはまれである．終末期以外の全例に明らかな過換気がみられることから，その一般的な原因の1つである代謝性アシドーシスと糖尿病性ケトアシドーシスを疑うことは容易である（表5-4，p190参照）．

糖尿病性乳酸アシドーシス diabetic lactic acidosisは通常，経口血糖降下薬，特にメトホルミンの投与を受けている患者に起きやすいが[274]，糖尿病の治療を受けていない患者でも報告されている．乳酸の過剰産生の機序はわかっていない．乳酸アシドーシスの臨床症候は，糖尿病性ケトアシドーシスやその他の重度の代謝性アシドーシスと同じであるが，より低血圧やショックになりやすい．糖尿病性乳酸アシドーシスでは血清中のケトン体レベルが高値にならず，この点で糖尿病性ケトアシドーシスと異なっている[271]．

　糖尿病性ケトアシドーシスと乳酸アシドーシスの**治療**は，多くの場合は救命の方向に向かうが，治療自体が致死的な結果をまねくこともある．糖尿病性アシドーシスで治療を受けていない患者の髄液所見は通常は正常であるが，血清アシドーシスの治療に炭酸水素塩を静注すると，髄液は一時的にアシドーシスとなり，短期間ではあるが意識状態が悪化する[273,275]．より危険なのは，インスリンで血糖値を下げ，補液で脱水状態を是正した際に，突然の血清浸透圧低下を生じることである．この血清浸透圧低下は，脳への水の移動を促進して脳浮腫を起こし，致命的となることがある[269,276]．糖尿病性ケトアシドーシスや乳酸アシドーシスから回復しつつある患者が頭痛を訴え，嗜眠状態となり覚醒が困難になったら，この危険な状態を疑う．髄膜炎の所見が全くないと仮定して，脳浮腫のある患者が，高熱，低血圧，頻脈，テント切痕ヘルニアの症状を呈したら，直ちに高浸透圧液で適切に治療しなければ死に至る．剖検では脳浮腫によるテント切痕ヘルニアの所見がみられる．糖尿病性ケトアシドーシスの治療後に頭痛と錯乱を呈した小児・思春期患者8例において，FLAIR画像と拡散強調画像で前頭葉皮質内側部に高信号域が認められ，これは脳浮腫と考えられた．なお，見かけの拡散係数は明らかに正常値であり，この脳浮腫は脳梗塞による細胞原性浮腫よりも血管原性浮腫が示唆された．MRSでは，ミオイノシトールとグルコースの上昇，ならびにタウリンの減少が認められた．異常所見の程度は後頭葉よりも前頭葉に明らかで，これらの変化は時間をかけて徐々に消失していく[277]．成人の脳浮腫は，小児よりはるかに頻度が少ない．

　糖尿病性ケトアシドーシスと乳酸アシドーシスの治療の複雑さは，抗利尿ホルモン分泌異常症候群の患者では，水の補液中に容易に低浸透圧状態に変わってしまうことにある．糖尿病性ケトアシドーシスの経過を複雑にし，昏迷や昏睡をまねく他の因子は，播種性血管内凝固（p222参照），低カリウム血症，低リン酸血症である．高度の低リン酸血症は全身痙攣，昏迷や昏睡を起こす[278]．体液過負荷，急性呼吸促迫症候群，脳梗塞を含む血栓塞栓症，急性胃拡張[269]も問題を引き起こす．

　知見が増すにつれ，高血糖は，頭部外傷[279,280]や急性脳卒中[281]（p207参照）[72]による脳損傷患者の症状を悪化させ，集中治療室の急性疾患患者で

も同様である[73]，ということがわかってきた。高血糖は脳卒中の1つの独立した危険因子であり，これは糖尿病の有無にかかわらず同じである[282]。高血糖が脳障害を悪化させる原因は明らかになっていない。ある研究によると，虚血に先立つ高血糖により，細胞外グルタミン酸の蓄積が増強され，おそらく興奮毒性神経損傷が引き起こされるのだと考えられる[283]。別の研究からは，高血糖は脳におけるプロテインキナーゼと蛋白リン酸化に影響していることが示唆される[284]。また，高血糖は認知機能にも悪影響を与える。成人糖尿病患者で血糖値が15mmol/L(270mg/dL)以上の場合に，認知機能の低下がみられる[71]。慢性糖尿病では，血管性とは無関係の回復不能な認知機能障害（糖尿病性脳症）を引き起こす[216]。糖尿病は長期間の鬱状態を助長し，海馬機能の低下を引き起こす[285]が，後者については，シナプスの可塑性に影響し記憶力の低下をまねく。動物実験では，高血糖下の虚血脳ではシトクロムcの放出，カスパーゼ3の活性化，そして虚血により誘導されるDNA断片化の激化が起こり，これらの機序により神経細胞のアポトーシスが起こるとも考えられる[286]。

　低血糖hypoglycemia(p208参照)も，糖尿病患者における昏迷や昏睡の一般的な原因であり[269,287,288]，血糖降下薬の投与中や重症の糖尿病性ケトアシドーシスの治療中に起こる。しかしながら特発性低血糖，特に反応性の低血糖は[289]，糖尿病と診断されていない（おそらく2型糖尿病）患者や[290,291]，また糖尿病と診断されしかも腎不全を併発している患者においても，糖尿病の初期症状として発現することがある。まれではあるが，膵臓のインスリン分泌性腫瘍で突然意識を消失した低血糖患者を経験したことがある。

　糖尿病は重度の腎不全を引き起こし，尿毒症性昏睡や高血圧性脳症を発症する。糖尿病に合併した重度の**脳動脈硬化症**は脳梗塞の原因となり，それが椎骨脳底動脈系に起これば昏睡となる。

　糖尿病による**自律神経ニューロパチー** autonomic neuropathyは失神や昏睡を引き起こすが，引き金となるのは，不整脈，起立性低血圧，心停止，無痛性心筋梗塞などである。低血糖性の認識がないと[292]，患者は低血糖の前駆症状に気付かず突然昏迷や昏睡に陥る。これは血糖降下薬とβ遮断薬を併用投与されている患者に特に多く，カテコールアミン放出による低血糖の警告徴候（発汗，頻脈）がよくみられる。しかし低血糖性が認識できないことは，自律神経ニューロパチー[293]もしくは原因不明のアドレナリン分泌障害により起こる可能性もある[292]。

副腎疾患

副腎機能亢進症も機能低下症も意識障害の原因となることがあるが[294]，その正確な機序は十分にはわかっていない。副腎皮質ホルモンは脳に大きな作用を及ぼし，生体アミンと神経ペプチドに関する酵素と受容体，成長因子，細胞接着因子を制御する遺伝子に影響を与える[294]。

■ Addison病

Addison病[295,296]における副腎皮質不全による脳症の病因は，脳組織に対するコルチゾールの作用の消失に加え，多くの因子があげられる。未治療の場合は，低アルドステロン症による低血糖，低ナトリウム血症，低カリウム血症を生じる。低血圧は必ずみられ，それが重度であれば，単独で起立性低血圧により脳症状を呈する。症状は，ミネラルコルチコイドとグルココルチコイドの両者を補充しないと明確には分かりにくい。未治療と治療中の患者の一部は軽度せん妄を呈する。抗リン脂質症候群に伴う副腎不全患者86例中，精神状態の変化がみられたのは16例(19%)のみであった。主な症状は腹痛(55%)，低血圧(54%)，悪心・嘔吐(31%)であった。脱力，疲労感，倦怠感，無力感は31%にみられた[297]。昏迷や昏睡は通常Addison病クリーゼの場合にのみ出現する。意識，呼吸，瞳孔，眼球運動の変化は，他の代謝性

昏睡の場合と変わらない．しかし，特定の運動徴候の存在は診断に有用なことがある．Addison病クリーゼにおいては，弛緩性麻痺と，高カリウム血症が原因と考えられる深部腱反射の低下や消失がみられる．一部には低ナトリウム血症と水中毒に由来する全身痙攣がみられる．鬱血乳頭がみられることもあるが，これは副腎皮質ホルモンが制御している毛細血管の透過性が亢進し，脳へ水が入り込み脳腫脹を起こすために出現すると考えられる．脳波は全般性の徐波で，他の代謝性脳症のそれと変わりはない[298]．

　Addison病性昏睡における神経学的徴候は，診断に十分なほど明確であるケースはまれだが，代謝性昏睡，深部腱反射消失，鬱血乳頭の組み合わせは副腎不全を示唆する．皮膚の色素沈着と低血圧は補助的な徴候として有用である．これらに加えて，血清ナトリウム低値と血清カリウム高値があれば，診断が強く示唆される．副腎不全の確定診断は血液と尿のコルチゾールの測定で得られる．

　外科手術や急性疾患は副腎に大きなストレスを与える．急性疾患の発症や外科手術の前に副腎機能が限界に達していた場合には，突然，せん妄を伴って副腎不全を起こすことがある．この症状は，副腎機能検査を行わない限り，誤って急性疾患によるものだとか「術後せん妄 postoperative delirium」（p293参照）だと判断されてしまう．副腎不全が事前に診断されていなかった患者は手術後，特に心臓手術後に，急性副腎不全を発症することがある．下垂体卒中のような急性下垂体不全でも同じことが起きる．

　Addison病の鑑別診断における主な誤りは，低ナトリウム血症，高カリウム血症，あるいは低血糖を代謝性昏睡の一次的原因と考えてしまい，それらを隠れた副腎不全により生じたものだと気付かないことである．この誤りは，代謝性昏睡をみたらAddison病の可能性を考え，身体的徴候や臨床検査結果に注意を払うことによってのみ防ぐことができる．例えば，低血圧と高カリウム血症の組み合わせが，低ナトリウム血症や低血糖を引き起こす他の疾患に合併することはまれである．Addison病の患者は，バルビツレートや麻薬を含む鎮静薬に過度に敏感であり，通常量で昏睡に至る場合がある．

■ Cushing症候群

Cushing症候群[299]は，自然発症であれ医原性であれ，血中の副腎皮質ホルモンが高値で，そのために行動異常（気分高揚や鬱状態）を主な特徴とする脳症を生じ，まれに昏迷や昏睡も生じる．グルココルチコイド過剰による行動異常は，ほとんど常にこのホルモンの脳への直接的作用による．われわれは，高用量コルチコステロイドの精神作用を評価する予備研究において，硬膜外脊髄圧迫患者10例にデキサメタゾン100mg/日を3日間投与し，脊椎損傷はあるものの脊髄圧迫がなくコルチコステロイドを投与しなかった10例と精神状態の変化を比較した．コルチコステロイド投与の10例中4例で幻覚を含む行動異常がみられたが，意識の清明さまたは意識状態に異常がみられた例はなかった．対照群にも特に変化はみられなかった．

　鬱状態はCushing病〔下垂体から分泌される副腎皮質刺激ホルモン（ACTH）の過剰〕において比較的多い合併症であるが，気分高揚はグルココルチコイド服用後に比較的多い．このような事実から，Cushing病における鬱状態は，コルチゾールよりもACTHによるという仮説も提唱されている．この仮説は，コルチコステロイド投与で治療を受けていた患者が，投薬の減量に伴いACTHがふたたび増加してくると，鬱状態になることがあるという観察結果と合致する．同様の行動異常は，腫瘍（通常は潜在性）の異所性ACTH産生による，腫瘍随伴性Cushing症候群においてもみられる[300]．

　Cushing症候群では，特にACTH産生腫瘍が原因の場合には，せん妄や昏迷を生じることもあるが，これはグルココルチコイド過剰の直接的結

果ではない。ステロイド過剰が長く持続すると，著しい低カリウム性代謝性アルカローシスが起こり，これに対する呼吸性代償により$Paco_2$が上昇しPao_2が低下する結果，意識障害が起こる。神経症状を伴った糖尿病と高血圧症がCushing症候群に合併することがある。

甲状腺疾患

甲状腺機能亢進症も機能低下症も正常脳機能に影響するが[301,302]，症状発現の明確な理由は分からない。甲状腺ホルモン（厳密にいえばトリヨードサイロニン）は，リガンド依存性の転写機能として働く核内受容体と結合する。このホルモンは脳の発育に不可欠なので，乳児期の甲状腺機能低下症はすぐに見つけて治療しないと，神経症状はまず回復しない[303]。その理由の1つは，甲状腺ホルモンは小児脳でも成人脳でも，海馬における神経再生を制御しているということが考えられる[304]。このホルモンは脳代謝にも影響し[305]，甲状腺機能低下症では局所脳血流が全般的に20％以上減少し，脳のグルコース代謝も，特定の領域に偏ることなく12％減少する。一方，甲状腺機能亢進症では脳代謝への影響はほとんどない。

■ 甲状腺機能低下症

粘液水腫における昏睡はまれだが，致命的となることもある[306〜308]。甲状腺機能低下症hypothyroidismに昏迷や昏睡が合併した11例のうち，入院時に昏睡であった4例中3例は死亡し，意識障害がより軽度であった7例では死亡は1例のみであった[308]。著明な代謝低下患者にみられるこの「仮死状態suspended animation」について，多くの文献で注釈がつけられているが，患者は30.6〜32.8℃の低体温だという点が特徴的である。また，患者は低換気のようにみえ，実際，血中Pco_2は上昇し軽度の低酸素症がみられる。脳波は徐波で，低振幅のこともあれば高振幅のこともあり[309]，3相波の報告もある[310]。粘液水腫に

よる昏睡の発症は通常急性か亜急性であり，未治療の甲状腺機能低下症においては，感染，鬱血性心不全，外傷，寒冷曝露，鎮静薬や麻酔薬の投与などのストレスにより悪化する。

昏睡患者における粘液水腫の診断は，甲状腺機能低下症の皮膚あるいは皮下徴候に加え，低体温，そして偽筋緊張性伸張反射（正常反射であるが，ゆっくりとした弛緩期がある）により示唆される。血清中の筋酵素レベルが高いことも診断を示唆するが，確定診断が可能なのは甲状腺機能検査のみである。粘液水腫による昏睡は死に至ることがあるので，臨床診断がついた時点ですぐにトリヨードチロニンやチロキシンの静注および悪化要因の治療を開始する。同時に検査用の採血を行うが，検査結果を待たずに治療を優先させる。

粘液水腫による昏睡の診断で最も問題になるのは，1つまたはそれ以上の合併症を，脳症の原因のすべてと見なしてしまうことである。CO_2ナルコーシスは，低換気と二酸化炭素蓄積があれば疑う。しかし甲状腺機能低下症では，$Paco_2$が50〜55mmHg以上になることはめったになく，CO_2ナルコーシスでは低体温にはならない。一部の研究者は，昏睡と重度の甲状腺機能低下の原因を二酸化炭素蓄積を伴う呼吸不全に求めているが，すべての粘液水腫例に低換気がみられるわけではないので，この見解は正しくないと考えられる。低ナトリウム血症は重症の粘液水腫にみられることがあるが，これはおそらく抗利尿ホルモン（ADH）の分泌異常によるものと思われ，場合によっては発作を生じるほど重度になる。消化管出血とショックも重症な粘液水腫に合併することがあり，粘液水腫による昏睡という診断を惑わせる。低体温は最も劇的な徴候であり，甲状腺機能低下を示唆するが，他の代謝性脳症，特に低血糖，抑制薬中毒，寒気曝露による低体温，脳幹梗塞などが原因のもので起こることもある。

橋本脳症Hashimoto's encephalopathyは，血清中の抗甲状腺抗体の値が高い自己免疫性甲状腺炎による脳症である[311,312]。患者の甲状腺機能

は低い場合もあれば，正常，あるいは高い場合さえある。この疾患は再発，緩解を繰り返し，症状は局所または全身性痙攣発作，ミオクローヌス，錯乱，そしてまれに昏迷や昏睡に至る。錐体路徴候や小脳症状を呈することもある。MRI所見に特異性はなく，少数ではあるが剖検では血管炎の所見は得られていない[313]。脳波は全体的に徐波で，前頭葉に間欠的律動性のδ波と，しばしば3相波を伴う[314]。血清と髄液に抗甲状腺抗体がみられ，少数例では抗神経抗体の報告もあるが，病態生理学的にはどのタイプの抗体が脳症と関与するのかは定かでない[313]。橋本脳症で重要なことはステロイドに反応することであり，甲状腺機能低下患者で，意識レベルがチロキシンの投与で改善しない場合には，本症を疑う。診断は，抗甲状腺抗体値の上昇とステロイドに反応することにより確定される。

■ 甲状腺機能亢進症

甲状腺中毒症thyrotoxicosisは通常，中枢神経系の活動亢進の徴候（不安，振戦，多動行動）を呈する[302,306]。認知機能の微妙な変化よりも，明らかな情動障害を示す。まれに「甲状腺の嵐」（甲状腺クリーゼ）では，これらの症状が錯乱，昏迷，昏睡に進むことがある[306]。甲状腺クリーゼは，甲状腺中毒症を部分的に治療されている患者が，感染や外科手術などの悪化要因にさらされることで増悪する。初期の臨床像は代謝亢進症状が主である。発熱は常にみられ，著明な発汗があり，高度の頻脈，そして肺水腫や鬱血性心不全の徴候を呈する。もっと厄介な問題は，いわゆる**無欲状甲状腺中毒症**である[315,316]。患者は通常高齢者で，鬱状態と無欲状態を呈する。治療しなければ症状は進行し，せん妄，そして最終的には昏迷や昏睡に至る。神経症状で決め手となるものはない。代謝亢進は臨床的には顕著でなく，甲状腺中毒症に通常随伴する眼球徴候もみられない。しかし，ほとんどの患者では著明な体重減少があり，心房細動や鬱血性心不全などの心血管症状を呈する。多くの患者で，やや重度の近位筋ミオパチーがみられる。診断は，検査結果が甲状腺機能亢進を示唆することと，甲状腺治療により神経症状が回復することで得られる。

下垂体疾患

下垂体機能不全は2つの状況下で昏迷や昏睡を呈する。(1)**下垂体卒中pituitary apoplexy**（図5-8）は，通常は下垂体腫瘍に起こる突然の出血や梗塞

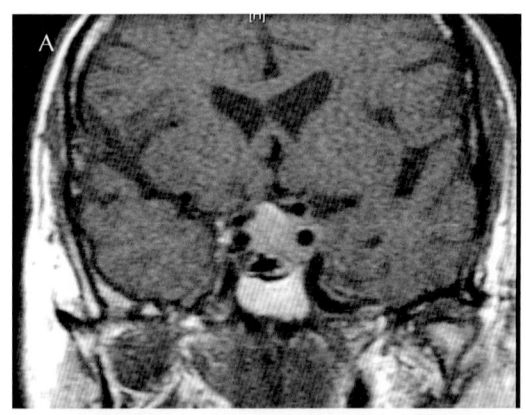

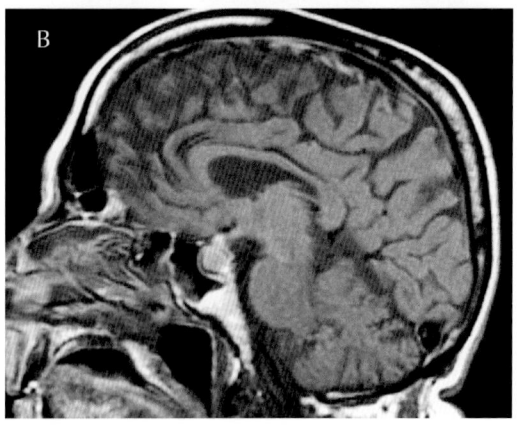

図5-8　下垂体卒中患者の非造影T1強調像の冠状断（A）および矢状断像（B）。76歳の男性。直腸癌の治療のために入院中，突然の頭痛，霧視，複視を訴え，錯乱もみられた。画像上，トルコ鞍内と鞍上に占拠性病変を認め，鞍上部の病変は視神経交叉部と海綿静脈洞を圧排している所見が認められた。手術標本では下垂体腫瘍を思わせる数個の腫瘍細胞が壊死組織の中にみられた。

を意味する用語で，少ないが正常下垂体に発生することもある。脳症状は，腫瘍の急速な拡大により間脳が圧迫されること，または有害物質（血液や壊死組織）がくも膜下腔に漏出して炎症を起こすことで発現する。症状は頭痛，嘔吐，羞明，発熱，視力障害，眼筋麻痺である。患者の約10%が昏迷や昏睡となり，その原因の一部はくも膜下腔の炎症であり，また出血性梗塞による下垂体機能不全である[306,317]。Sheehan症候群（分娩後下垂体壊死 postpartum pituitary necrosis とも呼ばれる）は下垂体卒中の別の型である。急性型は，出産後数時間〜数日のうちに急性の副腎不全徴候で発症する。以前は症状は帰前の入院中に起きたが，現在は産後の入院期間が短くなったため，多くは退院し帰宅した後に発症し，低血圧，頻脈，低血糖，倦怠感，悪心，嘔吐を訴え救急室に搬送される。気がつかないでいると，致死的となりうる[318]。(2)汎下垂体機能不全の患者で，副腎皮質ホルモンまたは甲状腺ホルモンがかなり低い場合や，水分のバランスがとれていない場合に，昏迷や昏睡となることがある。また，原発性の副腎不全もしくは甲状腺不全と同様に，痛みを訴える患者では麻薬や鎮静薬に過敏に反応する。

下垂体機能亢進では，下垂体-副腎回路の機能亢進により（Cushing症候群参照）脳症状を呈する。

癌

せん妄，昏迷，昏睡を起こすびまん性脳症は，播種性癌によくみられる[319]。癌専門病院における神経学的診察の依頼の約20%は，錯乱や昏迷の評価に関するものである[320]。精神状態の変化を起こす原因は多数あり（表5-11），本書で述べるすべてを含む[321]。脳症と癌を伴った140例のうち2/3では，脳症の原因は複数あった。しかし，脳症の原因が1つであった症例で最も多かったのは，多発性の転移癌であった。一部の症例では転移は軟膜経由であり，腰椎穿刺のみが診断に有用

表5-11　昏迷や昏睡を起こす癌による神経学的合併症

病変	疾患名
原発性脳腫瘍	視床下部神経膠腫
	大脳神経膠腫症
脳転移	癌性脳炎
軟膜経由の転移	水頭症
血管疾患	
大卒中	無菌性血栓性心内膜炎
	脳静脈閉塞症
多発性小卒中	播種性血管内凝固
	血管内リンパ腫
感染症	
ウイルス	進行性多巣性脳症
	単純ヘルペス・帯状疱疹
真菌	アスペルギルス
細菌	リステリア
治療の副作用	
放射線	放射線認知障害
化学療法	メトトレキサート白質脳症
代謝性	低血糖
	肝・腎不全
栄養性	Wernicke脳症
	ペラグラ
	ビタミンB_{12}欠乏性脳症

であった。その他の単独の原因としては，薬物，敗血症，多臓器不全，低酸素症があった[321]。他の代謝性脳症患者と同様に癌患者での脳症も，背景にある代謝異常が正されれば，完全といえるほど回復する可能性がある。

症例5-16

60歳の男性。多発性骨髄腫で入院中に意識障害に陥った例である。化学療法により汎血球減少が起こり肺炎を併発した。さらに腎不全もみられ，間欠的な血液透析を必要とした。午前6時50分に腰部の痛みを訴え，levorphanol（オピオイドの一種）4mgが投与された。午後早く血液透析が開始されたが，低血圧となり透析は

中止された。夕方早く，著明な意識の鈍麻がみられ，右眼の外上方への軽度の偏位がみられた。呼吸は，末期状態を示唆する「瀕死の様相agonal」であった。昏迷状態であったが，強い刺激を与えると覚醒し，自分の名前と病院名を答えることができた。その他の言語反応は保たれていなかった。瞳孔径は1.5mmで対光反射は認められた。安静位で左眼はまっすぐ前方を向き，右眼は軽く外上方に偏位していた。冷水による温度眼振試験では，正常な方向へ2～3回の眼振がみられた。呼吸は8/minで，浅く，不規則であった。両側の固定姿勢保持困難と伸展性足底反応を認めた。午前中の臨床検査の異常値は，白血球1,100/mm^3，ヘモグロビン9.3g/dL，血小板21,000/mm^3，D-ダイマー上昇(フィブリン分解産物で，軽度の播種性血管内凝固を示唆する)を示した。血清ナトリウム130mEq/L，BUN 82mg/dL，クレアチニン5.7mg/dL，総蛋白8.1g/L，アルブミン3.0g/dL，アルカリホスフォターゼ106IU/Lであった。瞳孔が縮小し呼吸が浅く遅いことから，肺炎があったにもかかわらず，ナロキソン0.4mgの静注がなされた。瞳孔は6mmに散大し，呼吸数は8/minから24/minと増え，患者は覚醒し意識は清明となり，朝と同じ腰部の痛みを訴えた。翌朝，ふたたび意識の鈍麻がみられたが前夜よりは軽く，瞳孔径は3mm，呼吸は20/minで比較的深かった。ふたたびナロキソン0.4mgの投与が行われ，瞳孔は7mmに散大し，呼吸は30/minに増え，より深くなり，ふたたび意識は清明となり見当識も回復した。

コメント： この患者におけるオピオイドの過量投与のきっかけは，瞳孔縮小と，肺炎にもかかわらず浅く不規則な呼吸であった。この患者は代謝障害のためにオピオイドへの感受性が鋭敏になっており，そのうえ過去に鎮痛薬としてオピオイドを投与されたことがなく耐容性がなかった。さらには，levorphanolの効果が長く続いたために，ナロキソンの効果が切れた翌朝にふたたび症状がぶり返したのである。

症例5-17

42歳の女性。乳癌の骨転移があり，昏迷となり入院した。強く刺激すると自分の名前は答えたが，他の質問には答えられず，指示にも従えなかった。両側に鬱血乳頭がみられ，瞳孔径は左右ともに2mm，眼球彷徨をみるが，頭位変換眼球反射は正常であった。左の三頭筋腱反射は減弱し，右の膝に単収縮がみられ，足の指は上向きになっていた。造影CTでは，造影効果を示す数個の小さい異常陰影が脳表皮質にみられた。腰椎穿刺では，初圧が300mmH$_2$O，蛋白は228/mm^3，白血球は14/mm^3，赤血球は0/mm^{3}であり，多数の大きい異型細胞がみられ，細胞学的には乳癌の腺癌細胞に類似していた。デキサメタゾン投与と全脳照射により，認知機能の早い回復がみられた。メトトレキサートとシトシンアラビノシド(キロサイド)の脳室内投与による化学療法が開始された。18ヵ月後に肺塞栓症で死亡したが，剖検では脳に癌の所見はみられなかった。

コメント： 癌の軟膜経由の転移は，脳，脊髄，脊髄神経根にさまざまな程度の機能低下を示す。この病態においては，いくつかの腱反射消失は診断の重要な手がかりとなる。放射線学的には何も認められないか，脳表や髄膜や脊髄根に沿って浅い腫瘍像が描出される。かなり進行した癌患者に多い徴候だが，まれに，とりわけ乳癌やリンパ腫において，強力な治療が奏効して劇的に改善し余命がのびる場合もある。

表5-12 せん妄，昏迷，昏睡を起こす薬物

医療用薬物
- アンフェタミン類
- 抗コリン作動薬
- 向精神薬
  - 三環系抗鬱薬
  - 選択的セロトニン再取り込み阻害薬
  - リチウム
  - フェノチアジン
- 鎮静薬
  - ベンゾジアゼピン
  - バルビツレート
  - glutethimide
  - methaqualone
- オピオイド
- アセトアミノフェン
- 抗痙攣薬

非医療用薬物
- アルコール類
  - アルコール
  - エチレングリコール/プロピレングリコール
  - メタノール
- 違法薬物
  - コカイン
  - methamphetamine
  - γ-hydroxybutyrate
  - 3,4-methylenedioxymethamphetamine (MDMA)
  - phencyclidine
  - ケタミン
  - ロヒプノール

外因性毒物

鎮静薬と向精神薬

通常使用されている薬物であっても，大量に服用すればせん妄，昏迷，昏睡を生じる（表5-12）。

そのような薬物は無数にあり，また，その時々で薬物乱用者の好みが変わることもあるし，地域によって異なることもある。せん妄や昏睡を呈する薬物は，(1)処方された医療用薬物の過剰服用，(2)不法に入手した医療用薬物（例えばオピオイド），(3)エチレングリコールやメタノールのようなアルコールの代用になりうる薬品，(4)違法薬物（例えば，「パーティードラッグ」や「クラブドラッグ」）があげられる[322]。患者がどういう薬物を服用したかが分かれば，診断はそれほど難しくない。しかし，患者が昏迷状態ながら薬物使用を否定することもあるし，昏睡であれば病歴は聴取できない。

サリチル酸やアセトアミノフェンなど2～3の薬物については，ベットサイドで検査が可能である[27]。複合HPLC免疫酵素法によるスクリーニングが一部の救急室で可能で，アンフェタミン，バルビツレート，ベンゾジアゼピン，コカイン，オピオイド，phencyclidine，その他の薬物に関しては20～45分で検査は終了する[323]。その他は，身体所見（瞳孔の大きさや解毒薬への反応）から推測するか，急いで諸検査を施行して結果を得る。検査項目はアニオンギャップ，浸透圧ギャップ，酸素飽和ギャップなどである[324]（表5-13）。アニオンギャップの測定は診断確定に有用である。アニオンギャップの増加は，エチレングリコール，プロピレングリコール，メタノール，パラアルデヒド，サリチル酸などの摂取でみられる。アニオンギャップの減少はリチウム，臭化物，ヨウ化物の摂取でみられる[324]。浸透圧ギャップの上昇（p248参照）は，エタノールやエチレンの摂取でみられる。計算上の酸素飽和度とオキシメータで測定した飽和度の間に5％以上の差がある場合，酸素飽和ギャップがあるといえる。一酸化炭素中毒の際にオキシメータの酸素飽和度が高過ぎる場合には，重度のメトヘモグロビン血症が存在する可能性がある。また，静脈血の酸素含有率が高くて動脈血のような色をしていれば，シアン化物または硫化水素中毒を考える[324]。

しかし多くの場合，正確で迅速な診断をするためには，身体所見と臨床推論に負うところが非常に大きい。臨床診断を検査結果から確認すること

表5-13　特殊な毒物に対する臨床検査による手がかり

アニオンギャップ
　増加
　　エチレングリコール
　　メタノール
　　パラアルデヒド
　　サリチル酸
　　アセトアミノフェン
　　コカイン
　減少
　　臭化物
　　リチウム
　　ヨード
浸透圧ギャップ
　増加
　　エタノール
　　エチレングリコール
　　プロピレングリコール
酸素飽和ギャップ
　増加
　　一酸化炭素
　　メトヘモグロビン
　　シアン化物
　　硫化水素

Fabbriら[323]およびMokhlesiとCorbridge[324]より許可を得て改変。

が望ましいが，検査に時間がかかり過ぎると，治療が間に合わない事態になる。それ以上に，鎮静薬やアルコールの血中濃度は，昏睡の深さや持続期間の予測にはあまり有用ではない。この矛盾には，いくつかの理由があげられる。これらの薬物を長期にわたり摂取した患者には耐性ができ，より大量に摂取することで血中濃度が上がり昏睡を起こす。複数の薬物を使った場合の相互作用や，未吸収の薬物が，以降どのような効力をもつか予測できないことが，それらの関係をさらに不明瞭にしている。

　ベンゾジアゼピン，神経弛緩薬，抗ヒスタミン，アルコール，抗鬱薬などの鎮静薬と同じく，meprobamateや臭化物のような古くから使用されていた薬物も，多量に摂取すれば昏睡を起こす（表5-14）。それぞれの薬理作用は一部はその構造に，一部は用量に関係する。多くの鎮静薬は，上行性賦活系へのGABA作動性入力を増やすことにより覚醒を障害し，せん妄や昏睡を引き起こす[324,326]。抗鬱薬は，セロトニンやノルアドレナリンのような神経伝達物質の再取り込みを妨げ，神経弛緩薬はドパミン受容体を遮断するが，鎮静薬はより強い抗ヒスタミンと抗コリン作動性をもつ。これらの作用は自律神経機能不全を引き起こすが，実際に最も危険なのは心毒性のある三環系抗鬱薬の過剰投与である。

　大部分の抗鬱薬の過剰投与例では，どれも同様の臨床所見を示し，個々の薬物による臨床像の違いは比較的少ない。これらの薬物の大部分は，前庭器官，小脳や大脳皮質の機能を低下させ，眼振，運動失調，構音障害を起こし，意識障害の初発徴候すら先行して出現することもある。薬物の大量摂取は昏睡を引き起こし，その量であればどの薬物でも脳幹の自律神経反応を抑制する。少数の例外があり，ベンゾジアゼピンや神経弛緩薬などでは，呼吸は体性運動機能と同程度または，場合によってはより強く抑制される傾向にある。瞳孔は通常縮小し，対光反射と毛様体脊髄反射は保持されている。頭位変換眼球反射は抑制または消失し，冷水による温度眼振試験での前庭眼反射も抑制され，深昏睡の場合にはすべて消失する。抗鬱薬中毒患者は通常，伸張反射の減弱ないし消失を伴う弛緩状態である。この典型的な臨床像は常にすぐにみられるわけではなく，セコバルビタールやペントバルビタールなどの速効性のバルビツレートを服用後，急速に昏睡に陥った症例では特にそうである。そのような例では呼吸の抑制が意識を失うのとほぼ同時に確認される。そして，運動系の徴候は，はじめのうちは吻側-尾側方向へ，順に機能が抑制されていくように進行するが，途中一時的に反射亢進と，クローヌスや伸展性足底反応さえ現れる。この短い期間（30～45分以上続く

表5-14 せん妄，昏迷，昏睡を起こす特定の薬物への手がかり

薬物	生化学的診断	行動	身体的徴候
アンフェタミン	血液または尿	高血圧，攻撃的，ときに妄想的，激越性妄想性せん妄に進展する反復行動，幻聴と幻覚	高熱，高血圧，頻脈，不整脈，瞳孔散大，振戦，ジストニア，ときに痙攣
コカイン	なし	上記に類似するが，より多幸症的で，妄想性はより軽度	さまざま
クラブドラッグ〔例：3,4-methylenedi-oxymethamphet-amine（MDMA），phencyclidine〕	血液または尿	錯乱，見当識障害，知覚のゆがみ，注意散漫，引きこもりまたは爆発性，事故や暴力を誘発する可能性	本文参照
アトロピン-スコポラミン	なし	せん妄，しばしば激越性，幻覚に反応，傾眠，まれに昏睡	発熱，顔面潮紅，瞳孔散大，洞性頻脈または上室性頻脈，熱く乾いた皮膚
三環系抗鬱薬	血液または尿	ねむけ，せん妄，興奮，まれに昏睡	発熱，上室性頻脈，伝導障害，心室性頻脈または心室細動，低血圧，ジストニア
フェノチアジン	血液	傾眠，まれに昏睡	不整脈，低血圧，ジストニア（本文p270参照）
リチウム	血液	嗜眠性錯乱，無言状態，最終的には昏睡。多焦点性痙攣が起こる。発症は過量摂取から数時間遅れることがある	注意欠如の様相，共同性眼球彷徨，瞳孔正常，パラトニー様抵抗，振戦，静坐不能
ベンゾジアゼピン	血液または尿	昏迷，まれに覚醒不能	本質的に心血管または呼吸抑制なし
methaqualone	血液または尿	抑制薬中に幻覚および激越の混在，昏睡に至る	軽度：バルビツレート中毒に似る。重篤：腱反射亢進，ミオクローヌス，ジストニア，痙攣。頻脈および心不全
バルビツレート	血液または尿	昏迷または昏睡	低体温，皮膚は冷たく乾燥，瞳孔反応あり，人形の目徴候みられず，反射低下，弛緩性低血圧，無呼吸
アルコール	血液または尿	構音障害，運動失調，昏迷。刺激で意識レベルが素早く変化	昏迷で：低体温，皮膚冷たく，湿潤。瞳孔反応あり，中等度散大。頻脈
オピオイド/アヘン製剤	血液または尿	昏迷または昏睡	低体温，皮膚は冷たく湿潤，対称性の針先瞳孔，徐脈，低血圧，低換気，肺水腫

ことはまれである）を見逃して，患者から少しの間目を離したり，人工呼吸器の使用開始が遅れると，致死的となる。中毒性代謝障害を基礎にもつこのような患者の変化をとらえる手がかりは，瞳孔反射が保たれ運動障害が左右対称なことである。治療については第7章で述べる。

対症療法は，毒物のこれ以上の吸収を防ぐ，既に吸収された毒物の排出，必要に応じた補助呼吸である。ある種の毒物には特異的な解毒薬があり，最近概説されている[324,327]。

アルコール性昏迷 alcoholic stupor は診断が難しい場合がある。というのも，アルコール以外の理由（例えば，頭部外傷，薬物摂取）で意識障害を呈する患者の多くで，呼気に「アルコール臭」（実は酒の中の不純物による）を有するからである。呼気中のエタノール測定は血中のそれよりも不正確で，中毒の程度を過小評価することが多い[328]。しかしながら，昏迷や昏睡患者の呼気中エタノールが50mg/dL以下であれば，アルコール中毒ではないと考え，他の原因を探るべきである。

アルコール性昏迷（血中濃度は250～300mg/dLだが，耐性があるため覚醒している）では，顔面潮紅，速脈，低血圧，軽度の低体温など，アルコールの血管拡張作用による症状が現れる。昏睡が深くなるにつれ（血中濃度は300～400mg/dL），顔面蒼白，静穏となり，瞳孔は散大し，かすかに対光反射をみる。そして深い呼吸抑制を伴う。アルコールによる昏迷や昏睡の深さを臨床的に判断するのは難しい。診察中に，繰り返し刺激をすれば覚醒し，もう少し刺激を続ければ覚醒を維持できるが，患者をベッドで独りにすると呼吸不全のために深昏睡になる。アルコールは，自殺目的で向精神薬や鎮静薬を服用する際に同時に飲まれることが多い。エタノールは$GABA_A$作動薬でもあり，抗鬱薬と相乗効果を発揮する。そのような薬物の複合摂取例においては，血中濃度を測定してもその後の経過を予測するのは難しく，バルビツレート単独摂取例に比べ突然の呼吸不全や不整脈を生じやすい。

■ ヘロイン-アヘン製剤中毒

これらの薬物は，注射または鼻からの吸引により摂取される。過剰摂取は自殺目的や，より多いのは中毒者や初心者がヘロインの質や量を間違えて摂取した場合である。オピオイドによる昏睡に特徴的な徴候は，明るい光で一般的に縮瞳する針先瞳孔，および麻薬拮抗薬を投与すると急速に散大する瞳孔の所見である。呼吸は遅く，不規則で，止まることもあり，これらは麻薬の直接的な抑制作用が脳幹に及んだ結果か，理由ははっきりしないが，ヘロイン中毒でよくみられる肺水腫が原因と思われる[329]。アヘン製剤は低体温を引き起こすが，病院に到着する前にすでに誤嚥による肺炎を起こしていることが多く，そのため体温は正常もしくは高い。propoxyphene や meperidine などのオピオイドは発作を誘発する。ナロキソンを初回量として0.2～0.4mgを静注すると，オピオイドの効力は減弱または消失する。患者がその薬物に対して身体的依存を示す場合は，急性離脱症状を呈する。患者は効力が長時間続く麻薬を使用していることが多いので，効果時間が短いナロキソンは，1～2時間ごとの反復ボーラス投与が必要である[327]。

■ 鎮静薬

神経学的検査だけでは，薬物中毒による脳症と，他の原因による代謝性脳症を見分けることはできない。最もよくみられる誤診は，鎮静薬中毒による深昏睡を，脳幹梗塞による昏睡と間違うことである。最初からこれら2つを見分けることは難しいかもしれないが，対光反射のある小さな瞳孔，温度眼振反応の消失，痛み刺激への反応の減弱，伸張反射消失，筋弛緩などの所見から，重度の代謝障害を疑うことができる。長く続く伸筋反応，過剰な伸張反射，痙縮，温度眼振試験での非共同性眼球運動，瞳孔の対光反射消失は，脳幹部障害の可能性が高い。瞳孔の対光反射と毛様体脊髄反射が共存すれば，深昏睡は代謝性によるものである。しかし両者が消失していたら，重度の鎮静薬中毒による深昏睡である可能性が残る。このように，脳死の検証には鎮静薬の過剰摂取の可能性を除外する必要がある（第7章参照）。

症例5-18

48歳の女性。自殺目的で，抱水クロラール50g，クロルジアゼポキシド1.5g(Librium 150錠)，フルラゼパム2.4g(Dalmane 80カプセル)を服用した。服用後まもなく，嗜眠状態にあるところを家族が発見し，救急部に連れてきた。到着時には深昏睡状態で，低血圧を呈し呼吸も止まっていた。気管挿管後に人工呼吸を開始したが，その時点で血圧60/40mmHg，瞳孔径2mmで対光反射を認めず，角膜反射と前庭眼反射の消失，反射消失を伴う全身の筋弛緩を認めた。きわめて大量の抑制薬服用のため，状態観察のモニタリングを目的に，動脈カテーテルとSwan-Ganzカテーテルが挿入された。病院到着時にすでに誤嚥性肺炎を起こしていたため，広域抗菌薬が投与された。ドパミン投与が開始され，当初は血圧を80/60mmHgに維持できたが，入院12時間後にはドパミン40pg/kg/min投与でも血圧を60/40mmHgに維持できなくなり，尿も出なくなった。L-ノルアドレナリンの投与が12pg/minで開始され，すぐに血圧は80/40mmHgに上昇し尿も出はじめた。入院時の血液毒物検査では，抱水クロラールの定性反応が陽性であった(定量分析はできなかった)。クロルジアゼポキシドは59.4μg/mLで，フルラゼパムは6.6μg/mLであった。

初期の治療は，誤嚥性肺炎と肺水腫のほか，心房性，接合部性，心室性の期外収縮などが合併していたことで，複雑な管理を強いられた。血圧は80/60と60/40mmHgの間で変動していたが，はじめの48時間ではこの低血圧は大問題であり，血圧低下に伴い尿量は減少し限界ぎりぎりであった。患者は応答できない状態にあったが，4日目までにはドパミンにより平均血圧を80/60mmHg以上に維持できるようになり，L-ノルアドレナリンは中止された。腎尿細管壊死によると思われる等張性の多尿が出現したが，電解質バランス，肺洗浄，水分過剰などに注意を払い，症状悪化と合併症を防ぐようにした。冷水による温度眼振試験に対し，眼球運動が4日目にはじめて反応し，同日に瞳孔の対光反射がみられた。8日目に自発呼吸となり，四肢に伸張反射が認められた。痛み刺激に対し，はじめは開眼するだけであったが，10日目に四肢を引っ込める動作をするようになり，その翌日には言葉をつぶやくようになった。13日目までには完全に覚醒し，質問や指示に応答できるようになった。温度眼振試験に正常に反応したのは15日目であった。その後，身体および知的状態は完全に回復し，精神科の治療を受けることになった。

コメント： この患者の経過は，抑制薬中毒でも生きて病院にたどり着けば，服用した薬物の血中濃度にかかわらず，救命の可能性があるという一般原則を強く示唆する。毒物検査によれば，この患者の薬物量は，一般的な致死量であった。患者が服用した薬物は血液透析で排出できないものであるため，血液透析が経過を短縮したかは疑問である。この患者の昏睡持続時間は，若年患者でバルビタールを大量に服用した場合にみられる意識障害の一般的な持続時間と同じくらい長かった。しかし，てんかん発作重積状態の治療に用いたペントバルビタールによる昏睡例でも非常によく似た経過をとり，薬物中毒により長く続いた昏睡であっても，必ずしも脳に障害は生じないようである。本症例は，鎮静薬を大量に服用して何日にも及ぶ昏睡を生じても，細心の治療を施せば回復することを示している。この患者の転帰は，血液ガスや動脈血灌流圧が正常に近い値で維持されれば，昏睡状態がかなり長く続いても脳には障害が生じないことを物語っている。

抑制薬中毒による昏睡の診断においては，その原因を確定するだけでなく，その後の治療選択のため，昏睡の深さをも判断する必要がある。数年前にReedら[330]は，抑制薬による中毒患者の重

表5-15 抑制薬による昏睡の重症度*

Grade	
0	傾眠傾向にあるが覚醒
1	会話ができるほどには覚醒していないが，適切な逃避行動あり
2	昏睡，大部分の反射は正常，心肺機能の低下なし
3	昏睡，腱反射消失，心肺機能の低下なし
4	呼吸不全，低血圧，肺水腫，または不整脈あり．36時間を超える昏睡持続

＊：Reedら[330]より転載．

症度分類を報告した（表5-15）。この分類を実際の視点からみると，grade 3 または grade 4 でも死に至る危険がある。この表で治療法の有効性を比較しようとすると，grade 3 や grade 4 の必ず死亡するような患者しか対象にならない。

同じ受容体をもつベンゾジアゼピン，非ベンゾジアゼピン系作動薬（ゾルピデム，eszopicloneなど）は，催眠用薬物としてバルビツレートに替わって使用されている。これらは呼吸抑制が少ないが，非常に大量の服用では呼吸停止を起こす可能性があり，特に患者が慢性肺疾患を有する場合に多い。過剰服用には拮抗薬のフルマゼニルが用いられる[331]。フルマゼニルはベンゾジアゼピンの副作用の改善に効果があり，複数薬物による中毒の評価に役立つ。しかし場合によっては，急激な薬物離脱性痙攣を引き起こす[332]。フルマゼニルは，アルコール，バルビツレート，三環系抗鬱薬，オピオイドによる昏睡には無効である。

■「内因性ベンゾジアゼピン」による中毒

薬物過剰摂取に似た昏睡を繰り返し発症するが，薬物が同定されないという例が，何年にもわたり散発的に報告されている[333]。Lugaresiらは，その症状は体内にあるベンゾジアゼピン様作用物質の「エンドゼピン endozepine」による可能性をあげている[334,335]。患者の症状は，確かにベンゾジアゼピンを過剰に摂取した場合の症状に似ており，なかには本当は患者がこの薬物をこっそり服用したのではないかという疑問がもたれる例もある[336]。実際，Lugaresiらの症例のうち少なくとも1例では，密かにロラゼパムを服用していた[337]。このような患者の昏迷は数時間～数日続き，発症や頻度は予測できない。また，症状がない場合には全く正常である。ベンゾジアゼピン中毒の患者と同様に，フルマゼニルが効果を示し，患者の意識は戻り脳波も正常化する。昏迷時，内因性ベンゾジアゼピン様物質の値は上昇している。フルマゼニルの経口投与により症状発現の頻度を減らすことができる。この病態の最初の報告は1992年にHaimovicとBerefordによりなされた[333]。

他の一般薬による中毒

アセトアミノフェン acetaminophen 中毒は，中毒情報センターに最も頻繁に報告されている。この薬の代謝物（NAPQI）[338]は急性肝壊死を引き起こし，摂取量が5g以上であれば肝不全や肝性昏睡を起こす。アルカローシスと肝機能検査値の著明な上昇は，その存在を示す手がかりとなる。N-アセチルシステインでの迅速な治療により，死亡を回避できることがある[339]。

■ 抗鬱薬

抗鬱薬には，アミトリプチリンなどの三環系抗鬱薬，パロキセチンやフルオキセチンなどの選択的セロトニン再取り込み阻害薬，そしてモノアミンオキシダーゼ（MAO）阻害薬などが含まれる。すべての薬物がせん妄を引き起こし，三環系薬物は昏迷や昏睡をまねくことがある。三環系抗鬱薬の毒性は主に心血管系に作用し，不整脈や低血圧を起こす。中枢神経系は，血圧の変動に影響されるとともに，抗コリン作用により無汗症，発熱，多巣性ミオクローヌスを起こす[327]。セロトニン再取り込み阻害薬やMAO阻害薬は，単独では中枢神経系に影響しないが，両者を同時に摂取すると，

せん妄，ミオクローヌス，反射亢進，発汗亢進，顔面潮紅，発熱，悪心，下痢などを特徴とするセロトニン症候群を呈する．副作用として播種性血管内凝固が起こることもあり，これも中枢神経系に悪影響を与える．症状改善のための拮抗薬としては，methysergideとシプロヘプタジンが報告されている[327]．

リチウムlithium中毒では，振戦，運動失調，眼振，舞踏病アテトーシス，羞明，嗜眠を呈する．また腎性尿崩症を誘発することがあり，体液量減少と高浸透圧を起こす．重度の場合には，せん妄，発作，昏睡，心血管系の不安定性が起こる[339]．3.5mEq/L以上で小脳障害が起こり，これは回復しないことがある[340]．血清アニオンギャップの低下を伴うような重症例には，血液透析が必要となる可能性がある[340]．

他の多くの薬物は痙攣を起こしやすく，それらを表5-16にあげる．

エタノール中毒

酒に酔っているかどうかの診断に教育が必要と考える人はほとんどいないだろうが，エタノール中毒ethanol intoxicationの診断はきわめて難しい場合がある．例えば，飲酒者をみることの多いベルファストにおいて，頭部外傷患者の飲酒の有無を調べたところ12%もの誤認がみられた．それ以上に重要なことは，血中濃度が100mg/dL以上の42例のうち，6例が中毒状態であることを見逃されていた[341]．

アルコールはGABA$_A$受容体の増強効果により，主に鎮静作用を発揮する．しかしその他の神経伝達物質へも影響し，脳内の報酬系に決定的な作用をもつドパミン伝達を促進させる．また，ノルアドレナリンの放出を促進し，グルタミン酸NMDA受容体を遮断し，5-HT$_3$受容体を刺激する[342]．

中等量のエタノールでは昏迷を起こすことが多いが，ほとんどは自然に回復し，治療が必要になることはない．400mg/dL以上の大量摂取は昏睡を起こし，主に呼吸抑制により致死的となる．飲酒に伴う主な問題は，飲酒後に起こる抑制の効かない行動，例えば鎮静薬，催眠薬，抗鬱薬を衝動的に飲んだり，頭部外傷をまねくような不注意で強情かつ非協調的な行動(喧嘩，飲酒運転など)をすることである．結果として，急性アルコール中毒に伴う意識状態変容の診断時の主要な問題は，症状がアルコールの抑制的な作用の現れであり，いずれ回復する良性の状態なのか，それとも他の薬物や頭部外傷による，より深刻な状態なのかを見分けることである．

上記のように，純粋なアルコール中毒では，血中濃度と臨床症状はおおむねよい相関を示す．一方，飲酒量と症状の相関関係はほとんどみられない．これは胃腸からのアルコール吸収率が，胃の内容物の有無により大きく左右されるためである．慢性的飲酒は中等度の耐性を生じるが，一般的には表5-17に示した事項が信頼できるガイドラインである．アルコール量を推定する場合に，米国では，ボトルのラベルに表示してあるアルコール度数の半分が含有量であることを思い出せばよい．

急性アルコール中毒の臨床症状は，他の代謝性脳症，特に抑制薬中毒，糖尿病性ケトアシドーシス，低血糖による脳症と類似している．患者の生来の精神的な特徴も加わり診断を難しくする．前述したように，口臭は不純物によるもので，あてにならない徴候である．アルコール中毒患者は，運動失調，不器用，構音障害を呈する．容易に錯乱し，抑制のきかない乱暴な行動(よりひどければ昏迷)をみ，通常は嘔吐する．眼球結膜は充血し，重症例では対光反射が鈍い．重症の中毒や昏迷では極度の痛覚消失状態(「痛みを全く感じない」)になる．これを利用して，現代の麻酔薬が開発される以前は，痛覚を減弱させるためにアルコールを用いた．

アルコール中毒の正確な診断と重症度の判定には，血中濃度の測定が必須である．これが施行できない場合は，血清浸透圧測定が助けとなる[324]．

表5-16 痙攣誘発薬：製剤や原材料による分類

薬物		非薬物	
種類	代表例	種類	代表例
鎮痛薬	meperidine/normeperidine, propoxyphene, ペンタゾシン, サリチル酸, トラマドール	アルコール類	メタノール, エタノール（離脱）
麻酔薬	局所麻酔薬（リドカイン, ベンゾカイン）	防腐剤/保存料	エチレンオキシド, フェノール
抗痙攣薬	カルバマゼピン	生物毒	
抗鬱薬	三環系（アミトリプチリン/ノルトリプチリン）, アモキサピン, bupropion, 選択的セロトニン再取り込み阻害薬（citalopram）, venlafaxine	海洋生物	ドウモイ酸〔甲殻類（青ムール貝）〕
		キノコ	モノメチルヒドラジン（*Gyromitra* spp.）
		植物	コニイン（ドクニンジン）, viral A（ドクゼリ）カンフル
抗ヒスタミン薬	ジフェンヒドラミン, doxylamine, tripelennamine	ガス（天然, 人為性）	一酸化炭素, 硫化水素, シアン化水素
抗菌薬		金属/有機金属	アルキル水銀（ジメチル水銀）, ヒ素, 鉛, タリウム, テトラエチル鉛, 有機スズ（トリメチルスズ）
抗腫瘍薬	アルキル化薬（chlorambuchil, ブスルファン）	金属水素化物	ペンタボラン, ホスフィン
抗精神病薬	クロザピン, loxapine	農薬	
喘息治療薬		殺カビ剤/除草剤	ジニトロフェノール, ジクワット, グルホシネート
心臓血管薬	プロプラノロール, キニジン	殺虫剤	有機塩素（リンデン, DDT）, 有機リン系（パラチオン）, ピレスロイド（typeⅡ）, フッ化スルフリル, ハロゲン化アルキル（臭化メチル）
コリン作動性薬	ピロカルピン, ベタネコール	ナメクジ・カタツムリ駆除剤 molluscacide	メタアルデヒド
筋弛緩薬	バクロフェン, orphenadrine	殺鼠剤	ストリキニーネ, 亜鉛またはリン化アルミニウム
非ステロイド性抗炎症薬	メフェナム酸, phenylbutazone		
精神刺激薬/食欲低下薬	アンフェタミン, カフェイン, コカイン, methamphetamine, 3,4-methylenedioxymethamphetamine（MDMA）		
ビタミン剤/サプリメント	ビタミンA, 鉄塩（硫酸第一鉄）		

表5-17 急性アルコール中毒における血中濃度と臨床症状

血中濃度(mg/dL)	症状
25〜100	幸福感, めまい, 饒舌 反応時間の延長, 知的機能の低下 軽度の協調運動障害, 眼振 痛み刺激に鈍感
100〜200	乱暴さ, 回避的, 易錯乱性 眼球結膜充血 運動失調, 眼振, 構音障害 かなりの痛覚鈍麻
200〜300	悪心, 嘔吐, 朦朧状態 複視, 瞳孔散大, 反射鈍化 著明な運動失調・不器用さ
>300	低体温, 冷汗, 健忘性昏迷 重度の構音障害, 構音不能 麻酔状態 狭窄音, 低換気 昏睡

アルコールは血中濃度に比例して浸透圧を上昇させる。アルコールの血中濃度が150mg/dL以上であれば血清浸透圧は320mOsm/kg以下であり，200mg/dLであれば浸透圧は340mOsm/kg以上である。アルコールは体液中に一様に分布するため，高浸透圧になっても脳からの体液移動がない。このようにアルコールによる高浸透圧は，それ自体が症状発現の原因にはならない。

薬物乱用による中毒

パーティードラッグもしくはクラブドラッグと呼ばれるものには，GHB，ケタミン，フルニトラゼパム(ロヒプノール)，methamphetamine，リゼルグ酸ジエチルアミド(LSD)，3,4-methy-lenedioxymethamphetamine(MDMA，通称「エクスタシー」)などがある[322,343]。その他，コカイン，オピオイド(上記参照)，phencyclidineなどもある。これらの薬物は単独または併用して用いられ，重篤な状態を引き起こす[327]。

コカインは経鼻，経口，経静脈にて摂取される。これは脳へのカテコールアミンの取り込みを抑制するため，中枢神経系は刺激状態となる。患者はしばしば多幸症的であるが，不安，興奮，せん妄状態を呈し，発作を起こすこともある。興奮はベンゾジアゼピンで抑制できる。発熱がみられることもあり，解熱が必要となる。特異的な解毒薬はない。一部は中枢神経系の血管炎を起こし，脳梗塞や心筋梗塞，ときに脳出血を起こす。これは動脈硬化性疾患のリスクが低いはずの若年成人に最近よくみられる脳卒中の原因の1つである。

γ-hydroxybutyrate(GHB)は脳波上高振幅δ波を伴う深睡眠を起こす。この薬物は米国ではナルコレプシー治療薬として販売され，夜中に寸断される睡眠不足により，日中のカタレプシーのような症状を改善するのに有効である。これは強い無反応状態をもたらすことから，デートレイプ薬として知られ[344]，大量であれば昏睡となり呼吸も抑制される。半減期は比較的短いため，数時間以内に回復する。ある非対照研究の結果ではphysostigmineが解毒薬になりうるとしているが，そのエビデンスは乏しく，実験的研究でも効果は認められていない[345,346]。

phencyclidine，通称「エンジェルダスト angel dust」は，グルタミン酸NMDA受容体拮抗薬である[347]。奇妙な行動や興奮がみられ，大量であればせん妄や昏睡を起こす。垂直性および水平性の眼振を伴う。発作やジストニアは少ない。多くの患者は覚醒し，興奮状態の際に針先瞳孔が認められ，これが診断の一助となる。高血圧性脳症を呈することがあり，頭蓋内出血やくも膜下出血が報告されている。ケタミンもNMDA受容体拮抗薬であるが，かつては麻酔薬として用いられ，獣医学分野では現在も使われている[348]。クラブドラッグとしては経口もしくは煙で摂取され，せん妄を起こし，幻覚を伴う場合もある。副作用として低体温や呼吸抑制がある[349]。どちらの薬物に対しても，粗暴な行動を抑えるのにベンゾジアゼピンが有効である[327]。

MDMAは主にセロトニン回路に作用する間接的なセロトニン拮抗薬で、トリプトファンヒドロキシラーゼを抑制し、セロトニンの産生を減少させる。さらにセロトニンの放出を促し再取り込みを阻む。この薬物はドパミンとノルアドレナリンのシナプス前ニューロンからの放出を増加させるとともに、モノアミンオキシダーゼを抑制することにより、ドパミンとノルアドレナリンの代謝を抑制する。通常の有害症状は、不安、運動失調、集中困難であり、発作も起こりうるし、通常は瞳孔散大をみる。高熱は死に至ることもある[349]。興奮や痙攣発作にはベンゾジアゼピンが有効である。

フルニトラゼパム(ロヒプノール)は、ベンゾジアゼピンおよびこのクラスの他の薬物のように$GABA_A$受容体の増強効果をもつ。その作用もこのクラスの他の薬物と同様で、ベンゾジアゼピンやアルコール中毒と似ているが、呼吸抑制を生じる可能性がより高く、そのため過剰量では生命にかかわる。ベンゾジアゼピンの拮抗薬であるフルマゼニルには解毒効果がある[349]。

代謝性アシドーシスを起こす薬物中毒

酸塩基障害における代謝と神経学的変化の機序についてはp190〜195で述べた。ここでは特異的な外因性毒物による代謝性アシドーシスについて述べる[325]。毒物にはメチルアルコール、エチレングリコール、パラアルデヒドが含まれる。サリチル酸中毒も組織内で代謝性アシドーシスを起こすが、成人においては血中の呼吸性アルカローシスの存在により覆い隠されてしまう。

メチルアルコール、エチレングリコール、パラアルデヒドによる代謝性アシドーシスと神経毒性は、薬物そのものよりも、薬物の代謝過程での分解産物による影響のほうが大きい。これら3つの薬物の中毒は、慢性アルコール中毒患者に最も多く、誤ってもしくは危険を無視して、エタノールの代わりに摂取する。これらの薬物を摂取すると、はじめはアルコール中毒症状を呈し、錯乱、昏迷へと進み、その頃までには重症アシドーシスの症候が現れ、全身の合併症も出現する。

メタノールmethanolはデヒドロゲナーゼによりギ酸に分解される[327]。エタノールが体内に存在するとメタノールの代謝分解が遅れ、臨床経過に影響を及ぼす。メチルアルコール中毒による神経損傷のうち、最も早くに出現し最も頻度が高いのは、網膜神経節細胞障害である。メタノール中毒の症状は、数日をかけて進行したり急に出現することもある。昏迷、昏睡、発作は重度の中毒でのみ現れる。多くの患者は、はじめに深い酩酊状態を呈し、視力消失を起こす(「盲目の酔っ払いblind drunk」)。過呼吸(代謝性アシドーシスに対する呼吸性代償)は常にみられる。効果のある早期の治療法としては、まず器質性のアシドーシスを把握することが重要であり、次にfomepizoleのようなアルコール脱水素酵素の抑制薬を用いた、強力な治療を推し進める[24]。エタノールは、アルコールデヒドロゲナーゼに関しメタノールと競合するため、メタノールの代謝を遅らせる。アルコールデヒドロゲナーゼ抑制薬が間に合わなければ、次善の策として、メタノールからの侵襲を少しでも防ぐためにはエタノールを使用してもよい。これらの薬物に効果がなければ、血液透析が必要である[327]。次の症例は重要な点を示唆している。

症例5-19

39歳の男性。10日間、間欠的だが変性アルコールを飲んでいた。目が数時間ぼやけたことと息切れを訴えて入院した。意識は清明で見当識も正常、会話も普通であったが、不穏状態であった。血圧は130/100mmHg、脈拍は130/min、呼吸は40/minで深く規則的であった。他の身体的異常所見は、視力20/40、ピンク色の視神経乳頭と拡張充血した左網膜静脈、瞳孔径は

5mmで，対光反射はみられるが鈍い．血清炭酸水素塩は5mEq/L，動脈血pHは7.6であった．540mEqの炭酸水素ナトリウムの点滴静注が直ちに開始され，4時間後には動脈血pHは7.47に上昇し，血清炭酸水素塩は13.9mEq/Lとなった．相変わらず過呼吸はみられたが，不穏は改善した．点滴はゆっくりと20時間続けられ，炭酸水素塩を全量で740mEq注入した．患者は完全に回復した．

コメント： 変性アルコールは通常溶剤として販売され，エタノール83%，メタノール16%の比率である．アルコール依存症患者が，ラベルに警告表示があっても，かまわず変性アルコールを飲むことはよくある．患者がエタノール中毒症状の視力障害を訴え，そして過呼吸を伴っていたら，その原因を見つけ出すことに努めなければならない．この患者の体内にはエタノールが十分にあり，メタノールの代謝を遅延できたため，回復することができた．血清炭酸水素塩値を5mEq/Lから13mEq/Lへ上昇させるのに540mEqの炭酸水素ナトリウムを要したことからも，この患者のアシドーシスが重篤であったことが分かる．しかし，炭酸水素塩による治療がよい結果を生み出すかどうかは明確には分からない[325]．一部の患者は高カルシウム血症と低血糖を合併しており，それらも治療しなければならない．また，慢性の栄養失調があれば，ビタミン（特にチアミン）や葉酸，ピリドキシンを投与しなくてはならない．下記に示すような他のアルコール類の摂取の際に，これらと同じ治療ガイドラインを応用できる．メチルアルコール中毒によるアシドーシスは驚くべき速さで死に至る．われわれが経験したある患者は，目がかすむと訴え，歩いて来院した．メチルアルコールを「たくさん」飲んだことを認め，呼吸も速かった．病室に移動する10分間に意識を消失し，点滴が開始されるまでに呼吸と心臓が止まり，蘇生できなかった．死亡時の採血では血清炭酸水素塩は全く検出されなかった．

パラアルデヒドparaldehydeは，以前はてんかん発作重積状態の治療に用いられた．現在，米国では使えなくなったが，他の国ではまだ使用されている[350]．これは代謝されて酢酸になり，アシドーシスを起こすことがある．しかし，患者におけるアシドーシスの程度が，血清中に検知できる酢酸量をはるかに超えており，このことは他の酸からの産生物の存在をうかがわせる．特徴的な臨床症状は，代謝性アシドーシスのほか，呼気のパラアルデヒド臭，腹痛，著明な白血球増加，知覚鈍麻，嗜眠傾向である．これまで報告された患者はすべて回復している．

エチレングリコールethylene glycol（凍結防止剤）は，アルコールデヒドロゲナーゼにより代謝され，最終産物はギ酸，グリオキシル酸，シュウ酸である[327]．比較的重症な代謝性アシドーシスは中毒早期の数時間に出現する．初期の臨床症状はアルコール中毒に類似しているが，エタノールによる特徴的な口臭はない．重症の中毒では，見当識障害，昏迷，昏睡，痙攣，そして死亡例もある．神経眼科学的異常は鬱血乳頭，眼振，眼球浮き運動が顕著な場合がある．代謝異常を修正しなければ心肺不全に陥る．エチレングリコール中毒の遅発性合併症はシュウ酸塩結晶尿による腎障害である．アルコール依存症患者の凍結防止剤を飲んだ既往歴や自殺未遂，アニオンギャップを伴う代謝性アシドーシス，尿中に特徴的なシュウ酸塩結晶をみたら，この診断を疑う．治療はメタノール中毒と同じである（上記参照）[339]．

プロピレングリコールpropyrene glycolは広く使用されている有機溶剤で，経口・注射用医薬品，食品の調理，化粧品の成分に用いられている．プロピレングリコールは薬理学的に不活性な物質であり，過剰摂取をしてもアニオンギャップ開大性の急性アシドーシスの鑑別診断として考慮されることはなく，標準的な毒物検査の項目にも入らない．しかし，プロピレングリコールの過剰摂取は中枢神経系を著しく障害し，昏迷や昏睡，心血管虚脱，そして白血球増加，血小板増加，小赤血

球性貧血，骨髄異常などの顕著な血液学的変化をもたらす．動物実験では中毒を繰り返すと覚醒しにくくなることから，プロピレングリコールに慢性的に曝露されると中枢神経系の機能低下をまねくと考えられる[351]．市販のプロピレングリコール含有製品にはラセミ混合物が含まれ，生体内で代謝されてD-およびL-乳酸異性体となる．中枢神経系の機能低下がみられたネコでは，用量依存性にD-乳酸が蓄積し，これはアニオンギャップの上昇と連動していた．脳には異化作用を有する酵素が少ないことから，優先的に脳に蓄積されると考えられる．D-乳酸アシドーシスは，ヒトの小腸症候群において中毒性脳症を起こす[352]．

乳酸アシドーシス lactic acidosis は，ときに神経症状を呈する予後不良な代謝性疾患として，この数年増加してきている[353]．軽度で無症候性の6mEq/Lまでの血清乳酸上昇は，アルカローシス，糖質輸液，不安感のほか，血中アドレナリンが上昇する状態，糖尿病性ケトアシドーシス，アルコール中毒を起こす．強度の筋肉運動練習の後に，動脈血乳酸値が20mEq/L以上および血液pHが7.00以下となるが，これは重度だがなお全身状態は良好な乳酸アシドーシスである．われわれは，大きな運動痙攣発作後に，同程度のアシドーシスと酸血症を起こした例を経験した．しかし，乳酸血が脳機能に影響するというエビデンスは，運動においてもてんかんにおいても存在しない．乳酸は，1mEq/Lの正常な血漿濃度を3〜4倍に飽和させる運搬機序により血液脳関門を通過する．脳内の高濃度乳酸は，興奮毒性を促進することから神経毒であると考えられてはいるが[354]，これらのことはおそらく局所脳虚血や全身の低酸素，循環不全，脳の酸化的代謝にも直接影響する薬物中毒の場合にのみ起こることであろう．

成人での**サリチル酸中毒** salicylate intoxication は2つの基本的な型がある．比較的若年者はアスピリンや類似の薬物を自殺目的で服用する．多くは重篤となり，ごく一部は昏睡や痙攣で死亡する．しかし若年患者の大部分では，耳鳴と呼吸困難以外に明らかな神経症状はみられない．対照的に年長者では，鎮痛薬として過剰量を偶発的に服用することが多い．この場合，はじめは神経症状が優位で，脳症を起こすため，原因の究明が妨げられる．サリチル酸は，酸化的リン酸化のなかで「代謝性脱共役剤 metabolic uncoupler」として働き，また純粋な有機酸の産生を刺激する．アスピリン錠（アセチルサリチル酸）300mgは1.7mEqの酸を含む．動物実験では，サリチル酸中毒により痙攣で死亡し，この中毒の程度と脳内のサリチル酸濃度とは密接に相関していた．症状をみる限り，同様の原則がヒトにも当てはまると思われる．

呼吸を抑制する鎮静薬をサリチル酸と同時に服用していない限り，成人ではサリチル酸は神経原性に呼吸を刺激し，ほぼ常に呼吸性アルカローシスを生じる[327]．組織の代謝性アシドーシスは，血清炭酸水素塩値の極端な低下と，常にみられる酸性尿に反映される．年齢，併発疾患，蓄積速度によるが，サリチル酸中毒の最初の症状は血中濃度が40〜50mg/dLで現れ，60mg/dLを超えると重度の中毒症状が出る．最初の訴えは耳鳴と，それよりは少ないが聴覚消失である．年長者のサリチル酸中毒患者のおよそ半数は，錯乱，興奮，不明瞭な発語，幻覚，痙攣，昏迷，昏睡を呈する．過呼吸，正常な瞳孔反射，正常な頭位変換眼球反応，全身性パラトニー，そして多くの場合に伸展性足底反射がみられる．代謝性脳症，呼吸性アルカローシス，および酸性尿を伴う血中アニオンギャップの軽度異常があれば，ほぼ間違いなくサリチル酸中毒であり，サリチル酸の血中濃度を測定すれば確定診断が得られる．サリチル酸中毒に消化管出血，肺水腫，多臓器不全が合併することがある．そのような場合には血液透析が必要となろう．次の症例がその問題を表している．

症例 5-20

74歳の女性．骨関節炎があり，アスピリンで

自己治療をしていたが，消化性潰瘍が生じて入院した．ベッドから転落後に嗜眠傾向のある意識不鮮明状態を呈し，構音障害，くぐもり声で，最近の聴力消失を訴えた．神経学的検査では，変動する嗜眠，固定姿勢保持困難，両側の伸展性足底反応がみられたが，ほかにはほとんど異常がなかった．CTには特に異常はなく，局在がない外傷性の所見とされた．しかし翌日，患者は覚醒しにくく，反応を示す際に構音障害と見当識障害を認めた．瞳孔は2mm径で左右同大，頭位変換眼球反応は完全で眼球の共同運動も正常であったが，著明な固定姿勢保持困難が両側の上肢にみられた．両側足底反応は伸展性，呼吸数は32/minであった．動脈血pH 7.48, PCO_2 24 mmHg, PO_2 81 mmHg, HCO_3 19 mEq/Lであった．血清ナトリウム134 mEq/L, カリウム3.5 mEq/L, クロール96 mEq/L, アニオンギャップは19 (mEq/L) であった．血清サリチル酸濃度は54 mg/dLであった．アルカリ利尿薬による注意深い治療がなされ，48時間後に意識清明となり神経症状も消失した．患者のベッドサイドの引き出しからアスピリンが見つかった．

多くの毒物には特異的な解毒薬がある．それらのうち最も一般的なものを表5-18に示す．

中枢神経系のイオンと酸塩基環境の異常

重量モル浸透圧濃度 osmolalityとは，溶液中に含まれる溶質粒子の濃度のことで，通常，水1Lあたりのミリオスモルで表され，その単位はmOsm/kgである．血清浸透圧を測定する方法は，浸透圧計により凝固点降下度から測定する直接法と，血清（中毒がないものと想定）中のナトリウム，カリウム，グルコース，尿素（最も多い溶質）の値

表5-18 薬物と毒物の特異的な解毒薬

薬物/毒物	解毒薬
アセトアミノフェン	N-アセチルシステイン
抗コリン作動薬	フィゾスチグミン
抗コリンエステラーゼ	アトロピン
ベンゾジアゼピン	フルマゼニル
一酸化炭素	酸素
シアン化物	亜硝酸アミル，亜硝酸ナトリウム，チオ硫酸ナトリウム，ヒドロキソコバラミン
エチレングリコール	エタノール/fomepizole, チアミン，およびピリドキシン
血糖降下薬	デキストロース，グルカゴン，オクトレオチド
メタノール	エタノールまたはfomepizole, 葉酸
メトヘモグロビン血症	メチレンブルー
オピオイド	ナロキソン
有機リン酸系	アトロピン，プラリドキシム

Fabbriら[323]より許可を得て改変．

から，以下の計算式で算定する間接法の2つがある．間接法は精度は落ちるが，臨床で概算値を求めるうえで有用な方法である．

$$mOsm/kg = 2(Na + K) + グルコース/18 + BUN/2.8$$

ナトリウム，カリウムはmEq/Lで表現され，除数はmg/dLで表現されたグルコースとBUNをmEq/Lに変換する．グルコースと尿素窒素が正常値の場合の血清浸透圧濃度は，おおよそ血清ナトリウム値の2倍に10を加算した値に相当する．

血清浸透圧濃度の正常値は290±5 mOsm/kgで，p255で述べたように，直接法の値が間接法による計算値より高いということは，毒素など測定されていない浸透圧物質が含まれていることを

意味する．低浸透圧濃度では細胞内水分濃度が増加し組織の腫脹を生じるが，アルコールなどごく少数の物質は体液中に均一かつ迅速に分布するため，過剰のエタノール摂取による高浸透圧濃度は脳内の水分分布に影響しない．しかし，大半の物質は血液脳関門により中枢神経系への移動が制限されるため，アルコールなどによって高浸透圧濃度になると，中枢神経系から循環系へ水分の再分布が行われる．この特性は臨床に応用されており，マンニトール（非代謝性糖）を静脈内投与すると脳内から水分が追い出され，一時的に脳浮腫が軽減される．しかし，脳はこのような浸透圧変化に対して，溶質をゆっくり再分布させる保護作用があるため[355]，血清浸透圧の急激な変化は，ゆっくりとした変化よりも重度の神経症状を起こしやすい．MRSによる浸透圧物質の直接測定では，ミオイノシトール，コリン，クレアチン，クレアチンリン酸，そしておそらくグルタミン酸/グルタミン値の低下を示す．興味深いことに，慢性低ナトリウム血症（平均血清ナトリウム120mEq/L以下）では水分量の増加はみられないため[356]，症状出現時の正確なナトリウム濃度を知ることは不可能である．しかし，数時間〜数日かけて亜急性に，血清浸透圧濃度が約260mEq/L以下あるいは約330mEq/L以上に変化した場合には，神経症状が起きやすい．疾患により浸透圧が正常値からかけ離れた状態にある患者に，急激な浸透圧補正を行った場合にも神経症状は生じ，極端な場合には橋中心髄鞘崩壊も誘発する（p173参照）．

低浸透圧状態

ナトリウムは血清中で最も多い陽イオンで，実際，全身性低浸透圧は低ナトリウム状態でのみ発生するが，すべての低ナトリウム血状態が低浸透圧hypo-osmolar stateというわけではない．例えば，低ナトリウム血症は重度の高血糖（p173参照）では高浸透圧になったり，または，経尿道的前立腺切除術では，ナトリウムを含まない洗浄液が大量に全身に吸収され，等浸透圧となったりする．

低ナトリウム血症 hyponatremia または「**水中毒** water intoxication」は，脳内に過剰の水分が貯留し浸透圧が低下し，せん妄，知覚鈍麻，昏睡などの症状を呈するが，そのような例は毎年ほとんどすべての大病院で経験されている．症状は脳内の水分過剰により起こり，そのため水中毒と名づけられている（図5-9A）．低ナトリウム血症による症状の発生機序には多くの要素が関与する[357,358]．ニューロンとグリア細胞に水が入ることで脳浮腫となり，頭蓋内圧を亢進させ，脳ヘルニアにより死に至ることもある．この状態を代償するために，ナトリウムとカリウムがNa$^+$/K$^+$-ATPaseポンプを介して細胞から排泄され，膜興奮性が変化し[359]，その結果，重度の低ナトリウム血症によくみられる発作を誘発すると考えら

図5-9 （A）脳における低ナトリウム血症の作用と適応反応．正常脳が低張状態になると数分以内に水分の増加により脳が腫脹し，脳浸透圧が低下する．その後数時間以内に，細胞内の電解質喪失により脳容量は部分的に縮小する（迅速適応 rapid adaptation）．脳細胞からの有機浸透圧物質の喪失により，脳容量は数日のうちに正常化する（緩徐適応 slow adaptation）．脳容量が正常化しても脳は低浸透圧のまま持続する．この低張状態を補正することにより，脳を障害することなく正常の浸透圧に回復するが，低ナトリウム血症を急激に補正すると，不可逆的損傷を生じうる．（B）脳における高ナトリウム血症の作用と適応反応．正常脳が高張状態になると，数分以内に脳細胞から水分が失われ，脳は縮小し，高浸透圧となる．数時間以内に電解質が脳細胞へ移行し，脳容量が部分的に増加する（迅速適応）．細胞内に有機浸透圧物質が蓄積され，数日以内に脳容量は正常化する（緩徐適応）．脳容量は正常化しても高浸透圧は持続する．この高張状態をゆっくり補正すると，水分補給と並行して電解質や有機浸透圧物質が蓄積し，脳浮腫をまねくことなく浸透圧は正常化する．逆に，急速に補正すると，脳細胞による水分取り込みが蓄積した電解質と有機浸透圧物質の消費より速いため，脳浮腫をまねく．このような過度に積極的な治療は，脳浮腫により重篤な神経障害を生じる危険がある．

AdrogueとMadias[367]より許可を得て引用．

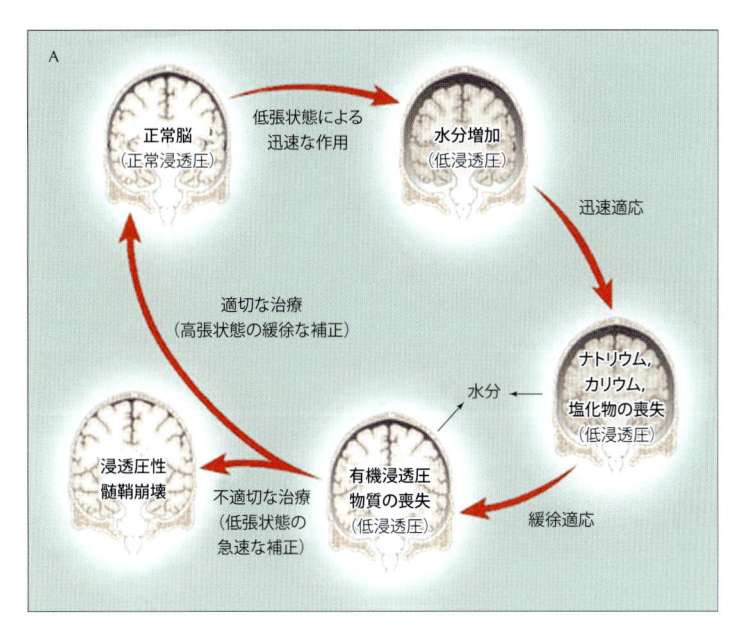

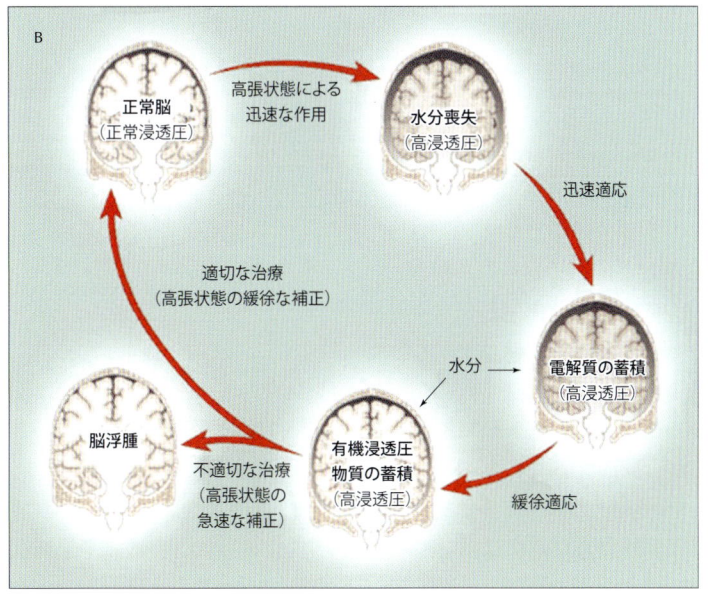

れる。痙攣発作は低酸素状態を生じるが，この低酸素状態が臨床症状発現に重要な役割を果たしているかどうかは不明である[357]。

急性低ナトリウム血症は死に至ることがあるが，慢性低ナトリウム血症は通常は軽微な症状を示すに過ぎない。その理由は，細胞内で有機浸透圧物質，特にアミノ酸が減少し，脳が低ナトリウム状態に適応するからだろう[359,360]。急性低ナトリウム血症で救急外来を受診する患者もまれにいる。救急外来を受診した患者44,826人のうち低ナトリウム血症はわずか2.9％で，うち11人（0.8％）のみが神経症状を伴っていた。症候性低ナトリウ

ム血症の原因はさまざまで，多飲またはダイエット目的のハーブティーの飲用による過剰な水分摂取や，MDMAなどの薬物乱用，利尿薬使用などが含まれる。低ナトリウム血症は男性より女性に多く，ある報告では11例中9例が女性であった[361]。またShapiro症候群（脳梁欠損と間欠的な低体温や発汗過多を呈する）で，場合によっては低ナトリウム血症を伴うという報告もある[362]。

脳への水の流入は，脳および脈絡叢に存在する水チャネル蛋白であるアクアポリンaquaporinにより促進される[363]。動物実験では，低ナトリウム血症が脈絡叢でのアクアポリン1の発現を促進し，水をさらに髄液中へ輸送することにより，脳室系周囲組織のアポトーシスを誘導し[363]，また，グリア細胞内に水の侵入を可能にするアクアポリン4の免疫活性を増強する[364]。

緩徐に進行する低ナトリウム血症あるいは中等度の低ナトリウム血症の患者の多くは，錯乱やせん妄状態となる（**表5-19**）。

重度の低ナトリウム血症あるいは急速に進展する低ナトリウム血症では，固定姿勢保持困難と多巣性ミオクローヌスが出現することが多い。昏睡は水中毒晩期の生命を脅かす相でみられ，昏睡と痙攣は慢性低ナトリウム血症よりも急性低ナトリウム血症において一般的である。血清ナトリウム120mg/L以上での神経症状の発現はまれで，痙攣や昏睡は95～110mEq/Lまで低下して初めて発現する（繰り返すが，血清ナトリウムの低下が速ければ速いほど，神経症状はより高い値で発現しやすくなる）。低ナトリウム血症による痙攣は永続的な脳損傷を生じることがあるが，この痙攣に対する通常の抗痙攣薬は無効で，低ナトリウム血症を補正する必要がある。FraserとArieffは，低ナトリウム血性脳炎を呈した136例の血清ナトリウムを測定したところ，閉経前の女性は，閉経後女性または男性と比べ，より高いナトリウムレベルで重篤な症状を起こしたと報告している[357]。

表5-19 低ナトリウム血性脳症の臨床症状

早期*	食欲不振
	頭痛
	悪心
	嘔吐
	筋痙攣
	脱力
進行期*	言語刺激に対する反応障害
	痛み刺激に対する反応障害
	奇妙な（不適切な）行動
	幻覚（聴覚または視覚）
	固定姿勢保持困難
	知覚鈍麻
	失禁（尿または便）
	呼吸不全
極期*	除皮質，除脳姿勢
	徐脈
	高血圧または低血圧
	温度調節障害（低体温または高体温）
	瞳孔散大
	痙攣発作（通常は大発作）
	呼吸停止
	昏睡
	多尿（中枢性尿崩症に続発）

＊：どの症候も，いかなる段階でも観察され，一部の患者では最小限の症状を呈するのみである。
Videenら[356]より許可を得て引用。

症例5-21

33歳の女性。学校の教師。昏睡状態で入院した。入院の2日前まで通常どおり働いていたが，その日は悪心と嘔吐があり休んだ。入院2時間前に，電話で喋っている際に構音障害に気付かれた。友人によって床に倒れているところを発見されたが，意識はなくチアノーゼがみられた。全身痙攣が3回あり，病院に搬送された。入院時血圧は180/130mmHg，脈拍は140/min，呼吸は24/minで規則的，体温は38.7℃であった。痛み刺激には反応しなかった。眼は安静位では左方に共同性に偏位していたが，受動的頭

位変換で右方に共同性に偏位した。瞳孔径は右6mm，左5mmで，対光反射は明瞭に認められた。角膜反射は両眼で認められた。腕，手，指は痙縮し屈曲しており，不規則なアテトーシス様の運動をみた。両側の脚および足は硬直伸展している。両側に伸展性足底反応がみられた。さらに3回の痙攣があり，いずれも右手に始まり，急速に全身に広がった。

代謝性異常や毒物に関する種々の検査の結果，異常所見は急性水中毒を示すものであった。血清検査では，ナトリウム98mEq/L，カリウム3.4mEq/L，浸透圧濃度214mOsm/L（正常：290±5），BUN 10mg/dLであった。水制限と5％食塩水により電解質は正常化した。数日後には開眼し，痛み刺激で顔をしかめ，四肢の運動がみられるようになった。しかし，四肢の硬直状態は残存（右優位）し，両側の伸展性足底反応も依然として陽性であった。以降，発作は起きていない。6ヵ月後，強度の認知障害が残り，全介助を必要とする状態となった。

コメント： この患者の低ナトリウム血症の原因は結局発見されなかった。代謝性疾患が隠れていない場合，過度の水分摂取は心因性多飲症などが原因であることがある。代謝異常を疑わせる症状や徴候がなく，突然発症する原因不明の脳症や発作は，特に利尿薬を使用していたり，肺癌や神経疾患を伴っていたりする場合は，常に低ナトリウム血症を疑わなければならない。血清ナトリウム値が120mEq/L以下，特に115mEq/L以下なら低ナトリウム血症の可能性がきわめて高い。治療は血清ナトリウム値を正常化することであり，通常は高張食塩水が用いられる[355,357,365]。しかし，急速な補正（最初の24～48時間で25mEq/L以上）や，特に肝疾患や他の重症疾患が存在する場合は，脳に脱髄障害を起こす危険性がある[357]。これは橋中心髄鞘崩壊（p173参照）と呼ばれるが，脳梁や他の有髄領域にも起こる[注3]。橋中心髄鞘崩壊の臨床症状は構音障害，めまい，四肢麻痺，仮性球麻痺，錯乱，昏睡であり，死に至ることもある[339]。従って，低ナトリウム血症の急速な補正は重症で急性の場合に限定し，橋中心髄鞘崩壊が起こらないという絶対的カットオフ値はないが，通常は1日に15mEq/L程度で徐々に補正する。

高浸透圧状態

脳浮腫の治療に塩化ナトリウムまたはマンニトールを含有する高張溶液を使用することで，一過性の高浸透圧を引き起こすことがある。高浸透圧による合併症は，そのような治療中に起こることがある。より高頻度にみられるのは，高ナトリウム血症や重症高血糖に伴って生じる高浸透圧状態 hyperosmolar state である。高ナトリウム血症 hypernatremia（図5-9B）は[355]，急性発症の場合は神経症状が発現しやすい。慢性高ナトリウム血症は，未治療の尿崩症患者で水分補正不足により発生することもあるが，症状は軽度である。しかし血清ナトリウムが155～160mEq/L以上の重症慢性高ナトリウム血症は本態性高ナトリウム血症と定義され，通常は間脳障害により発生し，その特徴は，口渇を欠き，浸透圧受容体 osmoreceptor 刺激に反応して ADH が分泌されないことである。本態性高ナトリウム血症では，血清ナトリウムが170mEq/L以上になることもある[366]。われわれは，主にこの病態を，終板に沿った視索前野の障害をもつ患者において経験しているが，肉眼的所見を伴わない症例の報告もある。著明な高ナトリウム血症患者は，ほとんどが倦怠感と脱力を訴え，160mEq/L以上では嗜眠，180mEq/

注3：橋外性髄鞘崩壊 exra-pontine myelinolysis と呼ばれる。

L以上では錯乱や昏迷状態となり，死に至ることもある。慢性的な高ナトリウム状態の患者に対し急速な水分再負荷を行うと，ナトリウムが155mEq/L(すなわち，水分負荷を開始するレベルより約25～30mEq/L低いレベル)でも水中毒症状を呈する。この現象は特に小児でよくみられる[367,368]。

急性高ナトリウム血症を起こす重度の水欠乏は，激しい下痢を伴った小児や，ときには成人の尿崩症患者で，口渇障害があるか，水分補給が不適切な場合にみられる。また，経管栄養で濃縮溶液を過剰に投与されている意識障害患者でも，急性高ナトリウム血症が起こる。他の高浸透圧状態と同様，過度に自由水が失われること(溶質利尿solute diuresis)により血液量が低下する。BUNと，ときにグルコース値が上昇し，高浸透圧に貢献する。脳症の症状は通常，血清ナトリウムが約160mEq/L以上，あるいは血清浸透圧が340mOsm/kgかそれ以上になると発現し，最も早く現れる症状はせん妄か錯乱状態である。経管栄養中の昏睡患者で，特に胃管または点滴による脱水療法中に，原因不明の症状悪化がみられた場合は，高ナトリウム血症による浸透圧亢進を考慮する。高ナトリウム血症では，ナトリウムが筋細胞内に進入してカリウムと置き換わり，その結果低カリウム血症となり，筋細胞は電気的に興奮しなくなる。そして最終的には横紋筋融解症となり，臨床的には脱力，筋弛緩，深部腱反射消失，筋電気興奮性の低下などがみられる[366]。

非ケトン性高血糖性高浸透圧nonketotic hyperglycemic hyperosmolalityは，急性または亜急性の昏迷・昏睡の原因として比較的多い病態で，特に高齢者に多い[369]。この状態は原則的に，軽度または非インスリン依存型糖尿病患者で起こるが，重症熱傷後の高血糖性反応として非糖尿病例でもみられることもある。この状態に陥る患者のすべてではないがほとんどは，中年ないし高齢者であり，高血糖発作を誘発する急性疾患がかなりの割合で併存している。症状が現れている患者では，血糖値は800～1,200mg/dLとなるか，血清中の浸透圧物質が総体で350mOsm/kg以上となるだろう[270]。ケトン血がみられないか，非常に低いレベルであれば，昏睡を伴う糖尿病性ケトアシドーシスと鑑別できる。さらに，脱水および血液濃縮の所見は，早期糖尿病性ケトアシドーシスの大部分の症例と比べて，実質的により多くみられる。非ケトン性高血糖の病因は，細胞への糖取り込みを阻害し，肝臓でのケトン産生を起こすような，インスリンの部分的な分泌低下にあると考えられている。フェニトイン，コルチコステロイド，免疫抑制薬などの薬物は，高血糖になりがちな傾向をさらに強める。そのような患者に対して無分別に投与されたマンニトールのような脱水剤は，高浸透圧状態を著しく亢進させる。非ケトン性高血糖は，このような自然発生的なものに加え，神経疾患患者，他の疾患により既に知覚鈍麻を呈している患者，ミネラルコルチコイド作用を有するコルチコステロイド(ヒドロコルチゾン，プレドニゾロンなど)を投与されている患者，および水分制限されている患者で，危険性は顕著にみられる。

高血糖性高浸透圧性昏睡hyperglycemic hyperosmolar comaの臨床症状は，深い昏迷や昏睡に至る嗜眠性錯乱を伴った，全身性の脱水徴候からなる。全般発作，焦点性発作，または持続性部分発作は本症の約1/5に起こり，そして局所性卒中様運動障害が約1/4でみられる。臨床検査では，重度の脱水所見に加え，重度の高血糖がみられる。おそらく1/4の患者は軽度～中等度の乳酸アシドーシスがあり，多くの患者は少なくとも軽度の腎不全の徴候がある。未治療で放置すれば死に至り，治療にベストを尽くしても，一部の患者では併存疾患が重篤であるために死亡する。高血糖は認知機能に影響する。1型または2型糖尿病の成人患者での調査では，血糖値が270mg/dL以上の場合，調査された105例のうち約50％で認知機能の低下がみられた[71]。また，糖尿病性高浸透圧性非ケトン性状態のまれな合併症として，

急性非外傷性横紋筋融解症から腎不全に移行することもある[370]。

カルシウム

血清カルシウムの高値および低値は神経学的異常に相関する[371]。

■ 高カルシウム血症

血清カルシウム値は，原発性副甲状腺機能亢進症，長期臥床，癌の影響で上昇することがある。高カルシウム血症hypercalcemiaは，癌でみられる高頻度で重要な合併症であり，転移による骨の脱塩，あるいは副甲状腺ホルモン分泌腫瘍の間接的影響により生じる。また良性副甲状腺腺腫による副甲状腺機能亢進症に起因する高カルシウム血症も，比較的よくみられる[372]。高カルシウム血症の全身症状は，食欲不振，悪心，頻繁な嘔吐，著しい口渇，多尿，多飲などである。筋力低下が目立つこともあり，神経原性筋萎縮の報告もある。患者によっては高カルシウム血症の初発症状が，頭痛を伴う軽度びまん性脳症であることがある。妄想や感情の変化が前面に出ると，血清カルシウム値が判明するまで精神疾患として治療されることがある。高カルシウム血症が重度になると，昏迷から遂には昏睡となる。局所性あるいは全身性の痙攣発作はまれである。重度の高カルシウム血症で後部白質脳症症候群posterior leukoencephalopathy syndrome（p220参照）を起こした症例報告がある。

腎結石，長期臥床，癌の病歴がある患者や，高カルシウム血症を起こす他の全身疾患を有する患者でせん妄状態がみられた場合には，高カルシウム血症を疑う[373]。従って，原因不明のせん妄や錯乱状態を呈する患者をみたら，血清カルシウム値を測定する必要がある。

■ 低カルシウム血症

低カルシウム血症hypocalcemiaは通常，副甲状腺機能低下症（甲状腺切除後，予想外に起こることが多い），膵炎，まれに特発性カルシウム代謝障害でみられる。主要な末梢症状は神経筋過敏性とテタニーであるが，低カルシウム血症が潜行性に起こった場合には，これらがみられないこともある。従って，副甲状腺機能低下性低カルシウム血症の患者は，軽度のびまん性脳症が唯一の症状となることがある。局所性あるいは全身性の痙攣発作もよくみられ，特に小児に多い。重症例では興奮，せん妄，幻覚，昏迷が報告されている。しかし，発作後を除き，昏睡になることはまれである。また，頭蓋内圧亢進に伴った鬱血乳頭が報告されている。この低カルシウム血症による偽性脳腫瘍pseudotumor cerebriは，代謝異常の直接効果と考えられているが，詳細なメカニズムは明らかになっていない[371]。

低カルシウム血症は，精神遅滞，認知障害，てんかん，場合によっては脳腫瘍と誤診されることがある。白内障のある患者でも低カルシウム血症を疑い，CTで基底核に石灰化が認められれば，確定診断の有力な手がかりとなる。血清カルシウムの正常値は8.5～10.5mg/dLで，その半分はアルブミンと結合し，もう半分はイオン化カルシウムとして存在している[注4]。血清アルブミンが約5.0g/dL～1.0g/dL低下するごとに，血清カルシウムは約0.8mg/dLずつ低下する。従って，アルブミンが2.0g/dLであれば，正常血清カルシウム値は7.0mg/dLにまで低下するだろう。このような外挿[注5]を避けるために，カルシウム値につい

注4：従って4g/dL以下の低アルブミン血症がある場合は，実測Ca（mg/dL）＋{4－血清アルブミン濃度（g/dL）}で計算される補正Ca（mg/dL）を利用する。
注5：既知の数値データから，そのデータの範囲外の数値を推測すること。補外ともいう。

て疑問があるなら，血清中のイオン化カルシウムを測定するべきである．イオン化カルシウムの値が4.0mg/dL以下であれば，低カルシウム血症と診断できる．

慢性低カルシウム血症は基底核に石灰化を有し，舞踏病やParkinson症候群の原因となる．自発的不規則反復性神経活動電位spontaneous, irregular repetitive nerve action potentialによって引き起こされるテタニーは，症例5-22に示すように，低カルシウム血症の合併症としてみられることの多い症状である．

症例5-22

18歳の女性．骨原性肉腫で治療中であった．手術後，シスプラチンをベースにした化学療法を受けた．下肢再建術の5年後，両手・両腕のしびれ感とピリピリ感が顔面へ拡がり，その後両腕に数時間持続する攣縮が出現した．パニック発作の診断で鎮静薬を使用し，この発作は消失した．その後，別の発作が起こったが，2001年までは軽度であった．しかしウイルス性疾患に罹患し，症状が重篤であったため緊急入院し，ふたたび鎮静薬を投与された．そして，不安とパニック発作の精査のために紹介された．全身の神経学的検査では全く正常であったが，収縮期圧以上の圧を3分間かけると両側性に手根筋攣縮が起きるTrousseau徴候を呈し，2分間の随意的過呼吸でも，両側手根筋の攣縮と錯感覚paresthesiaが再現した．耳の付け根で顔面神経を軽く叩くとChvostek徴候を呈し，顔面筋，特に眼輪筋収縮がみられた．血清アルブミン値は正常であったが，血清カルシウム7.5mEq/L（正常：8.5〜10.5），イオン化カルシウム3.8mEq/L（正常：4.8〜5.3）であり，血清マグネシウム，カリウムも低値であった．電解質補正で正常に復した．

コメント：　シスプラチンとイホスファミドは，カルシウム喪失性腎症calcium losing nephropathyやマグネシウム喪失性腎症magnesium-losing nephropathyを誘発する．どちらもマグネシウム喪失の結果，血清マグネシウム低値（下記参照），イオン化カルシウム低値となり，その結果過呼吸となり，カルシウムがアルブミンと結合し，さらにイオン化カルシウムが低下したことにより，テタニーを引き起こしたと推察される．従って，この患者の2回の重度の発作は，不安により誘発された過呼吸の結果と考えられる．

その他の電解質

低マグネシウム血症hypomagnesemiaおよび高マグネシウム血症hypermagnesemiaが神経症状を呈することはまれである[371]．しかし，低マグネシウム血症では，易刺激性，テタニー，場合によっては発作，錯乱など，高カルシウム血症に類似した症状を呈する．局所神経徴候も起こることもある．低マグネシウム血症と低カルシウム血症は同時に起こることがあるため，どちらが責任病因か鑑別することが困難な場合があるので，両方の電解質を補正する必要がある．

高マグネシウム血症は，低マグネシウム血症よりもまれな病態であり，主として，子癇の治療に硫酸マグネシウムを静注した場合にみられる．マグネシウムがカルシウムチャネルを遮断する結果，神経伝達が障害され，筋肉が弛緩し，深部腱反射が早期に消失する．また，筋の脱力は呼吸筋にも及ぶことがあり，そうなると低酸素症を起こす．高マグネシウム血症が持続すると，マグネシウムが血液脳関門を通過し，嗜眠，錯乱，まれに昏睡となる．

低リン酸血症hypophosphatemiaは，消化管吸収不良，リン酸塩吸着剤の使用，飢餓，糖尿病，尿細管機能不全などによる栄養不良で起こる．せん妄，昏迷，昏睡のほか，全身性の痙攣も報告されている[374]．リン酸塩補充で症状の改善をみる．

高リン酸血症hyperphosphatemiaは横紋筋融解症や腫瘍溶解症候群などでみられるが，神経症状を呈することはないようである[278]。

全身の酸塩基平衡異常

種々の疾患に伴う全身性アシドーシス，アルカローシスは代謝性昏睡の原因となり，それに付随する呼吸や酸塩基変化が昏睡の原因を解明するうえで重要な鍵となる（p190および表5-3参照）。しかし，呼吸性・代謝性アシドーシス，呼吸性・代謝性アルカローシスの4つの酸塩基平衡障害のうち，呼吸性アシドーシスのみが昏迷や昏睡の直接的原因となり[255]，その場合でも，それに伴う低酸素は神経学的異常を発現するアシドーシス同様に重要であろう。酸塩基異常のうち，代謝性アシドーシスは発症直後から症状が発現しやく危険であるが，昏睡となることはまれで，通常はせん妄，または，せいぜい錯乱を伴う知覚鈍麻を起こす程度である。たいていの状況下での呼吸性アルカローシスは，Pco_2の低下による脳血流減少が原因と考えられている頭のふらつきと錯乱以上の症状は示さない。しかし，慢性呼吸不全の矯正が過度となると，呼吸性アルカローシス[26]によりPco_2が大きく低下，脳血流が減少し脳虚血状態となり，多巣性ミオクローヌスを伴った昏迷や昏睡をみる[375]。重度の代謝性アルカローシスは，脳症やまれに発作の原因となるという報告もある。テタニーも起こることがあり，これはおそらくイオン化カルシウムの低下により生じると考えられる[32]。低換気やPco_2上昇により代謝性アルカローシスが代償されると，意識レベルが低下し，囊胞性線維症を有する成人では呼吸不全が誘発される[35]。呼吸性アシドーシスや重症で長期間持続する代謝性アシドーシス以外の酸塩基平衡異常による昏迷，昏睡は，酸塩基障害自体が原因である可能性は低い。その代わりに可能性が高いのは，酸塩基障害を起こす代謝性疾患（尿毒症，肝性脳症，または乳酸アシドーシスを起こす循環抑制など）が脳機能を直接障害することである。

代謝性アシドーシスや他の電解質異常の原因を検索する有用な臨床的手がかりは，血中電解質からアニオンギャップを計算することである。この計算方法は，陰イオン（陰性電荷）と陽イオン（陽性電荷）が同数存在して，血清が電気的に中性を保っていることに基づく。実際には，ナトリウムとカリウム（またはナトリウム単独）が陽イオンの95％を占めるのに対し，陰イオンのなかで最も多く容易に測定できるクロールと炭酸水素塩は，合わせて正常総量の85％を占めるに過ぎない。その差の測定されていない電解質の部分がアニオンギャップであり，正常ならば$12\pm4mEq/L$である。

$$(Na + K) - (Cl^- + HCO_3) = 8\sim16 mEq/L$$

一般的にアニオンギャップの増加は，代謝性アシドーシスを引き起こす内因性または外因性の毒素など未検出の電解質の存在を意味し，直ちに推論と特異的検査により「行方不明の陰イオンmissing anion」を探さなくてはならない。

体温調節障害

高体温hyperthermiaや低体温hypothermiaは脳代謝を障害し，せん妄，昏迷，昏睡を含む広範な神経学的徴候を起こす。脳温は体温と脳内の内因性代謝活性に影響される。正常な場合の脳温は，脳内の部位によってかなりの違いはあるものの，動脈血より約0.4℃高い[376]。脳温は日常の行動で3～4℃の変動があり，特定の薬物摂取などによりさらに変動する（下記参照）。最近の知見では，脳細胞は41℃までは耐えられるとされている[376]。しかし41℃以上になると，小脳のPurkinje細胞のようなニューロンに細胞死が起こりはじめ，熱中症では回復しても重症で永続的な運動失調が残存する[377]。脳温が上昇すると，脳自体の活性ま

たは体温の上昇により，脳代謝の亢進で必要とされる以上に脳血流が増加する。その結果，脳血管が拡張し，脳温は低下し血液温度に近づくが，血液量は増加し頭蓋内圧は亢進し，脳に損傷を与える。特に，脳外傷や脳腫瘍などによりすでに頭蓋内圧が亢進している場合に損傷されやすい。このように，熱中症後のような正常形態脳の場合より，例えば外傷性脳損傷などによる損傷脳のほうが，高体温による障害の程度は強い。また，脳梗塞の患者では，高体温により虚血部位の代謝需要に脳血流が追いつかない反面，ペナンブラ部への灌流が障害され，その他の部位への血流が増加し，頭蓋内圧が亢進するため，脳損傷が非常に重度になる可能性がある。

低体温症

低体温hypothermiaは視床下部損傷，粘液水腫，下垂体機能低下，低温曝露など種々の原因で発生する[378,379]。低体温はまた，代謝性昏睡(特に低血糖によるもの)，薬物性昏睡(特にバルビツレートやフェノチアジンの過剰投与，アルコール依存症によるもの)に伴ってみられる。低体温になると脳代謝が低下し，そのため脳血流と酸素消費量も低下する。昏睡や低体温をまねく基礎疾患がない場合には，体温，脳酸素摂取，意識状態の間に大まかな相関がみられる。昏迷や昏睡を起こす代謝性異常がない場合，体温が32.2℃以上であれば通常は意識障害を呈することはない。発症初期には末梢血管は強く収縮し，場合によっては血圧が上昇し，頻呼吸，頻脈，悪寒戦慄を起こす。時間経過とともに，無感情，協調性の欠如，意欲減退をみる[378]。体温が28〜32.2℃になると，昏迷または昏睡状態になり，呼吸減弱，徐脈を伴い，低血圧や心房性律動障害がみられることがある。体温が28℃以下になると，呼吸停止，対光反射消失を認め，脳波は平坦化する。患者は，肺水腫や心室性律動障害を起こすことがある。

臨床的には，特に原因のない偶発性低体温は，主に冬季の中等度の寒冷環境にさらされた高齢者に多い。エタノール中毒でもみられ，溺水時の脳機能抑制の重要な要素である。低体温患者は寒冷環境で無意識の状態で発見されることが多いが，その1/3は屋外ではなくベッド上で発見される。無意識の低体温患者の顔面は著明に蒼白で，皮下組織はしなやかであり，粘液水腫がないのにそのような様相を呈する[注6]。体温30℃以下では悪寒戦慄はみられないが，肩や体幹の線維束性単収縮がみられることもあり，たいていは筋緊張が全体的に増強し，死体硬直の様相を呈する。身体は，会陰部のように保護されている部分でも触れると冷たい。呼吸は緩徐で浅くなり，二酸化炭素が貯留する。血圧は測定困難となり，脈拍は徐脈または触知困難となる。一部の患者は発見時に，死亡していると思われてしまう。深部腱反射は減弱することもあるが，通常は正常あるいは亢進し，ときに粘液水腫様の緩徐な弛緩delayed relaxation phaseを伴う。瞳孔は縮瞳あるいは散大し，報告されているところでは対光反射は消失することがある。脳波は振幅低下のないびまん性徐波がみられる。診断は体温を測定し，寒冷曝露以外の原因を除外することで行う。通常の体温計は34.4℃以下は表示されないので，看護記録上の体温表をみただけでは，低体温の程度を正確に把握することは困難である。また鼓膜温度計も，重度の低体温患者ではどれだけ正確に測定できるか不明であり，臨床症状を検証できるよう体温を正確に表示できる温度計を使用しなければならない。低体温による死亡率は40〜60％と高いが，回復すれば後遺症として神経症状が残存することはまれである。事実，低体温は神経保護作用があり，心臓胸部外科では心臓や大動脈弓の手術において，脳循

注6：粘液水腫様の押してもくぼみを残さない皮下の浮腫などをみる。

環を停止していられる時間をのばすためにルーチンで用いられている．治療的低体温もまた，さまざまな神経学的疾患，特に頭部外傷や心停止の治療に用いられることが増えてきている[380]．溺水患者，特に小児においても，常温より低体温のほうが呼吸停止が長くても蘇生できる可能性が高い．低体温患者の剖検では，第三脳室周囲に神経節細胞の染色質溶解chromatolysisを伴った血管周囲の出血所見がみられる．また，心血管系の虚脱によると思われる脳を含む体腔内諸器官の多発性梗塞をみる．低体温では横紋筋融解症を合併し，腎不全に至ることもある．

低体温を起こすまれな疾患として，発作性低体温症paroxysmal hypothermiaがある．これは視床下部前部の発達障害により，間欠的に体温が30℃またはそれ以下に低下した状態が数日間持続し，運動失調，昏迷，ときに昏睡に至る．Shapiroらは脳梁形成不全と発作性低体温症の関連を指摘しており，場合によっては間欠的低ナトリウム血症（上記参照）に伴ってみられることを報告している[381]．低体温は通常の加温療法で完全に回復するが，われわれは非ステロイド性抗炎症薬を用いて治療しており，これで経験的には体温は上昇する．

高体温症

発熱は，ヒトにおける体温上昇の原因で最もよくみられ，炎症性刺激に反応した体温の上昇である．発熱は，視索前野のニューロンで炎症性刺激に反応して作られたプロスタグランジンE2の作用が原因である．視索前野ニューロンはその後，脳内の発熱経路を活性化させ体温を上昇させるが，認知機能を維持する限界である40〜41℃以上になることはまれである．従って，発熱による意識障害は体温変化によるのではなく，主に背景となる炎症の神経への影響によるものと考えられる（中枢神経系の感染性および炎症性疾患のセクション，p270参照）．

それに対し42℃以上の高体温hyperthermiaでは昏迷，昏睡を起こし，**熱中症**heat strokeとなる[382]．熱中症は脳の熱散逸機能の破綻により高体温となるもので，若年者では酷暑の中での慣れない運動中や，（おそらく柔軟な適応機序が低下している）高齢者では夏のはじめの暑気が続く時期に発生する[382]．発汗を抑制して熱放散を妨げる抗コリン作動薬を服用している患者や，まれではあるが，適切な口渇感が欠如し，水分保持に必要なバソプレシン反応が不十分な視床下部障害患者も，熱中症に注意する必要がある．

熱中症は典型的には頭痛と悪心で始まるが，なかには興奮し乱暴なせん妄が全身痙攣で中断されたり，昏迷ないし昏睡に陥って受診する患者もいる．皮膚は一般に熱く，乾燥しているが，発汗が持続することもある．頻脈となり，血圧は正常ないし低下，血清pHは正常，またはややアシドーシスとなる．瞳孔は縮小するが対光反射は存在し，温度眼振試験にも末期になるまで反応し，悪性高体温（下記参照）と異なり骨格筋は通常びまん性に弛緩する．診断は，通常は体温が42℃を超えることで確定するが[383]，低体温の場合と同様，通常の体温計では42℃以上は測定できないため，高体温になっていないからといって熱中症を否定することはできない．

あらゆる型の発熱は神経機序によってコントロールされ，42℃までにはならず，熱中症との鑑別は比較的容易である．熱中症では末梢血管は収縮し，筋緊張は増強し，悪寒戦慄を生じる（すなわち，高体温と反対の型）．熱中症において危険な病態は，循環血液量減少による血管虚脱と，それにしばしば伴う心室性不整脈である．そのため熱中症では，点滴による急速な水分負荷と，冷水，氷，蒸発冷却（冷却ブランケットでは時間がかかり過ぎる）による強力な体温低下を緊急に行う必要がある．心停止を回避できれば神経症状が残ることはまれであるが，高体温が長時間持続すると，小脳失調，認知障害，不全片麻痺などの神経学的後遺症が残る．

高体温は重症頭部外傷でも起こりうる[384]。この場合の高体温は，血液脳関門内の炎症性サイトカインによる発熱反応だと考えられる。しかし一部の例（視索前野の障害や橋出血など）では，熱発生を抑制する下行性神経路が障害されて高体温となる。外傷性脳損傷患者における危険因子は，びまん性軸索損傷やさまざまな型の前頭葉損傷であるが，その際くも膜下出血を伴う症例で高体温になりやすい。特徴的には，頻脈を呈し，皮膚は乾燥し，上昇した体温がそのまま数日～1週間持続する。この発熱は解熱薬に反応せず，通常は受傷後数日して発症する。外傷に起因する高体温は非外傷性のものに比べ予後が悪い傾向があるが，その原因が外傷の拡がりによるのか，高体温の程度によるのかは不明である[384]。

　薬物摂取に関連した3つの関連症候群で，重度の高体温を起こすことがある。すなわち，神経弛緩薬性悪性症候群 neuroleptic malignant syndrome，悪性高体温 malignant hyperthermia，そしてセロトニン症候群 serotonin syndrome である。これらの症候群は臨床的には類似しているが，その発症背景と身体的徴候により区別できる。**神経弛緩薬性悪性症候群**は神経弛緩薬の使用やドパミン作動薬の中止による特異体質性反応である。これはまれな疾患で，一般的には神経弛緩薬使用後比較的早期に発症する。典型的な薬物としては，ハロペリドールなどの高力価の神経弛緩薬，リスペリドンやプロクロルペラジンなどの非典型的神経弛緩薬が含まれるが，フェノチアジンとメトクロプラミドもまた報告されている。通常，発症は急性で38℃以上の高熱となり，せん妄から昏睡に陥ることもある。また患者は頻脈となり，筋硬直を伴った発汗を生じ，ジストニアまたは舞踏様運動を呈することもある[385]。通常は白血球増加がみられ，クレアチンキナーゼが劇的に高値を呈し，横紋筋融解症の結果腎不全となる[386]。診断は，神経弛緩薬服用中（通常短期間）であること，あるいはドパミン作動薬を突然中止したことを確認することが重要である。しかしセロトニン症候群（下記参照）に特徴的な反射亢進，間代 clonus，ミオクローヌスは通常みられない。神経弛緩薬性悪性症候群は，典型的には薬物をはじめて使用した際や，再開しはじめた際には起きず，起きたとすれば熱性疾患やドパミン欠乏による筋緊張増加に合併してみられる。

　悪性高体温は，全身麻酔導入中の成人において約1/5万の頻度で発症する[387]。その名前が示すとおり，患者は高体温となり，頻脈，乳酸アシドーシスを伴う筋硬直を呈する。血清クレアチンキナーゼ値は上昇し，横紋筋融解症を生じることがある。末期に肺水腫や脳浮腫を併発すると，致死的である[387]。悪性高体温は，骨格筋内の筋小胞体カルシウムの放出をコントロールする受容体の1つが先天的に欠損した患者に，種々の麻酔薬や筋弛緩薬を投与した場合に発症する。これらの薬物にさらされると，細胞内カルシウムが突然増加し，臨床症状が出現する。ダントロレンナトリウムが解毒薬として有効である。

　セロトニン症候群は，セロトニンの放出増加または再取り込み抑制により起こる。主な原因はコカイン，methamphetamine，セロトニン再取り込み阻害薬などで，まれにデキストロメトルファン，meperidine，L-ドーパ，ブロモクリプチン，トラマドール，リチウムなどでも発症する[387]。患者はせん妄または昏迷状態になり，発熱，発汗，頻脈，散瞳を呈する。間代を伴う反射亢進がみられ，自発性ミオクローヌス，筋硬直が生じることがある。重症例では横紋筋融解症，代謝性アシドーシス，高カリウム血症を呈する。本症候群は，通常，薬物摂取後24時間以内に急激に発症するが，回復することが多い。

中枢神経系感染性疾患：細菌性

ここでは，昏迷や昏睡の正確な診断が最優先事項である疾患を取り上げる。そのような疾患は比較

的一般的なものであり，その多くは最初の症状として意識状態を混乱させたり低下させたりする。中枢神経系感染症の症状は他の疾患と似ることが多いが，迅速で正確な対応が必要である。なぜなら，適切な治療が行われれば脳，ひいては生命を救えるが，治療の遅れや間違いは不可逆的な神経症状をまねき，死に至ることもあるからである。

免疫不全患者における中枢神経系感染症の診断および治療は，2つの理由で特に困難である。すなわち，(1)せん妄や昏迷を除けば症候に乏しく，他に脳症を起こす原因がありうる。さらに，免疫抑制薬を使用している症例では炎症反応が出現しにくく，また感染を疑わせる髄液所見に乏しい。加えて，画像所見も正常ないし非特異的である。(2)免疫不全患者における中枢神経系感染症の起炎菌は一般的なものではない。しかし，免疫不全状態がどのようなものか，そしてその状態でみられやすいさまざまな起炎菌を知っておけば，有効な早期診断と治療に結びつく[388,389]。

急性細菌性軟膜炎

急性細菌性軟膜炎 acute bacterial leptomeningitis は意識障害の原因となることがある。地域感染の急性細菌性髄膜炎696例の研究では，69％に何らかの意識障害がみられ，14％が昏睡に陥り，発作は5％に生じたと報告されている[390]。中枢神経系のリステリア属感染の317例のレビューでは，昏迷59例(19％)，昏睡76例(24％)であった[391]。昏迷や昏睡を起こす急性細菌性軟膜炎を以下に示す。

■ 中毒性脳症

中毒性脳症 toxic encephalopathy では，細菌侵入や炎症反応が脳代謝に大きく影響を及ぼし，神経損傷や神経細胞死をもたらす。神経損傷は活性酸素，プロテアーゼ，サイトカイン，興奮性アミノ酸を放出し，アポトーシスや壊死をもたらす[392]。

■ 細菌性脳炎と細菌性血管炎

急性軟膜炎の起炎菌は，血管周囲の Virchow-Robin 腔を経由して脳内に侵入し，穿通髄膜血管および脳自体に細菌性脳炎 bacterial encephalitis を起こすことが多い[393]。脳への影響は血管性と代謝性の2つの機序が考えられる。血管炎による局所性または全体性脳虚血の結果，血管支配領域の壊死を引き起こす。皮質下白質のびまん性壊死も，そのような細菌性血管炎 bacterial vasculitis の合併症として報告されている。また，血管炎による閉塞は動脈のみならず静脈にも起こりうる[393]。

■ 不適切な治療

急性軟膜炎の患者に対する補液治療は，水分摂取量を注意深くチェックしないと急性水中毒などを引き起こす危険性がある。細菌性髄膜炎では，水分の過剰摂取により抗利尿ホルモン分泌異常症候群(SIADH)を起こすことがあり，低ナトリウム血症や脳浮腫の原因となる。

■ 脳ヘルニア

上記の機序により，重症軟膜炎では著明な脳浮腫を伴うことがあるが，この傾向は特に若年者に多い。致死的な重症軟膜炎では脳浮腫はほとんど必発で，テント切痕ヘルニアや小脳扁桃ヘルニアを引き起こすほど重度である。肺炎球菌髄膜炎の成人患者87例の分析では，29％にびまん性脳浮腫がみられた[393]。さらに，軟膜炎により髄液の吸収路が閉塞され，その閉塞部位により，15％の患者で交通性あるいは非交通性水頭症を起こす[393]。吸収されなかった髄液が脳室を拡大し，頭蓋内圧を亢進させ，脳ヘルニア cerebral herniation の危険性が高まるので，頭蓋内圧を下げるために脳室シャントが必要となる。

これらの機序はすべて，他の代謝性疾患によるものに非常によく似た昏迷や昏睡の発生につながる。よって，急性軟膜炎をこのセクションに含めた。しかし，患者の状態が悪化している場合は，

その解剖学的構造が関与している可能性を見逃さないようにすることが重要である。

昏睡の原因となる髄膜感染症は，基本的に急性細菌感染によるものである。地域感染型細菌性髄膜炎の主な起炎菌は，肺炎レンサ球菌(51％)と髄膜炎菌(37％)である[390]。免疫不全患者ではリステリア菌による髄膜炎が約4％でみられ[391,394,395]，その経過は非常に緩慢であるが，脳幹膿瘍を生じる傾向がある。黄色ブドウ球菌や，ワクチンの使用が可能となったインフルエンザ菌による髄膜炎は，地域感染型では現在比較的まれである[390]。

■ 臨床的特徴

急性髄膜炎acute meningitisの臨床像は，悪寒，発熱，頻脈，頻呼吸などの中毒症状に傾眠または昏迷を伴った急性代謝性脳症の1つであり，ほとんどの患者は頭痛，あるいは頭痛の既往がある。しかし，地域感染型髄膜炎の古典的三徴すなわち発熱，項部硬直，精神症状は44％にみられるのみである[390]。約1/3の症例で脳神経麻痺，失語症，不全片麻痺などの局所神経徴候がみられるが，鬱血乳頭の頻度はわずか3％である。CT，MRIでは脳溝に造影効果を認める(図5-10)。

髄膜炎は，特に小児では，初発症状として急性脳浮腫によるテント切痕ヘルニアを生じることが多い。そのような小児では，急激に意識消失が生じ，発熱の程度に不相応な過呼吸となる。また，瞳孔は散大するが，最初は中等度，のちに高度となり，その後固定し，除脳硬直をみる。尿素，マンニトールあるいは他の高浸透圧製剤を適切に使用すれば，これら予後不良の症状を予防あるいは回復できる可能性もあるが，さもなければ急速に死に至る。このような状態では，診断のための腰椎穿刺は，テント切痕ヘルニアや死の危険性があると，一部では考えられている。一方，CTを施行するために腰椎穿刺が遅れると患者は非常に危険な状態となり，浮腫がびまん性なら，CTではヘルニアの危険性が示されない[396〜398]。従って，

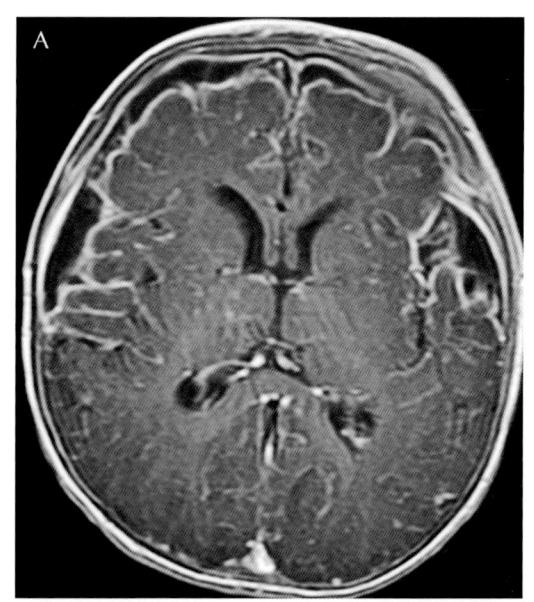

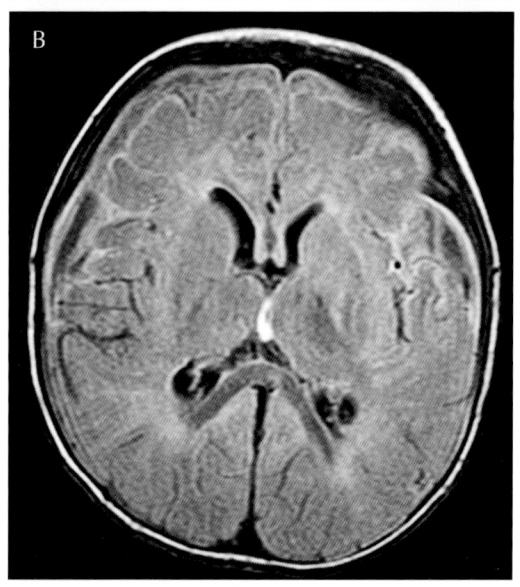

図5-10 (A)急性細菌性髄膜炎の造影T1強調像。脳溝に著明な造影効果がみられるが，その直下の大脳皮質や皮質下は正常である。(B)FLAIR像では脳溝に高信号がみられる。
画像はLinda Hier博士の厚意による。

現在の標準的な方法は，培養のために採血し，経験的抗菌薬治療を開始し，CTを施行し，著明な脳浮腫または偏位の所見がないようなら，その後

に腰椎穿刺を施行する[399]。

　年長者では，細菌性髄膜炎で，潜行性に起こってくる昏迷または昏睡がみられることもる。局所神経徴候はあるが，重度の全身性障害または項部硬直はほとんどみられない。さらに高齢者では，項部硬直は頸椎の変形性関節症による場合があるが，頸部は通常，外側方向および前後方向にも硬直し，その場合，髄膜炎の存在を否定する所見である。さらに，Kernig徴候陽性（股関節で屈曲される際，膝の伸展に抵抗がある）またはBrudzinski徴候陽性（頸部屈曲に際し，股関節が屈曲する）は髄膜刺激の特徴的な所見である。

　ある研究によれば，髄膜炎患者の約50％は誤った診断で入院しているという[397,398]。そのような患者は，間違って脳卒中などの診断を受けている可能性があるが，このような誤診は正確な髄液検査により防ぐことができる。もう1つのピットフォールは，腰椎穿刺時の出血が髄液中蛋白の増加を不明瞭にし，髄液の評価が難しくなることである。急性くも膜下出血では，髄液中の赤血球1,000個に対しおよそ白血球1個の割合である。この割合を超えて白血球が2〜3個以上みられる場合は，穿刺を繰り返し培養が陰性であることが証明されるまで，髄膜炎として治療されねばならない。

　髄液検査で，白血球増加が発現する前に髄膜炎の脳症として発症することがある。CarpenterとPetersdorf[400]はこのような症例を何例か報告しているが，自験例を以下に提示する。

症例5-23

28歳の男性。数日間続く昼間の軽度発熱と，咽頭痛，悪寒，倦怠感を訴えて来院した。筋肉と関節に関する訴えや咳はなかったが，胸が締めつけられる感じがした。初診医は，患者に熱感があり急性疾患がありそうだが，診察では咽頭や耳管がやや発赤している以外に明らかな異常はみられなかったため，インフルエンザの診断で帰宅させた。しかし翌日の午後，思考能力の減退を訴え，入院となった。

　入院時，血圧90/70mmHg，脈拍120/min，呼吸数20/min，体温38.6℃であった。気分が悪く，不穏で，注意を維持できず，諸検査に十分には協力できない状態であった。皮膚に発疹や出血斑は認めず，軽度の項部硬直，背部と大腿部膝屈曲筋の軽微な痙縮がみられた。その他の身体的所見，神経学的所見に異常はみられなかった。血液検査では白血球数18,000/mm³で，左方移動を認めた。尿検査は正常であった。側臥位で腰椎穿刺を行った髄液検査では，初圧210mmH₂O，終圧170mmH₂O，水様透明の髄液中に赤血球1個を認め，白血球は認められなかった。その翌日，髄液蛋白80mg/dL，グルコース0の結果を得た。

　入院日の夜9時に体温は38℃に下降し，症状も改善しているようにみえたが，2時間後，悪寒を生じた後に激しい頭痛が起こり，軽い焦燥状態となった。体温は37.6℃とさらに下降したが，項部硬直および背部と大腿部膝屈曲筋群の痙縮は増強し，白血球数は23,000/mm³に増加した。深夜1時30分少し前にはせん妄状態になり，やがて呼吸が不整となり昏睡に陥った。この際，瞳孔は同大，対光反射は正常，眼底も正常，深部腱反射にも左右差はみられなかった。しかし左足底反射は伸展性で，右側ははっきりしなかった。白血球増加，発熱，昏睡があるため大量の抗菌薬投与を開始したが，この段階では診断は確定していなかった。

　翌朝，前夜の髄液と咽頭培養の結果が得られたが，髄膜炎菌が確認され，髄液は膿様，白血球数6,000/mm³，髄液圧上昇，高蛋白，低グルコースであった。

コメント：　この患者での診断ミスは，髄液中に白血球が認められなかったことで間違った安心感を抱いてしまい，髄液のグラム染色，蛋白，グルコース所見を確認しなかったことによる。

さらに，髄膜炎や他の中枢神経系感染症を疑ったならば，1回目の髄液検査で細胞増加が認められなくても，6時間後にもう一度髄液検査を行うべきであった。重度の髄膜炎菌性敗血症で，髄液に多形核白血球がほとんど，あるいは全く認められない患者は，急性細菌性髄膜炎患者の中で最も予後不良である。髄液の多形核白血球増加やグルコース低下は，細菌性髄膜炎を強く疑う所見であるが，流行性耳下腺炎や単純ヘルペスなどのウイルス感染症でも，髄液グルコース減少を伴うことがある。

慢性細菌性髄膜炎

慢性細菌性髄膜炎 chronic bacterial meningitis の原因には，梅毒，ライム病，ノカルジア症，放線菌症など種々の疾患があるが，意識障害の鑑別診断にあたっては結核性髄膜炎と Whipple 病の2つを考えればよい。

■ 結核性髄膜炎

結核は通常亜急性または慢性疾患と考えられているが，結核性髄膜炎 tuberculous meningitis は劇症化することがある。成人髄膜炎患者の50%近くは肺結核の既往がある[401]。患者は嗜眠状態，昏迷または昏睡状態となり，項部硬直を伴う。髄液所見は細菌性というよりむしろ無菌性髄膜炎に類似し，初圧上昇，リンパ球または単球優位の白血球増加（500/mm^3），蛋白上昇（約100mg/dL）などを認め，グルコースは通常減少するが20mg/dL以下になることはまれである。塗抹標本で菌が同定されることは少なく，髄液の培養でも陰性のことが多く，仮に陽性でも結果が判明するのに数週間を要する。ポリメラーゼ連鎖反応（PCR）法は迅速でまた特異的であるが，その感度は25～80%と報告されている[401]。神経画像所見は非特異的であり，髄膜に造影効果がみられ，水頭症を伴うことがある。

本疾患は，髄液検査で細胞数は減少，または全くみられない場合すらあることから，サルコイドーシス，軟膜転移癌，Wegener 肉芽腫症，Behçet 病などによる，いわゆる無菌性髄膜炎と混同されやすいが，重症度が結核を疑う根拠となる。未治療の場合は通常数週間で死に至る。

■ Whipple 病

Whipple 病は *Tropheryma whippelii* を起炎菌とする全身性炎症疾患で[402]，中年男性に好発する。全身症候としては体重減少，腹痛，下痢，関節痛，ブドウ膜炎などをみるが，症例によっては症状が中枢神経系に限局し，脳症，場合によっては昏睡すらみられるのが特徴的である[403]。脳幹徴候，特に運動失調，焦点性発作や全般発作がよくみられ，認知障害も好発する所見である。特徴的な神経学的異常としては，眼球咀嚼筋ミオリズミア oculomasticatory myorhythmia，つまり，ゆっくりした輻輳眼振に同期して起こる下顎筋の収縮がみられる。ミオリズミアの発生頻度は20%程度だが，常に核上性垂直注視麻痺を合併する。髄液検査では細胞増加をみるが，全く良性の所見であることが多い。MRIでは視床下部と脳幹に非特異的な高信号を示し，同部に異常な造影剤増強効果を認めることもあるが，圧排効果はみられない。また病変が多発性であることが多い。

この疾患を疑えば，診断は小腸生検，または髄液のPCR検査によりなされることもあるが，髄膜生検が必要になることもある[404]。抗菌薬により治癒可能な疾患ではあるが，未治療の場合は致死的である。

中枢神経系感染性疾患：ウイルス性

ウイルス性脳炎概論

ウイルス，細菌，リケッチア，原虫，線虫はいずれも脳実質へ侵入するが，このうち，ウイルス，

細菌, そしてロッキー山紅斑熱を起こすリケッチアのみが急性, びまん性に脳をおかし, 意識障害を起こすので, 昏迷や昏睡の診断のために直ちに受診する必要がある[405]。細菌性脳炎については髄膜炎の一部として前述したので, ここではウイルス性脳炎について述べる。

ウイルス性脳炎は4つの病理学的症候群に分けられる。これら症候群は臨床像が異なることもあるが, 下記(1)〜(3)の3つの臨床徴候は非常に類似することが多いので, 確定診断には生検, 髄液のPCR検査[406], 場合によっては剖検が必要である。(1) **急性ウイルス性脳炎** acute viral encephalitis は, ウイルスが脳内に侵入し, 主に中枢神経系に, あるいは中枢神経系のみに感染を引き起こす[407]。(2) **傍感染性脳脊髄炎** parainfectious encephalomyelitis はウイルス感染中または感染後に生じるが, 特に小児の麻疹, 流行性耳下腺炎, 水痘で多い[407]。(3) **急性中毒性脳症** acute toxic encephalopathy は通常, 一般的なウイルスによる全身感染の経過中に起こる。(4) **進行性ウイルス感染症** progressive viral infection は, 在来のウイルスにより起こる脳炎群だが, 通常は免疫不全患者や子宮内感染または乳幼児期に感染した患者に発生しやすい。この種の感染は緩徐または進行性に神経系を障害する。子宮内感染では, サイトメガロウイルス, 風疹, 単純ヘルペスなどのウイルス感染がみられるが, トキソプラズマ, 梅毒などウイルス以外の原因でも同様の病態を呈することもある。小児期に進行性脳損傷を起こすことがあるのは, **亜急性硬化性全脳炎** subacute sclerosing panencephalitis, **亜急性麻疹性脳炎** subacute measles encephalitis, **進行性風疹性全脳炎** progressive rubella panencephalitis であるが, これらの疾患はワクチン接種が普及している地域では現在ほとんどみられなくなった。**進行性多巣性白質脳症** progressive multifocal leukoencephalopathy はJCウイルスによる遅発性感染症で, 免疫不全患者において年齢にかかわらず起こる。これらの疾患群は亜急性または緩徐に発症し, 末期に昏迷や昏睡に陥る。従って, 昏迷や昏睡の鑑別にあたり問題となることはないため, ここでは詳細には触れない。進行性多巣性白質脳症は, 脳内のニューロンやグリア細胞が一次性に障害される疾患ととらえられている(表5-1, G項)。Creutzfeldt-Jakob病, Gerstmann-Sträussler病, 致死性家族性不眠症 fatal familial insomnia[410] などを含む**プリオン病** prion infection は[408,409], 一時期「遅発性ウイルス slow virus」感染症とされていたが, 現在では異常な折り畳み構造の蛋白質によるものであることがわかっている。ときにCreutzfeldt-Jakob病で例外はあるが, これら疾患の発症は緩徐で, 鑑別診断にあたって問題となることはなく, ここでは述べないこととする。

病理学的にウイルス性脳炎群とされるものでは, 神経学的徴候は以下の3つの機序で生じる。(1) ウイルスが侵入, 増殖し, ニューロンとグリア細胞を破壊する(急性ウイルス性脳炎)。細胞機能不全や細胞死は, 炎症反応や免疫反応がなくても起こる。(2) ウイルスが免疫反応を引き起こし, その結果, 出血, 炎症, 壊死, 脱髄などが生じる(傍感染性脳脊髄炎), (3) ウイルスが脳浮腫やときに血管損傷を引き起こし(中毒性脳症), それにより頭蓋内圧が亢進し, テント上腫瘍病変のように, テント切痕ヘルニアを誘発する。

ウイルス性脳炎群の臨床所見は, 昏迷や昏睡に進行した段階になっても鑑別可能なくらい, 各疾患で異なることがある。さらに各疾患は, 特定のウイルスがそれぞれ特有の臨床像を呈するので, 診断の確定に有用である。しかし残念なことに, 急性脳機能障害を起こす急性ウイルス性脳炎, 傍感染性脳脊髄炎, 急性中毒性脳症の3つは臨床症状では鑑別困難であり, PCR検査, 生検, 剖検などで病理診断が確定されない限り, 急性脳炎という総称的な用語を使わなくてはならない。この複雑さに加えて, 特定のウイルスは状況に応じて異なる病理変化をもたらすことがある。例えば, 急性中毒性脳症, 傍感染性脳脊髄炎, 亜急性硬化

性全脳炎，亜急性麻疹性脳炎はすべて麻疹ウイルス（最近ではほとんどみられなくなった）が原因とされていた。このように診断にあたって難しい点があるにもかかわらず，急性脳炎を呈する病態を病理学的に区別し，原因を見極める努力が必要である。なぜなら，病理診断が異なれば治療や予後も異なるからである。そのため脳生検がまれに必要となるが，その詳細はp282に述べる。

急性ウイルス性脳炎

ヒト脳炎の原因ウイルスには種々あるが，米国ではアルボウイルス（東部ウマ脳炎，西部ウマ脳炎，セントルイス脳炎）とヘルペスウイルスの2つが主なものであり，昏睡の原因となる。昏迷，昏睡を呈する他の原因として，ウエストナイルウイルス（特に8～10月）[411,412]，重症急性呼吸器症候群（SARS）ウイルスや，他の新たな神経向性ウイルスがある。これらのウイルスは[注7]，脳炎による昏睡の原因として，将来はより一般的になっている可能性がある[413]〔水痘帯状疱疹ウイルスは，健常成人で昏迷の原因となることはまれで，むしろ脳血管炎を引き起こす（p285参照）〕。

■ 単純ヘルペス脳炎

単純ヘルペス脳炎 herpes simplex encephalitis（図5-11）の特徴は，大脳半球の広範な神経学的損傷がみられ，病巣が側頭葉内側の灰白質のほか，大脳辺縁系，特に島，帯状回，前頭葉下部に好発することである。神経損傷部には，血管周囲の炎症細胞浸潤，しばしば多数の神経膠結節をみるミクログリアの増殖がみられ，血管内皮細胞は膨化し増殖することがある。局所脳皮質の壊死はよくみられ，脳組織内への限局性の出血がみられることもある。ニューロンやグリア細胞内のCowdry A型核内封入体の存在は特有の所見である。

臨床的には，急性の錯乱状態，失語，行動異常で発症し，頭痛，発熱，発作を伴う。病態は急性または亜急性に進行し，昏迷，昏睡に至る。ある報告によると，45例中28例はGlasgow Coma Scale 10点以下で，うち13例は深昏睡であったという[414]。発症初期の段階で重篤になる場合があり，意識清明の患者が数時間のうちに昏迷に陥ることもある。行動異常または嗅覚や味覚の幻覚を伴った激越性せん妄が，昏睡に至る数時間～数日前に起こることが多く，これは特徴的なので診断の助けとなる。局所運動徴候は昏睡発症とともにみられ，四肢，顔面，そして体幹にすらみられる振戦は，単純ヘルペス脳炎による激越性せん妄の診断を支持する補足症状である。単純ヘルペス脳炎1型[415]，2型[416]の神経学的徴候は脳幹に限局性に発症することがあり，主に脳神経麻痺をみる。

髄液圧は通常上昇し（180～400mmH$_2$O），白血球も通常増加するが（10～1,000/mm^3，ほとんどは単球），特に発症初期ではどちらも正常の場合がある。髄液中の500/mm^{3}以下の赤血球はよくみられる所見で，蛋白量は増加する（870mg/dLまで増加した症例あり）。グルコースは通常は正常であるが，軽度減少することもある。PCR法によるウイルスDNAの同定で診断がつけば生検の必要はない[417,418]。脳波は常に異常で，一側または両側の側頭葉にみられる明瞭な周期性で高振幅性の1Hzの鋭波は，単純ヘルペス脳炎に非常に特徴的な，予後不良を示唆する所見である。通常，MRIはCTよりもかなり早期に病変を同定できる。側頭葉の異常，そしてときに前頭葉の異常も本症を示唆し，機能的MRIでは側頭葉に過灌流の所見がみられる[417]。なお，MRIで側頭葉以外に異常をみることは，本症の患者では非常に少ない[419]。早期診断は非常に重要であり，昏

注7：これらウイルスはカラスなど都市型のトリに感染し脳炎を発症させ，かつ越冬可能な蚊が媒体するため，大都市部への拡がりが警戒されている。

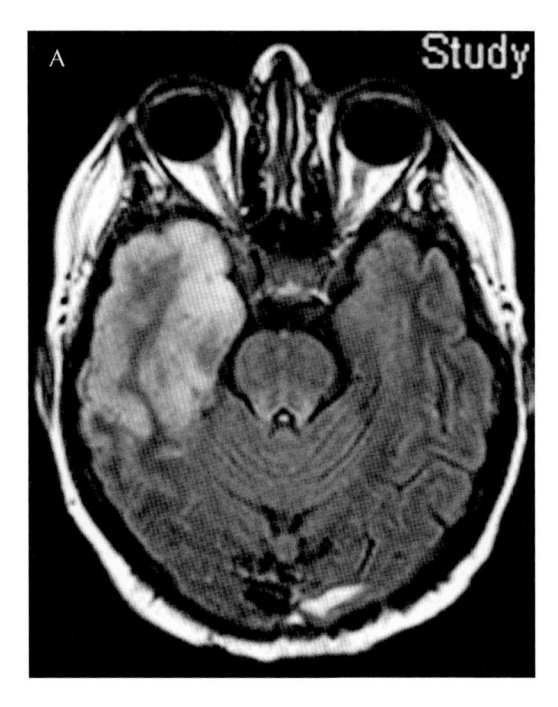

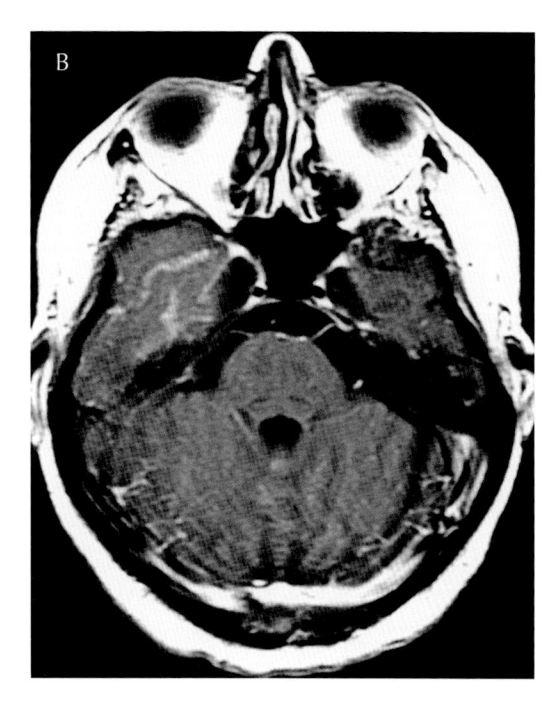

図5-11 急性単純ヘルペス脳炎の(A)FLAIR，および(B)造影MRI像。FLAIR像で左後頭葉の高信号は非小細胞性肺癌の転移巣。この転移巣は過去に切除されている（瘢痕はFLAIR像で明らかである）。

睡状態になる前にアシクロビルまたはそれと同価の抗ウイルス薬を投与することで最善の結果が得られる。

しかし，次の症例のように，重症大脳半球腫脹によるテント切痕ヘルニアで死に至ることもある。

症例5-24

71歳の女性。頭痛と錯乱状態で救急搬送された。来院時体温は36.7℃で，全般性頭痛を訴えていたが，質問に対しては適切に応答できなかった。神経学的検査では軽度の左片麻痺，左方の注意力低下を認めた。右大脳半球の虚血性疾患を疑いCTを施行したが，明らかな異常所見は認められなかった。脳卒中病棟に入院となり，翌日，体温は38.9℃に急上昇し，腰椎穿刺が行われ，白血球7/mm³，赤血球19/mm³，蛋白48mg/dL，グルコース103mg/dLで，初圧は正常であった。MRI T2強調画像では側頭葉の内・外側のみならず，右側の島，帯状回に高信号，右帯状回にもやや程度の軽い高信号がみられた。この段階で患者は昏迷状態となり，瞳孔は縮小，対光反射は保たれ，眼球彷徨を認め，筋緊張は対称性に亢進していた。アシクロビルを開始したにもかかわらず，右側頭葉の脳浮腫が増強し鉤ヘルニアを生じた。

コメント： 初期症状から右半球の虚血性疾患を疑い，通常の脳卒中の治療を開始したため髄液検査が遅れた。MRIで典型的な単純ヘルペス脳炎の所見を得た時点では，昏迷状態となり，アシクロビルでは脳腫脹を軽減できず，右側頭葉の鉤ヘルニアをまねく結果となった。

次の症例はCTや抗ウイルス薬がない時代のも

のであるが，単純ヘルペス脳炎の自然歴や病理所見を知るうえで有用である．

症例5-25（歴史的挿話）

32歳の女性．小児病棟の看護師．昏睡状態で入院する5日前，なんとなく気分がすぐれず，その後，嘔吐を伴う後頭部痛がみられた．入院2日前に，外来で医師による詳細な診察を受けたが，体温が39℃であっただけで，血球算定は正常であった．患者はその後48時間は1人ですごし，自室で意識消失状態のところを発見され，救急搬送された．

来院時，応答はなく，頭部と眼球は右方へ偏位していた．左眼と左臀部・膝に斑状小出血，中等度の項部硬直を認めた．瞳孔は右がやや大きいが，対光反射と頭位変換眼球反応は保たれ，角膜反射は両眼とも緩慢，咽頭反射は正常であった．四肢は弛緩し，伸張反射は3＋，足底反射は屈曲性であった．救急外来で全身痙攣を起こし，頭部と眼球は左方へ偏位した．腰椎穿刺による髄液検査では初圧130mmH₂O，単球550/mm³，赤血球643/mm³，グルコース65mg/dL，蛋白54mg/dLであった．頭部単純X線写真で異常はなく，右頸動脈造影で中大脳動脈の著明な挙上を認めたが，前大脳動脈の正中偏位はごく軽度であった．試験穿頭では硬膜下血腫はなく，脳室造影で第三脳室の右方偏位を認めた．脳波は電気的休止状態を背景に3〜5秒ごとに規則的な1〜2Hzの高振幅の徐波を認め，また前頭部に20〜40秒持続する10〜12Hzの鋭波群発放電が1〜2分ごとに発現し，発作波形を伴っていた．

発作は抗痙攣薬で軽減し，細菌性髄膜炎の診断でペニシリン（200万単位）とクロラムフェニコールが投与された．それにもかかわらず状態は次第に悪化し，入院8日目，瞳孔は中等度散大で固定し，前庭眼反射は消失，さらに血清浸透圧313mOsm/L，尿比重1.005で尿崩症を呈した．髄液は血清血液状で，赤血球26,000/mm³，単球2,200/mm³，蛋白210mg/dL，単純ヘルペスウイルス抗体値は1：32（入院時は1：4）であった．人工呼吸器を装着し昇圧治療を48時間行ったが，入院10日目に死亡した．

剖検時，大脳皮質の培養で単純ヘルペスウイルスが同定され，軟膜は鬱血，脳全体が腫脹し，両側海馬周囲にテント切痕ヘルニアの圧痕が認められ，間脳もテント切痕下8〜10mm尾側まで嵌入していた．切片標本では側頭葉内側・前部および島は両側性に壊死，出血，軟化がみられ，両側視床から橋に至る脳幹部分に，線状ないし卵円形の出血，さらに小脳には出血，右Sylvius溝には未破裂脳動静脈奇形を認めた．髄膜にはリンパ球優位で，一部形質細胞や多形核白血球が混在する細胞浸潤がみられた．この所見は髄膜の血管周囲のみならず，皮質下白質にまで及び，部分的には皮質が壊死により萎縮し，そして好酸球の浸潤をみた．皮質，基底核，上部脳幹には赤血球の血管外溢出を認める領域が数多くあった．ミクログリアの著明な増殖と星状膠細胞の過形成が認められ，Cowdry A型核内封入体が主に希突起グリア細胞，また星状グリア細胞，小型ニューロン，ときに毛細血管内皮細胞にもみられた．

コメント： この症例は，最新の画像検査，PCR法，抗ウイルス薬が導入される以前のもので，単純ヘルペス脳炎の病歴，臨床所見，経過の特徴が示されている．最新の画像検査の進歩は病理診断を補足するものではあるが，ウイルス封入体などの確定には脳の病理診断が必要である．

多くの非感染疾患が，感染症に類似した症状を呈する．ある疾患は急性髄膜反応を，また他の疾患は慢性感染性反応を示す．表5-20に中枢神経系感染症に類似した症状を呈する疾患を示す[420]．

表5-20 中枢神経系感染症に類似する疾患および最も一般的に類似する感染型

急性髄膜炎	慢性髄膜炎	脳炎/髄膜脳炎
Behçet病	化学性髄膜炎	急性播種性脳脊髄炎
化学性髄膜炎	肉芽腫性血管炎	急性出血性白質脳炎
囊胞破裂	リンパ腫様肉芽腫症	急性中毒性脳症
薬物誘発性髄膜炎	髄膜性悪性疾患	Behçet病
髄膜症	全身性エリテマトーデス	血清病
傍髄膜感染	サルコイドーシス	全身性エリテマトーデス
サルコイドーシス		Vogt-小柳-原田症候群
全身性エリテマトーデス		
Vogt-小柳-原田症候群		

Wasayら[419]より許可を得て改変。

ウイルス性脳炎時の急性中毒性脳症

急性中毒性脳症 acute toxic encephalopathyは，5歳以下の小児に多くみられる神経疾患に適用される用語である。通常，全身性ウイルス感染症に感染中または感染後に起こり，急激な頭蓋内圧亢進を呈し，局所神経徴候を伴うことも伴わないこともあり，髄液細胞増加はみられない。この疾患は，脳浮腫以外には炎症性変化や他の急性ウイルス性脳炎の病理学的所見がみられないことから，急性ウイルス性脳炎と鑑別できる。脳浮腫は炎症性サイトカイン，誘導型一酸化窒素合成酵素，接着分子，ミニプラスミンにより引き起こされる[421]。急性中毒性脳症の原因は明らかではなく，いくつかの異なる病態を呈することがある。これらのなかで代表的なものはReye症候群（下記参照）であるが，熱性疾患の小児にアスピリンが使用されなくなってからは，ほとんどみられなくなった。Reye症候群は，インフルエンザ[422]をはじめ麻疹，流行性耳下腺炎などのウイルス感染症を伴うことが多いが，こういった全身性ウイルス感染症が先行しない症例もある。一部の症例は剖検で脳内にウイルスが同定される。またReye症候群は，病変が中枢神経系に限局する場合のみならず，肝・腎障害など急性全身性疾患を合併することもある。Reye症候群の死因は脳浮腫によるテント切痕ヘルニアであり，剖検でも脳内に炎症や脱髄所見はなく，重度で広範な脳浮腫が唯一の特徴的病理所見である。

臨床的には急性または亜急性の発熱が特徴で，頭痛や，悪心・嘔吐を伴うこともあり，せん妄や傾眠状態となり，昏迷や昏睡に至る。局所神経徴候を伴わないことが多いが，まれに片麻痺，失語，視野欠損などを呈し，顕著なこともある。劇症型で，未治療の症例では急速に症状が悪化し，テント切痕ヘルニアにより眼球運動障害，瞳孔反応異常，異常肢位を伴う昏睡を呈し，最終的には呼吸不全や死に至る。てんかん発作重積状態は初期の段階で一部の患者にみられる。次の症例はその代表例である。

症例5-26

46歳の男性。尿道癌の治療で鼠径リンパ節郭清術後（転移なし）経過良好であったが，術後10日目に突然左側頭部痛を訴え，同室の患者により錯乱状態であることに気付かれた。この時点の体温は38.1℃とやや高く，覚醒しては

いるが錯乱状態で，時間に対する見当識障害があり，3段階の質問three-step commandsの遂行は困難であった．神経学的検査は異常なく，臨床検査でも感染や代謝系異常は全く認めなかった．脳波は両側性の徐波がみられ，右優位であった．髄液検査で圧は160mmH$_2$O，赤血球2/mm^3，白血球1/mm^3，蛋白41mg/dL，グルコース75mg/dLであった．48時間以内に興奮状態となり，軽度の失語，右半盲が出現した．その後，全身痙攣を生じた．痙攣翌日の髄液検査で圧は230mmH$_2$O，白血球は1/mm^3，蛋白90mg/dL，グルコース85mg/dLであった．CTおよび両側頸動脈造影も異常なかった．血液，髄液における細菌，ウイルス培養検査，ウイルス抗体価はすべて陰性で，凝固系にも異常所見はみられなかった．マンニトールとコルチコステロイド投与にもかかわらず，痙攣後48時間以内にテント切痕ヘルニアの所見とともに昏睡に陥り，呼吸が停止して死亡した．剖検では，全身的には手術痕以外，癌の残存も認めなかったが，脳は1,500gで著明に腫脹し，両側頭葉と小脳扁桃にヘルニアによる圧痕，また橋にDuret出血がみられた．顕微鏡的には脳浮腫や脳ヘルニアの所見のみで，炎症所見や封入体は認められなかった．

コメント： この症例は，年齢がやや高く経過が少々長いこと以外は，典型的な急性中毒性脳症の例である．

急性散発性ウイルス性脳炎と，急性中毒性脳症の鑑別は困難であることが多い．鑑別に有用な点は，急性脳症は通常5歳以下の小児がウイルス感染中あるいは感染後まもなく発症し，発熱は中程度で，低血糖と肝障害を合併することである．また，急速に進行し，局所徴候や項部硬直を伴わずに頭蓋内圧亢進を起こすことが多い．それに対し，単純ヘルペス脳炎のような急性ウイルス性脳炎は，側頭葉機能不全徴候などの顕著な局所徴候に加え，CTやMRIで異常所見を示すことが多い．髄液細胞増加（赤血球は存在することもしないこともある）がみられれば急性ウイルス性脳炎が疑われ，一方，髄液圧が高いが髄液細胞数が正常の場合は急性中毒性脳症が疑われる．しかし，臨床所見や検査所見から直ちに診断を下すことが困難な症例が多い．

■ **Reye症候群**

Reye症候群は急性中毒性脳症の一種で，1950年代にはみられたがその後減少し，1990年までには，まれな報告例を除けば，ほとんどみられなくなった．小児ではウイルス感染の治療に使ったアスピリンが原因であると考えられてきたが，疑問視する意見もある[423]．Reye症候群は他の急性中毒性脳症と同様，ウイルス感染（特にインフルエンザウイルスB型，水痘）後，持続性嘔吐を伴う進行性脳症を呈するが，流行性で通常肝障害や低血糖を伴う他の急性中毒性脳症とは異なっている．病理学的には，肝臓のみならず腎臓，心臓，肺，膵臓，骨格筋など臓器の脂肪変性を示すことが特徴である．死亡の原因は他の急性中毒性脳症と同様，ほとんどの症例でテント切痕ヘルニアや小脳扁桃ヘルニアを伴う脳浮腫である．

傍感染性脳炎（急性播種性脳脊髄炎）

傍感染性播種性脳脊髄炎parainfectious disseminated encephalomyelitisと急性出血性白質脳症acute hemorrhagic leukoencephalopathyは用語上区別されているが，臨床的にも病理学的にも関連があり，両疾患ともウイルス自体またはウイルス抗原に対する免疫反応が原因で発症すると考えられる．別名，急性播種性脳脊髄炎acute disseminated encephalomyelitis（ADEM）とも呼ばれる．同様の反応は，ワクチン接種や，まれに細菌感染や寄生虫によっても引き起こされ

る[424,425]。発生機序として以下の2つが提唱されている。(1)侵入する病原体やワクチンは，脳蛋白とアミノ酸配列が類似(分子擬態molecular mimicry)しているが，免疫系にとっては異物であり，脳や脊髄に対し免疫反応を展開する。(2)ウイルスが脳内に侵入することにより，組織損傷が生じ，抗原が全身の循環系に漏出する。しかし脳は比較的免疫保護作用が強いため，免疫系が脳蛋白にさらされることなく免疫反応が開始される[424]。動物実験では，適切なアジュバントを混合したミエリン塩基性蛋白質を感作させることにより〔実験的アレルギー性脳脊髄炎experimental allergic encephalomyelitis(EAE)〕，あるいはTheilerウイルスにより，同様の臨床的，病理的モデルが作成可能である[424]。出血性変化はアレルギー性脳脊髄炎の超急性型を意味すると考えられる(脳脊髄炎の項参照)。これは通常小児で起こるが，成人，場合によっては高齢者でもみられる。年間発生頻度は人口10万対0.8と推定され[424]，50～75%の患者は神経徴候発現前30日以内に発熱を伴う。

傍感染性播種性脳脊髄炎は，脳や脊髄の血管周囲に軸索の一部が破壊された多発性の脱髄性変化を認め，通常，血管周囲に炎症細胞が浸潤する。臨床的に特発性のこともあるが，たいていは風疹や水痘などのウイルス感染による発疹の発現後，数日して発症することが多い。しかし，ありふれた上気道感染，あるいは別の一般的なウイルス感染(流行性耳下腺炎，ヘルペスなど)に続発することもある。通常，発症は急激で，頭痛を伴い，発熱が再燃する。ほとんどの症例で，初期に行動障害が現れ，病状が進行するにつれてせん妄，昏迷，昏睡に陥る。ある報告では，26例中5例(19%)が昏睡状態に移行したという[426]。項部硬直がみられることもある。局所あるいは全身痙攣，および片麻痺や対麻痺などの局所運動徴候がよくみられる。

注意深い検査により，播種性局所中枢神経系障害として，視神経炎，共同性・非共同性眼球運動障害，感覚消失，運動障害が明らかになる。髄液検査では，80%の症例でリンパ球500/mm³以下の増加を認めるが他の白血球増加はない。また，蛋白は軽度上昇，グルコースは正常で，髄液オリゴクローナルバンドが陽性のこともあるが，多くは陰性である。約1/5の症例で髄液検査は正常である。MRI T2強調画像，FLAIR画像で多発性の白質病変を認め，造影効果をみることがある。白質のみならず，灰白質にも病変が拡がることもあり，これが発作を起こしやすいことの理由とも考えられる。しかし，初期にはMRIは正常の場合もあり，われわれは，発症後数日で昏睡に陥ったがMRIで異常がなく，1週間後のT2強調画像で白質全体に高信号を認めた症例を1例経験している(症例4-4)。急性播種性脳脊髄炎は，全身性ウイルス感染やワクチン接種後に神経学的異常が発現した場合には，常に念頭におかなければならない疾患である。広範または多巣性に神経障害を呈し，髄液検査で軽度のリンパ球増加を認めたら強く疑われ，MRIで多巣性の脱髄病変が存在すれば，より強力な診断根拠となる。

急性出血性白質脳症は脳脊髄炎の異型と考えられているが[427]，最近，本症で死亡した患者の脳内から病原体が発見されたという報告がある。PCR法で検出された病原体は，単純ヘルペスウイルス，水痘帯状疱疹ウイルス，ヒトヘルペスウイルス6型(HHV-6)などである。これらのウイルス自体が原因なのか，あるいはウイルスに対する免疫反応が原因なのかは明らかにされていない[428]。

この疾患は，播種性脳脊髄炎と同様に病理学的には炎症と脱髄が顕著で，それに加え，脳白質に広範な出血を呈することが特徴である。この出血性病変は，顕微鏡レベルから数cmに及ぶものまでさまざまで，局所壊死と浮腫を伴う。血管周囲には多数の好中球が浸潤し，血管周囲線維素浸潤perivascular fibrinous impregnationを呈することがある。臨床経過は病理所見と同様に激しい。ごく普通のウイルス感染に続発したり，敗血症性

ショックに合併することもあるが，明らかな前駆症状なく突然発症することも多い．頭痛，発熱，悪心，嘔吐で急激にはじまり，高熱を呈し急速に昏睡に至るが，項部硬直はないか，あっても軽度である．痙攣や局所神経徴候（特に不全片麻痺）はよくみられる．局所の脳出血と脳浮腫は，テント上病変の臨床徴候および画像上の変化としてみられる．髄液圧は上昇，単球は $10\sim500/mm^3$，赤血球は最高 $1,000/mm^3$ となり，蛋白は $100\sim300mg/dL$ またはそれ以上となる．

　たいていの場合，播種性脳脊髄炎と出血性脳脊髄炎による昏睡の鑑別で問題となるのは，ウイルス性脳炎や急性中毒性脳症などによる昏睡との鑑別である．これらの鑑別は臨床的にもウイルス学的にも不可能なこともある．しかし一般的にいって，ウイルス性脳炎は播種性脳脊髄炎よりも重篤で，より高い熱が，より長い期間持続する（出血性の場合は除く）．また，急性中毒性脳症は，より急激に発症することが多く，頭蓋内圧もより高く，臨床的にも画像診断的にも局所神経徴候は乏しい．

脳炎診断のための脳生検

急性脳炎の疑いのあるせん妄または昏迷状態の患者では，どのように診療を進めるのが最善か当惑することがある．種々の脳炎の臨床像は類似していることがあるが，治療法が異なるため正確な診断が必要であり，最終的に脳生検が唯一の鑑別法となる．急性ウイルス性脳炎のうち，単純ヘルペスには抗ウイルス薬が有効であり，免疫抑制患者では，水痘帯状疱疹ウイルスやサイトメガロウイルスのような他のウイルス感染症に対しても抗ウイルス薬が有効である．急性中毒性脳炎は抗ウイルス薬が無効であるが，少なくとも Reye 症候群では頭蓋内圧の慎重なモニタリングとコントロールが有効である．急性傍感染性脳脊髄炎が抗ウイルス薬や頭蓋内圧コントロールに反応したという報告はないが，コルチコステロイドや免疫抑制薬が有効な場合がある．

　賛否両論を比較検討して，われわれは暫定的に以下のように結論する．すなわち，MRI，MRS，PETなどの低侵襲性画像診断や，その他の検査（髄液中の病原体PCR検査，細胞診，オリゴクローナルバンド，免疫グロブリン）で診断がつかない場合，脳生検の危険性は，診断を確定せずに適切な治療を行わなかった場合の危険性に比べ，低いことが多い．特に病変が局所的な症例では，定位的針生検で十分診断可能である[429,430]．病変がびまん性の症例では，切開生検により軟膜，灰白質，白質から検体を採取し，診断を確実にする必要がある[431]．通常は障害部位から生検を行うが，病変がびまん性の場合は右前頭葉や右側頭葉から生検する．定位的針生検でも切開生検でも，合併症はまれである．しかし，生検で診断がつかないことも多く，認知障害診断のために行った脳生検90例のうち診断可能であったのは57％のみであったという報告がある[431]．しかし，この報告ならびに他の複数の報告では，脳生検で多発性硬化症，Whipple病，脳血管炎，腫瘍随伴性脳症など治療可能な疾患を診断できることがあるとしている[431,432]．

脳血管炎およびその他の血管症

脳の特定の炎症性血管疾患には，肉芽腫性血管炎のような中枢神経系血管に限局されるものと，原発性脳疾患のようにみえるほど顕著な中枢神経系症状を呈する全身性血管炎がある[433]．最近の総説では，脳あるいは全身性血管炎を呈する，数多くの病態の臨床ならびに血管画像所見を分類，詳説している（**表5-21**）．ここでは，これらのうち昏迷や昏睡の原因を混乱させる疾患についてのみ言及する．

肉芽腫性中枢神経系血管炎

肉芽腫性中枢神経系血管炎granulomatous central nervous system angiitisは神経系の急性疾患であり，血管の病理学的変化は脳に限局する場合と，他の全身器官に及ぶ場合とがある。病変が脳に限局する場合は，軟膜や脳実質内の小血管が障害されやすいが，広範になると，より大きな血管も障害される。病変が脳以外であっても脳への血液供給に影響を及ぼし，昏睡を含む急性発症の神経症候を呈する[434]。中枢神経系に限局した肉芽腫性血管炎の原因は明らかではないが，複数の要因が関与していると考えられている。この疾患は帯状疱疹感染，リンパ腫，サルコイドーシス，アミロイド血管症のほか，マイコプラズマ，リケッチア，ウイルス，*Borrelia burgdorferi*の感染と関係する[435]。炎症病変は小血管から大血管まであらゆる血管に及ぶ可能性があり，大梗塞または小梗塞の原因となる。

臨床的には，通常は急性または亜急性に発症し，頭痛，項部硬直，精神症状，意識障害，局所または全身性痙攣発作，および神経徴候として不全片麻痺，視力障害，錐体外路障害などがみられる。通常，発症時には意識清明である患者が，急速に昏迷または昏睡に陥ることがある。治療しなければ致命的な疾患である。しかし，より良性の型も存在し，慢性的で数ヵ月〜数年かけて進行する例，完全に回復する例，そして再発を繰り返す例が含まれる[436,437]。回復する患者では，最初の血管造影上の異常も改善される[437]。

臨床検査の特徴は，全身性肉芽腫性血管炎のほとんどすべての症例で赤血球沈降速度（赤沈）は亢進するが，中枢神経系に限局した血管炎では，赤沈は必ずしも亢進するわけではない。髄液検査では軽度の細胞増加（リンパ球20〜40/mm³），総蛋白増加，γグロブリン上昇をみる。MRAは，比較的大きな血管に病変が及んでいないと，異常所見を見いだすことは困難である。その点，旧来の血管造影のほうが高感度であるが，それでも

表5-21 神経系を障害する血管炎の分類

全身性壊死性動脈炎
　結節性多発動脈炎
　Churg-Strauss症候群
　顕微鏡的多発血管炎
過敏性血管炎
　Henoch-Schönlein紫斑病
　低補体血症性血管炎
　クリオグロブリン血症
全身性肉芽腫性血管炎
　Wegener肉芽腫症
　リンパ腫様肉芽腫症
　致死性正中肉芽腫
巨細胞動脈炎
　側頭動脈炎
　高安動脈炎
神経系の肉芽腫性血管炎
脈管炎を伴う結合組織疾患
　全身性エリテマトーデス
　強皮症
　関節リウマチ
　Sjögren症候群
　混合性結合組織病
　Behçet病
炎症性糖尿病性脈管症
孤立性末梢神経系脈管炎
感染に伴う脈管炎
　水痘帯状疱疹ウイルス
　スピロヘータ
　　梅毒トレポネーマ
　　Borrelia burgdorferi
　真菌
　リケッチア
　細菌性髄膜炎
　結核菌
　ヒト免疫不全ウイルス１型
アンフェタミン乱用に伴う中枢神経系脈管炎
腫瘍随伴性脈管炎

Younger[433]より許可を得て引用。

1mm以下の小血管の異常を描出することは困難である。また，血管異常のパターンから病理診断を確定することは困難だが，生検部位を決定する

のには有効である。確定診断は脳生検によっての
み可能だが，病変はしばしば多巣性だが，びまん
性ではないため，その場合，生検でも診断がつか
ないことがある。治療は免疫抑制薬が有効なこと
もあるが，その維持期や中止により再発する症例
もある[436]。

全身性エリテマトーデス

全身性エリテマトーデスsystemic lupus erythe-
matosus(SLE)患者の10〜15%で，その発症早
期に全身性脈管炎を呈するが，この状態において
脳血管炎があるという確証は得られない[438]。し
かし，発作，せん妄，ときに脳梗塞，昏迷，昏睡
などの急性神経機能不全を発現することが，全身
性エリテマトーデスの経過をより複雑にしてい
る[439]。これら障害の病態生理については十分解
明されていないが，脳あるいは脳血管に対する自
己抗体や，体組織の免疫反応により誘発されたサ
イトカインの影響と考えられている。例えば，全
身性エリテマトーデスでみられる抗リン脂質抗体
が静脈血栓や動脈塞栓の原因となり，その結果脳
梗塞を起こすのだと考えられる。さらに，心臓弁
のフィブリン-血小板血栓性疣贅の形成(Lib-
man-Sachs型心内膜炎)は凝固亢進状態にあるこ
とを示唆する。中枢神経系疾患は全身疾患の早期
に，または全身疾患の診断が確定する前に発現す
ることがある[440]。

中枢神経系ループスの発症は急激で，発作，せ
ん妄，場合によっては局所神経徴候も伴う。ほと
んどの患者で発熱がみられ，一部の患者では鬱血
乳頭や髄液圧上昇を示す。髄液所見は正常なこと
が多いが，約30%の患者で中等度の細胞増加や
蛋白増加(ループス脳炎lupus cerebritis)などの
異常がみられる。脳波は通常びまん性または多巣
性徐波を認め，CT，MRI，血管造影は異常所見
をみないことが多い。発熱患者，特に若い女性で
原因不明のせん妄や昏睡をみる場合にはこの疾患
を考慮し，発作も伴う場合にはさらに強く疑う。

関節炎や関節痛(88%)，皮疹(79%)，腎疾患
(48%)などの病歴も参考になり，以下の検査所
見により診断を確定する。全身性エリテマトーデ
スで，中枢神経系の症状を呈する患者の90%は
血清抗核抗体をもち，79%にエリテマトーデス
細胞，64%に低補体血症をみる。また抗DNA
抗体や他の自己抗体もよく認められるが，これら
の所見の多くは，中枢神経系に限局したループス
では認められない。全身性エリテマトーデスの診
断が確立されている場合でも，神経学的異常すべ
てが直接ループスによって引き起こされたものだ
と考えないように注意する。なぜならば，ループ
ス患者では，神経学的異常は尿毒症や中枢神経系
感染症により起こることがあるからである[441]。
治療は通常グルココルチコイドの大量投与を行う
が，この治療がせん妄状態(ステロイド精神病)を
引き起こしてしまうことがあり，せん妄が全身性
エリテマトーデスによるものなのか，ステロイド
の影響によるものなのか，鑑別に苦慮することも
ある。しかし，この特異体質的反応が，40mg/
日以上のプレドニゾロン投与でより高頻度にみら
れるとしても，ステロイドの減量がこの反応を軽
減するというエビデンスはほとんどない[442]。
従って，全身性エリテマトーデスに対しては，必
要なだけ薬物治療を行い，せん妄については消失
するまで神経弛緩薬を投与する，という方法が一
般的には推奨される。リチウムやバルプロ酸など
の薬物を精神安定薬として用いるが，通常この症
状は限定的のようで，特別な治療をしなくても数
週間以上持続することはほとんどない。ただし，
対照研究は行われていない。

亜急性間脳血管性脳症

DeGirolamiらは，亜急性の錯乱状態に続発する
進行性認知障害，知覚鈍麻，全身性ミオクローヌ
スを呈する患者を，亜急性間脳血管性脳症sub-
acute diencephalic angioencephalopathyとし
て報告した[443]。髄液所見は蛋白濃度が進行性に

上昇し，剖検で両側視床の小動静脈（直径20〜80μm）の局所血管炎を伴う広範な破壊性病変を認めた。血管病変の特徴は，血管壁全層が肥厚し，ときに多形核白血球が血管壁に散在し，外膜に単核炎症細胞が集積することであり，巨細胞は認められなかった。われわれはこのような症例を経験したことがない。この疾患は非常にまれで，臨床徴候も非特異的であるため，生前に診断することはきわめて困難であると思われる。しかしDeGirolamiらの最初の報告以降，数例の報告がある[444]。その多くは画像上脳腫瘍を疑わせる斑状の造影効果を示し，1例は存命中に生検で診断され，死亡後に剖検で確定診断された[445]。

水痘帯状疱疹血管炎

帯状疱疹が，昏迷や昏睡を引き起こすことはまれである。帯状疱疹は，痒み，痛みを伴った皮膚分節に沿った感染巣が皮疹となり，その後血管病変を生じる。合併症のない帯状疱疹患者の約40％に髄膜炎があり，軽度の髄液細胞増加のみでほとんど症状がなく，発熱，頭痛，項部硬直を呈する場合があるのみである。

頻度は少ないものの，帯状疱疹から血管炎が起こり（水痘帯状疱疹血管炎 Varicella-Zoster vasculitis），中枢神経系に対しより重度の障害を生じることがある[446]。これは病理学的には血管炎を起こした脳血管へのウイルス感染であり，免疫応答性のある患者では，脳卒中を引き起こすことがある。この症候群は三叉神経第1枝の帯状疱疹で好発し，典型的には同側頸動脈に血管炎を合併する。免疫不全患者では血管炎が広範となり，びまん性脳症を呈する。神経症状が多様で，ときに皮膚症状が消退して数ヵ月してから発現することがあるため，診断は困難なこともある[446]。また，帯状疱疹の皮疹の既往のない症例も散見される。MRIや血管造影では血管炎が示唆される。診断は，髄液のPCR検査による水痘帯状疱疹ウイルスDNAの検出，または帯状疱疹免疫グロブリンの同定により確定する。この疾患に対する抗ウイルス療法は，皮疹発現後数ヵ月経過しても有効であることから，診断を確定することが重要である[446]。

Behçet症候群

Behçet症候群は原因不明の炎症性疾患で，静脈系主体の血管症である。症状は亜急性の経過をとる神経学的症状に加え，再発性口腔内潰瘍，再発性外陰部潰瘍，前部および後部ぶどう膜炎，結節性紅斑などの皮膚症状を含む全身症候がみられる[447]。この疾患はHLA-B51ハプロタイプと関連し，日本から地中海にかけての「シルクロード」に沿った地域，特にトルコに多く発生する。神経学的症状は以下の3群に分類される。(1)一次性神経学的症状。通常は脳幹部に生じる炎症性病変が含まれ，発症は亜急性で，緩解しやすい。運動失調，複視，行動異常，意識障害などが比較的多くみられる。髄液検査は細胞増加を示し，実際，髄膜炎所見が唯一の異常所見である。画像所見の特徴として脳幹部の炎症所見があげられ，ときに間脳に広がり，また半球の脳室周囲皮質下白質まで進展することがある[448]。SPECT画像では，基底核深部や前頭・側頭葉皮質に血流低下がみられる[447]。(2)二次性神経学的症候群。硬膜静脈洞血栓症が特徴で，静脈梗塞を起こすことがある。硬膜静脈系がおかされているが静脈梗塞を起こしていない場合は，頭痛が主な症状で，他の神経徴候はみられない。(3)上大静脈症候群や心原性脳塞栓に起因する，頭蓋内圧亢進で生じる神経学的症状。脳実質と硬膜静脈梗塞を合併した患者では，特に外陰部潰瘍や口腔内潰瘍の既往の有無を検索する必要がある[449]。長期的には軽快し予後は一般に非常に良好であるが，悪化する症例もある。コルチコステロイドにより急性症状はおさまることが多い[447]。

CADASIL

皮質下梗塞と白質脳症を伴う常染色体優性脳動脈症 cerebral autosomal dominant arteriopathy with subcortical infarcts and leukoencephalopathy(CADASIL)は，*NOTCH3*遺伝子の変異による血管症 vasculopathy である。特徴は，反復性の脳虚血性発作，認知障害，行動異常，片頭痛様頭痛などであるが，脳症や可逆性昏睡へ移行する症例も報告されている。脳症は，通常典型的な片頭痛を初発症状とし，その後視野障害や不全片麻痺などの局所徴候を呈し，最終的に重症な脳症となり昏睡に陥る[450〜452]。ある報告では，脳症で発症した70例のCADASILのうち6例は，初期の段階では急性脳炎と誤診され，6例全例で発熱，4例で痙攣が認められ，全例で前兆を伴う片頭痛の既往があり，発作はすべて，その他は典型的な頭痛ではじまったようであった。また全例において，MRIで白質に多発性の異常所見がみられ，特に側頭極前部，外包，脳梁に異常が認められた[450]。細動脈中膜に電子密度の高い顆粒 electron-dense granule の沈着をみることが特徴的であり，この顆粒状物質は皮膚生検でも同定されることもある[453]。

その他のニューロンおよびグリア細胞疾患

ここでは，最終的に昏迷や昏睡を起こす，種々の原因不明の中枢神経系疾患について述べる。重度の認知障害を呈した後にのみ昏睡に陥る原発性のニューロンやグリア細胞の障害は診断しやすい。しかし以下に述べるような疾患は，経過のかなり早期に意識消失を起こすことがあり，本書で触れた他の疾患との鑑別が困難となることがある。従って，これらの疾患の臨床像と鑑別診断について簡単に述べる必要があろう。これらの疾患のなかには，伝播性要因により引き起こされる疾患（Creutzfeldt-Jakob病，進行性多巣性白質脳症など）もあるが，急性発症であることは少なく，また経過も緩慢なため，脳炎や急性中毒性脳症とは別の範疇に分類される。

プリオン病

プリオンは感染性蛋白粒子（膜糖蛋白質）で，ある配座で，核酸の存在なしに伝染性をもつことができる[409]。ヒトのプリオン病にはCreutzfeldt-Jakob病(CJD)，Gerstmann-Sträussler病，致死性家族性不眠症 fatal familial insomnia などが含まれる。致死性家族性不眠症と，Gerstmann-Sträussler病のほとんど，そして一部のCJDは，プリオン蛋白遺伝子の遺伝性突然変異により起こるが，CJDの大部分は孤発性である。プリオン病として最初に記載された疾患の1つにクールー Kuru があるが，この疾患はパプア・ニューギニア先住民の間に発生した中枢神経系感染症で，葬式で親族が脳を食べることにより感染が広がったが，その習慣が廃止されるとともに消滅した。プリオン病はまた，ヒト硬膜などの感染組織が非感染者へ移植されて感染したり（医原性CJD），ウシ海綿状脳症に罹患した牛の肉を摂取することによっても感染する（主に若年者に発症し精神症状が早期に発現する，CJDの異型）。CJDは年間発生率が人口100万人あたり0.5〜1.5人とまれな疾患で，亜急性に発症し，大脳新皮質や小脳に広範な神経細胞変性や海綿状変性を生じる[409]。

中年に好発し，初発症状は大きく3つに分類される。第1は疲労，食欲不振，不眠，第2は急速に認知障害に至る行動面での変化，第3は視力障害，失調，失語，運動障害などの局所徴候である。

この疾患は，数週〜数ヵ月かけて徐々に重度の知覚鈍麻，昏迷，そして最後に無反応になる。患者の90%は1年以内に死亡するが，診断後6〜8週以内に死亡することが多い。運動系の徴候は，びまん性のパラトニー硬直[注8]が出現し，次第に除脳肢位や伸展性足底反応を示すようになる。ミ

オクローヌスも，初期の段階では刺激に対して発生するが，末期になると刺激がなくても出現するようになり，全身痙攣を呈することもある。脳波は平坦で，電位変化のないところに周期性同期性鋭波が出現するのが特徴的である。髄液所見は通常は異常がみられない。14-3-3と呼ばれる蛋白，特にそのγアイソフォームがCJD患者の髄液から検出されたという報告があるが[454]，偽陽性，偽陰性の症例があり，この検査は現時点では信頼性と再現性のあるものではない[455]。MRIでは特徴的な所見がみられ[456]，FLAIRと拡散強調画像で両側尾状核，被殻に左右対称性に高信号を呈し，視床枕にみられる同様の所見（「視床枕徴候pulvinar sign」）は診断的意義がある[457]。また拡散強調画像で，特に頭頂葉や後頭葉皮質に高信号を示すこともある。発症初期では，これらMRI所見は片側性，または両側性でも非対称であることが多いが，最終的には両側性で，より広範な病変として描出される。拡散強調画像では，見かけの拡散係数（ADC）が低下し，水の拡散制限を示唆する。このように，MRIは診断上の感度も特異度も脳波より優れているが，症例によっては両者を組み合わせることにより，生検を行わずに診断することも可能である[458]。終末期には自動運動はすべて消失し，昏睡に陥り，最終的には感染症などの合併で死亡する。

ミオクローヌス単収縮myoclonic twitchを伴う亜急性発症の認知障害が，全身性疾患のない中年〜高齢者にみられた場合には，この疾患を強く疑う。初期症状から，退行期鬱病と誤診されやすいが，すぐに器質性疾患の性質が明らかになる。同様の臨床像がみられるのは，肝性脳症などの重症代謝性疾患あるいは中枢神経系梅毒（進行麻痺）だけである。

致死性不眠症は主に家族性にみられるが，孤発例の場合もある[410]。睡眠紡錘波や徐波睡眠の消失を含め，睡眠が阻害されることで発症し，認知障害，ミオクローヌス，運動失調，構音障害，嚥下障害，錐体路徴候などが続発する。PETでは視床や辺縁系に代謝低下がみられ，病理学的にはCJDと同様，ニューロンの消失や星状膠細胞グリオーシスが認められる[410]。

副腎白質ジストロフィ（Schilder病）

副腎白質ジストロフィadrenoleukodystrophy（ALD）またはSchilder病はX連鎖劣性遺伝で，男児，青年，まれに成人にも発症し[459,460]，発症初期に昏睡に陥ることもある[461]。Schilderは当初，類似の病態を示す男児3例を報告したが，その正確な診断には疑問が投げかけられており（例えば，うち1例は亜急性硬化性全脳炎の可能性がある）[注9]，現在ではSchilder病という名称はほとんど用いられなくなった。この疾患は2つの病型に分けられる。1つは純粋な副腎脊髄ニューロパチーadrenal myeloneuropathyで，脊髄の髄鞘および，程度はより軽いが末梢神経が障害される。一部の患者では副腎機能不全もみられる。MRSで脳内に異常を認めるが，脳症状はみられない。軽度の症例が，女性の遺伝子キャリア（ヘテロ接合体）にみられることもある。もう1つの型は，大脳半球後部ではじまる急速な進行性炎症性髄鞘病変progressive inflammatory myelinopathyであり，これはおそらく，蓄積した極長鎖脂肪酸に対する免疫反応により発症する。MRIで認められる頭頂葉と後頭葉の脱髄所見と，比較的急性の発症形態をとることから，多発性硬化症が疑われることがあるが，血清中の極長鎖脂肪酸の存在により診断が確定される。

注8：力を抜くように命じるとよけいに硬直が強くなる
注9：1例は狭義のSchilder病，もう1例は異染性白質ジストロフィであったと考えられている。

患者の多くは臨床的には明らかな副腎不全を認めないが，ホルモン検査で副腎皮質機能低下を呈する。髄液蛋白は通常高値を示し，γグロブリンが増加することもある。脳波は脱髄巣の局在に対応して徐波や鋭波を認める。

Marchiafava-Bignami病

Marchiafava-Bignami病は，赤ワインを多飲するイタリア人男性がほとんどを占める，まれな白質病変とされていたが，現在はイタリア人に限定されることなく，またワインに限らずすべてのアルコールの常飲者にみられる疾患であるとされ，大半の症例が男性である[462]。脳梁の脱髄が基本的病理所見だが，脱髄は近傍の大脳半球にも拡がる。軸索は保たれることもあれば，破壊されることもある。炎症所見を伴わずに，脂肪を満たしたマクロファージが大量に認められる。この疾患の根本的な原因は，必須栄養素の欠乏であろうと考えられている。

約40％の患者で昏迷や昏睡の急性発症をみ，前駆症状として認知障害や行動異常を示すのはその半分に過ぎない[462]。残り60％は認知障害や歩行障害が前面に出る。昏睡患者では四肢は硬直し，反射亢進と伸展性足底反応をみる。診断はMRIで確定され，FLAIR画像で脳梁，ときに脳梁膨大部のみに高信号を認める。また皮質や皮質下にも病変を呈することがある[463,464]。昏睡患者の約20％は死亡し，それ以外の患者は回復するものの，神経症状が残存することがある[462]。第4章で述べたように，橋中心髄鞘崩壊でも脳梁に病変が及ぶことから，本疾患は橋中心髄鞘崩壊と関連している可能性がある。

大脳神経膠腫症

大脳神経膠腫症 gliomatosis cerebriは，腫瘍性グリア細胞が大脳半球の3葉以上にびまん性に浸潤した病態をいう[注10]。組織学的には，腫瘍は星状膠細胞や希突起グリア細胞からなり，悪性度の低いものから，高いものまで存在する[465]。この疾患は潜行性に発病して緩徐に進行し，1ヵ月に満たないものから，10年またはそれ以上の経過をとるものまである。症候は精神症状や人格変化などが主で，記憶消失，嗜眠，思考力低下，錯乱などを伴い，次第に傾眠，昏迷，そして長期の昏睡に至ることが多い。不全片麻痺は比較的よくみられるが，急速に発現する局所神経徴候はまれである。発作がみられるのは50％以下ではあるが，局所あるいは全身性痙攣発作で発症することもある。1/4の患者は脳幹に病変が直接及んでいることを示す徴候を呈する。また，腫瘍増大が続くことによる脳全体の腫大や，髄液経路が狭くなることにより，多くの症例で頭蓋内圧亢進を呈することが特徴である。MRI，特にFLAIR画像で，多発性またはびまん性高信号が主として白質にみられるが，皮質，場合によっては基底核や脳幹にも同様の異常信号を呈する。異常信号がみられなくても，脳室の縮小は腫瘍の増大を示唆する。このようなMRIの異常所見は，臨床症状と比べてはるかに劇的に変化する。しかしMRIでの高信号は必ずしも病変の重症度を示すわけではない。確定診断には脳生検が必要である。

次の症例は，本疾患の典型的な経過と所見を示している。

症例5-27

61歳の女性。1978年の早春に，周囲に無関心となり，思考力の低下を生じた。6月には嗜眠

注10：脳の肉眼的構築が比較的正常に保たれたまま腫大する。

傾向となり，健忘が強く，無表情で自制できず，自力で歩行することも不可能になった。他院で脳室シャント術が行われたが，症状の改善はみられず，次第に応答しなくなり，同年9月ニューヨーク病院へ転院となった。来院時，覚醒しているものの，心理学的には無反応で，痛み刺激に対してのみ除脳硬直肢位を呈した。瞳孔は径2mmで左右同大，対光反射は消失していた。主として右方注視で眼球彷徨がみられ，頭位変換眼球反射は認められたが，眼位は偏位していた。温度眼振試験では，右耳への冷水灌注で不規則な上向き眼振，左耳灌注で右方への不規則な眼振を認めた。また痙性左不全片麻痺，弛緩性右不全片麻痺で，足底反射は両側伸展性であった。

髄液，CT，血管造影などの諸検査は正常または非特異的所見のみであった。右前頭葉からの脳生検は肉眼的には正常であったが，組織学的にはびまん性の肥胖細胞性星状膠細胞腫 gemistocytic astrocytoma の所見を認め，さまざまな程度の悪性変化のほか，正常にみえるニューロンや星状膠細胞も混在していた。患者はまもなくしてナーシングホームで死亡した。

コメント： 認知障害と意識レベルが潜行性に変化し，中脳障害（対光反射消失），橋障害（温度眼振試験の異常），脳幹や一部間脳に及ぶ広範な両側錐体路障害を認めた。CTや他の検査で占拠性病変を認めず，脳生検で確定診断された症例である。

進行性多巣性白質脳症

進行性多巣性白質脳症 progressive multifocal leukoencephalopathy（PML）（図5-12）は[466]，パポバウイルスに属するJCウイルスの中枢神経系感染によって生じる亜急性脱髄性疾患であり，AIDS，リンパ腫，臓器移植，種々の化学療法な

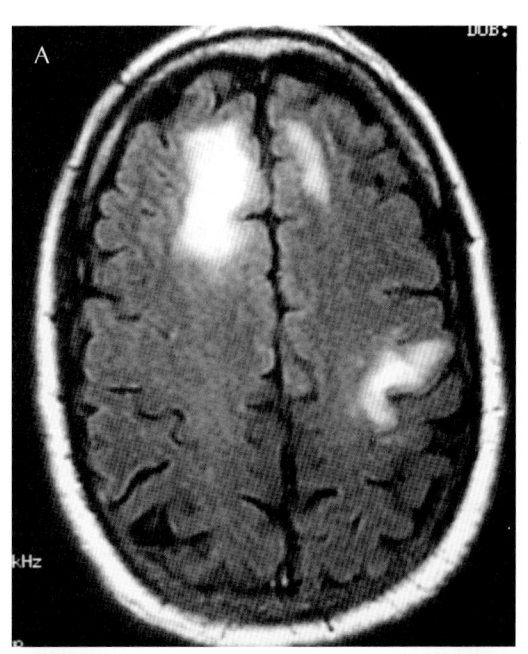

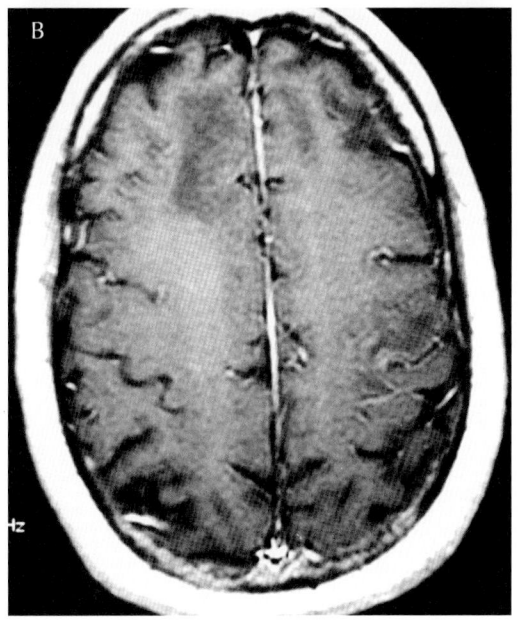

図5-12 進行性多巣性白質脳症のMRI画像。45歳の男性。AIDS患者で，錯乱状態と見当識障害を呈した。神経学的検査で右不全片麻痺を認め，髄液検査でJCウイルス陽性であった。FLAIR画像（A）で高信号，T1強調画像（B）で低信号を呈する領域が複数みられる。患者はしだいに昏迷状態となり昏睡に至り，死亡した。剖検で確定診断を下した。

どによる免疫抑制患者に発症する。PMLは，多発性硬化症や炎症性腸疾患の治療に用いる選択的接着分子阻害薬であるnatalizumabを用いた患者で爆発的流行が起こった[467]ため，この薬物は市場から一時回収されたが，現在は安全性に関する注意文書付きでふたたび販売されている。PMLは免疫能が正常な人ではほとんど報告されていない。神経学的症状は，その名のとおり進行性，非対称性の白質病変により，不全片麻痺，視力障害，感覚障害，運動失調などをみるが，頭痛や発作はまれである。病状は通常数ヵ月かけて進行し，昏睡に陥る。まれに脱髄プラークを伴った浮腫により大脳半球が腫脹し，テント切痕ヘルニアを起こす。病変が連合皮質に及ぶと局所認知障害を呈するが，意識障害は末期に至るまで出現しない。髄液所見は通常正常であるが，PCR法でJCウイルスが検出される。脳波では広い範囲で多巣性に異常波が出現する。MRI，特にFLAIR画像では，大脳白質に多発性，散在性に高信号病変がみられる。しかし，ガドリニウムによる造影効果が認められないことがあり，これは炎症反応が少ないことを意味しているのだが，炎症反応が多くみられる患者の方が予後良好である[468]。

病理学的には，脱髄病巣が大脳白質全体に多発し，核内に好酸性封入体やウイルス粒子をもつ希突起グリア細胞や，腫瘍性形質変化を思わせる不整形の巨大星状膠細胞がみられる。

てんかん

てんかんepilepsyは神経が反復性に異常興奮し，発作後にさまざまな程度と期間の脳代謝抑制を起こす。一般にこの異常興奮は，障害が皮質外套を巻き込むと，前脳に神経リエントリー回路が形成されて生じる。動物実験では，大発作時に脳代謝需要は200〜300％増加し，実質的な全身高血圧，大幅な脳血流の増加を伴っている[469]。痙攣が反復する結果，血液脳関門の透過性が進行性に異常に亢進する[470]。発作により基質が枯渇したり血流がやや低下すると，内因性の基質を消費して脳代謝が維持される。動物実験では，持続性てんかん発作重積状態では，低酸素，虚血による器質性ニューロン損傷がその後すぐに進行性に起こる。ヒトの脳においても，それほど総合的には分析されていないが，痙攣発作は同様の変化をもたらすことがわかっている。

ヒトの発作後昏睡の程度は，完全な無反応から昏迷までさまざまである。発作後15〜30分以上持続する遷延性無反応状態は，非痙攣性てんかん発作の持続や，痙攣の原因となる器質性病変の拡大を示唆する。まれではあるが，器質性脳損傷がなくても発作後昏睡が24時間以上持続することもあり，このような症例では非痙攣性てんかん発作重積状態の可能性を考慮する[471]。発作後昏睡患者は通常，痙攣時の呼吸障害間に繰り返される神経筋の興奮により乳酸血症となり，この状態が改善するまで過呼吸が持続する。ただし対光反射は正常で，前庭眼反射も陽性である。運動系は，約半数の患者で伸展性足底反応が認められる以外，通常は異常はみられない。発作後無反応状態で発見されると，その原因を同定するのは困難である。しかし多くの場合，患者は直ちに覚醒し，自分の病歴を伝えられるので，診断は問題なくはっきりする。ここでよく問題となるのは既往歴で，過去に未診断であった意識消失エピソードは，てんかんまたは失神によるものか，という疑問である。以下に示す3つの病態では，発作に伴う昏睡を診断するうえでの問題を生じうる。

第1の病態はてんかん発作重積状態であり，全身の痙攣が数分間隔で繰り返し起こり，その間は意識が回復しない状態をいう[472]。これはてんかんの治療をしていない，または不十分な治療をした患者の約10％に起こり，また抗痙攣薬を突然中止した場合にも起こる。てんかん発作重積状態は，繰り返す全身性痙攣発作に起因する不可逆的な脳損傷により，脳および全身性の無酸素症を呈するため，重大な救急疾患である。患者が非特異的な昏睡状態にあり，その昏睡が時折反復する痙

攣で中断される場合には，診断は容易である。

第2の病態は発作後の遷延性昏睡，昏迷，またはせん妄であり，てんかんの原因となる瘢痕や損傷（過去の脳梗塞などによる）があり，さらに脳血管障害，あるいは認知障害を伴う軽度～中等度の老人性脳変性を有する高齢者でみられる。これらの患者は，痙攣により過大な脳代謝が必要になると同時に，全身性の低酸素状態となり，すでに境界域となっている脳機能をさらに低下させ，その結果，数時間の発作後昏睡に続いてせん妄が数日間持続する。このような患者のほとんどは，最終的には痙攣発作前の脳機能に回復するが，発作が反復することにより，ますます脳損傷のリスクが高まるため，痙攣発作の予防と迅速な治療が重要である。

持続する昏睡が発作と関連している可能性がある第3の病態は，意識消失が単に発作後状態としてではなく，痙攣発作を起こす脳疾患に起因する場合である。基礎にある多くの破壊的な代謝性脳疾患は，痙攣発作と昏睡の両方を引き起こすので，その他の徴候，症状，臨床検査所見から鑑別する必要がある。われわれの経験によれば，それまでは健康であった患者は，急性脳炎，脳脊髄炎，急性低ナトリウム血症による場合にのみ，1回の痙攣または短時間に複数の痙攣の後に，持続性の意識消失を生じた。しかし，常に病歴が明らかなわけではなく，多くの他の器質性脳病変は，反復性の痙攣を生じた後に，遷延性の発作後昏迷を起こす可能性がある。痙攣発作とそれに伴う全身性低酸素症は，重度の脳損傷をまねく可能性があるので，可能な限り早く痙攣を止めることが治療の原則である。

てんかん患者のすべてが痙攣を伴うわけではない。**非痙攣性てんかん重積状態**は，軽度の運動活性を伴う，あるいは伴わない全身性痙攣により，せん妄，昏迷，昏睡を起こすことが特徴である。明らかな発作のない236例の昏睡患者のうち8％で，脳波上非痙攣性てんかん発作重積状態の基準（連続性またはほぼ連続性の発作波が少なくとも30分持続する）を満たしたとする報告がある[473]。診断は，患者が抗痙攣薬の服薬を怠ったとか[474]，詳細な神経学的検査で特定の運動異常（特に顔面や四肢末端の単収縮）[474]や間欠性眼振様眼球運動がみられる，といった危険因子の既往がある場合に疑う必要がある。脳波で明白な連続性発作波が同定できれば診断は確定できるが[475]，残念なことに，脳波による診断は困難である。痙攣発作を示唆する脳波があっても，それは単に広範な脳損傷を示しているだけかもしれない。あるいは発作は，発作波の記録が難しい側頭葉内側や眼窩前頭皮質などで起きている可能性もある。非痙攣性てんかん発作重積状態が強く疑われたら，抗痙攣薬（通常ベンゾジアゼピン）を静注してみて，それで脳波所見と臨床症状が改善されれば診断が確定する。予後は一般に不良であり，おそらくは発作そのものよりも，非痙攣状態の基礎疾患によるものと考えられる[476]。

混合型代謝性脳症

臨床症候から，昏迷や昏睡の原因としてびまん性代謝障害が疑われることがあるが，臨床検査を行ってみると，さまざまな異常を呈するものの，どれも軽微で意識障害を引き起こすほどではなかったり，代謝や中毒に関する異常が全く検出されなかったりする。次に示す症例のように，いくつかの軽微な代謝異常が重度の脳症を起こし，その代謝異常のどれか1つを正常に戻すことにより，症状の改善をみることがある[321]。

症例5-28

74歳の男性。播種性前立腺癌があり，錯乱と見当識障害を主訴に入院した。バイタルサインは正常だが，悪液質状態で，肝腫大を認めた。昏迷状態であったが痛み刺激で覚醒し，覚醒すると錯乱と見当識障害を呈した。呼吸数は16/min，瞳孔径は両側とも2mmで，対光反射は

あり，人形の頭操作での眼球運動は正常であった。痛み刺激に対し四肢を適切に引っ込め，深部腱反射は亢進し，足底反応は伸展性であった。覚醒させ手を広げて保持するように指示すると，両側の固定姿勢保持困難がみられたが，他の神経学的検査はどれも正常範囲であった。臨床検査では，ヘモグロビン8g/dL，カルシウム11.5mg/dL，アルカリホスファターゼは非常に高値で，肝酵素は中等度に上昇していた。CTでは，中等度の脳萎縮が認められた。動脈血ガス分析ではPao_2 55mmHg，pH 7.49，$Paco_2$ 30mmHg，胸部単純X線写真で，右肺中葉に小浸潤陰影を認めた。結果，貧血，低酸素症，肝転移，高カルシウム血症のすべてが関与した，混合型代謝性脳症mixed metabolic encephalopathyと診断された。

　鼻カニューレからの酸素投与によりPao_2は改善したが，臨床状態は不変であった。2単位の輸血により，ヘモグロビンは10g/dLにまで改善するとともに，覚醒し，見当識障害はあるものの，それ以外は意識清明で，行動も正常であった。覚醒した時点では，血清カルシウム値も肝機能異常値も変化はみられなかった。

　意識障害があるのに，代謝性あるいは中毒性異常が検出されない場合の診断はさらに困難である。このような患者での診断の第一歩は，48時間以内に服用した薬物をすべてチェックすることである。鎮静薬や麻薬の使用がなければ，血小板数測定や凝固系検査を行う必要がある。その結果，一部の患者では，凝固系に明らかな異常所見が検出される前に，神経症状を伴った播種性血管内凝固であることが判明する。また，検査前にすでに生化学的異常が存在する患者では，たとえ基礎にあるその生化学的異常が補正されても，脳に障害が残る場合があり，一酸化炭素中毒や低血糖がその例である。さらに，通常の臨床検査では検出されない化学物質と一緒に，薬物を摂取したことが原因の場合もある。なかには，全く診断がつけられず，未知の毒物や，解明されていない代謝異常が存在すると考えるしかない症例もある。このような問題に直面した場合には，疾患の経過を追跡し，その代謝異常が何であるか診断できるよう詳細に探索を続ける一方で，第7章で概要を述べた支持療法を行う。

急性せん妄状態

　せん妄および錯乱状態は，通常は代謝性の昏迷または昏睡に先行し，本章や表5-1に列挙されている数多くの疾患で，大きな問題となる。その他の疾患群では，重度の急性せん妄を起こしても，それ以上の影響を及ぼさないのが普通だが，治療が不適切な場合には致命的となることもある。一般的に，せん妄および錯乱状態は，昏迷や昏睡の原因にはならないので，本書の他章では論じていないが，意識の急速な変化の原因となるので，医師を困惑させることがある。そのような状態を起こすものとして，ここでは薬物離脱症候群（特にアルコール）と術後せん妄について述べる。

　この2つの臨床像は類似しており，それまで意識清明で見当識が保たれていた患者（ただし軽度の認知障害を伴う例が多い）が，急に不穏状態となる。落ち着いていた患者がいらだったり，怖がったり，ふさぎ込んだり，感情的に不安定となる。患者はそれまでのように周囲に対し注意を払えなくなり，協力が得られ注意深く検査できれば，軽度の認知障害が判明することがある。ほとんどの例では不眠傾向となり，偏執的で聴視覚的な感覚刺激を誤認することも多く，幻覚を生じることもある。頻脈，高血圧，多汗，瞳孔散大などの自律神経障害がよくみられ，発熱もみられることもある（発熱は，せん妄の発生要因となる感染を除外できるまでは，決して単にせん妄の結果であるとして退けてはならない）。陽性症状では振戦を呈し，非常に不穏で，しばしばおびえ，固定姿勢

保持困難や多巣性ミオクローヌスをみる場合もある。多くの患者は完全に見当識を失っているが，周囲の状況を間違って詳しく述べたりする。せん妄が強い場合は，非常に不穏でじっと横になっていることができず，ベッド上でせわしなく体を動かしたり，寝返りをうったりして，最近の術創を損傷したり，障害のある心血管系に余計な負荷を与えたりする。患者は注意散漫で，認知機能検査は不可能である。検者を自分が想像する人物と思いこみ，話したりすることもある。また，呂律がまわらず，たとえ質問に正しく答えていても理解できない。治療しないでいると，せん妄での興奮は極度の疲労を生じ，死に至ることすらある。しかし，振戦せん妄など，せん妄状態の最も強い場合でも，適切な鎮静治療がなされれば死亡率はそれほど高くない。第1章で述べたように，非優位側の側頭葉や頭頂葉の脳卒中は，急性せん妄の原因となることがある。

薬物離脱性せん妄

急性せん妄状態の陽性症状として最も多いのは，薬物離脱性せん妄 drug withdrawal delirium（振戦せん妄 delirium tremens）である。これはアルコール離脱が原因であり，一般的には3～4日の完全な中断後に起こるが，量を減らして飲み続けている人にも起こることがある。同じような臨床所見は，ベンゾジアゼピン，バルビツレートあるいは他の鎮静薬の服用中断でも起こることがある[477,478]。これらの場合には，せん妄とは別に全身痙攣をみることがある。特に医師を困らせるのは，アルコール依存症あるいは慢性の鎮静薬使用者であることがわかっていない患者が，予定手術のために入院し，検査中や手術直後に急性せん妄状態となる場合である。病状は1週間以内に進行する。文献上は2～15％の範囲で，さまざまな死亡率が報告されているが，鎮静薬と十分な支持療法がされると，多くの患者は完全に回復する。死亡例の多くは，おそらくアルコール中毒の他の合併症，例えば肝不全や，あるいは疾患によく伴う交感神経の活性化によるものであろう。薬物離脱症候群の発生機序は，それらの受容体，特にNMDA受容体とGABA$_A$受容体への影響による。NMDA受容体は慢性のアルコール摂取で感受性が上昇し，それがGABA$_A$の増強因子であるために，GABA$_A$受容体の感受性が抑制されるものと考えられる。従って急な離脱は脳の興奮性を亢進させ，臨床的に明らかな不安，易刺激性，不穏，振戦を生じる[479]。

術後せん妄

術後せん妄 postoperative delirium は，外科医が直面する最も顕著で恐ろしい術後合併症の1つである。その頻度は不明だが，おそらく高齢者の股関節骨折や心臓手術の術後に，患者の20～30％でみられると考えられる[480]。臨床像は軽度の認知障害から，振戦せん妄（上記参照）に似た急性錯乱状態までさまざまである。要因には，高齢，前からある認知障害，貧血，電解質異常，アルコール中毒の既往，麻薬あるいはベンゾジアゼピン使用，および脳血管障害の既往がある[480]。818例の外科集中治療室の患者で，せん妄は11％に発生した[481]。心臓手術は危険因子ではなかったが，呼吸障害，感染，貧血，低カルシウム血症，低ナトリウム血症，高窒素血症，肝機能障害，代謝性アシドーシスは危険因子であった。

発生機序は不明である。おそらく股関節や心臓手術後の脳塞栓[482]，オピオイドや他の鎮静薬の使用，睡眠不足，集中治療室での日内リズムの乱れ，疼痛などの多因子が関与していると考えられる。多くの場合，予後は良好であるが，一部の患者では，おそらく，もとからある疾病により脳障害を起こしている間にその疾病で死亡する。

集中治療室せん妄

急性せん妄は，集中治療室に入室中の患者によく

みられる。この集中治療室せん妄intensive care unit deliriumの多くは術後に起こり，術後合併症としてあげられるすべての要因が，間違いなく原因となっている。しかしWilsonは，窓のない集中治療室での術後せん妄の頻度が，窓のある部屋での頻度の2倍以上であると報告し，感覚の剥奪が正常の日内リズムの乱れを生じ，そのことが術後せん妄の要因であると結論付けている[483]。このことは，錯乱を起こす可能性のある患者が，自分の置かれた状況に順応するうえで，環境要因が重要であること強く示唆している。

薬物によるせん妄

合法，非合法の数え切れない薬物が，急性せん妄を引き起こす可能性がある。そういった薬物を**表5-12**と**表5-13**に記載したが，一部をあげたに過ぎない。どの患者でもそうなのだが，特に高齢者では，説明できない急性せん妄を起こした場合は，他に根拠がない限り薬物中毒を疑う。せん妄に対する支持療法に加え，生命維持に必須でない薬物は，それらが錯乱の原因でないことが明らかになるまで，すべて中止すべきである。

文献

1. Meagher DJ, O'Hanlon D, O'Mahony E, et al. Relationship between symptoms and motoric subtype of delirium. J Neuropsychiatry Clin Neurosci 2000; 12(1), 51-56.
2. Kanard A, Frytak S, Jatoi A. Cognitive dysfunction in patients with small-cell lung cancer: incidence, causes and suggestions on management. J Support Oncol 2004; 2, 127-140.
3. DSM-IV-TR Mental Disorders: Diagnosis, Etiology, and Treatment. Hoboken, NJ: J. Wiley, 2004.
4. Breitbart W, Rosenfeld B, Roth A, et al. The Memorial Delirium Assessment Scale. J Pain Symptom Manage 1997; 13(3), 128-137.
5. Trzepacz PT, Mittal D, Torres R, et al. Validation of the Delirium Rating Scale-revised-98: comparison with the delirium rating scale and the cognitive test for delirium. J Neuropsychiatry Clin Neurosci 2001; 13(2), 229-242.
6. Ely EW, Margolin R, Francis J, et al. Evaluation of delirium in critically ill patients: validation of the Confusion Assessment Method for the Intensive Care Unit (CAM-ICU). Crit Care Med 2001; 29(7), 1370-1379.
7. Ely EW, Inouye SK, Bernard GR, et al. Delirium in mechanically ventilated patients—validity and reliability of the Confusion Assessment Method for the intensive care unit (CAM-ICU). JAMA 2001; 286(21), 2703-2710.
8. Santana SF, Wahlund LO, Varli F, et al. Incidence, clinical features and subtypes of delirium in elderly patients treated for hip fractures. Dement Geriatr Cogn Disord 2005; 20(4), 231-237.
9. Camus V, Gonthier R, Dubos G, et al. Etiologic and outcome profiles in hypoactive and hyperactive subtypes of delirium. J Geriatr Psychiatry Neurol 2000; 13(1), 38-42.
10. Caraceni A, Grassi L. Delirium: Acute Confusional States in Palliative Medicine. New York: Oxford University Press, 2003.
11. Norton JW, Corbett JJ. Visual perceptual abnormalities: hallucinations and illusions. Semin Neurol 2000; 20(1), 111-121.
12. Henon H, Lebert F, Durieu I, et al. Confusional state in stroke: relation to preexisting dementia, patient characteristics, and outcome. Stroke 1999; 30(4), 773-779.
13. Behrmann M, Geng JJ, Shomstein S. Parietal cortex and attention. Curr Opin Neurobiol 2004; 14(2), 212-217.
14. Gibb WR, Gorsuch AN, Lees AJ, et al. Reversible coma in Wernicke's encephalopathy. Postgrad Med J 1985; 61(717), 607-610.
15. Hazell AS, Todd KG, Butterworth RF. Mechanisms of neuronal cell death in Wernicke's encephalopathy. Metab Brain Dis 1998; 13(2), 97-122.
16. McEntee WJ. Wernicke's encephalopathy: an excitotoxicity hypothesis. Metab Brain Dis 1997; 12(3), 183-192.
17. Chin K, Ohi M, Fukui M, et al. Inhibitory effect of an intellectual task on breathing after voluntary hyperventilation. J Appl Physiol 1996; 81(3), 1379-1387.
18. Simon RP. Neurogenic pulmonary edema. Neurol Clin 1993; 11(2), 309-323.
19. Fontes RB, Aguiar PH, Zanetti MV, et al. Acute neurogenic pulmonary edema: case reports and literature review. J Neurosurg Anesthesiol 2003; 15(2), 144-150.
20. Swenson ER. Metabolic acidosis. Respir Care 2001; 46(4), 342-353.
21. Zehtabchi S, Sinert R, Baron BJ, et al. Does ethanol explain the acidosis commonly seen in ethanolintoxicated patients? Clin Toxicol (Phila) 2005; 43(3), 161-166.
22. Depalo VA, Mailer K, Yoburn D, et al. Lactic acidosis: lactic acidosis associated with metformin use in treatment of type 2 diabetes mellitus. Geriatrics 2005; 60(11), 36-41.
23. Purssell RA, Lynd LD, Koga Y. The use of the osmole gap as a screening test for the presence of exogenous substances. Toxicol Rev 2004; 23(3), 189-202.
24. Megarbane B, Borron SW, Baud FJ. Current recom-

mendations for treatment of severe toxic alcohol poisonings. Intensive Care Med 2005; 31(2), 189-195.
25. Alfred S, Coleman P, Harris D, et al. Delayed neurologic sequelae resulting from epidemic diethylene glycol poisoning. Clin Toxicol (Phila) 2005; 43(3), 155-159.
26. Foster GT, Vaziri ND, Sassoon CS. Respiratory alkalosis. Respir Care 2001; 46(4), 384-391.
27. Dale C, Aulaqi AA, Baker J, et al. Assessment of a point-of-care test for paracetamol and salicylate in blood. QJM 2005; 98(2), 113-118.
28. Koulouris Z, Tierney MG, Jones G. Metabolic acidosis and coma following a severe acetaminophen overdose. Ann Pharmacother 1999; 33(11), 1191-1194.
29. Greene SL, Dargan PI, Jones AL. Acute poisoning: understanding 90% of cases in a nutshell. Postgrad Med J 2005; 81(954), 204-216.
30. Dargan PI, Wallace CI, Jones AL. An evidence based flowchart to guide the management of acute salicylate (aspirin) overdose. Emerg Med J 2002; 19(3), 206-209.
31. Rivers EP, McIntyre L, Morro DC, et al. Early and innovative interventions for severe sepsis and septic shock: taking advantage of a window of opportunity. CMAJ 2005; 173(9), 1054-1065.
32. Khanna A, Kurtzman NA. Metabolic alkalosis. Respir Care 2001; 46(4), 354-365.
33. Bulger RJ, Schrier RW, Arend WP, et al. Spinal-fluid acidosis and the diagnosis of pulmonary encephalopathy. N Engl J Med 1966; 274(8), 433-437.
34. Posner JB, Swanson AG, Plum F. Acid-base balance in cerebrospinal fluid. Arch Neurol 1965; 12, 479-496.
35. Holland AE, Wilson JW, Kotsimbos TC, et al. Metabolic alkalosis contributes to acute hypercapnic respiratory failure in adult cystic fibrosis. Chest 2003; 124(2), 490-493.
36. Epstein SK, Singh N. Respiratory acidosis. Respir Care 2001; 46(4), 366-383.
37. Andrefsky JC, Frank JI, Chyatte D. The ciliospinal reflex in pentobarbital coma. J Neurosurg 1999; 90(4), 644-646.
38. Larson MD, Muhiudeen I. Pupillometric analysis of the 'absent light reflex.' Arch Neurol 1995; 52(4), 369-372.
39. Simon RP. Forced downward ocular deviation. Occurrence during oculovestibular testing in sedative drug-induced coma. Arch Neurol 1978; 35(7), 456-458.
40. Cadranel JF, Lebiez E, Di Martino V, et al. Focal neurological signs in hepatic encephalopathy in cirrhotic patients: an underestimated entity? Am J Gastroenterol 2001; 96(2), 515-518.
41. Huff JS. Stroke mimics and chameleons. Emerg Med Clin North Am 2002; 20(3), 583-595.
42. Adams RD, Foley JM. The neurological disorder associated with liver disease. Res Publ Assoc Res Nerv Ment Dis 1953; 32, 198-237.
43. Rio J, Montalban J, Pujadas F, et al. Asterixis associated with anatomic cerebral lesions: a study of 45 cases. Acta Neurol Scand 1995; 91(5), 377-381.
44. Young RR, Shahani BT. Asterixis: one type of negative myoclonus. Adv Neurol 1986; 43, 137-156.
45. Leavitt S, Tyler HR. Studies in asterixis. I. Arch Neurol 1964; 10, 360-368.
46. Noda S, Ito H, Umezaki H, et al. Hip flexion-abduction to elicit asterixis in unresponsive patients. Ann Neurol 1985; 18(1), 96-97.
47. Shibasaki H. Pathophysiology of negative myoclonus and asterixis. Adv Neurol 1995; 67, 199-209.
48. Shibasaki H, Hallett M. Electrophysiological studies of myoclonus. Muscle Nerve 2005; 31(2), 157-174.
49. Henry JA, Woodruff GH. A diagnostic sign in states of apparent unconsciousness. Lancet 1978; 2(8096), 920-921.
50. Rosenberg ML. The eyes in hysterical states of unconsciousness. J Clin Neuroophthalmol 1982; 2(4), 259-260.
51. Pellerin L, Magistretti PJ. Neuroenergetics: calling upon astrocytes to satisfy hungry neurons. Neuroscientist 2004; 10(1), 53-62.
52. Mulligan SJ, MacVicar BA. Calcium transients in astrocyte endfeet cause cerebrovascular constrictions. Nature 2004; 431(7005), 195-199.
53. Fillenz M. The role of lactate in brain metabolism. Neurochem Int 2005; 47(6), 413-417.
54. Chen Y, Swanson RA. Astrocytes and brain injury. J Cereb Blood Flow Metab 2003; 23(2), 137-149.
55. Ishii K, Sasaki M, Kitagaki H, et al. Regional difference in cerebral blood flow and oxidative metabolism in human cortex. J Nucl Med 1996; 37(7), 1086-1088.
56. Nybo L, Secher NH. Cerebral perturbations provoked by prolonged exercise. Prog Neurobiol 2004; 72(4), 223-261.
57. Nair DG. About being BOLD. Brain Res Brain Res Rev 2005; 50(2), 229-243.
58. Magistretti PJ, Pellerin L. Cellular mechanisms of brain energy metabolism and their relevance to functional brain imaging. Philos Trans R Soc Lond B Biol Sci 1999; 354(1387), 1155-1163.
59. Iadecola C. Neurovascular regulation in the normal brain and in Alzheimer's disease. Nat Rev Neurosci 2004; 5(5), 347-360.
60. Hass WK, Hawkins RA, Ransohoff J. Reduction of cerebral blood flow, glucose utilization, and oxidatvie metabolism after bilateral reticular formation lesions. Trans Am Neurol Assoc 1977; 102, 19-22.
61. Jones TH, Morawetz RB, Crowell RM, et al. Thresholds of focal cerebral ischemia in awake monkeys. J Neurosurg 1981; 54(6), 773-782.
62. Kraig RP, Petito CK, Plum F, et al. Hydrogen ions kill brain at concentrations reached in ischemia. J Cereb Blood Flow Metab 1987; 7(4), 379-386.
63. Clausen T, Khaldi A, Zauner A, et al. Cerebral acid-base homeostasis after severe traumatic brain injury. J Neurosurg 2005; 103(4), 597-607.
64. Zauner A, Daugherty WP, Bullock MR, et al. Brain oxygenation and energy metabolism: part I-biological function and pathophysiology. Neurosurgery 2002; 51(2), 289-301; discussion 302.
65. Banks WA. The source of cerebral insulin. Eur J Pharmacol 2004; 490(1-3), 5-12.
66. Pellerin L. How astrocytes feed hungry neurons. Mol Neurobiol 2005; 32(1), 59-72.
67. Gruetter R. Glycogen: the forgotten cerebral energy store. J Neurosci Res 2003; 74(2), 179-183.
68. Brown AM. Brain glycogen re-awakened. J Neuro-

chem 2004; 89(3), 537–552.
69. Klein JP, Waxman SG. The brain in diabetes: molecular changes in neurons and their implications for end-organ damage. Lancet Neurol 2003; 2(9), 548–554.
70. Payne RS, Tseng MT, Schurr A. The glucose paradox of cerebral ischemia: evidence for corticosterone involvement. Brain Res 2003; 971(1), 9–17.
71. Cox DJ, Kovatchev BP, Gonder-Frederick LA, et al. Relationships between hyperglycemia and cognitive performance among adults with type 1 and type 2 diabetes. Diabetes Care 2005; 28(1), 71–77.
72. Baird TA, Parsons MW, Phanh T, et al. Persistent poststroke hyperglycemia is independently associated with infarct expansion and worse clinical outcome. Stroke 2003; 34(9), 2208–2214.
73. Rady MY, Johnson DJ, Patel BM, et al. Influence of individual characteristics on outcome of glycemic control in intensive care unit patients with or without diabetes mellitus. Mayo Clin Proc 2005; 80(12), 1558–1567.
74. Schurr A, Payne RS, Miller JJ, et al. Preischemic hyperglycemia-aggravated damage: evidence that lactate utilization is beneficial and glucose-induced corticosterone release is detrimental. J Neurosci Res 2001; 66(5), 782–789.
75. Li PA, He QP, Csiszar K, et al. Does long-term glucose infusion reduce brain damage after transient cerebral ischemia? Brain Res 2001; 912(2), 203–205.
76. Jones K. Insulin coma therapy in schizophrenia. J R Soc Med 2000; 93(3), 147–149.
77. Della Porta P, Maiolo AT, Negri VU. Cerebral blood flow and metabolism in therapeutic insulin coma. Metabolism 1964; 13, 131–140.
78. Dieguez G, Fernandez N, Garcia JL, et al. Role of nitric oxide in the effects of hypoglycemia on the cerebral circulation in awake goats. Eur J Pharmacol 1997; 330(2–3), 185–193.
79. Teves D, Videen TO, Cryer PE, et al. Activation of human medial prefrontal cortex during autonomic responses to hypoglycemia. Proc Natl Acad Sci U S A 2004; 101(16), 6217–6221.
80. Choi IY, Lee SP, Kim SG, et al. In vivo measurements of brain glucose transport using the reversible Michaelis-Menten model and simultaneous measurements of cerebral blood flow changes during hypoglycemia. J Cereb Blood Flow Metab 2001; 21(6), 653–663.
81. Blackman JD, Towle VL, Sturis J, et al. Hypoglycemic thresholds for cognitive dysfunction in IDDM. Diabetes 1992; 41(3), 392–399.
82. Choi IY, Seaquist ER, Gruetter R. Effect of hypoglycemia on brain glycogen metabolism in vivo. J Neurosci Res 2003; 72(1), 25–32.
83. Lubow JM, Pinon IG, Avogaro A, et al. Brain oxygen utilization is unchanged by hypoglycemia in normal humans: lactate, alanine, and leucine uptake are not sufficient to offset energy deficit. Am J Physiol Endocrinol Metab 2006; 290, E149–153.
84. Auer RN. Hypoglycemic brain damage. Metab Brain Dis 2004; 19(3–4), 169–175.
85. Ghajar JB, Gibson GE, Duffy TE. Regional acetylcholine metabolism in brain during acute hypoglycemia and recovery. J Neurochem 1985; 44(1), 94–98.
86. Gorell JM, Dolkart PH, Ferrendelli JA. Regional levels of glucose, amino acids, high energy phosphates, and cyclic nucleotides in the central nervous system during hypoglycemic stupor and behavioral recovery. J Neurochem 1976; 27(5), 1043–1049.
87. Ouyang YB, He QP, Li PA, et al. Is neuronal injury caused by hypoglycemic coma of the necrotic or apoptotic type? Neurochem Res 2000; 25(5), 661–667.
88. Mishriki YY. Hypoglycemia-induced neurogenic-type pulmonary edema: an underrecognized association. Endocr Pract 2004; 10(5), 429–431.
89. Berbel-Garcia A, Porta-Etessam J, Martinez-Salio A, et al. [Transient cerebral oedema associated to hypoglycaemia]. Rev Neurol 2004; 39(11), 1030–1033.
90. Jung SL, Kim BS, Lee KS, et al. Magnetic resonance imaging and diffusion-weighted imaging changes after hypoglycemic coma. J Neuroimaging 2005; 15(2), 193–196.
91. Bando N, Watanabe K, Tomotake M, et al. Central pontine myelinolysis associated with a hypoglycemic coma in anorexia nervosa. Gen Hosp Psychiatry 2005; 27(5), 372–374.
92. Clarkson AN, Sutherland BA, Appleton I. The biology and pathology of hypoxia-ischemia: an update. Arch Immunol Ther Exp (Warsz) 2005; 53(3), 213–225.
93. Nelson LE, Guo TZ, Lu J, et al. The sedative component of anesthesia is mediated by GABA(A) receptors in an endogenous sleep pathway. Nat Neurosci 2002; 5(10), 979–984.
94. Mashour GA. Consciousness unbound: toward a paradigm of general anesthesia. Anesthesiology 2004; 100(2), 428–433.
95. Mashour GA, Forman SA, Campagna JA. Mechanisms of general anesthesia: from molecules to mind. Best Pract Res Clin Anaesthesiol 2005; 19(3), 349–364.
96. Campagna JA, Miller KW, Forman SA. Mechanisms of actions of inhaled anesthetics. N Engl J Med 2003; 348(21), 2110–2124.
97. Rudolph U, Mohler H. Analysis of GABAA receptor function and dissection of the pharmacology of benzodiazepines and general anesthetics through mouse genetics. Annu Rev Pharmacol Toxicol 2004; 44, 475–498.
98. Langsjo JW, Maksimow A, Salmi E, et al. S-ketamine anesthesia increases cerebral blood flow in excess of the metabolic needs in humans. Anesthesiology 2005; 103(2), 258–268.
99. Doyle PW, Matta BF. Burst suppression or isoelectric encephalogram for cerebral protection: evidence from metabolic suppression studies. Br J Anaesth 1999; 83(4), 580–584.
100. Nilsson L, Siesjo BK. The effect of anesthetics upon labile phosphates and upon extraand intracellular lactate, pyruvate and bicarbonate concentrations in the rat brain. Acta Physiol Scand 1970; 80(2), 235–248.
101. Kalviainen R, Eriksson K, Parviainen I. Refractory generalised convulsive status epilepticus: a guide to treatment. CNS Drugs 2005; 19(9), 759–768.
102. Elsersy H, Sheng H, Lynch JR, et al. Effects of isoflurane versus fentanyl-nitrous oxide anesthesia

102. on long-term outcome from severe forebrain ischemia in the rat. Anesthesiology 2004; 100(5), 1160-1166.
103. Bayona NA, Gelb AW, Jiang Z, et al. Propofol neuroprotection in cerebral ischemia and its effects on low-molecular-weight antioxidants and skilled motor tasks. Anesthesiology 2004; 100(5), 1151-1159.
104. Almaas R, Saugstad OD, Pleasure D, et al. Effect of barbiturates on hydroxyl radicals, lipid peroxidation, and hypoxic cell death in human NT2-N neurons. Anesthesiology 2000; 92(3), 764-774.
105. Imaoka S, Osada M, Minamiyama Y, et al. Role of phenobarbital-inducible cytochrome P450s as a source of active oxygen species in DNA-oxidation. Cancer Lett 2004; 203(2), 117-125.
106. Singh D, Kumar P, Majumdar S, et al. Effect of phenobarbital on free radicals in neonates with hypoxic ischemic encephalopathy—a randomized controlled trial. J Perinat Med 2004; 32(3), 278-281.
107. Vincent JL, Berre J. Primer on medical management of severe brain injury. Crit Care Med 2005; 33(6), 1392-1399.
108. Auer RN, Siesjo BK. Biological differences between ischemia, hypoglycemia, and epilepsy. Ann Neurol 1988; 24(6), 699-707.
109. Maramattom BV, Wijdicks EF. Postresuscitation encephalopathy. Current views, management, and prognostication. Neurologist 2005; 11(4), 234-243.
110. Hossmann KA. Reperfusion of the brain after global ischemia: hemodynamic disturbances. Shock 1997; 8(2), 95-101; discussion 102-103.
111. del Zoppo GJ, Hallenbeck JM. Advances in the vascular pathophysiology of ischemic stroke. Thromb Res 2000; 98(3), 73-81.
112. Hai J, Lin Q, Li ST, et al. Chronic cerebral hypoperfusion and reperfusion injury of restoration of normal perfusion pressure contributes to the neuropathological changes in rat brain. Brain Res Mol Brain Res 2004; 126(2), 137-145.
113. White BC, Sullivan JM, DeGracia DJ, et al. Brain ischemia and reperfusion: molecular mechanisms of neuronal injury. J Neurol Sci 2000; 179(S1-2), 1-33.
114. Miyamoto O, Auer RN. Hypoxia, hyperoxia, ischemia, and brain necrosis. Neurology 2000; 54(2), 362-371.
115. Taraszewska A, Zelman IB, Ogonowska W, et al. The pattern of irreversible brain changes after cardiac arrest in humans. Folia Neuropathol 2002; 40(3), 133-141.
116. Zola-Morgan S, Squire LR. Neuroanatomy of memory. Annu Rev Neurosci 1993; 16, 547-563.
117. Maulaz A, Piechowski-Jozwiak B, Michel P, et al. Selecting patients for early stroke treatment with penumbra images. Cerebrovasc Dis 2005; 20(Suppl 2), 19-24.
118. Schaller B, Graf R. Cerebral ischemia and reperfusion: the pathophysiologic concept as a basis for clinical therapy. J Cereb Blood Flow Metab 2004; 24(4), 351-371.
119. Sharp FR, Ran R, Lu A, et al. Hypoxic preconditioning protects against ischemic brain injury. NeuroRx 2004; 1(1), 26-35.
120. Trzepacz PT. Is there a final common neural pathway in delirium? Focus on acetylcholine and dopamine. Semin Clin Neuropsychiatry 2000; 5(2), 132-148.
121. Perry EK, Perry RH. Neurochemistry of consciousness: cholinergic pathologies in the human brain. Prog Brain Res 2004; 145, 287-299.
122. Tassonyi E, Charpantier E, Muller D, et al. The role of nicotinic acetylcholine receptors in the mechanisms of anesthesia. Brain Res Bull 2002; 57(2), 133-150.
123. Han L, McCusker J, Cole M, et al. Use of medications with anticholinergic effect predicts clinical severity of delirium symptoms in older medical inpatients. Arch Intern Med 2001; 161(8), 1099-1105.
124. Schuck S, tue-Ferrer D, Kleinermans D, et al. Psychomotor and cognitive effects of piribedil, a dopamine agonist, in young healthy volunteers. Fundam Clin Pharmacol 2002; 16(1), 57-65.
125. Tune LE, Bylsma FW. Benzodiazepine-induced and anticholinergic-induced delirium in the elderly. Int Psychogeriatr 1991; 3(2), 397-408.
126. Mouradian MD, Penovich PE. Spindle coma in benzodiazepine toxicity: case report. Clin Electroencephalogr 1985; 16(4), 213-218.
127. Ahboucha S, Pomier-Layrargues G, Butterworth RF. Increased brain concentrations of endogenous (non-benzodiazepine) GABA-A receptor ligands in human hepatic encephalopathy. Metab Brain Dis 2004; 19(3-4), 241-251.
128. Lewis MC, Barnett SR. Postoperative delirium: the tryptophan dysregulation model. Med Hypotheses 2004; 63(3), 402-406.
129. Flacker JM, Lipsitz LA. Neural mechanisms of delirium: current hypotheses and evolving concepts. J Gerontol [A] 1999; 54(6), B239-B246.
130. Van der Mast RC, Fekkes D. Serotonin and amino acids: partners in delirium pathophysiology? Semin Clin Neuropsychiatry 2000; 5(2), 125-131.
131. Markus CR, Jonkman LM, Lammers JH, et al. Evening intake of alpha-lactalbumin increases plasma tryptophan availability and improves morning alertness and brain measures of attention. Am J Clin Nutr 2005; 81(5), 1026-1033.
132. Drugs that may cause psychiatric symptoms. Med Lett Drugs Ther 2002; 44(1134), 59-62.
133. Catalano G, Catalano MC, Alberts VA. Famotidineassociated delirium. A series of six cases. Psychosomatics 1996; 37(4), 349-355.
134. Preuss UW, Koller G, Bahlmann M, et al. No association between metabotropic glutamate receptors 7 and 8 (mGlur7 and mGlur8) gene polymorphisms and withdrawal seizures and delirium tremens in alcoholdependent individuals. Alcohol Alcohol 2002; 37(2), 174-178.
135. Hawley RJ, Nemeroff CB, Bissette G, et al. Neurochemical correlates of sympathetic activation during severe alcohol withdrawal. Alcohol Clin Exp Res 1994; 18(6), 1312-1316.
136. Koguchi K, Nakatsuji Y, Abe K, et al. Wernicke's encephalopathy after glucose infusion. Neurology 2004; 62(3), 512.
137. Stiefel MF, Heuer GG, Smith MJ, et al. Cere-

bral oxygenation following decompressive hemicraniectomy for the treatment of refractory intracranial hypertension. J Neurosurg 2004; 101(2), 241–247.
138. Stiefel MF, Spiotta A, Gracias VH, et al. Reduced mortality rate in patients with severe traumatic brain injury treated with brain tissue oxygen monitoring. J Neurosurg 2005; 103(5), 805–811.
139. Smythe PR, Samra SK. Monitors of cerebral oxygenation. Anesthesiol Clin North America 2002; 20(2), 293–313.
140. Siggaard-Andersen O, Ulrich A, Gothgen IH. Classes of tissue hypoxia. Acta Anaesthesiol Scand Suppl 1995; 107, 137–142.
141. Wilson WC, Shapiro B. Perioperative hypoxia. The clinical spectrum and current oxygen monitoring methodology. Anesthesiol Clin North America 2001; 19(4), 769–812.
142. James PB, Calder IM. Anoxic asphyxia—a cause of industrial fatalities: a review. J R Soc Med 1991; 84(8), 493–495.
143. Hossmann KA. The hypoxic brain. Insights from ischemia research. Adv Exp Med Biol 1999; 474, 155–169.
144. Kulik A, Trapp S, Ballanyi K. Ischemia but not anoxia evokes vesicular and Ca(2+)-independent glutamate release in the dorsal vagal complex in vitro. J Neurophysiol 2000; 83(5), 2905–2915.
145. Fleidervish IA, Gebhardt C, Astman N, et al. Enhanced spontaneous transmitter release is the earliest consequence of neocortical hypoxia that can explain the disruption of normal circuit function. J Neurosci 2001; 21(13), 4600–4608.
146. Kao LW, Nanagas KA. Carbon monoxide poisoning. Med Clin North Am 2005; 89(6), 1161–1194.
147. Ries NL, Dart RC. New developments in antidotes. Med Clin North Am 2005; 89(6), 1379–1397.
148. Miller TH, Kruse JE. Evaluation of syncope. Am Fam Physician 2005; 72(8), 1492–1500.
149. Parry SW, Steen IN, Baptist M, et al. Amnesia for loss of consciousness in carotid sinus syndrome: implications for presentation with falls. J Am Coll Cardiol 2005; 45(11), 1840–1843.
150. Stevens DL, Matthews WB. Cryptogenic drop attacks: an affliction of women. Br Med J 1973; 1(5851), 439–442.
151. Parry SW, Kenny RA. Drop attacks in older adults: systematic assessment has a high diagnostic yield. J Am Geriatr Soc 2005; 53(1), 74–78.
152. Ishiyama G, Ishiyama A, Jacobson K, et al. Drop attacks in older patients secondary to an otologic cause. Neurology 2001; 57(6), 1103–1106.
153. Maurice-Williams RS. Drop attacks from cervical cord compression. Br J Clin Pract 1974; 28(6), 215–216.
154. Ferbert A, Bruckmann H, Drummen R. Clinical features of proven basilar artery occlusion. Stroke 1990; 21(8), 1135–1142.
155. Oguni H, Uehara T, Imai K, et al. Atonic epileptic drop attacks associated with generalized spike-andslow wave complexes: video-polygraphic study in two patients. Epilepsia 1997; 38(7), 813–818.
156. Fejerman N. Nonepileptic disorders imitating generalized idiopathic epilepsies. Epilepsia 2005; 46(Suppl 9), 80–83.
157. Andermann F, Tenembaum S. Negative motor phenomena in generalized epilepsies. A study of atonic seizures. Adv Neurol 1995; 67, 9–28.
158. Castelli R, Tarsia P, Tantardini C, et al. Syncope in patients with pulmonary embolism: comparison between patients with syncope as the presenting symptom of pulmonary embolism and patients with pulmonary embolism without syncope. Vasc Med 2003; 8(4), 257–261.
159. Marine JE, Goldhaber SZ. Pulmonary embolism presenting as seizures. Chest 1997; 112(3), 840–842.
160. Fred HL, Willerson JT, Alexander JK. Neurological manifestations of pulmonary thromboembolism. Arch Intern Med 1967; 120, 33–37.
161. Cohen-Gadol AA, DiLuna ML, Spencer DD. Partial epilepsy presenting as episodic dyspnea: a specific network involved in limbic seizure propagation. Case report. J Neurosurg 2004; 100(3), 565–567.
162. Munoz X, Marti S, Sumalla J, et al. Acute delirium as a manifestation of obstructive sleep apnea syndrome. Am J Respir Crit Care Med 1998; 158(4), 1306–1307.
163. Basnyat B, Wu T, Gertsch JH. Neurological conditions at altitude that fall outside the usual definition of altitude sickness. High Alt Med Biol 2004; 5(2), 171–179.
164. Basnyat B. Delirium at high altitude. High Alt Med Biol 2002; 3(1), 69–71.
165. Vaughan CJ, Delanty N. Hypertensive emergencies. Lancet 2000; 356(9227), 411–417.
166. Schwartz RB. Hyperperfusion encephalopathies: hypertensive encephalopathy and related conditions. Neurologist 2002; 8(1), 22–34.
167. Hinchey J, Chaves C, Appignani B, et al. A reversible posterior leukoencephalopathy syndrome. N Engl J Med 1996; 334, 494–500.
168. Garg RK. Posterior leukoencephalopathy syndrome. Postgrad Med J 2001; 77(903), 24–28.
169. Stott VL, Hurrell MA, Anderson TJ. Reversible posterior leukoencephalopathy syndrome: a misnomer reviewed. Intern Med J 2005; 35(2), 83–90.
170. Quick AM, Cipolla MJ. Pregnancy-induced upregulation of aquaporin-4 protein in brain and its role in eclampsia. FASEB J 2005; 19(2), 170–175.
171. Schiff D, Lopes MB. Neuropathological correlates of reversible posterior leukoencephalopathy. Neurocrit Care 2005; 2(3), 303–305.
172. Lavigne CM, Shrier DA, Ketkar M, et al. Tacrolimus leukoencephalopathy: a neuropathologic confirmation. Neurology 2004; 63(6), 1132–1133.
173. Mak W, Chan KH, Cheung RT, et al. Hypertensive encephalopathy: BP lowering complicated by posterior circulation ischemic stroke. Neurology 2004; 63(6), 1131–1132.
174. Duley L, Gulmezoglu AM, Henderson-Smart DJ. Magnesium sulphate and other anticonvulsants for women with pre-eclampsia. Cochrane Database Syst Rev 2003; 2, CD000025.
175. Taylor FB Jr, Toh CH, Hoots WK, et al. Towards definition, clinical and laboratory criteria,

and a scoring system for disseminated intravascular coagulation. Thromb Haemost 2001; 86(5), 1327-1330.
176. Gogos CA, Lekkou A, Papageorgiou O, et al. Clinical prognostic markers in patients with severe sepsis: a prospective analysis of 139 consecutive cases. J Infect 2003; 47(4), 300-306.
177. Selladurai BM, Vickneswaran M, Duraisamy S, et al. Coagulopathy in acute head injury—a study of its role as a prognostic indicator. Br J Neurosurg 1997; 11(5), 398-404.
178. Morita T, Tei Y, Tsunoda J, et al. Underlying pathologies and their associations with clinical features in terminal delirium of cancer patients. J Pain Symptom Manage 2001; 22(6), 997-1006.
179. Toh CH, Dennis M. Disseminated intravascular coagulation: old disease, new hope. BMJ 2003; 327(7421), 974-977.
180. Levi M. Disseminated intravascular coagulation: what's new? Crit Care Clin 2005; 21(3), 449-467.
181. Idro R, Jenkins NE, Newton CR. Pathogenesis, clinical features, and neurological outcome of cerebral malaria. Lancet Neurol 2005; 4(12), 827-840.
182. Bardana D, Rudan J, Cervenko F, et al. Fat embolism syndrome in a patient demonstrating only neurologic symptoms. Can J Surg 1998; 41(5), 398-402.
183. Guillevin R, Vallee JN, Demeret S, et al. Cerebral fat embolism: usefulness of magnetic resonance spectroscopy. Ann Neurol 2005; 57(3), 434-439.
184. Parizel PM, Demey HE, Veeckmans G, et al. Early diagnosis of cerebral fat embolism syndrome by diffusion-weighted MRI (starfield pattern). Stroke 2001; 32(12), 2942-2944.
185. Gregorakos L, Sakayianni K, Hroni D, et al. Prolonged coma due to cerebral fat embolism: report of two cases. J Accid Emerg Med 2000; 17(2), 144-146.
186. Schmid A, Tzur A, Leshko L, et al. Silicone embolism syndrome: a case report, review of the literature, and comparison with fat embolism syndrome. Chest 2005; 127(6), 2276-2281.
187. Gao L, Taha R, Gauvin D, et al. Postoperative cognitive dysfunction after cardiac surgery. Chest 2005; 128(5), 3664-3670.
188. McKhann GM, Grega MA, Borowicz LM Jr, et al. Is there cognitive decline 1 year after CABG? Comparison with surgical and nonsurgical controls. Neurology 2005; 65(7), 991-999.
189. Moreillon P, Que YA. Infective endocarditis. Lancet 2004; 363(9403), 139-149.
190. Rogers LR. Cerebrovascular complications in cancer patients. Neurol Clin 2003; 21(1), 167-192.
191. Rivas P, Alonso J, Moya J, et al. The impact of hospital-acquired infections on the microbial etiology and prognosis of late-onset prosthetic valve endocarditis. Chest 2005; 128(2), 764-771.
192. Ekinci EI, Donnan GA. Neurological manifestations of cardiac myxoma: a review of the literature and report of cases. Intern Med J 2004; 34(5), 243-249.
193. Singhal AB, Topcuoglu MA, Buonanno FS. Acute ischemic stroke patterns in infective and nonbacterial thrombotic endocarditis: a diffusion-weighted magnetic resonance imaging study. Stroke 2002; 33(5), 1267-1273.
194. Lee RJ, Bartzokis T, Yeoh T-K, et al. Enhanced detection of intracardiac sources of cerebral emboli by transesophageal echocardiography. Stroke 1991; 22, 734-739.
195. Choi IS. Delayed neurologic sequelae in carbon monoxide intoxication. Arch Neurol 1983; 40(7), 433-435.
196. Kwon OY, Chung SP, Ha YR, et al. Delayed postanoxic encephalopathy after carbon monoxide poisoning. Emerg Med J 2004; 21(2), 250-251.
197. Gilmer B, Kilkenny J, Tomaszewski C, et al. Hyperbaric oxygen does not prevent neurologic sequelae after carbon monoxide poisoning. Acad Emerg Med 2002; 9(1), 1-8.
198. Kim HY, Kim BJ, Moon SY, et al. Serial diffusion-weighted MR imaging in delayed postanoxic encephalopathy. A case study. J Neuroradiol 2002; 29(3), 211-215.
199. Plum F, Posner JB, Hain RF. Delayed neurological deterioration after anoxia. Arch Intern Med 1962; 110, 18-25.
200. Takahashi W, Ohnuki Y, Takizawa S, et al. Neuroimaging on delayed postanoxic encephalopathy with lesions localized in basal ganglia. Clin Imaging 1998; 22(3), 188-191.
201. Weinberger LM, Schmidley JW, Schafer IA, et al. Delayed postanoxic demyelination and arylsulfataseA pseudodeficiency. Neurology 1994; 44(1), 152-154.
202. Custodio CM, Basford JR. Delayed postanoxic encephalopathy: a case report and literature review. Arch Phys Med Rehabil 2004; 85(3), 502-505.
203. Wijdicks EF, Parisi JE, Sharbrough FW. Prognostic value of myoclonus status in comatose survivors of cardiac arrest. Ann Neurol 1994; 35(2), 239-243.
204. Frucht SJ. The clinical challenge of posthypoxic myoclonus. Adv Neurol 2002; 89, 85-88.
205. Gabriely I, Shamoon H. Hypoglycemia in diabetes: common, often unrecognized. Cleve Clin J Med 2004; 71(4), 335-342.
206. Hart SP, Frier BM. Causes, management and morbidity of acute hypoglycaemia in adults requiring hospital admission. QJM 1998; 91(7), 505-510.
207. Bhasin R, Arce FC, Pasmantier R. Hypoglycemia associated with the use of gatifloxacin. Am J Med Sci 2005; 330(5), 250-253.
208. Park-Wyllie LY, Juurlink DN, Kopp A, et al. Outpatient gatifloxacin therapy and dysglycemia in older adults. N Engl J Med 2006; 354(13), 1352-1361.
209. Pedersen-Bjergaard U, Reubsaet JL, Nielsen SL, et al. Psychoactive drugs, alcohol, and severe hypoglycemia in insulin-treated diabetes: analysis of 141 cases. Am J Med 2005; 118(3), 307-310.
210. Abarbanell NR. Is prehospital blood glucose measurement necessary in suspected cerebrovascular accident patients? Am J Emerg Med 2005; 23(7), 823-827.
211. Izzo JL, Schuster DB, Engel GL. The electroencephalogram of patients with diabetes mellitus. Diabetes 1953; 2(2), 93-99.

212. Kaufman FR, Epport K, Engilman R, et al. Neurocognitive functioning in children diagnosed with diabetes before age 10 years. J Diabetes Complications 1999; 13(1), 31–38.
213. Frier BM. Morbidity of hypoglycemia in type 1 diabetes. Diabetes Res Clin Pract 2004; 65(Suppl 1), S47–S52.
214. Aoki T, Sato T, Hasegawa K, et al. Reversible hyperintensity lesion on diffusion-weighted MRI in hypoglycemic coma. Neurology 2004; 63(2), 392–393.
215. Moore C, Woollard M. Dextrose 10 % or 50 % in the treatment of hypoglycaemia out of hospital? A randomised controlled trial. Emerg Med J 2005; 22(7), 512–515.
216. Gispen WH, Biessels GJ. Cognition and synaptic plasticity in diabetes mellitus. Trends Neurosci 2000; 23(11), 542–549.
217. Victor M, Adams RD, Collins GH. The WernickeKorsakoff syndrome. A clinical and pathological study of 245 patients, 82 with post-mortem examinations. Contemp Neurol Ser 1971; 7, 1–206.
218. Wallis WE, Willoughby E, Baker P. Coma in the Wernicke-Korsakoff syndrome. Lancet 1978; 2(8086), 400–401.
219. Mousseau DD, Rao VL, Butterworth RF. Alterations in serotonin parameters in brain of thiaminedeficient rats are evident prior to the appearance of neurological symptoms. J Neurochem 1996; 67(3), 1113–1123.
220. Waldenlind L. Studies on thiamine and neuromuscular transmission. Acta Physiol Scand Suppl 1978; 459, 1–35.
221. Pepersack T, Garbusinski J, Robberecht J, et al. Clinical relevance of thiamine status amongst hospitalized elderly patients. Gerontology 1999; 45(2), 96–101.
222. Halavaara J, Brander A, Lyytinen J, et al. Wernicke's encephalopathy: is diffusion-weighted MRI useful? Neuroradiology 2003; 45(8), 519–523.
223. Loh Y, Watson WD, Verma A, et al. Restricted diffusion of the splenium in acute Wernicke's encephalopathy. J Neuroimaging 2005; 15(4), 373–375.
224. Lee ST, Jung YM, Na DL, et al. Corpus callosum atrophy in Wernicke's encephalopathy. J Neuroimaging 2005; 15(4), 367–372.
225. Blei AT. The pathophysiology of brain edema in acute liver failure. Neurochem Int 2005; 47(1–2), 71–77.
226. Gerber T, Schomerus H. Hepatic encephalopathy in liver cirrhosis: pathogenesis, diagnosis and management. Drugs 2000; 60(6), 1353–1370.
227. Shawcross D, Jalan R. The pathophysiologic basis of hepatic encephalopathy: central role for ammonia and inflammation. Cell Mol Life Sci 2005; 62(19–20), 2295–2304.
228. Ott P, Larsen FS. Blood-brain barrier permeability to ammonia in liver failure: a critical reappraisal. Neurochem Int 2004; 44(4), 185–198.
229. Caplan LR, Scheiner D. Dysconjugate gaze in hepatic coma. Ann Neurol 1980; 8(3), 328–329.
230. Rai GS, Buxton-Thomas M, Scanlon M. Ocular bobbing in hepatic encephalopathy. Br J Clin Pract 1976; 30(10), 202–205.
231. Weissenborn K, Bokemeyer M, Krause J, et al. Neurological and neuropsychiatric syndromes associated with liver disease. AIDS 2005; 19(Suppl 3), S93–S98.
232. Timmermann L, Gross J, Kircheis G, et al. Cortical origin of mini-asterixis in hepatic encephalopathy. Neurology 2002; 58(2), 295–298.
233. Vergara F, Plum F, Duffy TE. Alpha-ketoglutaramate: increased concentrations in the cerebrospinal fluid of patients in hepatic coma. Science 1974; 183(120), 81–83.
234. Tarasow E, Panasiuk A, Siergiejczyk L, et al. MR and 1H MR spectroscopy of the brain in patients with liver cirrhosis and early stages of hepatic encephalopathy. Hepatogastroenterology 2003; 50(54), 2149–2153.
235. Weissenborn K, Bokemeyer M, Ahl B, et al. Functional imaging of the brain in patients with liver cirrhosis. Metab Brain Dis 2004; 19(3–4), 269–280.
236. Arieff AI, Massry SG. Calcium metabolism of brain in acute renal failure. Effects of uremia, hemodialysis, and parathyroid hormone. J Clin Invest 1974; 53(2), 387–392.
237. Cogan MG, Covey CM, Arieff AI, et al. Central nervous system manifestations of hyperparathyroidism. Am J Med 1978; 65(6), 963–970.
238. Burn DJ, Bates D. Neurology and the kidney. J Neurol Neurosurg Psychiatry 1998; 65(6), 810–821.
239. Topczewska-Bruns J, Pawlak D, Chabielska E, et al. Increased levels of 3-hydroxykynurenine in different brain regions of rats with chronic renal insufficiency. Brain Res Bull 2002; 58(4), 423–428.
240. Vaziri ND. Oxidative stress in uremia: nature, mechanisms, and potential consequences. Semin Nephrol 2004; 24(5), 469–473.
241. Adachi N, Lei B, Deshpande G, et al. Uraemia suppresses central dopaminergic metabolism and impairs motor activity in rats. Intensive Care Med 2001; 27(10), 1655–1660.
242. Chow KM, Wang AY, Hui AC, et al. Nonconvulsive status epilepticus in peritoneal dialysis patients. Am J Kidney Dis 2001; 38(2), 400–405.
243. Abanades S, Nolla J, Rodriguez-Campello A, et al. Reversible coma secondary to cefepime neurotoxicity. Ann Pharmacother 2004; 38(4), 606–608.
244. Lance JW. Action myoclonus, Ramsay Hunt syndrome, and other cerebellar myoclonic syndromes. Adv Neurol 1986; 43, 33–55.
245. Chadwick D, French AT. Uraemic myoclonus: an example of reticular reflex myoclonus? J Neurol Neurosurg Psychiatry 1979; 42(1), 52–55.
246. Palmer CA. Neurologic manifestations of renal disease. Neurol Clin 2002; 20(1), 23–34, v.
247. Oo TN, Smith CL, Swan SK. Does uremia protect against the demyelination associated with correction of hyponatremia during hemodialysis? A case report and literature review. Semin Dial 2003; 16(1), 68–71.
248. Hung SC, Hung SH, Tarng DC, et al. Thiamine deficiency and unexplained encephalopathy in hemodialysis and peritoneal dialysis patients. Am J Kidney Dis 2001; 38(5), 941–947.
249. Bagshaw SM, Peets AD, Hameed M, et al. Di-

249. alysis disequilibrium syndrome: brain death following hemodialysis for metabolic acidosis and acute renal failure—a case report. BMC Nephrol 2004; 5, 9.
250. Silver SM, Sterns RH, Halperin ML. Brain swelling after dialysis: old urea or new osmoles? Am J Kidney Dis 1996; 28(1), 1–13.
251. Lien YH, Shapiro JI, Chan L. Study of brain electrolytes and organic osmolytes during correction of chronic hyponatremia. Implications for the pathogenesis of central pontine myelinolysis. J Clin Invest 1991; 88(1), 303–309.
252. Ponticelli C, Campise MR. Neurological complications in kidney transplant recipients. J Nephrol 2005; 18(5), 521–528.
253. Thaisetthawatkul P, Weinstock A, Kerr SL, et al. Muromonab-CD3-induced neurotoxicity: report of two siblings, one of whom had subsequent cyclosporin-induced neurotoxicity. J Child Neurol 2001; 16(11), 825–831.
254. Parizel PM, Snoeck HW, van den HL, et al. Cerebral complications of murine monoclonal CD3 antibody (OKT3): CT and MR findings. AJNR Am J Neuroradiol 1997; 18(10), 1935–1938.
255. Kirsch DB, Jozefowicz RF. Neurologic complications of respiratory disease. Neurol Clin 2002; 20(1), 247–264, viii.
256. Roussos C, Koutsoukou A. Respiratory failure. Eur Respir J Suppl 2003; 47, 3s–14s.
257. Miller A, Bader RA, Bader ME. The neurologic syndrome due to marked hypercapnia, with papilledema. Am J Med 1962; 33, 309–318.
258. Gomersall CD, Joynt GM, Freebairn RC, et al. Oxygen therapy for hypercapnic patients with chronic obstructive pulmonary disease and acute respiratory failure: a randomized, controlled pilot study. Crit Care Med 2002; 30(1), 113–116.
259. Brochard L. Mechanical ventilation: invasive versus noninvasive. Eur Respir J Suppl 2003; 47, 31s–37s.
260. Rotheram EB Jr, Safar P, Robin E. CNS disorder during mechanical ventilation in chronic pulmonary disease. JAMA 1964; 189, 993–996.
261. Faden A. Encephalopathy following treatment of chronic pulmonary failure. Neurology 1976; 26(4), 337–339.
262. Sjaastad O, Gjessing L, Ritland S, et al. Chronic relapsing pancreatitis, encephalopathy with disturbances of consciousness and CSF amino acid aberration. J Neurol 1979; 220(2), 83–94.
263. Estrada RV, Moreno J, Martinez E, et al. Pancreatic encephalopathy. Acta Neurol Scand 1979; 59(2–3), 135–139.
264. Kopieniak M, Wieczorkiewicz-Plaza A, Maciejewski R. Dopamine activity changes in cerebral cortex in the course of experimental acute pancreatitis. Ann Univ Mariae Curie Sklodowska [Med] 2004; 59(1), 382–386.
265. Ohkubo T, Shiojiri T, Matsunaga T. Severe diffuse white matter lesions in a patient with pancreatic encephalopathy. J Neurol 2004; 251(4), 476–478.
266. McMahon MJ, Woodhead JS, Hayward RD. The nature of hypocalcaemia in acute pancreatitis. Br J Surg 1978; 65(3), 216–218.
267. Ruggieri RM, Lupo I, Piccoli F. Pancreatic encephalopathy: a 7-year follow-up case report and review of the literature. Neurol Sci 2002; 23(4), 203–205.
268. Egede LE, Dagogo-Jack S. Epidemiology of type 2 diabetes: focus on ethnic minorities. Med Clin North Am 2005; 89(5), 949–75, viii.
269. Charfen MA, Fernandez-Frackelton M. Diabetic ketoacidosis. Emerg Med Clin North Am 2005; 23(3), 609–628, vii.
270. Nugent BW. Hyperosmolar hyperglycemic state. Emerg Med Clin North Am 2005; 23(3), 629–48, vii.
271. English P, Williams G. Hyperglycaemic crises and lactic acidosis in diabetes mellitus. Postgrad Med J 2004; 80(943), 253–261.
272. Trachtenbarg DE. Diabetic ketoacidosis. Am Fam Physician 2005; 71(9), 1705–1714.
273. Posner JB, Plum F. Spinal fluid pH and neurologic symptoms in systemic acidosis. New Engl J Med 1967; 277, 605–613.
274. Stades AM, Heikens JT, Erkelens DW, et al. Metformin and lactic acidosis: cause or coincidence? A review of case reports. J Intern Med 2004; 255(2), 179–187.
275. Riley LJ Jr, Cooper M, Narins RG. Alkali therapy of diabetic ketoacidosis: biochemical, physiologic, and clinical perspectives. Diabetes Metab Rev 1989; 5(8), 627–636.
276. Troy PJ, Clark RP, Kakarala SG, et al. Cerebral edema during treatment of diabetic ketoacidosis in an adult with new onset diabetes. Neurocrit Care 2005; 2(1), 55–58.
277. Cameron FJ, Kean MJ, Wellard RM, et al. Insights into the acute cerebral metabolic changes associated with childhood diabetes. Diabet Med 2005; 22(5), 648–653.
278. Berner YN, Shike M. Consequences of phosphate imbalance. Annu Rev Nutr 1988; 8, 121–148.
279. Wass CT, Lanier WL. Glucose modulation of ischemic brain injury: review and clinical recommendations. Mayo Clin Proc 1996; 71(8), 801–812.
280. Rovlias A, Kotsou S. The influence of hyperglycemia on neurological outcome in patients with severe head injury. Neurosurgery 2000; 46(2), 335–342; discussion 342–343.
281. Kagansky N, Levy S, Knobler H. The role of hyperglycemia in acute stroke. Arch Neurol 2001; 58(8), 1209–1212.
282. Selvin E, Coresh J, Shahar E, et al. Glycaemia (haemoglobin A(1c)) and incident ischaemic stroke: the Atherosclerosis Risk in Communities (ARIC) Study. Lancet Neurol 2005; 4(12), 821–826.
283. Li PA, Shuaib A, Miyashita H, et al. Hyperglycemia enhances extracellular glutamate accumulation in rats subjected to forebrain ischemia. Stroke 2000; 31(1), 183–192.
284. Kurihara J, Katsura K, Siesjo BK, et al. Hyperglycemia and hypercapnia differently affect postischemic changes in protein kinases and protein phosphorylation in the rat cingulate cortex. Brain Res 2004; 995(2), 218–225.
285. Artola A, Kamal A, Ramakers GM, et al. Diabetes mellitus concomitantly facilitates the induction of long-term depression and inhibits that of

long-term potentiation in hippocampus. Eur J Neurosci 2005; 22(1), 169–178.
286. Li PA, Rasquinha I, He QP, et al. Hyperglycemia enhances DNA fragmentation after transient cerebral ischemia. J Cereb Blood Flow Metab 2001; 21(5), 568–576.
287. Pramming S, Thorsteinsson B, Bendtson I, et al. Symptomatic hypoglycaemia in 411 type 1 diabetic patients. Diabet Med 1991; 8(3), 217–222.
288. Fanelli CG, Porcellati F, Pampanelli S, et al. Insulin therapy and hypoglycaemia: the size of the problem. Diabetes Metab Res Rev 2004; 20(Suppl 2), S32–S42.
289. Faludi G, Bendersky G, Gerber P. Functional hypoglycemia in early latent diabetes. Ann N Y Acad Sci 1968; 148(3), 868–874.
290. Griffiths MJ, Gama R. Adult spontaneous hypoglycaemia. Hosp Med 2005; 66(5), 277–283.
291. Monami M, Mannucci E, Breschi A, et al. Seizures as the only clinical manifestation of reactive hypoglycemia: a case report. J Endocrinol Invest 2005; 28(10), 940–941.
292. Meijer E, Hoekstra JB, Erkelens DW. Hypoglycaemia unawareness. Presse Med 1994; 23(13), 623–627.
293. Aring AM, Jones DE, Falko JM. Evaluation and prevention of diabetic neuropathy. Am Fam Physician 2005; 71(11), 2123–2128.
294. Torrey SP. Recognition and management of adrenal emergencies. Emerg Med Clin North Am 2005; 23(3), 687–702, viii.
295. Arlt W, Allolio B. Adrenal insufficiency. Lancet 2003; 361(9372), 1881–1893.
296. Ten S, New M, Maclaren N. Clinical review 130: Addison's disease 2001. J Clin Endocrinol Metab 2001; 86(7), 2909–2922.
297. Espinosa G, Santos E, Cervera R, et al. Adrenal involvement in the antiphospholipid syndrome: clinical and immunologic characteristics of 86 patients. Medicine (Baltimore) 2003; 82(2), 106–118.
298. Kaplan PW. The EEG in metabolic encephalopathy and coma. J Clin Neurophysiol 2004; 21(5), 307–318.
299. Patten SB, Neutel CI. Corticosteroid-induced adverse psychiatric effects: incidence, diagnosis and management. Drug Saf 2000; 22(2), 111–122.
300. Beuschlein F, Hammer GD. Ectopic pro-opiomelanocortin syndrome. Endocrinol Metab Clin North Am 2002; 31(1), 191–234.
301. Tews MC, Shah SM, Gossain VV. Hypothyroidism: mimicker of common complaints. Emerg Med Clin North Am 2005; 23(3), 649–67, vii.
302. McKeown NJ, Tews MC, Gossain VV, et al. Hyperthyroidism. Emerg Med Clin North Am 2005; 23(3), 669–685, viii.
303. Konig S, Moura NV. Thyroid hormone actions on neural cells. Cell Mol Neurobiol 2002; 22(5–6), 517–544.
304. Desouza LA, Ladiwala U, Daniel SM, et al. Thyroid hormone regulates hippocampal neurogenesis in the adult rat brain. Mol Cell Neurosci 2005; 29(3), 414–426.
305. Constant EL, de Volder AG, Ivanoiu A, et al. Cerebral blood flow and glucose metabolism in hypothyroidism: a positron emission tomography study. J Clin Endocrinol Metab 2001; 86(8), 3864–3870.
306. Savage MW, Mah PM, Weetman AP, et al. Endocrine emergencies. Postgrad Med J 2004; 80(947), 506–515.
307. Pimentel L, Hansen KN. Thyroid disease in the emergency department: a clinical and laboratory review. J Emerg Med 2005; 28(2), 201–209.
308. Rodriguez I, Fluiters E, Perez-Mendez LF, et al. Factors associated with mortality of patients with myxoedema coma: prospective study in 11 cases treated in a single institution. J Endocrinol 2004; 180(2), 347–350.
309. Pohunkova D, Sulc J, Vana S. Influence of thyroid hormone supply on EEG frequency spectrum. Endocrinol Exp 1989; 23(4), 251–258.
310. River Y, Zelig O. Triphasic waves in myxedema coma. Clin Electroencephalogr 1993; 24(3), 146–150.
311. Chong JY, Rowland LP, Utiger RD. Hashimoto encephalopathy—syndrome or myth? Arch Neurol 2003; 60(2), 164–171.
312. Ferracci F, Bertiato G, Moretto G. Hashimoto's encephalopathy: epidemiologic data and pathogenetic considerations. J Neurol Sci 2004; 217(2), 165–168.
313. Oide T, Tokuda T, Yazaki M, et al. Anti-neuronal autoantibody in Hashimoto's encephalopathy: neuropathological, immunohistochemical, and biochemical analysis of two patients. J Neurol Sci 2004; 217(1), 7–12.
314. Schäuble B, Castillo PR, Boeve BF, et al. EEG findings in steroid-responsive encephalopathy associated with autoimmune thyroiditis. Clin Neurophysiol 2003; 114(1), 32–37.
315. Ghobrial MW, Ruby EB. Coma and thyroid storm in apathetic thyrotoxicosis. South Med J 2002; 95(5), 552–554.
316. Bailes BK. Hyperthyroidism in elderly patients. AORN J 1999; 69(1), 254–258.
317. Randeva HS, Schoebel J, Byrne J, et al. Classical pituitary apoplexy: clinical features, management and outcome. Clin Endocrinol (Oxf) 1999; 51(2), 181–188.
318. Arvanitis ML, Pasquale JL. External causes of metabolic disorders. Emerg Med Clin North Am 2005; 23(3), 827–841, x.
319. Posner JB. Neurologic Complications of Cancer. Philadelphia: F.A. Davis, 1995.
320. Clouston PD, DeAngelis LM, Posner JB. The spectrum of neurologic disease in patients with systemic cancer. Ann Neurol 1992; 31, 268–273.
321. Tuma R, DeAngelis LM. Altered mental status in patients with cancer. Arch Neurol 2000; 57(12), 1727–1731.
322. Maxwell JC. Party drugs: properties, prevalence, patterns, and problems. Subst Use Misuse 2005; 40(9–10), 1203–1240.
323. Fabbri A, Ruggeri S, Marchesini G, et al. A combined HPLC-immunoenzymatic comprehensive screening for suspected drug poisoning in the emergency department. Emerg Med J 2004; 21(3), 317–322.
324. Mokhlesi B, Corbridge T. Toxicology in the critically ill patient. Clin Chest Med 2003; 24(4), 689–711.

325. Judge BS. Metabolic acidosis: differentiating the causes in the poisoned patient. Med Clin North Am 2005; 89(6), 1107-1124.
326. Khom S, Baburin I, Timin EN, et al. Pharmacological properties of GABAA receptors containing gamma1 subunits. Mol Pharmacol 2006; 69, 640-649.
327. Mokhlesi B, Leikin JB, Murray P, et al. Adult toxicology in critical care: part II: specific poisonings. Chest 2003; 123(3), 897-922.
328. Currier GW, Trenton AJ, Walsh PG. Innovations: emergency psychiatry: relative accuracy of breath and serum alcohol readings in the psychiatric emergency service. Psychiatr Serv 2006; 57(1), 34-36.
329. Sterrett C, Brownfield J, Korn CS, et al. Patterns of presentation in heroin overdose resulting in pulmonary edema. Am J Emerg Med 2003; 21(1), 32-34.
330. Reed CE, Driggs MF, Foote CC. Acute barbiturate intoxication: a study of 300 cases based on a physiologic system of classification of the severity of the intoxication. Ann Intern Med 1952; 37(2), 290-303.
331. Young CC, Prielipp RC. Benzodiazepines in the intensive care unit. Crit Care Clin 2001; 17(4), 843-862.
332. Seger DL. Flumazenil—treatment or toxin. J Toxicol Clin Toxicol 2004; 42(2), 209-216.
333. Haimovic IC, Beresford HR. Transient unresponsiveness in the elderly. Report of five cases. Arch Neurol 1992; 49(1), 35-37.
334. Lugaresi E, Montagna P, Tinuper P et al. Endozepine stupor. Recurring stupor linked to endozepine-4 accumulation. Brain 1998; 121(Pt 1), 127-133.
335. Cortelli P, Avallone R, Baraldi M, et al. Endozepines in recurrent stupor. Sleep Med Rev 2005; 9(6), 477-487.
336. Granot R, Berkovic SF, Patterson S, et al. Endozepine stupor: disease or deception? A critical review. Sleep 2004; 27(8), 1597-1599.
337. Lugaresi E, Montagna P, Tinuper P, et al. Suspected covert lorazepam administration misdiagnosed as recurrent endozepine stupor. Brain 1998; 121(Pt 11), 2201.
338. Rowden AK, Norvell J, Eldridge DL, et al. Updates on acetaminophen toxicity. Med Clin North Am 2005; 89(6), 1145-1159.
339. Zimmerman JL. Poisonings and overdoses in the intensive care unit: general and specific management issues. Crit Care Med 2003; 31(12), 2794-2801.
340. Adityanjee, Munshi KR, Thampy A. The syndrome of irreversible lithium-effectuated neurotoxicity. Clin Neuropharmacol 2005; 28(1), 38-49.
341. Rutherford WH. Diagnosis of alcohol ingestion in mild head injuries. Lancet 1977; 1(8020), 1021-1023.
342. McIntosh C, Chick J. Alcohol and the nervous system. J Neurol Neurosurg Psychiatry 2004; 75(Suppl 3), iii16-iii21.
343. Mokhlesi B, Garimella PS, Joffe A, et al. Street drug abuse leading to critical illness. Intensive Care Med 2004; 30(8), 1526-1536.
344. Snead OC III, Gibson KM. Gamma-hydroxybutyric acid. N Engl J Med 2005; 352(26), 2721-2732.
345. Traub SJ, Nelson LS, Hoffman RS. Physostigmine as a treatment for gamma-hydroxybutyrate toxicity: a review. J Toxicol Clin Toxicol 2002; 40(6), 781-787.
346. Bania TC, Chu J. Physostigmine does not effect arousal but produces toxicity in an animal model of severe gamma-hydroxybutyrate intoxication. Acad Emerg Med 2005; 12(3), 185-189.
347. Morris BJ, Cochran SM, Pratt JA. PCP: from pharmacology to modelling schizophrenia. Curr Opin Pharmacol 2005; 5(1), 101-106.
348. Wolff K, Winstock AR. Ketamine: from medicine to misuse. CNS Drugs 2006; 20(3), 199-218.
349. Britt GC, Cance-Katz EF. A brief overview of the clinical pharmacology of "club drugs." Subst Use Misuse 2005; 40(9-10), 1189-1201.
350. Perkin MR, Wey EQ. Emergency drug availability on general paediatric units. Resuscitation 2004; 62(2), 243-247.
351. Christopher MM, Eckfeldt JH, Eaton JW. Propylene glycol ingestion causes D-lactic acidosis. Lab Invest 1990; 62(1), 114-118.
352. Lalive PH, Hadengue A, Mensi N, et al. [Recurrent encephalopathy after small bowel resection. Implication of D-lactate]. Rev Neurol (Paris) 2001; 157(6-7), 679-681.
353. Stacpoole PW, Wright EC, Baumgartner TG, et al. Natural history and course of acquired lactic acidosis in adults. DCA-Lactic Acidosis Study Group. Am J Med 1994; 97(1), 47-54.
354. Xiang Z, Yuan M, Hassen GW, et al. Lactate induced excitotoxicity in hippocampal slice cultures. Exp Neurol 2004; 186(1), 70-77.
355. Lin M, Liu SJ, Lim IT. Disorders of water imbalance. Emerg Med Clin North Am 2005; 23(3), 749-770, ix.
356. Videen JS, Michaelis T, Pinto P, et al. Human cerebral osmolytes during chronic hyponatremia. A proton magnetic resonance spectroscopy study. J Clin Invest 1995; 95(2), 788-793.
357. Fraser CL, Arieff AI. Epidemiology, pathophysiology, and management of hyponatremic encephalopathy. Am J Med 1997; 102(1), 67-77.
358. Moritz ML, Ayus JC. The pathophysiology and treatment of hyponatraemic encephalopathy: an update. Nephrol Dial Transplant 2003; 18(12), 2486-2491.
359. Pasantes-Morales H, Franco R, Ordaz B, et al. Mechanisms counteracting swelling in brain cells during hyponatremia. Arch Med Res 2002; 33(3), 237-244.
360. Massieu L, Montiel T, Robles G, et al. Brain amino acids during hyponatremia in vivo: clinical observations and experimental studies. Neurochem Res 2004; 29(1), 73-81.
361. Hsu YJ, Chiu JS, Lu KC, et al. Biochemical and etiological characteristics of acute hyponatremia in the emergency department. J Emerg Med 2005; 29(4), 369-374.
362. Mooradian AD, Morley GK, McGeachie R, et al. Spontaneous periodic hypothermia. Neurology 1984; 34(1), 79-82.

363. Moon Y, Hong SJ, Shin D, et al. Increased aquaporin-1 expression in choroid plexus epithelium after systemic hyponatremia. Neurosci Lett 2006; 395, 1–6.
364. Vajda Z, Promeneur D, Doczi T, et al. Increased aquaporin-4 immunoreactivity in rat brain in response to systemic hyponatremia. Biochem Biophys Res Commun 2000; 270(2), 495–503.
365. Goh KP. Management of hyponatremia. Am Fam Physician 2004; 69(10), 2387–2394.
366. Torchinsky MY, Deputy S, Rambeau F, et al. Hypokalemia and alkalosis in adipsic hypernatremia are not associated with hyperaldosteronism. Horm Res 2004; 62(4), 187–190.
367. Adrogue HJ, Madias NE. Hypo-Hypernatremia. N Engl J Med 2000; 342, 1493–1499, 1581–1589.
368. Kang SK, Kim W, Oh MS. Pathogenesis and treatment of hypernatremia. Nephron 2002; 92(Suppl 1), 14–17.
369. Gaglia JL, Wyckoff J, Abrahamson MJ. Acute hyperglycemic crisis in the elderly. Med Clin North Am 2004; 88(4), 1063–1084, xii.
370. Ka T, Takahashi S, Tsutsumi Z, et al. Hyperosmolar non-ketotic diabetic syndrome associated with rhabdomyolysis and acute renal failure: a case report and review of literature. Diabetes Nutr Metab 2003; 16(5–6), 317–322.
371. Riggs JE. Neurologic manifestations of electrolyte disturbances. Neurol Clin 2002; 20(1), 227–239, vii.
372. Patten BM, Pages M. Severe neurological disease associated with hyperparathyroidism. Ann Neurol 1984; 15(5), 453–456.
373. Clines GA, Guise TA. Hypercalcaemia of malignancy and basic research on mechanisms responsible for osteolytic and osteoblastic metastasis to bone. Endocr Relat Cancer 2005; 12(3), 549–583.
374. Miller DW, Slovis CM. Hypophosphatemia in the emergency department therapeutics. Am J Emerg Med 2000; 18(4), 457–461.
375. Faden A. Encephalopathy following treatment of chronic pulmonary failure. Neurology 1976; 26(4), 337–339.
376. Kiyatkin EA. Brain hyperthermia as physiological and pathological phenomena. Brain Res Brain Res Rev 2005; 50(1), 27–56.
377. Bazille C, Megarbane B, Bensimhon D, et al. Brain damage after heat stroke. J Neuropathol Exp Neurol 2005; 64(11), 970–975.
378. McCullough L, Arora S. Diagnosis and treatment of hypothermia. Am Fam Physician 2004; 70(12), 2325–2332.
379. Ballester JM, Harchelroad FP. Hypothermia: an easy-to-miss, dangerous disorder in winter weather. Geriatrics 1999; 54(2), 51–57.
380. Foex BA, Butler J. Best evidence topic report. Therapeutic hypothermia after out of hospital cardiac arrest. Emerg Med J 2004; 21(5), 590–591.
381. Shapiro WR, Williams GH, Plum F. Spontaneous recurrent hypothermia accompanying agenesis of the corpus callosum. Brain 1969; 92(2), 423–436.
382. Yeo TP. Heat stroke: a comprehensive review. AACN Clin Issues 2004; 15(2), 280–293.
383. Bouchama A, Knochel JP. Heat stroke 1. N Engl J Med 2002; 346(25), 1978–1988.
384. Thompson HJ, Pinto-Martin J, Bullock MR. Neurogenic fever after traumatic brain injury: an epidemiological study. J Neurol Neurosurg Psychiatry 2003; 74(5), 614–619.
385. Kipps CM, Fung VS, Grattan-Smith P, et al. Movement disorder emergencies. Mov Disord 2005; 20(3), 322–334.
386. Melli G, Chaudhry V, Cornblath DR. Rhabdomyolysis: an evaluation of 475 hospitalized patients. Medicine (Baltimore) 2005; 84(6), 377–385.
387. Rusyniak DE, Sprague JE. Toxin-induced hyperthermic syndromes. Med Clin North Am 2005; 89(6), 1277–1296.
388. Pruitt AA. Nervous system infections in patients with cancer. Neurol Clin 2003; 21(1), 193–219.
389. Cunha BA. Central nervous system infections in the compromised host: a diagnostic approach. Infect Dis Clin North Am 2001; 15(2), 567–590.
390. van de BD, De Gans J, Spanjaard L, et al. Clinical features and prognostic factors in adults with bacterial meningitis. N Engl J Med 2004; 351(18), 1849–1859.
391. Mylonakis E, Hohmann EL, Caderwood SB. Central nervous system infection with Listeria monocytogenes—33 years' experience at a general hospital and review of 776 episodes from the literature. Medicine 1998; 77(5), 313–336.
392. Nau R, Brück W. Neuronal injury in bacterial meningitis: mechanisms and implications for therapy. Trends Neurosci 2002; 25(1), 38–45.
393. Kastenbauer S, Pfister HW. Pneumococcal meningitis in adults: spectrum of complications and prognostic factors in a series of 87 cases. Brain 2003; 126(Pt 5),1015–1025.
394. Gerner-Smidt P, Ethelberg S, Schiellerup P, et al. Invasive listeriosis in Denmark 1994–2003: a review of 299 cases with special emphasis on risk factors for mortality. Clin Microbiol Infect 2005; 11(8), 618–624.
395. Drevets DA, Leenen PJ, Greenfield RA. Invasion of the central nervous system by intracellular bacteria. Clin Microbiol Rev 2004; 17(2), 323–347.
396. Van Crevel H, Hijdra A, De Gans J. Lumbar puncture and the risk of herniation: when should we first perform CT? J Neurol 2002; 249(2), 129–137.
397. Romer FK. Difficulties in the diagnosis of bacterial meningitis. Evaluation of antibiotic pretreatment and causes of admission to hospital. Lancet 1977; 2(8033), 345–347.
398. Romer FK. Bacterial meningitis: a 15-year review of bacterial meningitis from departments of internal medicine. Dan Med Bull 1977; 24(1), 35–40.
399. Rennick G, Shann F, de Campo J. Cerebral herniation during bacterial meningitis in children. BMJ 1993; 306, 953–955.
400. Carpenter RR, Petersdorf RG. The clinical spectrum of bacterial meningitis. Am J Med 1962; 33, 262–275.
401. Roos KL. Mycobacterium tuberculosis meningitis and other etiologies of the aseptic meningitis

402. Ratnaike RN. Whipple's disease. Postgrad Med J 2000; 76(902), 760-766.
403. Mohm J, Naumann R, Schuler U, et al. Abdominal lymphomas, convulsive seizure and coma: a case of successfully treated, advanced Whipple's disease with cerebral involvement. Eur J Gastroenterol Hepatol 1998; 10(10), 893-895.
404. Mendel E, Khoo LT, Go JL, et al. Intracerebral Whipple's disease diagnosed by stereotactic biopsy: a case report and review of the literature. Neurosurgery 1999; 44(1), 203-209.
405. Bratton RL, Corey R. Tick-borne disease. Am Fam Physician 2005; 71(12), 2323-2330.
406. Davies NWS, Brown LJ, Gonde J, et al. Factors influencing PCR detection of viruses in cerebrospinal fluid of patients with suspected CNS infections. J Neurol Neurosurg Psychiatry 2005; 76(1), 82-87.
407. Johnson RT. The pathogenesis of acute viral encephalitis and postinfectious encephalomyelitis. J Infect Dis 1987; 155(3), 359-364.
408. Collinge J. Molecular neurology of prion disease. J Neurol Neurosurg Psychiatry 2005; 76(7), 906-919.
409. Johnson RT. Prion diseases. Lancet Neurol 2005; 4(10), 635-642.
410. Montagna P, Gambetti P, Cortelli P, et al. Familial and sporadic fatal insomnia. Lancet Neurol 2003; 2(3), 167-176.
411. Omalu BI, Shakir AA, Wang G, et al. Fatal fulminant pan-meningo-polioencephalitis due to West Nile virus. Brain Pathol 2003; 13(4), 465-472.
412. Sejvar JJ, Haddad MB, Tierney BC, et al. Neurologic manifestations and outcome of West Nile virus infection. JAMA 2003; 290(4), 511-515.
413. Olival KJ, Daszak P. The ecology of emerging neurotropic viruses. J Neurovirol 2005; 11(5), 441-393.
414. Kastenbauer S, Pfister HW. Pneumococcal meningitis in adults: spectrum of complications and prognostic factors in a series of 87 cases. Brain 2003; 126(Pt 5), 1015-1025.
415. Jereb M, Lainscak M, Marin J, et al. Herpes simplex virus infection limited to the brainstem. Wien Klin Wochenschr 2005; 117(13-14), 495-499.
416. Chu K, Kang DW, Lee JJ, et al. Atypical brainstem encephalitis caused by herpes simplex virus 2. Arch Neurol 2002; 59(3), 460-463.
417. Chaudhuri A, Kennedy PG. Diagnosis and treatment of viral encephalitis. Postgrad Med J 2002; 78(924), 575-583.
418. Kennedy PGE. Viral encephalitis: causes, differential diagnosis, and management. J Neurol Neurosurg Psychiatry 2004; 75(Supp 1), 10-15.
419. Wasay M, Mekan SF, Khelaeni B, et al. Extra temporal involvement in herpes simplex encephalitis. Eur J Neurol 2005; 12(6), 475-479.
420. De Marcaida JA, Reik L Jr. Disorders that mimic central nervous system infections. Neurol Clin 1999; 17(4), 901-941.
421. Yao D, Kuwajima M, Kido H. Pathologic mechanisms of influenza encephalitis with an abnormal expression of inflammatory cytokines and accumulation of miniplasmin. J Med Invest 2003; 50(1-2), 1-8.
422. Togashi T, Matsuzono Y, Narita M, et al. Influenzaassociated acute encephalopathy in Japanese children in 1994-2002. Virus Res 2004; 103(1-2), 75-78.
423. Orlowski JP, Hanhan UA, Fiallos MR. Is aspirin a cause of Reye's syndrome? A case against. Drug Saf 2002; 25(4), 225-231.
424. Menge T, Hemmer B, Nessler S, et al. Acute disseminated encephalomyelitis: an update. Arch Neurol 2005; 62(11), 1673-1680.
425. Garg RK. Acute disseminated encephalomyelitis. Postgrad Med J 2003; 79(927), 11-17.
426. Schwarz S, Mohr A, Knauth M, et al. Acute disseminated encephalomyelitis: a follow-up study of 40 adult patients. Neurology 2001; 56(10), 1313-1318.
427. Gibbs WN, Kreidie MA, Kim RC, et al. Acute hemorrhagic leukoencephalitis: neuroimaging features and neuropathologic diagnosis. J Comput Assist Tomogr 2005; 29(5), 689-693.
428. An SF, Groves M, Martinian L, et al. Detection of infectious agents in brain of patients with acute hemorrhagic leukoencephalitis. J Neurovirol 2002; 8(5), 439-446.
429. Whiting DM, Barnett GH, Estes ML, et al. Stereotactic biopsy of non-neoplastic lesions in adults. Cleve Clin J Med 1992; 59(1), 48-55.
430. Hornef MW, Iten A, Maeder P, et al. Brain biopsy in patients with acquired immunodeficiency syndrome: diagnostic value, clinical performance, and survival time. Arch Intern Med 1999; 159(21), 2590-2596.
431. Warren JD, Schott JM, Fox NC, et al. Brain biopsy in dementia. Brain 2005; 128(Pt 9), 2016-2025.
432. Gray F, N'guyen JP. [Brain biopsy in systemic diseases]. Ann Pathol 2002; 22(3), 194-205.
433. Younger DS. Vasculitis of the nervous system. Curr Opin Neurol 2004; 17(3), 317-336.
434. Ruegg S, Engelter S, Jeanneret C, et al. Bilateral vertebral artery occlusion resulting from giant cell arteritis: report of 3 cases and review of the literature. Medicine (Baltimore) 2003; 82(1), 1-12.
435. Heinrich A, Khaw AV, Ahrens N, et al. Cerebral vasculitis as the only manifestation of Borrelia burgdorferi infection in a 17-year-old patient with basal ganglia infarction. Eur Neurol 2003; 50(2), 109-112.
436. MacLaren K, Gillespie J, Shrestha S, et al. Primary angiitis of the central nervous system: emerging variants. QJM 2005; 98(9), 643-654.
437. Hajj-Ali RA, Furlan A, Abou-Chebel A, et al. Benign angiopathy of the central nervous system: cohort of 16 patients with clinical course and long-term followup. Arthritis Rheum 2002; 47(6), 662-669.
438. Devinsky O, Petito CK, Alonso DR. Clinical and neuropathological findings in systemic lupus erythematosus: the role of vasculitis, heart emboli, and thrombotic thrombocytopenic purpura. Ann Neurol 1988; 23(4), 380-384.
439. Nived O, Sturfelt G, Liang MH, et al. The ACR nomenclature for CNS lupus revisited. Lupus

2003; 12(12), 872–876.
440. Meroni PL, Tincani A, Sepp N, et al. Endothelium and the brain in CNS lupus. Lupus 2003; 12(12), 919–928.
441. Hung JJ, Ou LS, Lee WI, et al. Central nervous system infections in patients with systemic lupus erythematosus. J Rheumatol 2005; 32(1), 40–43.
442. Sirois F. Steroid psychosis: a review. Gen Hosp Psychiatry 2003; 25(1), 27–33.
443. DeGirolami U, Haas ML, Richardson EP Jr. Subacute diencephalic angioencephalopathy. A clinicopathological case study. J Neurol Sci 1974; 22(2), 197–210.
444. Rauschka H, Retzl J, Baumhackl U, et al. Subacute brainstem angioencephalopathy: a case report and review of the literature. J Neurol Sci 2003; 208(1–2), 101–104.
445. Tihan T, Burger PC, Pomper M, et al. Subacute diencephalic angioencephalopathy: biopsy diagnosis and radiological features of a rare entity. Clin Neurol Neurosurg 2001; 103(3), 160–167.
446. Gilden DH, Mahalingam R, Cohrs RJ, et al. The protean manifestations of varicella-zoster virus vasculopathy. J Neurovirol 2002; 8(Suppl 2), 75–79.
447. Siva A, Altintas A, Saip S. Behcet's syndrome and the nervous system. Curr Opin Neurol 2004; 17(3), 347–357.
448. Kidd D, Steuer A, Denman AM, et al. Neurological complications in Behcet's syndrome. Brain 1999; 122(Pt 11), 2183–2194.
449. Siva A, Kantarci OH, Saip S, et al. Behçet's disease: diagnostic and prognostic aspects of neurological involvement. J Neurol 2001; 248(2), 95–103.
450. Schon F, Martin RJ, Prevett M, et al. "CADASIL coma": an underdiagnosed acute encephalopathy. J Neurol Neurosurg Psychiatry 2003; 74(2), 249–252.
451. Feuerhake F, Volk B, Ostertag CB, et al. Reversible coma with raised intracranial pressure: an unusual clinical manifestation of CADASIL. Acta Neuropathol (Berl) 2002; 103(2), 188–192.
452. Le BI, Carluer L, Derache N, et al. Unusual presentation of CADASIL with reversible coma and confusion. Neurology 2002; 59(7), 1115–1116.
453. Federico A, Bianchi S, Dotti MT. The spectrum of mutations for CADASIL diagnosis. Neurol Sci 2005; 26(2), 117–124.
454. Van Everbroeck BRJ, Boons J, Cras P. 14-3-3 gamma-isoform detection distinguishes sporadic Creutzfeldt-Jakob disease from other dementias. J Neurol Neurosurg Psychiatry 2005; 76(1), 100–102.
455. Geschwind MD, Martindale J, Miller D, et al. Challenging the clinical utility of the 14-3-3 protein for the diagnosis of sporadic Creutzfeldt-Jakob disease. Arch Neurol 2003; 60(6), 813–816.
456. Tschampa HJ, Murtz P, Flacke S, et al. Thalamic involvement in sporadic Creutzfeldt-Jakob disease: a diffusion-weighted MR imaging study. AJNR Am J Neuroradiol 2003; 24(5), 908–915.
457. Summers DM, Collie DA, Zeidler M, et al. The pulvinar sign in variant Creutzfeldt-Jakob disease. Arch
458. Mendonca RA, Martins G, Lugokenski R, et al. Subacute spongiform encephalopathies. Top Magn Reson Imaging 2005; 16(2), 213–219.
459. Moser HW, Loes DJ, Melhem ER, et al. X-Linked adrenoleukodystrophy: overview and prognosis as a function of age and brain magnetic resonance imaging abnormality. A study involving 372 patients. Neuropediatrics 2000; 31(5), 227–239.
460. Moser H, Dubey P, Fatemi A. Progress in X-linked adrenoleukodystrophy. Curr Opin Neurol 2004; 17(3), 263–269.
461. Ravid S, Diamond AS, Eviatar L. Coma as an acute presentation of adrenoleukodystrophy. Pediatr Neurol 2000; 22(3), 237–239.
462. Heinrich A, Runge U, Khaw AV. Clinicoradiologic subtypes of Marchiafava-Bignami disease. J Neurol 2004; 251(9), 1050–1059.
463. Kawarabuki K, Sakakibara T, Hirai M, et al. Marchiafava-Bignami disease: magnetic resonance imaging findings in corpus callosum and subcortical white matter. Eur J Radiol 2003; 48(2), 175–177.
464. Johkura K, Naito M, Naka T. Cortical involvement in Marchiafava-Bignami disease. AJNR Am J Neuroradiol 2005; 26(3), 670–673.
465. Taillibert S, Chodkiewicz C, Laigle-Donadey F, et al. Gliomatosis cerebri: a review of 296 cases from the ANOCEF database and the literature. J Neurooncol 2006; 76(2), 201–205.
466. Koralnik IJ. New insights into progressive multifocal leukoencephalopathy. Curr Opin Neurol 2004; 17(3), 365–370.
467. Keeley KA, Rivey MP, Allington DR. Natalizumab for the treatment of multiple sclerosis and Crohn's disease. Ann Pharmacother 2005; 39 (11), 1833–1843.
468. Du Pasquier RA, Koralnik IJ. Inflammatory reaction in progressive multifocal leukoencephalopathy: harmful or beneficial? J Neurovirol 2003; 9(Suppl 1):25–31.
469. Ingvar M. Cerebral blood flow and metabolic rate during seizures. Relationship to epileptic brain damage. Ann N Y Acad Sci 1986; 462, 194–206.
470. Uzum G, Sarper DA, Bahcekapili N, et al. Erythropoietin prevents the increase in blood-brain barrier permeability during pentylentetrazol induced seizures. Life Sci 2006; 78(22), 2571–2576.
471. Langheinrich TC, Chattopadhyay A, Kuc S, et al. Prolonged postictal stupor: nonconvulsive status epilepticus, medication effect, or postictal state? Epilepsy Behav 2005; 7(3), 548–551.
472. Shorvon S, Walker M. Status epilepticus in idiopathic generalized epilepsy. Epilepsia 2005; 46(Suppl 9): 73–79.
473. Towne AR, Waterhouse EJ, Boggs JG, et al. Prevalence of nonconvulsive status epilepticus in comatose patients. Neurology 2000; 54(2), 340–345.
474. Husain AM, Horn GJ, Jacobson MP. Non-convulsive status epilepticus: usefulness of clinical features in selecting patients for urgent EEG. J Neurol Neurosurg Psychiatry 2003; 74(2), 189–191.
475. Brenner RP. EEG in convulsive and nonconvulsive status epilepticus. J Clin Neurophysiol 2004; 21(5), 319–331.
476. Kaplan PW. Assessing the outcomes in patients with nonconvulsive status epilepticus: nonconvulsive status epilepticus is underdiagnosed, po-

tentially overtreated, and confounded by comorbidity. J Clin Neurophysiol 1999; 16(4), 341-352; discussion 353.
477. Griffiths RR, Johnson MW. Relative abuse liability of hypnotic drugs: a conceptual framework and algorithm for differentiating among compounds. J Clin Psychiatry 2005; 66(Suppl 9):31-41.
478. Sellers EM. Alcohol, barbiturate and benzodiazepine withdrawal syndromes: clinical management. CMAJ 1988; 139(2), 113-120.
479. Bayard M, McIntyre J, Hill KR, et al. Alcohol withdrawal syndrome. Am Fam Physician 2004; 69(6), 1443-1450.
480. Amador LF, Goodwin JS. Postoperative delirium in the older patient. J Am Coll Surg 2005; 200(5), 767-773.
481. Aldemir M, Ozen S, Kara IH, et al. Predisposing factors for delirium in the surgical intensive care unit. Crit Care 2001; 5(5), 265-270.
482. Bitsch M, Foss N, Kristensen B, et al. Pathogenesis of and management strategies for postoperative delirium after hip fracture: a review. Acta Orthop Scand 2004; 75(4), 378-389.
483. Wilson LM. Intensive care delirium. The effect of outside deprivation in a windowless unit. Arch Intern Med 1972; 130, 225-226.

6 心因性無反応

神経症状を，心因性のものと，器質性疾患によるものに区別することは，非常に難しいことが多い。この難しさの原因の一端には，多くの患者が非常に正確に神経徴候を真似られること（医学生の神経疾患診断のトレーニングでも，俳優が患者を演じることが多い）や，心因性神経疾患（転換反応）を示す患者の多くに，身体的疾患が同時に存在し，それ自体が心理学的問題を引き起こすストレス要因となることがある。このような事例は豊富にある。例えば，心因性痙攣患者のおよそ半数にはてんかん症状がある[1]。てんかん症状のない患者の20％以上に，脳波上のてんかん波，MRI上の異常，あるいは神経心理学的症状などの特徴を示す，脳疾患が存在することが報告されている[2]。また，心因性神経症状は，多発性硬化症の経過中に合併することもある[3]。MerskeyとBuhrichは，古典的な運動性転換症状患者89例を調査した結果，48％が大脳疾患を有したと報告した[4]。器質性疾患に類似するすべての心因性疾患のうち，最も診断が難しいのは心因性無反応 phychogenic unresponsiveness である。器質性神経疾患に似た心因性疾患に対する診断は，2段階の取り組みで行う。まず，神経学的診察により，患者の神経所見と症状が神経系の解剖，生理に合致しない（解剖学的，生理学的に不可能である）ことを判断する。次に，病歴と精神状態を検査し，患者の感情的な性質と現在の心理的な問題が，心理学的な異常所見を説明するのに十分であるかを判別する。心因性無反応の場合，病歴聴取や精神状態の検査が不可能である（病歴は親族や友人から得なければならない）ため，この2段階のうち，最初のもの（すなわち，無意識にみえる患者が実際は生理学的に覚醒していることを示す）からしか診断が行えない。このように，心因性無反応の診断には慎重なアプローチが必要である。温度眼振試験，脳波，後述する「アミタール面接」などを補助的に行う場合もあるが，通常は，注意深い神経学的診察により，診断を確定し，大がかりかつ危険を伴う臨床検査の必要性を回避できる。しかし，心因性無反応が疑われる患者に対し，このように緻密

な検査の後もなお診断に疑問が残る場合は，昏睡の他の原因についての慎重な検討が必須である。

心因性無反応は，そう多くみられるものではない。われわれが調査した500例では，最終的に心因性無反応と診断されたのは8例のみであった（表1-1）。ただし，それ以降，年に1例程度の割合で，他の患者群において，診断が困難な症例としてみられた。転換症状を有する500例の精神科外来患者を検討した結果，17例で「無意識」がみられたという研究がある[5]。その研究以前に，初期診断に悩まされた心因性無反応患者6例について，ロンドンからの報告が2つある[6,7]。ただし，これらの患者の調査期間と選択基準は記載されていない。最近では，Lempartらが，継続的に入院中の神経疾患患者4,470例中，405例（9％）は神経疾患というよりもむしろ心理学的疾患であっ

表6-1　心因性神経機能不全405例の症候

疼痛	
体幹と四肢	89
頭痛	61
非典型顔面痛	13
運動症状	
失立/失歩	52
不全単麻痺	31
不全片麻痺	20
不全四肢麻痺	18
不全対麻痺	10
両側上腕不全麻痺	2
反復性頭部落下	1
振戦	11
局所性痙攣	1
常同運動行動	1
運動減少症	1
無動	1
足拘縮	1
上肢単失調	
感覚症状	
感覚鈍磨/感覚麻痺	81
錯感覚/異常感覚	63
全身振動感覚	1
熱感	1
耳の圧迫感	1
痙攣	
運動現象を伴う	47
その他（健忘エピソード，精神および感情変化）	34
回転性または浮動性めまい	
強迫体位性めまい発作	47
持続的めまい	38
眼症状	
弱視	10
黒内障	6
視野欠損	6
色盲	2
複視	2
その他の視覚現象	6
眼瞼下垂	1
輻輳痙縮	1
一側注視麻痺	1
消化器症状	
嚥下障害	4
嘔吐	4
言語障害	
構音障害	9
緩徐発語	1
失声	2
無言	1
神経心理学的症状	
認知障害	2
健忘性失語	1
無感情	2
昏睡	1
その他の症状	
膀胱機能不全	11
便失禁	1
咳	1

Lempartら[8]より許可を得て転載。

たと報告した[8]（表6-1）。うち34例には「健忘エピソード，精神的および感情的変化」などと記載される発作があったが，昏睡は1例のみであった。これら症例のうち，意識障害がみられた症例数は明らかではない。また，566床をもつ三次医療施設で行われた研究では，10年間に42例の転換反応をみている[9]。うち17例の主訴は「痙攣発作，失神，意識消失」であった。症例数は不明だが，決定的な診断がないまま直接入院した患者は，この42例には含まれていない。

心因性神経症候の診断は困難で，器質性疾患が最初に心因性と診断されたり[10,11]，その逆もある。後者の典型例は，身体的疾患に合併した心因性昏睡である[12,13]。過去には誤診が多かったが，最近の転換症状の誤診に関する系統的レビューでは，1970年以来，誤診率は4％に過ぎなかったと報告されている[14]。また，てんかん以外の発作または意識消失と診断された390例中，誤診だったのは9例のみであった。

心因性無反応を生じる精神疾患には，(1)人格障害，重度の鬱状態や不安または急性環境反応に続発性の転換反応[15]，(2)統合失調症の症状として生じることが多い緊張病性昏迷，(3)解離または「遁走」，(4)虚偽性精神障害または詐病がある。

心因性無反応は，大別すると，転換性障害（転換ヒステリーとも呼ばれる）によるものと，緊張病（統合失調症の症状と考えられる）の1症候の2つがある。この2つの臨床像は多少異なるが，器質性または代謝性脳障害によるせん妄，昏迷，昏睡によく類似することがある。いずれの心因性無反応も，患者が周囲に反応しないようにみえても，大脳半球および脳幹部の活性経路が，生理学的に正常に機能することの証明により診断される。

虚偽性精神障害と詐病を除き，心因性の神経症状が「架空」なものではない点を認識しなければならない。これらの障害は，脳機能のかなりの変化と相関する。MRI，誘発電位，脳波など通常の検査結果は正常だが，脳代謝測定が部分的に異常なことがある[16]。Vuilleumierらは，SPECTを用い，7例の運動あるいは感覚障害に似た転換症状の患者は，障害と反対側の視床と基底核の血流が常に低下しており，症状が回復した患者ではこの異常が消失したことを示した[17]。Spenceらは，左上肢の心因性麻痺の2例を，PETを用いて検討した。患者と，健常人，および左上肢麻痺の真似をする健常人で比較した結果，健常人と真似をした健常人では，左背外側前頭前野が活性化したが，患者では機能低下がみられた。興味深いことに，麻痺を真似た群では，健常群に比べて右前部前頭前野の機能低下を示した[18]。機能的MRIによる，「ヒステリー性感覚麻痺」4例に関する研究では，麻痺のある体部への刺激は，刺激を知覚した際に活性化する視床，前帯状回後部，Brodmann 44（下前頭回弁蓋部）および45領域（下前頭回三角部）を活性化しなかった。また，ある緊張病性昏迷患者で，健常人に比べ，前帯状回，内側前頭前野，背外側前頭前野を含む，前頭前野の広い範囲で代謝低下を認めた[16]。緊張病患者を対象とした他の機能画像研究でも，前頭葉の代謝低下が認められている[19〜21]。心因性昏睡患者（昏迷状態の緊張病患者）を対象とした機能画像研究はないが，他の転換反応患者のデータから，これらの患者でも同様に脳代謝異常が生じていると考えられる。

転換反応

心因性昏睡の原因のほとんどは転換反応conversion reactionである。ここに使われている転換反応という語は，心因性あるいは非生理学的な，特異感覚や随意神経系を含む神経機能の消失または障害をいう。多くの医師は，転換反応をヒステリー性人格（転換ヒステリー）と関連づけるが，実際は，鬱状態や神経症などを含む，広い範囲の精神医学的症候群に対する心理学的防御として起こる可能性がある[22]。さらに，p309に示すように，心因性無反応を含む転換症状は，器質性疾患に対する反応としても生じ，よって疾患が重篤化した

患者で起こりうる。われわれは，患者本人から直接聴取するか，あるいはPETを用いる以外に，おそらくストレスに対する無意識的な反応である転換反応と，意識的な詐病とを区別するのは不可能だと考えている[18]。

転換反応か詐病による心因性無反応患者は，横臥，閉眼し，周囲に反応しない。呼吸回数と深さは通常は正常だが，心理的機能障害の症状の1つである，過呼吸を示す(過換気症候群)こともある。瞳孔はやや散大することもあるが，自分で散瞳薬を使ったような場合を除けば，対光反応はみられる。頭位変換眼球反応の有無は場合によるが，冷水による温度眼振試験では，注入側に向かう強直性反応や無反応ではなく，常に注入側の反対側に急速相をもつ眼振をみる。**温度眼振試験で正常眼振があれば，患者は生理的に覚醒しており，その無反応状態は，器質性あるいは代謝性神経疾患によるものでは決してないことが確実となる**(ただし，前庭神経系の機能不全の既往があるまれな患者では，温度眼振試験に無反応である)。HenryとWoodruffは，側臥位で眼球が強直性に床方向に偏位する心因性無反応患者6例を報告した[6]。著者らは，この眼球偏位は，検者と目を合わせることを避けるために，心理的に生じたものと推定している。眼瞼が受動的に開かれると，患者の眼球は上方(場合によっては下方)に偏位するが，失神発作でも上方への眼球偏位は起こる[23]。心因性無反応患者の閉じた眼瞼を開けようとすると，抵抗がみられ，離すと急速に閉じることが多い。昏睡患者の多くにみられる，開かれた眼瞼が緩徐に閉じる運動は，意識的に真似ることは不可能である。同様に，緩徐な眼球彷徨も意識的に真似はできない。転換反応として心因性無反応を生じている患者では，通常は，四肢の受動運動に対し，正常な緊張はあっても抵抗がない。四肢が急に動かされると，一瞬抵抗が感じられる。痛み刺激からの逃避はみられない。患者の腕を挙げ，顔面に落とそうとした際，手が顔に当たるのを避けた場合，陽性と判断する。しかし，上肢の重さで手が引か

れ，顔に当たらなかった場合，意識的に避けたようにみえることがある[24]。深部腱反射は正常だが，意識的に抑制され，消失あるいはまれに非対称性となることがある。腹壁反射は保持され，足底反応は常に消失あるいは屈曲性である。脳波は昏睡患者ではなく覚醒患者の所見を示す。

症例6-1

全身痙攣の病歴のある26歳の看護師。夜に飲酒した後，全身痙攣が起こったとして入院してきた。50%グルコースと500 mgのアモバルビタールが静注された。入院時，言語的指示に無反応であると報告されていたが，痛み刺激を加えると四肢を引っ込め，繰り返し曲げたり伸ばしたりし，一度は検者を叩いた。呼吸状態は正常で，他の全身および神経学的検査も正常であった。10 mgのジアゼパムと500 mgのフェニトインが，3時間おきに2回静注されたが，8時間後も無反応であったので，神経内科にコンサルトされた。患者はベッドに静かに横になっており，言語的指示には無反応，痛み刺激からの逃避反応はみられなかった。呼吸状態は正常。眼瞼を開けようとすると抵抗があり，開けるとすぐ閉じた。眼球の自発的な運動はなく，人形の目反応もない。瞳孔は3 mm径で対光反射はみられる。四肢は弛緩し，腱反射および腹壁表在反射は正常，足底反応は屈曲性であった。20 mLの氷水を左鼓膜に注入すると，右方向に急速成分をもつ眼振をみた。検査した医師が，「患者に眼振が生じたことから意識はあると考えられる，脳波測定ではっきりするだろう」と同僚に告げたところ，患者は瞬時に「覚醒」した。構音障害がみられ，ベッドから起き上がった際には足が不安定であった。脳波検査では，薬物による鎮静を思わせる，断続的な6〜7 Hzの波と，8 Hzのα波からなる，低〜中電位の速波が，全記録部位で観測された。患者はその日の遅くには完全に意識を回復し，翌日の神経学的検査

は全く正常で，退院した．その後の脳波検査では，背景に8〜10 Hzのα波のある，かなり速い波を観測したが，5〜7 Hzの遅い波はほとんどみられなかった．

コメント：この患者は，「器質性」疾患から心因性無反応を鑑別する際の一般的な問題を明らかにしている．患者は鎮静され，軽度の代謝性脳症を生じたが，徴候は心因性無反応によるものであった．本症例では，温度眼振試験による眼振の存在と，脳波でごく軽度の徐波がみられたが，ほかに神経学的異常がなかったことから，器質性昏睡が効率的に除外できた．

症例6-1と逆の場合が症例5-3である（p197）．後者では，最初の検査で心因性無反応を示唆したが，前庭検査で眼振なしの緊張性眼球偏位がみられた．緊張性眼球偏位は，無反応が心因性ではなく生理的なものであることを明らかに示す．心因性無反応でも，温度眼振試験での眼振を（おそらく強度な視線の固定によって）抑制できる患者もまれにいるが，その場合は緊張性眼球偏位はなく，他の所見との組み合わせにより診断が可能である．

全身性にせよ神経学的にせよ，重篤な器質性疾患患者が無反応となった場合，これは心理的に困難な状況に対する転換反応としての心因性無反応である，という可能性を，医師が受け入れられない場合がある．症例6-2はこれを示している．

症例6-2

69歳の女性．胸痛を訴え，冠疾患集中治療室（CCU）に入院した．診察時には発汗がみられ，心電図は急性の前壁梗塞を思わせる変化を示した．入院時は意識清明で神経学的検査は正常であった．翌朝，無反応状態で発見された．診察では，呼吸数は16/minで規則性，脈拍92/min，体温37.5℃，血圧120/80 mmHgであった．前

日と同様，全身の身体診察では，特記すべきことはなかった．神経学的検査では，呼びかけ，痛みの両方に無反応であった．目は硬く閉じ，開けられることに抵抗し，無理に開けて離すと急速に閉じる．頭位変換眼球反応は消失．冷水による温度眼振試験は正常で，活発な眼振がみられた．瞳孔は4 mm径で対光反射をみる．四肢の緊張は正常．深部腱反射は全身で正常で，足底反射は屈曲性であった．検査した神経内科医は循環器科医に対し，無反応は心因性であるとし，精神科医へのコンサルトを提案した．それが信じられなかった循環器科医が，どうして心因性無反応という診断になったのか，患者のベッドサイドで議論を始めた．最終的に，精神科医へコンサルトをという結論に達すると，患者が目を閉じたまま「精神科医はお断り」といった．

重篤な心臓疾患があったため，心因性無反応の診断を，主治医は当初受け入れられなかった．症例6-3では，重篤な器質性神経疾患により，長期間，心因性無反応が気付かれなかった．

症例6-3

肝癌の肺転移のある28歳の男性．腹痛を訴えて入院した．入院後数日間，行動異常を認識されていたが，疼痛に対して投与されたオピオイドのためと思われていた．行動異常は進行し，嗜眠状態，そして昏迷状態となった．神経内科医が最初に診察した際は，言語刺激には無反応であったが，痛み刺激には顔をしかめた．開眼状態で明るい光を当てると瞬きをした．項部硬直と両側の伸展性足底反射があったが，ほかに神経学的異常はなかった．腰椎穿刺では髄液は血性．上澄み液は黄色調で，グルコースは15 mg/dLであった．脳波は両側対称性にθ波とδ波が混在していた．頸動脈造影で，症状の原因として発見されるはずの軟膜転移は発見さ

れなかった。次の2週間，意識状態は一進一退で，覚醒時には異常行動が続いた。最初の神経学的検査から2週間後，患者は天井を凝視したまま臥床し，呼びかけにも反応はなかった。瞳孔は6 mm径で，対光反射は十分にみられる。両側の伸展性足底反射は保持されていた。この時点での脳波は正常範囲で，開眼でブロックされる良好なα波を示した。患者の意識減退の正確な原因が不可解であるため，「アミタール面接」が行われた（p318）。アミタール300 mgを数分かけてゆっくり静注すると，患者は覚醒し，見当識は完全となり，7の連続引き算も間違いなく行った。会話が癌の話に及ぶと，突如泣き出した。また，患者の兄弟に躁鬱病での入院歴があることが判明した。以上より，神経系への転移性疾患に重なった心因性無反応として診断された。向精神薬が開始され，患者は残りの入院期間中，意識清明で反応も正常であった。

上記の2症例は，器質性疾患患者における心因性無反応の診断の難しさを示している。MerskeyとBuhrichは，器質性疾患患者における転換性ヒステリーの頻度を強く訴えた[4]。89例のヒステリー性転換症状中，67％に器質性疾患の診断があり，うち48％が器質性の脳疾患あるいは脳を侵す全身疾患を有した。この著者らは，器質性疾患が転換反応の素因であると確信している。

緊張病

心因性無反応の第2の大きなカテゴリーは緊張病catatoniaである。緊張病は，行動異常を伴う無言，見せかけの姿勢，硬直，しかめ面，蝋屈症（受動運動に対する，軽度だが一定の抵抗で，検者に蝋細工の棒を曲げているような印象を与える），カタレプシー（不快な位置に置かれた四肢の姿勢を，長時間にわたり緊張性に維持する）などに特徴付けられる症候群である。表6-2と表6-3に緊張病の徴候とその原因を挙げる。

緊張性症状で精神科病棟に入院した患者を対象とした後ろ向き研究では，55例のうち統合失調症は4例のみで，39例が感情障害，3例が反応性精神病，9例が中毒性精神病，脳炎，アルコール性変性，薬物性精神病などを含む器質性脳疾患であった[27]。通常，緊張性昏迷患者catatonic stuporは，昏睡状態よりも知覚鈍麻，ないし半昏迷の様相を呈する。この状態は，知覚鈍麻の原因が器質性でも，瞳孔と眼前庭機能は正常である。加えて，緊張性昏迷はさまざまな自律神経系と内分泌異常を伴うので，器質性神経疾患のような様相を非常に強く呈する。

緊張病には遷延型と興奮型の2つの様式がある。昏迷あるいは昏睡の鑑別診断上の問題となる緊張性昏迷患者は，周囲に対し無反応を示す。後述するように，重症で遷延型の緊張性昏睡は，通常，早期に向精神薬により治療されるので，あらゆる症状が著明となることは多くはない。緊張性昏迷の患者は通常，横臥し，開眼状態だが，ものをみてはいない。皮膚は蒼白，痤瘡の跡があり，脂ぎっている。脈拍は通常90〜120 / minと速く，高血圧の場合もある。呼吸は正常または促迫。体温は正常より1.0〜1.5℃高いことが多い。このような患者は普通は自発的には動かず，周囲を認識していないようにみえる。視覚性運動反射は保たれているが，視覚的な脅威刺激に対し瞬きしない。瞳孔は散大し，交代性の瞳孔不同があるが，対光反射は保持される。目をきつく閉じ，開けさせようとしない患者もいる。人形の目反応は消失し，温度眼振試験では緊張性偏位ではなく正常眼振をみる。唾液分泌は亢進し，流涎あるいは飲み込まれずに咽頭に貯溜していることがある。このような例では，糞尿失禁があったり，逆に導尿を要するまで尿を貯めている。四肢は弛緩していることもあるが，硬直姿勢で，受動運動に抵抗することが多い。蝋屈症を呈することも多い。カタレプシーは遷延型緊張病の約30％に存在する。四

表6-2 緊張病の徴候

興奮	目的のない活動亢進または運動不穏
不動性	極端な活動低下，刺激に対する反応低下
無言	発語減少または消失
昏迷/昏睡	全ての刺激に無反応，閉眼，弛緩または硬直
凝視	固定，無反応な凝視，瞬目減少
見せかけの姿勢	普通より長時間の自発的姿勢維持（姿勢そのものは異常でない場合もある）
しかめ面	奇妙な表情の維持
反響言語	検者の言葉をまねる（遅れる場合あり）
反響動作	検者の運動をまねる（遅れる場合あり）
常同症	繰り返しの目的のない運動
衒奇症	奇妙だが，目的のある自発的運動
語唱	意味のない言葉，文章の繰り返し
硬直	動かそうとしても姿勢を維持
拒絶	指示または接触の試みに対する，明らかに動機のない抵抗
蝋屈症	姿勢の変更に最初抵抗があり，その後新たな姿勢を維持
逃避	飲食またはアイコンタクトの拒否
衝動性	説明されない突然の不適切な行動
自動性	指示への過度な協力または指示内容の継続
mitgehen*	姿勢保持の指示にかかわらず，軽く指で押しただけで（アングルポイズランプのように）姿勢を崩してしまう
抵抗症	刺激の強さに比例する受動運動に対する抵抗
二面傾向	漠然とした，ためらいがちな行為
把握反射	手掌をこすると反射的に手を握る
保続	同じ話題を繰り返す，または運動を続ける
攻撃性	通常，目標のない攻撃性，あるいは暴力的な行動

＊："go with"，"accompany"を意味するドイツ語。
Bushら[25]より改変。

表6-3 緊張病の原因として報告のあるもの

カテゴリー	関連
特発性	おそらく50％近くの患者
精神医学的	感情障害，解離性障害，統合失調症，薬物性およびその他の精神病，強迫性疾患，人格障害
神経学的	脳腫瘍，くも膜下出血，硬膜下血腫，出血性梗塞，閉鎖性頭部損傷，多発性硬化症，ナルコレプシー，結節性硬化症，てんかん，Wernicke脳症，Parkinson症候群，全身性エリテマトーデス
代謝性	Addison病，Cushing病，糖尿病性ケトアシドーシス，高カルシウム血症，急性間欠性ポルフィリア，Wilson病
薬物と毒素	アルコール，抗痙攣薬，ジスルフィラム，抗精神病薬，アンフェタミン，mescaline, phencyclidine, アスピリン，L-dopa，コルチコステロイド
感染	脳炎（特にヘルペス性），マラリア，梅毒，結核，チフス，後天性免疫不全症候群，単核球増加症，ウイルス性肝炎

PlilbrickとRummans[26]より改変。

肢の舞踏病様収縮やしかめ面がよくみられ，深部腱反射は存在し病的反射はない。

患者は昏睡にみえても，十分に意識がある。この正常な意識状態は，患者が昏迷状態にあっても

神経学的検査は正常であることと，常にではないが，回復後に「昏迷状態」の間の出来事を思い出すことから証明される（症例6-4）。

症例6-4

74歳の女性。高血圧と甲状腺機能低下があるが，その他は健康。左股関節置換目的に入院した。数年前に右の股関節置換を受けている。手術後の回復は良好であったが，3日後の午後4時30分に，ベッドで無反応であるのが発見された。横臥，閉眼状態で，呼びかけや痛み刺激にも反応しない。午前7時30分に神経内科医が診察した際は，呼びかけには無反応，開眼しており，音のする方に目をむけ，視覚的脅威に瞬きするが，指示には従わず，痛み刺激には反応しなかった。緊張とその他の神経学的検査結

果も正常であった。90分後に患者は「目覚め」，全く正常に反応するようになった。患者は次のように述べた。午前4時30分に，眠ることができず，死んでしまったという感じが急に起こった。その後，見知った医師らが部屋を訪れたが，反応できなかった。痛み刺激は大変痛かったが，動くことも，質問に答えることもできなかった。その日の午前中遅くに，よく知っている看護師がベッドのそばに座って優しく話しかけてくれるまで，自分は死んだと思い続けていた。看護師が非常に優しかったので，応えなければいけないと思い喋り始めたのだ。患者には，心理学的な病歴はなく，その後の入院中も，心理学的異常を示す手掛かりはなかった。

コメント：この患者を心因性昏睡に分類するのは難しいが，無言症と動きの不能または意志がないことは，不完全型の緊張病を示唆している。この疾患が，一過性であることと，その他の心理学的問題がない人に起こることはよく知られており，この患者で生じたことを説明できる。

　遷延型緊張病は，器質性病変による昏睡患者と区別するのが難しく，興奮型緊張病は，急性せん妄患者との区別が難しい。いずれも激しく興奮し攻撃的で，見当識や意識レベルの検査は不可能である。幻覚的活動は，器質性でも心因性疾患でも起こるが，通常，純粋な幻視は器質性あるいは代謝性疾患により，純粋な幻聴は心因性疾患による。せん妄状態あるいは興奮状態の患者で，実行可能な断片的な神経学的検査結果は，器質性疾患でも正常である。しかめ面，常同的な運動行為や姿勢は，代謝性せん妄よりは緊張病を示唆する。

　多くは時間が経過するにつれ診断が可能となるが，唯一，脳波によって，心因性と器質性のせん妄反応を直接的に区別できる。肝性脳症，脳炎，アルコールまたはその他の鎮静薬による急性中毒性せん妄では，脳波上，徐波を特徴とする。アルコールまたはバルビツレートの中止によるせん妄患者の脳波は，低振幅速波活動が優位となる。緊張病患者の脳波は，医学的基礎疾患がない限り正常である[28,29]。このように，無反応あるいは異常に興奮した患者で，正常α波を基礎波とする，開眼，音に反応する正常な脳波がみられた場合，神経系の器質性あるいは代謝性疾患ではなく，緊張病が示唆される。昏迷患者で高振幅徐波活動脳波，あるいは興奮状態患者で低振幅速波活動脳波が優勢であれば，心因性というよりは，むしろ代謝性あるいは器質性疾患が原因であると考えられる。

心因性痙攣

　心因性昏睡より確認が難しいのは，心因性痙攣psychogenic seizureとてんかん発作を鑑別することである[30]。心因性痙攣は一般的で，ある集団研究では，人口の4％に報告されている[1]。患者は，全身強直-間代発作または複雑部分発作に似た症状で，緊急治療室でよくみられる[31]。無反応あるいは昏迷や昏睡状態で，病歴が聴取できないことが多い。患者のおよそ50％はてんかんをもっているので，この発作が心因性かてんかん発作かを鑑別するのは非常に難しい場合がある。病歴と検査から得られる手掛かりを**表6-4**に示す。表にあるように，患者の運動が普通でない，特に発作が長く続く場合は心因性痙攣を疑う。通常，脳波は測定できない。測定できても，運動のアーチファクトが強く，解読できないことが多い。さらに，複雑部分発作の脳波は一部で正常である。プロラクチン濃度は以下の理由から測定するべきである。プロラクチン濃度の上昇は，全身強直性-間代性痙攣，あるいは複雑部分発作がてんかん性であることを強く示唆する[32]。また，正常プロラクチン濃度は非全身性痙攣を除外しない。診断がしばしば不確定で，また，後述するように，ベンゾジアゼピンは，てんかんと同様に心因性意識変化も治療するので，ベンゾジアゼピン静注が発作を止め

表6-4 心因性発作とてんかん性発作の鑑別に役立つ所見

	心因性発作	てんかん性発作
病歴		
10歳以下で発症	あまりない	一般的
医師の眼前での痙攣発作	一般的	あまりない
再発する「症状」	一般的	まれ
多くの説明不能な身体症状	一般的	まれ
多くの手術/侵襲的検査	一般的	まれ
精神科的治療	一般的	まれ
性的，身体的虐待	一般的	まれ
所見		
状況によって発症	時に	まれ
徐々に発症	一般的	まれ
刺激(音，光)で起こる	時に	まれ
目的のある運動	時に	非常にまれ
後弓反張"arc de cercle"	時に	非常にまれ
舌をかむ(先端)	時に	まれ
舌をかむ(横)	まれ	一般的
長い発作性無緊張	時に	非常にまれ
「強直性-間代性」期の発声	時に	非常にまれ
「無意識」中の反応	時に	非常にまれ
発作後の急速な見当識回復	一般的	あまりない
起伏のある運動活動	一般的	非常にまれ
同期しない四肢の運動	一般的	まれ
骨盤のリズミカルな動き	時に	まれ
頭部の振盪	一般的	まれ
発作時の叫び	時に	非常にまれ
「強直相」での閉口	時に	非常にまれ
閉眼	非常によくある	まれ
2分以上の痙攣	一般的	非常にまれ
開眼に抵抗	一般的	非常にまれ
対光反射	一般的に保たれる	通常消失
チアノーゼの欠如	一般的	まれ

ReuberとElger[31]より改変。

るのによく使われる。しかし，痙攣が心因性であることが強く疑われるなら，抗痙攣薬は投与しない。多くの場合，最終診断にはビデオ脳波を含む，てんかん病棟での検査を要する。

小脳性認知情動症候群

小脳性認知情動症候群 cerebellar cognitive affective syndrome[33] は，緊張病と間違われることがあるが，もともと小脳虫部の術後に小児で最初に報告された。この小児は覚醒しているのに無

言であったため，この疾患は小脳性無言症候群と呼ばれた[34]。小脳性無言症は，成人でも後頭蓋窩の手術後，あるいは小脳虫部または小脳後葉を侵す病変で起こる。患者は覚醒しているか傾眠状態だが，意識レベルに関係無く，会話せず，検者に対し無反応か，不適当に振舞うという，異常行動をとることが多い。嚥下障害はないのに食物の飲みこみを拒絶したりする。小児では，典型的には術後の正常な期間の後に起こり，麻酔から覚めた後，数時間〜数日後に始まる。症候群はおおむね回復するが，そのずっと後の神経心理学的検査で，遂行機能，感情，言語に障害がみられる[34]。

症例6-5

32歳の男性。小脳脳室上衣腫で頭痛と軽度の不安定性を訴えた。2年前，小脳虫部の切開術を2回受け，大部分の病変が切除されたが，第四脳室の側壁に残存腫瘍があったため，この摘出術が行われた。手術では虫部は損傷せず，小脳扁桃を持ち上げ，残存腫瘍の摘出に成功した。術直後に患者が「無反応」にみえたため，神経内科へコンサルトされた。患者は横臥，開眼状態であった。まだ気管挿管がされており，喋ることはできなかったが，言語指示に対する反応もみられなかった。自発運動はあり，痛み刺激から逃れる仕草もみられたが，決して検者をみず，気にする様子もなかった。抜管の後も発話はなかった。その後の24〜36時間の間に，徐々に指示に応じて目を閉じるようになったが，検者をみることはほとんどなかった。検者の手を握るなど，少しは指示に応じることがあったが，口唇や舌にかかわる指示に対しては困難があった（口頬失行oral buccal apraxia）。一過性にカタレプシーを示した。名前はいえたが，ほかの質問にも名前を繰り返すことが多かった。後に，われわれの1人が名前を尋ねると「ジョージ・ブッシュ」と答えた。これに関しては，その約10分前に看護師が大統領は誰かと尋ねた際，患者が正しく答えていたことが分かった。

患者は時間経過とともに回復し，退院した。しかし，退院時にも感情は平板化してみえ，彼自身，どことはいえないが，手術前の自分と何かが違うと述べた。

コメント：小脳性認知情動症候群は成人ではまれで，緊張病または心因性無反応と間違われやすい。この患者は，最初の2回の手術で小脳虫部にかなりの損傷を受けており（図6-1A），さらに3回目の手術の結果，小脳虫部と後葉の両方に一過性の損傷を受けた（図6-1B）。興味深いことに，外科医は最初に患者に問いかけた時点で，感情が「平板化」してみえたと述べている。この外科医に診察の依頼を受けた精神科医は，患者自身が最初の手術以降「無気力」で「今の自分は幸せではない」という思いから，行動が変容したとしている。また，患者には記憶障害があり，言語は「適切ではあるが気持ちや感情を表現していない」ことを明らかにした。これらの変化は，おそらく最初の2回の手術による虫部損傷の結果であろう。

「アミタール面接」

多くの場合，器質性と心因性せん妄，昏迷は，神経学的検査や脳波では直接区別することはできない。この場合，アミタール面接amytal interviewが有効であることが多い[注]。歴史的にはアミタールが使われてきたが，臨床所見ではベンゾジアゼピン，例えばロラゼパムは同様の作用があり入手しやすい[35]。われわれは，アミタール面接とい

注：全く起こらなかった出来事を思い出させる作用があることや，犯罪における自白剤のように使用されてきたことから，今日では患者の人権を考え，ほとんど使われない。

う語を，抗不安薬の緩徐な静注を表す言葉として漫然と使っている。アミタール面接は患者と話をし，神経学的検査を繰り返し行いながら，薬物をゆっくり静注することで行われる。この際の会話は，中立であることを心がけ，患者の誠実さを試すようなことはしないのが重要である。器質性あるいは代謝性の神経疾患患者は，薬物の注射とともに，神経機能不全が急速に進行するのが普通である。アモバルビタールを注射する前にはなかった神経徴候（伸展性足底反応や片麻痺など）が，ごく少量の注入により出現したり，錯乱や見当識障害などの行動異常が増悪する。これに対し，心因性無反応や心理学的興奮状態にある患者では，何らかの行動変化が発現するまでに，大量のアモバルビタールが必要で，最初の変化は異常所見の増悪ではなく行動機能の改善である。すなわち，昏迷状態にみえた患者にアミタールを数百mg注入すると，完全に覚醒し，正常な会話ができるようになることがある（症例6-3参照）。昏迷状態で禁断状態にある緊張病患者は，完全に正気となる。興奮状態の患者は落ち着きを取り戻し，意識清明となり，見当識と認知機能は正常となる。非痙攣性てんかん重積状態患者も覚醒する（p281参照）。

　少数だが，アミタール面接でも器質性と心因性昏迷の区別ができない例がある。そのような場合は，観察目的で入院させ，せん妄の代謝性要因の詳しい検査を行う必要がある。われわれは，緊張性昏迷を強く疑ったものの，徹底的な診断検査でも有益な所見は得られず，電気痙攣療法の施行後，患者が完全に覚醒し，ようやく確定診断が得られた1症例を経験している[35]。無反応性が心因性であると判明したなら，精神障害の様式を明らかにするため，より広範囲な発達や精神科的病歴を得る必要がある。これは，精神疾患の正確な診断が治療を決定するためである。アミタール面接は診断的手段として比較的安全で，緊張病の第一選択の治療法でもあるが[35]，再発性の心因性無反応に対する治療法として，推奨しない精神科医がほとんどである。症状の除去目的に，バルビツレート

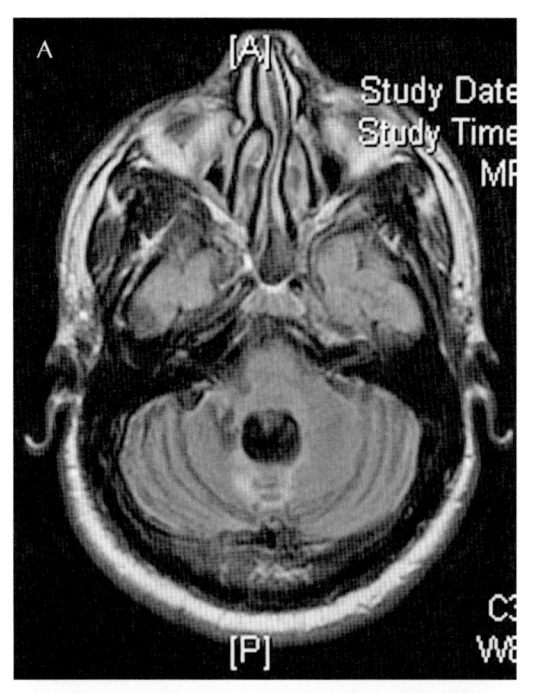

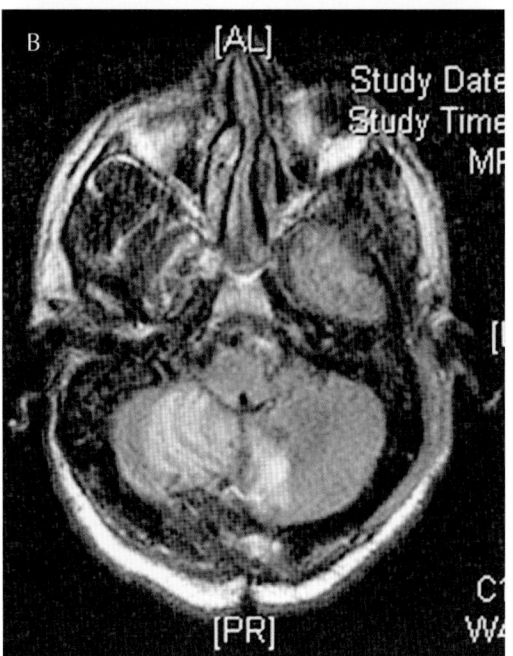

図6-1　(A)小脳虫部に高信号を示すFLAIR像。最初の2回の手術の結果，残存腫瘍をみる。(B)術後24時間で患者の反応が乏しい際に撮られた像。小脳虫部の高信号はより著明で，小脳の右後葉に新しい高信号域がある。

を静注するのは危険である。なぜなら，患者の葛藤が転換症状として発現することで解決されている場合，症状を急に除去すると，さらに重篤な心理学的障害が発現する可能性があるためである[36]。

文献

1. Sigurdardottir KR, Olafsson E. Incidence of psychogenic seizures in adults: a population-based study in Iceland. Epilepsia 1998; 39, 749-752.
2. Reuber M, Fernandez G, Helmstaedter C, et al. Evidence of brain abnormality in patients with psychogenic nonepileptic seizures. Epilepsy Behav 2002; 3, 249-254.
3. Caplan LR, Nadelson T. Multiple sclerosis and hysteria. Lessons learned from their association. JAMA 1980; 243, 2418-2421.
4. Merskey H, Buhrich NA. Hysteria and organic brain disease. Br J Med Psychol 1975; 48, 359-366.
5. Guze SB, Woodrugg RA, Clayton PJ. A study of conversion symptoms in psychiatric outpatients. Am J Psychiatry 1971; 128, 643-646.
6. Henry JA, Woodruff GH. A diagnostic sign in states of apparent unconsciousness. Lancet 1978; 2, 920-921.
7. Hopkins A. Pretending to be unconscious. Lancet 1973; 2, 312-314.
8. Lempert T, Dieterich M, Huppert D, et al. Psychogenic disorders in neurology: frequency and clinical spectrum. Acta Neurol Scand 1990; 82, 335-340.
9. Dula DJ, DeNaples L. Emergency department presentation of patients with conversion disorder. Acad Emerg Med 1995; 2, 120-123.
10. Slater E. Diagnosis of "hysteria." Br Med J 1965; 5447, 1395-1399.
11. Shraberg D, D'Souza T. Coma vigil masquerading as psychiatric illness. J Clin Psychiatry 1982; 43, 375-376.
12. Meyers TJ, Jafek BW, Meyers AD. Recurrent psychogenic coma following tracheal stenosis repair. Arch Otolaryngol Head Neck Surg 1999; 125, 1267-1269.
13. Reuber M, Kral T, Kurthen M, et al. New-onset psychogenic seizures after intracranial neurosurgery. Acta Neurochir (Wien) 2002; 144, 901-907.
14. Stone J, Smyth R, Carson A, et al. Systematic review of misdiagnosis of conversion symptoms and "hysteria." BMJ 2005; 331, 989.
15. Binzer M, Andersen PM, Kullgren G. Clinical characteristics of patients with motor disability due to conversion disorder: a prospective control group study. J Neurol Neurosurg Psychiatry 1997; 63, 83-88.
16. De T, X, Bier JC, Massat I, et al. Regional cerebral glucose metabolism in akinetic catatonia and after remission. J Neurol Neurosurg Psychiatry 2003; 74, 1003-1004.
17. Vuilleumier P, Chicherio C, Assal F, et al. Functional neuroanatomical correlates of hysterical sensorimotor loss. Brain 2001; 124, 1077-1090.
18. Spence SA, Crimlisk HL, Cope H, et al. Discrete neurophysiological correlates in prefrontal cortex during hysterical and feigned disorder of movement. Lancet 2000; 355, 1243-1244.
19. Atre-Vaidya N. Significance of abnormal brain perfusion in catatonia: a case report. Neuropsychiatry Neuropsychol Behav Neurol 2000; 13, 136-139.
20. Lauer M, Schirrmeister H, Gerhard A, et al. Disturbed neural circuits in a subtype of chronic catatonic schizophrenia demonstrated by F-18-FDG-PET and F-18-DOPA-PET. J Neural Transm 2001; 108, 661-670.
21. Northoff G, Kotter R, Baumgart F, et al. Orbitofrontal cortical dysfunction in akinetic catatonia: a functional magnetic resonance imaging study during negative emotional stimulation. Schizophr Bull 2004; 30, 405-427.
22. Hurwitz TA. Somatization and conversion disorder. Can J Psychiatry 2004; 49, 172-178.
23. Lempert T, von BM. The eye movements of syncope. Neurology 1996; 46, 1086-1088.
24. Jackson AO. Faking unconsciousness. Anaesthesia 2000; 55, 409.
25. Bush G, Fink M, Petrides G, et al. Catatonia. I. Rating scale and standardized examination. Acta Psychiatr Scand 1996; 93, 129-136.
26. Philbrick KL, Rummans TA. Malignant catatonia. J Neuropsychiatry Clin Neurosci 1994; 6, 1-13.
27. Gelenberg AJ. The catatonic syndrome. Lancet 1976; 1, 1339-1341.
28. Louis ED, Pflaster NL. Catatonia mimicking nonconvulsive status epilepticus. Epilepsia 1995; 36, 943-945.
29. Carroll BT, Boutros NN. Clinical electroencephalograms in patients with catatonic disorders. Clin Electroencephalogr 1995; 26, 60-64.
30. Devinsky O, Thacker K. Nonepileptic seizures. Neurol Clin 1995; 13, 299-319.
31. Reuber M, Elger CE. Psychogenic nonepileptic seizures: review and update. Epilepsy Behav 2003; 4, 205-216.
32. Chen DK, So YT, Fisher RS. Use of serum prolactin in diagnosing epileptic seizures: report of the Therapeutics and Technology Assessment Subcommittee of the American Academy of Neurology. Neurology 2005; 65, 668-675.
33. Schmahmann JD, Sherman JC. The cerebellar cognitive affective syndrome. Brain 1998; 121, 561-579.
34. Robertson PL, Muraszko KM, Holmes EJ, et al. Incidence and severity of postoperative cerebellar mutism syndrome in children with medulloblastoma: a prospective study by the Children's Oncology Group. J Neurosurg 2006; 105, 444-451.
35. Bush G, Fink M, Petrides G, et al. Catatonia. II. Treatment with lorazepam and electroconvulsive therapy. Acta Psychiatr Scand 1996; 93, 137-143.
36. Menza MA. A suicide attempt following removal of conversion paralysis with amobarbital. Gen Hosp Psychiatry 1989; 11, 137-138.

7　意識消失患者の管理

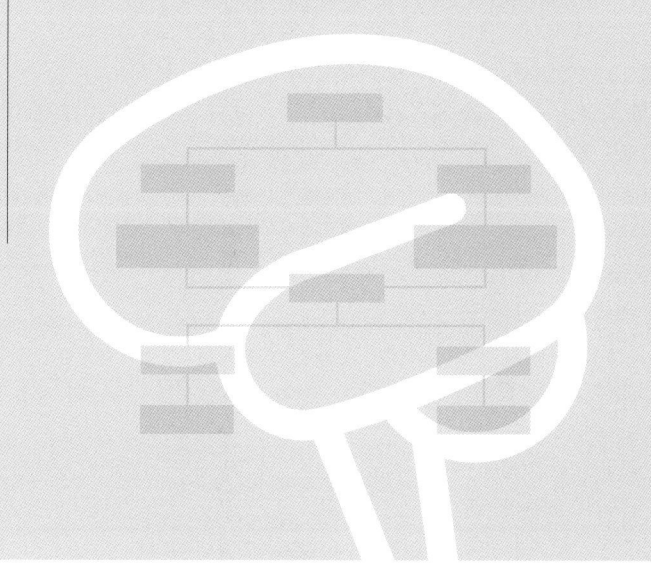

臨床上の診断と管理

臨床医学における急性期の問題で，最も難しいのは昏睡患者を迅速に診断し，効果的な治療を行うことである。その理由として，昏睡の理由が多岐にわたることと，適切な診断を下し，治療方針をたてる時間が限られていることがある。例えば，硬膜下あるいは硬膜外血腫は，初診の時点では完全回復が期待できるが，治療が迅速に行われなければ，脳は短時間のうちに回復不可能か致命的な状態となる。糖尿病性ケトアシドーシスまたは低血糖による昏睡患者は，適切な治療が即時開始されれば完全に回復するが，治療が遅れれば患者は死亡するか永続的脳損傷を残す。硬膜外血腫の場合，念入り過ぎる酸塩基平衡，基質バランスの評価は，無用であるのみならず，危険でさえある。なぜなら，その間に貴重な時間が失われるからである。未治療の糖尿病性昏睡の場合，画像検査に時間を割くことは余計で，無益かつ危険ですらある。

昏睡患者を評価する際は，適切な診断と治療に結びつくような，系統的アプローチが必要である。前出の章で，意識障害の原因のうちでも，一見当惑するような種類について言及した。そこでも指摘したが，意識障害が発生する原因が，いかなる脳の疾患あるいは機能異常であっても，(1)大脳半球の両側性機能不全，(2)脳幹上部と間脳の生理的な覚醒機序障害あるいは抑制，(3)全脳の代謝性ないし器質性の損傷あるいは抑制の，いずれかの病態が起きている。そのような状況を作り出す病変を分類すると，(1)間脳，脳幹を圧迫，偏位させるテント上占拠性病変，(2)網様体を障害，圧迫する破壊性または占拠性テント下病変，(3)広範な脳障害をきたす代謝性，びまん性，多発性脳症に分けられる。加えて(4)として注目すべきは，精神疾患による意識反応の低下である。運動麻痺はあるが，認知機能が保たれている状態〔施錠状態[1]を生じる脳幹梗塞，運動神経の変性疾患，急性末梢神経炎(Guillain-Barré症候群)など〕は，

病因としては除外する。このような生理学的原理によって，鑑別診断の範囲は狭まり，的確な治療を早急に開始でき，結果として，患者の転帰を改善できる。本章では，すべての意識障害の原因を，上記4つの主カテゴリーに分類し，不可逆的損傷の発生を防ぐための臨床的アプローチ法を述べる。

昏睡を分類し臨床診断するには，次の2つのステップが重要である。第1に，限られた身体所見から，脳機能のどのレベルが保持もしくは障害されているのかを，正確に解釈すること，第2に，これら身体所見のパターンと発現様式を，器質性（解剖学的）障害と代謝性障害の，いずれが最も的確に説明できるかを決定することである。表7-1に示すように，この病態生理学的分類はそれぞれ，特徴的で予測可能な経過をたどる症状と徴候をもつ一群を形成している。一度，患者の状態を上位3つのカテゴリーの1つに分類できれば，それに特異的な放射線学的，電気生理学的，化学的検査を加え，診断を決定し，患者管理に際し，合併症を起こす可能性のある条件を見いだすことができる。診断が決定し治療を始めた後，臨床症状と検査値の変化を経時的に確認することで，治療（内科的，外科的）の拡大または補足が可能となる。また，第9章で触れるように，治療効果を判定し，回復の程度と予後の評価も可能となる。

意識障害患者に対する理想的な臨床的アプローチについて，さまざまな取り組みがなされてきた。それらの多くは，完全な神経学的検査を繰り返すか，より拡大した検査を行うものであるが，これは日常の診療においては時間がかかり過ぎる。一方，驚くほど簡潔で要領を得たものもある（第2章，グラスゴー・コーマ・スケールなど）が，それらは頭部外傷の経過観察など，使用目的が限られており，診断や，代謝上の問題点を観測するには，得られる情報が少な過ぎる。最近開発されたFOURスコアスケール（第2章）では，より多くの情報が得られるが，それでも不十分である[2]。第2章に述べた臨床像によるアプローチは，われわれも含め広く使われており，利点が多い。第2章の前半に記載したように，この検査は，覚醒度，瞳孔反応，眼球運動，角膜反応，呼吸パターン，骨格筋力，深部腱反射などの生理機能が正常か異常かを判断するものである。これら機能の大部分は，脳の局所的異常に応じて変化を起こすため，障害部位が同定できる。機能異常の組み合わせや発現様式により，テント上病変（局所徴候は頭部から尾部に進展），テント下病変（局所徴候は脳幹から現れる），代謝性病変（局所徴候はないがびまん性の前脳機能障害を生じる），精神医学的原因（局所徴候もびまん性脳障害もない）のいずれによる意識障害かを判断できる。

表7-1 持続性無反応を起こす状態の鑑別的特徴

Ⅰ．**間脳あるいは脳幹を圧迫，偏位させるテント上占拠性病変**
　発症時に局所性大脳機能不全徴候
　機能不全徴候が頭側から尾側へ進展する
　任意の時点で，1つの解剖学的領域（例：間脳，中脳−橋，延髄など）の神経学的徴候
　しばしば非対称性運動徴候

Ⅱ．**昏睡を生じるテント下占拠性病変あるいは破壊病巣**
　先行する脳幹機能不全の病歴，または昏睡の突発
　昏睡の発症に先行，または同伴する局所脳幹徴候
　大抵の場合，瞳孔および動眼神経異常がみられる
　異常呼吸型が一般的で，通常は発症時にみられる

Ⅲ．**代謝性，びまん性，または多巣性昏睡**
　通常，錯乱，昏迷が運動徴候に先行して発現する
　運動徴候は通常対称性
　瞳孔反射は通常保たれる
　固定姿勢保持困難，ミオクローヌス，振戦，痙攣が一般的

Ⅳ．**心因性無反応**
　眼瞼を固く閉じている
　瞳孔の対光反射あり，もしくは散大（毛様筋麻痺）
　頭位変換眼球反射は予見不可，覚醒時眼球前庭反射は生理的（すなわち，眼振あり）
　運動緊張は不定あるいは正常
　正常呼吸あるいは過換気が通常
　病的反射なし
　脳波は正常

救急管理の原則

昏睡の診断，または原因が何であれ患者を診察し治療する上で，すべての患者に適応すべき一般管理原則がある（表7-2）。昏睡患者の初期診療に関するアルゴリズムも出版されている（図7-1）。

酸素供給，気道，換気の確保

脳は継続的な酸素供給を必須とし，また，適切な血中酸素量の維持には十分な呼吸が必要である。よって，気道と肺には周到な注意を払わねばなら

表7-2 昏睡患者の管理原則

酸素供給の確保
循環を維持
血糖を管理
頭蓋内圧を下げる
発作を止める
感染を治療
酸塩基平衡と電解質バランスを回復させる
体温を調整
チアミンを投与
解毒薬を考慮（ナロキソン，フルマゼニルなど）
不穏をコントロールする

気道：GCS<8，$Paco_2$>45 Torrなら気管挿管
呼吸：Sao_2>90%，$Paco_2$<40 Torrに維持
循環：平均血圧>70mmHgに維持

↓

指先穿刺血糖検査で<45mg/dLならグルコース投与
採血し，電解質，動脈血ガス，肝臓および甲状腺機能，全血球計算を測定，尿と血液から毒物検査，ECG測定

↓

神経学的検査

↓

臨床所見から頭蓋内圧亢進またはヘルニア進行が明らかなら，過換気およびマンニトール0.5～1.0g/kgを投与（23.4%NaCl溶液の30mLを用いる場合もある）
チアミン（100mg静注）に続き，グルコースを投与（<40mg/dLの場合，>60mg/dLとなるまで，50%グルコースを10mLずつ）
オピオイド過量投与が疑われる場合は**ナロキソン**を投与（0.4～2.0mgを3分毎に静注または0.8mg/kg/hの持続静注）
ベンゾジアゼピン過量投与が疑われる場合は**フルマゼニル**を投与（0.2mg/minの静注，最大量1mg）
気管挿管の後，薬物中毒が疑われる場合は**活性炭**で胃洗浄を行う

↓

頭部CT（器質性昏睡なら頸椎も撮影）

↓

詳細な病歴聴取と系統的診察

↓

脳波，腰椎穿刺，MRIを考慮

図7-1 昏睡患者の初期救急管理アルゴリズム
GCS：グラスゴー・コーマ・スケール，$Paco_2$：動脈血二酸化炭素分圧，Sao_2：動脈血酸素飽和度，ECG：心電図
Sevens と Bladwaj[3] より許可を得て転載。

ず，気道の確認は必須である。気道閉塞があれば，吸引によって気道内の異物を除去した後，熟練した医師がカフ付き気管チューブの挿管を行う。挿管に先立ち，患者の頭をゆっくり伸展し顎を上げ，マスクとバッグを用い100％酸素で換気し，挿管操作中，血液酸素化が十分に保たれるようにする。挿管時，気管が刺激されると，交感神経興奮状態となり，高血圧，頻脈が起こり，心室期外収縮が起こる危険性があるため，注意を要する。心拍数増加と平均動脈圧上昇は，一過性に頭蓋内圧を上昇させ，治療の結果に悪影響を与える可能性もある[4]。この状態はリドカイン（局所投与または静注），チオペンタール，プロポフォールの静注で寛解可能である。迅速な気管挿管に関する詳細な総説では，これらの薬物のほか，挿管を円滑にし，合併症の予防効果をもつ各種薬物が報告されている[5〜7]。薬物の選択は個々の臨床状況により異なる[8,9]。まれだが，特に低酸素血症患者で，迷走神経が刺激され，徐脈や心停止が生じることがある。このような迷走神経性不整脈を防ぐには，最大限の酸素供給が有効である。気管内挿管の際，通常，患者の頸部を伸展する必要があるので，頸椎損傷がある場合には，これを悪化させる危険性がある。頸椎外傷が確実，もしくは疑わしい患者に挿管が必要な場合，頸部はできるだけ動かさないよう，頸椎カラーで固定する（頭位変換眼球反射の検査の際も同様）。頸椎骨折を疑う患者に挿管する場合は，経鼻挿管，ラリンジアルマスク使用[10]，ファイバー内視鏡を使用し挿管[11]する。一方で，ある報告によると，救急部で気管挿管した患者群の12％（308例中37例）に，その後頸椎外傷が判明した[12]。しかし，神経症状が悪化した患者はいなかった[13]。いずれの手技で挿管するにせよ，熟達した医師が行うことが肝要である。

■ 胸部の呼吸運動の評価

適切な換気が行われているか判断する際，最も信頼できる基準は動脈血ガス測定だが，目安としては，両肺野基底部に呼吸音が聴取でき，呼吸数が8/min以上なら，換気はほぼ適切といってよい。指のパルスオキシメータは，血液酸素化と脈拍数の継続的な記録ができるが，浅黒い肌の患者ではやや高値のことがある。また，一酸化炭素中毒では偽性に高値となる。可能であるならば，非侵襲的CO_2モニタリングも有用である。薬物の過量摂取による昏睡患者あるいは低体温患者では，代謝が抑制されており，換気量は覚醒時より少ない。昏睡患者では，動脈血酸素分圧（Pao_2）は100mmHg以上，動脈血二酸化炭素分圧（$Paco_2$）は35〜40mmHgに保つのが理想的である。

初期治療の後，気管挿管されていない代謝性昏睡患者は，半仰臥位のTrendelenburg体位とし，1時間毎に左右の向きを変える。その他，特に脳圧が上昇している場合は，15〜30°頭部挙上の仰臥位を保つ。頻回に胸部理学療法を行い，無菌操作で気道吸引する。チューブ内の乾燥で起こる粘液の濃縮化は，通気孔付きのホースを気管チューブに装着し，加湿空気（必要なら酸素）を取り入れることで軽減できる。気管チューブ留置が長期にわたると，喉頭[14]や中耳[15]の損傷，副鼻腔炎を起こすことがあるので，重症外傷患者の場合は早期の気管切開を推奨するものもいる[16]。ほとんど場合，2週間程度は問題なく管理されるが，昏睡が遷延することが予測されるならば，数日後には気管切開すべきである。

循環の維持

十分な酸素を脳に供給するには，循環の維持が重要であるので，**血圧と脈拍数を確認する**。静脈路と動脈路（橈骨動脈路は中心動脈路と同じく正確である[17]）を確保し，出血に対しては輸血し，必要なら血管作動薬を投与する。ドパミン，ドブタミン，アドレナリン，バソプレシンは最もよく用いられる血管作動薬である。最適な昇圧薬に関する現時点でのエビデンスはないが[18]，最近ではバソプレシンが一般的である[19]。**心拍数と心リズムをモニターし，不安定なバイタルサインや不整脈**

があれば治療する。延髄レベル以上の脳障害では全身血圧低下は起きないので，患者がショック状態なら，脳以外の原因を検討する。（第2章参照）。

平均動脈圧mean arterial pressure（MAP）は，必要なら昇圧薬あるいは降圧薬を使い70〜80mmHgに維持する（MAP＝1/3収縮期圧＋2/3拡張期圧）[20]。一般的には，拡張期血圧が120mmHgを超えない高血圧に対し，即時に血圧を低下させてはならない。急性高血圧の治療には，ニトロプルシドナトリウム（0.25〜10μg/kg/min），ラベタロール（20〜80mgを10分間でボーラス投与），ニカルジピン（2〜10mg/h）などの治療薬が用いられる[21]。慢性高血圧がある高齢者では，相対的低血圧は脳低酸素を生じうるので，従来の血圧より低値とならないようにする。健常であった若年患者で，特に抑制薬中毒の既往のある場合，収縮期血圧は70〜80mmHgが通常適当である。しかし，頭蓋内圧亢進がある場合，脳灌流圧の維持には，やや高いMAPが必要となる（例えば，MAP 65mmHg＞頭蓋内圧）。

血糖値の維持

脳の恒常性を保つためには，酸素と血流のみでなく，グルコースが絶対的に必須である（第5章参照）。低血糖も高血糖も脳には有害である（第5章参照）。ベッドサイドの血糖試験で低血糖がある場合には，グルコースを投与する〔チアミンやナロキソンと同様（下記参照），グルコースは，患者が病院に到着する以前に，救急救命士により経験的に投与されることが多い〕。グルコース25gを50％溶液として投与する方法と，5gを10％溶液として投与する方法がある（いずれも50mL）。後者の方法は，血糖値をコントロールしやすく，高血糖の発症を予防できる[22]。最近のエビデンスによれば，インスリンを用いた厳格な高血糖のコントロールにより，重篤な高血糖患者の合併症率が低下する。血糖値は80〜110mm/dLに維持する[23]。低血糖がグルコース投与により一度改善された後でも，再発防止に留意しなければならない。従って，状況が安定するまでは，グルコースの点滴静注を続ける。

■ チアミン投与

Wernicke脳症は，まれに昏睡の原因となる[33]。しかし，実際には昏迷，昏睡で緊急入院した患者の多くは，慢性アルコール中毒者か，栄養不良であり[34,35]，そのような患者にグルコースを投与すると，急性Wernicke脳症を引き起こすことがある[36]。従って，グルコース投与時か，直後にチアミンを50〜100mg投与することが重要である。

頭蓋内圧の調整

方法に関しては，p333，**テント上占拠性病変**の項を参照。

発作のコントロール

原因が何であれ，繰り返される発作は脳を損傷するため，これを止めなくてはならない[24]。全身痙攣はロラゼパム静注（上限0.1mg/kg）で治療する。**図7-2**は，最近報告された，てんかん重積状態の治療アルゴリズムである。薬物の大量投与により呼吸が抑制される場合があるので，人工呼吸器を準備しておく。痙攣が止まったら，フェニトイン15mg/kgを毎分50mgで点滴静注するか，相当量のfosphenytoinを100〜150mg/minで投与する。バルプロ酸静注（40〜60mg/kg，20mg/min）も痙攣のコントロールの維持目的に用いられる。しかし，この割合で投与する場合，1,000mgのフェニトインの投与には最低20分，1,200mgのバルプロ酸投与には1時間以上を要する。その間に痙攣が再発することがまれでなく，その場合，ロラゼパムの追加投与が必要となる。上記の薬物では全身痙攣が抑制されず，プロポフォール，ミダゾラム，ペントバルビタールによる麻酔が必要となることもある。これら麻酔薬は

| 切迫てんかん重積状態 | 明らかなてんかん重積状態 | 難治性てんかん重積状態 |

5分　　　　　　　　　30分

救急部へ搬送前
ジアゼパム
15〜21mg（ゲル剤）の直腸投与
あるいは
ロラゼパム
2mg静注
（1回は繰り返し静注可）
あるいは
ジアゼパム
5mg静注
（1回は繰り返し静注可）

ミダゾラム
0〜2mg/kgボーラス静注
0.05mg/kg/h静注
あるいは
ロラゼパム
0.1mg/kgまで静注
あるいは
ジアゼパム
0.25〜0.4mg/kgまで静注

救急部にて
fosphenytoin
または
フェニトイン
20〜30mg/kg
静注

＋

バルプロ酸
40〜60mg/kg
を3mg/kg/min
で静注

集中治療室にて
プロポフォール負荷量
2〜5mg/kgを2〜10mg/kg/hで持続点滴
あるいは
ミダゾラム負荷量
0.2mg/kgを0.2〜2mg/kg/hで持続点滴
あるいは
ペントバルビタール負荷量10mg/kgまでを、<25mg/min静注、または
0.5〜2mg/kg/hで持続点滴

ケタミン
1.5mg/kgボーラス静注
0.01〜0.05mg/kg/hで持続点滴
ないし
他の薬物

脳波を測定？

気道，血圧，体温，静脈路，心電図，全血球計算，グルコース，電解質，抗てんかん薬血中濃度，動脈血ガス，毒物，中心静脈路？

図7-2 てんかん重積状態の治療。てんかん重積状態の徴候あるいは明らかなてんかん重積状態に対しては，fosphenytoinかフェニトイン20mg/kgから始め，てんかん重積が持続する場合，10mg追加する。薬物不耐性（フェニトインまたはベンゾジアゼピンアレルギーなど）の既往がなければ，フローチャートに沿って進める。次いで，バルプロ酸40〜60mg/kg静注，またはフェノバルビタール20mg/kg静注に代える。治療に続発した低血圧による薬物の供給速度の遅延がない，または進行性ミオクローヌスてんかん（PME）や若年性ミオクローヌスてんかん（JME）の既往がないなら，バルプロ酸静注かフェノバルビタール静注に変える（PMEではフェニトインまたはfosphenytoinは有害であり，JMEでは無効である）。Lennox-Gastaut症候群で起きる強直性てんかん重積（ベンゾジアゼピンで悪化する可能性がある）でないなら，バルプロ酸静注かフェノバルビタール静注に変える。急性間欠性ポルフィリン症でないなら，P450誘導物質を避け，ガバペンチンを経鼻胃管投与するか，バルプロ酸の静注に変える。意識障害を伴わない局所性てんかん重積でないなら，静注療法の適応はなく，抗痙攣薬を経口あるいは坐薬で投与する。難治性てんかん重積状態に対しては，まずバルプロ酸40mg/kgを静注し，てんかん重積が続く場合，20mg/kgを追加する。持続静脈点滴（CIV）は通常，低用量から始め，痙攣を抑制するため，20mg/kgまで増量する。タキフィラキシーが起きれば患者が耐えられる範囲で増量する。ケタミンは，投与する前に，頭蓋内圧亢進がないことを確認してから行う。その他，フェルバム酸，トピラマート，levetiracetam，リドカイン，吸入麻酔薬などは，肝臓，腎臓疾患がある患者，また薬物の相乗作用にも注意し，用量と薬物動態を適度に調整する必要がある。難治性てんかん重積患者では，全身性または肺動脈カテーテルを挿入し，補液や血圧管理のため昇圧薬の投与が必要な場合もある。

ABG：動脈血ガス，AED：抗てんかん薬，CBC：全血球計算
ChenとWasterlain[24]より許可を得て転載。

さらに呼吸を抑制するので，気管挿管をしていない場合には，この時点で挿管する。これらの薬物はすべて半減期が短く，脳波上，群発抑制を起こす程度の投与量が使われる。より半減期の長い，フェノバルビタール65mgの3〜5分間隔のボーラス静注を，痙攣が止まるまで続けることもある。

基本的には，患者は薬物による深昏睡状態を少なくとも24時間維持した後，薬物を麻酔量以下に減量するようにする。意識障害患者の10〜20％は，痙攣は起こさないが，脳波上はてんかん重積状態を呈すという点が重要である（第5章）[25,26]。この非痙攣性てんかん重積状態も脳損傷を起こすので，全身痙攣と同様の治療を行わなくてはならない。これに対して，代謝性脳疾患によって生じることが多い局所性持続性てんかんは，脳障害を起こす危険性は低いので，麻酔量までの抗痙攣薬投与は必要としない。

感染の治療

種々の感染は，せん妄や昏睡を引き起こし，他の原因から生じた昏睡を悪化させる。すべての発熱患者，あるいは原因不明の低体温患者で，血液培養を行う。第3章に述べたように，細菌性髄膜炎の疑いがある場合には，血液培養後，直ちに通常の抗菌薬投与を始めるべきである。集中治療部（ICU）で治療を受けた，敗血症患者群を対象とした大規模調査では，培養の陽性率は60％で[27]，主な起炎菌は黄色ブドウ球菌，*Pseudomonas*，大腸菌であった。この場合，第3世代セファロスポリン（セフォタキシム2gを6時間ごと，セフトリアキソン2gを12時間ごと）で治療を始める[28,29]。セファロスポリン耐性の肺炎レンサ球菌をカバーするため，バンコマイシン2gを12時間ごとに追加する医師もいる。高齢者あるいは明らかな免疫抑制患者には，リステリア菌をカバーするためアンピシリンを加える。最近のエビデンスによれば，上記の投薬計画へのデキサメタゾン追加は，長期的には感染の合併症発生率を減少させるという[30]。単純ヘルペス脳炎は，昏睡例で比較的よくみられる感染症で（p160），臨床的に適用があれば，抗ウイルス薬（例えばアシクロビル10mg/kg，8時間ごと）の投与を始める。免疫抑制患者では，真菌や寄生虫感染症も疑うべきだが，これらは急性経過を示さないので，画像と髄液検査で評価した上で対応することができる。昏睡を起こすその他の感染症（第5章）も考慮し，適切な治療をする。

第3章で検討したように，昏睡患者においては，腰椎穿刺をする前にCT検査をするのが一般的である（図7-3）。CTで占拠性病変がないか，髄液培養を抗菌薬投与後1〜2時間以内に採取できるならば，起炎菌を同定し，その感受性を調べることができる。

酸塩基平衡の回復

重度の代謝性アシドーシスやアルカローシスは，原因を治療し，pHを正常値に戻す必要がある。なぜなら，代謝性アシドーシスは心血管系の異常を起こし，代謝性アルカローシスは呼吸抑制を起こすからである。呼吸性アシドーシスは呼吸不全の前兆で，間もなく補助呼吸が必要となる可能性に注意しなくてはならない。CO_2上昇はまた頭蓋内圧亢進を誘発する。呼吸性アルカローシスは不整脈を誘発し，補助呼吸器からの離脱を困難にする。

体温の調整

代謝性，あるいは器質性異常のなかには，高体温や低体温を起こすものがある。この異常体温は脳代謝異常を悪化させる[31]。高体温は，脳代謝の需要を増加させ，極端な場合，脳細胞蛋白を変性させる危険がある[32]。38.5℃以上の高体温患者に対しては，解熱薬と，必要ならば冷却ブランケットなど用い，身体を冷却する。明確な低体温（34℃以下）では肺炎，不整脈，電解質異常，血液量減少，代謝性アシドーシス，血液凝固障害，血小板減少症，白血球減少症などが併発することがある[31]。低体温患者は徐々に温め，35℃以上の体温に維持する。

```
                    急性細菌性髄膜炎
                   （臨床的に疑われる場合）
                    ┌──────┴──────┐
        高齢者あるいは                  健常者
        免疫抑制状態

セフォタキシム2gを12時間おき，あるいは    セフォタキシム2gを6時間おき，あるいはセフト
セフトリアキソン2gを12時間おき           リアキソン2gを12時間おき±バンコマイシン2g
バンコマイシン2gを12時間おき             を12時間おき
アモキシシリン                          デキサメタゾン10mgを6時間おき，4日間続ける
                         CT
              ┌──────────┴──────────┐
         占拠性病変なし              占拠性病変あり
         腰椎穿刺を実施？             腰椎穿刺なし
         ┌────┴────┐
    細菌性髄膜炎              非細菌性髄膜炎
  ┌────┴────┐
病因解明：      病因不明：        抗菌薬とデキサメタゾンを中止，
感受性に応じた   経験的治療継続，   適切な治療開始
抗菌薬を継続，   デキサメタゾン継続
デキサメタゾンを投与
```

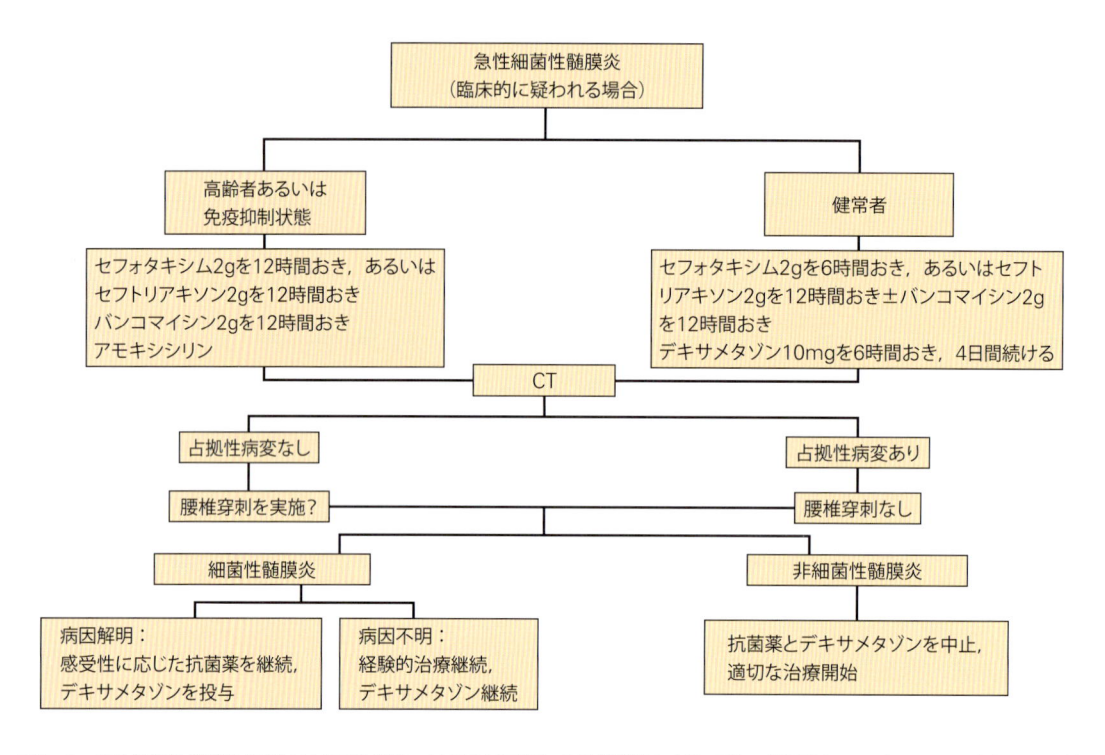

図7-3 急性細菌性髄膜炎患者に対する治療法。リステリア菌による髄膜炎に対しては，経験的にアモキシシリンを加える。抗菌薬を継続または変更する場合は，髄液検査，血液培養，抗菌薬感受性，患者の状態を勘案して決める。診断が遅れている，抗菌薬が投与されていない，グラム陰性菌による髄膜炎，または髄膜炎に対しアミノグリコシド系抗菌薬が必要であるという場合のコルチコステロイド投与は，何も利益がないと考えられる。免疫抑制状態あるいは低栄養患者，または他の全身性感染症患者においては，肺炎球菌髄膜炎が証明されるか強く疑われない限り，デキサメタゾンの使用は推奨されない。

Chaudhuri[102]より改変。

解毒薬の投与

救急部に搬送される昏睡患者の多くは，薬物過量摂取が原因である。一連の鎮静薬，アルコール，オピオイド，精神安定薬，幻覚誘発薬などを，単薬または複合で過量摂取している可能性がある。これら中毒患者は多薬を服用していることが多く，特定の拮抗薬が無効であることが多いため[38]，大抵の薬物過剰摂取は，後述する補助手段により治療するのが最良である。いわゆるコーマ・カクテル[3]（グルコース，チアミン，ナロキソン，フルマゼニルの複合薬）でさえも，ほとんど役に立たず，有害でさえある[39]。しかし，特定の薬物を摂取したことが強く疑われる場合は，その拮抗薬によって，昏睡を生じている薬物を中和できる。

オピオイドの過量摂取に対しては，ナロキソン0.4～2.0mgを3分ごとに静注するか，点滴静注を0.8mg/kg/hで意識が戻るまで続ける。ナロキソン投与は注意して行わなければならない。なぜなら，オピオイド依存性患者に対するナロキソン投与は，オピオイド離脱症状を生じ，逆にオピオイド治療を必要とするような状況となるためである[40]（患者がオピオイド中毒者である，または疑わしい場合には，ナロキソン0.4mgを10mLの生理食塩液に薄め，緩徐に投与する。投与は最小必要量とし，それは瞳孔の散大と昏睡状態の回復をみて判断する）。ナロキソンの有効時間は2～3時間で，各種オピオイド，特にメサドンに比べて

各段に短い。従って，ナロキソンで回復したオピオイド過剰摂取患者は，数時間後に再び昏睡となり，さらに治療が必要となることがある。

ベンゾジアゼピン過剰摂取は，特定のベンゾジアゼピン受容体拮抗薬である，フルマゼニル（0.2mg/minを静注，最大量1mg）により治療される[41]。フルマゼニルは数分内に効力を発し，半減期は約40〜75分である。しかし，この拮抗薬はあまり用いられない。理由は，慢性服用者に急性離脱症状を引き起こし，ベンゾジアゼピン受容体を遮断することで，三環系抗鬱薬やテオフィリンといった通常薬の，てんかん誘発特性を活性化させる危険があることである[41]。ベンゾジアゼピン中毒に特徴的な臨床症状は第5章を参照。

抗コリン作用をもつ鎮静薬（特に三環系抗鬱薬，場合によってはγ-hydroxybutyrate）の作用は，physostigmine 1mgの静注により無効化できる。しかし，痙攣誘発や不整脈を起こす可能性があるため，その使用に関しては議論が分かれる。実際には，副作用の可能性と作用時間の短さから，ほとんど使われていない[37]。その他の薬物に対する特定拮抗薬については第5章で検討し，表7-3にまとめた。

不穏のコントロール

せん妄や昏迷患者の多くは，おしなべて不穏状態にある。多動状態は患者にとっても家族にとっても悲惨で，自傷行為につながりかねない。鎮静目的の薬物使用は，診断が明確となり，原因が器質的障害でなく代謝性の問題であることがはっきりするまで行うべきでない。不穏状態をコントロールするには，患者を明るい部屋におき，家族や病院スタッフがベッドサイドに座り，安心させるように話しかけることが効果的である。少量のロラゼパム0.5〜1.0mgを経口投与し，必要に応じて4時間おきに追加投与する。これで十分コントロールできなければ[42]，ハロペリドール0.5〜1.0mgを1日2回経口または筋注で，必要ならば

表7-3 せん妄および昏睡を生じる薬物に対する特異的解毒薬

解毒薬	適応
ナロキソン	オピオイド過量摂取
フルマゼニル	ベンゾジアゼピン過量摂取
physostigmine	抗コリン作用薬過量摂取（γ-hydroxybutyrate中毒？）
fomepizole	メタノール，エチレングリコール中毒
グルカゴン	三環系抗鬱薬過量摂取？
ヒドロキソコバラミン	シアン化物過量摂取
オクトレオチド	スルホニル尿素投与による低血糖

RiesとDart[37]より引用。

4時間おきに追加投与してもよい。習慣的なアルコールあるいは鎮静薬常用者では，交差耐性のため，大量投与が必要となるかもしれない。上記薬物の初期投与が無効な場合，バルプロ酸，ベンゾジアゼピンないし抗精神病薬で不穏を寛解可能とする報告もある[43]。CT検査などのため，短時間作用型の鎮静薬が必要な場合には，プロポフォールかミダゾラムの静注が有用である[44]。ミダゾラムは検査終了時に無効化できる。

可能な限り身体拘束は避けるべきだが，不穏状態が重度の場合，必要となることもある。その際，身体拘束により呼吸抑制が起きないよう，また四肢の拘束で循環障害や末梢神経障害が起きないよう注意する。不穏がコントロールされれば，可及的速やかに拘束を解く。

目の保護

部分的にせよ完全にせよ，昏睡患者が目を開いたままでいる場合，4〜6時間以内に角膜潰瘍が発生する可能性がある。露出性角膜炎は，二次性の細菌性角膜潰瘍を併発することがある。これを防ぐには，潤滑性人工涙軟膏を4時間おきに使用して目を潤滑にするか[45]，ポリエチレン角膜包帯を着用する[46]。綿片による角膜反射検査は，頻回に

し過ぎると角膜を傷つけることがある。より安全な方法として，滅菌生理食塩液の水滴を10～15cmの高さから落とし，反射を検査する方法がある[2]。

患者の診察

バイタルサインが安定したら，病歴聴取と診察を開始する。意識障害患者の診察については第2章に詳述したが，臨床での初期治療で迅速に行うべき内容につき，ここで再度強調し簡略に述べる。

病歴は，どの程度得られるかはさておき，親族，友人，救急救命士，場合によっては警察からも聴取する。患者の所持品や，緊急時に個人を特定するための医療用ブレスレットを探してみることも有用である。すべての医療情報が分かるICチップもあるが，普及していない。

発症の様子は重要である。既往のない健康な人が突然発症し昏睡となるのは，薬物の自己中毒，くも膜下出血，頭部外傷など，高齢者では脳幹出血や脳幹梗塞が原因であることが多い。テント上占拠性病変では，代謝性脳症と同様に，より段階的に意識障害が進行する。

バイタルサインを安定させた後の一般的な身体診察では，外傷所見，急性もしくは慢性内科的疾患の徴候，自己服用した薬物による症状などを検索する。まず，頸椎損傷がないことを確認してから項部硬直を評価する[47]。

意識障害の評価に最も有用なのは，神経学的診察である。表7-4に，カテゴリー分けに最も有用な情報となる臨床神経機能の概略を示した。これらの臨床的指標は，広く検証され使用されているため，迅速かつ簡易に評価でき，検者間の不一致が非常に少ない[2,48〜50]。さらに，これらの指標から，診断と予後を決める上で有用な情報が得られる。バイタルサインが記録された，24時間毎の最良と最悪の連続的なスコア変化は，患者の臨床経過を正確に反映する。以下，それぞれの臨床徴候について詳細に述べる。

言語反応

「見当識のある発語」は最良の言語反応であり，患者が自己とその環境を認識していることを意味する。この場合，自分が誰であるか，どこにいるか，なぜそこにいるのか，その時点の年，季節，月を言うことができる。「会話の錯乱」とは，文法的には正しいが，内容的に失見当識と錯乱を伴う会話をいう。「不適切な発語」とは，理解可能だが，訥弁（単語が遊離）で，汚い言葉を含んだりする。会話は長続きしない。「理解不可能な発語」とは，単語を発しているかのようなつぶやきや，うめき声を指す。「発語なし」とは最悪の言語反応で，完全な無言症を指す。

呼吸パターン

呼吸パターンは「整」，「間欠的」，「失調性」あるいはこれらの組合せとして記録される。呼吸数は，人工呼吸器管理下にない患者について記載する。

開眼

自発開眼している患者は，眼瞼にある程度緊張があり，通常自発的瞬きがある。この点から，受動的に開眼したまま瞬きしない，完全無反応患者と鑑別できる。われわれの定義では「自発開眼」で昏睡状態は除外できるが，意識清明である保証はない。開眼している植物状態患者の剖検例で，大脳皮質が完全に失われていたことが示された患者もいる（9章参照）。「言語刺激で開眼する」とは，その内容にかかわらず，あらゆる言語刺激に対し開眼することを意味する。さらに重症な患者では，体幹や四肢への「痛覚刺激で開眼する」のみである（頭部への痛覚刺激は通常閉眼を誘発する）。最も悪い反応は「開眼しない」であり，これは上記以外の患者に当てはまる。しかし，眼窩周囲の浮腫な

表7-4 昏睡患者診察時のスコアシート

病歴（親族または友人から聴取）
　昏睡の発症形式（突然/徐々に）
　最近の訴え（頭痛，鬱傾向，筋力低下，めまい）
　最近の外傷
　内科疾患の既往（糖尿病，尿毒症，心疾患）
　精神科疾患の既往
　薬物の使用（鎮静薬，向精神薬）
　職業（殺虫薬，一酸化炭素への曝露）
　病原体への曝露（ダニ，蚊）
一般身体所見
　バイタルサイン
　外傷の跡
　急性または慢性全身疾患の徴候
　薬物摂取の証拠（注射痕，アルコール臭）
　項部硬直（注意深く検査）
神経学的概要
言語反応
　見当識ある発語
　会話の錯乱
　不適切な発語
　理解不能な発語
　発語なし
呼吸パターン
　整
　間欠的
　失調性
開眼
　自発開眼
　言語刺激で開眼
　痛覚刺激で開眼
　開眼せず
瞳孔反射
　反射あり
　非対称反射（記述せよ）
　反射消失
自発眼球運動
　追視眼球運動
　共同性眼球彷徨
　非共同性眼球彷徨
　異常な動き（記述せよ）
　自発眼球運動なし
頭位変換眼球反射
　正常覚醒
　深昏睡
　異常反射（記述せよ）
　最小反射
　反射消失
前庭-眼球反応
　正常覚醒（眼振）反応
　強直性共同偏視
　異常反応（記述せよ）
　最小反応
　反応消失
角膜反射
　反射あり
　反射消失
運動反応
　命令に従う
　刺激部位を認識
　痛みからの回避反応
　異常屈曲反応
　異常伸展反応
　反応なし
腱反射
　正常
　反射亢進
　反射消失
骨格筋緊張
　正常
　パラトニック
　屈曲
　伸展
　弛緩

ど，開眼を妨げる局所変化がないことが前提である。

瞳孔反射

強力な懐中電灯の光で得られる瞳孔反射を評価する。反射の有無が疑わしければ，手持ち拡大レンズや眼底鏡の＋20 diopterレンズを用いる。瞳孔

径を記載する際，動眼神経麻痺の有無に注意する。

自発的眼球運動

最良の反応は，ある刺激に対してそちらを向く，自発的定位眼球運動である。共同性眼球彷徨や非共同性眼球彷徨があれば記録する。定位眼球運動がみられない患者では，自発眼振，眼クローヌス，眼球浮き運動など，さまざまな異常眼球運動を確認する。自発的眼球運動がみられない場合，左右どちら側かへの共同偏視や安静時非共同性注視（斜偏視など）も確認する。

頭位変換眼球反射

頭位変換眼球反射は，患者の頭部を瞬時に水平方向へ受動的に回旋させ評価する。可能なら，垂直方向への頭位変換に対する反応も評価する。正常覚醒反応のある患者では，定位眼球運動があるため，一致した頭位変換眼球反射はみられない。典型的な頭位変換眼球反射は，瞬時的，強直的で，基本的には頭を向けた方向と反対方向への共同眼球運動がみられる。30°以下の共同性眼球運動制限か，両眼の両方向への内転不可能な状態を，最小反射と定義する。反射消失とは最低の機能レベルを意味する。**頚椎損傷の可能性がある患者に対する頭位変換眼球反射検査は禁忌であることを忘れてはならない。**

温度眼振試験

これは，30°頭部を挙上した状態で，各外耳道に氷水を最大50mL注入して検査する（第2章）。「正常反応（覚醒）」では，注入側の反対側への迅速眼振をみる。わずかな強直性の共同偏視はあってもよい。意識清明な患者には氷水ではなく水道水を使用する。意識障害患者での注入側への強直性の共同偏視があれば脳機能が保持されていることを示す。

角膜反射

綿片で角膜面をこするか，より安全には滅菌水を角膜上に滴下した際の反応の有無を，両眼で評価する。

運動反応

運動反応[注]は全四肢で検査し，その強さを正常か弱いかで表記する。指示に応じた患者は最良の反応とされるが，反射的把握と間違えないよう注意が必要である。指示を与えても反応がない場合，痛覚刺激をそれぞれの肢（指先，足指の爪床，アキレス腱），眼窩上切痕，側頭下顎関節を，優しくかつはっきりと圧迫する。疼痛に対する「局在的反応」とは，四肢を痛みの場所に持ってくる，あるいは疼痛刺激に抵抗しようとする反応である（頭蓋の疼痛刺激に対し，腕を体の正中を越えて対側にクロスさせる，腕を肩のレベルを超えて挙上するなど）。さらに原始的な反応として，疼痛に対する定型的でない，迅速な「逃避反応」がある。この反応は臀部や肩の内転を伴うことがある。上肢の「異常屈曲反応」は，定型的でゆっくりとしたジストニー的な反応で，拇指が示指と中指の間に挟まれることがある。下肢では異常屈曲反応（反射性三重屈曲反応）は，逃避反応と鑑別が困難なことがある。上肢の「異常伸展反応」は肩の内転と内旋と前腕の回内からなる。「反応なし」とは，最

注：痛み刺激に対する四肢の異常反応には，異常屈曲（除皮質姿勢ないし硬直）や異常伸展（除脳姿勢ないし硬直）などと表現されるが，少なくとも神経専門医でない場合には理解し難い。この点については，第2章BoxでEmergency Coma Scaleを紹介したように，「脇を締めて」曲げる（異常屈曲），伸ばす（異常伸展）と表現することは，一般市民にも理解可能である。

近の筋弛緩薬投与がないことが確認され，かつ，2箇所以上に対する強い疼痛刺激にも反応がない場合のみを指す．

腱反射

四肢のうち最良の反応が得られた肢の反応を，正常，亢進，消失と評価する．その際，わずかでも反応があれば正常とみなす．

骨格筋緊張

骨格筋緊張は，正常，パラトニック(受動運動の可動域全域を通じて均等に抵抗がある)，屈曲(痙性)，伸展(硬直)，弛緩と評価する．

疾患群別管理指針

テント上占拠性病変

昏迷や昏睡を引き起こすテント上占拠性病変の，鑑別上の特徴を**表7-1**に示す．昏迷や昏睡の鑑別診断に有用な臨床検査は**表7-5**に示す．

　頭痛や先行する頭部外傷の病歴があれば，どんなにささいであっても，テント上占拠性病変を考慮する．専門家であれば，詳細な病歴聴取により，昏睡に先行する症候(顔面の非対称性，片方の上肢の筋力低下，跛行，片側の感覚消失)から，テント上占拠性病変を推察できよう．最初の診察時に，明らかな運動機能の非対称性があるか，頭側から尾側に進行する機能不全があれば，テント上占拠性病変が強く示唆される．第3章で説明したように，神経徴候の組み合わせで，間脳もしくは脳幹障害が明らかとなることがある．昏睡の進行に従い，動眼神経(第Ⅲ脳神経)による眼球運動機能と瞳孔反射障害が合併して起きるなら，テント上占拠性病変が強く示唆される．鑑別診断上の大きな問題となるのは，テント上占拠性病変のうち，

表7-5　代謝性昏睡での緊急臨床検査

Ⅰ．緊急検査
A．静脈血
　1．血糖
　2．電解質
　3．尿素もしくはクレアチニン
　4．浸透圧
　5．全血球計算
　6．凝固検査
B．動脈血
　1．色調
　2．pH
　3．Po_2
　4．Pco_2
　5．一酸化炭素ヘモグロビン(HbCO)：測定可能で，特に血液の色調が鮮やかな場合
C．髄液
　1．細胞数
　2．グラム染色
　3．グルコース
D．心電図

Ⅱ．追加検査*
A．静脈血
　1．肝機能検査
　2．甲状腺，副腎機能検査
　3．血液培養
　4．ウイルス力価
B．尿
　1．培養
C．髄液
　1．蛋白
　2．培養
　3．ウイルスと真菌抗体価，ポリメラーゼ連鎖反応(PCR)

*：これらの検査を「追加検査」にしたのは，多くの病院では結果が出るまでに数時間〜数日を要するためである．ただし，検査に用いる血液と髄液は緊急検査と同時に採取する．

脳実質外，または明らかな局所徴候を生じない前脳「無言」領域の病変は，先行あるいは随伴する巣症状がない間脳期でも，意識障害を起こすということである．そのような患者は，瞳孔反射があり，頭位変換眼球反射や温度眼振試験による反射が正常で，運動徴候は左右対称か，わずかに非対称で

あるため，テント上占拠性病変よりも代謝性脳症にみえる．従って，テント上占拠性病変か代謝性脳症かの病態を鑑別しうる明確な病歴がない場合は，両方の可能性を考慮し，直ちにCTもしくはMRIを行う．

テント上占拠性病変が疑われたなら，その徴候の重症度と，悪化の進行度を判断する．昏迷や昏睡状態でも，比較的安定していれば，緊急CTを撮る．CTにより，すべての有意な占拠性病変を除外し，くも膜下出血の存在も明らかにすることができる．利用可能ならば，MRIはより高感度であり，最近の脳梗塞，特に脳幹梗塞や，局所的な炎症性病変を識別できる．

患者が深昏睡，またはテント切痕ヘルニアの進行により急速に昏迷状態となった場合は，**まずは頭蓋内圧亢進を治療する**．気管挿管のために必要な人員や器具が準備できるまでは，マスクやアンビューバッグ（バッグバブルマスク）を用いて過換気を行う．過換気を開始したら，動脈血ガス分析を行う．過換気は，最も迅速に頭蓋内圧を低下させる方法で[51]，切迫脳ヘルニア患者を，1～2分で効率的に脳ヘルニアから回避できることもある．過換気により$Paco_2$が低下し，血管収縮が生じるため，脳血流量が低下する．脳血流量の低下がさらに脳虚血を引き起こすリスクはあるが[52]，切迫脳ヘルニア患者では頭蓋内圧を低下させることは必須で，過換気処置はその最速の方法である．頭蓋内圧の直接測定なしに最適な$Paco_2$を決定することは不可能である．気道が確保されたら，$Paco_2$を25～30mmHgに管理することが推奨される．頭蓋内圧が上昇するほど，髄液の代償予備能は減少し，$Paco_2$の低下に従い頭蓋内圧も低下する[53]．他の治療方法が開始されたなら，$Paco_2$は35mmHg付近まで上げる．過換気処置は迅速に頭蓋内圧を低下させるが，その効果は一過性である．従って，過換気処置で時間を稼いでいるうちに，頭蓋内圧の低下に長時間効果のある処置を開始することが必須である．

ベッドの頭側を30°挙上すると，平均血圧に影響を与えることなく，頭蓋内圧を低下させるというエビデンスがある（p45参照）．一方，この方法により，平均血圧と脳灌流圧の差が拡大するため[54]，正味の脳灌流圧に対する効果は測定困難で，患者間に差があると考えられる[55,56]．従って，ベッドの頭部の位置は，実際に頭蓋内圧を測定してから選択すべきである．

高浸透圧薬投与も同時に行う．高浸透圧薬は，正常な血液脳関門がある個所で，血液と脳の浸透圧較差を作り出すことにより，脳の水分量を減少させる．脳病変の多くは，局所の血液脳関門を破綻させるため，高浸透圧薬は正常脳から水分を引いて頭蓋内圧を下げるが[57]，病巣そのもののを縮小する作用はない．幸運なことに，この作用は脳偏位を悪化させない[57]．高浸透圧薬としてはマンニトールが繁用され，20％溶液を1.5～2g/kgの用量で，急速静注で投与される．効果は急速で，数時間持続する．また，血液粘性を低下させ，脳灌流を増加させる．フリーラジカルスカベンジャーとして作用している可能性もある．しかし，繰り返しのマンニトール投与は，腎機能障害のリスクを高める．そのため，最近では高張食塩液がマンニトールの代替として好まれる．7～10gのNaClを含む溶液（濃度3～23.4％）を急速投与または持続静注し，頭蓋内圧を調整する[58,59]．概して，結果はマンニトールと同様で，脳からの脱水は数日間にわたり維持され，合併症はほとんどない．

脳腫瘍（原発性，転移性とも），硬膜下血腫，硬膜外血腫，膿瘍や他の占拠性病変では，血液脳関門が欠けた血管新生が惹起され，コルチコステロイドは劇的に脳ヘルニア症候を改善させる．投薬による臨床的改善は6～12時間以内にみられるが，脳浮腫は数日経過しても不変の場合もある[60,61]．脳腫瘍患者の脳ヘルニアを改善するに必要なコルチコステロイドの用量は未知だが，状況の厳しさを考慮すると，高用量の使用が望ましい．デキサメタゾンは100mgまでは安全にボーラス静注が可能だが，典型的な初期用量は10mgであ

る（意識清明な患者では，ボーラス静注は重症な生殖器の異常感覚を起こすことがある[62]ので，10～15分かけ点滴静注する）。

　コルチコステロイドの薬効の正確な機序は不明であるが，投与後1時間以内に破綻した血液脳関門を超えて物質輸送定数を減少させ，細胞外の浮腫液排出を増加させる可能性がある。しかし，実質的な脳の水分の動きは，何時間あるいは何日も観察されない[60,61]。コルチコステロイドにより脳組織のコンプライアンスの改善もみられ，プラトー波（テント切痕ヘルニアを増悪させうる突然の頭蓋内圧の一過性上昇）を消失させる[63]。

　コルチコステロイドは細菌性髄膜炎が疑われる患者にも適応がある[64]。投薬は，抗菌薬の投与前か同時に開始する。標準的には10mgを6時間ごとに投与する[64]。脳血管障害におけるコルチコステロイドの役割は議論のあるところである[65,66]。最近のエビデンスでは，コルチコステロイドは脳梗塞や脳出血患者の経過を改善させないとされている。脳卒中における脳浮腫の大部分は，血管原性というより細胞傷害性なので，脳腫瘍患者に使用した場合のような，症状の劇的な改善はみられない。さらに，コルチコステロイドによる高血糖作用により，実際には予後を悪化させる作用も考えられる。コルチコステロイドは頭部外傷の患者では禁忌である[67]。

　上記のステップで，数分以内に頭蓋内圧を調整し，その後，CT，可能ならMRIを撮像する。これらにより，テント上占拠性病変の性質や，場合によっては，テント切痕ヘルニアの程度が明らかになる。硬膜下血腫や硬膜外血腫が確認されれば，即座に血腫除去を行う[68,69]。脳膿瘍でも同様に，病巣を減圧し，培養のための検体を得るために，緊急手術を要する。これらの病態が臨床的に疑われ，患者の状態が急速に悪化しているなら，画像の撮像中に，脳神経外科医に連絡する必要がある。脳腫瘍の場合，手術の数日前からコルチコステロイドを使用し，脳浮腫を軽減することが最良となることがある。脳実質の出血，外傷性脳損傷，脳梗塞の場合，頭蓋内圧が調整可能で脳ヘルニアの危険性がなければ，注意深い観察下での保存的治療が最良である[70,71]。

　治療中は，患者のバイタルサインと神経徴候を継続的に観察する。気管挿管を行い，Pao_2が100mmHg以上となるよう呼吸を管理する。初期の過換気治療の後，Pco_2を35～40mmHgになるよう調節する。患者の状態に応じてマンニトールを4～6時間ごとに投与してもよいが，水分出納を観察し，血管内容量を維持し，反跳効果による頭蓋内圧亢進に注意する。脳腫瘍や脳膿瘍患者では，デキサメタゾンを，通常は4mg（臨床的に必要ならば最大24mgまで増量）を6時間ごとに投与するか，等力価のコルチコステロイド投与を続ける。

　ベッドの頭側を軽度挙上する。尿道カテーテルを挿入し，1時間ごとに尿量を測定する。マンニトールや高張生理食塩液を投与している場合，著しい電解質異常が起こる可能性があるので，電解質を頻回に確認する。ICUに入室後は，頭蓋内圧をモニターする。

　頭部外傷による重症な頭蓋内圧亢進状態の治療に，バルビツレート麻酔療法が一部で推奨される[72]。チオペンタールの方が即効性があるが，通常はペントバルビタールが静注投与される。プロトコルの一例を示すと，まずは，30分かけて10mg/kgで開始し，その後60分かけて5mg/kgの投与を3回繰り返した後，1～3mg/kg/hで維持し，ペントバルビタール濃度が3～4mg/dLとなるようにする[73]。昏睡レベルは，脳波でもモニターでき，1分間に3～5バーストが出る群発抑制型とする[74]。この治療による長期予後は劇的なものではなく，また，頻回な脳波モニター，薬物血中濃度測定，潜在的な心肺合併症への配慮など，非常に手がかかる。しかし，この治療により，頭蓋内圧は迅速に低下し，麻酔されている限りは低値に維持される。この方法は，非常に注意深くバイタルサインを観察する必要があるので，ICUでのみ行うべきである。頭部外傷，溺水，脳梗塞

や，他のテント上占拠性病変患者に対し，バルビツレート麻酔療法を行うと，死亡率を低下させるという報告がある[75]。バルビツレートがICPを低下させる機序は不明であるが，吸入麻酔薬を用いた動物実験では，バルビツレートのような有益な効果はみられなかったので，その作用機序は，麻酔そのものだけでないと考えられる。昏睡患者に対するバルビツレート療法の臨床的有益性は，依然実験的評価の域を出ないと認識すべきである。

ミダゾラムやプロポフォールも頭蓋内圧の低下目的で使用されるが，バルビツレート療法と同様，予後を改善させるかは不明である[76]。難治性頭蓋内圧亢進のもう1つの治療法，減圧開頭術である[77]。これは重症頭部外傷や広範な脳梗塞患者に行われている。この治療法は，前者では予後の改善の可能性があるが[77]，後者では，人命救助の意味はあるかも知れないが，機能予後は特に高齢患者で不良である[78]。

テント下占拠性病変

テント下占拠性病変は，脳幹そのものから生じるものと，脳幹を圧迫するものの2つに分けられる。昏睡の原因となるテント下占拠性病変または破壊性病変では，後頭部痛，回転性めまい，複視など，脳幹機能不全を示唆する症候の病歴が聴取されることがある。しかし，昏睡の発症は突然で，頭痛は意識消失の直前にのみ起こることが多い。成人では，テント上占拠性病変で嘔吐を生じることはまれなので，頭痛の発症に嘔吐を伴う場合は，テント下占拠性病変を疑う。斜偏視，非共同性注視，注視麻痺，頭位変換眼球反射と温度眼振試験に対する非共同性反応は，テント下占拠性病変を強く疑わせる。脳神経麻痺や異常呼吸パターンは，通常は発症当初からみられる。鑑別診断上問題となるのは，テント上占拠性病変が橋や延髄レベルまで進行した場合である。代謝性脳症の場合は対光反射が保たれるので，破壊性もしくは圧迫性病変とは鑑別可能である。CTにより，テント上またはテント下占拠性病変の鑑別が可能で，確定診断となることもある。脳底動脈の高吸収像は，CT上明らかでなくとも，脳幹梗塞を強く示唆する。MRI(特に拡散強調画像)は，脳幹梗塞の同定により有用である。

脳底動脈閉塞などの内因性の脳幹病変と，小脳出血のような外因性圧迫性病変の鑑別は，臨床的に不可能な場合があるが，内因性と外因性では治療方針が異なる。圧迫性病変に対しては外科的手術[73]で，急性期脳動脈閉塞には血栓溶解療法が行われる[79]。昏迷や昏睡の状態で，意識障害が進行性である場合や，進行性の脳幹圧迫症状があると，小脳や硬膜下の血腫を除去する必要がある[80](第4章参照)。小脳梗塞により脳幹が圧迫されて昏迷や昏睡が生じており，CTで小脳に低吸収域がある場合，梗塞組織を切除し，減圧が必要となることがある。脳幹血腫の手術的除去は，特に出血が海綿状血管腫による場合に成功したとする報告もある[81]。高血圧性橋出血の場合は，特に昏睡患者では外科的治療は通常行わない[82]。

テント下占拠性病変の治療原則は，上述のテント上占拠性病変と類似する。

代謝性脳症

代謝性昏睡(表7-1)は，錯乱および失見当識の病歴が，昏迷または昏睡の発症に先行し，運動徴候がみられないのが特徴である。除皮質硬直や除脳硬直などの運動徴候はあっても，通常は左右対称性である。昏睡というより昏迷状態の場合，固定姿勢保持困難，ミオクローヌス，振戦がみられる。昏睡患者でみられる，繰り返される局所または全身性の痙攣発作は，代謝機能不全を疑わせる。代謝性昏睡患者の多くは，過換気あるいは低換気をみるが，テント下占拠性病変や脳幹の破壊性病変を特徴づけるような異常呼吸パターンを起こすことはまれである(p51参照)。代謝性昏睡を診断する上で間違いを起こしやすい場合が2つある。1つは，間脳期の段階に達したテント上占拠性病変

を，代謝性昏睡から鑑別する場合である。局所運動徴候がなければ，たとえテント上占拠性病変が早期の中心性ヘルニアを起こしていても，まずは代謝性昏睡を疑うかもしれない。もう1つは，代謝性昏睡患者（肝性昏睡や低血糖）で，著明な非対称性運動徴候が，過換気および深昏睡と一緒にみられる場合である。この場合，瞳孔不同がなく，対光反射が正常で，温度眼振試験に対する反応が保たれているなら，器質的疾患よりも代謝性疾患を強く疑う。

本書を読んでいる内科医，神経内科医，開業医にとって難しいのは，代謝性脳疾患による昏迷や昏睡であろう。テント上もしくはテント下占拠性病変や破壊性病変により重大な障害が生じている場合，それに即した治療は外科的手術や血管内手術となる。また，心因性意識障害が問題となる場合，患者の管理は最終的には精神科医に任せる。しかし，代謝性脳疾患による永続的な脳障害から脳を保護できるかは，初診医にかかっている。初診医はまず，バイタルサインを評価し，十分な呼吸，血圧管理をした後，代謝検査のため血液を採取する。初回の採血検査で確認するべき項目を表7-5に示す。薬物中毒はよくある昏睡の原因なので，中毒検査目的に血液，尿を採取する（表7-6）。代謝性脳症は未治療なら不可逆性の脳障害を起こすか死に至るが，薬物過量摂取，低血糖，種々の原因で生じる代謝性，または呼吸性アシドーシス，高浸透圧状態，低酸素，細菌性髄膜炎や敗血症，重度電解質異常などの原因に対処することで治療できる可能性がある。

検査結果が判明する前に救急処置を開始しなければならないが，その場合でも，血液ガス分析目的に動脈血液を確保することは重要である。アシドーシスもアルカローシスも不整脈を生じるが，急性代謝性アシドーシスのほうが，より致死的である。しかし，重症な代謝性アシドーシス患者では，pHは単独の死亡規定因子ではない[83]。重症アシドーシスに対する，炭酸水素ナトリウム

表7-6　救急部で行うべき毒物検査

定量的血清毒物検査	定性的尿毒物生検
アセトアミノフェン（パラセタモール）	コカイン
リチウム	アヘン製剤
サリチル酸塩	バルビツレート
酸素飽和度，一酸化炭素ヘモグロビン，メトヘモグロビン（COオキシメータによる）	アンフェタミン
テオフィリン	propoxyphene
バルプロ酸	phencyclidine（PCP）
カルバマゼピン	三環系抗鬱薬（TCA）
ジゴキシン	
フェノバルビタール（尿検査でバルビツレートが陽性の場合）	
鉄	
トランスフェリン〔得られないなら，不飽和鉄結合能（UIBC）を測定〕	
エチルアルコール	
メチルアルコール	
エチレングリコール	

（NaHCO₃）投与の是非は結論が出ていない[84~86]。炭酸水素ナトリウムは，糖尿病性アシドーシスには適応がなく，他の原因によるアシドーシスの治療にも有益でない可能性がある。その代わり，アシドーシスの原因を至急治療するのが最良のアプローチである。低酸素症があれば，気道確保と酸素投与を十分に行い，血液を完全に酸素化し，直ちに改善する。正常なPao_2を示しても，血液中の酸素含有量は，下記の理由により，脳の需要を満たすのには不十分な可能性がある。すなわち，(1)ヘモグロビンに異常がある（一酸化炭素ヘモグロビン血症，メトヘモグロビン血症，硫化ヘモグロビン血症）。メトヘモクロビンや硫化ヘモクロビンは，典型的には酸素化された血液のチョコレート様の外見から診断される。患者にはメチレンブルー（1~2mg/kg，5分間かけて）を静注し治療する[87,88]。内視鏡時に使用されるベンゾカインのような局所麻酔薬は，急性メトヘモグロビン血症の原因となりうる[89]。(2)一酸化炭素とヘモグロビンの親和性は酸素に比べ200倍高いため，酸素を置換し一酸化炭素ヘモクロビン血症となる。Pao_2が正常な患者の色調は，ピンクもしくは「サクランボ色cherry red」であるが，組織へ酸素を運搬するための十分なヘモグロビンがないので，患者は低酸素状態となる。このような患者では100％酸素を吸入させ，血液の酸素化を促すために過換気とする。高圧酸素治療により状況が改善する場合があるので，装置が利用可能ならば，生命にかかわるような一酸化炭素への曝露があった患者には，この治療を行うべきである[90]。(3)重症な貧血そのもので昏睡となることはないが，Pao_2が正常でも血液の酸素運搬能が低下する結果，脳への酸素供給が減少する。他の低酸素症を生じる要因が存在すると，貧血は症状を助長する可能性がある。ヘマトクリット25以下の重度の貧血のある昏睡患者では，全血もしくは赤血球濃厚液の輸血を行うべきである。(4)Pao_2および酸素含有量が正常でも，酸素を代謝できないと組織は低酸素となりうる（シアン中毒など）。1回用量4~5gの水酸化コバラミン静注が，安全で効果的な治療方法である[91]。

発熱している昏迷あるいは昏睡患者では，項部硬直や他の髄膜刺激徴候（Kernig徴候，Brudzinski徴候，首振増強徴候jolt accentuationなど，p137参照）の有無にかかわらず，**急性細菌性髄膜炎**を考慮する。上記のように，可及的速やかに抗菌薬とコルチコステロイドの投与で初療し，速やかにCT撮影を行い，脳ヘルニアを生じるような占拠性病変が否定された上で腰椎穿刺を行う。遠心分離した髄液の沈渣をグラム染色すると，治療の参考となる病原体が発見されることがある。残りの髄液は培養，ポリメラーゼ連鎖反応（PCR）法による細菌やウイルス（特にヘルペスウイルス）の分析，状況に応じた追加の検査などに用いる。細胞が検出されなかったとしても急性細菌性髄膜炎を除外できないので，強く疑う場合は6~12時間後に腰椎穿刺を再度行う。遠心分離した髄液沈渣をグラム染色すると，細胞増加がなくとも病原体が検出されることがある。

重篤なカリウム不均衡は，通常，脳よりも心臓に影響する。よって，血清電解質濃度の結果が検査室から報告される前に，心電図から診断が示唆される場合がある。電解質と酸–塩基平衡異常は，共に緩徐に補正するべきである。なぜなら，性急な補正はオーバーシュートや細胞内外の不均衡を引き起こし，状況を悪化させることが多いからである[92]。

薬物の過量摂取は，救急部を受診する患者の昏睡原因として一般的である。多くの救急部では，毒物の迅速測定が可能である（表7-6）[93]。これらの薬物は急速に致死的はならないが，呼吸抑制作用によりいつでも呼吸停止や循環抑制を生じる危険性を孕む。従って，鎮静薬を摂取した疑いのある昏迷ないし昏睡患者は，観察者なく放置してはならない。特に初診直後の数分は留意すべきである。これは，患者が比較的清明で，呼吸機能が正常であるようにみえるのは，診察している医師の刺激によるもので，外的刺激がなくなると，呼吸

抑制を伴った昏睡に急に陥ることがあるからである。薬物中毒に対する管理の各論は本章の範疇外であるが[88,94]，確かな一般原則は，鎮静薬を摂取した患者すべてに当てはまる。薬物の種類により治療内容と治療期間は変わる。従って，患者を調べるか，患者の自室に潜在的な毒物や，鎮静薬が入っていたと思われる空の薬物バイアルがなかったか，親族や警察に尋ねる必要がある。鎮静薬の大量過剰摂取は呼吸不全や心不全を起こしうる。このような合併症を事前に予期し早期に治療すると，その後の経過がスムーズなことが多い。薬物過量摂取を疑うすべての昏迷ないし昏睡患者には気管挿管し，万一呼吸不全になった場合にも補助呼吸ができるよう準備しておく。中心静脈路を留置すれば，患者に負荷をかけることなく十分な血液量を維持できる。循環血液量および血圧の維持のために十分量の輸液を行うが，乏尿患者では過量の輸液を避ける。パルスオキシメータを指に装着し，動脈血ガス分析も行う。これらに較差（酸素飽和度ギャップ）がある場合は，中毒の可能性が示唆される。一酸化炭素，メトヘモグロビン，シアン化合物，硫化水素は酸素飽和度ギャップを拡大させる。

バイタルサインが安定したら，薬物の除去，中和，拮抗を試みる。消化管から中毒物質の除去を試み，トコンシロップ（嘔吐誘発薬）での嘔吐[95]，胃洗浄[96]，吸収抑制薬の投与[97]，活性炭の投与[98]，全腸管洗浄[99]などによって吸収を阻害する。米国臨床毒物学学会American Academy of Clinical Toxicologyやヨーロッパ毒物センター・臨床毒物学者連合European Association of Poison Centers and Clinical Toxicologistsからの勧告では，嘔吐の誘発が有益であるというエビデンスはないとされている。むしろ，意識レベルの低いもしくは意識を消失しかけている患者では，嘔吐誘発は禁忌とされている[95]。結論としては，胃洗浄はルーチンに行うのではなく，致死量の薬物摂取から1時間以内に開始可能ならば，考慮してもよいという位置づけである[96]。その一方，誤嚥は

最たる合併症であるため，意識障害患者に対しては，まず気管挿管を行う。吸収抑制薬の投与は，中毒患者治療では有用でない[97]。意識清明な患者ないし気道が確保されている患者では，1回量50gの活性炭投与は可能だが，酸，アルカリ，エタノール，エチレングリコール，鉄，リチウム，メタノールの吸収には効果的ではない。カルバマゼピン，dapsone，フェノバルビタール，キニン，テオフィリンの致死量摂取の場合には，50〜100gの活性炭を初期投与し，その後12.5g/h以上の速度で胃管からの投与適応がある。これにより，小腸からの薬物の除去に加えて，薬物の腸-腸循環や，場合によっては腸-肝循環が阻害される[100]。ポチエチレングリコール電解質溶液による全腸管洗浄は，摂取薬物（特に腸溶薬や徐放薬）の生物活性を低下させる可能性がある[99]。

尿pHを7.5以下に低下させうる量の炭酸水素ナトリウム静注により，サリチル酸，ペントバルビタール，クロルプロパミドの除去が促進される[101]。バルビツレート，glutethimide，サリチル酸，アルコール中毒が重症な場合，血液透析か血液灌流が必要となることがある[100,101]。アセトアミノフェンは，それ自体で意識障害の原因とはならないが，オピオイド合剤に含まれることがあり（アセトアミノフェンとコデインもしくはオキシコドンとの合剤など），多薬物による中毒では，その中に含まれることが多い。アセトアミノフェンは，成人で5g以上の摂取で急性肝障害を生じることがある。特にエタノールなどの肝毒素と組み合わさった場合には注意が必要である。アセトアミノフェン過量摂取が疑われた場合は，N-アセチルシステインでも治療されるべきである[103]。

心因性無反応

心因性無反応では，覚醒時頭位変換眼球および前庭眼反射を含め，神経学的検査の結果は正常なのが特徴的である。心因性無反応を念頭に置き，適切な神経学検査を行えば，確定診断に大きな困難

はない。患者が心因性無反応の臨床的基準に合致すると，それ以上の臨床検査は不要である。しかし，神経学的検査後に疑問点が残った際，診断に最も有用な検査は脳波である。脳波上，開眼や他の刺激により正常なα波抑制がみられれば，この診断の一助となる。また，アミタール面接（第6章参照）は，心因性意識障害を緊急に評価する際，診断に有用であり，「患者を覚醒させる」ので，そこからより効果的な治療を開始できる。しかし，アミタール面接は心理的防御反応を破壊するので，明確な精神治療が引き続いて行われる場合にのみ施行すべきである。従って，緊急の精神科診察が担保されていることが必須で，患者には精神科入院が必要となることが多い。併存する内臓疾患を除外するため，患者の身体状態を徹底的に評価しなければならない。というのも，心因性無反応は，深刻な器質的な病気に関連して起こることが多いためである。

終わりに

本章では，昏迷および昏睡患者の鑑別診断での生理的なアプローチや救急管理について述べた。このアプローチにより，病歴聴取と身体的，神経学的検査に基づき，ある程度自信をもって，昏睡患者を4つの主要な疾患グループの1つに振り分けることができる。そして，その特定のグループにより，残りの診断的評価や治療指針が立てられる。しかし，診察が完了しても診断が確定できない場合もある。画像検査や内分泌代謝が検査され，最も重症な感染症や代謝異常が考慮されるまで，予備的分類も保留される必要がある場合もある。また，少しでも占拠性病変が疑われるなら，巣症状がなくても，早急な画像検査が必要である。逆に，片麻痺やその他の巣症状があっても，それにより低血糖といった代謝性病変は必ずしも否定されない。昏迷または昏睡患者の診断的評価や治療の際には，その診断が間違っている可能性を常に考え，コンサルテーションを求める必要性や，他の診断方法，治療方法を考慮する必要性について自問自答することが大切である。幸い，意識状態の変化に常時細心の注意を払い，分単位で状況を再考する意欲をもっていれば，間違いが起こることはほとんどない。

文献

1. Laureys S, Pellas F, Van Eeckhout P, et al. The locked-in syndrome: what is it like to be conscious but paralyzed and voiceless? Prog Brain Res 2005; 150, 495-511.
2. Wijdicks EF, Bamlet WR, Maramattom BV, et al. Validation of a new coma scale: the FOUR score. Ann Neurol 2005; 58, 585-593.
3. Stevens RD, Bhardwaj A. Approach to the comatose patient. Crit Care Med 2006; 34, 31-41.
4. Yanagawa Y, Sakamoto T, Okada Y, et al. Intubation without premedication may worsen outcome for unconsciousness patients with intracranial hemorrhage. Am J Emerg Med 2005; 23, 182-185.
5. Wadbrook PS. Advances in airway pharmacology. Emerging trends and evolving controversy. Emerg Med Clin North Am 2000; 18, 767-788.
6. Reynolds SF, Heffner J. Airway management of the critically ill patient: rapid-sequence intubation. Chest 2005; 127, 1397-1412.
7. Marik PE, Varon J, Trask T. Management of head trauma. Chest 2002; 122, 699-711.
8. Roppolo LP, Walters K. Airway management in neurological emergencies. Neurocrit Care 2004; 1(4), 405-141.
9. Hamill JF, Bedford RF, Weaver DC, et al. Lidocaine before endotracheal intubation: intravenous or laryngotracheal? Anesthesiology 1981; 55, 578-581.
10. Komatsu R, Nagata O, Kamata K, et al. Intubating laryngeal mask airway allows tracheal intubation when the cervical spine is immobilized by a rigid collar. Br J Anaesth 2004; 3, 655-659.
11. Koerner IP, Brambrink AM. Fiberoptic techniques. Best Pract Res Clin Anaesthesiol 2005; 19, 611-621.
12. Patterson, H. Emergency department intubation of trauma patients with undiagnosed cervical spine injury. Emerg Med J 2004; 21, 302-305.
13. Muckart DJ, Bhagwanjee S, van der Merwe R. Spinal cord injury as a result of endotracheal intubation in patients with undiagnosed cervical spine fractures. Anesthesiology 1997; 87, 418-420.
14. Chung YH, Chao TY, Chiu CT, et al. The cuff-leak test is a simple tool to verify severe laryngeal edema in patients undergoing long-term mechanical ventilation. Crit Care Med 2006; 34, 409-414.
15. Lin CC, Lin CD, Cheng YK, et al. Middle ear effusion in intensive care unit patients with prolonged endotracheal intubation. Am J Otolaryngol 2006; 27, 109-111.

16. Shirawi N, Arabi Y. Bench-to-bedside review: early tracheostomy in critically ill trauma patients. Crit Care 2005; 10, 201-205.
17. Mignini MA, Piacentini E, Dubin A. Peripheral arterial blood pressure monitoring adequately tracks central arterial blood pressure in critically ill patients: an observational study. Crit Care 2006; 10, R43.
18. Mullner M, Urbanek B, Havel C, et al. Vasopressors for shock. Cochrane Database Syst Rev 2004; 3, CD003709.
19. Asfar P, Hauser B, Radermacher P, et al. Catecholamines and vasopressin during critical illness. Crit Care Clin 2006; 22, 131-149.
20. Seguin P, Laviolle B, Guinet P, et al. Dopexamine and norepinephrine versus epinephrine on gastric perfusion in patients with septic shock: a randomized study [NCT00134212]. Crit Care 2006; 10, R32.
21. Aggarwal M, Khan IA. Hypertensive crisis: hypertensive emergencies and urgencies. Cardiol Clin 2006; 24, 135-146.
22. Moore C, Woollard M. Dextrose 10% or 50% in the treatment of hypoglycaemia out of hospital? A randomised controlled trial. Emerg Med J 2005; 22, 512-515.
23. Van den BG, Wilmer A, Hermans G, et al. Intensive insulin therapy in the medical ICU. N Engl J Med 2006; 354, 449-461.
24. Chen JW, Wasterlain CG. Status epilepticus: pathophysiology and management in adults. Lancet Neurol 2006; 5, 246-256.
25. Towne AR, Waterhouse EJ, Boggs JG, et al. Prevalence of nonconvulsive status epilepticus in comatose patients. Neurology 2000; 54, 340-345.
26. Claassen J, Mayer SA, Kowalski RG, et al. Detection of electrographic seizures with continuous EEG monitoring in critically ill patients. Neurology 2004; 62, 1743-1748.
27. Vincent JL, Sakr Y, Sprung CL, et al. Sepsis in European intensive care units: results of the SOAP study. Crit Care Med 2006; 34, 344-353.
28. Paul M, Silbiger I, Grozinsky S, et al. Beta lactam antibiotic monotherapy versus beta lactam-aminoglycoside antibiotic combination therapy for sepsis. Cochrane Database Syst Rev 2006; CD003344.
29. Begg N, Cartwright KA, Cohen J, et al. Consensus statement on diagnosis, investigation, treatment and prevention of acute bacterial meningitis in immuno-competent adults. British Infection Society Working Party. J Infect 1999; 39, 1-15.
30. van de Beek D, De Gans J, McIntyre P, et al. Steroids in adults with acute bacterial meningitis: a systematic review. Lancet Infect Dis 2004; 4, 139-143.
31. Mcilvoy LH. The effect of hypothermia and hyperthermia on acute brain injury. AACN Clin Issues 2005; 16, 488-500.
32. Minamisawa H, Smith ML, Siesjo BK. The effect of mild hyperthermia and hypothermia on brain damage following 5, 10, and 15 minutes of forebrain ischemia. Ann Neurol 1990; 28, 26-33.
33. De KJ, Deleu D, Solheid C, et al. Coma as presenting manifestation of Wernicke's encephalopathy. J Emerg Med 1985; 3, 361-363.
34. Bleggi-Torres LF, De Medeiros BC, Ogasawara VSA, et al. Iatrogenic Wernicke's encephalopathy in allogeneic bone marrow transplantation: a study of eight cases. Bone Marrow Transplant 1997; 20, 391-395.
35. Omer SM, al Kawi MZ, al Watban J, et al. Acute Wernicke's encephalopathy associated with hyperemesis gravidarum: magnetic resonance imaging findings. J Neuroimaging 1995; 5, 251-253.
36. Koguchi K, Nakatsuji Y, Abe K, et al. Wernicke's encephalopathy after glucose infusion. Neurology 2004; 62, 512.
37. Ries NL, Dart RC. New developments in antidotes. Med Clin North Am 2005; 89, 1379-1397.
38. Barnett R, Grace M, Boothe P, et al. Flumazenil in drug overdose: randomized, placebo-controlled study to assess cost effectiveness. Crit Care Med 1999; 27, 78-81.
39. Bledsoe BE. No more coma cocktails. Using science to dispel myths & improve patient care. JEMS 2002; 27, 54-60.
40. Clarke SF, Dargan PI, Jones AL. Naloxone in opioid poisoning: walking the tightrope. Emerg Med J 2005; 22, 612-616.
41. Weinbroum AA, Flaishon R, Sorkine P, et al. A risk-benefit assessment of flumazenil in the management of benzodiazepine overdose. Drug Saf 1997; 17, 181-196.
42. Inouye SK. Delirium in older persons. N Engl J Med 2006; 354, 1157-1165.
43. Bourgeois JA, Koike AK, Simmons JE, et al. Adjunctive valproic acid for delirium and/or agitation on a consultation-liaison service: a report of six cases. J Neuropsychiatry Clin Neurosci 2005; 17, 232-238.
44. Krauss B, Zurakowski D. Sedation patterns in pediatric and general community hospital emergency departments. Pediatr Emerg Care 1998; 14, 99-103.
45. Lenart SB, Garrity JA. Eye care for patients receiving neuromuscular blocking agents or propofol during mechanical ventilation. Am J Crit Care 2000; 9, 188-191.
46. Koroloff N, Boots R, Lipman J, et al. A randomised controlled study of the efficacy of hypromellose and Lacri-Lube combination versus polyethylene/Cling wrap to prevent corneal epithelial breakdown in the semiconscious intensive care patient. Intensive Care Med 2004; 30, 1122-1126.
47. Piatt Jr JH. Detected and overlooked cervical spine injury in comatose victims of trauma: report from the Pennsylvania Trauma Outcomes Study. J Neurosurg Spine 2006; 5, 210-216.
48. Teasdale G, Knill-Jones R, van der Sande J. Observer variability in assessing impaired consciousness and coma. J Neurol Neurosurg Psychiatry 1978; 41, 603-610.
49. Lagares A, Gomez PA, Alen JF, et al. A comparison of different grading scales for predicting outcome after subarachnoid haemorrhage. Acta Neurochir (Wien) 2005; 147, 5-16.
50. Diringer MN, Edwards DF. Does modification of the Innsbruck and the Glasgow coma scales improve their ability to predict functional outcome? Arch Neurol 1997; 54, 606-611.
51. Stocchetti N, Maas AI, Chieregato A, et al. Hyperventilation in head injury: a review. Chest 2005;

52. Diringer MN, Yundt K, Videen TO, et al. No reduction in cerebral metabolism as a result of early moderate hyperventilation following severe traumatic brain injury. J Neurosurg 2000; 92, 7–13.
53. Steiner LA, Balestreri M, Johnston AJ, et al. Predicting the response of intracranial pressure to moderate hyperventilation. Acta Neurochir (Wien) 2005; 147, 477–483.
54. Ng I, Lim J, Wong HB. Effects of head posture on cerebral hemodynamics: its influences on intracranial pressure, cerebral perfusion pressure, and cerebral oxygenation. Neurosurgery 2005; 54, 593–598.
55. Schneider GH, von Helden GH, Franke R, et al. Influence of body position on jugular venous oxygen saturation, intracranial pressure and cerebral perfusion pressure. Acta Neurochir Suppl (Wien) 1993; 59, 107–112.
56. Ropper AH, O'Rourke D, Kennedy SK. Head position, intracranial pressure, and compliance. Neurology 1982; 32, 1288–1291.
57. Videen TO, Zazulia AR, Manno EM, et al. Mannitol bolus preferentially shrinks non-infarcted brain in patients with ischemic stroke. Neurology 2001; 57, 2120–2122.
58. Huang SJ, Chang L, Han YY, et al. Efficacy and safety of hypertonic saline solutions in the treatment of severe head injury. Surg Neurol 2006; 65, 539–546.
59. Vialet R, Albanese J, Thomachot L, et al. Isovolume hypertonic solutes (sodium chloride or mannitol) in the treatment of refractory posttraumatic intracranial hypertension: 2 mL/kg 7.5% saline is more effective than 2 mL/kg 20% mannitol. Crit Care Med 2003; 31, 1683–1687.
60. Sinha S, Bastin ME, Wardlaw JM, et al. Effects of dexamethasone on peritumoural oedematous brain: a DT-MRI study. J Neurol Neurosurg Psychiatry 2004; 75, 1632–1635.
61. Rabinstein AA. Treatment of cerebral edema. Neurologist 2006; 12, 59–73.
62. Czerwinski AW, Czerwinski AB, Whitsett TL, et al. Effects of a single, large intravenous injection of dexamethasone. Clin Pharmacol Ther 1972; 13, 638–642.
63. Alberti E, Hartmann A, Schutz HJ, et al. The effect of large doses of dexamethasone on the cerebrospinal fluid pressure in patients with supratentorial tumors. J Neurol 1978; 217, 173–181.
64. De Gans J, van de Beek D. European dexamethasone AB dexamethasone in adults with bacterial meningitis. N Engl J Med 2002; 347, 1549–1556.
65. Norris JW. Steroids may have a role in stroke therapy. Stroke 2004; 35, 228–229.
66. Poungvarin N. Steroids have no role in stroke therapy. Stroke 2004; 35, 229–230.
67. Roberts I, Yates D, Sandercock P, et al. Effect of intravenous corticosteroids on death within 14 days in 10008 adults with clinically significant head injury (MRC CRASH trial): randomised placebo-controlled trial. Lancet 2004; 364, 1321–1328.
68. Bullock MR, Chesnut R, Ghajar J, et al. Surgical management of acute subdural hematomas. Neurosurgery 2006; 58, 16–24.
69. Bullock MR, Chesnut R, Ghajar J, et al. Surgical management of acute epidural hematomas. Neurosurgery 2006; 58, 7–15.
70. Bullock MR, Chesnut R, Ghajar J, et al. Surgical management of traumatic parenchymal lesions. Neurosurgery 2006; 58, S25–S46.
71. Subramaniam S, Hill MD. Controversies in medical management of intracerebral hemorrhage. Can J Neurol Sci 2005; 32(Suppl 2), S13–S21.
72. The Brain Trauma Foundation. The American Association of Neurological Surgeons. The Joint Section on Neurotrauma and Critical Care. Use of barbiturates in the control of intracranial hypertension. J Neurotrauma 2000; 17, 527–530.
73. Chesnut RM. Management of brain and spine injuries. Crit Care Clin 2004; 20, 25–55.
74. Bader MK, Arbour R, Palmer S. Refractory increased intracranial pressure in severe traumatic brain injury: barbiturate coma and bispectral index monitoring. AACN Clin Issues 2005; 16, 526–541.
75. Schalen W, Sonesson B, Messeter K, et al. Clinical outcome and cognitive impairment in patients with severe head injuries treated with barbiturate coma. Acta Neurochir (Wien) 1992; 117, 153–159.
76. Cremer OL, Van Dijk GW, van WE, et al. Effect of intracranial pressure monitoring and targeted intensive care on functional outcome after severe head injury. Crit Care Med 2005; 33, 2207–2213.
77. Albanese J, Leone M, Alliez JR, et al. Decompressive craniectomy for severe traumatic brain injury: evaluation of the effects at one year. Crit Care Med 2003; 31, 2535–2538.
78. Subramaniam S, Hill MD. Massive cerebral infarction. Neurologist 2005; 11, 150–160.
79. Arnold M, Nedeltchev K, Schroth G, et al. Clinical and radiological predictors of recanalisation and outcome of 40 patients with acute basilar artery occlusion treated with intra-arterial thrombolysis. J Neurol Neurosurg Psychiatry 2004; 75, 857–862.
80. Bullock MR, Chesnut R, Ghajar J, et al. Surgical management of posterior fossa mass lesions. Neurosurgery 2006; 58, S47–S55.
81. Wang CC, Liu A, Zhang JT, et al. Surgical management of brain-stem cavernous malformations: report of 137 cases. Surg Neurol 2003; 59, 444–454.
82. Rabinstein AA, Tisch SH, McClelland RL, et al. Cause is the main predictor of outcome in patients with pontine hemorrhage. Cerebrovasc Dis 2004; 17, 66–71.
83. Gunnerson KJ, Saul M, He S, et al. Lactate versus non-lactate metabolic acidosis: a retrospective outcome evaluation of critically ill patients. Crit Care 2006; 10, R22.
84. Forsythe SM, Schmidt GA. Sodium bicarbonate for the treatment of lactic acidosis. Chest 2000; 117, 260–267.
85. Gunnerson KJ, Kellum JA. Acid-base and electrolyte analysis in critically ill patients: are we ready for the new millennium? Curr Opin Crit Care 2003; 9, 468–473.
86. Swenson ER. Metabolic acidosis. Respir Care 2001; 46, 342–353.
87. Clifton J, Leikin JB. Methylene blue. Am J Ther 2003; 10, 289–291.
88. Mokhlesi B, Corbridge T. Toxicology in the critically ill patient. Clin Chest Med 2003; 24, 689–711.

89. Bayard M, Farrow J, Tudiver F. Acute methemoglobinemia after endoscopy. J Am Board Fam Pract 2004; 17, 227-229.
90. Weaver LK, Hopkins RO, Chan KJ, et al. Hyperbaric oxygen for acute carbon monoxide poisoning. N Engl J Med 2002; 347, 1057-1067.
91. Sauer SW, Keim ME. Hydroxocobalamin: improved public health readiness for cyanide disasters. Ann Emerg Med 2001; 37, 635-641.
92. Weiss-Guillet EM, Takala J, Jakob SM. Diagnosis and management of electrolyte emergencies. Best Pract Res Clin Endocrinol Metab 2003; 17, 623-651.
93. Wu AH, McKay C, Broussard LA, et al. National academy of clinical biochemistry laboratory medicine practice guidelines: recommendations for the use of laboratory tests to support poisoned patients who present to the emergency department. Clin Chem 2003; 49, 357-379.
94. Critical Care Toxicology: Diagnosis and Management of the Critically Poisoned Patient, 2005, 1-1690.
95. Position paper: ipecac syrup. J Toxicol Clin Toxicol 2004; 42, 133-143.
96. Vale JA, Kulig K. Position paper: gastric lavage. J Toxicol Clin Toxicol 2004; 42, 933-943.
97. Barceloux D, McGuigan M, Hartigan-Go K. Position statement: cathartics. American Academy of Clinical Toxicology; European Association of Poisons Centres and Clinical Toxicologists. J Toxicol Clin Toxicol 1997; 35, 743-752.
98. Chyka PA, Seger D, Krenzelok EP, et al. Position paper: single-dose activated charcoal. Clin Toxicol (Phila) 2005; 43, 61-87.
99. Tenenbein M. Position statement: whole bowel irrigation. American Academy of Clinical Toxicology; European Association of Poisons Centres and Clinical Toxicologists. J Toxicol Clin Toxicol 1997; 35, 753-762.
100. Bradberry SM, Vale JA. Poisons. Initial assessment and management. Clin Med 2003; 107-110.
101. Proudfoot AT, Krenzelok EP, Vale JA. Position paper on urine alkalinization. J Toxicol Clin Toxicol 2004; 42, 1-26.
102. Megarbane B, Borron SW, Baud FJ. Current recommendations for treatment of severe toxic alcohol poisonings. Intensive Care Med 2005; 31, 189-195.
103. Rowden AK, Norvell J, Eldridge DL, Kirk MA. Updates on acetaminophen toxicity. Med Clin North Am 2005; 89, 1145-1159.

8 脳死

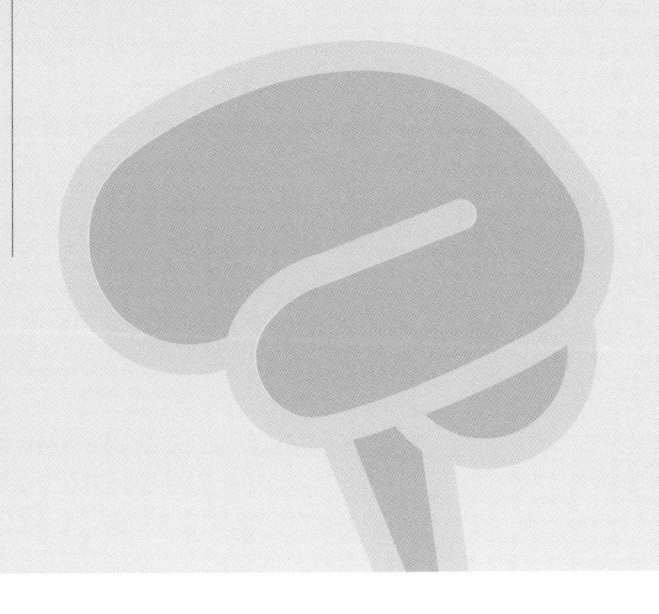

脳死判定

MollaretとGoulon[1]が1959年に脳死問題を初めて検討して以来，あらゆる治療にかかわらず，脳が死んでいる，もしくは死に瀕している状態として，正確かつ明白に決定する基準を確定する試みが，各研究者によりなされてきた。以来，さまざまな委員会や評論家が，後ろ向き研究に基づき，脳死に関する適切な臨床的および検査所見基準の確立を試みている。最も早期の広く知られた定義として，1968年に発表された，ハーバード医科大学のAd Hoc Committeeによる脳死基準（当時は，「不可逆的昏睡」[2]と呼ばれた）の検討がある（表8-1）。現在，米国では，脳死が人の死に等しいとする原則がUniform Determination Death Act[3]により確立されている（実際，すべての死は脳死によるのである。例えば，人工心臓は患者を生かし続ける。この際，脳を除く全臓器が人工物であるとすれば，その個人は依然生存しているといえる。しかし逆に，脳は死んでいるが，他の臓器を人工的方法で維持することは，単に死体の保存にすぎず，その個人は生存していない。従って，この章では脳死という用語を用いるが，この語は死と同義である。）[注1]。脳死を臨床的に診断するためのエビデンスに基づいた詳細な指針や実際の指標は，米国神経学会のホームページでみることができる（http://www.aan.com）。

以下の医学的考察のため，脳死の概念が重要と

表8-1 脳死に関するハーバード基準（1968年）

1. 無反応の昏睡
2. 無呼吸
3. 脳幹反射の欠如
4. 脊髄反射の欠如
5. 平坦脳波
6. 上記項目が最低24時間持続
7. 薬物中毒および低体温でないこと

ハーバード医科大学のAd Hoc委員会[2]より転載。

なっている。(1)臓器移植を成功させるために，健康な臓器の提供が求められており，全身的な循環不全が生じる前に脳死の早期診断ができれば，提供された臓器を有効に使用することが可能である。しかし一方では，倫理的，法的には，脳死の診断にはその定義が明確で，非難の余地のないものであることが求められている。(2)臓器提供の問題はさておいたとしても，現代の医療技術により，身体機能の長期維持が可能となったため，長期間の，高額だが効果の見込めない治療が続けられ，家族や医療従事者が大きな精神的ストレスを受ける結果となっている。反対に，経験の浅い医師にとっては驚くほどの回復がみられることもあり，脳の損傷が重篤あるいは既に死亡しているとして治療を諦めてしまうような患者が，予想外の良好な転帰を示すことがある(p353，ピットフォールの項参照)。従って，死を診断しようとするよりも，生存目的の治療を，どの時点まで精力的に行う必要があるかを知ることのほうが，より大切である。(3)救命救急施設は限られており，費用もかかるため，治療効果の期待できない患者を診療すれば，ほかに用いるべき医療資源を消費してしまうことになる。救命救急施設の使用は，その処置が最も有効であることが明確な患者に限定すべきで，そうすることにより，救命救急施設の，脳機能が決して回復しない患者の診療による過重負荷が避けられる。

脳死診断の基礎は，あくまでも注意深く確実な臨床神経学的検査である(**表8-2**)。さらに，病歴，神経学的所見，検査所見の評価を通じ，顕在化していない可能性のある，さまざまな因子を除外する[注2]。脳死の診断は，欠くことのできない2つの大きな基本的理念に基づいている。1つは，その脳機能喪失は確実に不可逆的であるということである。これは，脳損傷の原因が，脳出血，脳梗塞，頭部外傷，脳膿瘍といった器質性脳疾患か，遷延性仮死などの不可逆的代謝障害なのかが明らかでなければならないことを意味している。もう1つは，意識を保ち自律神経機能を維持するための脳の構造物が，回復する可能性がないほど損傷されているということである。

脳死の原因は，不可逆的な器質性あるいは代謝性病変であることが明らかでなければならない。この最初の基準は最も大切であり，これが満たさ

注1：本邦では「臓器の移植に関する法律(平成9年7月16日，法律104号)」により，臓器移植を前提とした場合に限り「脳死は人の死」と定義されている。この原則は，小児の脳死下臓器移植を可能にした「臓器の移植に関する法律の一部を改正する法律(平成22年7月17日，法律83号)」でも変更されていない。注と表はOUPの許諾を得て挿入。

注2：本邦では，注1で示した「改正する法律」(平成22年7月17日施行)により，法的脳死判定を行うためには，以下の前提条件，除外例およびバイタルサインを満たしている必要がある。注と表はOUPの許諾を得て挿入。
  I．前提条件
　　A．器質的脳障害により深昏睡及び無呼吸である症例
　　B．原疾患が確実に診断されている症例
　　C．現在行いうるすべての適切な治療をもってしても回復の可能性が全くないと判断される症例
  II．除外例
　　A．脳死と類似した状態になりうる症例
　　　1．急性薬物中毒
　　　2．低体温：直腸温，食道温の深部温が6歳未満は35℃未満，6歳以上は32℃未満
　　　3．代謝・内分泌障害
　　B．生後12週未満の乳児
　　C．被虐待児
　　D．知的障害者等，本人の意思表示が有効でないと思われる症例
  III．バイタルサインの確認
　　A．体温：直腸温，食道温等の深部温が6歳未満は35℃未満，6歳以上は32℃未満でないこと
　　B．血圧：収縮期血圧が1歳未満は65mmHg以上，1～12歳は65＋(2×年齢)mmHg以上，13歳以上は90mmHg以上であること
　　C．心拍，心電図等の確認：重篤な不整脈がないこと

表8-2 米国における成人および小児の脳死基準

A. 原因が明確な昏睡
1. 毒物あるいは治療薬が，麻酔がかかる可能性のある量まで投与されていない．30℃以下の低体温，あるいは他の生理学的異常は可能な限り医学的に是正されている
2. 不可逆的器質疾患あるいは臓器障害による既知の不可逆的な内因性代謝障害が明確に存在する

B. 運動反応の欠如
1. 瞳孔の対光反射は欠如，径は中等大（4～6mm）
2. 角膜反射の欠如
3. 前庭眼反射の欠如
4. 咽頭反射の欠如
5. 気管内吸引に対する咳反射の欠如
6. 吸乳反射や哺乳反射の欠如
7. $Paco_2$が60mmHgまたは正常の基準値より20mmHg上昇した際の呼吸駆動作用の欠如（無呼吸検査）

C. 患者の年齢別による2回の判定間隔
1. 2ヵ月まで：48時間
2. 2ヵ月以上，1歳以下：24時間
3. 1歳超，18歳未満：12時間
4. 18歳以上は適宜

D. 確認検査
1. 2ヵ月まで：2種類の確認検査
2. 2ヵ月以上，1歳以下：1種類の確認検査
3. 1歳超，18歳未満：適宜
4. 18歳以上：適宜

れなければ脳死の診断は考えられない．この点を強調する理由は，病院外で生じた「原因不明の昏睡」が抑制薬中毒による場合が世界的に多いためである．自殺または殺人のような状況下では，付き添いや家族が虚偽の証言をしがちであるので，目撃者の証言も，正確な病歴としては信頼性がない．他の疾患の治療目的で入院中の患者さえ，自分自身あるいは他人により毒物を摂取させられることもあり，一時的にでも医療従事者が惑わされる可能性がある．従って，脳死の検討の前に，詳細かつ正確な臨床所見と検査結果による，不可逆的病変の診断が求められる．数年前，NIHにより行われた多施設研究により，前述のような状況で，診断が間違われやすいことが報告されている[5]．毒物分析の結果から，医師が診察時に推測した以上に，薬物中毒による深昏睡例は多いことが明らかとなった．これは，ありふれてはいるが判別しにくい鎮静薬誘発性昏睡を診た経験のない医師もいるためである．最も一般的な脳死原因を表8-3にまとめた．脳幹機能喪失の原因となる脳損傷は，CTやMRIにより，ほぼすべての患者で証明が可能だが，画像所見が正常で，病歴上脳死の原因が疑わしい場合は，髄液検査を行う必要がある．

表8-3 最もよくみられる脳死の原因疾患

1. 外傷性脳損傷
2. 脳動脈瘤破裂によるくも膜下出血
3. 脳内出血
4. 脳浮腫と脳ヘルニアを伴う脳虚血性発作
5. 低酸素性虚血性脳症
6. 脳浮腫と頭蓋内圧亢進を伴う劇症肝臓壊死

Wijdicks[6]より許可を得て転載．

心停止または他の原因で急性昏睡となり，脳死の臨床基準に6時間以上合致した310人を対象とした前向き調査[7]では，最大限の治療をしても1例も改善せず，数時間あるいは数日以内に心肺停止となった。JorgennsonとMalchow-Moller[8]は，心肺停止後の54例で，脳機能の回復が見込める心肺停止後の時間を系統的に検討し，最終予後と時間の関係を分析した。結果，呼吸運動，対光反射，咳および嚥下反射，毛様脊髄反射といった脳機能回復が可能であったのは，最も長い時間でそれぞれ15，28，58，52分であった。これより，脳機能が1時間以内に回復がみられなければ，二度と回復しないことが示されている。

　脳死判定の繰り返し評価の間隔はさまざまで，これは脳損傷の原因に影響される。いくつかの指針では，無酸素損傷（または空気，脂肪塞栓，内分泌障害などのびまん性中毒性代謝性障害）の徴候が必ず明らかとなる24時間を，最終診断を得るまでの最短間隔として推奨している[9]。脳幹の器質的損傷が確認されている場合は，通常はそれより短時間でよいとされる。しかし，最終診断に要する時間は安全性の担保に大変重要な要素であることと，脳損傷患者は必ずといってよいほど何かしらの薬物（病院外ではアルコールや鎮静薬，病院内では鎮静薬や抗痙攣薬など）を投与をされていることから，指針では，脳死の臨床的診断を行う前に6時間間隔で観測することを推奨している（https://www.aan.com/practice/guideline/uploads/118.pdf）。この観察時間は，発症，診断，治療のすべての状況が十分に確認できる例では適切であると考えられる。

脳死の臨床的徴候

　脳の生命維持機能が停止していると結論づけるには，脊髄より上位の神経系の支配を受ける脳機能による，行動上または臨床上の反射がないことを明らかにする必要があるということは，研究者ら全員が賛同している。実のところ，大脳機能は脳幹により統合されているので，脳死の確認検査は，基本的に脳幹機能の活動性に注目して行われる（表8-2）[注3]。表8-2で示した検査に続き，大脳半球と上部脳幹の機能喪失を証拠付けるための確認検査を行うが，これについては後述する。

脳幹機能

■ 瞳孔

脳死と判定する場合，両側瞳孔は光に無反応でなければならない。脳死直後には，副腎のカテコールアミンが血中に放出されるため，瞳孔は散大するが，これが代謝されると，瞳孔は中等度散大（中間位）に戻る。従って，ハーバード基準では固定

注3：本邦では法的に脳死と判定するためには，下記の項目をすべて満たす必要がある。注と表はOUPの許諾を得て挿入。
　　I．深昏睡
　　II．両側瞳孔径4mm以上，瞳孔固定
　　III．脳幹反射の消失
　　　（1）対光反射の消失
　　　（2）角膜反射の消失
　　　（3）毛様脊髄反射の消失
　　　（4）眼球頭反射の消失
　　　（5）前庭反射の消失
　　　（6）咽頭反射の消失
　　　（7）咳反射の消失
　　IV．平坦脳波
　　　→聴性脳幹誘発反応の消失：必須条件ではないが確認することが望ましい
　　V．自発呼吸の消失

した散瞳とされているが，脳死の基準としては中等度散大での固定がより適切であり，脳死後数時間以内に瞳孔が中等度散大に戻らない場合は，延髄からの交感神経賦活が残存していることが推測される。瞳孔は明るい光を用いて検査し，アトロピン静注を含む散瞳薬の使用がないことを確認する。ただし，心停止患者の治療に用いる通常量のアトロピンでは，直接対光反射は消失しない。また，虹彩にはニコチン受容体が存在しないため，神経筋遮断薬は瞳孔径に影響しない。近年，それ以外は脳死の徴候を満たすにもかかわらず，持続性，非同調性で，光と関係ない瞳孔活動（2.5秒の収縮/10秒の散大）という，珍しい反応を示した患者が報告された[10]。

■ 眼球運動

脳幹機能の喪失は，頭位変換眼球反射と温度眼振試験に対する反応の消失により確認する（第2章参照）。外傷の可能性を除外できない患者では，頭位変換眼球反射を行う前に頸椎損傷を除外する。冷水を用いて温度眼振試験を行う場合，刺激が鼓膜に到達したことを確認するよう注意する。5分間隔で一側ごとに両側で検査を行い，検査時には，刺激後1分間の眼球運動を観察する。

■ 運動，感覚，反射活動

初期のハーバード基準では，すべての自発運動および反射的運動の欠如が条件であった。これには角膜反射およびその他の脳幹反射の消失，除脳硬直を含む姿勢反射の欠如，四肢の伸展反射の欠如が含まれる。脳死の診断には，角膜反射，顎反射，皮膚反射（口とがらし反射や哺乳反射など）のような，脳幹が支配する反射は消失している必要がある。咽頭反射は後咽頭を刺激して検査するが，気管挿管患者では確認が難しい。さらに，診断には上眼窩神経や顎関節[11]への疼痛刺激に対する反応も検査するが，疼痛刺激や腱伸展に対する脊髄反射は，脊髄より上位の脳組織を破壊した実験動物ではしばしば残存することが示されている。同様の反射が，ヒトの高位脊髄離断例でもみられることがある。

また，人工的な生命維持中，通常ではみられない脊髄由来のさまざまな運動が現れ，継続することがある[12~18]。そのような現象には，人工呼吸器に同調した自発運動で，ゆっくりと腰部が屈曲して坐位まで体が起き上がる「Lazarus徴候」，「足踏み運動 stepping movement」および下半身反射の残存が含まれる[4]。無呼吸下酸素供給でも自発呼吸が回復しない患者において，上記の現象は脊髄によって引き起こされているのであり，脳幹の生命維持機能が回復する可能性はなく，よって脳死と診断するのは適切であるというのが統一見解である。偶然生じた低酸素または低血圧，および無呼吸検査により，上記の現象が生じやすい点に留意することが大切である。驚くことに，伸展性足底反射（Babinski反射）は脳死患者ではみられず[14]，足底反射は屈曲か欠如，あるいはゆるやかな拇指屈曲を生じる[19]。

■ 無呼吸

自発呼吸の欠如も基準の1つである。人工呼吸器を装着された大部分の患者においては，正常より動脈血酸素分圧（Pao_2）は高く，動脈血二酸化炭素分圧（$Paco_2$）は低くなるが，血液ガスによる呼吸運動の刺激閾値は，深昏睡患者では通常は上昇しており，呼吸運動を生じる $Paco_2$ 値は50～55mmHgとなることが多い。その結果，$Paco_2$ の刺激閾値が上昇している患者では，脳幹が構造的に正常であっても，人工呼吸器をはずした後，数分間無呼吸であることがある。そのような状況下で，重篤な低酸素状態を生じることなく脳幹機能を検査するためには，無呼吸性酸素化 apneic oxygenation で呼吸状態を検査する。まず患者を10～20分間，100%酸素で換気する。その後，判断を誤らないために人工呼吸器をはずし，気管カニューレを通じて酸素を6L/minで気管内に供給する。この方法で得られる肺胞の酸素濃度により，血中酸素濃度は1時間以上は十分高く維持さ

れる。$PaCO_2$ は深昏睡あるいは臨床的に脳死である患者では毎分 3mmHg 上昇する[20]。そのため，8〜10 分間の無呼吸性酸素化により，さらなる低酸素を起こす危険なく，$PaCO_2$ の上昇を観測し，これが呼吸運動の閾値を超えていることを確認できる。$PaCO_2$ が 60mmHg 以上に上昇しても呼吸活動が生じないことは，呼吸中枢が機能していない確実な証拠である。米国神経学会の脳死に関する指針は，60mmHg 以上または基礎値より 20mmHg 高い $PaCO_2$ を，延髄の呼吸中枢への最大刺激閾値としている（http://www.neurology.org/cgi/reprint/74/23/1911.pdf）。高二酸化炭素血症を生じる慢性肺疾患での無呼吸検査は複雑だが，最初の血液ガス分析で血清中炭酸水素濃度の上昇を認めることで鑑別できる。最近の指針では，そのような例では補助的な検査を行うことを推奨している。一方，頭蓋内圧亢進の管理を目的とした過換気により，低二酸化炭素血症が引き起こされることがあるが，無呼吸検査は $PaCO_2$ 40mmHg 付近で開始することが重要であるため，呼気量を下げるか呼吸数を再設定し，分時換気量を適切に調整することにより，低二酸化炭素血症を補正する必要がある。

　無呼吸検査中は，腹部および胸部の呼吸運動を観察する[6]。検査中に自発呼吸がみられるとすれば，開始後まもない時点で起こる。8 分後に動脈血ガスを採取し，人工呼吸器を再装着する。呼吸運動が認められず，$PaCO_2$ が 60mmHg 以上に上昇した場合，無呼吸検査は陽性である。呼吸運動が認められた場合は陰性であり，時間を置いて再検査を行う。検査開始前に，脳幹反射が消失していることを確認しておくべきであるのと同様に，表 8-4 で示した必須条件が満たされていなければならない。低体温は除外する。よって，直腸温が 36.5℃ 以下ならば，患者をブランケットで暖める必要がある。必要に応じ，ドパミンを用いて収縮期血圧を 90mmHg 以上に維持し，検査中に 90mmHg 以下の低血圧となった場合は，血液サンプルを迅速に採取し，人工呼吸器をただちに再装着する。逆に，検査中の血圧上昇は，下部脳幹が機能している証拠である。尿崩症は重症頭部外傷でよく認められる合併症で，発症していれば治療し，少なくとも検査前の 6 時間は，体液量正常もしくは電解質のバランスが正しくなるよう努める。最終的に，前述の無呼吸検査前には PaO_2 は 200mmHg 以上，$PaCO_2$ は 40mmHg かそれ以上となるようにする。

表 8-4　無呼吸検査の前提条件

1. 深部体温が 36.5℃ 以上
2. 収縮期血圧が 90mmHg 以上
3. 正常体液バランス（選択肢：検査前 6 時間は電解質バランスが正常である）
4. 正常 $PaCO_2$（選択肢：$PaCO_2$ が 40mmHg 以上である）
5. 正常 PaO_2（選択肢：酸素化前に PaO_2 が 200mmHg である）

Wijdicks[6] より改変。

確認目的の臨床検査および診断

臨床検査が確実ならば，追加検査の必要はない。しかし，少しでも疑問がある場合は，確定診断の前に，4 種類の確認検査の実施を臨床実施指針は推奨している[4,6]。4 種類の確認検査とは，通常の血管撮影，脳波および誘発電位測定，経頭蓋 Doppler 検査，脳シンチグラフィであるが，脳死の決定に有用であるとの合意が得られているのは，脳波および誘発電位測定だけである。

■ 脳血流途絶の証明：脳血管撮影，経頭蓋超音波 Doppler 法，脳シンチグラフィ

脳血管撮影は脳死の確定に広く用いられる方法であり，顔面外傷患者，基礎に肺疾患を有する患者，その他の脳死判定を混乱させる因子をもつ患者で，臨床的神経学的検査の限界を打開できる。検査が陽性であれば，脳血流途絶など，脳死の構造的原

因を明確にできるという利点もある。脳損傷の基礎的な原因が不明な例では，脳血流途絶は脳死判定の決定的な情報である。

生理学的には，次の2つの事象により脳循環不全が生じる。1つは，くも膜下出血でみられるように，脳血流途絶に至る動脈灌流圧以上にまで，頭蓋内圧が突然かつ重度に亢進することである。もう1つは，脳の死亡に伴う進行性の脳血流減少で，これはより一般的である。死亡した組織が浮腫性となるため，局所組織圧が毛細血管部の灌流圧を超え，血流停滞を生じ，これが浮腫をさらに増強させ，血流停滞がより高度となる。脳血流途絶の後，呼吸と循環機能が数時間～数日間維持されると，脳は体温で自己融解し，剖検所見で柔らかく壊死性の組織がみられる。病理医はこれを「人工呼吸器脳respirator brain」と呼ぶ[21]。

内頸動脈と椎骨動脈が，頭蓋内流入部より中枢で造影されない場合は，脳死を意味する。最近，脳死の診断に磁気共鳴血管造影(MRA)の使用が報告されているが，流速の遅い血流を描出できないことが多いので，やや信頼性に欠ける。MRIによる脳死診断の基準は，くも膜下腔の消失，海綿静脈洞および頸部内頸動脈の血流遅延，大小の脳内動脈および静脈洞の血流信号の消失，T1強調像で消失するがT2強調像で「超正常」な皮質白質境界の描出である[22]。しかし，脳死決定にそれらのデータの信頼性を利用して，追加のデータとして利用することはできるが，検査による脳機能の完全喪失または脳血流の完全途絶の証明が，脳死診断の最も適切な基準であることは間違いない。さらに，MR検査の施行に支障のない人工呼吸器が少ないことにより，脳死の診断にMR検査が果たす役割が制限されている。

2MHzの携帯型経頭蓋超音波Doppler装置〔**経頭蓋超音波Doppler法** transcranial Doppler ultrasonograph(TCD)〕を用いた両側頭蓋内動脈の計測は，現在脳死の確定診断として広く用いられている[23]。両側の中大脳動脈は頬骨弓上の側頭骨を介して計測されるが，約10％の患者ではこの方法で計測できない点が本法の限界である。椎骨動脈あるいは脳底動脈は，後頭蓋窩を介して計測できる。TCDでは，脳死に関連して2つの異常が認められる。1つは，拡張期または反響血流の欠如で，これは動脈の収縮力消失を意味する。もう1つは，収縮期初期に出現する小さな収縮期ピークで，これは血管抵抗が高いことを示す。これら2つの異常は，重度の頭蓋内圧亢進に相関する。TCDは，操作の習熟度により結果が左右され，検出器が正しく頭蓋骨に当てられないために血流が確認できないエラーが高率に生じる。脳死診断において，両側中大脳動脈と脳底動脈を対象として検査した場合のTCDの感度は77％，特異度は100％であり，感受性は最初の臨床診断に続く評価時間が長くなるほど改善する[24]。

脳シンチグラフィ cerebral scintigraphyは，放射性同位元素である99mTc-エキサメタジム(Tc-99m exametazime)の脳実質への取り込みを測定する方法で，脳血管撮影所見とよく相関する。検査は同位元素の静注(生成後30分以内に行う)後，可搬型ガンマカメラを用いてベッドサイドで行われる。同位元素静注直後，30分，60分，2時間後の時点での，500,000カウントの静止画像が推奨される[25]。99mTc-ヘキサメチルプロピレンアミンオキシム(99mTc-HMPAO)によるシングルフォトン断層撮影(SPECT)を用いた最近の前向き研究では，50名の深昏睡および脳死患者で脳灌流を検査したところ，47名の脳死患者のうち45名で脳血流途絶を示す特徴的な「空っぽの頭 empty skull」画像が認められた[26]。診断が不明確な例においては，ベッドサイドでの脳シンチグラフィ検査法は，診断を確定する最適な方法であると考えられる。この方法は安価で，人工呼吸器を装着した患者を移動させずに検査でき，「空っぽの頭」が認められれば高い信頼性を有するという特徴がある(図8-1参照)。よって，本法は診断困難例で用いるゴールドスタンダードといえる。

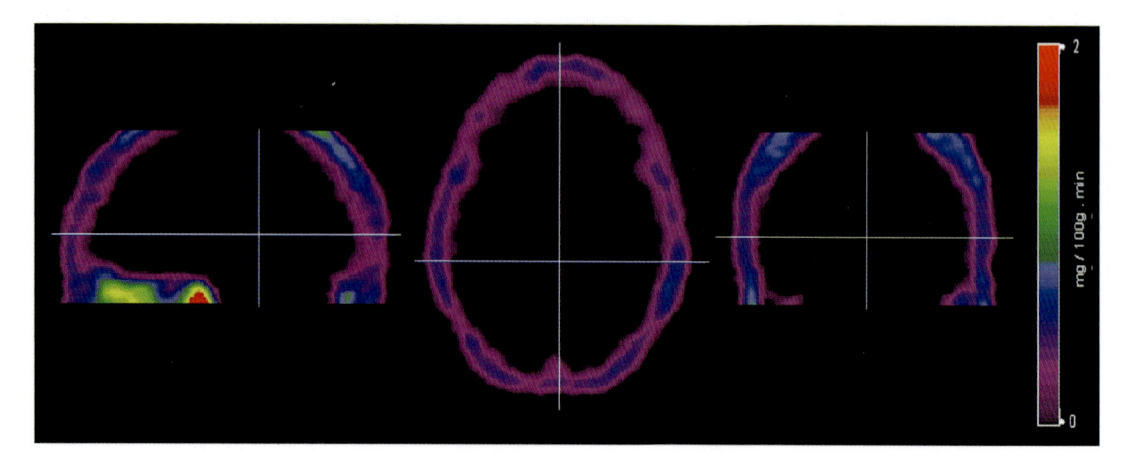

図8-1 ^{18}F-フルオロデオキシグルコース(FDG)を用いた脳死のPET像。脳代謝像は，脳死を示す明確な所見である「空っぽの頭 empty skull」像を示している。

左：矢状断，中央：水平断，右：冠状断

Laureysら[42]より許可を得て引用。

■ 脳波と誘発電位検査

脳死の臨床的所見が明確でないまれな例を除き，脳死の決定に際して脳波の役割は少ない。脳波研究者が**電気的脳無活動(あるいは平坦脳波)**electrocerebral inactivity(ECI)と呼ぶ平坦脳波が，低体温でなく，神経抑制薬投与もない患者で6〜12時間続いた場合は大脳死を示す。しかし，脳波は脳幹活動を示さないため，脳幹反射が存在する明らかに脳死ではない例でもECIを示すことがある。Silvermanらは，ECIが24時間持続した2,650例を分析し，そのうち，神経抑制薬の過剰投与により深昏睡を生じていた3例でのみ，脳機能が回復したと報告している[27]。しかし，Heckmanらは，心肺停止後にECIを示すが，自発呼吸を含む脳幹機能は残っており，SPECTでも脳血流を認めるという状態で，7週間生存した1例を報告している[28]。

電磁的干渉のため，集中治療室でアーチファクトのない脳波や誘発電位を得るのは大変難しい。さらに，技術的な記録の誤りにより，脳の電気活動がECIに類似することがある。技術面での過失により見かけのECIと判断される事態は，必ず避けなくてはならない。米国共同研究班は，ECIを確定するために必要な技術水準を発表し(表8-5)，昏睡患者における脳波判定の際に起こりうる問題点を図で示している[29]。無酸素性虚血障害の場合でも，脳波は絶対的に確実な検査とはいえないことに注意する。脳波上の脳活動は，心停止後数時間にわたり欠如していても，その後に回復することがある[30]。その場合，最初に脳波上大脳活動停止となった後，長期の植物状態になることもある。また，われわれは中枢神経抑制薬による中毒後，50時間以上にわたりすべての大脳半球機能が消失し，脳波上大脳活動停止となったが，臨床的に完全に回復した患者を経験している。

医師らは，脳が内外のホメオスタシスを調節する機能をすべて失っているにもかかわらず，身体から発生する少量の脳電気活動がもつ意味について，疑問を呈してきた。死は，異なった器官および器官の部分部分が，さまざまな速度で死亡して行く過程である。一方，脳死は，脳幹の植物機能と意識の中枢により保たれている，生存のための機能を維持する能力が，不可逆的に失われた場合に生じる。脳死となった際に，大脳半球の細胞か

表8-5 脳死診断のための脳波記録条件

1. 少なくとも，頭皮の8電極と耳朶の2電極
2. 電極間抵抗は100Ω以上，10,000Ω以下
3. 電極のアーチファクトを生じさせることによる記録装置の正確性の確認
4. 電極間距離は最低10cm
5. 適切な記録条件のもとで，最低2μV/mmで30分間，脳電気活動がないことの確認
6. 記録中に0.3秒あるいは0.4秒の時定数の使用
7. 心電図，および脳外電気活動を計測するための，右手背への一対の電極設置などのモニターシステムを用いた記録
8. 痛み，騒音，光への反応試験
9. 熟練した検査技師による記録
10. 電気的無活動と確実に判断できない場合は繰り返し検査
11. 電気的無活動の判定には電話回線を介した脳波検査は不適

Bennettら[29]より転載。

ら少量の電気活動が認められることは驚くことではない。脳波以外の臨床的脳死基準を満たしていた56例中20%で，168時間続く脳波活動を認めたという報告もある[31]。このように，脳波検査は未だに全脳死に至ってない脳幹死の例を検出する場合があるが，その数は多くない。同時に，そういった患者の予後は極端に悪く，脳波の結果により，改善が見込めない生命維持支援期間を長引かせることは，患者にとってもよい選択とはいえない。

深麻酔または原因不明の昏睡における脳死診断

鎮静薬の注入により非常に深い麻酔をかけられた患者は，脳死と同じ臨床所見を示し，たとえ脳波上ECIとなっても回復する点は，決して忘れてはならない。脳波上に何ら生理的活性をみない状態が，50時間もの間続いた後に回復した例も報告されている。以上のような例の報告から，麻酔により死に移行し，さらなる心肺機能支援が無効となるのはどの時点で，どのように決定すべきかという問題が生じる。残念ながら，特に原因不明の昏睡状態で，複雑な問題を有する患者において，その質問に対する答えを裏付ける経験的データはない。

そういった患者では，24時間以上の長期観察期間，脳血流途絶，可能性のある他の原因の除外を組み合わせて診断する[32]。血中の薬物濃度検査は重要で，薬物が排出されるまで続ける。特定の薬物中毒が判明している場合は，その薬物の半減期の4倍以上の観察時間を取ることが，一般的指標とされている[4]。当然ながら，未測定の代謝物，他の薬物による増強，腎臓または肝臓機能障害が存在する場合，患者の評価は複雑になる。

脳死診断のピットフォール

脳死の診断にはピットフォールが存在し，これは特に入院中あるいは長期療養中の例でみられる。担当医が，脳死を疑う患者を検査する際に，ピットフォールに留意し，注意していれば，診断で重大な誤りを犯すことはほとんどない。実際，正しく診断された脳死例での「回復」は報告されていない。

脳死患者においても，最大限の努力をすれば，心臓，腎臓などの他臓器を維持できるが，その維持期間は通常は数時間〜数日のみである[33,34]。末梢臓器の長期生存は非常にまれであるため[35,36]，そのような例の報告があった場合，臨床的な基準が適切に用いられたか疑問を抱く必要がある。逆に，「心臓死」から回復したという数例の報告があり[37]，これをLazarus現象という〔脊髄反射であるLazarus徴候（p349参照）と混同しないよう注意〕。蘇生できず，臨床的および心電図上心停止となり死亡宣告された患者が，その後，例えば死体安置所などで生存が確認されたという，多くの症例報告がある[38]。これらピットフォールのいくつかを**表8-6**に示す。

昏睡患者では，瞳孔固定が必ずしも脳幹機能の喪失を意味する訳ではなく，すでに存在していた眼疾患または神経疾患による場合がまれにある。また，心停止患者により一般的にみられるが，これは蘇生処置の間に使用されるアトロピンにより，瞳孔が高度に散大するためである。このように，瞳孔固定は脳機能の喪失がなくても認められることがある。神経筋抑制薬も瞳孔固定を起こす可能性があるが，そのような場合は，瞳孔は高度散大ではなく中等度散大（中間位）または縮小しているのが一般的である。

　同じように，前庭眼反射の消失は，脳幹の前庭機能喪失を必ずしも意味しない。瞳孔反応と同様に，刺激受容器が有害物質で汚染されているか，損傷されていれば，前庭眼反射は消失する。例えば，外傷性頭蓋底骨折により錐体骨が損傷されれば，温度眼振反応の一側性消失が起こる。また，その他は神経学的に正常であるが，昏睡となる前に存在した末梢障害により，迷路機能不全を示す患者もいる。慢性疾患を有する患者では，ゲンタマイシンのような抗菌薬を含む薬物による中毒性難聴に苦しむこともある。この場合，他の脳幹機能が残存しているにもかかわらず，前庭眼反射が消失していることがある。最後に，鎮静薬，抗コリン薬，抗菌薬，化学療法薬，三環系抗鬱薬などの多くの薬物は，前庭眼反射が消失するレベルまで前庭機能あるいは動眼機能を抑制しうる。

　人工呼吸器で維持されている昏睡患者の無呼吸検査でのピットフォールについては前述した。

　運動活動の欠如もまた脳幹機能喪失を確実に示すものではない。例えば，患者が人工呼吸器に適応していない初期の段階では神経筋遮断薬が用いられるが，その後，脳死を疑い検査を開始した時点で，神経筋遮断薬が血中に十分存在していれば，運動活動が消失することがある。スキサメトニウムに対する過剰感受性により，脳死に似た状態になった1例が報告されているが，この例では脳波の存在により，脳が機能していることが分かった[39]。神経筋遮断薬の投与中止後，間もない時点で脳死判定を行う場合は，連続した四つの刺激パルスにより，四肢のぴくつきを生じさせる末梢神経刺激装置を用いるなどして，神経伝達が保存されていることを証明するよう指針は推奨している。

　無酸素や発作を治療するための鎮静薬の過剰投与もまた，疼痛刺激に対する反射および回避運動を消失させることがある。実際は三環系抗鬱薬とバルビツレートの可逆性中毒であったが，正式に脳死と診断されたという報告が，少なくとも2例ある[40,41]。

　脳死診断の補助手段として脳波を用いる際にもピットフォールがある。鎮静薬の過剰投与，無酸素後，低体温中，頭部外傷後，脳炎（特にびまん性急性播種性脳脊髄炎）後で，ECIを認めた後に回復したという報告がある[5]。

表8-6　脳死判定時のピットフォール

所見	可能性のある原因
瞳孔固定	抗コリン薬，三環系抗鬱薬，神経筋遮断薬，既存の疾患
前庭眼反射欠如	内耳毒性薬，前庭障害，既存の疾患，頭蓋底骨折
無呼吸	過換気後無呼吸，神経筋遮断薬
運動活動の欠如	神経筋遮断薬，施錠状態，鎮静薬
平坦脳波	鎮静薬，無酸素，低体温，脳炎，外傷

Wijdicks[4]より改変。

文献

1. Mollaret P, Goulon M. [The depassed coma (preliminary memoir).]. Rev Neurol (Paris) 1959; 101, 3-15.
2. A definition of irreversible coma. Report of the Ad Hoc Committee of the Harvard Medical School to Examine the Definition of Brain Death. JAMA 1968; 205, 337-340.
3. Uniform Laws Annotated 320 Uniform Determination of Death Act. 1990.

4. Wijdicks EF. The diagnosis of brain death. N Engl J Med 2001; 344, 1215-1221.
5. An appraisal of the criteria of cerebral death. A summary statement. A collaborative study. JAMA 1977; 237, 982-986.
6. Wijdicks EF. Determining brain death in adults. Neurology 1995; 45, 1003-1011.
7. Bates D, Caronna JJ, Cartlidge NE, et al. A prospective study of nontraumatic coma: methods and results in 310 patients. Ann Neurol 1977; 2, 211-220.
8. Jorgensen EO. Spinal man after brain death. The unilateral extension-pronation reflex of the upper limb as an indication of brain death. Acta Neurochir (Wien) 1973; 28, 259-273.
9. President's Commission for the Study of Ethical Problems in Medicine and Biomedical Behavioral Research Defining Death: Medical, Legal and Ethical Issues in the Determination of Death. 1981.
10. Shlugman D, Parulekar M, Elston JS, et al. Abnormal pupillary activity in a brainstem-dead patient. Br J Anaesth 2001; 86, 717-720.
11. Wijdicks EF. Temporomandibular joint compression in coma. Neurology 1996; 46, 1774-1774.
12. Christie JM, O'Lenic TD, Cane RD. Head turning in brain death. J Clin Anesth 1996; 8, 141-143.
13. Hanna JP, Frank JI. Automatic stepping in the pontomedullary stage of central herniation. Neurology 1995; 45, 985-986.
14. de Freitas GR, Andre C. Absence of the Babinski sign in brain death: a prospective study of 144 cases. J Neurol 2005; 252, 106-107.
15. Martí-Fàbregas J, López-Navidad A, Caballero F, et al. Decerebrate-like posturing with mechanical ventilation in brain death. Neurology 2000; 54, 224-227.
16. Ropper AH. Unusual spontaneous movements in brain-dead patients. Neurology 1984; 34, 1089-1092.
17. Saposnik G, Bueri JA, Mauriño J, et al. Spontaneous and reflex movements in brain death. Neurology 2000; 54, 221-223.
18. Saposnik G, Maurino J, Saizar R, et al. Spontaneous and reflex movements in 107 patients with brain death. Am J Med 2005; 118(3), 311-314.
19. McNair NL, Meador KJ. The undulating toe flexion sign in brain death. Mov Disord 1992; 7, 345-347.
20. Schafer JA, Caronna JJ. Duration of apnea needed to confirm brain death. Neurology 1978; 28, 661-666.
21. Walker AE, Diamond EL, Moseley J. The neuropathological findings in irreversible coma. A critique of the "respirator." J Neuropathol Exp Neurol 1975; 34, 295-323.
22. Lee DH, Nathanson JA, Fox AJ, et al. Magnetic resonance imaging of brain death. Can Assoc Radiol J 1995; 46, 174-178.
23. Sloan MA, Alexandrov AV, Tegeler CH, et al. Assessment: transcranial Doppler ultrasonography: report of the Therapeutics and Technology Assessment Subcommittee of the American Academy of Neurology. Neurology 2004; 62, 1468-1481.
24. Kuo JR, Chen CF, Chio CC, et al. Time dependent validity in the diagnosis of brain death using transcranial Doppler sonography. J Neurol Neurosurg Psychiatry 2006; 77, 646-649.
25. Bonetti MG, Ciritella P, Valle G, et al. 99mTc HMPAO brain perfusion SPECT in brain death. Neuroradiology 1995; 37, 365-369.
26. Facco E, Zucchetta P, Munari M, et al. 99mTc-HMPAO SPECT in the diagnosis of brain death. Intensive Care Med 1998; 24, 911-917.
27. Silverman D, Masland RL, Saunders MG, et al. Irreversible coma associated with electrocerebral silence. Neurology 1970; 20, 525-533.
28. Heckmann JG, Lang CJ, Pfau M, et al. Electrocerebral silence with preserved but reduced cortical brain perfusion. Eur J Emerg Med 2003; 10, 241-243.
29. Bennett DR, Hughes JR, Korein J. Atlas of Electroencephalography in Coma and Cerebral Death. EEG at the Bedside or in the Intensive Care Unit. San Diego: Raven Press, 1976.
30. Jorgensen EO. Clinical note. EEG without detectable cortical activity and cranial nerve areflexia as parameters of brain death. Electroencephalogr Clin Neurophysiol 1974; 36, 70-75.
31. Grigg MM, Kelly MA, Celesia GG, et al. Electroencephalographic activity after brain death. Arch Neurol 1987; 44, 948-954.
32. Practice parameters for determining brain death in adults (summary statement). The Quality Standards Subcommittee of the American Academy of Neurology. Neurology 1995; 45, 1012-1014.
33. Yoshioka T, Sugimoto H, Uenishi M, et al. Prolonged hemodynamic maintenance by the combined administration of vasopressin and epinephrine in brain death: a clinical study. Neurosurgery 1986; 18, 565-567.
34. Hung TP, Chen ST. Prognosis of deeply comatose patients on ventilators. J Neurol Neurosurg Psychiatry 1995; 58, 75-80.
35. Shewmon DA. Chronic "brain death": meta-analysis and conceptual consequences. Neurology 1998; 51, 1538-1545.
36. Repertinger S, Fitzgibbons WP, Omojola MF, et al. Long survival following bacterial meningitis-associated brain destruction. J Child Neurol 2006; 21, 591-595.
37. Maleck WH, Piper SN, Triem J, et al. Unexpected return of spontaneous circulation after cessation of resuscitation (Lazarus phenomenon). Resuscitation 1998; 39, 125-128.
38. Mullie A, Miranda D. A premature referral to the mortuary. Cerebral recovery with barbiturate therapy. Acta Anaesthesiol Belg 1979; 30, 145-148.
39. Tyson RN. Simulation of cerebral death by succinylcholine sensitivity. Arch Neurol 1974; 30, 409-411.
40. Grattan-Smith PJ, Butt W. Suppression of brainstem reflexes in barbiturate coma. Arch Dis Child 1993; 69, 151-152.
41. Yang KL, Dantzker DR. Reversible brain death. A manifestation of amitriptyline overdose. Chest 1991; 99, 1037-1038.
42. Laureys S, Owen AM, Schiff ND. Brain function in coma, vegetative state, and related disorders. Lancet Neurol 2004; 3, 537-546.

9 昏睡とその他意識障害の予後，転帰に内在する機序，および倫理的考察

はじめに

脳死は通常単刀直入に診断できるのに比べ，重症脳損傷患者の転帰予測はずっと難しい。脳死は単一の生物学的状態で，転帰は明確であるのに対し，重篤脳損傷の転帰は，神経学的損傷の程度に加え，合併症の有無とその重篤度をも含めたさまざまな因子により，多様である(図9-1)。脳損傷の転帰予測にかかわる科学的，哲学的，情動的不確定要素には，熟練医でも困惑を覚える。それでも，重度の神経学的機能不全患者の治療を求められることは多く，医師はこの難問に立ち向かわざるをえない。医師には，患者が回復するか，恒久的な機能不全となるかを，可能な限り正確に予測できる情報をまとめる責任がある。無意識患者の看護に関し，最終的決断をせねばならない家族と話し合う際に，医師が医学的知識の通訳者として機能することは必須である。回復の希望のない障害患者の看護は，家族と医療スタッフを経済的にも情動的にも疲弊させる。医師はこれら負担の軽減に努めなくてはならないが，同時に，治療効果が期待される患者に対しては，できる限りの治療を行うという，揺るぎない信念を持ち続ける必要がある。

本書『昏迷と昏睡』第3版の出版から26年の間に，昏睡患者の転帰を予測するための臨床的，神経生理学的，放射線学的，生化学的指標の同定と定量化を目指した研究が，神経内科および脳神経外科グループにより開始された。これらにより，損傷病因，臨床的昏睡深度，昏睡状態となってからの時間が，最も重要な因子であることが明らかとなった。他の重要な因子としては，年齢，神経学的所見，合併症(特に外傷性損傷の場合の頭蓋内圧および低酸素による合併症)がある。以下に述べるように，個々の患者の予後を検討するうえで，利用可能な全ての詳細な病歴と，臨床評価および臨床検査の信頼性を慎重に考慮するように，厳格な基準が設定されている。

成人および小児患者の予後に関する前向き研究から，多くの患者では，昏睡発症後数時間ないし

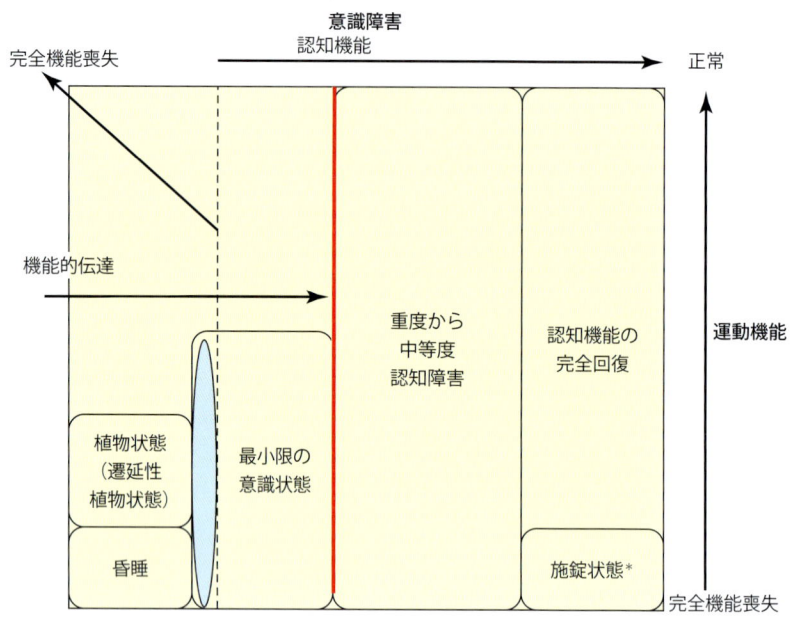

図9-1 重症脳損傷による機能的転帰の概念図。植物状態と最小限の意識状態の間のグレーゾーンには，刺激に反応しないが，ほんのわずかに自発的行動を示すまれな患者が入る。疾病分類基準によれば，これら患者は植物状態（p384参照）に属する。赤線は，明確な意思疎通機能によって規定される最小限の意識状態からの脱却を示す。

＊：施錠状態は意識障害ではない

Shiff[193]より引用。

数日以内に，神経徴候および電気生理学的指標から，全く改善なし，または良好な回復という両極端を，高い確率で鑑別できることが示唆されている。残念ながら，放射線学的および生化学的指標は，以下に触れるような一部例外はあるが，正確性は一般的に低い。正確な予測は時間とともに改善されるが，異なる診断（例えば，植物状態 vs. 最小限の意識状態）をどれだけ早期に正確に予測できるかは依然不明である。本章の最初の項では，予後について現在われわれが知る内容を詳述する。重症脳損傷患者であっても，まれに，数年後に改善する場合があることは確かだが（p390参照），本章では，1年かそれ以上先の転帰よりも，幅広い分類と，短期間の転帰の記述に重点を置く。本章で提示されるデータの信頼性の評価には，表9-1を使用した。

次の項では，昏睡からの回復の基礎となる，ま

表9-1　エビデンスレベル

レベルI	低い偽陽性（α）および低い偽陰性（β）誤差の無作為化臨床試験からのデータ
レベルII	高い偽陽性（α）または低い偽陰性（β）誤差の無作為化臨床試験からのデータ
レベルIII	無作為化同時並行コホート研究からのデータ
レベルIV	これまでの症例をコントロールとして使った無作為化コホート研究からのデータ
レベルV	逸話的症例群からのデータ

Broderickら[1]より一部改変。

たは回復を阻止する機序について触れる。重篤な認知障害には，少なくとも2つの大きく異なる解剖学的損傷，すなわち(1)広範で比較的均一なびまん性軸索損傷，ないし低酸素性虚血性損傷によ

るニューロン死，(2)上位脳幹および視床にある統合系の機能異常を起こす局所脳損傷がある。最近の研究により，脳構造が比較的正常に残っているが重度の障害を呈した患者で，脳機能の生理学的要因を検討することで，最終的には残存脳機能の同定が可能となることが示唆されている。

図9-1は，重篤脳損傷後の機能的転帰についての概念構成である。施錠状態での正常認知を含め，運動機能障害がみられても，非常に広い範囲の認知能が存在する可能性を示している。本項では，植物状態，遷延性植物状態，最小限の意識状態，昏睡後の永続的意識関連障害の基礎にある，生物学的差異を明らかとすることを目的とした，神経画像の進歩について論じる。この領域の研究は今日まで比較的少ないが，機能的画像により，植物状態の病態生理学的機序について一般的理解が補完されてきた。最小限の意識状態患者に関する現在進行中の研究では，脳機能における明確な生理学的差異により，これら疾患は区別できることが示唆されている。

3番目の項では，昏睡患者および家族や介護者に関する重要な倫理的考察を述べる。

昏睡の予後

昏睡の予後は重篤であり，外傷性脳損傷または心肺停止による昏睡患者を対象とした2つの非常に詳細な研究では，死亡率はそれぞれ40〜50％，54〜88％であった[2]。最近では，発症現場および集中看護の両面で急性処置が進歩しており，実際，本書の第3版以降，これらの統計結果は改善している。昏睡の予後に関し，生存か死亡以外の転帰について，注意深く検討した大規模研究は非常に少ない。それらの研究から，外傷性脳損傷による昏睡患者は，無酸素性損傷患者より予後が有意に良好であることが示唆されている。例えば，少なくとも6時間昏睡状態にあった外傷性患者1,000名中，39％は6ヵ月で独立的機能が回復したが[3]，非外傷性昏睡500例の場合は，16％のみが1年後に同様な回復をみた[4]。

しかし，上述の統計はあまりにも粗雑で，これでもって個々の患者に対する処置を考慮することはできない。そのためには，その患者の病歴に特化し，かつ一般的な診断のピットフォールに注意できるよう，正確な医学的文献からの知識とあわせた臨床的判断が必要となる。ここでは，さまざまな病因による昏睡の転帰を予測する方法を概説する。読者は，文献上は，患者がその転帰を喜んだか苦しんだかという側面に関しては，少しも特別な情報を提供していないことが分かるだろう[5]。この結果，特殊な例を除き，昏睡からの回復に関する記述は「生存」に終始しており，その後の人生における社会的，職業的，感情的転帰(すなわち，人間としての質)についての報告はない。

Glasgow Outcome Scale(GOS，表9-2)は，500名の非外傷性昏睡後の調査結果から作成されており，その記述は，転帰の各段階の意味するところをかなり正確に示そうと試みている。各段階に，統計解析が成立する程度の患者数が振り分けられつつ，医学的，社会的回復による重要な差異が不鮮明にならないよう，5段階という少ない段階が設定された。この分類の欠点は，重症障害(GOSスコア3)の範疇が非常に広く，独立的に

表9-2 Glasgow Outcome Scale(GOS)

良好回復(5)	正常生活ができるまで回復するか，以前から障害があれば，それまでのレベルの活動が再開できる
中等度障害(4)	日常生活では自立できるが，これまでの機能レベルで再開できない，身体的ないし精神的制限がある
重度障害(3)	少なくとも一部認知機能は回復したが，第三者からの日常的支援が必要
植物状態(2)	開眼してきたが，認知能を示す徴候はみられない
回復なし(1)	死亡まで昏睡状態にある

JennettとBond[5]より許可を得て転載。

生活できない患者であれば，最小限に意識のある例からほとんど独立的な例まで，すべて含まれてしまう点である．以下に述べるように，さらなる亜分類，および重篤障害群の転帰の検討が必要である．文献上の予後データを評価する際，昏睡生存者の転帰で，「死亡」，「植物状態」，「重度障害だが意識回復」が1つにまとめられている場合があることは，重大な研究の限界である．例えば，以下に示された予後データを使用する場合には，死亡指標と，非常に広範な症例が含まれる重篤障害を示す指標との区別に注意が必要である．さらに，多くの転帰研究では，永続する植物状態の転帰の評価に，十分な追跡調査がなされていない．各研究間の比較を可能にするため，本章では転帰の評価に，以下の各報告で用いられているGOSを使用し，「良好」，「不良」，「好ましい」，「好ましくない」などには分類しない[注1]．

患者個人の予後を決定するもう1つの基本的な問題は，損傷の原因である．昏睡の予後に関しては，外傷性脳損傷と無酸素性虚血性脳症の，2つの大きな分類に関する医学的知識が非常に重要である．しかし，残念なことに，昏睡とその他の意識障害を起こす原因はほかにも数多く存在する．そして，別の原因による意識障害患者を，外傷性脳損傷または無酸素性虚血性脳症と，単純に考えられないことが多い．他の原因に特有の情報を以下に提示したが，外傷性損傷または心停止によらない昏睡患者の予後を考える際は，この一般的限界を認識せねばならない．

注1：Outcome Scaleを記載する場合，患者本人の精神的・身体的機能が最も重要であるが，最近のように，介護面での重症度が前景をなすことが少なくない．例えば，右上肢の麻痺と右下肢の麻痺では，患者本人にとっては，前者が重篤であるが，介護の上で手がかかるという点では，後者のほうが重篤である．また下肢麻痺の場合，車椅子の利用などで患者本人にとっての身体的QOLは，比較的良好に保たれる．しかし，認知機能低下の場合，精神的QOLは大きく障害される．以上の点を考慮し，われわれは以下の様なOutcome Scaleを提案している．注と表はOUPの許諾を得て挿入．

- I．知的要素＊mental factors
  1. 病前に回復
  2. 性格変化，感情不安定，記憶障害など，一部問題が残っている
  3. 失見当識，（失禁），認知障害傾向，または運動失調がある
  4. 全失語または感覚失語，または認知障害がある
- II．身体的要素＊physical factors
  a. 病前活動（移動，食事）が完全に可能，または装具なしでもほとんど支障がない
  b. 病前活動を遂行するには支障があるが，装具着用などで自力で可能
  c. 他人の介助が必要（移動，食事）

P\M	1	2	3	4
a	良	軽	中	重
b	軽	中	重	重
c	中	重	重	重

Excellent (good recovery)：病前活動に戻れる
　1-a
Good (mild disability)：病前活動が一部制限される (independent)
　1-b，2-a
Fair (moderate disability)：病前活動に戻れないが，一部身のまわりのことは自分でできる (partially independent)
　1-c，2-b，3-a
Poor (severe disability)：病前活動不能で，しかも，つきっきりの看護が必要 (fully dependent)
　上述以外の組み合わせ
Vegetative：いかなる方法にても意識疎通がとれないし，自発的にも発語，意味のある動作を示さない
Death：合併症による死亡は除外する
＊：合併症発生以前の最も良い状態で判断する．

太田富雄 編『脳神経外科患者の診かた』第2版，南山堂，1992より許可を得て転載．

疾患別の予後

外傷性脳損傷

あらゆる原因のうち，外傷性脳損傷traumatic brain injury（TBI）による昏睡の転帰を予測する試みが，最も精力的になされている。これは，外傷性脳損傷患者が非常に多いことと（米国では年間150～200万人と推測されている[6]），患者の多くが青年（ピークは15～24歳）であることから，本症が数世代にわたり財政面，社会面，感情面に甚大な影響を及ぼすことを反映している。外傷性脳損傷由来の昏睡は，非外傷性昏睡よりも予後がよい。これは，患者は通常若年者で，その病態生理が他の型の昏睡と異なるためだろう。非外傷性昏睡と異なり，遷延性外傷性昏睡からの回復はよくみられ，1ヵ月間の無意識状態でも，著明な回復がみられることもある。6時間以上昏睡であった重症頭部外傷でも，中等度の身体障害（GOSスコア4）以上のレベルまで回復する確率は40％に及ぶ[7]。2000年に発表されたBrain Trauma Foundationによる包括的文献総説[8]で，外傷性脳損傷での早期予後徴候に関する，エビデンスに基づくデータが整理されている。このうち，予後に関するclass Iレベルのエビデンスを表9-3に記載した。

心肺蘇生後の評価が，鎮静薬や麻痺薬が代謝された後になされたのならば，Glasgow Coma Scale（GCS）スコアは，GOS4以下の転帰に関し，少なくとも70％の陽性的中率である。Gennarelliら[9]は，GCSが3～8に低下した46,977名の頭部外傷患者の死亡率が，スコアの低下に相関して高くなることを明らかにした。GCSの陽性的中率に関し，エビデンスレベルIの研究が2つある。Narayanらの，全範囲の患者133人を対象とする前向き研究[10]では，救急部または集中治療室（ICU）に入室時点でGCS3～5であった患者の62％では，その後の評価がGOS1であった（表9-1）。また，Braakmanらの305例の前向き研究[11]では，GCS3の患者の100％，GCS4の80％，GCS5の68％が，GOS1と相関していた。一方，Brain Trauma Foundationによる総説では，GCSで最低値を示した患者で生存率が20％であったこと，そして転帰が重症障害レベルより上（GOSスコア4または5）であった患者が8～10％存在したとする研究もあった。これは，予後を予測するうえで，GCSのみの使用では限界があることを示している。

■ 運動所見

痛み刺激に対する運動反応は，転帰に関し，ある程度良好な指標となる[12,13]。すべての研究報告で，異常屈曲（除皮質硬直），異常伸展（除脳硬直），または主として無反応を示した重症頭部外傷例では，転帰はGOS4以下であった。また，受傷後6時間までに，異常屈曲反応を示した患者の死亡率は63％であった一方，異常伸展または弛緩反応例では83％であった[7]。しかし残念なことに，European Brain Injury Consortiumのデータによれば，1,005例を対象とした調査の結果，脳神経

表9-3 外傷性脳損傷による昏睡の早期予後クラスIエビデンス

I. Glasgow Coma Scale（第1章参照）：より低いGCSスコアへの連続的段階的悪化で，転帰重症度が増悪する
II. 年齢：加齢とともに連続的段階的に増悪する。陽性適中率（PPV）は70％
III. 瞳孔反応消失：GOS＜4となるPPVは70％
IV. 低血圧/低酸素：全身血圧＜90mmHgでは，GOS＜4となるPPVは67％，低酸素所見と組み合わせるとPPV79％
V. CT像の異常：初期異常として圧迫，脳溝消失，脳底槽内血液，広範な外傷性くも膜下出血を伴う場合，GOS＜4となるPPVは70％

Brain Trauma Foundation ManagementおよびPrognosis of Severe Traumatic Brain Injury[8]から作成。

外科外来に到着した時点で，28％はGCSの運動スコアが評価不能であり，44％では病院前投薬や関連処置のため，完全なGCS評価ができなかったとしている[12]。爪床または眼窩上圧迫による運動反応検査が最も信頼性があるとされるが，例えば，眼窩周囲浮腫または四肢麻痺などの組織損傷が合併していることがある[14,15]ので注意が必要である[注2]。

■ 年齢

加齢は外傷性昏睡の転帰に悪影響を及ぼす。逆説的だが，高齢患者ではより長期の回復時間を要するので，昏睡早期に最終的な回復予測を行うのは危険である。昏睡となった重症頭部外傷600例で，20歳より若い患者の56％はGOS4ないし5まで回復した。この数字は20～59歳で39％に，60歳以上では5％にまで低下している[16]。GCS13以下の372名を対象とした前向き研究では，50歳以上でGCSが低い場合には死亡率は高く[16]，2,664例を対象とした前向き研究でも，年齢と重篤脳損傷後の結果は本質的に線形相関を示した[17]。年齢を連続変数とした場合，GOSが4以下になる確率は，10歳ごとに40～50％増加した。5,600例のメタ解析では，どの年齢以降で急激に段階的に低下するということはなく，加齢に伴って連続的悪化がみられた[17]。外傷性脳損傷の転帰において，年齢は，それ以外の因子に対しても影響を与えるようである。Traumatic Coma Data Bank[8]のデータでは，統計学的に有意な相関はみられなかったが，頭蓋内出血の頻度は，加齢と病前疾患の存在で増加していた。

■ 神経眼科的徴候

Brain Trauma Foundationによる総説では，外傷性脳損傷の予後不良に関し，対光反射消失は，少なくとも70％の陽性的中率を示すというclass Iエビデンスを明らかにした。疾患のどの時点でも，両側瞳孔または頭位変換眼球反射，または両方の消失をみれば，GOS4以下の転帰が予測される。ある研究では，受傷後6時間で，両側性に無反応な瞳孔，または頭位変換眼球反射消失患者の95％が死亡した[18]。

■ 二次性損傷

低血圧，低酸素，コントロール不能な頭蓋内圧亢進は，予後不良の独立予測指標であり，経過早期に，低酸素ないし低血圧（収縮期血圧が90mmHg以下と定義される）を有する外傷性脳損傷による昏睡患者の転帰は，GOS4以下になる可能性が高いというclass Iエビデンスがある。動脈路測定で1回だけの低血圧発症でも，死亡率の倍増および著明な罹患率増加に関係する[8]。

■ 神経画像

外傷性脳損傷の転帰に相関する神経画像所見があり，class Iそして強いclass IIエビデンスのある，転帰予測に有効なCT所見が確認されている[8]。正確な解釈には，脳損傷の型（局所 vs.びまん性軸索損傷など）を考慮する必要がある。外傷性脳損傷患者の多くは異常CT所見を示すが，特定のCT所見は，GOS4以下の転帰予測に非常に有効である。例えば，脳底部髄液槽の圧迫所見は，頭蓋内圧亢進の信頼性のある指標であると同時に，予後不良の強力な予測因子とする研究報告がある[19]（総説は文献8参照）。もう1つの頭蓋内圧亢進指標である正中偏位もまた，GOS4以下の予測因子である[20]。1.5cm以上の正中偏位は，死亡について70％の陽生適中率を示す[8]。GOS4以下の転帰を予測可能な他のCT所見には，鞍上槽または迂回槽の外傷性くも膜下出血，占拠性病変（脳内血腫，さまざまな吸収度を示す異常なCT所見，硬膜外および硬膜下血腫）が含まれる。

注2： 第2章，訳注のECSを参照。

■ 昏睡の持続

図9-2は，外傷性脳損傷患者の年齢別転帰に対する昏睡期間の影響を示す，Carlssonら[21]の典型的な図（1968年）である。驚くまでもなく，昏睡が長く続けば続くだけ，転帰は悪くなる。脳損傷の重篤度の指標としては昏睡の長さが有効であるが，患者が覚醒した時点から，後ろ向きにのみ測定可能であるため，早期の予後予測には利用できない。その一方，遷延性昏睡患者は回復が見込めないということは，一定の確信をもって予測可能である。外傷後健忘患者の認知機能の回復予測に，健忘の持続期間を指標として用いる際にも，同様の限界がある。

■ 電気生理学的指標

外傷性脳損傷の転帰評価に関しては，電気生理学的測定には限界がある。外傷性脳損傷後にはさまざまな脳波（EEG）異常がみられる[22]。EEGは，発作のような治療可能な頭部外傷の合併症同定には有用だが，転帰については予測不能である。体性感覚誘発電位 somatosensory evoked potential（SSEP）は，EEGに比べて有用な指標である[23]。体性感覚誘発電位の皮質成分が両側性に消失することは，GOS4以下の転帰と強く相関する[24]。ある小規模研究では，体性感覚誘発電位の両側性消失は，すべての患者で死亡または植物状態を予測したが[25]，他の研究では，外傷後昏睡での皮質反応の両側性消失は，まれに良好な転帰と相関することが示されている[26,27]。これらの研究では，鎮静薬または誘発電位検査が非常に早期に施行されたことにより，測定結果が影響を受けた可能性がある。Logiら[24]は，頭部外傷患者22例を含む，さまざまな病因による昏睡患者131例を対象に前向き研究を行い，鎮静薬が除去され，他の代謝性障害がない場合の両側性皮質反応消失は，覚醒しないことの予測につき，100％の特異性を示すことを明らかにした。認知事象関連電位[28]を含む他の電気生理学的指標は，今後の研究によって，さらに有用な予測指標となる可能性がある。Lewら[25]は，「ママ」のような話し言葉に

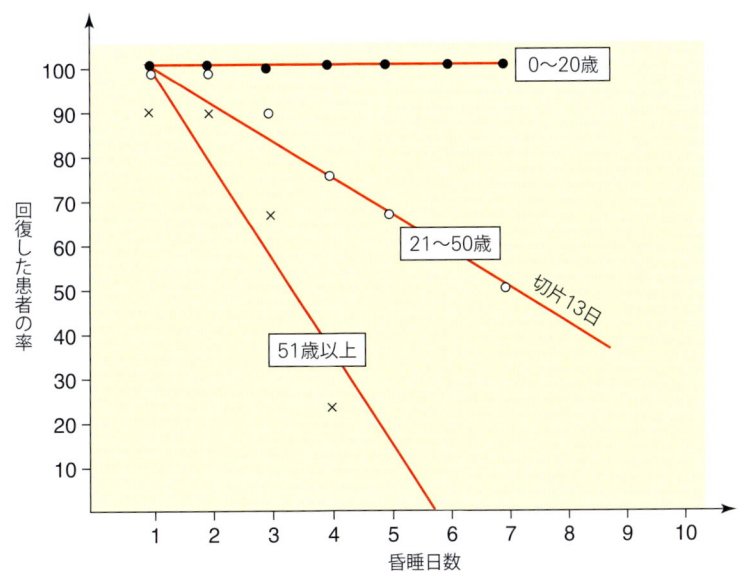

図9-2　3つの年齢群で，昏睡期間を関数とした場合の，意識の完全回復をみた患者の率。
Carlssonら[21]より許可を得て転載。

より誘発されたP300反応は，外傷性脳損傷による昏睡患者で，GOS3以上の転帰の早期予測因子として有用であることが示唆された。しかし，Perrinら[29]は，類似のP300の理論的枠組みを用いた，受傷後2，3ヵ月時点での測定結果では，その後植物状態となった患者と，高い機能レベルに回復した患者とを区別できなかったと報告している。

■ 生化学的指標

星状膠細胞の骨格部分であるグリア線維酸性蛋白（GFAP），そして星状膠細胞蛋白であるS100Bの血清レベル上昇で，死亡率が予測できるとの報告がある[30]。また，重篤成人患者42例における，損傷後7日以内の調査では，転帰が長期（6〜12ヵ月）にわたりGOS 4以下となった患者の，後頭葉灰白質および頭頂葉白質で，グルタミン酸塩／グルタミン（Glx）とコリン（Cho）比が有意に上昇していたという報告もある[31]。

非外傷性昏睡

■ 非外傷性昏睡結果の予測解析

1969年代末に，Dr. Plumらが率いるNew York Hospitalの調査チームが，GlasgowのDr. Jennettらとの緊密な連携のもと，非外傷性疾患による昏睡結果に関し前向き研究を行った[4]。英国Newcastle-upon-Tyne市のRoyal Victoria Hospitalと，San Francisco General Hospitalが共同し，最終的に急性非外傷性昏睡500例を調査した。頭部外傷または外因性中毒による急性昏睡患者を除く，12歳以上の全患者の追跡調査が行われた。昏睡患者全例において，検査に際しては，一貫性が保障された手技が用いられ，非常に綿密に施行された。バイアスを避けるため，検者は，治療案の推薦や治療スタッフへ予備的結果を公表することは差し控えられた。最短の追跡期間は12ヵ月（死亡しない限り）で，多くはより長期間追跡された（500患者中2名のみ追跡不能となった）。この大きな母集団により，主要疾患分類の各々で，相当数の重要なデータが得られ，神経機能不全の早期徴候の重篤度と，昏睡の特定の病因の両者に，転帰との相関を認めた。その後行われた，心停止後昏睡に関する大規模な前向き研究を含む追試研究で，この患者数から導かれた結論は大部分が確認されている[2]。

上記の非外傷性昏睡に関する研究から，6時間以上続く意識消失は予後不良であることが示されている。患者500例のうち，379例（76％）は最初の1ヵ月以内に，88％は1年以内に死亡している。1ヵ月以内に死亡した患者の3/4で意識は回復せず，GOS4または5まで回復したのは全500例中15％のみであった。

表9-4は，疾患別に，1ヵ月時点での**最良**回復程度を示す。1ヵ月以内に神経学的原因以外で死亡した患者もいるが，この表は各疾患において見込める脳機能回復の最高値が示されるよう構成されている。ただし，多くの場合，一時的に回復したが，再発性心不整脈，感染，肺塞栓などの合併症で死亡した患者もいたため，各疾患の**実際の転帰**は，この最良の神経学的状態よりも悪かった。

非外傷性昏睡は常に重篤となるが，一部疾患では他の昏睡例よりも転帰が良好となる。肝性およびその他の原因による昏睡患者の約30％では，GOS4または5まで回復しており，これはくも膜下出血，脳血管障害，低酸素性虚血などの血管性虚血性神経損傷患者の3倍の回復程度である。この差は，多くの肝性およびその他の病因による昏睡患者では，可逆的な生化学的，感染性，頭蓋内・脳外（硬膜下血腫など）病変などにより，一過性に脳機能が抑制されるが，脳組織は正常に保たれることから説明される。これに対し，卒中または広範な脳虚血患者の多くでは，脳組織の破壊が意識状態に決定的に影響する。この差を反映して，重篤な脳幹機能不全の徴候は，代謝性またはその他の病因による昏睡患者群では，血管性虚血性疾患の場合よりも有意に少ない。例えば，角膜反応消失は代謝性群では20％以下であったのに対し，

表9-4　昏睡原因別の1ヵ月後最良転帰

昏睡の原因	1ヵ月後の最良転帰(%)				
	無回復	植物状態	重篤障害	中等度障害	回復良好
全例(500)	61	12	12	5	10
くも膜下出血(38)	74	5	13	5	3
他の脳血管障害(143)*	74	7	11	4	4
低酸素性虚血(210)*	58	20	11	3	8
肝性脳症(51)	49	2	16	10	23
その他(58)*	45	10	14	5	6

*：他の脳血管障害には，脳梗塞76例，脳出血67例が，低酸素性虚血には，心停止150例，著明な低血圧38例，呼吸停止22例，その他には，混合性代謝障害19例，感染16例が含まれる。

その他の患者群では30%以上であった。さらに，肝性およびその他原因の昏睡患者で異常な神経眼科的徴候(以下参照)を示した場合，類似の徴候を示した他の疾患群と同様に，その予後は不良であった。

非外傷性昏睡から生存した患者では，最初の1ヵ月以内に，改善の大部分がみられた。1ヵ月生存した121例のうち，61例の多くが，最初に昏睡の原因となった疾患の進行または合併症により，翌年中に死亡した。良好な回復を示した中等度障害例は7例であった。1ヵ月で重篤障害のあった39例中，9例はその後，良好な回復ないし中等度障害までの回復をみた。その年の暮れには，3例は植物状態，4例は重篤障害であった。近年，最新の治療法により患者の生存機会が増しているが，残念ながら発症1ヵ月後の自然経過には目立った差異はみられないようであり，研究結果もそれを示唆している。

転帰は，3つの主要な臨床的因子である昏睡期間，神経眼科的徴候，運動機能に影響される。重要度はやや低いが，回復の過程もその1つである。すなわち，着実な改善がみられる経過は，最初によい機能回復を示したが，次の数日は変容しないというような経過より，一般的に好ましい。1週間昏睡状態にあった患者では，1ヵ月後GOS5に回復したのは1人だけであった。これに対し，意識の回復が早いほど，よい転帰となった。1日以内に覚醒し，知的機能を取り戻した患者の約半数が，その後GOS4または5まで回復したのに対し，1日目に植物状態または昏睡状態であった患者では，14%のみであった。また，3日間生存した患者のうち，覚醒し会話が可能であった60%が，最初の1ヵ月以内に満足すべき回復をみたのに対し，植物状態または昏睡状態であった患者では5%のみであった。初期の予想に反し，調査全体ないし個別疾患においても，年齢と予後の関係には何ら一定の相関はみられなかった。患者の性別についても，転帰に与える影響は明らかでなかった。6時間以上の昏睡例は本質的に重篤であり，多くの例では，第3病日前に順調な転帰(すなわち，中等度から良好な回復)の正確な予測は困難であった。一方，GOS1または2となった患者の約1/3は，入院時にその転帰を予測させる非常に強い兆候を示した。

表9-5から分かるように，膨大な量の早期臨床情報が，非外傷性昏睡患者の転帰と相関することが示されている。Levyら[32]は，このデータを扱いやすい量にまとめ，ベッドサイドで診療する医師が，予後予測の精度を向上させられるよう，さまざまな時間間隔で，一定の徴候を示す患者の実際的結果に基づいて論理図を作成した(図9-3)。実際の経験に基づいた予後評価を可能にする，こ

表9-5　非外傷性昏睡500例の1ヵ月後の最良転帰 vs. 早期神経学的徴候（元データ）

各分類例の時間（例数）	不良結果（回復不能または植物状態）例数（パーセント）	良好結果（中等度障害，または良好）例数（パーセント）
入院		
a. 全例（500例）	365（73）	75（15）
b. 以下の反射のいずれか2つが消失：角膜，瞳孔，OC-OV（119）	117（98）	1（0.8）*
c. 残りの患者（381）	250（66）	71（19）
1日		
a. 生存患者（387）	256（66）	74（19）
b. 以下の以下の反射のいずれか2つが消失：角膜，瞳孔，OC-OV，運動（86）	85（99）	1（1）*
c. OCまたはOV正常，または眼球彷徨，または定位眼球運動（159）	64（40）	58（36）
d. 理解できる言葉（25）		15（60）
e. 任意運動反応（40）		20（50）
3日		
a. 生存患者（261）	135（52）	71（27）
b. 以下の反射のいずれかが消失：角膜，瞳孔，OC-OV，自発眼球運動（63）	61（97）	0
c. 以下のどれかが存在：（106）		
理解できる言葉（68）	1（2）	47（69）
指示に従う（55）	0	36（65）
定位眼球運動（69）	3（4）	48（70）
正常OCまたはOV（64）	5（8）	43（67）
局在運動反応（93）	3（3）	56（60）
7日		
a. 生存患者（179）	63（35）	63（35）
b. 以下の反射のいずれかが消失：角膜，瞳孔，OC-OV，自発眼球運動，運動反応（24）	20（83）	0
c. 以下のどれかが存在：（111）		
理解できる言葉（86）	0	62（72）
指示に従う（74）	0	49（66）
定位眼球運動（84）	3（4）	59（70）
正常OCまたはOV（70）	4（5.7）	60（86）
局所運動反応（100）	3（3）	66（66）

OC：眼球回頭性反射，OV：前庭眼反射
＊：1ヵ月以内に死亡．

図9-3

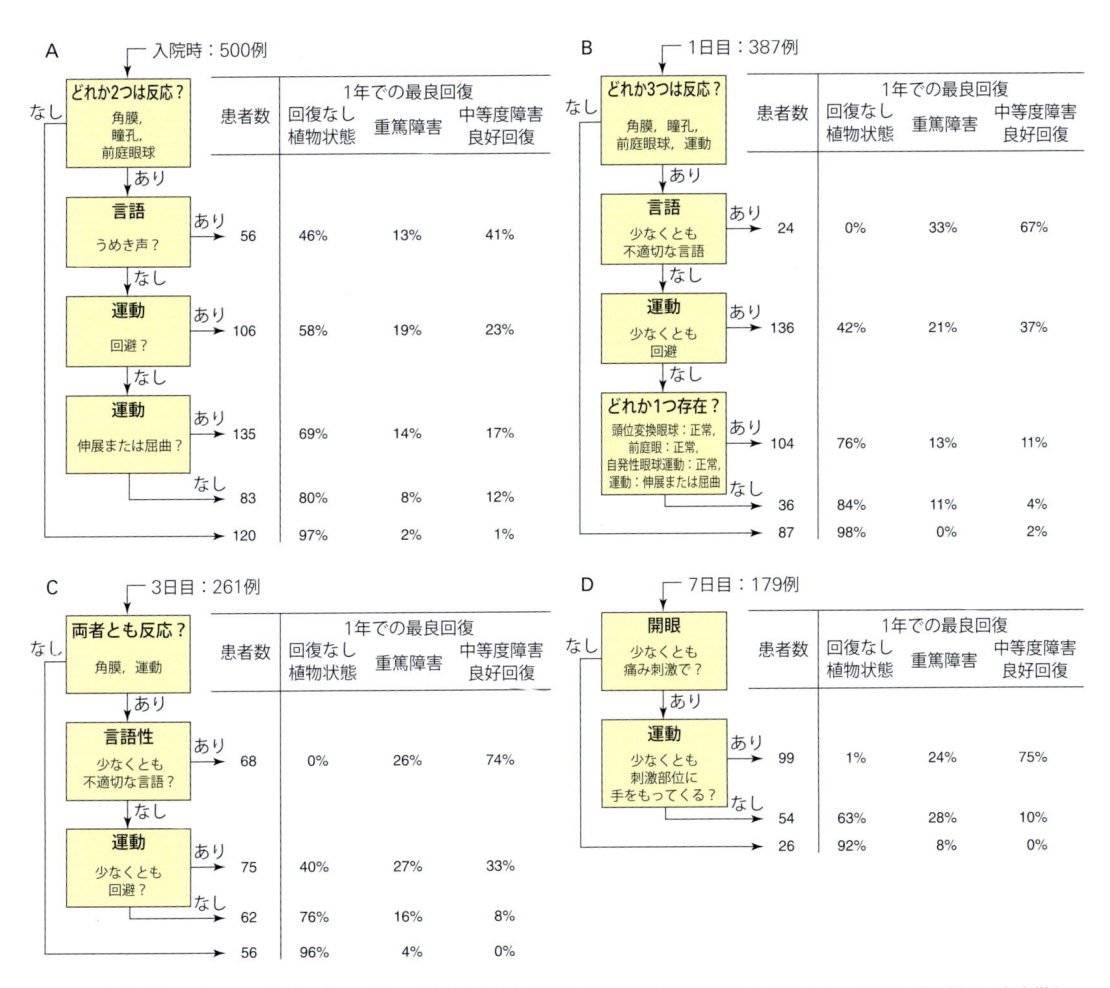

A　入院時：500例

どれか2つは反応？（角膜，瞳孔，前庭眼球）
- なし → 120例：回復なし・植物状態 97%，重篤障害 2%，中等度障害・良好回復 1%
- あり → 言語（うめき声？）
  - あり → 56例：46%，13%，41%
  - なし → 運動（回避？）
    - あり → 106例：58%，19%，23%
    - なし → 運動（伸展または屈曲？）
      - あり → 135例：69%，14%，17%
      - なし → 83例：80%，8%，12%

B　1日目：387例

どれか3つは反応？（角膜，瞳孔，前庭眼球，運動）
- なし → 87例：98%，0%，2%
- あり → 言語（少なくとも不適切な言語）
  - あり → 24例：0%，33%，67%
  - なし → 運動（少なくとも回避）
    - あり → 136例：42%，21%，37%
    - なし → どれか1つ存在？（頭位変換眼球：正常，前庭眼：正常，自発性眼球運動：正常，運動：伸展または屈曲）
      - あり → 104例：76%，13%，11%
      - なし → 36例：84%，11%，4%

C　3日目：261例

両者とも反応？（角膜，運動）
- なし → 56例：96%，4%，0%
- あり → 言語性（少なくとも不適切な言語？）
  - あり → 68例：0%，26%，74%
  - なし → 運動（少なくとも回避？）
    - あり → 75例：40%，27%，33%
    - なし → 62例：76%，16%，8%

D　7日目：179例

開眼（少なくとも痛み刺激で？）
- なし → 26例：92%，8%，0%
- あり → 運動（少なくとも刺激部位に手をもってくる？）
  - あり → 99例：1%，24%，75%
  - なし → 54例：63%，28%，10%

図9-3　非外傷性原因で昏睡を起こし，通常に処理された500例の1年後の最良転帰。発症後各期間での回復度は，臨床徴候に相関することを示す。ほとんどは，同様の障害を受けた患者の予後予測の基礎情報として十分な症例数である。Levyら[4]より許可を得て転載。

の意思決定樹図の作成に当たり，最も重要なことは，GOSが1または2を暗示する徴候を示した場合，最終的にGOS4または5になることは，実際には全くない（3%以下）ことを確実にするという点であった。不確実な予後評価の結果，潜在的に有効な治療を行わない事態となるのは，絶対に避けなければならないことは，誰もが認識するところだろう。500例を対象とした，実際の所見と転帰と，図9-3に示された決定基準のχ二乗検定では，相関係数の有意水準はすべての区分において$p<0.001$であった。

120例の結果から，ある臨床所見を示す患者は，昏睡発症後6時間であっても，実際には独立機能回復の可能性がないことを示している（図9-3A）。120例中1例のみ，短期間ながら，中等度程度までの機能回復をみた。その1例とは，尿毒症に関連して心停止となった19歳の女性で，一過性改善をみたが，翌週死亡した。残りの380例は，臨床所見から比較的良好な予後群と分類され，独立機能回復の可能性は最良で41%であった。同

様の差は発症後1日目でもみられた（図9-3B）。発症1日目に，最も予後不良が予測された87例中2日以上生存したのは29例で，少なくとも1週間生存したのは10例であった。これに対し，なにかしらの単語の発話がみられた24例ではGOS4または5までの回復が予測され，実際，この内2/3は独立機能を回復した。さらなる時間経過（図9-3C，D）で，予後がGOS4または5の患者を識別する正確さが，さらに改善した。

非外傷性昏睡の転帰に関するその後の前向き研究で，前述の研究の正確性が確認された。非外傷性昏睡患者596例を対象とした前向き研究では，発症2ヵ月での死亡率を予測する5つの臨床的変数が同定された（表9-6）[33]。その多くは，心停止（31％），脳梗塞または脳内血腫（36％）による昏睡患者で，その他の病因として，くも膜下出血，敗血症，腫瘍，感染などがあった。異常な脳幹反応（瞳孔反応消失，角膜反射消失，非共同性眼球彷徨または眼球運動消失），言語反応の消失，痛みに対する引っ込め反応なし，70歳以上，クレアチニンが1.5mg/dL（132μmol/L）以上ないし同等という5つの臨床的所見のうち，4つを示す患者は，2ヵ月で97％の死亡率を示した。年齢に関連した予後悪化が，PlumとLevy[4]の調査により指摘されているが，これは合併する全身状態によって一部混同されている可能性がある。例えば，ICUに入室した10歳以上の非外傷性昏睡患者169例を対象とした前向き研究では，低酸素または虚血性損傷患者の78.7％は，2週間以内で死亡ないし昏睡となっている[34]（表9-7）。

これら予測に対し，いかに行動するか？ということを，患者の医療代理人および家族と一緒に，

表9-6　2ヵ月時死亡率に相関する変数

第3病日に見られる危険因子	2ヵ月時死亡数（％）	
	危険因子存在の場合	危険因子のない場合
異常脳幹機能	88/99（89）	83/136（61）
言語反応なし	151/175（86）	23/57（40）
痛みに対し引っ込め反応なし	122/136（90）	52/96（54）
クレアチニン≧132.6μmol/L（1.5mg/dL）	82/94（87）	99/153（65）
年齢≧70	93/111（84）	88/136（65）

Hamelら[33]より許可を得て改変。

表9-7　非外傷性昏睡および昏睡病因での2週目の転帰

昏睡病因	2週目の転帰			
	症例数（％）	覚醒％	死亡％	昏睡％
低酸素/虚血性	61（36.1）	21.3	54.1	24.6
代謝性または敗血性	37（21.8）	32.4	48.7	18.9
局所脳損傷	38（22.5）	34.2	47.4	18.4
全般脳損傷	22（13.0）	45.4	36.4	18.2
薬物誘因	11（6.5）	72.7	0	27.3
合計	169（100）	33.1	44.4	21.5

Saccoら[34]より許可を得て改変。

医師は決断しなければならない。例えば，既知の非薬物学的原因で6時間昏睡状態にあり，瞳孔反応または眼球運動のみられない患者が，満足な回復をみる可能性は基本的にない。この予後予測により，多くの医師が，大がかりかつ異例の治療を試みずに済む（とはいえ，そのような患者は，通常の治療では予後不良であるため，十分に管理された，新規または特殊な治療法の候補者となる場合がある）。逆に，心停止後1～3日，重篤で依然無反応だが，正常眼球または運動徴候を示す患者では，GOS4または5に回復する確率は約30％である。この情報は集中治療スタッフを強く勇気づける。なぜなら，集中治療スタッフは，脳損傷患者の治療に際し，手探りで，成功の可能性がほとんどないと感じながら仕事をしている。よって，よい転帰となる可能性があるという知識が，治療者の士気とその治療レベルを大きく改善しうるのである。

■ 心肺停止／低酸素性虚血性脳症

昏睡の転帰については，特に心停止後の昏睡に関する大規模研究がある。Brain Resuscitation Clinical Trialsに登録された942例を対象とした前向き研究[35]（1979年頃～1994年まで）では，心停止後に起きた脳神経反射消失は全て，転帰不良を有意に予測することが明らかとなった。Boothら[2]は，予後に関する身体診察の的確さと正確さを評価するため，1966年～2003年に実施された，心停止後昏睡に関する大規模研究の，利用可能な論文すべてのレビューを行った。その結果，死亡，植物状態，重篤損傷（GOS1，2，または3）を強く予測する5つの臨床的徴候として，角膜反射，瞳孔反射，痛み刺激に対する引っ込め反応，24時間あるいは72時間での運動反応の消失が明らかとなった。一方，GOS4または5を強く予測する臨床所見はなかった。表9-8に示されている統計結果は，図9-3のアルゴリズムを支持するとともに，昏睡発症後各時点について，さらに詳細な情報を追加している。ただし，このBoothらの報告では，重篤障害（GOS3）と死亡または遷延性植物状態（GOS1および2）を1つの転帰として統計を行っている点には注意が必要である。重篤障害に対する選択は大きく異なるので，医師がこれらのデータを家族とのカウンセリングに使用する場合，予測される転帰については注意深く説明する（p398，**家族動態と哲学的考察**参照）。

■ 低酸素性虚血性脳症の電気生理学的検査

予後不良の予測は身体診察で十分可能だが，皮質損傷範囲については正確に評価できない。その場合，電気生理学的検査で有用なデータが得られる。体性感覚誘発電位は不良転帰の予測に最も有用だが，代謝性疾患と薬物効果に対しては比較的感度は低い[36]。一次性皮質体性感覚反応の両側性消失は，無酸素性損傷による永続的植物状態と同様に[37,38]，転帰に対する特異性が100％であることが確認されている。最近の総説では[23]，一次性皮質体性感覚反応（N20）が両側性に消失している176例で，永続的植物状態から回復した例は，過去に1例もないことが分かった（**表9-9**）。体性感覚誘発電位の両側性消失と予後不良の強い相関は，無酸素性損傷程度と密接に関連していることが，剖検研究[39]から示唆される。剖検の結果，心停止48時間以内に行われた体性感覚誘発電位測定10例のうち，両側性消失をみた7例すべてで，大脳皮質の広範な無酸素性虚血性破壊（短期生存例での急性虚血性変化と，長期間生存例での偽性層状型のはっきりした壊死）がみられた。また，他の2例（1例は遅延体性感覚誘発電位，もう1例は正常潜時体性感覚誘発電位）では，大脳皮質で斑状ニューロン消失がみられた。また，心停止後に正常潜時体性感覚誘発電位がみられることは，より良好な転帰の指標ではあるが，決定的な予測因子ではないという点は重要である。例えば，正常N20反応が測定された40％もの例で，死亡または植物状態となりうる[38]。

その他，EEG，脳幹聴性誘発反応brainstem

表9-8 昏睡発症後の時間により区別された心停止後昏睡例の予後に関する有用な臨床所見

臨床所見	神経学的不良転帰のLR*（95%信頼区間）	
	陽性	陰性
瞳孔反射消失	7.2（1.9〜28.0）	0.5（0.4〜0.6）
運動反応消失	3.5（1.4〜8.6）	0.6（0.4〜0.7）
角膜反射消失	3.2（1.1〜9.5）	0.7（0.6〜0.8）
頭位変換眼球反射消失	2.5（1.3〜4.8）	0.4（0.3〜0.6）
自発的眼球運動消失	2.2（1.3〜4.0）	0.4（0.3〜0.6）
ICS＜4	2.2（1.1〜4.5）	0.2（0.1〜0.6）
GCS＜5	1.4（1.1〜1.6）	0.3（0.2〜0.5）
発語努力の消失	1.2（0.9〜1.6）	0.1（0.0〜0.7）
12時間で		
咳反射消失	13.4（4.4〜40.3）	0.3（0.2〜0.4）
角膜反射消失	9.1（3.9〜21.1）	0.3（0.2〜0.4）
咽頭反射消失	8.7（4.0〜18.9）	0.4（0.4〜0.5）
瞳孔反射消失	4.0（2.5〜6.6）	0.5（0.5〜0.6）
GCS＜5	3.5（2.4〜5.2）	0.4（0.3〜0.4）
運動反応消失	3.2（2.2〜4.6）	0.4（0.3〜0.5）
痛みに対し引っ込め反応なし	2.3（1.9〜3.1）	0.2（0.1〜0.2）
発語努力の消失	1.6（1.4〜1.9）	0.1（0.0〜0.1）
24時間で		
咳反射消失	84.6（5.3〜1342.0）	0.3（0.3〜0.5）
咽頭反射消失	24.9（6.3〜98.3）	0.5（0.4〜0.5）
GCS＜5	8.8（5.1〜15.1）	0.4（0.3〜0.4）
痛みに対し開眼反応なし[注1]	5.9（3.9〜9.0）	0.3（0.3〜0.4）
自発的眼球運動消失[注2]	3.5（1.4〜8.8）	0.5（0.4〜0.7）
痛みに対し開眼反応なし[注1]	3.0（1.5〜6.2）	0.4（0.3〜0.5）
頭位変換眼球反射消失	2.9（1.8〜4.6）	0.5（0.5〜0.6）
自発的眼球運動消失[注2]	2.7（2.1〜3.4）	0.3（0.2〜0.3）
発語努力の消失	2.4（2.0〜2.9）	0.1（0.0〜0.1）
48時間で		
GCS＜6	2.8（1.3〜5.9）	0.3（0.1〜0.5）
GCS＜10	1.3（1.0〜1.7）	0.0（0.0〜0.7）
72時間で		
痛みに対し引っ込め反応なし	36.5（2.3〜569.9）	0.3（0.2〜0.4）
自発的眼球運動消失	11.5（1.7〜79.0）	0.6（0.5〜0.7）
発語努力の消失	7.4（2.0〜28.0）	0.3（0.2〜0.5）
痛みに対し開眼反応なし	6.9（1.8〜27.0）	0.5（0.4〜0.6）
7日目で		
痛みに対し引っ込め反応なし	29.7（1.9〜466.0）	0.4（0.3〜0.6）
発語努力の消失	14.1（2.0〜97.7）	0.4（0.2〜0.6）

GCS：Glasgow Coma Scale，ICS：Innsbruck Coma Scale，LR：尤度比
＊：陽性LR＞2をもつ臨床的所見，および低い信頼区間限界＞1は，対応する陰性LRで提示されている。
注1, 注2：それぞれ異なる研究からの報告。
Boothら[2]より許可を得て改変。

表9-9 無酸素性虚血性脳症での体性感覚誘発電位：N20反応消失

研究報告	発症からの期間	消失徴候のある比率	回復比率
Brunko and Zegers De Byl, 1987	<8時間	30/50	0/30
Rothstein, 2000	<2時間	19/40	0/19
Madlら, 2000	<2時間	22/66	0/22
Chenら, 2000	1〜3日	12/34	0/12
計	<3日	83/190	0/83

Youngら[23]より許可を得て改変。

auditory-evoked response（BAER），経頭蓋運動誘発反応などの電気生理学的検査も，予測に有用である（詳細は文献23参照）。EEG波形は無酸素性損傷後早期に抑制されることが多く，さまざまな信号異常[22]は，予後不良と相関する。信号異常には群発抑制，α-β型，全般的または周期的抑制などが含まれる。脳幹聴性誘発反応検査では重篤脳幹損傷を同定できるが，大脳皮質損傷には対応できない。広い大脳皮質ネットワークが関与する長潜時聴性誘発反応は，大脳機能の回復予測に，より高い特異性をもつ。聴性誘発反応（N100）とミスマッチ陰性電位反応はいずれも，無酸素性損傷による昏睡からの回復予測に有用である[40]。P300およびN400のような他の長潜時誘発反応についても研究されている（文献23参照）。

■ 心肺停止後の昏睡評価における
　ピットフォール

心肺停止後の昏睡予後評価は一般に正確だが，ピットフォールがある。以下に，文献41からの極端な例をあげる。

症例9-1

喘息に罹患している25歳の男性。自宅で倒れ込み，呼吸停止となった。救急医療スタッフが到着するまでの6分間，家族により心肺蘇生がなされたが，到着時に呼吸はみられず，脈拍も触れなかった。心電図での心拍数は24/minであった。CPRと気管挿管が施行され，3分後には脈拍は107/minとなり自発呼吸を認めた。最初のGCSは3であった。救急部では，患者は無反応，瞳孔は散大しているが，対光反射はみられた。また，自発的除皮質姿勢を認めた。プロポフォールで鎮静され，atracuriumが投与された後，ICUへ移された。軽度の低血圧があり，頭部および全四肢では頻回にミオクローヌス様単収縮を認めた。また，EEG検査では全般てんかん重積状態を認めた。テオフィリン値は正常な治療範囲であった。発作はフェニトイン，ミダゾラム，クロナゼパム，バルプロ酸，硫酸マグネシウムではコントロール不能で，群発抑制のためチオペンタール注入が必要であった。チオペンタール注入を中止した後，全般的α波活性を認めた。第6病日には抜管，蘇生しない（DNR）状態とされ，GCS3のまま一般神経内科病棟に移された。しかし，患者はその後徐々に改善し，第16病日までにはGCS10となり，うなずきや発語がみられるまでに回復した。呼吸停止後第19週までにGCSは15となった。EEG検査でも徐々に改善がみられたが，多種類の抗てんかん薬の服用にもかかわらず，ミオクローヌス様単収縮，およびてんかん様活性を示した。最終的に，この患者は独立機能を回復

した。

　この症例から，心停止や重篤低酸素性損傷後の，予後不良が予測される昏睡であっても，予後予測が複雑となる可能性があることが分かる。また，この症例の病歴を後ろ向きにレビューすることから，さまざまな考慮すべき点が示唆される。年齢が若い，初めに瞳孔の対光反射がみられた，自発呼吸が早期に戻った，という点は良好な転帰の予測因子だが，てんかんの既往がないのにミオクローヌスや痙攣があったことは，重篤な低酸素損傷を示唆する。前述のとおり，無酸素後のミオクローヌスは悪い予後[42]を予測させるのが通常だが，常にそうとも限らない[43]。早期鎮静および発作による麻痺により，最初の6時間以内の意識レベルの改善が隠れてしまうことがあり，また，さまざまな抗てんかん薬の広範な使用は，α昏睡に似た状態を生じることがある。ただし，それ以外では，無酸素性損傷の場合，90％以上の死亡率を示す所見である[44]。

　この症例はまた，発症現場で起こったことの完全な情報を得ること，そして一次性損傷と治療法により誘発される潜在的混乱の影響を，明白に鑑別するには限界があることを示している。脈の触れない患者では，その時点で発見されていない循環活動や，検査直前に起きた灌流消失の可能性から，低酸素期間の正確な評価が困難となる。類似例として，心停止後に発作やミオクローヌスを認めたが，GCSが5で推移した後，第16病日には改善した例の報告がある[45]。

　発作後状態は脳幹機能を強く抑制し，強直性発作は屈曲ないし伸展姿勢に類似する。一方，単一てんかん発作はミオクローヌスと鑑別し難い。発作誘発の心不整脈による心停止は[46]，さらに複雑な病像を示す。

血管性障害

■ 卒中

4章に詳述したように，卒中後昏睡の予後は，両側半球機能不全を起こす，卒中により障害される動脈領域に依存する。WijdicksとRabinstein[47]は，重篤な卒中の予後因子について，1966～2003年にかけての文献から調査を行った。その結果，さまざまな示唆に富む臨床的および放射線学的特徴が同定されたが，予後に関してエビデンスレベルclass Ⅲ以上を示す研究報告はみつからなかった。びまん性半球浮腫および正中偏位を起こす大きな近位側血管閉塞では，透明中隔の偏位が12mm以上の場合，ほぼ90％に重篤な予後をみる[48]。急性脳底動脈閉塞による昏睡患者は回復することもあるが[49]（2章参照），高血圧性橋出血では通常回復しない[50]。

■ くも膜下出血

特発性くも膜下出血による昏睡の予後は重篤である。World Federation of Neurological Surgeons（WFNS）は，GCSを用いくも膜下出血を段階付けしている[51]（文献52も参照）（表9-10）。くも膜下出血で病院に到着する患者の2/3は，WFNS grade Ⅲ以上の良好な段階を示し，短時間の意識消失は普通だが，昏睡は比較的まれな徴候である。しかし，grade ⅠまたはⅡの患者の半数は，血管攣縮，再出血，水頭症，脳浮腫で増悪する。患者の約10％（3～17％）は治療対象となる前に，他の10％は病院で診察を受ける前に死亡する[注3]。全体の死亡率は40～50％である[53]。

　GCSは，患者の年齢，CT所見上の血腫量，動脈瘤の部位（前方循環に比し，後方循環で悪い）[53]，

注3：くも膜下出血の発症時の重症度は，救命救急施設の充実し，密集した日本の現状では，より重篤なようで，塩川ら（1995）の報告では，SAHの約半数が発症60分以内，95％は6時間以内に来院しているが，病院到着時ないし直後の死亡例が29％にみられ，本症の治療面での限界が示唆される。

表9-10 くも膜下出血の重症度評価法

重症度	GCSスコア	運動障害
I	15	(−)
II	14〜15	(−)
III	13〜14	(+)
IV	7〜12	(±)
V	3〜6	(±)

World Federation of Neurological SurgeonsスコアはGCSおよび確認される運動障害データを指標とする。
World Federation of Neurological Surgeons[51]より許可を得て改変。

最初の破裂後の二次的合併症なども加味されれば、くも膜下出血患者の転帰の予測因子として有用である。GradeⅣおよびⅤの患者で、2週間またはそれ以上昏睡が続いていれば、高率に二次的合併症で死亡する。

昏睡となり、脳幹反射の抑制または消失をみる動脈瘤からの再出血例では、死亡率は50％である。また、瞳孔反応の両側性消失では死亡率は95％とする報告もある。また、電気生理学的検査はくも膜下出血の予後について一定の有用性を示す。脳幹聴性誘発反応および体性感覚誘発電位の消失は、検査時の重症度と相関する[54,55]。

中枢神経系感染

細菌性髄膜炎696例の14％で、入院時に昏睡がみられた[56](p262も参照)。この研究では、入院時意識鈍麻は、死亡またはGOS4以下の有意な危険因子であった。同様に、60歳以上、低血圧、24時間以内の発作(しばしば血清ナトリウム低下と相関)、そしてグルコース濃度低下、蛋白上昇（≧250mg/dL）を含む髄液の異常も危険因子であった。死亡例のほとんどは、脳ヘルニアが原因で、これは無分別な腰椎穿刺によって生じたものもあった。昏睡は、急性髄膜炎の罹患率の予測因子として最良であるとする報告もある[57]。昏睡は、毒素による血液脳関門の変化による頭蓋内圧亢進（血管原性浮腫）、髄液の吸収障害（間質性浮腫）、静脈性ないし動脈性閉塞（細胞毒性浮腫での梗塞）で惹起されることが多い[58]。昏睡を起こす脳膿瘍も予後不良（GOS4以下）[59]である。脳ヘルニアは昏睡の主要原因であり、60％の死亡率を示す[60]。

急性散在性脳脊髄炎

急性散在性脳脊髄炎（ADEM）は単相性自己免疫性脱髄疾患で、最も一般的には小児および若年成人が罹患し、ウイルス性、細菌性疾患、またはワクチン接種後に続発する[61]（p386も参照）。かつて急性散在性脳脊髄炎は予後不良と考えられてきたが、最近の経験では、患者の多く（55〜90％）は完全回復または軽度な神経障害が残る程度まで回復する。予後の改善は、主にMRIにより、比較的軽症例が診断される頻度が増加したこと、またはコルチコステロイドで治療される傾向を反映しているのだろう。多くの文献で回復期間は長期であると報告されているが、多くの例では6ヵ月以内に改善をみる。

肝性昏睡

肝性昏睡は、進行性肝障害の劇症期か、門脈系シャントのある患者で、窒素物質の負荷が増加し、突如循環中に出た際に可逆的過程として発生する（5章参照）。肝性昏睡の予後は、原因、肝障害の進行度と重篤度、他臓器の機能不全の有無に依存する。予後は、慢性肝硬変または門脈大静脈シャントに伴う昏睡の場合より、激症肝障害でずっと悪い。非外傷性昏睡患者のうちでは、肝性脳症による昏睡は、回復の可能性が最も高い（33％）ことが証明されている[4]。

生存率は、感染性および血清肝炎患者の年齢に相関する。慢性肝細胞疾患患者では、感染または循環窒素負荷を減らすような併発異常の補正具合で、脳症を起こしたり回復したりと、変容するこ

とが多い。外因性因子が認められないなら，脳症の非常に悪い所見で，高致死率に関係し，肝硬変患者の約50％は，脳症が判明して1年以内に死亡する[62]。

抗鬱薬中毒

多くの致命的，意図的抗鬱薬中毒は病院外で起こる。全世界における経験のあるセンターからの報告では，意識障害患者全体のうち，このような患者の死亡率は1％以下というのが一般的である（表9-7）。死亡率は，grade3〜4の昏睡患者では約5％に上昇し，施設が少数例の患者しか治療しないか，経験不足または適切な設備が不足している場合，実質的に高くなる。抗鬱薬昏睡の予後不良因子としては，高齢，合併症の存在（特に全身性感染，肝不全，心疾患），昏睡期間が挙げられる。重篤な中毒，特にフェノバルビタール中毒患者で，アルカリ性利尿薬（フェノバルビタールに対し），血液透析，活性炭血液灌流などは，全て昏睡期間を短縮し，予後を改善する。抗鬱薬中毒から回復する患者は，予想外の合併症がなければ，たとえ昏睡が5日以上持続しても，なんら脳損傷は残らない。この原則に対し，誤嚥性肺炎または心停止（例えば気管または胃への挿管中の）が起きた患者で，まれに例外がみられる。発見され病院へ搬送されるまでに，長い昏睡期間臥床していたため，皮膚褥瘡または圧迫性ニューロパチーを起こす患者も少数存在する。これは特にバルビツレート過剰服用例で多い。

植物状態

植物状態vegetative state（また**覚醒昏睡**coma vigil，**失外套状態**apallic stateとも）とは，無反応な患者で，まず「開眼」がみられ，ついで自然な覚醒サイクルが回復する場合の名称である[63]。10〜14日以上，閉眼昏睡状態のままというのはまれであり，通常は，その時点までに，昏睡に代わって植物的となる。昏睡患者と同様に，植物状態患者では，自己または周囲の状況への気付きを認めないが，心肺機能や内臓自律神経調節を行う脳幹機能は維持されている。**遷延性植物状態**persistent vegetative stateという語は，現在では一般的に，少なくとも30日間その状態にあった患者を指す（ANA Committee on Ethical Affairs, 1993参照）。以下に示すように，遷延性植物状態が，どの時点から永続的であるとするかを決定する明確な基準はない。

遷延性植物状態の経過早期に永続性となるかを予測できない理由の1つは，患者は通常，脳幹が比較的正常なのに対し，大脳半球はひどく障害されていることである。疾患早期にそのような組み合わせがあると，脳幹機能が比較的良好な昏睡状態となり，可逆的脳損傷患者と類似の病像となるのである。

本書『昏迷と昏睡』第3版出版以来，植物状態の予後に関する指針は大きく進歩した[64〜66]。神経内科医，脳神経外科医，そして他の専門医からなる合同委員会 The Multisociety Task Force on PVS[64,65]は，GOS基準を用い，長期植物状態患者の転帰について総合的レビューを実施した。外傷性脳損傷を原因とする成人患者434例と小児患者106例，非外傷性病因の成人患者169例と小児患者45例が評価された。図9-4はこの結果を示している。少なくとも1ヵ月間植物状態にあった患者では，52％が受傷後1年で意識を回復した（33％は受傷3ヵ月以内に回復した）。成人外傷性脳損傷患者が，3ヵ月時点で植物状態であれば，1年で意識回復する率は35％，少なくとも6ヵ月まで持続する場合は16％に低下した。一方，外傷性脳損傷患者で植物状態となった小児例では，植物状態期間が1ヵ月の場合，62％は1年で意識を回復し，この率は，状態持続期間が3ヵ月で56％，6ヵ月で32％に低下した。「意識conscious」それ自体の転帰は，障害程度を反映しない。しかし，Task Forceによるレビューでは，

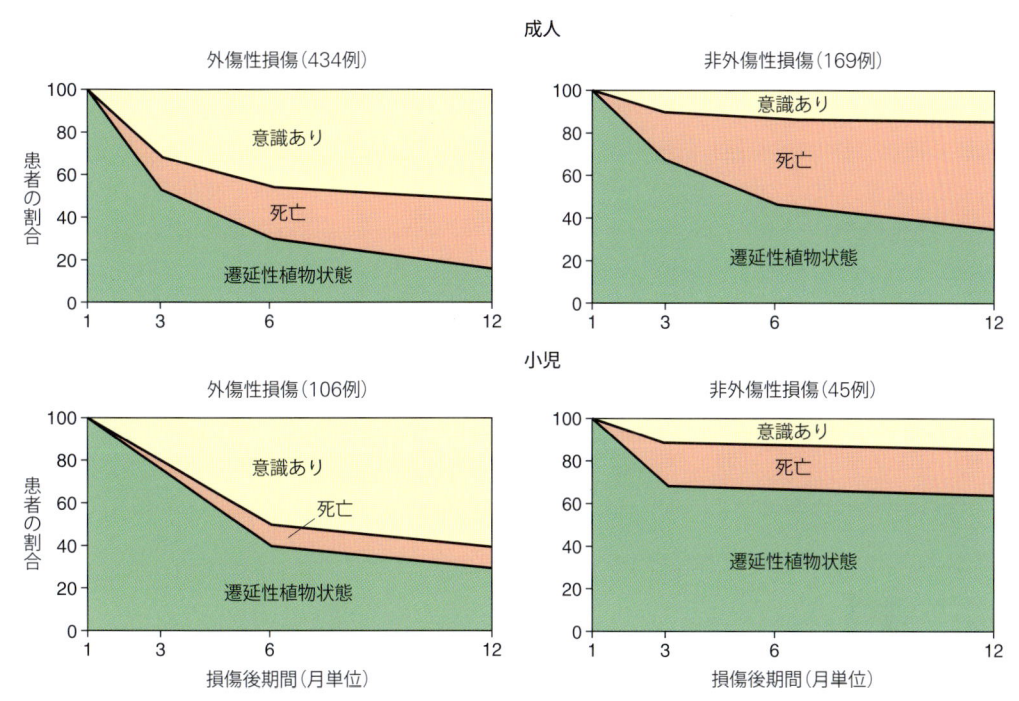

図9-4 外傷性または非外傷性損傷により遷延性植物状態となった患者の転帰。表9-11も参照。
Multisociety Task Force[64]より許可を得て改変。

表9-11 外傷性および無酸素性脳損傷での植物状態（VS）の予後

年齢	例数		死亡(%) 99%信頼区間		植物状態(%) 99%信頼区間		意識あり(%) 99%信頼区間		独立(%) 99%信頼区間	
	TBI	ABI	TBI	ABI	TBI	ABI	TBI	ABI	TBI	ABI
1ヵ月でVS										
成人	434	169	33	53	15	32	52	15	24	4
小児	106	45	9	22	29	65	62	13	27	6
3ヵ月でVS										
成人	218	77	35 (27〜43)	46 (31〜61)	30 (22〜38)	47 (32〜62)	35 (27〜44)	8 (2〜19)	16 (10〜22)	1 (0〜4)
小児	50	31	14 (1〜27)	3 (0〜11)	30 (13〜47)	94 (82〜100)	56 (37〜74)	3 (0〜11)	32 (15〜49)	0
6ヵ月でVS										
成人	123	50	32 (40〜64)	28 (12〜44)	52 (40〜64)	72 (56〜88)	16 (9〜27)	0	4 (0〜9)	0
小児	28	30	14 (30〜78)	0	54 (30〜78)	97 (89〜100)	32 (12〜58)	3 (0〜11)	11 (0〜26)	0

TBI：外傷性脳損傷，ABI：無酸素性脳損傷
Jennett[66]およびMultisociety Task Force[65]より許可を得て改変。

成人の場合，植物状態となって1ヵ月後に意識を回復した患者52％のうち，GOS基準で独立状態となったのは24％のみであった。さらに，この数字は，植物状態が3ヵ月持続した例では16％，少なくとも6ヵ月持続した例では4％のみであった。

驚くまでもなく，非外傷性植物状態の予後良好例はずっと少なくなる。図9-4は，非外傷性植物状態の成人と小児における予後の比較である。非外傷性群で，1ヵ月植物状態であった成人で，意識を回復したのは15％のみであった（GOSの独立状態は4％のみ）。また，これらの率は，3ヵ月および6ヵ月持続した患者では，それぞれ8％，0％であった。

これらのデータから，Task Forceによる研究は，外傷性脳損傷12ヵ月後の植物状態，または無酸素性損傷3ヵ月後植物状態は，基本的に永続的であると考えねばならないことを示唆している。ただし，この時点を超え，植物状態から回復する可能性も，わずかながらあると認識することは重要である[67~69]。このような晩期回復は一般的に，上記のように以降は永続的とされる，無酸素性および外傷性脳損傷による植物状態期間を超えた，重篤な障害（最小限の意識状態を含む）期間の後に起こる[66]。にもかかわらず，晩期回復をみる症例につき，報告はまれながら続いているので，脳損傷機序についての証拠がないなら，これら統計結果の個別症例への適用は危険である。こういった症例における予後の不確かさから，脳機能の直接測定のような，回復がどこで起きているかを確認できる，より有用な方法の必要性が強く示唆される。

死亡率は発症した最初の年で非常に高く，約1/3の患者が死亡する[64,65]。患者が1年後にも生存していれば，以降の死亡率は低く，数年生存し続ける可能性がある[66]。例えば，PlumとSchiffは，遷延性植物状態で25年間生存した1例を報告している（図9-8参照）。植物状態患者の多くは，肺または尿路感染で死亡する。

植物状態の予後に関する臨床，画像，電気的診断の相関

前述したとおり，昏睡に関する陰性予知因子を含め，臨床徴候または確定検査には，植物状態の予後予測の一助となるものがある。例えば，異常体性感覚誘発電位は皮質損傷を確実に示し，無酸素性および外傷性脳損傷による長期植物状態が高率に起こることを示す。ただし，正常な誘発反応でも回復を予測できない。外傷性脳損傷後の植物状態または最小限の意識状態患者124例を対象とした研究から，指示に従う能力の回復を予測する，以下の3つの変数が報告されている。すなわち，(1)最初の障害評価尺度Disability Rating Scale (DRS)スコア，(2)最初の2週間の観察でみられるDRS測定の変化率，(3)損傷後リハビリプログラムを受けるために入院した時期である[70]。

植物状態に関する，器質的，機能的相関が研究されている。外傷性脳損傷により植物状態となり，6～8週間経過した患者80例のMRI画像についての前向き研究(2，3，6，9，12ヵ月のMRIと臨床的観察)から，1年間植物状態であった42例では，脳梁および脳幹背外側の器質的損傷が，非回復を有意に予測することが明らかとなった（年齢，GCS，瞳孔機能不全，脳障害部位数を計算し調整されたオッズ比を基礎に検出された植物状態からの非回復確率は，脳梁で214倍，脳幹背外側で7倍高かった）[71]。全体として，このモデルでは，植物状態以上に回復しないだろう患者の同定において，87.5％の分類率が得られた。

安静時脳代謝を測定する定量的フルオロデオキシグルコースPET（FDG-PET）検査から，多くの植物状態患者の全脳代謝は，正常代謝率の40～50％まで，著明に減少していることが証明されている（p383参照）。残念なことに，低下した代謝活動を早期に確認することは，転帰を予測する明確な因子ではなく，安静時代謝レベルの有意な異常にもかかわらず，意識を回復する患者もいる[72]。磁気共鳴スペクトロスコピー（MRS）によ

る視床のN-アセチルアスパラギン酸(NAA)/クレアチン(Cr)比は，全ての植物状態患者で低いが，回復しない植物状態ではさらに低い[73]。ただし，対象数はほんの数例である。

　植物状態の転帰予測と，状態の特徴を知るために，EEGを用いる試みは成功していない。EEG検査結果は，回復した患者で異常のままの場合や，逆に，患者が回復していないのに改善する場合がある[74]。事象関連電位event-related potential (ERP)は，EEGより有望とされる。これらの電位は，植物状態症例に受動的に提示された刺激が，皮質で処理される際に起こる。反応は長潜時で，最大活性は通常，刺激後数100ミリ秒で，刺激の始まりに固定された厳密な時間ではない。長潜時聴性皮質電位(N100，P150)，P300反応，ミスマッチ陰性電位(MMN)事象関連電位は，それぞれ回復の証拠となる可能性がある。P300反応は，繰り返し同一音調の単調な提示に「オドボールoddball」音調を含む方法で惹起される。MMNは，特異的に注意を喚起するオドボール刺激に対する聴性反応の早期要素で，N100聴性皮質電位に続いて，確実に誘発される早期一次性聴性誘発反応である。12ヵ月間昏睡にあった346例の転帰を，植物状態とそれよりよい状態全て(最小限の意識状態を含む)に分けた調査では，N100およびMMNは，植物状態からの回復の強力な予測因子であった。また，MMNがみられる患者で永続的植物状態となった例は皆無であった。さらに，電気生理学的変数と瞳孔対光反射の有無を同時に検討すると，植物状態からの回復予測の確率は，89.9％に達した[40]。しかし，植物状態での事象関連電位反応保持の特異性[75]について疑問を呈する研究もある。

最小限の意識状態

最小限の意識状態minimally conscious state (MCS)[76]とは，自己または周囲の状況に対する

表9-12　最小限の意識状態の臨床診断に関するAspen Working Group基準

再現可能か持続性の点から，限られているがはっきり認識できる自己または周囲に気付いている状態が，以下の行動の1つまたはそれ以上で示される：
1. 単純な指示に従う
2. 身振りまたは言葉で「はい/いいえ」で反応する(正確性と無関係)
3. 理解可能な発言
4. 関連刺激に左右される運動または感情的行動を含む合目的的な行動。例として：
   a. 視覚的または言語的刺激に関連して適切に微笑むまたは泣く
   b. 発声や身振りで質問内容に反応する
   c. 適切な方向および場所にある物に手を伸ばす
   d. 大きさや形に適応した物に触れるか保持する
   e. 視覚固定を維持する，または動く刺激に反応して追視する

Giacinoら[76]より許可を得て転載。

気付きのあることを証明する，最小限だが確かな行動がみられる，重篤な意識障害状態である。表9-12は，MCSの診断基準である。植物状態と同様，MCSは昏睡からの回復過程，または進行性神経学的疾患の増悪過程で生じる過渡期の状態であることが多い。しかし，永続的となることもある。植物状態とMCSの転帰の差異について，いくつかの研究がある。GiacinoとKalmarは，55例の植物状態と49例のMCS患者を対象に，外傷性または非外傷性損傷後1，3，6，12ヵ月時点で評価した，後ろ向き研究を報告している[77]。両群は受傷後1ヵ月では類似の障害レベルを示した。しかし，12ヵ月時点でDisability Rating Scaleで測定すると，MCSの転帰は，植物状態結果と比較して，特に外傷性脳損傷患者で有意に良好であった。Straussら[78]は，植物状態(564例)とMCSの小児(3〜15歳)を対象とし，平均余命を検討した大規模な後ろ向き研究を報告している。MCSは，移動不可なMCS(705例)と移動可能なMCS(3,806例)の2群に分類している。その結

果，8年後になお生存している患者は，移動不可MCS群（65％）と植物状態群（63％）に比し，移動可能MCS群（81％）で有意に多いことが認められた。ただし，前2群間には統計学的な有意差はな かった。Lammiら[79]は，受傷後2～5年のMCS18例を検査し，外傷性脳損傷後長い間MCSであっても，その転帰は著明に不均質であることを見いだしている。この患者の多くは，機

Box 9-1

無動性無言 vs.「ゆっくり症候群 slow syndrome」

無動性無言という語は，Cairnsら[80]により提唱された。彼らは，頭蓋咽頭腫嚢胞が拡大し，第三脳室壁および前頭葉の後部内腹側面を圧迫した際，眼が覚めているように見えるが，無言で，こわばり，動かなくなった若い女性を報告している。患者は無意識のように見え，痙縮はなかった。嚢胞が排液されると，気付きは完全に回復したが，「無意識」期間中の記憶はなかった。この症例については眼球運動の記述はないが，この型の症例では，多くの場合，注視と共同眼球運動をみる。また，頭位変換眼球刺激では多少の側方注視をみる。

その後の研究から，同様の所見は，内側底部前頭前野，前方帯状回，前大脳動脈支配下の内側前頭前野，吻側基底核の病変で起こることが明らかとなった。同様の症候群は，未治療の硬直性Parkinson病やプリオン病の特徴としてまれにみられる[81]。

過剰に用心深い型の無動性無言は，典型的には，前交通動脈瘤の破裂後に起こる，前帯状回および内側前頭前部皮質の両側性病変を有する患者でみられる[82]。関連する損傷は，視床下部および前部淡蒼球の損傷に伴うこともある。Castaigneら[83]およびSegarra[84]は，内背側視床から中脳被蓋に広がる組織損傷患者の行動を「無動性無言」と記載した。この患者らは重篤な記憶消失を示し，無関心な行動を示した。このような患者は重篤な全般的意識障害を示すが，意思疎通は可能なので，最小限の意識状態には分類されない。混乱を避けるため，われわれは，無関心で過剰傾眠にみえるが，動作は可能で，理解可能な言葉で喋ることがある患者を示す際，**ゆっくり症候群 slow syndrome**[85]という語を用いている[86]。この患者らは無動性無言患者と異なり，半強直でなく，警戒の様子を示さない。ゆっくり症候群を示す皮質下病変には，中脳水道周囲灰白質，尾状核（尾状核単独の場合も），内側淡蒼球を含む中脳網様体，または内側前脳束の選択的遮断など，傍正中前部または後部視床および前脳基底核の両側性病変が含まれる。

無動性無言状態の一般的共通要素は，前頭葉機能に決定的に重要な皮質-線条-淡蒼球-視床皮質係蹄（ループ）の損傷であると考えられる[87]。前頭前野は，腹側線条，腹側淡蒼球，視床内背側核を含むループで機能している。従って，この系のどのレベルでも，両側性に障害されると無動性無言が起こる[87]。同様に，外側視床下部の黒色線条体束の両側性損傷では，ドパミン受容体作動薬で可逆的な無動性無言状態が起こる[85]。少なくとも，部分的認知機能は傍正中視床，および中脳の限定的両側性損傷で回復をみる[83, 84, 89, 90]。

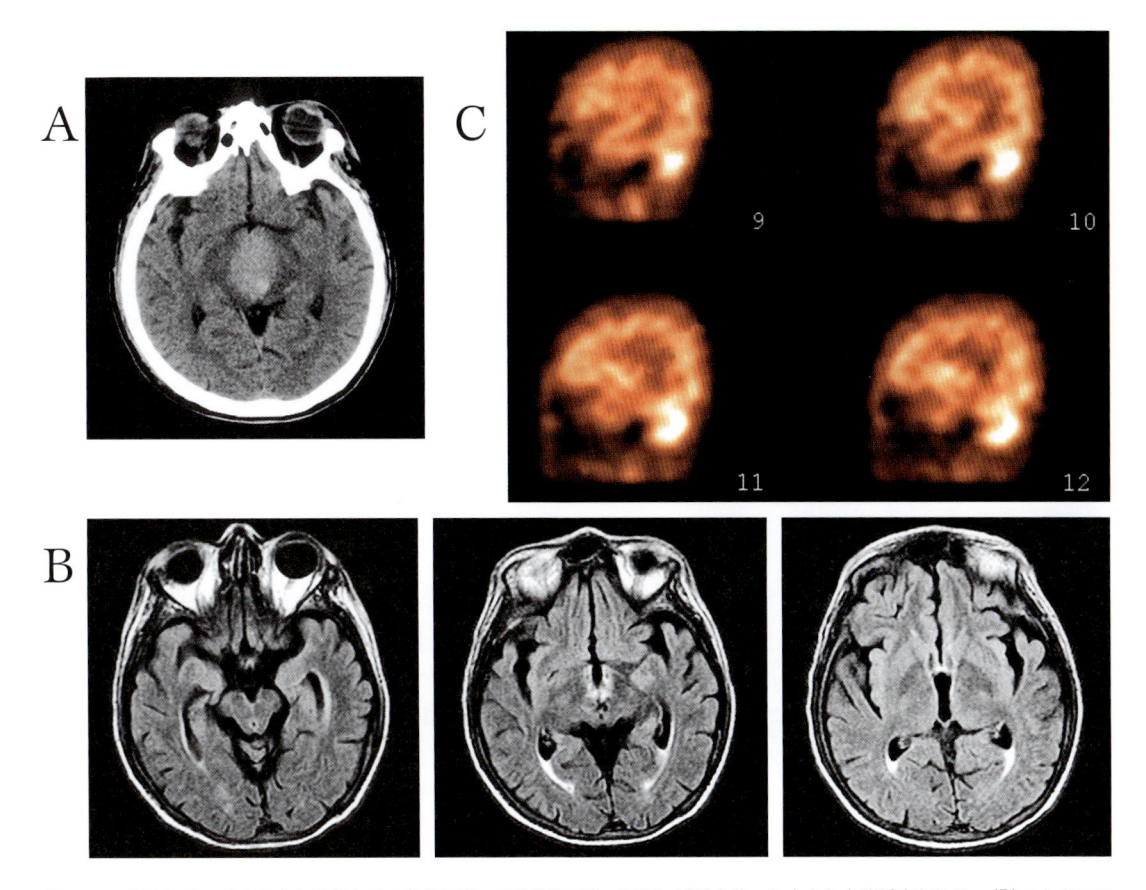

図9-5 症例9-2でみられた無動性無言の神経画像。(A)CTでは，周囲に浮腫を伴った大きな中脳腫瘤をみる。(B)コルチコステロイドによる治療後の一連のMRIでは，中脳病変の縮小をみる。中央の画像では，腹側中脳で高信号異常をみる。(C)SPECT画像では，小脳血流は比較的保持されているが，びまん性大脳低灌流をみる。

画像はAyeesha Kamal博士とN. Schiff博士の厚意による。

能的独立性を回復したが，MCS期間と転帰に相関はみられなかった。全般的に，臨床的および電気診断的検査は，研究の文脈以外で，MCSの診断および予後予測に利用できる程度には至っていない（後述参照）。

MCSはまた，**無動性無言**(Box 9-1)のような臨床的症候群や，他にはっきり特徴付けられていない意識障害を含む。少なくとも2つの識別可能な患者群が，無動性無言の典型例と考えられている。植物状態と混同されることがあるが，古典的無動性無言では，持続する過剰警戒状態hypervigilanceに似る。患者は注意深く，用心深くみえ，視覚追跡は円滑な追視運動（または視運動性反応）の形で，明らかに保持されているが，無動である。植物状態では，短時間の視固定のわずかな保持は認められるが，**無動性無言**のような，一貫した明らかな視覚追跡はみられない[66]。

患者9-2

47歳，右利きの男性。進行性傾眠と無反応状態でICUに搬送された。神経学的検査では，両側動眼神経麻痺，高血圧と変動する徐脈，痛み刺激に対し伸展姿勢をとる。最初のCT（図9-

5A)では中脳に首座をもち，周辺に浮腫を伴う大きな占拠性病変をみた。頭蓋内リンパ腫が疑われ，生検で確認されたため，頭蓋照射，コルチコステロイド静注，化学療法を受けた。治療後のMRI(図9-5B)では，上位中脳と視床下部内に異常高信号を呈する腫瘤の影響は消失した。患者は意識がはっきりしているようにみえるが，コミュニケーションはなく，突如，興奮した振る舞いをみせることもあった。簡単な質問に対しては，非常に遅いが，「はい」，「いいえ」で正確に答えた。身体診察では，蝋屈症を示し，また同様に硬直が著明で，自発運動は最小限で左上肢に限局していた。

EEGでは前頭部に周期性律動性δ活性がみられ，軽度の全般的徐波をみた。HmPAOシングルフォトン断層撮影(SPECT)では，びまん性で著明な前頭葉両側皮質低灌流(右側より左で強い，図9-5C参照)を示した。臨床状態は，全身性感染のため，死亡前には改善はみられなかった。

脳の剖検では，中脳，視床下部，左傍正中視床以外は正常であった。リンパ腫細胞の浸潤および中脳正中部の壊死が，吻側方向へ左視床に広がり，髄板内核および周辺組織を侵していた。

最小限の意識状態からの遅い回復

流言として語られる物語やニュース報道では，遷延性昏睡または植物状態からの劇的回復がみられることが主張される。これら報道は，広く一般大衆の興味を惹くと同時に，昏睡と植物状態の差異や，診断と予後につき混乱をまねく。The Multisociety Task Force[64,65]は，マスコミが報じた14例を検討し，これら植物状態からの「晩期」回復の多くは，指針(すなわち，成人例で，無酸素性損傷後3ヵ月以内，または外傷性脳損傷後12ヵ月以内)を満たさないことを明らかにした。とはいえ，上述したように，十分に裏付けされた晩期回復がまれにみられることから，永続的植物状態の予後に関する指針は，統計学的性質のものであることが強調されている。しかし，「昏睡」からの晩期回復例の多くは，最小限の意識状態患者の非常に遅い回復を含む(p390参照)。最小限の意識状態の想定期間に関するガイドライン作成のためのデータはない。認知機能の幅広い変動で示されるような，かなりの残存能を有する最小限の意識状態患者もいる[91]。**最小限の意識状態**という語は，最も適切であるように思われるが，別の語として，**最小限の反応状態** minimal responsive state および**最小限の覚醒状態** minimal awareness state などがある[92]。最小限の反応はベッドサイドで評価されるが，以下に論じる施錠状態でみられるような正常認知機能を含め，病因機序のさらなる評価なしには，認知機能の多くを正しく伝えられない可能性がある[注4]。

施錠状態

関連のある，そして重要な問題は，施錠状態 locked-in state または部分的施錠状態(従来の定義に近似する重篤運動障害の状態)を起こす，重篤な運動および感覚障害患者の晩期意識回復である。1章で述べたとおり，施錠状態は意識障害ではない。それでも，多くの施錠状態は橋損傷によるため，患者は初期昏睡を経験する(実例として文献93参照)か，最小限の意識状態と類似して，損傷初期に一貫性のない反応をみるのが一般的である。施錠状態患者44例を対象とした研究では，診断に要する平均期間は発症後2.5ヵ月であった。また，症例の半数以上で，この状態を最初に発見したのは，医師ではなく家族であった[94]。施錠状態患者に関する研究から，不正確な診断，またはこの状態にある患者の研究から得られた生活の質に関する知識を含め，注意深く検討されたインフォームドコンセントを行わない医師により，早

期に治療中止の相談を受けることが多いと報告されている[94,95]。施錠状態となっても生きていたいと思う者が少ないであろうことは疑いようもないが，重要な問題は，この状態となった患者は生と死のいずれを望んでいるのかという点である。施錠状態患者とその家族に有益な情報源として，患者の生活の質評価のほか，患者本人の話として有名なものがある[96]。Dobleら[95]は，29例を対象に5年，10年，20年の生存例（それぞれ83％，83％，40％）とその生活の質を報告している。この結果で，注目すべきものの1つは，調査開始後11年生存した12例患者のうち7例は「生活に満足」しており，5例は時折鬱症状を示したものの，いずれもDNRを希望したものはいなかったという点である。Leon-Carrionら[94]は，44例の施錠状態患者を対象とし，より詳細なQOL評価基準を報告した（表9-13）。これら患者の大多数（86％）では，注意の維持能力は良好で，約半数（47％）は気分「良好」と述べ，また多く（81％）は少なくとも月に2度は友人と会っており，30％では性関係も維持できていた（表9-13）。

また，意思疎通の基本的方法として眼球運動ないし瞬きを使っており，自宅で生活し，平均6年間（2～16年）施錠状態を維持している，17例の慢性（すなわち1年以上）施錠状態患者を評価した別の報告がある[97,98]。精神的健康度に関する自己採点評価（精神衛生と心理的苦痛）と個人の全般的健康状態は，年齢相応の正常フランス人の値と比較して有意な低下をみなかった。また，精神的健康の感じ方や身体的苦痛の存在は，自殺念慮の頻度と相関していた（それぞれ$r=-0.67$および0.56，$p<0.05$）点は重要である。これは，治療が十分でないことが多い慢性施錠患者に対する，適切な痛み治療の重要性を示している。現在，施錠状態患者に関するヨーロッパの組織が3つあり，300人を超す会員を有している（http://alis-asso.fr/）。

重篤脳損傷の転帰の機序：神経画像と概念

上述の考察では，意識障害患者の診断的正確性と予後の問題を詳細に論じた。現在，器質的画像基準ないし早期大脳皮質感覚反応と，注意深い臨床評価の組み合わせが，一部の例で意思決定の基礎となっている。ただし，現存の指針は，死亡また

注4：最小限の意識状態なる概念は，遷延性植物状態との関連でみられるものであり，これを単独で最小限の意識状態として定義し，論議することは，決して正当なものではない。太田ら（1976）が，遷延性植物状態のある時点で，意識内容が一部で認められるようになった状態を，その連続性のもとに動的にとらえ，完全 complete，不完全 incomplete，移行型植物症 transitional vegetative syndrome or state と記載することを提案しているが，こちらがより臨床的であろう（下記参照）。注と表はOUPの許諾を得て挿入。

分類 症状	完全植物症 (CVS)	不完全植物症 (IVS)	移行型植物症 2 (TVS-2)	移行型植物症 1 (TVS-1)
1. 覚醒・睡眠サイクル	P(+)			
2. 痛み刺激に最小限反応	(+)			
3. ほとんど正常な自律神経機能	(+)	(+)	(+)	(+)
4. 糞尿失禁	(+)			
5. 終日臥床（最小限自動）	(+)			
6. Tube feeding	(+)			
7. 感情表現	(−)	(+)	(+)	(+)
8. 物を追う目の運動	(−)	(+)	(+)	(+)
9. うなずき反応	(−)	(−)	(+)	(+)
10. 閉開眼・開口に応じる	(−)	(−)	(+)	(+)
11. 単説音発語応答	(−)	(−)	(−)	(+)

P：多相性

太田富雄ら，「植物症—その概念と今後の問題点」，神経研究の進歩 20:816-826, 1976 より許可を得て転載。

表9-13　施錠状態患者群での機能測定（44例）

変数	%
認知機能	
注意レベル	
●良好	86.0
●傾眠傾向	9.0
●正常に覚醒	2.3
●多くの時間睡眠	2.3
注意を払う（15分以上）	95.3
テレビを観，映像を追う	95.3
日付を言える	97.6
読書ができる	76.7
視覚障害がある	14.0
記憶障害がある	18.6
感情および感覚	
気分	
●良好	47.5
●悪い	5.0
●鬱的	12.5
●その他	35.0
発症以来過敏である	85.0
容易に笑うまたは泣く	87.8
性的関心	
性欲がある	61.1
性的関係を維持できる	30.0
意思疎通	
声を出せる	78.0
技術的支援の有無にかかわらず	
意思疎通が可能	65.8
社会活動	
外出を楽しむ	73.2
社会活動に参加する	14.3
普通にテレビを観る	23.9
他の家族活動に参加する	61.9
週に1〜2回，付き添われて外出する	61.9
少なくとも月に2度，友達と会う	81.0

は植物状態となる可能性は示すが，障害の有無にかかわらない機能回復の可能性に関しては，信頼できる指標ではない。これらは，大まかにいえば，脳幹機能が維持されていれば，遷延性植物状態が予測されるという事実にすぎない。さらに，概して，神経学的検査と脳構造評価からは，昏睡，植物状態，最小限の意識状態の神経生理学的機序については，一定の見識しか得られないことは明らかである。なぜなら，これらの方法では，重篤脳損傷の基礎となる大脳皮質，基底核，視床などの神経領域における機能的障害は，十分に評価できないことが多いからである。大脳ネットワーク内の機能的変化を直接的に評価できる神経画像技術は，診断の正確性および重篤損傷脳の病態生理学の理解を，最終的には改善するであろうと大きく期待されている（文献99参照）。

　意識障害から回復しつつある患者の機能評価において，神経画像技術の拡大利用は，重篤障害度分類に非常に大きな影響力をもつと考えられる。重篤な障害には，慢性植物状態のような，永続的に無意識状態ではないとはいえ，意思疎通能力が決して回復しないかもしれない患者から，日常生活を独立して行える程度に近い患者まで，広く分類される。20年以上前に，『昏迷と昏睡』第3版で，重篤障害のあまりにも広範な定義付けは，大幅に改善する必要があるとコメントした。前述した，最小限の意識状態の定義に関する最近の試みは，この方向への歩みである。重篤障害度分類における，さまざまな機能的転帰の生理学的発現機序を明らかにする意義は，この知識により，意識回復とさまざまなレベルの認知機能に，必要かつ重要である神経学的基質に関し，さらなる理解が得られるだろう点である。ちょうど脳死の概念が死の概念を明確化したように，最小限の意識状態や，他の重篤障害の分類の将来的再分類により，より正確な意識概念を検討せざるをえなくなるだろう。

遷延性植物状態の機能画像

Levyら[100]は，植物状態患者には意識内容がみられないとする臨床的仮説を支持する，最初の実験的エビデンスを報告している。彼らは，FDG-PETを用い，遷延性植物状態患者7例，施錠状態患者3例，正常人8例とを比較した。遷延性植

物状態患者では，大脳代謝率は全体的に50％ないしそれ以上減少していた。局所脳血流測定では，これに類似するが，よりさまざまな型の全体的減少を示した。その後の研究でも，これら所見は確認されており，植物状態患者の多くで，代謝率は正常値の平均50％以下であった（低酸素性虚血性病因ではさらに30～40％減少した）[101～105]。同程度の減少は，全身麻酔時[106,107]，および正常人での睡眠時 stage IV[108] で認められた。Levy らの研究では，少数の施錠患者（3例）は低い平均代謝率を示したが，最近の定量的 FDG-PET 研究では，たとえ急性期でも，大脳の安静時代謝率は本質的に正常であったと報告された[99]。また，施錠状態では運動活動がみられないことに一致して，小脳代謝率は低いことが報告されている[98]。

近年，より高感度の画像技術が遷延性植物状態患者の評価に適用され，植物状態における処理ネットワーク分布の著明な消失が示されている[99,104,109]。これらの報告から，基本的聴覚および体性感覚刺激は，一次感覚野以外に脳活性を生じないことが明らかとなった（図9-6）。この結果は，聴覚または体性感覚皮質路に沿った，多発性の機能的離断の存在を示唆し，遷延性植物患者でみられる遺残皮質活性は，気付きを反映していないことを示唆している。これら所見は，遷延性植物状態患者に対する誘発電位測定では，早期感覚処理はみられるが，晩期成分は消失する[39]のと一致している。すなわち，（遷延性）植物状態は，皮質処理の最早期以降に感覚情報が伝播しないことと相関している。以下の予備的研究では，最小限の意識状態患者は皮質ネットワークのより広範な活性を示すことが報告されている。これは，行動

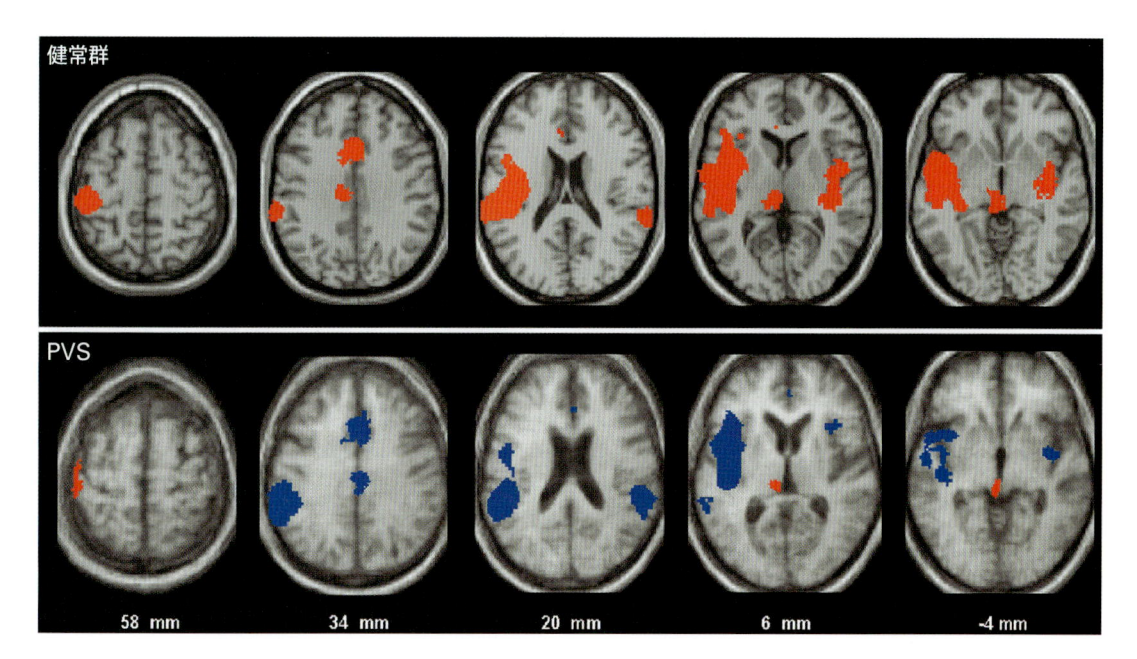

図9-6 植物状態での体性感覚刺激。上段：健常群の脳活性化型で，赤色で示されているのは，侵害刺激で誘発された部位（「痛い」と感じられる閾値以上の電気刺激を用いた。刺激-安静時の減算で描出）。下段：遷延性植物状態（PVS）患者の脳活性化型。赤色は，上段と同様の侵害刺激法で誘発された部位（刺激-安静時の減算）。青い部分は，患者のネットワーク活性化が，健常群より低い領域を示す（相互作用［刺激 vs. 安静］×［患者 vs. 健常群］）。すべての活性化部位は，健常群での正常化された MRI 横断面テンプレートと，患者の平均 MRI に投射されている（距離は両交連面に対し相対的である）。

Laureys ら[109] より許可を得て転載。

評価(痙性収縮や盲目など)を制限する重篤感覚および運動障害患者の状態を，最終的に鑑別する一助となりうる所見である。

遷延性植物状態における非典型的な行動特性

典型的には辺縁系の活動を示す，泣く，ほほ笑む，またはその他の情動表現が，周囲の刺激に関係なく，植物状態患者でみられることがある。また，(遷延性)植物状態患者で，周囲刺激に対して半合目的，または一貫性のない行動をみることもある。FDG-PET，脳磁図(MEG)，機能的MRI(fM-RI)を含む神経画像所見から，そのような個々の行動の基本にある，残存する大脳回路が確認されている[105,110,117]。20年間遷延性植物状態であった特異な1例は，周囲の刺激と無関係な単語(典型的には口汚い言葉epithets)を，まれに喋った(図9-7C)。また，他の2例では，異常な行動型と相関する，それぞれ類似の代謝性活性を示した[105]。これらデータは，脳のモジュール構造化の新しいエビデンスであり，重篤な脳損傷に続く遺残脳活性は偶然ではないことを示唆している。局所的な大脳代謝活性の保存は，解剖学上の連結性の保存と，不完全ながら保存されたネットワークにおける内因性神経発火様式の両者を反映すると考えられる。

この患者のさらなる研究から，Heschl回(図9-

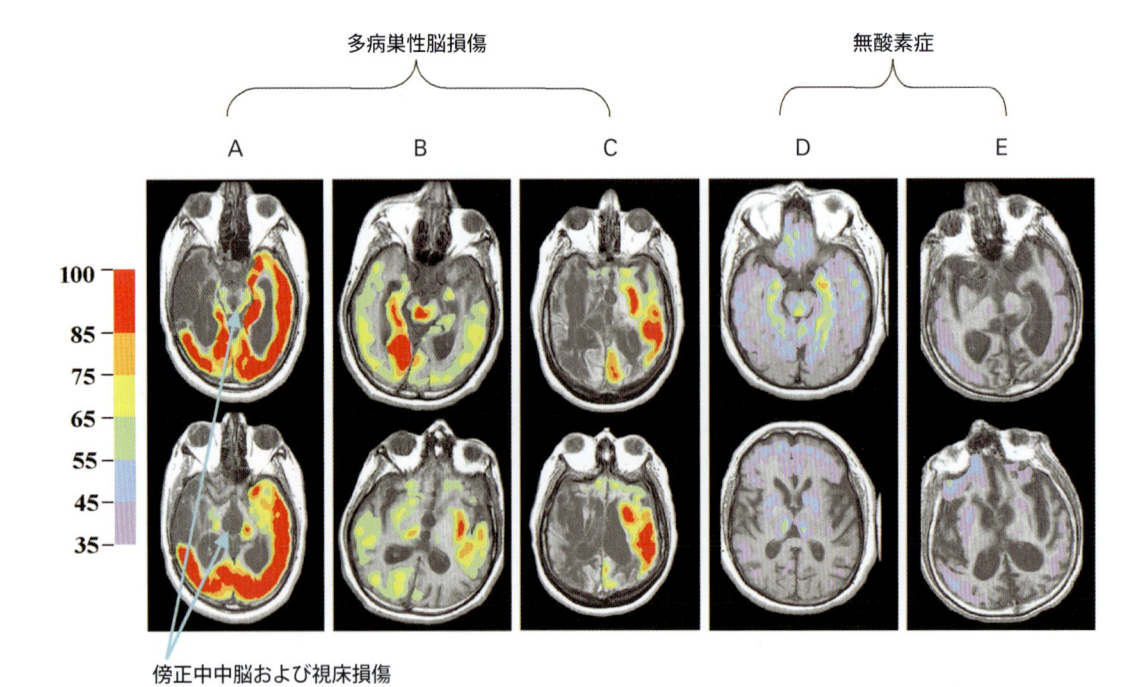

図9-7 5例の慢性遷延性植物状態患者で，同時記録されたMRI画像とFDG-PETの概要[105]。PETデータは，領域によって基準化されており，正常の35～100％の範囲のカラースケール上に表現されている。波括弧は，外傷による局所脳損傷(A，B)または深部脳出血(C)3例の患者と，無酸素性損傷(D，E)の2例の患者を分類している。全体の脳代謝に著明な差をみるように，無酸素性損傷による遷延性植物状態患者では，すべての脳領域で脳代謝の全体的減少を示す。患者Cは49歳女性で，深部中心部の脳動静脈奇形からの連続的出血をみた。20年間にわたる遷延性植物状態にもかかわらず，この患者はまれに，周囲の刺激に関係のない単語(典型的には口汚い言葉)を口にした。

Schiffら[105]より許可を得て転載。

8)，Broca野，Wernicke野，左前基底核（尾状核，そしておそらく被殻）は，安静時に高代謝であることが示された。左側視床の残存量はわずかであるとMRIで確認され，代謝も低下していたが，MEGでは，自発的および誘発γ帯反応が不完全に維持された型がみられた。まとめると，これら画像データは，皮質ネットワークのモジュール不足が言語機能に相関していることを示唆している[117]。とはいえ，このような患者はさておき，発語があれば，他の証拠がない限り，植物状態よりもよい状態が示唆される。

また，26歳の男性で，自動車事故後6年間，特異な行動のみられない植物状態であった患者の報告がある（図9-8A）。T1強調画像では，両側性傍正中視床損傷，中脳被蓋の重篤な両側性梗塞，びまん性白質損傷を示した。しかし，定量的FDG-PETでは，大脳皮質代謝はほぼ正常であった。また，EEGでは，びまん性低振幅，徐波活性がみられ，傍正中中脳および視床での代謝性信号の著明な消失に相関する覚醒型と変わらなかった。遷延性植物状態は傍正中視床および中脳の個々の損傷により起こりうる[112,113]。よって，この患者の維持された大脳皮質代謝は，ネットワーク上のそれぞれは維持されているが，傍正中中脳

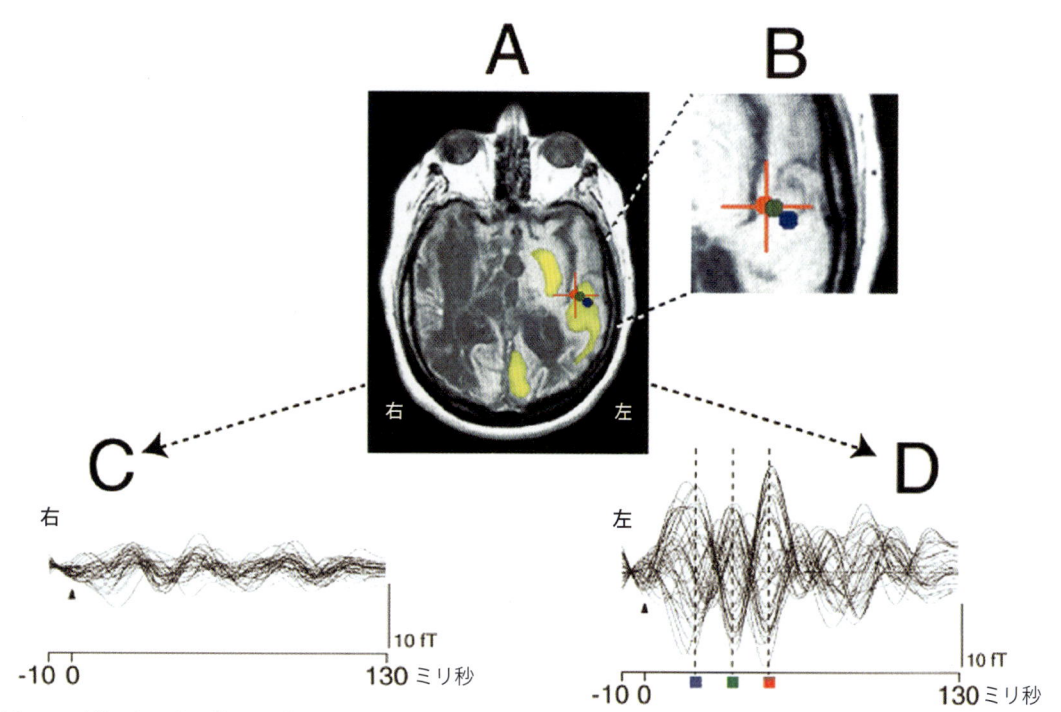

図9-8 （A）図9-7Cで説明した患者のMRI像（1.5T）。右基底核および視床損傷のほかに，右大脳半球皮質の大部分における重篤な損傷を示している。さらに損傷領域として，左後部視床，および後部頭頂葉皮質が，左大脳半球の他領域の中等度重篤な委縮に伴ってみられた。安静時FDG-PET測定では，多くの領域にわたって広範に，正常の50％以下の著明な脳代謝減少がみられた。一方，左大脳半球の比較的小さい領域では，より高い代謝レベルがみられた部位もあった（黄色は正常の55％以上の値を示す）。（B）脳磁気図記録（MEG）での双極子部位。十字線と赤点は潜時50ミリ秒で最大反応を示す双極子部位に相当する。他の双極子は潜時21（青点）および35ミリ秒（緑点）に一致する。両側性聴性刺激に対するMEG解析（C，D）では，左大脳半球に限局した高振幅（20〜50Hz）の時間固定反応を観察すると，振幅，コヒーレンス，および持続の点で，健常群と比較して減少していた[194]。しかし，平均反応から得られた時間変動磁場の音源定位では，Heschl回からの反応保持に一致して，（D）左側頭葉に音源を確認できたが，（C）右側頭葉では確認できなかった。

Schiffら[117]より許可を得て転載。

および視床の圧倒的損傷のため，それらを統合できない状態であることを反映すると考えられる[105]。

遷延性植物状態患者における単一的皮質反応の神経画像

Menonら[114]はLancet誌で，急性びまん性脳脊髄炎の発作後，4ヵ月間遷延性植物状態にあった26歳女性を対象に，^{15}O-PETによる差分処理を用い，選択的皮質活性を報告している。脳のMRIでは，びまん性皮質および皮質下（脳幹および視床）病変がみられた。患者は一貫性なく，視覚追跡（検査当時の彼女の状態は遷延性植物状態または最小限の意識状態を反映したかは議論がある）を示すが，他のどの検査も植物状態の診断と矛盾しなかった。しかし，6ヵ月後には最小限の意識状態と明白に一致した反応性の改善を認め，8ヵ月後のある時点で，最小限の意識状態からの脱却がみられた。上述のように，急性びまん性脳脊髄炎の予後は，損傷後6ヵ月以上経って，遅れて回復することがある。従って，急性びまん性脳脊髄炎患者は，長期の回復期にもかかわらず，統合能が残存すると考えられる。対照的に，心停止後6ヵ月の患者では，同様な臨床検査所見は，そのような回復の前兆とはならなかったと報告されている。患者は最終的には認知能の完全回復をみている[115]。患者が遷延性植物状態とされた4ヵ月時点での画像検査では，右後頭側頭葉部の選択的活性化をみた（親しい人の顔やごちゃまぜの像を比較する差分処理による）。

この報告では，右紡錘状回および視覚皮質外視覚連合野の活性化を，行動的表現のない最小限の覚醒回復を示すと解釈している。しかし，この所見は，臨床的文脈における脳画像技術の限界を明らかにしており，広く議論されている[111,116]。

ここに示されたような，顔の視覚情報処理に関連する，比較的複雑な情報処理部位の選択的同定のみでは，認知機能の回復，またはその可能性を示す指標とはならない。例えば顔に特定の皮質反応は麻酔中の動物でも得られ[118]，他の画像所見またはベッドサイドでの気付き状態を単独で観察できたとしても，これらの型の活性化は認知機能それ自体を表している保証はない。よって，さらなる臨床的証拠なしには，現在の画像技術は気付きの代替指標にはならない。神経画像研究による，(遷延性)植物状態と最小限の意識状態の間にある基本的差異の解明には期待がもたれるものの，現在では，患者らの気付き状態を間違いなく証明できる技術はない。

Owenら[119]は，その後，Menonらが研究[114]で使用した方法の曖昧さに取り組み，植物状態および最小限の意識状態患者で，意図的反応を評価する新しい画像研究手法を開発した。これら新しい方法[120]を適用し，重篤な外傷性脳損傷後，5ヵ月間植物状態である患者が，さまざまな情景を思い描きなさい，という指示に応答していることを，神経画像所見から明らかにした。患者らは，外的運動反応はみられないものの，指示は大脳皮質の適切な領野の活性化と関連した。また，最小限の意識状態への漸進的変化の過渡的徴候を示唆する，短期間の視覚固定を示した[76]。11ヵ月後の検査では，もう1つの過渡的徴候である鏡への視覚追跡を示したが，指示に応じた客観的または行動上の徴候を示す所見はみられなかった。図9-9に，研究の主な結果を示す。少なくとも最小限の意識状態に一致する認知レベルを示すこの特別な患者の認知機能が維持されていることは，ベッドサイドでの検査では不明であったが，画像所見から示すことができた。指示への応答は，意思疎通を意味し，これは最小限の意識状態の基本的特徴であると認識することは重要である。最小限の意識状態患者は，指示に適切に応えているものの，それは目にみえる形の意思疎通とならない可能性がある。このような最小限の意識状態患者での神経画像検査はまた，大規模な大脳ネットワークの保存を示す（以下参照）。以上より，Owenらの研究で使用された方法では，患者の意識レベルが最小限の

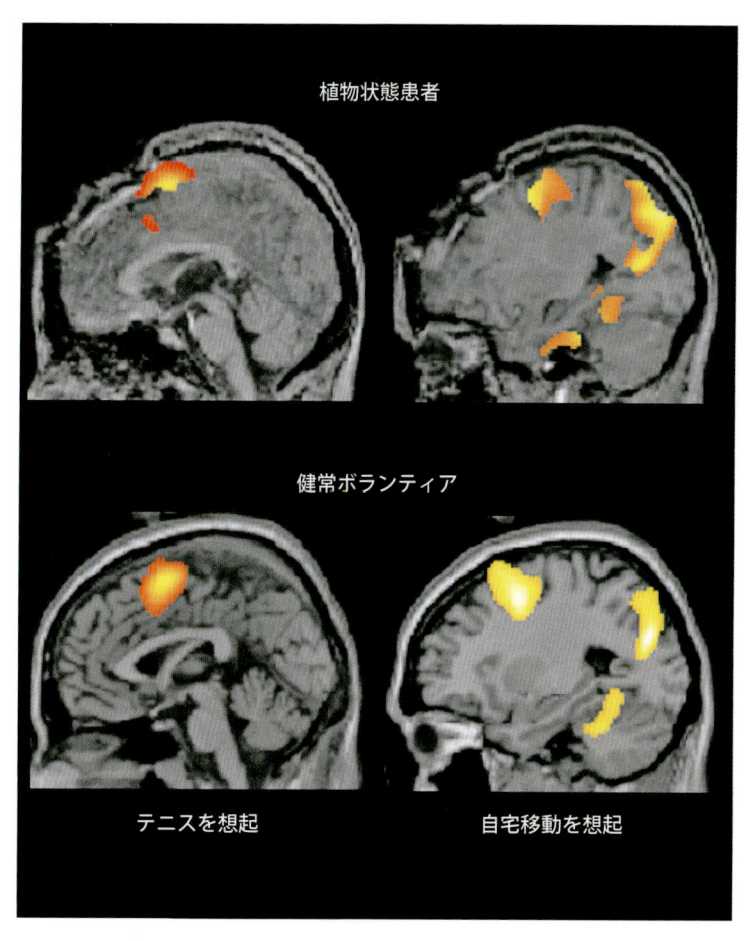

図9-9 外傷後脳損傷による植物状態で5ヵ月経つ症例に対する実験。重篤な外傷性脳損傷後，短期間の視覚固定を除き，植物状態に一致する臨床観察を示した23歳女性が，テニスをしている場面，または自宅を歩き回っていることを想像するように指示された。それぞれの想定条件時にfMRIで得られた部位選択的脳活性型は，健常例と同一であった。
Owenら[120]より許可を得て転載。

意識状態に一致するのか，より高次の回復レベルであるかは明らかとならない。

■ 最小限の意識状態の機能画像

最小限の意識状態患者の脳活性に関する研究は少ない[121]。5例の最小限の意識状態患者を対象に^{15}O-PETを施行し，遷延性植物状態患者ではみられない上側頭回の聴覚連合野に活性を認めた報告がある[122]。さらに，遷延性植物状態患者に比べ，聴覚皮質反応と前頭葉皮質部のより強力な相関が，最小限の意識状態患者と健常群の両方で観察された。正中神経電気刺激では，健常群の反応に類似した，全痛覚ネットワークが活性化された[123]（図9-6参照）。これらの所見から，最小限の意識状態患者が痛みを伴う処置を受ける際の，鎮痛薬の必要性が強調される。

最小限の意識状態からほぼ脱却している2例の患者に，fMRIおよびFDG-PETを用い，多面的画像検査を施行したところ，予想外に，大規模な脳ネットワークが広く保持されていることが発

見された[121](図9-10)。患者らは突発性脳損傷(鈍的外傷，特発性脳内出血)を受け，18ヵ月以上最小限の意識状態にあった。損傷急性期には，いずれも中脳レベルへの脳ヘルニアをみた。これらの病歴は，通常，局所梗塞または間接的(軸索剪断力，虚血)損傷による，外傷性脳損傷後の予後不良(最小限の意識状態を含む)と相関する[124]。患者らは，各検査時点で，指示応答または有効な意思疎通(身振りまたは言葉による)を示さなかったが，脳機能は，指示応答，場合によっては言語出力(単語)を求められた際に，最良の反応を示した。

反応性の著しい変動がこの実験中にみられた。

図9-10は，対象の親しい縁者により録音されていたある物語を，通常の話し方，または逆読みで40秒間提示した際の，受容性(感覚性)言語理解に相関する皮質活性部位を示した，患者と健常人各1例の結果である。通常の話し方に反応する脳の活性部位は黄色，逆読み提示に対する活性部位は青色で示されている。通常の話し方では，正常人でも最小限の意識状態患者でも，言語関連領域である上および中側頭回に強い活性化をみた。さらに，最小限の意識状態患者では，鳥距溝と楔前部を含め，一次および二次視覚野である，下および中前頭回が活性化した。この脳活性化の様式は，

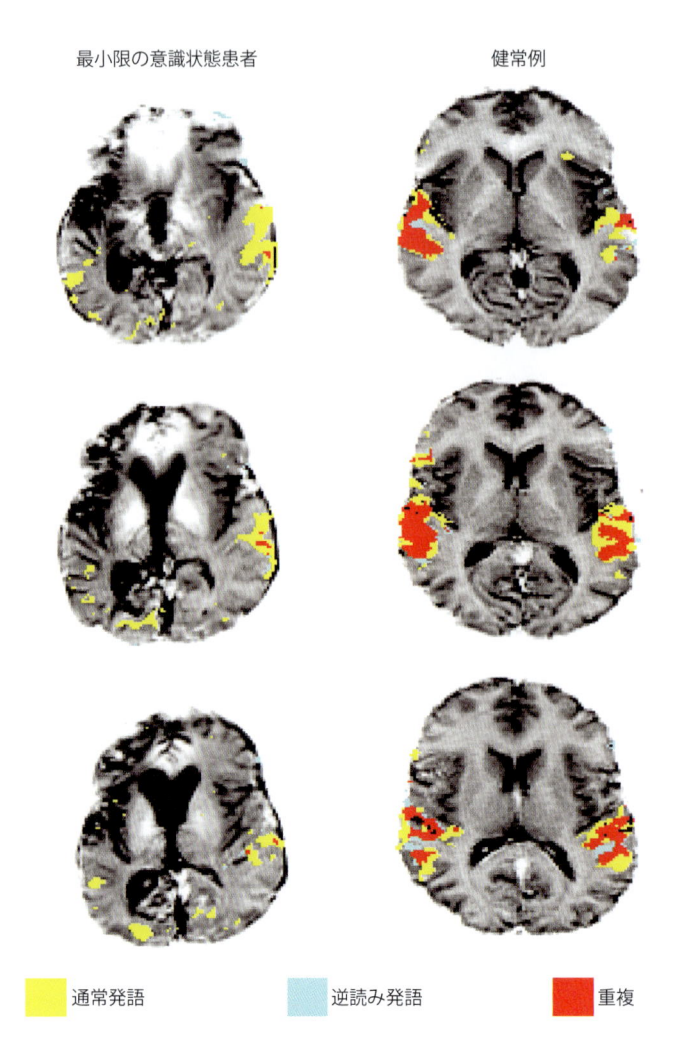

図9-10 最小限の意識状態患者(左)と健常例(右)で，物語を聞いている間に撮像したfMRI像。黄色は通常に話された物語に対する反応，青色は逆読みされた物語に対する反応，赤色は両条件に対し重複している反応領域を示す。実験パラダイムの詳細については本文参照。

Schiffら[121]より許可を得て転載。

健常群と重複した。しかし，健常群と異なり，どの患者も逆読みに対する活性化はみられなかった。これら所見はまた，患者と健常人を分ける脳機能の広範な差を特徴付けるには，fMRIのみでは不十分であることを示している。さらに，通常の話し方による言語刺激に対する皮質活性がみられない遷延性植物状態患者と異なり，2例の最小限の意識状態患者で，身体を動かす指示への応答や意思疎通はできないが，言語理解と表現の根底にある脳内ネットワークが保持されていることが示された。言語のような，高次認知機能に関係する大規模な脳内ネットワークの保存から，最小限の意識状態患者でときに観察される広範な変動の，臨床的基礎が提示される。別の研究からも，最小限の意識状態患者1例から，類似の神経画像所見が報告されている[99,125]。

(遷延性)植物状態患者の気付き状態を判別する際の画像技術面の限界は，最小限の意識状態患者でも同様にみられる。つまり，意思疎通がみられない状態である以上，最小限の意識状態患者のfMRIでみられた活性化が，実際に気付き状態を示しているとは決定できないのである。さらに，患者は覚醒時点で，この期間について健忘状態なのが典型的である。患者と健常人における視覚認識の神経画像検査では，両群とも後頭側頭野，前頭前野，頭頂皮質の同時活性化を含め，認識のための主要な相互関連として，皮質ネットワーク全域に，一定の型の同時活性化が関与していた[126]。図9-10で示された最小限の意識状態患者の活性部位は，これら特定の領域を含むものの，視覚または内省的な気付きの有無については，患者本人からは聞き出せない。よって，前頭前野，頭頂部，後頭部の同時活性化は，気付きを示唆するとはいえ，ほかの解釈も可能である。これは，図9-9で示されたOwenら[120]の所見の解釈でも同様である。

脳の機能画像技術は，将来的に電気診断との併用により，回復の可能性がある患者，または，さらなる回復が見込めない患者を同定できる可能性がある。最小限の意識状態の疾病分類は，気付きを示す行動所見は非常に限定されているが，さらに回復する可能性をもつ患者の同定を目標としている。一方，植物状態患者において，さらなる回復の予測または気付きを示さない，断片的な脳内ネットワークが残っている場合がある。図9-1に示した，植物状態と最小限の意識状態のうち最も認知機能が低い状態との境界にある「グレーゾーン」は，おそらく重複領域である。この状態にある患者は，非常に制限された大脳系による，感覚-運動回路の確かな反応がみられることがあるが，刺激に付随したものであっても，気付きや回復の可能性を反映していない反応である可能性がある。従って，大脳皮質における個々の機能的活動とは別に，残存能力の同定が決定的に重要であるといえる。このような最終的改善を予測可能な機能的画像指標を決定するため，早期植物状態患者を対象とした，大規模な前向き研究が必要である。

重篤障害患者の遺残機能に関与する潜在機序

ここまで取り上げた神経画像研究から，広く連結し反応する大脳ネットワークのある最小限の意識状態患者で，どのような機序により，さらなる回復が限定されるのかという疑問が生じる。最小限の意識状態患者での認知機能の変動[91,127]（最小限の意識状態からの晩期自然脱却を含む，以下参照）は，一部重篤障害脳に潜在する残存認知能を示す。現在までに，この疑問につき，重篤障害患者を対象とし，脳の器質的統合，脳代謝，電気生理学の相関に関し，系統的に取り組んだ大規模研究はない。とはいえ，さまざまな器質的損傷の様式，正常安静時の代謝，異常脳動態における注意深い観察結果から，潜在的に重要な手掛かりと今後の研究の方向性が示されている。

重篤障害に内在する構造的基質

複雑な脳損傷によるニューロン消失の，臨床的観察と定量的測定による，血管性，びまん性軸索，直接的虚血性への単純な分類は，認知機能回復と直接相関しない。間接的に測定された容量測定指標は，圧倒的な外傷性[71]，または無酸素性脳損傷[38]による遷延性植物状態の長期転帰を一部予測可能にするが，脳損傷により重篤障害が残存する患者と，植物状態が続く患者とを比較した病理学的研究では，重篤障害および一部最小限の意識状態患者は局所脳損傷のみを示すのに対し，遷延性植物状態患者はびまん性軸索損傷[128]を示すことが報告されている。また，びまん性軸索損傷による重篤障害患者は，遷延性植物状態患者よりも定量的には軽度の損傷を示す。これら所見は，最小限の意識状態や他の重篤だがやや軽度な脳損傷には，認知障害と残存脳機能の基礎をなす機序に，さまざまな差異が存在することを示唆する。

また，永続的な意識の広範囲な障害が，局所的損傷のみでも生じることがよく知られている[129]。これら損傷は，典型的には吻側中脳被蓋および傍正中視床に集中している[112,130]。傍正中構造のわずかな局所損傷を伴う，中等度，びまん性軸索損傷を有する患者に関しては，系統的に研究されていないが，おそらくこの病理学は，重篤な障害を起こすうえで大きく関与していると考えられる[128,131]。3章と4章で触れたように，傍正中視床および上位脳幹構造は，特に外傷性脳損傷，梗塞，出血，感染，脳腫瘍により生じる急性脳浮腫による損傷に対し脆弱である。

最近の研究では，緩徐に進行する器質的再構成（リモデリング）が，重篤脳損傷後の晩期回復の源泉である可能性が示唆されている。Vossら[132]は，外傷性脳損傷後19年間，最小限の意識状態にあった後，表現および理解言語機能を回復した40歳男性において，脳の構造的連結性と安静時代謝を縦断的に検討した。患者は，その後の2年間改善し続けた。MRIでは，特に脳幹および前頭葉を障害する，広範な大脳および皮質下萎縮，すなわち脳室拡大を伴う脳全体の著明な容積消失をみた（図9-11A）。拡散テンソル画像（DTI）では，内側脳梁容積の消失で示されるように，びまん性軸索損傷をみた（図9-11B，C）。DTIの異方性比率図 fractional anisotropy map によって，脳の連結性の甚大な全体的減少が示されたのとは対照的に，20例の健常人ではみられなかった，後方脳白質での連結性の増加が，広い範囲で検出された（図9-11B）。これら後方白質異方向性の大きな両側領域は，18ヵ月後に行われた2回目のDTIでは，指向性の減少をみた（図9-11C）。この時点の撮像により，介在期間中にみられた，運動機能の顕著な臨床的改善と相関する，正中部小脳白質内の異方向性の著明な増加をみた[132]。図9-11Dは，拡散異方向性および左右線維方向の指標の定量的変化を示している。白丸は1回目の撮像結果（図9-11B），白四角は小脳正中部内の赤色領域の強度増強に一致する，拡散異方向性の著明な増加を示す（図9-11C）。これら所見は，白質内構造変化が機能的改善に役割を果たしている可能性を示唆する。最近の実験的研究から，このような白質連結の晩期再構成機序は，構造的損傷後[133,134]，または正常成人[135]においても支持されている。

この種の示唆に富んだ，魅惑的な個々の症例報告は，注意深く解釈されねばならない。とはいえ，これらの所見は，緩徐な構造変化が，重篤外傷性脳損傷の場合に生じるのか，もしそうなら，それらは機能転帰に影響するのかということについて，大規模な前向き研究を行う必要を示している。

認知機能回復における代謝的「基準値」の役割

p388と，図9-10で示した例で述べたように，最小限の意識状態患者の一部でみられる逆読み物語に対する異常反応は，重篤な認知障害の基礎にある機序を説明する，重要な手掛かりの可能性があ

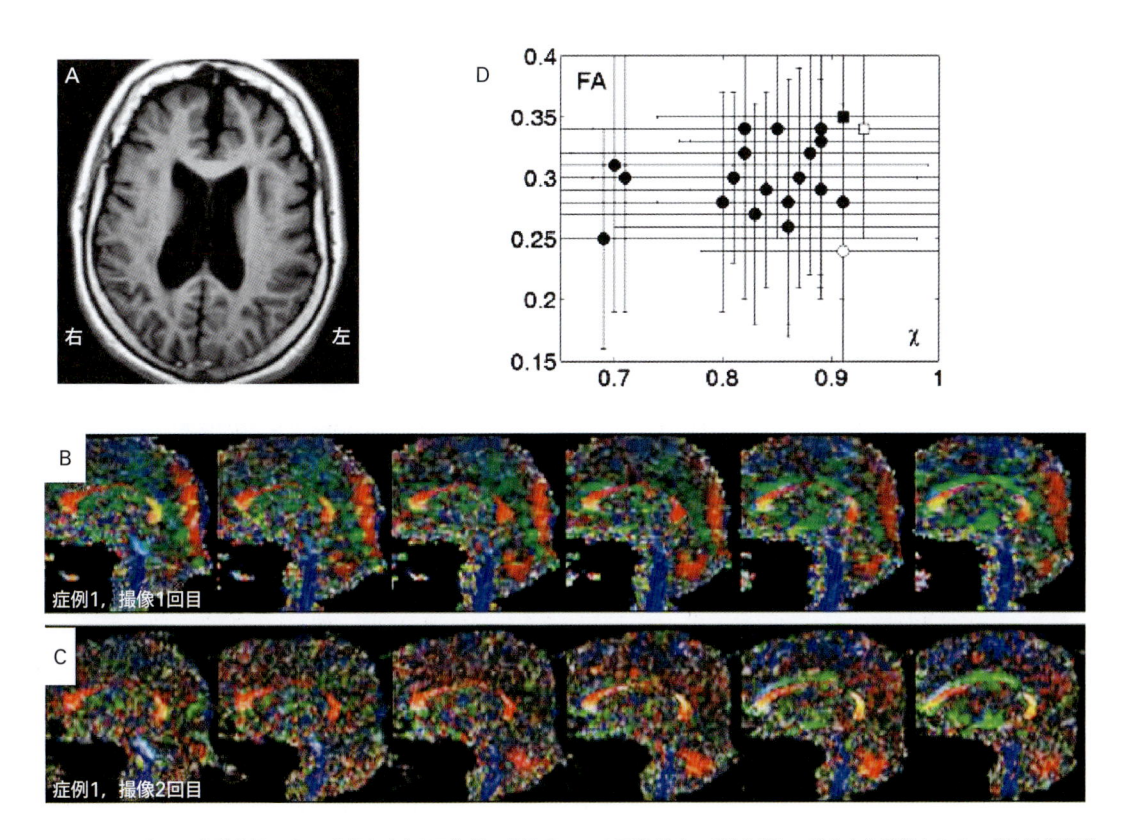

図9-11 最小限の意識状態からの晩期（19年）回復例の拡散テンソル画像検査。（A）MRIでびまん性萎縮をみる。（B）線維軌道を示す分画異方向性マップ：赤は左右方向の線維，青は上下方向の線維，緑は前後方向の線維。画像は内側要素および頭頂後頭部白質を，主に左右方向に通過する脳梁の容積消失を示す。（C）（B）撮像時点の18ヵ月後に撮られた分画異方向性マップは，小脳正中部にみられる異方向性増加を伴う頭頂後頭部での左右方向線維の減少を示す（本文参照）。（D）小脳正中部分画異方向性と左右方向性の定量的比較。白丸は患者の最初のスキャンから得られた値，黒四角は2回目のスキャンで得られた値，黒丸は健常者20例からの値。

Vossら[132]より許可を得て転載。

る。正常群は音に対し受動的に聴くよう指示された。しかし，逆読みの場合，無意識に言語を解読しようとしている反応がみられた。一方，最小限の意識状態患者では，普通の読み方で提示された刺激に対してみられた大規模な言語反応ネットワークの活性化が，逆読みではみられなかったことは，最小限の意識状態患者と正常人で，安静状態に大きな差があることを示唆している。また，正常なネットワーク活性型がみられることは，最小限の意識状態患者がこれら言語系（はっきりしたヒトの発話，親しい声，感情的内容など）を活性化するには，非常に強い刺激を必要とすることを示唆している。

Raichleらは，健常人の脳には，「初期設定自己監視 default self-monitoring」[注5]を反映する，代謝活性化（酸素摂取によって示される）の「基準

注5：この訳語の正当性は不明である。defaultという語は，最近コンピュータ用語として頻用される。使用者が設定する以前に，コンピュータの基本ソフトとして自動的に用いられている選択を意味し，デフォルト，初期設定，初期値，既定値などと訳される。今後関連諸学会による適正な訳語を期待する。

値」があると提唱している[136~138]。安静時に活発な特定の脳領域(後方および腹側前方帯状回など[139])は、他の領域を活性化する課題の際は、脱活性化するネットワークを形成する。これらの報告は、環境因子や感情的に意味のあるヒトの発語のような、顕著な事象に敏感な内的状態を監視するという、安静状態の機能的役割を支持するエビデンスである[138~141]。また、上記部位の信号消失は、植物状態での一般的な所見であり、最小限の意識状態ではこの代謝性信号の部分的回復がみられる[141,99]。

最小限の意識状態患者でみられる、全体的に非常に低い安静時脳代謝率は、Raichleらにより自己意識self-awarenessと相関するとされた、後方および腹側前方帯状回領域を一般に含む部位でみられる。これは逆読みの刺激提示に対し、機能的ネットワークを活性化できないことを説明しうる(図9-10)。特に、代謝要求が高い、継続した自己および周囲に対する監視過程の障害により、最小限の意識状態患者の脳は、極端に顕著な事象でなければ反応せず、反応もまた限られる。このような解釈は、脳代謝, fMRI信号活性化、ニューロン活性における変化が、直接比較した際、直線的相関を示すことから支持される[142,143]。患者でみられる低い安静時脳代謝と、機能する脳内ネットワークの解離から、最小限の意識状態から脱する境界状態にある患者(図9-1, 赤線参照)では、気付き状態と環境からの顕著な刺激に対する内的条件を調整する、これらの大規模ネットワーク機能が変動しており、このため、ときとして驚くほど強い反応がみられるということが予測される。

さらなる検討事項は、脳ネットワークは保持され、機能可能であるにもかかわらず、最小限の意識状態が持続する患者では、急性脳ヘルニアの際の視床と脳幹圧迫による損傷が、慢性的に低い代謝率の原因なのかということである(検討された両最小限の意識状態患者は[121]、損傷急性期に中脳徴候である第Ⅲ脳神経麻痺がみられる脳ヘルニアをみた)。第1章で論じたように、中脳の傍正中部および視床は、脳幹覚醒系と密に相互作用する、さまざまな相互連結脳システムを含む。これら組織構造は、もとは一次性覚醒系、視床髄板内核(ILN)(そして主として大脳皮質第Ⅰ層に投射するニューロンが豊富な視床の傍層部)として確認されているが、中脳網様体(MRF)と視床網様核は、経時的意図または注意の開閉門gating(喚起や維持)を調整し、覚醒状態に関連する重要な役割を演じているようである(文献144で概説)。これら組織構造は、大脳皮質内神経支配および脳幹覚醒系からの豊富な神経支配の型を介し、大脳皮質、基底核、視床の相互作用を調整するのに、適した位置にある[145,146]。そのため、これらネットワークの部分的な損傷でも、適切な脳活動と、複雑な行動の発現、維持、完遂に必要な脳動態様式の維持が、特異的に障害されるのかもしれない。

脳機能に広範に影響する局所的損傷の潜在的役割

局所的脳疾患が、全体的脳活動に大きな変化を及ぼすのには、少なくとも(1)遠く離れているが強い連絡のある求心路が遮断され、受動的に抑制される形態、(2)損傷により連結性およびニューロン機能が変化した結果、能動的に抑制される現象、(3)分布ニューロンネットワークの過剰興奮を起こす、持続的ないし発作的機能活性[121]の3つの機序が関与するようである。重篤障害患者にみられる、部分的に可逆的な認知機能障害の基礎に、以上のような過程があるかは不明である。しかし、最小限の意識状態患者やそこから脱する一部の患者でみられる、認知機能の広範な変動の基礎に、分布ネットワーク機能に一過性変化の傾向がある。この現象はよく知られているが、医学的文献に記載されることは多くない[91,127]。損傷脳で覚醒状態にある場合のさまざまな脳動態に、潜在的に関係する原因につき、以下に簡潔に述べる。

局所虚血または外傷性脳損傷後にみられる比較的一般的な所見は、損傷部から離れた脳部分の代

謝低下である。この遠隔ニューロン集団の，経シナプス性(または「交叉性」)ダウンレギュレーションは，損傷部からの興奮性入力の消失による[147]。これら変化の電気生理学的相関は確認されているが，臨床的意義は不明である。しかしGoldとLauritzen[148]による最近の研究では，離れた領域の皮質における脳血流変化はわずかであっても，経シナプス性ダウンレギュレーションによって，ニューロン発火頻度は劇的に減少することを報告した(例えば，領域血流の減少は20%のみであったのに対し，ニューロン発火率は80%まで低下した)。従って，求心路遮断により二次的に起こる受動的抑制による，皮質，視床，基底核ニューロン群への，一定のダウンレギュレーションは，脳ネットワーク機能の可逆性の基礎である可能性がある。ニューロン膜には，わずかな興奮で，非線形の状態変化を起こす特性がある。in vivo実験では，経シナプスダウンレギュレーションの結果，ニューロン群に対する興奮性動因消失は，ニューロンの膜電位は過分極し，強力な抑制状態を起こすことを証明している[149]。大脳皮質[150]および基底核[151]においては，視床における群発性および持続性発火を比較したin vitro実験で，アップおよびダウンレギュレーションが確認されている(第1章)。脳損傷状態でみられるこれら機序の潜在的な相互作用は，明らかになっていないが，研究報告によれば，目覚めている時のEEGと覚醒型を生じる神経調節因子が均衡状態にあるにもかかわらず，潜在的機能系の大きな連結ネットワークが，休止状態にある可能性が考えられる[152]。

他の型の興奮と抑制の均衡変化，特に過剰同期放電は，重要な役割をもつと予測される。実験的研究では，皮質および皮質下部位の両方でてんかん様活性を促進するような，中等度の脳外傷でさえ，興奮性亢進がみられた[153,154]。器質的脳損傷による，さまざまに異なる臨床的現象の基礎には，比較的限られたネットワーク内での超同期活性があるのだろう。例えば，脳炎性損傷の後，古典的無動性無言から対話型の気付き状態まで変動した患者では[155]，EEGでは表面徐波としてのみ現れる，視床でのてんかん様活性がみられた。この機序はまた，無動性無言が一時的に寛解した以下の症例を説明しうるかもしれない[91]。52歳の男性で，脳底動脈瘤破裂後，視床と基底核部に梗塞を残し，無動性無言状態となった。この状態は，変化することなしに17ヵ月持続していたが，ある時点で動作に自発的変動が起こり始め，「振る舞いや感情の完全な回復を含めた病前状態」に戻ったと報告された。患者の機能的回復は1日続き，その後再発した。この1年後に，患者は大発作に続き，2度目の「覚醒」をみた。電気痙攣療法が経験的に試みられ，同様の変化が再現された。

Claussら[127]により報告された最小限の意識状態からの晩期脱却を示した症例は，同じような機序で説明できる。28歳男性で，びまん性軸索損傷がある(基底核，視床，脳幹での皮質下出血をみており，grade Ⅲと思われる)。自発的眼球運動のあるGCS9の状態が，ゾルピデム(ベンゾジアゼピンと同一部位に多く結合するGABA$_A$増強薬)10mg投与まで，受傷後3年持続した。ゾルピデム投与15分以内に，患者は喋り始め，質問に「はい，いいえ」で返答でき，最終的に遠隔および即時記憶が正常であることが証明された。また，52歳女性で，3年間続く慢性失語症が，ゾルピデム投与後一時的寛解をみたと報告されている[156]。この患者のSPECTによる局所脳血流測定では，ゾルピデム投与30分で，両側内側前頭回皮質および左中前頭および縁上回(Broca領野)で血流が35～40%増加していた。よく知られるGary Dockery(「昏睡警官 The Coma Cop」)の例や，2005年に国際的なニュースとなった，外傷性脳損傷後，9年間最小限の意識状態であったが，その後発語と認知機能の著明な回復をみた消防士Donald Herbertの例の基礎には，同様の機序があると考えるのが妥当であろう。

傍正中視床(視床髄板内核と関連視床核)および上位脳幹のみの損傷でも，広範な半球経シナプス

のダウンレギュレーション[157,158]およびさまざまな周期的障害を起こす．傍正中視床損傷後の脳力学として，周期的障害型の中で最も一般的なのは，典型的には3サイクルの棘徐波型の全般てんかん発作である[90,159]．その他のあまり知られていない現象，例えば注視発症もまた，この部位の損傷に相関する[160]．視床線条帯系に限局した超同期放電もまた，緊張病[161,162]および脳損傷でまれにみられる強迫性障害[163]を説明できるかもしれない．このように，上位脳幹および内側視床の損傷は，他の脳損傷と組み合わさることによって，重篤障害患者でみられる活性の基準値の低下に関連する，部分的に可逆性である障害機序の多様性や，機能的遂行における広い変動の器質的基盤となることが考えられる．臨床検査の特徴や形態学的画像に過剰に依存すると，重篤な損傷で誘発される異常な局所的連結で起こる，このような脳力学面での変化を同定できないおそれがある．

意思決定の倫理学と，代理人との意思疎通（J.J. Fins）

重症意識障害患者の介護（ケア）に関する決定には，必然的に代理人が関与する．家族，友人，または他の親しい人が，介護または治療の中止について意思決定をせねばならない．ここでは，意識障害患者に対する介護を委ねられた意思決定者が直面する，特有の課題について述べるとともに，医師が意思疎通を改善することで，彼らの重積を軽減する方法について詳述する．

代理人の意思決定，見識，および必要性

代理意思決定者とは，患者本人による意思決定が不可能である場合に，介護を管理する人物である．一般的な法律および倫理的規範に従い，代理人による意思決定は，患者がインフォームドコンセントを表明できた時点で，意志表示した選択を基本として行う[164]．従って，代理人は患者が**表明した希望**が明らかであるなら，それに従わなくてはならないし，実際の希望が不明であれば，患者が選択したであろうと確信または推測されるところに従って，**代理判断**を行う必要がある．また，これまでの患者の希望または価値観について証拠がなく，決定を求められる状況に直面した場合，代理人は，平均的な人が意図する，**最良の利益基準**に従って行使しなければならない．

医師が代理人と話し合う際，さまざまな人物の中で，誰が当事者適格および優先権があるか判断する必要がある[165]．事前に患者から指名された代理人は，はっきりと選ばれたのであるから，他の潜在的意思決定者より優先権をもつ．このような，患者の自己決定の実行は，医療に関する永続的委任状durable power attorney for health care，医療保険代理人，医療委任状health care proxyなど，さまざまな名称で呼ばれる，事前指示書を通じて行われる[166]．または，指名代理人のいない患者は，生前遺言living willで希望を表明することができる．生前遺言は患者の希望を詳述するが，指名された代弁者に権限を与えるものではない．指定代理人がいない場合，家族構成員および親しい友人が，患者との続柄の順序で選択される（配偶者＞両親＞子供＞兄弟＞他の親戚＞友人）．

事前介護計画advance care planning，生前遺言，医療委任状の重要性は，植物状態患者に関係した有名な訴訟事件と密接に関連している．遷延性植物状態であった若い女性における，人工栄養および水分補給の中止が問題となったCruzan症例では，判事Sandra Day O'Connorが，患者が意思決定できなくなる前に希望を述べる仕組みとして，初めて事前介護計画の重要性を示唆した．このような事前指示の欠如が，1990年に心停止し，無酸素性脳損傷で永続的植物状態となったTerri Schiavo症例で争点となったことは，現在

よく知られている[167]。彼女の事例は2003年全国的に有名になり，家族が栄養チューブを除去する正当性を争った2005年に，再び話題となった。多くの裁判所が，彼女の事前の希望が既知であり，経皮的胃瘻チューブの除去を主張していた夫が，州法では代理人意思決定者として適切であるという裁定を下した。とはいえ，この家族に起こった論争の悲劇は，事前の選択について，それを家族や友人と話し合い，共有しておくことの有用性を明らかにしている。意志表示ができなくなる前に行われる話し合いは，一般内科および神経内科外来，さらに神経内科ICUにとって1つの教訓となる[168,169]。

事前に指名された代理人がいないとしても，最良の方法を決定する際には倫理的課題が残る。患者が事前に正確な状況を予想できることはまれなので，代理人は，自分が知る患者の意向と，予後についての感触や予測される転帰とを，天秤にかけることになる[170]。患者が昏睡状態であれば，代理人は，DNRを許可し，覚醒患者の場合より程度を落とした介護処置の要求を申し出る場合もある。しかし，自らのDNR指示について承諾した患者は32％のみであったという報告もある。残り64％は代理人に，5％は医師のみによって判断されていた[171]。この数字は，30％の患者のみが，心停止前に医師と蘇生について話し合っていたという10年前の報告[172]と同程度である。従って，DNR指示の意思決定は代理人の双肩に委ねられることが多い。

転帰についての認識は，意識が回復するかどうかに強く依存するので，医師は回復の見込みや程度，あるいは逆に，死または永続的植物状態が避けられないことについて代理人と話し合う必要がある。本章で前述したように，これは言うほど簡単ではない。さらに，死ぬ権利（すなわち，そのままにしてほしいという後ろ向きの権利）が，植物状態患者で認められている[173]。1976年のKaren Anne Quinlan事例に対処するに当たって，ニュージャージー州の最高裁は，彼女が「認知し思考できる状態」に戻りえない点に立脚し，人工呼吸器の除去の正当性を決定した[174,175]。この事例から，植物状態に対し医療が無益であることが明らかとなり，代理人が生命維持治療を差し控える裁量を許諾されるようになった[176]。

この歴史的遺産は，一括して考えられ，混同されている診断的分類の一部事例で，診断的および治療的虚無感（ニヒリズム）をもたらす可能性がある。しかし，植物状態は多くの意識障害の一事例に過ぎず，患者は，永続的植物状態へ移行，ないし最小限の意識状態や，他のレベルの脳機能へ改善する可能性がある。代理人の意思決定において，意識の重要性および価値は「認知し思考できる状態」に置かれるので，正確性と精度の高い診断を下すことが重要である。これは，知識が深まるにつれ，最小限の意識状態の正確な診断は，特に外傷性脳損傷から回復しつつある患者で，予後に大きく影響する可能性があるという点からも，非常に重要である[77,79]。昏睡のさまざまな転帰にさらに注意が向けられるにつれ，通常の医療も影響を受けるだろう。

職業的義務と診断的洞察力

科学的知識の発展を臨床に応用し，その知識を意思決定過程で代理人に提供することは，意識障害患者を治療，介護する医師の職業的義務である。代理人は，意識回復の可能性は流動的で，損傷の病因，脳損傷の器質的型，症状の持続に依存することを，十分に理解することが特に重要となる。医師は各状態に関する知識を，予後と診断に重要な臨床的節目で，戦略的議論の調整に用いるが，多くの場合，これら分類は荒削りで，記述的な場合が多いことを認識する必要がある。この疾病分類学は未成熟であるため，さまざまな損傷や転帰に至る患者が，非常に広範で不均一な診断的分類に含まれてしまう。これが，予測を困難にし，診断を改良し正確に行おうとする，医師の努力を台無しにするのである[177]。

これらの理由から，非常に早期に回復の見込みを排除することと，誤った期待を提示することとの間で，微妙なバランスをとる必要がある。生存や回復といった「良好な」転帰の患者でさえ，意識障害により，多くの場合は自己が受けた，取り返しのつかない変化により，生活の質の面では困難を強いられることになる。医師によって提示される医学的事実を，それにふさわしい生活の質に置き換えることは，代理人の仕事である。

医師の仕事は，これら患者や家族の介護に必要な，複数の学問分野からなるチームの援助を受け，**患者が介護を受ける権利を確認する一方で，同時に死ぬ権利を保持することである**[177]。これは，進行中の生命維持治療が，患者にとって受け入れ難く，事前の希望に一致しない生存であると信じる代理人の決定を尊重することを意味する。患者は，たとえそれがインフォームドコンセントやインフォームドリフューザルを満たしていなくとも，治療選択に関し，情報を得たうえでの意思決定を可能にする，適切な治療や介護，診断，介入を受ける必要がある。

時間経過での予測と変化する脳状態：話し合いの構成

このような決断が，実際に情報に基づいていることを確認するため，臨床所見から話し合う必要が生じるか，予後的節目に達した場合に，医療スタッフと代理人の間に適切な情報伝達がなされているかを確認することは必須である。どれほどの情報が，この目的を達成するために伝達されたか，そしてどれほど決定的要因であったかは，臨床的状況による。例えば，患者が病院外心停止後昏睡状態にあり，瞳孔反応や角膜反射の消失や，体性感覚誘発反応が両側性にみられないというような，明確な負の予後予測因子があるなら，永続的無意識または死亡という決定的予後を，早期に提示することは正当化されよう。

対照的に，脳幹機能が保持され，急速に植物状態になりつつあるようにみえる外傷性脳障害昏睡患者に対し，結論的予後を提示するのは，不適切で時期尚早であろう。そのような患者での回復率は，臨床医が**時間単位の予後** time-delimited prognosisを示す**予後的タイムトライアル** prognostic time trialにより表現される，慎重ながら楽観的なアプローチ[70]を正当化することがある。時間単位の予後は，一定の時間的節目に基づく，患者の持続的変化が条件となる。

代理人との話し合いにむけた準備をする際には，患者の最近の状態と介護目標について代理人と話し合う重要な時期であるので，われわれは主要臨床的および経時的節目に焦点を当てている。

脳死は最も直接的に意思決定に関与する。脳死では，医療面でいかなる臨床的目標もなく，患者はさらなる治療的努力によっても恩恵を受けない。従って医師は，これら事実を話し，各患者に特有の宗教的または道徳的関心に取り組むことに焦点をあてる。脳死の概念は，専門家の間では広く受け入れられているが，臓器提供の同意を求めた際，一般市民の間では十分理解されていない[178]。さらに難しい問題は，この死の定義が，われわれの社会の一部で拒絶されていることである。特に伝統的宗教団体，アジア文化圏，特に，つい最近脳死判定が合法化された日本で顕著である[179,180]。ニュージャージー州とニューヨーク州の2州では，脳死テストによる死の判定に，宗教的および道徳的拒絶を調停する調停条項があり，ニュージャージー州では，宗教的信仰を侵すときには，脳死判定が免除される。脳死基準を拒絶する代理人と話し合う場合，医師の文化的感受性と，意思疎通の向上のため文化的仲介者が必要となる[181]。

昏睡患者の代理人意思決定者と話す場合，原因となっている事象や過程の病因や本質から，考えられる転帰について明確にすると同時に，脳の状態から，時間単位の予後予測に基づく回復の可能性は不確定であることを伝えることが重要である。無意識からの回復またはその永続性に関し，各患者で正確な転帰は予測できないことが多いので，

昏睡から植物状態および最小限の意識状態，自立できない回復，完全回復への脳状態の漸進的変化の可能性については強調する必要がある．しかし，状態のこのような時間的変化は，過度に悲観的または楽観的な状態にある代理人には評価されないことが多い．現段階では，代理人が時期尚早となりかねない決定を行うのを避け，患者がいつ，**どのように昏睡から回復するのか**が予測されるまで，待つよう警告するのが賢明だろう．

昏睡から**植物状態**への移行は，さらなる改善や回復を告げるものではない．これはほぼすべての昏睡患者にみられる自然な移行状態であり，説明を必要とする重要な臨床的節目である．植物状態でみられる，睡眠覚醒サイクル，瞬き，眼球彷徨，驚愕反射などの行動は，意図されたものでなく，意識や，自己，他人，周囲に対する気付きがあることを意味しないということを，代理人は理解する必要がある[182]．しかし，これは一般人には理解し難い概念である．説明の際は，それらは脳幹活動により調整される，呼吸や心拍の維持に似た，無意識下の行動であることを強調する．つまり，これら行動が気付きや意識の証拠として代理人にとられないよう，患者が最初に植物状態となった時点で，違いを明確に説明しておくことが重要である．

植物状態がそのまま1ヵ月持続すれば**遷延性**とされるが，**無酸素性**損傷後3ヵ月，または病因が**外傷性脳損傷**の場合は12ヵ月まで経過しないと，**永続性**であることが予測できないことは，強調するべきである[183]．適切に評価された患者で，これらの期間を経ると，永続性植物状態となると表明するのは，臨床的，倫理的に適切である[66]．1994年，Multisociety Task Forceは「遷延性植物状態は診断であり，永続性植物状態は予後である」という見解を発表した[64,65]．実際，遷延性植物状態からの晩期回復例は極めてまれな例外であるので，もし適切な評価によって患者が**最小限の意識状態**でないことが確認されるなら，施行可能な診断分類として，永続性植物状態に入れることは適切である．

最小限の意識状態は，予後を論議する場合の，おそらく現時点で最大の課題である．最小限の意識状態は，自己，他者，周囲への気付きといった意識の回復をみる可能性のある停滞状態であるが，最も決定的なのは意思疎通能力である．最小限の意識状態に関する広範な臨床的観点[184]は，ある面での気付きが保持されながら，意思疎通が永続的に障害されている患者を含む．この複雑さゆえに，患者を最小限の意識状態として対処することの倫理的規範は，まさに現在進行中で，診断が改善され，下位分類された患者に対する治療手段の開発に応じて，変化しつつあるようである．機能的意思疎通の回復は，最小限の意識状態患者のケアに関係する，すべてではないが多くの代理人[70,185]にとっての，主要な目標である（さらなる目標として，自分で食事できる，痛みのコントロール，そして何より感情的反応を含む）．しかし，代理人が，この状態が永続的であるなら，最小限の意識状態からのさらなる回復を待つことにより，治療中止の機会を損ない，植物状態や最小限の意識状態でとどまりたくないという患者の希望を妨げることになるのではないかと，不安に思うのも当然である[186]．これらの課題に取り組むには，代理人，医師，医療政策決定者が，さらに連携し，重症脳損傷患者における緩和ケアの治療目標に関し検討する必要がある[187]．

いくつかの主要な理由から，**最小限の意識状態からの脱却**は大きな節目である．第1に，患者がこの機能レベルに達すると，持続的に他者と関わり合うことができる．この際，患者に意識があることに疑う余地はないか，また判断は家族の感情的な訴えに影響されていないかどうかが問題となるだろう．第2に，ここまで意識が回復すると，損傷により失われた患者の人間性が，より十分な段階まで戻る．外傷性脳損傷後の倫理問題に関し，早期に調査を行った哲学者のWilliam Winsladeは，「人であるということは，人格を有し，自己または周囲に対する気付きがあり，人としての能

力，例えば記憶，感情，そして他者と意思疎通や交流ができることである」[187a]と述べている。第3に，最小限の意識状態から脱却すれば，回復の可能性には終わりがなく，予測不可能であることがあげられる。脱却以降の機能回復については，活発な研究が行われており，外傷性脳損傷後，早期の自己認識障害の程度が，後の回復過程における，複雑な機能活性の予測因子である可能性につき，新たなエビデンスが報告されつつある[188]。このように，この状態にまで回復すべく努力してきた患者に対しては，能力が改善していることを評価し，以降も理学療法と作業療法を続ける。

最後に**診断**について述べる。患者家族は，医師の見立てよりも画像検査の「客観性」を信頼し，臨床診断が確実であると納得するために，確認試験を望むかもしれない。大衆文化紙面に「神経倫理」記事が取りあげられるようになり，神経画像技術は，心の可視化とマーケティング技術を改良する可能性をもつと主張されているため，この希望は増加している[189]。このような傾向のため，代理人は，その時点でより診断力に優れた画像技術により，明確な回答を得ようとするかもしれない。従って，意識障害患者の診断，評価は，**優れた病歴聴取と神経学的検査に立脚した臨床的評価**だということを，はっきりさせることが重要である。家族が必死に要求するかもしれないが，この執筆時点では，神経画像の適応は研究場面のみであり，臨床的評価には，補助的役割をもつに過ぎない。また，神経画像は病歴と身体検査を踏まえ解釈する必要がある。脳の状態を評価する現代の技術工学の能力につき議論する際は，透明性が重要である。この領域では研究が盛んに行われており，メディアで発表されている**実験的**手順の多くは，すでに診断的に評価済みの患者を対象としていることに注意しなければならない[190]。

家族動態と哲学的考察

意思決定の過程や，代理人と情報交換する職業的義務に関する問題以上に，生存や機能的状態についての予後的確率を，人間の価値選択に翻訳することは容易でないことを，理解することもまた重要である。また，予後的確率の共有のみでは，転帰の決定やその過程を改善させるには不十分である。

意思決定の過程の複雑さを前提とすれば，これは全く予期されないことではない。情報伝達の質は評価が難しく，伝達された内容同様，非常に重大な影響を及ぼしうる。例えば，家族は，医師と，長期的慢性介護のために計画されていない介護体制に，不信感を抱くことがある[177]。家族は，患者の脳の状態について誤った情報を受けてしまったために，家族会議に慎重になり，悩み，介護の中止または差し控えの決断に携わろうとするかもしれない。

これらは，たとえ継続的介護や医師-患者または医師-家族関係が持続していても，大きな課題となりうる。急性期病院からリハビリおよび長期介護施設へ移行する場面では，信用を得るのは難しい。そのような関係の構築には，共感的で協力的であること，そして社会的孤立や，愛する家族が障害を受けたことによる，個人とその関係性における変化に直面している「長期介護者の孤独感」として詳述される状態を，想像することが重要である[191]。これら長期的ストレスと，愛する者への依存に加え，予後の不確定さがあるので，意識障害に胸を痛めている家族に働きかける際には，深い思いやりが必要である。

例えば，代理人は，患者の価値観や適切な介護に関する自らの感覚に従い，脳死診断の拒否から，最小限の意識状態患者の人工栄養と水分補給の中止決定まで，幅広い意見を述べる。しかし，多くの場合，代理人は，生を価値あるものにする，自己喪失の**程度**という，より繊細な問題に苦労することになるだろう。

これは極めて個人的な問題である。介護目標について広く配慮し，他者とかかわる能力について考えてみるよう問いかけることは，家族に有益か

もしれない。ただしこれは、患者が最小限の意識状態として最もよい状態まで回復するか、脱却して以降になる。意思疎通機能が重要であることにすべての人は同意しないかもしれないが、これは家族と話をする場合に、有用な介護目標となる。意思疎通機能の重要性を評価することは、この機能は維持されているが、他者とかかわるには介護用具または特別な技術を必要とする患者の同定にも有用である[96]。この臨床の場で発生する最も重大な誤診の1つは、**施錠状態**患者を植物状態と間違うことである[98]。施錠状態患者は、意思疎通能は保たれているが、そのためには、眼の動き、または電気的脳活動による、コンピュータ画面上の文字選択といった、新たな技術を必要とする[94,192]。

意思疎通機能の達成に向けて取り組むことは、また、目標とその期限を明確にし、とらえ所のない希望を抱いたままとしないよう、援助することができる。例えば、意思疎通を介護のゴールとして同意が得られれば、意思疎通が可能な最小限の意識状態となる最大の機会は、外傷性損傷後1年間なので、この期間経過観察を続けるのが賢明であろう。患者が損傷後1年経っても植物状態にあるなら、意思疎通という目標を達成する機会は大幅に減少するため、介護中止の決定を支持することになるだろう。

代理人が、患者の希望、好み、価値観を踏まえ、診断や予後などの専門的な情報を解釈できるよう、これらの話し合いのあらゆる時点で、各病院の倫理委員会に援助を求めることは有益である。

文献

1. Broderick JP, Adams HP Jr, Barsan W, et al. Guidelines for the management of spontaneous intracerebral hemorrhage: a statement for healthcare professionals from a special writing group of the Stroke Council, American Heart Association. Stroke 30, 905-915, 1999.
2. Traumatic brain injury: Masson F, Thicoipe M, Aye P, Mokni T, Senjean P, Schmitt V, Dessalles PH, Cazaugade M, Labadens P. Aquitaine Group for Severe Brain Injuries Study. Epidemiology of severe brain injuries: a prospective population-based study. J Trauma. 51, 481-9, 2001. Cardiopulmonary arrest: Booth CM, Boone RH, Tomlinson G, et al. Is this patient dead, vegetative, or severely neurologically impaired? Assessing outcome for comatose survivors of cardiac arrest. JAMA 291, 870-879, 2004.
3. Jennett B, Teasdale G, Braakman R, et al. Prognosis of patients with severe head injury. Neurosurgery 4, 283-289, 1979.
4. Levy DE, Bates D, Caronna JJ, et al. Prognosis in nontraumatic coma. Ann Intern Med 94, 293-301, 1981.
5. Jennett B, Bond M. Assessment of outcome after severe brain damage. Lancet 1, 480-484, 1975.
6. Consensus conference. Rehabilitation of persons with traumatic brain injury. NIH Consensus Development Panel on Rehabilitation of Persons With Traumatic Brain Injury. JAMA 282, 974-983, 1999.
7. Jennett B. Predictors of recovery in evaluation of patients in coma. Adv Neurol 22, 129-135, 1979.
8. Brain Trauma Foundation Management and Prognosis of Severe Traumatic Brain Injury. American Association of Neurological Surgeons, 2001.
9. Gennarelli TA, Champion HR, Copes WS, et al. Comparison of mortality, morbidity, and severity of 59,713 head injured patients with 114,447 patients with extracranial injuries. J Trauma 37, 962-968, 1994.
10. Narayan RK, Greenberg RP, Miller JD, et al. Improved confidence of outcome prediction in severe head injury. A comparative analysis of the clinical examination, multimodality evoked potentials, CT scanning, and intracranial pressure. J Neurosurg 54, 751-762, 1981.
11. Braakman R, Gelpke GJ, Habbema JD, et al. Systematic selection of prognostic features in patients with severe head injury. Neurosurgery 6, 362-370, 1980.
12. Stocchetti N, Penny KI, Dearden M, et al. Intensive care management of head-injured patients in Europe: a survey from the European brain injury consortium. Intensive Care Med 27, 400-406, 2001.
13. Choi SC, Narayan RK, Anderson RL, et al. Enhanced specificity of prognosis in severe head injury. J Neurosurg 69, 381-385, 1988.
14. Marion DW, Carlier PM. Problems with initial Glasgow Coma Scale assessment caused by prehospital treatment of patients with head injuries: results of a national survey. J Trauma 36, 89-95, 1994.
15. Teasdale G, Knill-Jones R, van der SJ. Observer variability in assessing impaired consciousness and coma. J Neurol Neurosurg Psychiatry 41, 603-610, 1978.
16. Signorini DF, Andrews PJ, Jones PA, et al. Predicting survival using simple clinical variables: a case study in traumatic brain injury. J Neurol Neurosurg Psychiatry 66, 20-25, 1999.
17. Hukkelhoven CW, Steyerberg EW, Rampen AJ, et al. Patient age and outcome following severe traumatic brain injury: an analysis of 5600 patients. J

Neurosurg 99, 666–673, 2003.
18. Jennett B, Teasdale G, Galbraith S, et al. Severe head injuries in three countries. J Neurol Neurosurg Psychiatry 40, 291–298, 1977.
19. van Dongen KJ, Braakman R, Gelpke GJ. The prognostic value of computerized tomography in comatose head-injured patients. J Neurosurg 59, 951–957, 1983.
20. Fearnside MR, Cook RJ, McDougall P, et al. The Westmead Head Injury Project outcome in severe head injury. A comparative analysis of pre-hospital, clinical and CT variables. Br J Neurosurg 7, 267–279, 1993.
21. Carlsson CA, von Essen C, Lofgren J. Factors affecting the clinical course of patients with severe head injuries. 1. Influence of biological factors. 2. Significance of posttraumatic coma. J Neurosurg 29, 242–251, 1968.
22. Young GB. The EEG in coma. J Clin Neurophysiol 17, 473–485, 2000.
23. Young GB, Wang JT, Connolly JF. Prognostic determination in anoxic-ischemic and traumatic encephalopathies. J Clin Neurophysiol 21, 379–390, 2004.
24. Logi F, Fischer C, Murri L, et al. The prognostic value of evoked responses from primary somatosensory and auditory cortex in comatose patients. Clin Neurophysiol 114, 1615–1627, 2003.
25. Lew HL, Dikmen S, Slimp J, et al. Use of somatosensory-evoked potentials and cognitive eventrelated potentials in predicting outcomes of patients with severe traumatic brain injury. Am J Phys Med Rehabil 82, 53–61, 2003.
26. Robe PA, Dubuisson A, Bartsch S, et al. Favourable outcome of a brain trauma patient despite bilateral loss of cortical somatosensory evoked potential during thiopental sedation. J Neurol Neurosurg Psychiatry 74, 1157–1158, 2003.
27. Schwarz S, Schwab S, Aschoff A, et al. Favorable recovery from bilateral loss of somatosensory evoked potentials. Crit Care Med 27, 182–187, 1999.
28. Mazzini L, Zaccala M, Gareri F, et al. Long-latency auditory-evoked potentials in severe traumatic brain injury. Arch Phys Med Rehabil 82, 57–65, 2001.
29. Perrin F, Schnakers C, Schabus M, et al. Brain response to one's own name in vegetative state, minimally conscious state, and locked-in syndrome. Arch Neurol 63, 562–569, 2006.
30. Pelinka LE, Kroepfl A, Leixnering M, et al. GFAP versus S100B in serum after traumatic brain injury: relationship to brain damage and outcome. J Neurotrauma 21, 1553–1561, 2004.
31. Shutter L, Tong KA, Holshouser BA. Proton MRS in acute traumatic brain injury: role for glutamate/glutamine and choline for outcome prediction. J Neurotrauma 21, 1693–1705, 2004.
32. Levy DE, Caronna JJ, Singer BH, et al. Predicting outcome from hypoxic-ischemic coma. JAMA 253, 1420–1426, 1985.
33. Hamel MB, Goldman L, Teno J, et al. Identification of comatose patients at high risk for death or severe disability. SUPPORT Investigators. Understand Prognoses and Preferences for Outcomes and Risks of Treatments. JAMA 273, 1842–1848, 1995.
34. Sacco RL, VanGool R, Mohr JP, et al. Nontraumatic coma. Glasgow coma score and coma etiology as predictors of 2-week outcome. Arch Neurol 47, 1181–1184, 1990.
35. Sasser H. Association of Clinical Signs with Neurological Outcome After Cardiac Arrest [dissertation]. University of Pittsburg, 1999.
36. Zandbergen EG, de Haan RJ, Stoutenbeek CP, et al. Systematic review of early prediction of poor outcome in anoxic-ischaemic coma. Lancet 352, 1808–1812, 1998.
37. Madl C, Kramer L, Domanovits H, et al. Improved outcome prediction in unconscious cardiac arrest survivors with sensory evoked potentials compared with clinical assessment. Crit Care Med 28, 721–726, 2000.
38. Rothstein TL. The role of evoked potentials in anoxic-ischemic coma and severe brain trauma. J Clin Neurophysiol 17, 486–497, 2000.
39. Rothstein TL, Thomas EM, Sumi SM. Predicting outcome in hypoxic-ischemic coma. A prospective clinical and electrophysiologic study. Electroencephalogr Clin Neurophysiol 79, 101–107, 1991.
40. Fischer C, Luauté J, Adeleine P, et al. Predictive value of sensory and cognitive evoked potentials for awakening from coma. Neurology 63, 669–673, 2004.
41. Goh WC, Heath PD, Ellis SJ, et al. Neurological outcome prediction in a cardiorespiratory arrest survivor. Br J Anaesth 88, 719–722, 2002.
42. Wijdicks EF, Parisi JE, Sharbrough FW. Prognostic value of myoclonus status in comatose survivors of cardiac arrest. Ann Neurol 35, 239–243, 1994.
43. Werhahn KJ, Brown P, Thompson PD, et al. The clinical features and prognosis of chronic posthypoxic myoclonus. Mov Disord 12, 216–220, 1997.
44. Kaplan PW. The EEG in metabolic encephalopathy and coma. J Clin Neurophysiol 21, 307–318, 2004.
45. Golby A, McGuire D, Bayne L. Unexpected recovery from anoxic-ischemic coma. Neurology 45, 1629–1630, 1995.
46. Britton JW, Ghearing GR, Benarroch EE, et al. The ictal bradycardia syndrome: localization and lateralization. Epilepsia 47, 737–744, 2006.
47. Wijdicks EF, Rabinstein AA. Absolutely no hope? Some ambiguity of futility of care in devastating acute stroke. Crit Care Med 32, 2332–2342, 2004.
48. Pullicino PM, Alexandrov AV, Shelton JA, et al. Mass effect and death from severe acute stroke. Neurology 49, 1090–1095, 1997.
49. Voetsch B, DeWitt LD, Pessin MS, et al. Basilar artery occlusive disease in the New England Medical Center Posterior Circulation Registry. Arch Neurol 61, 496–504, 2004.
50. Rabinstein AA, Tisch SH, McClelland RL, et al. Cause is the main predictor of outcome in patients with pontine hemorrhage. Cerebrovasc Dis 17, 66–71, 2004.
51. Report of World Federation of Neurological Surgeons Committee on a Universal Subarachnoid Hemorrhage Grading Scale. J Neurosurg 68, 985–986, 1988.
52. Rosen DS, Macdonald RL. Grading of subarachnoid hemorrhage: modification of the World Federation of Neurosurgical Societies scale on the basis of data for a large series of patients. Neurosurgery 54, 566–

575, 2004.
53. Schievink WI, Wijdicks EF, Piepgras DG, et al. The poor prognosis of ruptured intracranial aneurysms of the posterior circulation. J Neurosurg 82, 791–795, 1995.
54. Ritz R, Schwerdtfeger K, Strowitzki M, et al. Prognostic value of SSEP in early aneurysm surgery after SAH in poor-grade patients. Neurol Res 24, 756–764, 2002.
55. Hojer C, Haupt WF. [The prognostic value of AEP and SEP values in subarachnoid hemorrhage. An analysis of 64 patients]. Neurochirurgia (Stuttg) 36, 110–116, 1993.
56. van de Beek BD, De Gans J, Spanjaard L, et al. Clinical features and prognostic factors in adults with bacterial meningitis. N Engl J Med 351, 1849–1859, 2004.
57. Pikis A, Kavaliotis J, Tsikoulas J, et al. Long-term sequelae of pneumococcal meningitis in children. Clin Pediatr (Phila) 35, 72–78, 1996.
58. Roos KL, Tunkel AR, Scheld WM. Acute bacterial meningitis. In: Scheld WM, Whitley RJ, Marra CM, eds. Infections of the Central Nervous System, 3rd ed. Philadelphia: Lippincott Williams & Wilkins, pp 347–422, 2004.
59. Xiao F, Tseng MY, Teng LJ, et al. Brain abscess: clinical experience and analysis of prognostic factors. Surg Neurol 63, 442–449, 2005.
60. Yang SY, Zhao CS. Review of 140 patients with brain abscess. Surg Neurol 39, 290–296, 1993.
61. Wingerchuk DM. The clinical course of acute disseminated encephalomyelitis. Neurol Res 28, 341–347, 2006.
62. Pulver M, Plum F. Disorders of consciousness. In: Evans WR, Baskin DS, Yatsu FM, eds. Prognosis of Neurological Disorders, 2nd ed. New York: Oxford, pp 523–534, 2000.
63. Jennett B, Plum F. Persistent vegetative state after brain damage: a syndrome in search of a name. Lancet 1, 434–437, 1972.
64. Medical aspects of the persistent vegetative state (2). The Multi-Society Task Force on PVS. N Engl J Med 330, 1572–1579, 1994.
65. Medical aspects of the persistent vegetative state (1). The Multi-Society Task Force on PVS. N Engl J Med 330, 1499–1508, 1994.
66. Jennett B. The Vegetative State: Medical Facts, Ethical and Legal Dilemmas. Cambridge: Cambridge University Press, 2002.
67. Childs NL, Mercer WN. Brief report: late improvement in consciousness after post-traumatic vegetative state. N Engl J Med 334, 24–25, 1996.
68. Rosenberg GA, Johnson SF, Brenner RP. Recovery of cognition after prolonged vegetative state. Ann Neurol 2, 167–168, 1977.
69. Matsuda W, Matsumura A, Komatsu Y, et al. Awakenings from persistent vegetative state: report of three cases with parkinsonism and brain stem lesions on MRI. J Neurol Neurosurg Psychiatry 74, 1571–1573, 2003.
70. Whyte J, Katz D, Long D, et al. Predictors of outcome in posttraumatic disorders of consciousness and assessment of medication effects: a multicenter study. Arch Phys Med Rehabil 86, 453–462, 2005.
71. Kampfl A, Schmutzhard E, Franz G, et al. Prediction of recovery from post-traumatic vegetative state with cerebral magnetic-resonance imaging. Lancet 351, 1763–1767, 1998.
72. Laureys S, Lemaire C, Maquet P, et al. Cerebral metabolism during vegetative state and after recovery to consciousness. J Neurol Neurosurg Psychiatry 67, 121–122, 1999.
73. Uzan M, Albayram S, Dashti SG, et al. Thalamic proton magnetic resonance spectroscopy in vegetative state induced by traumatic brain injury. J Neurol Neurosurg Psychiatry 74, 33–38, 2003.
74. Hansotia PL. Persistent vegetative state. Review and report of electrodiagnostic studies in eight cases. Arch Neurol 42, 1048–1052, 1985.
75. Kotchoubey B. Event-related potential measures of consciousness: two equations with three unknowns. Prog Brain Res 150, 427–444, 2005.
76. Giacino JT, Ashwal S, Childs N, et al. The minimally conscious state—definition and diagnostic criteria. Neurology 58, 349–353, 2002.
77. Giacino JT, Kalmar K. Diagnostic and prognostic guidelines for the vegetative and minimally conscious states. Neuropsychol Rehabil 15, 166–174, 2005.
78. Strauss DJ, Ashwal S, Day SM, et al. Life expectancy of children in vegetative and minimally conscious states. Pediatr Neurol 23, 312–319, 2000.
79. Lammi MH, Smith VH, Tate RL, et al. The minimally conscious state and recovery potential: a follow-up study 2 to 5 years after traumatic brain injury. Arch Phys Med Rehabil 86, 746–754, 2005.
80. Cairns H, Oldfield RC, Pennybacker JB, et al. Akinetic mutism with an epidermoid cyst of the 3rd ventricle. Brain 84, 272–290, 1941.
81. Otto A, Zerr I, Lantsch M, et al. Akinetic mutism as a classification criterion for the diagnosis of Creutzfeldt-Jakob disease. J Neurol Neurosurg Psychiatry 64, 524–528, 1998.
82. Nemeth G, Hegedus K, Molnar L. Akinetic mutism associated with bicingular lesions: clinicopathological and functional anatomical correlates. Eur Arch Psychiatry Neurol Sci 237, 218–222, 1988.
83. Castaigne P, Buge A, Cambier J, et al. Thalamic dementia of vascular origin due to bilateral softening limited to the region of the retromamillary peduncle. Apropos of 2 anatomo-clinical cases. Rev Neurol (Paris) 89–107, 1966.
84. Segarra JM. Cerebral vascular disease and behavior. I. The syndrome of the mesencephalic artery (basilar artery bifurcation). Arch Neurol 22, 408–418, 1970.
85. Katz DI, Alexander MP, Mandell AM. Dementia following strokes in the mesencephalon and diencephalon. Arch Neurol 44, 1127–1133, 1987.
86. Fisher CM. Honored guest presentation: abulia minor vs. agitated behavior. Clin Neurosurg 31, 9–31, 1983.
87. Mega MS, Cohenour RC. Akinetic mutism: disconnection of frontal-subcortical circuits. Neuropsychiatry Neuropsychol Behav Neurol 10, 254–259, 1997.
88. Fleet WS, Valenstein E, Watson RT, et al. Dopamine agonist therapy for neglect in humans. Neurology 37, 1765–1770, 1987.
89. Stuss DT, Guberman A, Nelson R, et al. The neuro-

psychology of paramedian thalamic infarction. Brain Cogn 8, 348–378, 1988.
90. van Domburg PH, Ten Donkelaar HJ, Notermans SL. Akinetic mutism with bithalamic infarction. Neurophysiological correlates. J Neurol Sci 139, 58–65, 1996.
91. Burruss JW, Chacko RC. Episodically remitting akinetic mutism following subarachnoid hemorrhage. J Neuropsychiatry Clin Neurosci 11, 100–102, 1999.
92. Bernat JL. Questions remaining about the minimally conscious state. Neurology 58, 337–338, 2002.
93. Onofrj M, Thomas A, Paci C, et al. Event related potentials recorded in patients with locked-in syndrome. J Neurol Neurosurg Psychiatry 63, 759–764, 1997.
94. Leon-Carrion J, Van Eeckhout P, DominguezMorales MDR. Review of subject: the locked-in syndrome: a syndrome looking for a therapy. Brain Inj 16, 555–569, 2002.
95. Doble JE, Haig AJ, Anderson C, et al. Impairment, activity, participation, life satisfaction, and survival in persons with locked-in syndrome for over a decade: follow-up on a previously reported cohort. J Head Trauma Rehabil 18, 435–444, 2003.
96. Bauby J-D. The Diving Bell and the Butterfly. New York: Vintage International, 1997.
97. Ware JE, Snow KK, Kosinski M. SF-36 Health Survey Manual and Interpretation Guide. 1993.
98. Laureys S, Pellas F, Van Eeckhout P, et al. The locked-in syndrome: what is it like to be conscious but paralyzed and voiceless? Prog Brain Res 150, 495–511, 2005.
99. Laureys S, Owen AM, Schiff ND. Brain function in coma, vegetative state, and related disorders. Lancet Neurol 3, 537–546, 2004.
100. Levy DE, Sidtis JJ, Rottenberg DA, et al. Differences in cerebral blood flow and glucose utilization in vegetative versus locked-in patients. Ann Neurol 22, 673–682, 1987.
101. DeVolder AG, Goffinet AM, Bol A, et al. Brain glucose metabolism in postanoxic syndrome. Positron emission tomographic study. Arch Neurol 47, 197–204, 1990.
102. Tommasino C, Grana C, Lucignani G, et al. Regional cerebral metabolism of glucose in comatose and vegetative state patients. J Neurosurg Anesthesiol 7, 109–116, 1995.
103. Rudolf J, Ghaemi M, Ghaemi M, et al. Cerebral glucose metabolism in acute and persistent vegetative state. J Neurosurg Anesthesiol 11, 17–24, 1999.
104. Laureys S, Faymonville ME, Degueldre C, et al. Auditory processing in the vegetative state. Brain 123, 1589–1601, 2000.
105. Schiff ND, Ribary U, Moreno DR, et al. Residual cerebral activity and behavioural fragments can remain in the persistently vegetative brain. Brain 125, 1210–1234, 2002.
106. Blacklock JB, Oldfield EH, Di CG, et al. Effect of barbiturate coma on glucose utilization in normal brain versus gliomas. Positron emission tomography studies. J Neurosurg 67, 71–75, 1987.
107. Alkire MT, Miller J. General anesthesia and the neural correlates of consciousness. Prog Brain Res 150, 229–244, 2005.
108. Maquet P, Degueldre C, Delfiore G, et al. Functional neuroanatomy of human slow wave sleep. J Neurosci 17, 2807–2812, 1997.
109. Laureys S, Faymonville ME, Peigneux P, et al. Cortical processing of noxious somatosensory stimuli in the persistent vegetative state. Neuroimage 17, 732–741, 2002.
110. Plum F, Schiff N, Ribary U, et al. Coordinated expression in chronically unconscious persons. Philos Trans R Soc Lond B Biol Sci 353, 1929–1933, 1998.
111. Schiff ND, Plum F. Cortical function in the persistent vegetative state. Trends Cogn Sci 3, 43–44, 1999.
112. Castaigne P, Lhermitte F, Buge A, et al. Paramedian thalamic and midbrain infarct: clinical and neuropathological study. Ann Neurol 10, 127–148, 1981.
113. Plum, F. Coma and related global disturbances of the human conscious state. In: Jones, E and Peters, P, eds. Cerebral Cortex, Vol. 9, Plenum Press, pp 359–425, 1991.
114. Menon DK, Owen AM, Williams EJ, et al. Cortical processing in persistent vegetative state. Wolfson Brain Imaging Centre Team. Lancet 352, 1148–1149, 1998.
115. Macniven JA, Poz R, Bainbridge K, et al. Emotional adjustment following cognitive recovery from 'persistent vegetative state': psychological and personal perspectives. Brain Inj 17, 525–533, 2003.
116. Menon DK, Owen AM, Pickard JD. Response from Menon, Owen and Pickard. Trends Cogn Sci 3, 44–46, 1999.
117. Schiff N, Ribary U, Plum F, et al. Words without mind. J Cogn Neurosci 11, 650–656, 1999.
118. Zeki S. The visual association cortex. Curr Opin Neurobiol 3, 155–159, 1993.
119. Owen AM, Coleman MR, Menon DK, et al. Residual auditory function in persistent vegetative state: a combined PET and fMRI study. Neuropsychol Rehabil 15, 290–306, 2005.
120. Owen AM, Coleman MR, Boly M, et al. Detecting awareness in the vegetative state. Science 313, 1402, 2006.
121. Schiff ND, Rodriguez-Moreno D, Kamal A, et al. fMRI reveals large-scale network activation in minimally conscious patients. Neurology 64, 514–523, 2005.
122. Boly M, Faymonville ME, Peigneux P, et al. Auditory processing in severely brain injured patients: differences between the minimally conscious state and the persistent vegetative state. Arch Neurol 61, 233–238, 2004.
123. Boly M, Faymonville ME, Peigneux P, et al. Cerebral processing of auditory and noxious stimuli in severely brain injured patients: differences between VS and MCS. Neuropsychol Rehabil 15, 283–289, 2005.
124. Wedekind C, Hesselmann V, Lippert-Gruner M, et al. Trauma to the pontomesencephalic brainstema major clue to the prognosis of severe traumatic brain injury. Br J Neurosurg 16, 256–260, 2002.
125. Bekinschtein T, Leiguarda R, Armony J, et al. Emotion processing in the minimally conscious state. J Neurol Neurosurg Psychiatry 75, 788, 2004.
126. Rees G, Kreiman G, Koch C. Neural correlates of consciousness in humans. Nat Rev Neurosci 3, 261–270, 2002.

127. Clauss RP, van der Merwe CE, Nel HW. Arousal from a semi-comatose state on zolpidem. S Afr Med J 91, 788–789, 2001.
128. Jennett B, Adams JH, Murray LS, et al. Neuropathology in vegetative and severely disabled patients after head injury. Neurology 56, 486–490, 2001.
129. Schiff ND, Plum F. The role of arousal and "gating" systems in the neurology of impaired consciousness. J Clin Neurophysiol 17, 438–452, 2000.
130. Plum F. Coma and related global disturbances of human consciousness. In: Jones E, Peters P, eds. Cerebral Cortex, Vol. 9. New York: Plenum Press, 1991.
131. Adams JH, Graham DI, Jennett B. The structural basis of moderate disability after traumatic brain damage. J Neurol Neurosurg Psychiatry 71, 521–524, 2001.
132. Voss HU, Ulug AM, Watts R, Heier LA, McCandliss B, Kobylarz E, Giacino, J, Ballon D, Schiff ND. Possible axonal regrowth in late recovery from minimally conscious state. Journal of Clinical Investigation 116, 2005–2011, 2006.
133. Dancause N, Barbay S, Frost SB, et al. Extensive cortical rewiring after brain injury. J Neurosci 25, 10167–10179, 2005.
134. Chklovskii DB, Mel BW, Svoboda K Cortical rewiring and information storage. Nature 431, 782–788, 2004.
135. Bengtsson SL, Nagy Z, Skare S, et al. Extensive piano practicing has regionally specific effects on white matter development. Nat Neurosci 8, 1148–1150, 2005.
136. Raichle ME, MacLeod AM, Snyder AZ, et al. A default mode of brain function. Proc Natl Acad Sci U S A 98, 676–682, 2001.
137. Gusnard DA, Raichle ME, Raichle ME. Searching for a baseline: functional imaging and the resting human brain. Nat Rev Neurosci 2, 685–694, 2001.
138. Gusnard DA, Akbudak E, Shulman GL, et al. Medial prefrontal cortex and self-referential mental activity: relation to a default mode of brain function. Proc Natl Acad Sci U S A 98, 4259–4264, 2001.
139. Greicius MD, Krasnow B, Reiss AL, et al. Functional connectivity in the resting brain: a network analysis of the default mode hypothesis. Proc Natl Acad Sci U S A 100, 253–258, 2003.
140. Simpson JR Jr, Snyder AZ, Gusnard DA, et al. Emotion-induced changes in human medial prefrontal cortex: I. During cognitive task performance. Proc Natl Acad Sci U S A 98, 683–687, 2001.
141. Laureys S, Faymonville ME, Ferring M, et al. Differences in brain metabolism between patients in coma, vegetative state, minimally conscious state and lockedin syndrome. Eur J Neurol 10, 224–224, 2003.
142. Smith AJ, Blumenfeld H, Behar KL, et al. Cerebral energetics and spiking frequency: the neurophysiological basis of fMRI. Proc Natl Acad Sci U S A 99, 10765–10770, 2002.
143. Logothetis NK, Pauls J, Augath M, et al. Neurophysiological investigation of the basis of the fMRI signal. Nature 412, 150–157, 2001.
144. Schiff ND, Purpura KP. Toward a neurophysiological basis for cognitive neuromodulation. Thalamus Rel Syst 2, 55–69, 2002.
145. Groenewegen HJ, Berendse HW. The specificity of the 'nonspecific' midline and intralaminar thalamic nuclei. Trends Neurosci 17, 52–57, 1994.
146. Van der Werf YD, Witter MP, Groenewegen HJ. The intralaminar and midline nuclei of the thalamus. Anatomical and functional evidence for participation in processes of arousal and awareness. Brain Res Brain Res Rev 39, 107–140, 2002.
147. Nguyen DK, Botez MI. Diaschisis and neurobehavior. Can J Neurol Sci 25, 5–12, 1998.
148. Gold L, Lauritzen M. Neuronal deactivation explains decreased cerebellar blood flow in response to focal cerebral ischemia or suppressed neocortical function. Proc Natl Acad Sci U S A 99, 7699–7704, 2002.
149. Timofeev I, Grenier F, Steriade M. Disfacilitation and active inhibition in the neocortex during the natural sleep-wake cycle: an intracellular study. Proc Natl Acad Sci U S A 98, 1924–1929, 2001.
150. McCormick DA, Shu Y, Hasenstaub A, et al. Persistent cortical activity: mechanisms of generation and effects on neuronal excitability. Cereb Cortex 13, 1219–1231, 2003.
151. Kasanetz F, Riquelme LA, Murer MG. Disruption of the two-state membrane potential of striatal neurones during cortical desynchronisation in anaesthetised rats. J Physiol 543, 577–589, 2002.
152. Robinson PA, Rennie CJ, Rowe DL. Dynamics of large-scale brain activity in normal arousal states and epileptic seizures. Phys Rev E Stat Nonlin Soft Matter Phys 65, 041924, 2002.
153. Santhakumar V, Ratzliff AD, Jeng J, et al. Long-term hyperexcitability in the hippocampus after experimental head trauma. Ann Neurol 50, 708–717, 2001.
154. Topolnik L, Steriade M, Timofeev I. Hyperexcitability of intact neurons underlies acute development of trauma-related electrographic seizures in cats in vivo. Eur J Neurosci 18, 486–496, 2003.
155. Williams D, Parsons-Smith G. Thalamic activity in stupor. Brain 74, 377–398, 1951.
156. Cohen L, Chaaban B, Habert MO. Transient improvement of aphasia with zolpidem. N Engl J Med 350, 949–950, 2004.
157. Szelies B, Herholz K, Pawlik G, et al. Widespread functional effects of discrete thalamic infarction. Arch Neurol 48, 178–182, 1991.
158. Caselli RJ, Graff-Radford NR, Rezai K. Thalamocortical diaschisis: single-photon emission tomographic study of cortical blood flow change after focal thalamic infarction. Neuropsychiatry Neuropsychol Behav Neurol 4, 193–214, 1991.
159. Ingvar DH. Reproduction of the 3 per second spike and wave EEG pattern by subcortical electrical stimulation in cats. Acta Physiol Scand 33, 137–150, 1955.
160. Kakigi R, Shibasaki H, Katafuchi Y, et al. The syndrome of bilateral paramedian thalamic infarction associated with an oculogyric crisis. Rinsho Shinkeigaku 26, 1100–1105, 1986.
161. WilcoxJA, NasrallahHA. Organicfactorsincatatonia. Br J Psychiatry 149, 782–784, 1986.
162. Kamal AR, Schiff ND. Does the form of akinetic mutism linked to mesodiencephalic injuries bridge the double dissociation of Parkinson's disease and catatonia? Behav Brain Sci 25, 586–587, 2002.

163. Berthier ML, Kuliseysky JJ, Gironell A, et al. Obsessive compulsive disorder and traumatic brain injury: behavioral, cognitive, and neuroimaging findings. Neuropsychiatry Neuropsychol Behav Neurol 14, 23–31, 2001.
164. Sachs GA, Siegler M. Guidelines for decision making when the patient is incompetent. J Crit Illness 6, 348–359, 1991.
165. Terry PB, Vettese M, Song J, et al. End-of-life decision making: when patients and surrogates disagree. J Clin Ethics 10, 286–293, 1999.
166. Brock, DW. Patient Self-Determination Act. Trumping advance directives. Hastings Center Report 21, S5–S6, 1991.
167. Annas GJ. "Culture of life" politics at the bedside—the case of Terri Schiavo. N Engl J Med 352, 1710–1715, 2005.
168. Hayward RS, Steinberg EP, Ford DE, et al. Preventive care guidelines: 1991. Ann Intern Med 114, 758–783, 1991.
169. Wolf S, Barondess JA, Boyle P, et al. Special Report: Sources of concern about the Patient Self-Determination Act. N Engl J Med 325, 1661–1671, 1991.
170. Fins JJ, Maltby BS, Friedman E, et al. Contracts, covenants and advance care planning: an empirical study of the moral obligations of patient and proxy. J Pain Symptom Manage 29, 55–86, 2005.
171. Fins JJ, Miller FG, Acres CA, et al. End-of-life decision-making in the hospital: current practices and future prospects. J Pain Symptom Manage 17, 6–15, 1999.
172. Bedell SE, Delbanco TL. Choices about the cardiopulmonary resuscitation in the hospital. When do physicians talk with patient? N Engl J Med 310, 1089–1093, 1984.
173. Fins JJ. Constructing an ethical stereotaxy for severe brain injury: balancing risks, benefits and access. Nature Rev Neurosci 4, 323–327, 2003.
174. Annas GJ. The "right to die" in America: Sloganeering from Quinlan and Cruzan to Quill and Kevorkian. Duquesne Law Review 34, 875–897, 1996.
175. Cantor NL. Twenty-five years after Quinlan: a review of the jurisprudence of death and dying. J Law Med Ethics 29, 182–196, 2001.
176. Cranford RE. Medical futility: transforming a clinical concept into legal and social policies. J Am Geriatr Soc 42, 894–898, 1994.
177. Fins JJ. Clinical pragmatism and the care of brain damaged patients: toward a palliative neuroethics for disorders of consciousness. Prog Brain Res 150, 565–582, 2005.
178. Siminoff LA, Mercer MB, Arnold R. Families' understanding of brain death. Prog Transplant 13, 218–24, 2003.
179. Kimura R. Japan's dilemma with the definition of death. Kennedy Inst Ethics J 1, 123–131, 1991.
180. Gutierrez E. Japan's House of Representatives passes brain-death bill. Lancet 349, 1304, 1997.
181. Fins JJ. Across the divide: religious objections to brain death. J Religion Health 34, 33–39, 1995.
182. Jennett B, Plum F. Persistent vegetative state after brain damage. A syndrome in search of a name. Lancet 1, 734–737, 1972.
183. Kobylarz E, Schiff ND. Functional Imaging of severely brain-injured patients—progress, challenges, and limitations. Arch Neurol 61, 1357–1360, 2004.
184. Giacino J, Whyte J. The vegetative and minimally conscious states: current knowledge and remaining questions. J Head Trauma Rehabil 20, 30–50, 2005.
185. Fins JJ. A Palliative Ethic of Care: Clinical Wisdom at Life's End. Sudbury, Mass.: Jones and Bartlett, 2006.
186. Fins JJ. Rethinking disorders of consciousness: new research and its implications. The Hastings Cancer Rep 35, 22–24, 2005.
187. Fins JJ. Affirming the right to care, preserving the right to die: disorders of consciousness and neuroethics after Schiavo. Palliat Support Care 4, 169–178, 2006.
187a. Winslade, W. Confronting Traumatic Brain Injury. New Haven, Conn.: Yale University Press, 1998.
188. Sherer M, Hart T, Nick TG, et al. Early impaired self-awareness after traumatic brain injury. Arch Phys Med Rehabil 84, 168–176, 2003.
189. Farah MJ, Wolpe PR. Monitoring and manipulating brain function, new neuroscience technologies and their ethical implications. Hastings Center Report 34, 35–45, 2004.
190. Fins JJ. The Orwellian threat to emerging neurodiagnostic technologies. Am J Bioethics 5, 56–58, 2005.
191. Levine C. The loneliness of the long-term care giver. N Engl J Med 340, 1587–1590, 1999.
192. Kennedy PR, Bakay RAE. Restoration of neural output from a paralyzed patient by a direct brain connection. Neuro Report 9, 1707–1711, 1998.
193. Schiff ND. The neurology of impaired consciousness: challenges for cognitive neuroscience. In: Gazzaniga MS ed. The Cognitive Neurosciences, 3rd ed. Boston: MIT, 2004.
194. Joliot M, Ribary U, Llinas R. Human oscillatory brain activity near 40 Hz coexists with cognitive temporal binding. Proc Natl Acad Sci USA 91, 11748–11751, 1994.

欧文索引

3,4-methylenedioxymethamphetamine　255
γ-hydroxybutyrate　255

● A

abulia　7
acetaminophen　252
acute bacterial meningitis　136
acute disseminated encephalomyelitis　160, 280
acute hemorrhagic leukoencephalopathy　280
acute subdural hematoma　127
acute toxic encephalopathy　278
acute viral encephalitis　275
Addison病　241
ADEM(acute disseminated encephalomyelitis)　160, 280
adrenal myeloneuropathy　287
adrenoleukodystrophy　287
akinetic mutism　7, 378
alcoholic stupor　249
ALD(adrenoleucodystrophy)　287
amyloid angiopathy　143
amytal interview　318
anemic hypoxia　216
Anton症候群　156
apallic state　8
apneusis　52
ARAS(ascending reticular activating system)　12
arteriovenous malformation　144
ascending reticular activating system　12
asterixis　199
ataxic breathing　52
attention　186
autonomic neuropathy　241
AVM(arteriovenous malformation)　144
axonal retraction ball　164

● B

bacterial encephalitis　271
bacterial meningitis　136
Battle徴候　40
Behçet症候群　285
Bell現象　66
Bickerstaff脳幹脳炎　172
binding problem　28
black eye　40
brainstem glioma　173
Brudzinski徴候　273

● C

CADASIL(cerebral autosomal dominant arteriopathy with subcortical infarcts and leukoencephalopathy)　285
caloric test　67
CAM-ICU　187
Canavan病　118
cataplexy　118
catatonia　314
central neurogenic hyperventilation　52
central transtentorial herniation　105
cerebellar cognitive affective syndrome　317
cerebral herniation　271
cerebral malaria　222
cerebral scintigraphy　351
cerebral venous hypoxia　215
cerveau isole　12
Cheyne-Stokes呼吸　51
chronic subdural hematoma　127
closed head trauma　162
clouding of consciousness　4
Collier徴候　66
coma　6
coma vigil　8
consciousness　3
contusion　163
convergence nystagmus　73
conversion reaction　311
coup-contrecoup injury　162
craniopharyngioma　132
Creutzfeldt-Jakob病　286
CSF-to-skin simus tract　137
Cushing症候群　242
Cushing反射　46
cutaneous reflex　74
cysticercosis　145
cytotoxic edema　98

● D

decerebrate rigidity　75
decorticate rigidity　75
delayed postanoxic encephalopathy　225
delirium　5
dementia　6
diabetic ketoacidosis　239
dialysis dysequilibrium syndrome　235
DIC(disseminated intravascular coagulation)　222
diffuse axonal injury　164
disseminated intravascular coagulation　222
dizziness　151
doll's eye response　67
doll's head phenomenon　67
dorsal midbrain syndrome　115
drop attack　218
drug withdrawal delirium　293

● E

Echinococcus　145
ECI(electrocerebral inactivity)　352
ehrlichiosis　138
electrocerebral inactivity　352
Emergency Coma Scale　44
encephale isole　11
encephalitis lethargica　10
endozepine　252
epidural hematoma　124, 146
epilepsy　290
ethylene glycol　257
exra-pontine myelinolysis　263
eye-opening apraxia　155

● F

fainting → syncope
falcine herniation　103
familial hemiplegic migraine　171
fat embolism　222
fatal familial insomnia　286
fibrosis　194
flip-flop回路　22
Foix-Chavany-Marie症候群　117
forced duction　70
Foster Kennedy症候群　94
FOURスコア　42

● G

Gegenhalten　74, 231
gemistocytic astrocytoma　289
Gerstmann-Sträussler病　286
GHB(γ-hydroxybutyrate)　255
Glasgow Coma Scale　43
Glasgow Outcome Scale　359
glioma　144
gliomatosis cerebri　288

● H

Haemophilus influenzae　136
Hashimoto's encephalopathy　243
hepatic coma　193
herpes simplex encephalitis　276
herpes simplex virus typeI　160
Herring-Breuer反射　49
histotoxic hypoxia　216
Horner症候群　57
　　中枢性――　59
　　末梢性――　60
hydatid　145
hypercalcemia　265
hyperglycemic hyperosmolar coma　264
hyperkinetic movement disorder　29
hypermagnesemia　266
hypernatremia　263
hyperperfusion encephalopathy　220
hyperphosphatemia　266
hypersomnia　7
hypertensive encephalopathy　220
hyperventilation　190
hypocalcemia　265
hypocretin　21
hypoglycemia　241
hypomagnesemia　266
hyponatremia　235, 260
hypophosphatemia　266
hypothyroidism　243
hypoxia inducible factor　217
hypoxic hypoxia　215
hysteresis　51

● I

intensive care unit delirium　293
intention myoclonus　226
internuclear ophthalmoplegia　65
intracerebral hemorrhage　138

intraventricular hemorrhage　141
inverse bobbing　73
ischemic hypoxia　216
isolated brain　11

● J

Japan Coma Scale　44
jolt accentuation　137

● K

Kernig 徴候　273
Kussmaul 呼吸　78

● L

lactic acidosis　258
Lazarus 現象　353
Lazarus 徴候　349
lead-pipe rigidity　74
lethargy　41
Libman-Sachs 型心内膜炎　284
Listeria monocytogenes　136
lithium　252
living will　394
lobar hemorrhage　140
locked-in syndrome　6
LTP（long-term potentiation）　214
lucid interval　225
lupus cerebritis　284

● M

malignant hyperthermia　270
Marchiafava-Bignami 病　288
MDMA（3,4-methylenedioxymethamphetamine）　255
memory　188
meningeal carcinoma　135
meningioma　130, 148
meningitis　136
metabolic acidosis　191
metabolic alkalosis　194
metabolic encephalopathy　185
metachromatic leukodystrophy　118
metastatic tumor　145
methanol　256
Miller Fisher 症候群　79
miniasterixis　231
minimally conscious state　7, 377

mitgehen　315
mixed metabolic encephalopathy　291
motor hypertonus　190
multifocal cerebral ischemia　220
multifocal myoclonus　199
muscle stretch reflex　74
mycotic aneurysm　144
myoclonic twitch　287

● N

narcolepsy　10
Neisseria meningitis　136
neurogenic pulmonary edema　192
neuroleptic malignant syndrome　270
nonconvulsive status epilepticus　85
nonketotic hyperglycemic hyperosmolality　264
non-REM（rapid eye movement）睡眠　12
nystagmus　73

● O

obstructive sleep apnea　54
obtundation　5
ocular bobbing　73
oculocephalic reflex　67
oculomasticatory myorhythmia　274
Ondine's curse　54
orexin　21
orientation　188
Outcome Scale　360

● P

papilledema　94
parainfectious disseminated encephalomyelitis　280
parainfectious encephalomyelitis　275
paraldehyde　257
Parinaud 症候群　105, 132
paroxysmal hypothermia　269
PCNSL（primary CNS lymphoma）　144
penumbra　211
perception　188
perimesencepharic hemorrhage　149
periodic alternating nystagmus　72
perivascular fibrinous impregnation　281
persistent vegetative state　7, 374
phencyclidine　255
phychogenic unresponsiveness　309

pin-point pupil 61
pituitary apoplexy 244
plateau wave 96
PML(progressive multifocal leukoencephalopathy) 289
pneumonia 194
postconcussion syndrome 165
posterior reversible leukoencephalopathy syndrome 171
postoperative delirium 293
posturing response 75
prefrontal cutaneous reflex 74
PRES(posterior reversible leukoencephalopathy syndrome) 171
primary CNS lymphoma 144
primary intraventricular hemorrhage 141
primitive reflex 74
prion infection 275
progressive inflammatory myelinopathy 287
progressive multifocal leucoencephalopathy 275, 289
progressive rubella panencephalitis 275
progressive viral infection 275
propyrene glycol 257
prosopagnosia 104
pseudotumor cerebri 265
psychogenic seizure 316
pull reflex 74
pulmonary congestion 194
pulmonary encephalopathy 237
pulvinar sign 287

● R

raccoon eye 40
Raeder 傍三叉神経症候群 60
RAPD(relative afferent pupillary defect) 57
REM(rapid eye movement)睡眠 12
reperfusion injury 211
respirator brain 351
respiratory acidosis 194
respiratory alkalosis 192
retractory convergence 132
retractory nystagmus 73
Reye 症候群 280
rostrocaudal brainstem deterioration 105
roving eye movement 72

● S

salicylate 193

Schilder 病 287
secondary intraventricular hemorrhage 141
seesaw nystagmus 73
semi-wakeful 46
sentinel headache 133
sepsis 193
serotonin syndrome 270
Shapiro 症候群 261
Sheehan 症候群 245
skew deviation 72
SLE(systemic lupus erythematosus) 284
sleep paralysis 19
slow syndrome 378
somatosensory evoked potential(SSEP) 363
spastic rigidity 74
spinobulbospinal reflex 57
split brain 28
Staphylococcus aureus 130, 136
Stokes-Adams 発作 46
Streptococcus pneumoniae 136
stupor 6
subacute diencephalic angioencephalopathy 284
subacute sclerosing panencephalitis 275
subarachnoid hemorrhage 133
subarachnoid infection 136
subarachnoid tumor 135
subdural hematoma 126
suspended animation 243
syncope 217
systemic lupus erythematosus 284

● T

TCD(transcranial Doppler ultrasonograph) 351
thalamic hemorrhage 141
thiamine deficiency 229
thunderclap headache 133
tip of the basilar syndrome 33
tonic neck reflex 77
tonsillar herniation 105
top of basilar syndrome 156
toruloma 145
toxic encephalopathy 271
Toxoplasma gondii 145
transcranial Doppler ultrasonograph 351
traumatic brain injury 162
triple flexion withdrawal 75
Tropheryma whippelii 274
tuberculous meningitis 274

U

uncal herniation 104
upward brainstem herniation 106
uremic encephalopathy 232

V

Varicella-Zoster vasculitis 285
vascular malformation 144
vasogenic edema 97
vegetative state 7

vertebrobasilar transient ischemic attack 218
vertigo 151
viral meningitis 136
visual obscuration 95

W

Wada test 27
water intoxication 260
Wernicke脳症 229
Whipple病 274
wrong-way eyes 71

和文索引

●あ

亜急性間脳血管性脳症　284
亜急性麻疹性脳炎　275
悪性高体温　270
アシドーシス
　　呼吸性——　194
　　代謝性——　191
　　乳酸——　258
アスペルギルス髄膜炎　137
アセトアミノフェン　252
アミタール面接　318
アミロイド血管症　143
アルカローシス
　　呼吸性——　192
　　代謝性——　194
アルコール性昏迷　249

●い

意識　3
　　部分的喪失　27
意識混濁　4
意識清明期　225
異染性白質ジストロフィ　118
インフルエンザ菌　136

●う

ウイルス性髄膜炎　136
鬱血乳頭　94
運動過多症候群　29
運動筋過緊張　190

●え

エキノコックス属　145
エチレングリコール　257
エールリヒア症　138
鉛管様強剛　74
エンドゼピン　252

●お

黄色ブドウ球菌　136

嘔吐　55
オレキシン　21
オンディーヌの呪い　54
温度眼振試験　67, 332

●か

開眼失行　155
外傷性脳損傷　162
回転性めまい　151
下位離断脳　11
過換気　190
過換気後無呼吸　51
過灌流性脳症→可逆性後白質脳症
可逆性後白質脳症　171, 220
核間性眼筋麻痺　65
覚醒昏睡　8, 374
角膜反射　66
下向性脳幹悪化　105
仮死状態　243
過剰傾眠　33
下垂体卒中　131, 244
仮性球麻痺　117
家族性片麻痺性片頭痛　171
カタレプシー　314
過眠症　7
カリウム不均衡　338
眼球浮き運動　73
眼球咀嚼筋ミオリズミア　274
眼球反射　68
眼球彷徨　72
眼鏡様皮下出血　40
眼振　73
肝性昏睡　193
肝性脳症　230

●き

記憶　188
偽性局所徴候　117
偽性脳腫瘍　265
企図ミオクローヌス　226
逆浮き運動　73
逆沈み運動　73
急性ウイルス性脳炎　275

急性巨大脳梗塞　142
急性くも膜下出血　143
急性硬膜下血腫　127
急性細菌性髄膜炎　136, 338
　　　治療法　328
急性散在性脳脊髄炎　160
急性出血性白質脳症→急性播種性脳脊髄炎
急性小脳梗塞　143
急性中毒性脳症　278
急性播種性脳脊髄炎　280
橋外性髄鞘崩解　263
橋出血　142
橋症候群　169
虚血性低酸素症　216
筋伸張反射　74
緊張性頸反射　77
緊張病　314

● く

くも膜下感染　136
くも膜下出血　133
　　急性――　143
　　重症度評価法　373
くも膜下腫瘍　135

● け

警告頭痛　133
痙縮性硬直　74
経頭蓋超音波Doppler法　351
血管奇形　144
血管周囲線維素浸潤　281
血管性浮腫　97
牽引試験　70
嫌気性レンサ球菌　130
言語反応　330
原始反射　74
見当識　188
原発性中枢神経系リンパ腫　144
原発性脳室内出血　141

● こ

高カルシウム血症　265
交感神経性瞳孔散大路　56
高血圧性脳症→可逆性後白質脳症
高血糖性高浸透圧性昏睡　264
甲状腺機能低下症　243
後退性眼振　73
高ナトリウム血症　263

鉤ヘルニア　104
硬膜外血腫　124, 146
硬膜下血腫　126
高マグネシウム血症　266
高リン酸血症　266
コカイン　255
呼吸性アシドーシス　194
呼吸性アルカローシス　192
呼吸調節神経路　50
固定姿勢保持困難　199
誤方向性眼　71
コーマスケール　42
混合型代謝性脳症　291
昏睡　6
　　初期救急管理アルゴリズム　323
昏迷　6

● さ

再灌流障害　211
細菌性髄膜炎　136
細菌性動脈瘤　144
細菌性脳炎　271
最小限の意識状態　7, 377
細胞毒性浮腫　98
錯乱評価法　187
サリチル酸　193, 258

● し

軸索性退縮球　164
視床出血　141, 142
視床枕徴候　287
姿勢反応　75
シーソー眼振　73
持続性吸息　52
失外套状態　8, 374
失神　217
失調性呼吸　52
自発的眼球運動　70, 332
脂肪塞栓　222
嗜眠　41
嗜眠性脳炎　10
斜偏視　72
周期性交代性眼振　72
集中治療室せん妄　293
術後せん妄　293
腫瘍内出血　144
上位離断脳　12
衝撃強調　137
上向性脳幹ヘルニア　106

上行性網様体賦活系　12
小脳出血　143
小脳性認知情動症候群　150, 317
小脳扁桃ヘルニア　105
植物状態　7
　　遷延性——　374
除脳硬直　75
除皮質硬直　75
自律神経ニューロパチー　241
心因性痙攣　316
心因性無反応　309
　　管理指針　339
神経原性肺水腫　192
神経膠腫　144
神経弛緩薬性悪性症候群　270
心血管系調節神経路　47
心原性塞栓　224
人工呼吸器脳　351
進行性ウイルス感染症　275
進行性炎症性髄鞘病変　287
進行性多巣性白質脳症　289
進行性風疹性全脳炎　275
振戦　199

●す

髄液-皮膚導管　137
水痘帯状疱疹血管炎　285
髄膜炎　136
　　結核性　274
髄膜炎菌　136
髄膜癌　135
髄膜腫　130, 148
睡眠-覚醒状態　15
睡眠麻痺　19

●せ

生前遺言　394
脊髄延髄脊髄反射　57
施錠症候群　6
セロトニン症候群　270
遷延性植物状態　4, 374
前虚血性視神経ニューロパチー　94
全身性エリテマトーデス　284
前頭前皮膚反射　74
前頭頭頂葉出血　142
せん妄　5, 292
　　薬物　329

●そ

相対的求心性瞳孔障害　57
相貌失認　104
組織毒性低酸素症　216

●た

代謝性アシドーシス　191
代謝性アルカローシス　194
代謝脳症　185
　　管理指針　336
体性感覚誘発電位　363
大脳鎌ヘルニア　103
大脳神経膠腫症　288
多巣性脳虚血　220
多巣性ミオクローヌス　199
脱力発作　118
単純ヘルペス1型　160
単純ヘルペス脳炎　276

●ち

チアミン欠乏症　229
知覚　188
知覚鈍麻　5
致死性家族性不眠症　286
遅発性低酸素症後脳症　225
注意力　186
中心性経テントヘルニア　105
中心性ヘルニア症候群　109
中枢性 Horner 症候群　59
中枢性静脈血栓症　172
中枢性神経原性過換気　52, 192
中毒性脳症　271
中脳周囲出血　149
中脳症候群　169
中脳背側症候群　115
長期増強　214
直撃-対側損傷　162

●つ

椎骨脳底動脈一過性虚血発作　218

●て

低カルシウム血症　265
低血糖　241
抵抗症　74, 231
低酸素性低酸素症　215

低酸素誘導因子　217
低ナトリウム血症　235, 260
低マグネシウム血症　266
低リン酸血症　266
転移性腫瘍　145
てんかん　290
てんかん重積状態　326
転換反応　311
電気的脳無活動　352
転倒発作　218

●と
頭位変換眼球反射　67, 332
頭蓋咽頭腫　132
頭蓋内圧亢進　334
　　突発性――　96
瞳孔反射　331
　　検査　56
動静脈奇形　144
透析不均衡症候群　235
糖尿病性ケトアシドーシス　239
動脈瘤　133
　　細菌性――　144
トキソプラズマ症　145
毒物検査　337
閉じ込め症候群→施錠症候群
突発性頭蓋内圧亢進　96
トルラ腫　145
鈍麻→知覚鈍麻

●な
ナルコレプシー　10, 19

●に
乳酸アシドーシス　258
尿毒症性脳症　232
人形の頭現象　67
人形の目反応　67
認知障害　6

●の
脳炎型転移性癌　135
脳幹神経膠腫　173
脳挫傷　163
脳室内出血　141
脳死判定　345
脳静脈血低酸素症　215

脳シンチグラフィ　351
脳振盪後症候群　165
嚢虫症　145
脳底動脈先端症候群　33, 156
脳内出血　138
脳波　13
　　脳死診断　353
脳浮腫　96
脳ヘルニア　100, 271
脳マラリア　222
脳葉出血　140

●は
肺鬱血　194
肺炎　194
肺炎レンサ球菌　136
敗血症　193
肺性脳症　237
肺線維症　194
橋本脳症　243
播種性血管内凝固　222
ハーバード基準　345
パラアルデヒド　257
パラトニー　74
針先瞳孔　61
半覚醒　46
パンダの目　40

●ひ
日暮れ時徴候　186
非痙攣性てんかん重積状態　85, 291
非ケトン性高血糖性高浸透圧　264
皮質下梗塞と白質脳症を伴う常染色体優性脳動脈症　285
引っ張り反射　74
肥胖細胞性星状膠細胞腫　289
皮膚反射　74
ヒポクレチン　21
びまん性軸索損傷　164
貧血性低酸素症　216
ピンポン注視→周期的交代性眼振

●ふ
不可逆的昏睡　345
副腎脊髄ニューロパチー　287
副腎白質ジストロフィ　118, 287
輻輳眼振　73
浮動性めまい　151

ブラックアイ　40
プラトー波　96
プリオン病　275, 286
フリップ・フロップ回路　22
フルニトラゼパム　256
プロピレングリコール　257
分離脳　11, 28

●へ

閉鎖性頭部外傷　162
閉塞性睡眠時無呼吸　54
平坦脳波→電気的脳無活動
ペナンブラ　211
弁蓋症候群　117

●ほ

傍感染性脳脊髄炎　275
傍感染性播種性脳脊髄炎→急性播種性脳脊髄炎
包虫　145
発作性低体温症　269

●ま

末梢性Horner症候群　60
慢性硬膜下血腫　127

●み

ミオクローヌス単収縮　287
水中毒　260
ミニアステリクシス　231

●む

無気力症　7
無呼吸検査　350
結びつけ問題　28
無動性無言症　7, 378

無反応性輻輳眼振　132
無欲状甲状腺中毒症　244
ムンプス　238

●め

メタノール　256

●も

毛様脊髄反射　59

●や

薬物離脱性せん妄　293

●ゆ

ゆっくり症候群　378

●ら

雷鳴頭痛　133

●り

リステリア菌　136
リチウム　252
流行性耳下腺炎　238
両側性視床梗塞　142
履歴現象　51

●る

ループス脳炎　284

●ろ

蝋屈症　315

| プラムとポスナーの昏迷と昏睡 | 定価(本体 8,600 円+税) |

2010 年 10 月 13 日発行　第 1 版第 1 刷 ©

著　者　　ジェローム B. ポスナー，クリフォード B. サパー，
　　　　　ニコラス D. シフ，フレッド プラム

監訳者　　太田　富雄
　　　　　（おおた　とみお）

発行者　　株式会社 メディカル・サイエンス・インターナショナル
　　　　　代表取締役　若松　博
　　　　　東京都文京区本郷 1-28-36
　　　　　郵便番号 113-0033　電話(03)5804-6050

　　　　　印刷：株式会社アイワード
　　　　　装丁・本文デザイン：デザインコンビビア/岩崎　邦好

ISBN 978-4-89592-656-0　C3047

JCOPY 〈㈳出版者著作権管理機構　委託出版物〉
本書の無断複写は著作権法上での例外を除き禁じられています。
複写される場合は，そのつど事前に，㈳出版者著作権管理機構
（電話 03-3513-6969, FAX 03-3513-6979, info@jcopy.or.jp）の
許諾を得てください。